Richter · Lehrbuch für Heilpraktiker

Isolde Richter

Lehrbuch für Heilpraktiker

Medizinische und juristische Grundlagen

3., überarbeitete Auflage

Urban & Schwarzenberg · München – Wien – Baltimore

Anschrift der Autorin:

Isolde Richter
Üsenbergerstr. 13
79341 Kenzingen

Lektorat: Ursula Illig, München
Redaktion: Cornelia Steininger, München
Herstellung: Petra Laurer, München
Zeichnungen: Dr. Katja von Dalkowski, München
Einbandgestaltung: Dieter Vollendorf, München

CIP-Titelaufnahme der Deutschen Bibliothek

> **Richter, Isolde:**
> Lehrbuch für Heilpraktiker : medizinische und juristische Grundlagen / Isolde Richter. – 3., überarb. Aufl. – München ; Wien ; Baltimore : Urban und Schwarzenberg, 1996
>   ISBN 3-541-13163-2

Gebrauchsnamen, Handelsnamen, Warenbezeichnungen und dergleichen, die in diesem Buch ohne besondere Kennzeichnung aufgeführt sind, berechtigen nicht zu der Annahme, daß solche Namen ohne weiteres von jedem benützt werden dürfen. Vielmehr kann es sich auch dann um gesetzlich geschützte Warenzeichen handeln.
Alle Rechte, auch die des Nachdrucks, der Wiedergabe in jeder Form und der Übersetzung in andere Sprachen behalten sich Urheber und Verleger vor. Es ist ohne schriftliche Genehmigung des Verlages nicht erlaubt, das Buch oder Teile daraus auf fotomechanischem Weg (Fotokopie, Mikrokopie) zu vervielfältigen oder unter Verwendung elektronischer bzw. mechanischer Systeme zu speichern, systematisch auszuwerten oder zu verbreiten (mit Ausnahme der in den §§ 53, 54 URG ausdrücklich genannten Sonderfälle).

Satz und Druck: Wagner GmbH, Nördlingen
Bindung: Ludwig Auer GmbH, Donauwörth
Printed in Germany
© Urban & Schwarzenberg 1996

ISBN 3-541-13163-2

Vorwort zur 3. Auflage

Das Prüfungsniveau hat sich in den vergangenen Jahren sehr geändert, so daß es notwendig wurde, das Lehrbuch vollkommen zu überarbeiten und zu aktualisieren. Vor allem klinische Untersuchungstechniken wie Palpation, Perkussion und Auskultation werden vermehrt geprüft, weshalb das gesamte Kapitel „Das Herz" sowie die „Untersuchungsmethoden" und „Erkrankungen des Atmungssystems" neu bearbeitet und ergänzt werden mußten. Das Kapitel „Allgemeine Infektionslehre" wurde wesentlich erweitert, um ein besseres Verständnis für Infektionskrankheiten zu ermöglichen. Neu aufgenommen wurden die Kapitel „Sonstige Infektionskrankheiten", „Allergien" und „Psychische Erkrankungen", um den Anforderungen der Prüfungsrichtlinien gerecht zu werden.

Die zahlreichen gesetzlichen Änderungen, die sich in den letzten Jahren ergeben haben, machten es nötig, das Kapitel „Gesetzeskunde" völlig neu zu gestalten. Um den Stoff leichter verständlich zu machen, wurde er didaktisch umgestaltet. Dieser Abschnitt wurde im wesentlichen von meinem Mann, Horst Richter, Regierungsdirektor, erarbeitet. Ich möchte ihm an dieser Stelle dafür danken, daß er mit so großer Sorgfalt und Ausdauer die relevanten Gesetzesänderungen gesammelt und aufgearbeitet hat.

Danken möchte ich auch Frau Dipl.-Päd. Gabriela Fischer-Rosenfeld, mit deren Unterstützung das Kapitel „Psychische Erkrankungen" erstellt wurde. Sie war mir aufgrund ihrer fundierten Kenntnisse und ihrer langjährigen psychotherapeutischen Tätigkeit mit psychisch kranken Menschen eine unschätzbare Hilfe. Das Kapitel stützt sich im wesentlichen auf ihr Konzept.

Ebenfalls danken möchte ich Herrn Dr. Peter Georgi, der die Kapitel „Das Herz", „Ausgewählte Erkrankungen des Atmungssystems", „Allgemeine Infektionslehre", „Der Schock" sowie „Sonstige Infektionskrankheiten" mit großer Sorgfalt Korrektur gelesen hat. Danken möchte ich abschließend noch Frau Jutta Offers für ihre stets freundliche und unermüdliche Mithilfe bei der Textverarbeitung, außerdem meinen Schülerinnen – hier vor allem Andrea Fahrion – und Schülern, aber auch meinen Lesern für zahlreiche Anregungen. Auch in Zukunft freue ich mich über jeden Hinweis und Verbesserungsvorschlag.

Wenn Sie Fehlermeldungen, Anregungen und Vorschläge loswerden oder uns nach der Amtsarztprüfung die gestellten Fragen zukommen lassen wollen, können Sie dies jetzt auch via Internet tun:

http://www.urban.de/Heilpraktiker/Amtsarzt.html

Hier erwarten Sie auch weitere Informationen und Buchpreise!

Kenzingen, im Sommer 1996

Isolde Richter

Vorwort zur 1. Auflage

Da die Heilpraktiker-Ausbildung bundesweit nicht einheitlich geregelt ist, ist es wichtig, dem Heilpraktiker-Anwärter ein Buch an die Hand zu geben, das zum einen den Wissensstoff für die amtsärztliche Überprüfung darstellt, zum anderen dem Heilpraktiker die Grundkenntnisse vermittelt, die die Bausteine für eine ganzheitliche Betrachtungsweise darstellen.

Das Buch ist aus den Erfahrungen meiner langjährigen Heilpraktiker-Ausbildungskurse entstanden. Schwerpunkt ist zum einen die Vorbereitung auf die Überprüfung durch das zuständige Staatliche Gesundheitsamt, zum anderen der Versuch, das unverzichtbare medizinische Grundwissen darzustellen. Das Buch beginnt mit dem Kapitel „Gesetzeskunde". Dieses steckt den rechtlichen Rahmen ab, in dem sich der Heilpraktiker bewegen darf. Die Kapitel „Zelle" und „Gewebearten" sollen ein grundlegendes Verständnis der anatomischen und physiologischen Zusammenhänge ermöglichen. Die Organkapitel sind so dargestellt, daß man immer Anatomie, Physiologie, Untersuchungsmethoden und Krankheiten findet. Dies hat den Vorteil, daß man die Krankheiten leichter versteht, wenn man die ihnen zugrundeliegenden anatomischen und physiologischen Grundkenntnisse erarbeitet hat.

Den Kapiteln wurde ein Fragenteil angefügt, anhand dessen eine Wissensüberprüfung möglich ist. Die Antworten können durch den Seitenverweis hinter der betreffenden Frage leicht im Buch aufgefunden werden. Bei dem Kapitel „Infektionskrankheiten" fehlt der Fragenteil, da der Lernende hier anhand der Stichworte sein Wissen leicht überprüfen kann.

Zum Schluß noch eine Bitte: Das Buch ist aus der lebendigen Unterrichtssituation heraus entstanden, und es soll auch lebendig bleiben. Dazu brauche ich aber den Kontakt zu denjenigen, die mit diesem Buch arbeiten. Deshalb freue ich mich über Ihre Kritik, Ergänzungs- oder Änderungsvorschläge.

Danken möchte ich an dieser Stelle allen, die mir bei der Erstellung des Buches behilflich waren: Dies gilt in erster Linie für meine Schüler und Schülerinnen, vor allem aber für meine Mutter und Frau Dr. Juliane Hesse, die mir durch unermüdliches Korrekturlesen zur Seite standen. Auch möchte ich meinem Mann danken, der mich als Jurist bei der Erstellung des Kapitels „Gesetzeskunde" beraten hat.

Kenzingen, im Herbst 1990

Isolde Richter

Inhalt

1	**Gesetzeskunde**	1
1.1	Zulassung zum Heilpraktikerberuf	1
1.2	Grenzen und Schranken für Heilpraktiker	8
1.3	Allgemeine Regeln der Berufsausübung	17
1.4	Fragen	41
2	**Die Zelle**	45
2.1	Kennzeichen des Lebendigen	45
2.2	Aufbau der Zelle	46
2.3	Zellteilung	50
2.4	Chromosomenabweichungen	53
2.5	Fragen	54
3	**Gewebearten**	55
3.1	Epithelgewebe	55
3.2	Bindegewebe	58
3.3	Muskelgewebe	63
3.4	Nervengewebe	66
3.5	Fragen	69
4	**Der Bewegungsapparat**	71
4.1	Skelett	71
4.2	Knochenverbindungen	83
4.3	Das Muskelsystem	88
4.4	Ausgewählte Erkrankungen des Bewegungsapparates	94
4.5	Fragen	106
5	**Das Herz**	111
5.1	Anatomie	111
5.2	Physiologie	114
5.3	Untersuchungsmethoden	117
5.4	Ausgewählte Herzerkrankungen	123
5.5	Medikamentöse Herztherapie	142
5.6	Fragen	147
6	**Kreislaufsystem und Gefäßapparat**	153
6.1	Anatomie und Physiologie	153
6.2	Untersuchungsmethoden	157
6.3	Ausgewählte Kreislauf- und Gefäßerkrankungen	161
6.4	Fragen	172
7	**Blut**	175
7.1	Blutvolumen	175
7.2	Bildungsstätten der Blutzellen	175
7.3	Zusammensetzung des Blutes	175
7.4	Aufgaben des Blutes	183

Inhalt

7.5	Untersuchungsmethoden	188
7.6	Ausgewählte Erkrankungen des Blutes	190
7.7	Fragen	197
8	**Das lymphatische System**	201
8.1	Anatomie und Physiologie	201
8.2	Ausgewählte Erkrankungen des lymphatischen Systems und der lymphatischen Organe	207
8.3	Fragen	210
9	**Der Verdauungstrakt**	213
9.1	Anatomie und Physiologie	213
9.2	Untersuchungsmethoden	224
9.3	Ausgewählte Erkrankungen des Verdauungstraktes	226
9.4	Fragen	247
10	**Stoffwechsel**	251
10.1	Nahrungsstoffe	251
10.2	Abbau und Resorption der Nahrungsstoffe	255
10.3	Ausgewählte Stoffwechselerkrankungen	256
10.4	Fragen	264
11	**Die Leber** (Hepar)	267
11.1	Anatomie	267
11.2	Physiologie der Leber	268
11.3	Untersuchungsmethoden	270
11.4	Ausgewählte Erkrankungen der Leber	272
11.5	Fragen	278
12	**Gallenblase und Gallenwege**	281
12.1	Anatomie	281
12.2	Physiologie	282
12.3	Untersuchungsmethoden	283
12.4	Krankheiten der Gallenwege	283
12.5	Fragen	286
13	**Die Bauchspeicheldrüse** (Pankreas)	287
13.1	Anatomie	287
13.2	Physiologie	287
13.3	Untersuchungsmethoden	288
13.4	Erkrankungen der Bauchspeicheldrüse	289
13.5	Fragen	291
14	**Endokrinologie**	293
14.1	Grundbegriffe der Endokrinologie	293
14.2	Hypothalamus	294
14.3	Hirnanhangdrüse	294
14.4	Zirbeldrüse	297
14.5	Schilddrüse	297
14.6	Nebenschilddrüse	302

14.7	Thymus	304
14.8	Nebennieren	304
14.9	Inselapparat des Pankreas	307
14.10	Fragen	312

15	**Der Harnapparat**	**315**
15.1	Anatomie	315
15.2	Physiologie des Harnapparates	320
15.3	Untersuchungsmethoden	323
15.4	Ausgewählte Erkrankungen des Harnapparates	326
15.5	Fragen	332

16	**Die Fortpflanzungsorgane**	**335**
16.1	Allgemeines	335
16.2	Die männlichen Geschlechtsorgane	336
16.3	Die weiblichen Geschlechtsorgane	341
16.4	Fragen	351

17	**Das Atmungssystem**	**353**
17.1	Anatomie	353
17.2	Physiologie	359
17.3	Untersuchungsmethoden	361
17.4	Ausgewählte Erkrankungen des Atmungssystems	368
17.5	Fragen	395

18	**Das Nervensystem**	**399**
18.1	Zentralnervensystem	399
18.2	Peripheres Nervensystem	406
18.3	Willkürliches und unwillkürliches Nervensystem	409
18.4	Reflexe	411
18.5	Wichtige apparative Untersuchungen in der Neurologie	417
18.6	Ausgewählte Nerven- und Gehirnerkrankungen	417
18.7	Fragen	428

19	**Das Auge**	**431**
19.1	Anatomie und Physiologie des Auges	431
19.2	Untersuchungsmethoden	437
19.3	Ausgewählte Erkrankungen des Auges	437
19.4	Fragen	442

20	**Das Ohr**	**445**
20.1	Anatomie und Physiologie	445
20.2	Untersuchungsmethoden	450
20.3	Ausgewählte Erkrankungen der Ohren	452
20.4	Fragen	455

21	**Die Haut**	**457**
21.1	Anatomie und Physiologie	457
21.2	Ausgewählte Erkrankungen der Haut	461
21.3	Fragen	469

Inhalt

22	**Schock und Reanimation**	471
22.1	Schweregrade des Schocks	471
22.2	Ablauf des Schocks	472
22.3	Schockarten	472
22.4	Reanimation, Herz-Lungen-Wiederbelebung	475
22.5	Der Notfallpatient	479
22.6	Bewußtseinsstörungen	480
22.7	Lagerung von Notfallpatienten	480
22.8	Tod und Todeszeichen	482
22.9	Fragen	484

23	**Onkologie**	485
23.1	Biologisch-ganzheitliche Betrachtungsweise des Krebsgeschehens	485
23.2	Schulmedizinische Betrachtungsweise des Krebsgeschehens	485
23.3	Fragen	489

24	**Allgemeine Infektionslehre**	491
24.1	Grundbegriffe	491
24.2	Krankheitserreger	504
24.3	Abwehrsysteme des Körpers	510
24.4	Fragen	518

25	**Infektionskrankheiten mit Meldepflicht und/oder Behandlungsverbot**	521
25.1	Meldepflicht bei Verdacht, Erkrankung und Tod	521
25.2	Meldepflicht bei Erkrankung und Tod	529
25.3	Meldepflicht bei Tod	539
25.4	Infektionskrankheiten mit Behandlungsverbot für den Heilpraktiker	543
25.5	Geschlechtskrankheiten	545

26	**Sonstige Infektionskrankheiten**	549
26.1	Lyme-Krankheit	549
26.2	Früh-(jahr-)Sommer-Meningoenzephalitis (FSME)	550
26.3	Echinokokkose (Hunde- und Fuchsbandwurm)	551
26.4	Erkrankungen durch Herpesviren	553
26.5	Aids	558
26.6	Fragen	560

27	**Allergien**	561
27.1	Einteilungen der Allergien	561
27.2	Erscheinungsformen von Allergien	563
27.3	Provokationstest und Hauttestverfahren	565
27.4	Autoimmunkrankheiten	566
27.5	Fragen	568

28	**Psychische Erkrankung**	569
28.1	Leichtere Persönlichkeitsstörungen	571
28.2	Neurosen	572
28.3	Psychosomatische Erkrankungen	573
28.4	Psychosen	575
28.5	Sucht	577

29	**Phytotherapie (Pflanzenheilkunde)**	579
29.1	Drogenteile	579
29.2	Anwendung	579
29.3	Zubereitung	580
29.4	Wirkstoffe	581
29.5	Einteilung der Heilpflanzen nach ihrer Wirkung	582
29.6	Fragen	584
30	**Untersuchungsgang**	587
30.1	Anamneseerhebung	587
30.2	Die körperliche Untersuchung	590
31	**Blutentnahme und Injektionstechniken**	595
31.1	Blutentnahme	595
31.2	Intravenöse Injektion	597
31.3	Intramuskuläre Injektion	598
31.4	Subkutane Injektion	599
31.5	Intrakutane Injektion	600
31.6	Entnahme von Kapillarblut	601
31.7	Beseitigung der gebrauchten Kanülen und Lanzetten	601

Literatur 602
Sachregister 603

1 Gesetzeskunde

In Gesetzeskunde sollten Sie „fit" sein: Zum einen natürlich für die Überpüfung durch das Gesundheitsamt, bei der sie einen der Schwerpunkte bildet, zum anderen gehört es einfach dazu, daß man die die eigene Berufsausübung regelnden Gesetze gut kennt. Es gibt Ihnen später in der Praxis ein Gefühl der Sicherheit, wenn Sie genau wissen, wo Ihre gesetzlichen Grenzen sind, was Sie beachten müssen und was in bestimmten Fällen Ihre Rechte und Pflichten sind.

Zunächst zum Vorverständnis

Zu den wesentlichen Freiheitsrechten in Deutschland gehört das verfassungsmäßig garantierte Recht aller Deutschen Beruf, Arbeitsplatz und Ausbildungsstätte frei wählen zu können (Artikel 12 Abs. 1 des Grundgesetzes – künftig: GG). Dieses Recht auf freie Berufs*wahl* wird ergänzt durch das Recht auf freie Berufs*ausübung* (Art. 12 Abs. 2 GG). In diese Rechte darf nur *durch* ein Gesetz oder *aufgrund* eines Gesetzes eingegriffen werden. Beim Eingriff „*durch* ein Gesetz ..." erfolgt die einschränkende Regelung (Gebote, Verbote, Erlaubnisvorbehalte u.ä.) unmittelbar durch das Gesetz selbst. So wird die freie Wahl des Berufes eines Heilpraktikers durch die Notwendigkeit einer vorherigen Erlaubnis nach § 1 Abs. 1 Heilpraktikergesetz (HPG) eingeschränkt. Bei der Einschränkung „aufgrund eines Gesetzes" kann die Regelung durch eine Rechtsverordnung, eine gemeindliche Satzung oder eine behördliche Anordnung erfolgen, die ihrerseits aber durch ein Gesetz zu dieser Regelung ermächtigt sein müssen. So ermächtigt § 7 HPG zum Erlaß von Durchführungsverordnungen. Die – noch zu besprechende – Erste Durchführungsverordnung zum HPG, die das Zulassungsverfahren näher regelt, hat somit eine entsprechende gesetzliche Rechtsgrundlage. Eine nach der amtsärztlichen Überprüfung als „Verwaltungsakt" ausgesprochene Erlaubnis – oder deren Versagung – ist somit letztlich „aufgrund eines Gesetzes" ergangen. Die Gesetze ihrerseits entsprechen dem Auftrag des Grundgesetzes an den Gesetzgeber, die Gesellschaft weitgehend vor absehbaren Gefahren zu schützen.

Für den Heilpraktikerberuf bedeutet dies, daß Einschränkungen, Ver- und Gebote sowie sonstige Pflichten sich stets auf ein hierzu ermächtigendes Gesetz stützen müssen!

Im folgenden soll nun das rechtliche Umfeld aufgezeigt werden, in das der Heilpraktiker eingebettet ist und dessen Kenntnis unverzichtbarer Bestandteil der vor der Heilpraktikerzulassung zu „überstehenden" amtsärztlichen Überprüfung ist.

Entsprechend der jeweiligen Zielsetzung dieser Rechtsregeln werden diese in drei Kapiteln dargestellt:
- Kapitel 1 umfaßt die Zulassung zum Heilpraktikerberuf (1.1, S. 1).
- Kapitel 2 zeigt Grenzen und Schranken für Heilpraktiker auf (1.2, S. 8).
- Kapitel 3 enthält allgemeine Regelungen der Berufsausübung, denen Heilpraktiker, wie auch andere Berufe im Gesundheitswesen, unterworfen sind (1.3, S. 17).

Hierbei wird der Original-Gesetzestext in einem etwas veränderten Schriftbild wiedergegeben, damit er sich deutlich von Erklärungen, Zusätzen und Zusammenfassungen abhebt.

Oft wird aus Gründen der besseren Übersichtlichkeit und Klarheit nur eine knappe Zusammenfassung des Gesetzestextes gegeben. Zur Vertiefung muß dann auf den jeweiligen Originalgesetzestext zurückgegriffen werden. Zu beachten ist weiterhin, daß Gesetze und Verordnungen durch – heutzutage leider häufige – Ergänzungen und Änderungen der Wandlung unterliegen.

1.1 Zulassung zum Heilpraktikerberuf

Das **wichtigste** Gesetz für den **Heilpraktiker** ist das **Heilpraktikergesetz** vom 17. 2. 39 und die dazugehörende **„Erste Durchführungsverordnung** zum Gesetz über die berufsmäßige Ausübung

1 Gesetzeskunde

der Heilkunde ohne Bestallung". Beide sind heute noch wirksam. Hierin wird die Ausübung der Heilkunde durch Nichtärzte geregelt. Diese beiden Rechtsnormen sollten Sie ganz genau kennen.

1.1.1 Heilpraktikergesetz (HPG)

Gesetz über die berufsmäßige Ausübung der Heilkunde ohne Bestallung
(Heilpraktikergesetz)
vom 17. 2. 39
(RGBl. 1 S. 251)

§ 1
(1) Wer die Heilkunde, ohne als Arzt bestallt zu sein, ausüben will, bedarf dazu der Erlaubnis.
(2) Ausübung der Heilkunde im Sinne dieses Gesetzes ist jede berufs- oder gewerbsmäßig vorgenommene Tätigkeit zur Feststellung, Heilung oder Linderung von Krankheiten, Leiden oder Körperschäden bei Menschen, auch wenn sie im Dienste von anderen ausgeübt wird.
(3) Wer die Heilkunde … ausüben will, erhält die Erlaubnis nach Maßgabe der Durchführungsbestimmungen, er führt die Berufsbezeichnung „Heilpraktiker".

§ 2
(1) Wer die Heilkunde, ohne als Arzt bestallt zu sein, bisher berufsmäßig nicht ausgeübt hat, kann eine Erlaubnis nach § 1 in Zukunft erhalten.
(2) …

§ 3
Die Erlaubnis nach § 1 berechtigt nicht zur Ausübung der Heilkunde im Umherziehen.

§ 4
(außer Kraft)

§ 5
Wer, ohne zur Ausübung des ärztlichen Berufs berechtigt zu sein und ohne eine Erlaubnis nach § 1 zu besitzen, die Heilkunde ausübt, wird mit Freiheitsstrafe bis zu einem Jahr oder mit Geldstrafe bestraft.

§ 5a
(1) Ordnungswidrig handelt, wer als Inhaber einer Erlaubnis nach § 1 die Heilkunde im Umherziehen ausübt.
(2) Die Ordnungswidrigkeit kann mit einer Geldbuße bis zu fünftausend Deutsche Mark geahndet werden.

§ 6
(1) Die Ausübung der Zahnheilkunde fällt nicht unter die Bestimmungen dieses Gesetzes.
(2) …

§ 7
(1) Der Reichsminister des Innern erläßt die zur Durchführung dieses Gesetzes erforderlichen Rechts- und Verwaltungsvorschriften.

§ 8
(1) Dieses Gesetz tritt am Tage nach der Verkündung in Kraft.
(2) Gleichzeitig treten § 56a Abs. 1 Nr. 1 und § 148 Abs. 1 Nr. 7a der Reichsgewerbeordnung, soweit sie sich auf die Ausübung der Heilkunde im Sinne dieses Gesetzes beziehen, außer Kraft.

Geschichtliches

Ziel des Heilpraktikergesetzes ist es, die Volksgesundheit zu schützen. Vor Erlaß des Gesetzes bestand allgemein Kurierfreiheit, das heißt, jeder durfte die Heilkunde ausüben. Dies führte dann dazu, daß eine große Anzahl „Quacksalber" das Land durchzog und teilweise beträchtlichen Schaden an der Volksgesundheit anrichtete. Dieser Mißstand sollte durch das Heilpraktikergesetz im Jahre 1939 behoben werden, mit dem man die Heilpraktikerschaft als Ganzes abschaffen wollte. Die Heilkunde sollte grundsätzlich nur noch durch Ärzte ausgeübt werden. Lediglich den Heilpraktikern, die diesen Beruf schon ausübten, wollte man dies – um ihren Besitzstand zu wahren – auch weiterhin gestatten. Neue Heilpraktiker sollten jedoch nicht mehr zugelassen werden. Darüber hinaus mußten alle Heilpraktikerschulen und -ausbildungsstätten geschlossen werden. Letzteres wurde im Jahre 1964 als ungültig erklärt, da dies von den Gerichten als nicht vereinbar mit dem Recht auf freie Berufsausübung gesehen wurde. Damit wurde jedoch das ursprüngliche Ziel des Gesetzes, den Heilpraktikerstand insgesamt zu beseitigen, auf den Kopf gestellt, denn das Gesetz gibt nunmehr einem Heilpraktikeranwärter einen **Rechtsanspruch** auf die **Erlaubniserteilung**, sofern keine Versagungsgründe nach der ersten Durchführungsverordnung zum Heilpraktikergesetz vorliegen.

Anmerkung zum Heilpraktikergesetz

zu § 1

> Das Heilpraktikergesetz versteht unter Ausübung der Heilkunde jede berufs- oder gewerbsmäßig vorgenommene Tätigkeit zur Feststellung, Heilung oder Linderung von Krankheiten, Leiden oder Körperschäden beim Menschen.

Nach der allgemeinen Rechtsauffassung muß die Tätigkeit jedoch grundsätzlich gesundheitliche

1.1 Zulassung zum Heilpraktikerberuf

Schäden verursachen können, damit man sie als „Ausüben der Heilkunde" betrachten kann. Solche Schäden könnten zum einen durch die Behandlungstätigkeit selbst entstehen, sofern sie nicht mit der erforderlichen Kenntnis durchgeführt wird, zum anderen könnten solche Schäden aber auch dadurch entstehen, daß eine notwendige (schulmedizinische) Behandlung verzögert wird.

Beispiel. Ein Patient leidet an Kopfschmerzen und ein Heilpraktiker behandelt auf Spannungskopfschmerz mit Fußreflexzonenmassage oder Geistheilung und übersieht, daß es sich um einen Hirntumor handelt.

So setzen auch Heilweisen wie Fußreflexzonenmassage, Geistheilung oder Farbtherapie ein diagnostisches Wissen voraus und fallen von daher auch unter die Erlaubnispflicht des Heilpraktikergesetzes. Das gleiche gilt für heilkundlich-psychotherapeutische Tätigkeiten.

Allgemeine Therapiefreiheit und eingeschränkte Zulassung zum ausschließlich psychotherapeutisch arbeitenden Heilpraktiker

Das Heilpraktikergesetz läßt die Methodenfreiheit unberührt. Dies gilt jedoch dann **nicht**, wenn ein Heilpraktiker nur die heilkundliche Psychotherapie ausübt und aus diesem Grund auch nur eine **eingeschränkte Kenntnisüberprüfung** erfolgt ist (siehe Anmerkung zu § 2 Abs. 1 i, 1. DVO). In diesem Falle erfolgt auch nur eine **eingeschränkte Zulassung**, nämlich zur Ausübung der **Psychotherapie**.

Ansonsten darf der Heilpraktiker im Rahmen seiner Kurierfreiheit alle heilkundlichen Methoden und Therapien, unbeschadet ihrer Gefährlichkeit, anwenden, soweit dem nicht **andere Gesetze und Verordnungen** entgegenstehen. Dies befreit den Heilpraktiker aber nicht von seiner zivil- und strafrechtlichen Verantwortung. Somit kann die Anwendung von Verfahren, die der Heilpraktiker nicht beherrscht, zur Rücknahme der Erlaubnis führen, weil ein solches Verhalten eine Gefahr für die Volksgesundheit darstellt (§§ 7, 2 Abs. 1 i, 1. DVO).

zu § 1 (2)

Berufsmäßig handelt, wer die Absicht hat, die heilkundliche Tätigkeit in gleicher Weise zu **wiederholen** und sie dadurch zu einer dauernden oder doch wiederkehrenden Beschäftigung zu machen. Dabei ist es unerheblich, ob die Tätigkeit entgeltlich oder unentgeltlich, bei einem begrenzten Personenkreis (z.B. Freundeskreis) oder öffentlich durchgeführt wird.

> **Berufsmäßig** handelt, wer die Absicht hat, die heilkundliche Tätigkeit **wiederholt** auszuüben.
> **Gewerbsmäßig** handelt, wer die Heilkunde gegen **Entgelt** bzw. „Naturalien" ausübt.

Gewerbsmäßig handelt, wer die Heilkunde gegen **Entgelt** ausübt. Dazu zählt auch, wenn man für seine Tätigkeit „Naturalien" erhält.

Hilfeleistungen in Unglücks- und Notfällen, zu denen grundsätzlich **jeder** verpflichtet ist (§ 330c StGB), fallen nicht unter die Bestimmungen des Heilpraktikergesetzes.

zu § 1 (3)

Der Heilpraktiker ist verpflichtet, die **Berufsbezeichnung Heilpraktiker** zu führen. Frauen können sich natürlich, aufgrund der verfassungsgemäßen Gleichbehandlung, als Heilpraktikerin bezeichnen. Zu der Berufsbezeichnung Heilpraktiker/Heilpraktikerin hat man das Recht und die Pflicht. Daneben besteht das Recht, **Heilverfahren** (z.B. Homöopathie) auf dem Praxisschild, dem Briefpapier und den Rezepten anzugeben. Hierbei dürfen aber **keine** irreführenden „arztähnlichen Bezeichnungen" geführt werden (z.B. Homöopath).

Vorstehendes gilt jedoch **nicht** für die eingeschränkte Heilpraktikerzulassung zur Ausübung der heilkundlichen Psychotherapie. Der Psychotherapeut darf die allgemeine Bezeichnung „Heilpraktiker" **nicht** führen, da dies irreführend wäre. Er hat das Recht und die Pflicht, die Berufsbezeichnung **Psychotherapeut** zu führen.

zu § 2 (1)

Jeder, der die Zulassungsvoraussetzungen nach § 2 der 1. DVO erfüllt, hat einen **Rechtsanspruch** auf die Erlaubniserteilung.

zu § 3

Der Heilpraktiker muß einen **festen Praxissitz** haben, an dem er mit seinen Patienten in Kontakt treten kann. Er darf aber eine feste Zweigpraxis

1 Gesetzeskunde

unterhalten und bei seinen Patienten auf Anforderung Hausbesuche machen.

Es genügt nicht, als festen Wohnsitz einen Raum, der ansonsten andersartig genutzt wird, beispielsweise einen Gaststättennebenraum, anzumieten und diesen als „Sprechzimmer" zu nutzen.

zu § 6

Die Ausübung der Zahnheilkunde ist im „**Gesetz** über die **Ausübung** der **Zahnheilkunde**" in der Bekanntmachung vom 16. 4. 87 geregelt (s. S. 14).

1.1.2 Erste Durchführungsverordnung (1. DVO) zum Heilpraktikergesetz

Erste Durchführungsverordnung zum Gesetz über die berufsmäßige Ausübung der Heilkunde ohne Bestallung (Heilpraktikergesetz)
vom 18. 2. 39 (RGBl. 1 S. 259)
i. d. F. vom 18. 4. 75 (BGBl. 1 S. 967)

§ 1
(zeitlich überholt)

§ 2
(1) Die Erlaubnis wird nicht erteilt,
a) wenn der Antragsteller das 25. Lebensjahr noch nicht vollendet hat,
b) (aufgehoben),
c) (aufgehoben),
d) wenn er nicht mindestens abgeschlossene Volksschulbildung nachweisen kann,
e) (außer Kraft),
f) wenn sich aus Tatsachen ergibt, daß ihm die sittliche Zuverlässigkeit fehlt, insbesondere, wenn schwere strafrechtliche oder sittliche Verfehlungen vorliegen,
g) wenn ihm infolge eines körperlichen Leidens oder wegen Schwäche seiner geistigen oder körperlichen Kräfte oder wegen einer Sucht die für die Berufsausübung erforderliche Eignung fehlt,
h) (unwirksam),
i) wenn sich aus einer Überprüfung der Kenntnisse und Fähigkeiten des Antragstellers durch das Staatliche Gesundheitsamt ergibt, daß die Ausübung der Heilkunde durch den Betreffenden eine Gefahr für die Volksgesundheit bedeuten würde (eingeführt durch die 2. DVO vom 3. 7. 41).
(2) (gestrichen)

§ 3
(1) Über den Antrag entscheidet die untere Verwaltungsbehörde im Benehmen mit dem Gesundheitsamt.
(2) Der Bescheid ist dem Antragsteller zuzustellen, das Gesundheitsamt erhält Abschrift des Bescheides. Der ablehnende Bescheid ist mit Gründen zu versehen.
(3) Gegen den Bescheid kann der Antragsteller binnen eines Monats Widerspruch einlegen. Über diesen entscheidet die höhere Verwaltungsbehörde nach Anhörung eines Gutachterausschusses (§ 4).

§ 4
(1) Der Gutachterausschuß besteht aus einem Vorsitzenden, der weder Arzt noch Heilpraktiker sein darf, aus zwei Ärzten sowie aus zwei Heilpraktikern. … Die Landesregierungen werden ermächtigt, durch Rechtsverordnung die zuständige Behörde abweichend von Satz 1 zu bestimmen. Sie können diese Ermächtigung auf Oberste Landesbehörden übertragen.
(2) Für mehrere Bezirke höherer Verwaltungsbehörden kann ein gemeinsamer Gutachterausschuß gebildet werden.

§ 5 und § 6
(gestrichen)

§ 7
(1) Die Erlaubnis ist durch die höhere Verwaltungsbehörde zurückzunehmen, wenn nachträglich Tatsachen eintreten oder bekannt werden, die eine Versagung der Erlaubnis nach § 2 Abs. 1 rechtfertigen würden. Die Landesregierungen werden ermächtigt, durch Rechtsverordnung die zuständige Behörde abweichend von Satz 1 zu bestimmen. Sie können diese Ermächtigung auf Oberste Landesbehörden übertragen.
(2) (gestrichen)
(3) Vor Zurücknahme der Erlaubnis nach Abs. 1 ist der Gutachterausschuß (§ 4) zu hören.
(4) (gestrichen)

§ 8 bis § 10
(gestrichen)

§ 11
(1) Höhere Verwaltungsbehörde im Sinne dieser Verordnung ist der Regierungspräsident, in Berlin der Polizeipräsident und im übrigen die Oberste Landesbehörde.
(2) Untere Verwaltungsbehörde im Sinne dieser Verordnung ist in Gemeinden mit staatlicher Polizeiverwaltung die staatliche Polizeibehörde, im übrigen in Stadtkreisen der Oberbürgermeister, in Landkreisen der Landrat.
(3) …

§ 12 bis § 14
(gestrichen)

Anmerkungen

zu § 2

Um die Erlaubnis zur Ausübung der Heilkunde zu erhalten, muß man
– mindestens 25 Jahre alt sein,
– abgeschlossene Volksschulbildung besitzen,
– sittlich zuverlässig sein,
– geeignet sein,
– darf man keine Gefahr für die Volksgesundheit sein.

zu § 2 (1) b

Früher bestimmte § 2 (1) b, daß man die deutsche Staatsangehörigkeit besitzen müsse. Später wurden aufgrund des EWG-Vertrages Art. 52 die Bürger aus den EG-Mitgliedsländern den deutschen Staatsbürgern gleichgestellt. Mit Entscheidung vom 10. 5. 88 hat das Bundesverfassungsgericht § 2 (1) b insgesamt als verfassungswidrig aufgehoben, so daß nun auch Ausländer die Erlaubnis zur Ausübung der Heilkunde erhalten können.

zu § 2 (1) f
Im Grundsatz gilt derjenige als sittlich zuverlässig, der sich gesetzestreu verhält. Der Nachweis erfolgt hierzu über das polizeiliche Führungszeugnis. Aber nicht jeder Eintrag reicht hier aus, um eine Unzuverlässigkeit im Sinne dieser Vorschrift anzunehmen. Maßgebend ist, ob eine ausreichende Gewähr für eine zukünftige, ordnungsgemäße Berufsausübung besteht.

zu § 2 (1) g
Der Nachweis der Eignung erfolgt über ein ärztliches Attest.

zu § 2 (1) h
Hier war bestimmt, daß die Ausübung der Heilkunde neben einem anderen Beruf unzulässig ist. Dies wurde mit Urteil vom 2. 3. 67 vom Bundesverwaltungsgericht für verfassungswidrig erklärt. Seither ist die Ausübung der Heilkunde auch neben einem anderen Beruf zulässig.

zu § 2 (1) i
Die **Kenntnisüberprüfung** wurde durch § 1 der Zweiten Durchführungsverordnung zum Heilpraktikergesetz am 3. 7. 41 eingeführt. Zweck der Überprüfung ist es, festzustellen, ob der zu Überprüfende eine „**Gefahr** für die **Volksgesundheit**" darstellt oder nicht. Deshalb muß sich die Überprüfung vor allem darauf konzentrieren, ob der zu Überprüfende weiß, wann er behandeln darf und wann er den Patienten an einen Arzt überweisen muß. Weiterhin hat das Gesundheitsamt festzustellen, ob sich der Heilpraktiker-Anwärter nach seiner charakterlichen Einstellung auch an die ihm gesetzten Grenzen halten wird.

Kurz gesagt: Es kommt bei der Überprüfung auf den Nachweis an, daß der Heilpraktiker-Anwärter seinen Patienten nicht schaden wird, und nicht, ob er ihnen nützt.

Das Überprüfungsverfahren und die Anforderungen werden von den einzelnen Bundesländern in Richtlinien (Leitlinien) und Durchführungsverordnungen geregelt.

Um eine stärkere Vereinheitlichung im Bundesgebiet zu erreichen, hat 1991 ein Sachverständigengremium der Länder den Entwurf einer Leitlinienempfehlung vorgelegt. Diese Leitlinien, die bislang im wesentlichen von Bayern, Brandenburg, Hessen und Nordrhein-Westfalen umgesetzt wurden, berücksichtigen durchweg die einschlägige Rechtsprechung der Obergerichte zum Überprüfungsverfahren. Sie entsprechen im wesentlichen aber auch dem derzeitigen Diskussionsstand der übrigen Bundesländer. Es ist zu erwarten, daß auch diese Länder Leitlinienempfehlungen ähnlichen Inhalts akzeptieren werden. Nachstehend werden stellvertretend die Bekanntmachungen des Landes Bayern zum Vollzug des Heilpraktikergesetzes wiedergegeben.

zu § 3 (1)
Hier wird die **sachliche** Zuständigkeit der Behörde geregelt. Die **örtliche** Zuständigkeit ergibt sich aus den Verwaltungsverfahrensgesetzen der Länder. Danach ist diejenige untere Verwaltungsbehörde und dasjenige Gesundheitsamt zuständig, in deren Bezirk der Beruf ausgeübt werden soll.

Bekanntmachung des Bayrischen Staatsministeriums ... zum Vollzug des Heilpraktikergesetzes

vom 5. 8. 94 Nr. VII 2a – 5370/10 – 1/94 (Auszug)

4. **Kenntnisüberprüfung**

4.1 (Zusammenfasssung)
Hier wird die Zuständigkeit der Gesundheitsämter geregelt.

> 4.2 **Zweck der Überprüfung**
> Ziel der Überprüfung ist es festzustellen, ob die Ausübung der Heilkunde durch die antragstellende Person eine Gefahr für die Volksgesundheit bedeuten würde. Die Überprüfung dient somit der Abwehr von Gefahren für die Gesundheit der Bevölkerung und des einzelnen Menschen. Sie ist andererseits aber keine Prüfung im Sinne einer Leistungskontrolle zur Feststellung einer bestimmten Befähigung.

1 Gesetzeskunde

Daraus folgt, daß sie sich auf die Feststellung beschränken muß, ob der Stand der Kenntnisse und Fähigkeiten der antragstellenden Person Anhaltspunkte dafür bietet, daß eine heilkundliche Tätigkeit durch sie zu einer Schädigung der menschlichen Gesundheit führen könnte. In diesem Rahmen muß die Überprüfung allerdings die wesentlichen Gegenstände umfassen, die für eine solche Feststellung erheblich sind. Neben der hinreichenden Beherrschung der deutschen Sprache und der Kenntnis der einschlägigen gesundheitsrechtlichen Vorschriften gehören dazu notwendigerweise auch diejenigen fachlichen Grundlagenkenntnisse der Medizin, ohne deren Beherrschung heilkundliche Tätigkeiten mit Gefahren für die menschliche Gesundheit verbunden sein können. Durch die Überprüfung muß insbesondere auch festgestellt werden können, ob die antragstellende Person die Grenzen ihrer Fähigkeit und der Handlungskompetenzen von Heilpraktikern klar erkennt, sich der Gefahren bei einer Überschreitung dieser Grenzen bewußt ist und bereit ist, ihr Handeln entsprechend einzurichten.

4.3 Inhalt der Überprüfung
Im vorgenannten Sinne sind Gegenstände der Überprüfung:

4.3.1 Berufs- und Gesetzeskunde einschließlich rechtlicher Grenzen der nichtärztlichen Ausübung der Heilkunde

4.3.2 Grenzen und Gefahren diagnostischer und therapeutischer Methoden der Heilpraktiker

4.3.3 Grundkenntnisse der Anatomie, pathologischen Anatomie, Physiologie und Pathophysiologie

4.3.4 Grundkenntnisse in der allgemeinen Krankheitslehre, Erkennung und Unterscheidung von Volkskrankheiten, insbesondere der Stoffwechselkrankheiten, der Herz-Kreislauf-Krankheiten, der degenerativen und der übertragbaren Krankheiten, der bösartigen Neubildungen sowie schwerwiegender seelischer Krankheiten

4.3.5 Erkennung und Erstversorgung akuter Notfälle und lebensbedrohender Zustände

4.3.6 Technik der Anamneseerhebung; Methoden der unmittelbaren Krankheitsuntersuchung (Inspektion, Palpation, Perkussion, Auskultation, Reflexprüfung, Puls- und Blutdruckmessung)

4.3.7 Praxishygiene, Desinfektion und Sterilisation

4.3.8 Injektions- und Punktionstechniken

4.3.9 Deutung grundlegender Laborwerte

4.4 Durchführung der Überprüfung

4.4.1 Die Überprüfung besteht aus einem schriftlichen und einem mündlichen Teil. Vor Beginn eines jeden Überprüfungsteils haben sich die Antragstellenden durch einen gültigen Personalausweis oder Reisepaß auszuweisen.

4.4.2 Der schriftliche Teil der Überprüfung wird vor dem mündlichen Teil durchgeführt.

4.4.3 Im schriftlichen Teil der Überprüfung werden den Antragstellenden vom Gesundheitsamt 60 Fragen im Antwort-Wahl-Verfahren zur Beantwortung gestellt. Die Bewertung obliegt einem Arzt des Gesundheitsamtes. Die Fragen sind klar und verständlich zu formulieren und auf den Bereich der unerläßlichen Kenntnisse zu beschränken. Für die Beantwortung einer Frage nach dem Antwort-Wahl-Verfahren stehen zwei Minuten zur Verfügung.
Wer mindestens 45 Fragen zutreffend beantwortet hat, ist zur Fortsetzung der Überprüfung im mündlichen Teil zugelassen.
Bei den übrigen wird die Überprüfung abgebrochen, weil angenommen werden muß, daß die Ausübung der Heilkunde durch sie eine Gefahr für die Volksgesundheit bedeuten würde. Das Gesundheitsamt teilt dies der Kreisverwaltungsbehörde mit. Das gleiche gilt, wenn (bei der antragstellenden Person) während der schriftlichen Überprüfung Täuschungsversuche oder sonstige Unregelmäßigkeiten festgestellt worden sind.

4.4.4 Die mündliche Überprüfung dauert pro Person mindestens 30 und höchstens 45 Minuten. Die mündliche Überprüfung kann in Gruppen mit bis zu vier Personen durchgeführt werden. Die mündliche Überprüfung wird unter Vorsitz eines Arztes des Gesundheitsamtes durchgeführt. An ihr sollen zwei Angehörige des Heilpraktikerberufes aus dem jeweiligen Überprüfungsbezirk als Beisitzer gutachterlich mitwirken. Die Berufsverbände der Heilpraktiker können dem zuständigen Gesundheitsamt Berufsangehörige als Beisitzende vorschlagen; das Gesundheitsamt soll diese Vorschläge bei der Bestellung der Beisitzer berücksichtigen.
Im mündlichen Teil der Überprüfung sind die gestellten Fragen in freier Form zu beantworten. Der antragstellenden Person soll auch eine praktische Aufgabe gestellt werden, die sie in Anwesenheit aller Mitglieder des Überprüfungsgremiums zu erledigen hat. Bei der Gestaltung des mündlichen Teils der Überprüfung soll berücksichtig werden, auf welchem Gebiet oder auf welchen Gebieten der Heilkunde die antragstellende Person tätig sein will.
Über die mündliche Überprüfung ist eine Niederschrift zu fertigen, aus der Gegenstand, Ablauf und Ergebnis der Überprüfung, die Stellungnahme des gutachterlich mitwirkenden Beisitzers und gegebenenfalls vorkommende Unregelmäßigkeiten hervorgehen.
Aufgrund des Ergebnisses der mündlichen Überprüfung entscheidet das vorsitzende Mitglied nach Anhörung der gutachterlich mitwirkenden Beisitzer, ob bei der antragstellenden Person Anhaltspunkte dafür vorliegen, daß die Ausübung der Heilkunde durch sie eine Gefahr für die Volksgesundheit bedeuten würde. Das vorsitzende Mitglied unterrichtet die antragstellende Person über das Ergebnis der Überprüfung und teilt die getroffene Entscheidung mit dem Ergebnis der schriftlichen

Überprüfung samt einer gutachterlichen Stellungnahme zu den Voraussetzungen nach § 2 Absatz 1g der 1. DVO der Kreisverwaltungsbehörde mit.

4.5 Organisation des Überprüfungsverfahrens

4.5.1 Die zuständigen Gesundheitsämter sollen je Halbjahr einen Überprüfungsdurchgang durchführen, so daß das jeweilige Verfahren möglichst innerhalb dieses Zeitraumes abgeschlossen werden kann.

4.5.2 Die Ladungen zu jedem Teil der Überprüfung sollen spätestens drei Wochen vor dem jeweiligen Termin an die Antragstellenden versandt werden.

5 Besondere Formen der Kenntnisüberprüfung

Bei den nachfolgend genannten Personengruppen gilt Nr. 4 mit folgenden Maßgaben:

5.1 Die Antragstellenden, die – ohne zur ärztlichen Berufsausbildung zugelassen zu sein – mindestens das Bestehen des dritten Abschnitts der ärztlichen Prüfung nach der Approbationsordnung für Ärzte oder eine abgeschlossene Ausbildung für den ärztlichen Beruf im Sinne des § 10 Absatz 1 der Bundesärzteordnung nachweisen, erstreckt sich die Kenntnisüberprüfung ausschließlich auf die Gegenstände nach Nr. 4.3.1. Die Überprüfung ist in Form eines Gesprächs zwischen der antragstellenden Person und einem Arzt des Gesundheitsamtes vorzunehmen. Dabei ist auch darauf zu achten, ob die antragstellende Person die deutsche Sprache hinreichend beherrscht.

5.2 Bei Antragstellenden, die eine auf das Gebiet der heilkundlichen Psychotherapie beschränkte Erlaubnis begehren, gilt folgendes:

5.2.1 Wird anhand eines Prüfungszeugnisses einer inländischen Universität oder ihr gleichgestellten Hochschule nachgewiesen, daß die Diplomprüfung im Studiengang Psychologie erfolgreich abgeschlossen wurde und war das Fach „Klinische Psychologie" Gegenstand dieser Prüfung, gelten die erforderlichen Erkenntnisse als nachgewiesen. Die Durchführung einer Kenntnisüberprüfung durch das Gesundheitsamt entfällt insoweit. Gleiches gilt für Antragstellende, die über die Befähigung als Zulassung als psychologische Psychotherapeuten oder Kinder- und Jugend-Psychotherapeuten nach Maßgabe eines künftigen Psychotherapeutengesetzes verfügen. Satz 2 gilt ferner für Antragstellende, die ein in einem Mitgliedstaat der Europäischen Union oder einem anderen Vertragsstaat des Abkommens über den europäischen Wirtschaftsraum erworbenes Diplom oder Prüfungszeugnis im Studiengang Psychologie nachweisen, das den Anforderungen der Richtlinie 89/48/EWG des Rates vom 21. Dezember 1988 über eine allgemeine Regelung zur Anerkennung der Hochschuldiplome, die eine mindestens dreijährige Berufsausbildung abschließen (AB1EG Nr. L 19 Seite 16) sowie der Richtlinie 92/51/EWG des Rates vom 18. Juni 1992 über eine zweite allgemeine Regelung zur Anerkennung beruflicher Befähigungsnachweise in Ergänzung zur Richtlinie 89/48/EWG (AB1EG Nr. L 209 Seite 25) entspricht und das auch den Kenntnisnachweis im Fach „Klinische Psychologie" einschließt.

Der in Satz 1 genannten Diplomprüfung gleichgestellt ist eine in einem anderen Staat erfolgreich abgeschlossene, gleichwertige Studienabschlußprüfung im Fach Psychologie, die auch die „Klinische Psychologie" als Prüfungsfach einschließt. Ergeben sich in den Fällen des Satzes 1 Zweifel an der Anerkennungsfähigkeit vorgelegter Diplomurkunden oder Prüfungszeugnisse, holt die Kreisverwaltungsbehörde als Grundlage für das weitere Verfahren eine Stellungnahme des Staatsministeriums für Unterricht, Kultus, Wissenschaft und Kunst ein. Bei Zweifelsfragen in Fällen nach den Sätzen 4 und 5 kann eine gutachterliche Stellungnahme von der Zentralstelle für ausländisches Bildungswesen bei … eingeholt werden. Im Hinblick auf die Versagensgründe nach § 2 Absatz 1 f und i der ersten DV achtet die Kreisverwaltungsbehörde insbesondere in den Fällen der Sätze 4 und 5 darauf, ob die Antragstellenden die deutsche Sprache hinreichend beherrschen, um ohne Gefahr für die Volksgesundheit der Allgemeinheit und des einzelnen Menschen die heilkundliche Psychotherapie ausüben zu können; im Zweifelsfalle holt die Kreisverwaltungsbehörde eine Stellungnahme des nach § 1 Absatz 1 und 2 AVGDG zuständigen Gesundheitsamtes ein.

5.2.2 In allen übrigen Fällen ist unabhängig von der Vorbildung eine Kenntnisüberprüfung durch das Gesundheitsamt vorzunehmen. Diese darf sich nach dem Urteil des Bundesverwaltungsgerichtes vom 21. Januar 1993 – abweichend von Nr. 4.3 – nicht auf „allgemeine heilkundliche Grundkenntnisse einschließlich der Kenntnisse im Bereich der Anatomie, Physiologie, Pathologie und Arzneimittelkunde" erstrecken.

Die Antragstellenden müssen vielmehr, „um nicht die Volksgesundheit zu gefährden, ausreichende Kenntnisse über die Abgrenzung heilkundlicher Tätigkeit, insbesondere im psychotherapeutischen Bereich, gegenüber der den Ärzten und den allgemein als Heilpraktiker tätigen Personen vorbehaltenen heilkundlichen Behandlungen" sowie „auch ausreichende diagnostische Fähigkeiten in bezug auf das einschlägige Krankheitsbild" nachweisen „und die Befähigung haben, Patienten entsprechend der Diagnose psychotherapeutisch zu behandeln". In der Überprüfung ist nach dem zitierten Urteil auch darauf zu achten, ob die Antragstellenden die Gewähr dafür bieten, daß sie sich nach Erteilung der Erlaubnis auf die Ausübung der Psychotherapie beschränken und die Abgrenzung der heilkundlichen Tätigkeit im Bereich der Psychotherapie zu den den Ärzten und Heilpraktikern vorbe-

1 Gesetzeskunde

5.2.3 haltenen Bereichen der Heilkunde beachten werden.

5.2.3 Für die Durchführung der Überprüfung gelten die Nrn. 4.4 und 4.5 mit folgenden Maßgaben:

5.2.3.1 Der schriftliche Teil der Überprüfung besteht aus 28 Fragen im Antwort-Wahl-Verfahren, die in 55 Minuten zu bearbeiten sind.

5.2.3.2 Der mündliche Teil der Überprüfung dauert pro Person 20 Minuten. Bei seiner Gestaltung soll eine einschlägige fachliche Vorbildung und das beabsichtigte heilkundlich-psychotherapeutische Tätigkeitsgebiet des Antragstellers berücksichtigt werden.

5.2.3.3 Als Beisitzer für den mündlichen Teil der Überprüfung sind heranzuziehen:
– Je ein Facharzt für Psychiatrie oder ein Nervenarzt jeweils mit Zusatzbezeichnung „Psychotherapie" oder ein Facharzt für Psychiatrie und Psychotherapie oder für psychotherapeutische Medizin oder ein Diplompsychologe mit der Befähigung zur Teilnahme am sogenannten Delegationsverfahren im Rahmen der gesetzlichen Krankenversicherung.
– Je ein aufgrund seiner Erlaubnis nach § 1 HPG psychotherapeutisch tätiger Diplompsychologe im Sinne der Nr. 5.2.1.

Nach Inkrafttreten eines Psychotherapeutengesetzes kommen neben oder anstelle der vorgenannten Fachärzte oder Diplompsychologen auch psychologische Psychotherapeuten als Beisitzer in Betracht.

Hervorgehoben werden soll an dieser Stelle noch eine Regelung der brandenburgischen Richtlinie zur Durchführung des Heilpraktikergesetzes (Runderlaß des Ministeriums für Arbeit, Soziales, Gesundheit und Frauen vom 16.3.1993), die folgendes vorsieht:

6 Überprüfungsunterlagen
Auf Antrag ist dem Antragsteller oder der Antragstellerin nach Abschluß der Überprüfung die Einsicht in die Überprüfungsunterlagen zu gewähren.
Schriftliche Aufsichtsarbeiten sind drei, Prüfungsniederschriften zehn Jahre aufzubewahren.

Es ist zu hoffen, daß diese prüfungsrechtliche „Selbstverständlichkeit" auch von den anderen Ländern übernommen wird.

1.2 Grenzen und Schranken für Heilpraktiker

1.2.1 Bundesseuchengesetz (BSG)

Vorbemerkung

Die genaue Kenntnis der wesentlichen Regelungen des Bundesseuchengesetzes ist für den Heilpraktiker unerläßlich. So sollten die §§ 1 bis 3 weitgehend auswendig gewußt werden. Die anderen Paragraphen müssen inhaltlich bekannt sein.

Der wichtigste Paragraph des Bundesseuchengesetzes ist für den Heilpraktiker der § 30 (1), der regelt, daß die Behandlung von Personen, die an einer der in den §§ 3, 8 und 45 genannten übertragbaren Krankheiten erkrankt oder dessen verdächtig sind, und die Behandlung von Ausscheidern nur Ärzten gestattet ist. Außerdem muß der Heilpraktiker-Anwärter im einzelnen genau angeben können, bei welcher übertragbaren Krankheit eine Meldepflicht besteht. Weiterhin muß er wissen, ob die Meldepflicht im Verdachtsfall, im Erkrankungsfall oder erst im Todesfall besteht. Auch muß er genaue Kenntnis darüber haben, wer zur Meldung verpflichtet ist, wohin und in welchem Zeitraum die Meldung zu erfolgen hat (§§ 4 und 5).

Es folgt nun ein Auszug der wichtigsten Paragraphen des Bundesseuchengesetzes:

Gesetz zur Verhütung und Bekämpfung übertragbarer Krankheiten beim Menschen (Bundesseuchengesetz)
in der Fassung vom 18. 12. 79 (BGBl. I S. 2262) zuletzt geändert am 23. 4. 96 (BGBl. I S. 621)

Begriffsbestimmung
§ 1
Übertragbare Krankheiten im Sinne dieses Gesetzes sind durch Krankheitserreger verursachte Krankheiten, die unmittelbar oder mittelbar auf den Menschen übertragen werden können.

§ 2
Im Sinne dieses Gesetzes ist
1. krank eine Person, die an einer übertragbaren Krankheit erkrankt ist,
2. krankheitsverdächtig eine Person, bei der Erscheinungen bestehen, welche das Vorliegen einer bestimmten übertragbaren Krankheit vermuten lassen,

3. ansteckungsverdächtig eine Person, von der anzunehmen ist, daß sie Erreger einer übertragbaren Krankheit (Krankheitserreger) aufgenommen hat, ohne krank, krankheitsverdächtig oder Ausscheider zu sein,
4. Ausscheider eine Person, die Krankheitserreger ausscheidet, ohne krank oder krankheitsverdächtig zu sein,
5. ausscheidungsverdächtig eine Person, von der anzunehmen ist, daß sie Krankheitserreger ausscheidet, ohne krank oder krankheitsverdächtig zu sein.

Meldepflicht
§ 3

(1) Zu melden ist der Krankheitsverdacht, die Erkrankung sowie der Tod an
1. Botulismus,
2. Cholera,
3. Enteritis infectiosa
   a) Salmonellose,
   b) übrige Formen, einschließlich mikrobiell bedingter Lebensmittelvergiftung,
4. Fleckfieber,
5. Lepra,
6. Milzbrand,
7. Ornithose,
8. Paratyphus A, B und C,
9. Pest,
10. Pocken,
11. Poliomyelitis,
12. Rückfallfieber,
13. Shigellenruhr,
14. Tollwut,
15. Tularämie,
16. Typhus abdominalis,
17. virusbedingtem hämorrhagischem Fieber.

(2) Zu melden ist die Erkrankung sowie der Tod an
1. angeborener
   a) Zytomegalie,
   b) Listeriose,
   c) Lues,
   d) Toxoplasmose,
   e) Rötelnembryopathie,
2. Brucellose,
3. Diphtherie,
4. Gelbfieber,
5. Leptospirose,
   a) Weilsche Krankheit,
   b) übrige Formen,
6. Malaria,
7. Meningitis/Enzephalitis
   a) Meningokokken-Meningitis,
   b) andere bakterielle Meningitiden,
   c) Virus-Meningoenzephalitis,
   d) übrige Formen,
8. Q-Fieber,
9. Rotz,
10. Trachom,
11. Trichinose,
12. Tuberkulose (aktive Form)
    a) der Atmungsorgane,
    b) der übrigen Organe,
13. Virushepatitis
    a) Hepatitis A,
    b) Hepatitis B,
    c) nicht bestimmbare und übrige Formen,
14. Anaerobe Wundinfektion,
    a) Gasbrand/Gasödem,
    b) Tetanus.

Anmerkung

Durch die Verordnung über die Ausdehnung der Meldepflicht auf die **humanen spongiformen Enzephalopathien** vom 1. 7. 94 (BGBl. I S. 1455) wurde die Meldepflicht nach § 3 auf die **Erkrankung** sowie den **Tod** an Formen der humanen spongiformen Enzephalopathie ausgedehnt. Die Meldepflicht gilt jedoch nicht für familiär-hereditäre Erkrankungen (Gerstmann-Sträußler-Scheinker-Syndrom und erbliche Formen der Creutzfeldt-Jakob-Krankheit).

(3) Zu melden ist der Tod an
1. Influenza (Virusgrippe),
2. Keuchhusten,
3. Masern,
4. Puerperalsepsis,
5. Scharlach.

(4) Zu melden ist jeder Ausscheider von
1. Choleravibrionen,
2. Salmonellen
   a) S. typhi,
   b) S. paratyphi A, B und C
   c) übrige,
3. Shigellen

(5) Zu melden ist die Verletzung eines Menschen durch ein tollwutkrankes oder -verdächtiges Tier sowie die Berührung eines solchen Tieres oder Tierkörpers.

§ 4

(1) Zur Meldung sind verpflichtet
1. der behandelnde oder sonst hinzugezogene Arzt, im Falle des § 3 Abs. 5 auch der Tierarzt,
2. jede sonstige mit der Behandlung oder der Pflege des Betroffenen berufsmäßig beschäftigte Person,
3. die hinzugezogene Hebamme,
4. auf Seeschiffen der Kapitän,
5. die Leiter von Pflegeanstalten, Justizvollzugsanstalten, Heimen, Lagern, Sammelunterkünften und ähnlichen Einrichtungen.

(2) In Krankenhäusern oder Entbindungsheimen ist für die Einhaltung der Meldepflicht nach Abs. 1 Nr. 1 der leitende Arzt, in Krankenhäusern mit mehreren selbständigen Abteilungen der leitende Abteilungsarzt, in Krankenhäusern ohne leitenden Arzt der behandelnde Arzt verantwortlich.

(3) Die Meldepflicht besteht für die in Absatz 1 Nrn. 2 bis 5 bezeichneten Personen nur, wenn eine in der Reihenfolge des Absatzes 1 vorher genannte Person nicht vorhanden oder an der Meldung verhindert ist. Die außerhalb eines Krankenhauses oder eines Entbindungsheimes tätige Hebamme ist in jedem Falle zur Meldung verpflichtet.

1 Gesetzeskunde

Meldung an das Gesundheitsamt
§ 5

Die Meldung ist dem für den Aufenthalt des Betroffenen zuständigen Gesundheitsamt unverzüglich, spätestens innerhalb 24 Stunden nach erlangter Kenntnis, zu erstatten. Dieses hat das für die Wohnung, bei mehreren Wohnungen das für die Hauptwohnung des Betroffenen zuständige Gesundheitsamt unverzüglich zu benachrichtigen, wenn die Wohnung oder Hauptwohnung im Bereich eines anderen Gesundheitsamtes liegt.

Aufhebung, Einschränkung und Ausdehnung der Meldepflicht auf andere Krankheiten durch Rechtsverordnung
§ 7

(1) Der Bundesminister für Jugend, Familie und Gesundheit wird ermächtigt, durch Rechtsverordnung mit Zustimmung des Bundesrates die Meldepflicht für die in § 3 genannten Krankheiten aufzuheben, einzuschränken oder zu erweitern oder die Meldepflicht auf andere übertragbare Krankheiten auszudehnen, soweit die epidemische Lage dies zuläßt oder erfordert.

(2) In dringenden Fällen kann die Rechtsverordnung ohne Zustimmung des Bundesrates erlassen werden, jedoch ist ihre Geltungsdauer auf längstens drei Monate zu befristen.

(3) Solange der Bundesminister für Jugend, Familie und Gesundheit von der Ermächtigung nach Absatz 1 keinen Gebrauch macht, sind die Landesregierungen zum Erlaß einer Rechtsverordnung nach Absatz 1 ermächtigt, sofern die Meldepflicht nach § 3 hierdurch nicht eingeschränkt oder aufgehoben wird. Sie können die Ermächtigung durch Rechtsverordnung auf andere Stellen übertragen.

Meldepflicht in besonderen Fällen
§ 8

Wenn durch Krankheitserreger verursachte Erkrankungen in Krankenhäusern, Entbindungsheimen, Säuglingsheimen, Säuglingstagesstätten oder Einrichtungen zur vorübergehenden Unterbringung von Säuglingen nicht nur vereinzelt auftreten (Ausbruch), so sind diese Erkrankungen unverzüglich als Ausbruch zu melden, es sei denn, daß die Erkrankten schon vor der Aufnahme an diesen Krankheiten erkrankt oder dessen verdächtig waren. § 4 Abs. 2 ist entsprechend anzuwenden.

Vorschriften zur Verhütung übertragbarer Krankheiten
§ 10

(1) Werden Tatsachen festgestellt, die zum Auftreten einer übertragbaren Krankheit führen können, oder ist anzunehmen, daß solche Tatsachen vorliegen, so trifft die zuständige Behörde die notwendigen Maßnahmen zur Abwendung der dem einzelnen oder der Allgemeinheit hierdurch drohenden Gefahren.

(2) In den Fällen des Absatzes 1 sind die Beauftragten der zuständigen Behörde und des Gesundheitsamtes zur Durchführung von Ermittlungen und zur Überwachung der angeordneten Maßnahmen berechtigt, Grundstücke, Räume, Anlagen und Einrichtungen sowie Fahrzeuge aller Art zu betreten und diese sowie sonstige Gegenstände zu untersuchen oder Proben zur Untersuchung zu fordern oder zu entnehmen ...

§ 10a

(1) Wenn Gegenstände mit Erregern meldepflichtiger übertragbarer Krankheiten behaftet sind oder wenn das anzunehmen ist und dadurch eine Verbreitung der Krankheit zu befürchten ist, sind die notwendigen Maßnahmen zur Abwendung der hierdurch drohenden Gefahr zu treffen ...

§ 30

(1) Die Behandlung von Personen, die an einer der in den §§ 3, 8 oder 45 genannten übertragbaren Krankheiten erkrankt oder dessen verdächtig sind, und die Behandlung von Ausscheidern ist im Rahmen der berufsmäßigen Ausübung der Heilkunde nur Ärzten, im Rahmen der berufsmäßigen Ausübung der Zahnheilkunde auch Zahnärzten gestattet. Satz 1 gilt entsprechend bei übertragbaren Krankheiten, die durch eine Rechtsverordnung aufgrund des § 7 in die Meldepflicht einbezogen sind.

(2) Stellt ein Heilpraktiker eine Erkrankung oder den Verdacht einer Erkrankung an einer übertragbaren Krankheit im Sinne des Absatzes 1 fest und wird daraufhin die Behandlung einem Arzt übertragen, so kann der Heilpraktiker bis zur Übernahme der Behandlung durch den Arzt Maßnahmen zur Linderung einleiten.

§ 37

(1) Die zuständige Behörde hat Personen, die an Cholera, Pest, Pocken oder an virusbedingtem hämorrhagischem Fieber erkrankt sind, unverzüglich in einem Krankenhaus oder einer für diese Krankheiten geeigneten Absonderungseinrichtung abzusondern. Sonstige Kranke sowie Krankheitsverdächtige, Ansteckungsverdächtige und Ausscheider können in einem Krankenhaus oder in sonst geeigneter Weise abgesondert werden, Ausscheider jedoch nur, wenn sie andere Schutzmaßnahmen nicht befolgen, befolgen können oder befolgen würden und dadurch ihre Umgebung gefährden.

(2) Kommt der Betroffene den seine Absonderung betreffenden Anordnungen nicht nach oder ist nach seinem bisherigen Verhalten anzunehmen, daß er solchen Anordnungen nicht ausreichend Folge leisten wird, so ist er zwangsweise durch Unterbringung in einem abgeschlossenen Krankenhaus oder einem abgeschlossenen Teil eines Krankenhauses abzusondern. Ansteckungsverdächtige und Ausscheider können auch in einer anderen geeigneten abgeschlossenen Einrichtung abgesondert werden ...

Zusätzliche Vorschriften für Schulen und sonstige Gemeinschaftseinrichtungen
§ 45

(1) Lehrer, zur Vorbereitung auf den Beruf des Lehrers in Schulen tätige Personen, Schüler, Schulbedienstete und in Schulgebäuden wohnende Personen, die an ansteckender Borkenflechte (Impetigo contagiosa), Cholera, Diphtherie, Enteritis infectiosa, Keuchhusten, Krätze, Masern, Meningitis/Enzephalitis, Milzbrand, Mumps, Ornithose, Paratyphus, Pest,

1.2 Grenzen und Schranken für Heilpraktiker

Pocken, Poliomyelitis, Q-Fieber, Röteln, Scharlach, Shigellenruhr, ansteckungsfähiger Tuberkulose der Atmungsorgane, Tularämie, Typhus abdominalis, virusbedingtem hämorrhagischem Fieber, Virushepatitis oder Windpocken erkrankt oder dessen verdächtig oder die verlaust sind, dürfen die dem Schulbetrieb dienenden Räume nicht betreten, Einrichtungen der Schule nicht benutzen und an Veranstaltungen der Schule nicht teilnehmen, bis nach dem Urteil des behandelnden Arztes oder des Gesundheitsamtes eine Weiterverbreitung der Krankheit oder der Verlausung durch sie nicht mehr zu befürchten ist …

§ 51

(1) Wer durch eine Impfung, die
1. gesetzlich vorgeschrieben oder
2. aufgrund dieses Gesetzes angeordnet oder
3. von einer zuständigen Behörde öffentlich empfohlen … worden ist,
einen Impfschaden erlitten hat, erhält wegen der gesundheitlichen und wirtschaftlichen Folgen des Impfschadens auf Antrag Versorgung …

Straf- und Bußgeldvorschriften
§ 67

Wer entgegen § 30 Abs. 1 dort bezeichnete Personen, Ausscheider oder Personen, die an einer aufgrund einer Rechtsverordnung nach § 7 meldepflichtigen Krankheit erkranken oder dessen verdächtig sind, behandelt, wird mit Freiheitsstrafe bis zu einem Jahr oder mit Geldstrafe bestraft.

§ 69

(1) Ordnungswidrig handelt, wer vorsätzlich oder fahrlässig einer Meldepflicht … zuwiderhandelt.
…
(3) Die Ordnungswidrigkeit kann mit einer Geldbuße bis zu fünfzigtausend Deutsche Mark geahndet werden.

Anmerkungen

Behandlungsverbote für Heilpraktiker

Es soll hier nochmals darauf hingewiesen werden, daß es dem Heilpraktiker verboten ist, Patienten zu behandeln, die an einer der in den §§ 3, 8 und 45 aufgeführten Krankheiten **leiden** oder dessen **verdächtig** sind. Zusätzlich zu den in § 3 aufgeführten Krankheiten besteht also noch ein **Behandlungsverbot** bei **Borkenflechte** (Impetigo contagiosa), **Krätze, Mumps, Röteln** und **Windpocken**.

Nach **§ 30 BSG** besteht für den Heilpraktiker für alle Krankheiten **Behandlungsverbot**, die in den **§§ 3, 8** und **45** aufgeführt sind.

Das Behandlungsverbot gilt weiterhin für übertragbare Krankheiten, die durch eine Rechtsverordnung aufgrund des § 7 BSG in die **Melde**pflicht einbezogen sind. Die Verordnung über die **Berichts**pflicht der Labore für positive HIV-Bestätigungstests (Laborberichtsverordnung) vom 18.12.87 wurde auf der Grundlage des § 7 (1) BSG erlassen. Sie dient der Erfassung von HIV-Infektionen zur Beurteilung der epidemischen Lage. Hierbei wurde jedoch keine „**Melde**pflicht" sondern eine **Berichts**pflicht für Ärzte, die HIV-Bestätigungstests durchführen, festgelegt. Deshalb erstreckt sich das Behandlungsverbot nicht auf AIDS-Kranke und HIV-Träger. Analoges gilt auch für die Krebserkrankungen und das Krebsregister, die unter Punkt 1.2.14 näher beschrieben sind.

Impfen durch Heilpraktiker

Zur Frage, ob der Heilpraktiker impfen darf, ist folgendes zu sagen: Die §§ 14 bis 16 BSG regeln die Grundlagen des Impfrechtes. So können für bedrohte Teile der Bevölkerung Impfungen durch Rechtsverordnung angeordnet oder allgemein von den obersten Landesgesundheitsbehörden empfohlen werden. Außerdem können die öffentlichen Gesundheitsämter Impfungen anbieten. Für eventuelle Impfschäden kommen dabei die Länder nach den Grundsätzen des Bundesvorsorgegesetzes auf.

Das Bundesseuchengesetz geht zwar davon aus, daß die Impfungen von Ärzten durchgeführt werden (§ 16), verbietet die Impfung durch Nicht-Ärzte jedoch nicht ausdrücklich.

Das Gesetz über die Pockenschutzimpfung, das die Impfung ausdrücklich den Ärzten vorbehielt, ist seit dem 1.7.83 außer Kraft, so daß es nun kein eindeutiges Impfverbot für Heilpraktiker gibt.

Dies gilt jedoch **nicht** für die Impfung mit **vermehrungsfähigen** Erregern (§ 19 Abs. 1 BSG). Hier gilt eine gesonderte Erlaubnispflicht des Umgangs mit diesen Keimen, denn diese dürfen nur an die Erlaubnisinhaber oder die in § 20 BSG genannten Ärzte und Institutionen abgegeben werden (§ 26 BSG). Hierzu gehören Heilpraktiker nicht.

Aber unabhängig davon, daß es über die Impfung mit Tot-Impfstoff keine eindeutige gesetzliche Regelung gibt, dürfte eine Impfung durch Heilpraktiker aufgrund der folgenden Sachverhalte **nicht sinnvoll** erscheinen:
1. Aufgrund des Arzneimittelgesetzes sind Impfstoffe verschreibungspflichtig.

2. Mit jeder Impfung sind bestimmte Risiken verbunden (Sorgfaltspflicht).
3. Das Impfen ist keine typische naturheilkundliche Methode, wie sie charakteristischerweise zum Tätigkeitsfeld des Heilpraktikers gehört.
4. Sollte in Zukunft für bestimmte Krankheiten eine Impfpflicht eingeführt werden, so würde sich diese Rechtsverordnung auf § 14 BSG stützen und somit die Impfungen den Ärzten vorbehalten.
5. In der Mehrzahl der Fälle betrifft das Impfen Krankheiten, für die ein Behandlungsverbot für Heilpraktiker besteht. Allerdings stellt das Impfen hier keine Behandlung von Krankheiten dar, sondern dient der Prophylaxe.
6. Die Eintragung in den Impfausweis muß nach dem § 16 (1) BSG durch den Arzt erfolgen.

1.2.2 Arzneimittelgesetz

Vorbemerkung

Ein Heilpraktiker darf nur folgende Arzneimittel verordnen:

a) **freiverkäufliche**
(z.B. Teesorten wie Kamille, Salbei), d.h., daß sie auch für den Verkauf außerhalb von Apotheken freigegeben sind

b) **apothekenpflichtige**
d.h., daß sie nur in Apotheken abgegeben werden dürfen, aber nicht verschreibungspflichtig sind (§ 48 AMG).

Ein Heilpraktiker darf also **keine verschreibungspflichtigen Medikamente** verordnen. Dies ist ausdrücklich Ärzten (Zahnärzten, Tierärzten) vorbehalten. Welche Arzneimittel im einzelnen verschreibungspflichtig sind, ist durch Rechtsverordnung festgelegt.

Will man nun wissen, ob ein Medikament verschreibungspflichtig ist oder nicht, gibt es verschiedene Auflistungen von Arzneimitteln mit Hinweis auf die Verschreibungspflicht.

a) **Rote Liste**
Sie ist das verbreitetste Nachschlagewerk und wird vom Bundesverband der Pharmazeutischen Industrie e.V. in Frankfurt herausgegeben. Es handelt sich um ein Verzeichnis der Fertigarzneimittel, das die Mitgliedsfirmen auf den Markt bringen. Sie wird in regelmäßigen Zeitabständen auf den neuesten Stand gebracht. Verschreibungspflichtige Arzneimittel sind mit der Abkürzung „**Rp**" gekennzeichnet.

b) **Gelbe Liste Pharmindex**
Sie wird von der IMP-Kommunikationsgesellschaft in Neu-Isenburg herausgebracht und ebenfalls regelmäßig auf den neuesten Stand gebracht. Und auch hier wird ein verschreibungspflichtiges Medikament mit „**Rp**" gekennzeichnet.

c) **Scribas-Tabelle**
Sie wird vom Deutschen Apotheker-Verlag stets aktuell herausgebracht. Es handelt sich um eine Tabelle der verschreibungspflichtigen Mittel und Gegenstände.

Der Vollständigkeit halber wird im folgenden ein kurzer Auszug aus dem Arzneimittelgesetz gegeben:

Gesetz über den Verkehr mit Arzneimitteln (Arzneimittelgesetz)
in der Fassung der Bekanntmachung
vom 19. 10. 94 (BGBl. I S. 3018)

§ 1
Zweck des Gesetzes

Es ist der Zweck dieses Gesetzes, im Interesse einer ordnungsgemäßen Arzneimittelversorgung von Mensch und Tier für die Sicherheit im Verkehr mit Arzneimitteln, insbesondere für die Qualität, Wirksamkeit und Unbedenklichkeit der Arzneimittel nach Maßgabe der folgenden Vorschriften zu sorgen.

§ 2
Arzneimittelbegriff

(1) Arzneimittel sind Stoffe und Zubereitungen aus Stoffen, die dazu bestimmt sind, durch Anwendung am oder im menschlichen oder tierischen Körper
1. Krankheiten, Leiden, Körperschäden oder krankhafte Beschwerden zu heilen, zu lindern, zu verhüten oder zu erkennen,
2. die Beschaffenheit, den Zustand oder die Funktionen des Körpers oder seelische Zustände erkennen zu lassen,
3. vom menschlichen oder tierischen Körper erzeugte Wirkstoffe oder Körperflüssigkeiten zu ersetzen,
4. Krankheitserreger, Parasiten oder körperfremde Stoffe abzuwehren, zu beseitigen oder unschädlich zu machen oder
5. die Beschaffenheit, den Zustand oder die Funktion des Körpers oder seelische Zustände zu beeinflussen.

(2) Als Arzneimittel gelten:
1. Gegenstände, die ein Arzneimittel nach Absatz 1 enthalten oder auf die ein Arzneimittel nach Absatz 1 aufgebracht ist und die dazu bestimmt sind, dauernd oder vorübergehend mit dem menschli-

1.2 Grenzen und Schranken für Heilpraktiker

chen oder tierischen Körper in Berührung gebracht zu werden, ...
(3) Arzneimittel sind nicht ...
(Zusammengefaßt: Lebensmittel, Tabakerzeugnisse, Kosmetika, Futtermittel und Medizinprodukte)

§ 3
Stoffbegriff
(Zusammenfassung)
Stoffe im Sinne des Gesetzes sind
1. chemische Elemente und chemische Verbindungen,
2. Pflanzen und Pflanzenbestandteile,
3. Tierkörper(teile) und Stoffwechselprodukte,
4. Mikroorganismen und Viren.

§ 10
Kennzeichnung der Fertigarzneimittel
(4) Bei Arzneimitteln, die in das Register für homöopathische Arzneimittel eingetragen sind, muß bei der Bezeichnung nach Absatz 1 Satz 1 Nr. 2 der Hinweis „homöopathisches Arzneimittel" angegeben werden. An die Stelle der Angaben nach Absatz 1 Satz 1 Nr. 3 tritt die Registriernummer mit der Abkürzung „Reg.-Nr." Angaben über Anwendungsgebiete dürfen nicht gemacht werden ... Die Sätze 1 und 3 gelten entsprechend für Arzneimittel, die nach § 38 Abs. 1 Satz 3 von der Registrierung freigestellt sind ...

§ 13
Herstellungserlaubnis
(1) Wer Arzneimittel im Sinne des § 2 (1) ... gewerbs- oder berufsmäßig zum Zwecke der Abgabe an andere herstellen will, bedarf einer Erlaubnis.

§ 38
Registrierungspflicht und Registrierungsunterlagen
(1) Fertigarzneimittel, die Arzneimittel im Sinne des § 2 Abs. 1 oder Abs. 2 Nr. 1 sind, dürfen als homöopathische Arzneimittel im Geltungsbereich dieses Gesetzes nur in den Verkehr gebracht werden, wenn sie in ein bei der zuständigen Bundesbehörde zu führendes Register für homöopathische Arzneimittel eingetragen sind (Registrierung). Einer Zulassung bedarf es nicht ...

§ 48
Verschreibungspflicht
(1) Arzneimittel, die durch Rechtsverordnung nach Absatz 2 Nr. 1 bestimmte Stoffe, Zubereitungen aus Stoffen oder Gegenstände sind oder denen solche Stoffe oder Zubereitungen aus Stoffen zugesetzt sind, dürfen nur nach Vorlage einer ärztlichen, zahnärztlichen oder tierärztlichen Verschreibung an Verbraucher abgegeben werden ...
(2) Der Bundesminister wird ermächtigt ...
1. Stoffe, Zubereitungen aus Stoffen oder Gegenstände zu bestimmen, die
a) die Gesundheit von Mensch oder Tier auch bei bestimmungsgemäßem Gebrauch unmittelbar oder mittelbar gefährden können, wenn sie ohne ärztliche, zahnärztliche oder tierärztliche Überwachung angewendet werden, oder
b) die häufig in erheblichem Umfange nicht bestimmungsgemäß gebraucht werden, wenn dadurch die Gesundheit von Mensch oder Tier, unmittelbar oder mittelbar gefährdet werden kann ...
(3) Die Rechtsverordnung nach Absatz 2 Nr. 1 kann auf bestimmte Dosierungen, Potenzierungen, Darreichungsformen oder Anwendungsbereiche beschränkt werden ...

1.2.3 Verordnung über verschreibungspflichtige Arzneimittel

Verordnung über verschreibungspflichtige Arzneimittel
in der Fassung vom 30. 8. 90 (BGBl. I S. 1866)
zuletzt geändert am 4. 6. 96 (BGBl. I S. 790)

Die für den Heilpraktiker wichtigen Paragraphen sind die §§ 1 und 6. In § 1 wird nochmals ausdrücklich formuliert, daß verschreibungspflichtige Arzneimittel nur nach Vorlage einer ärztlichen, zahnärztlichen oder tierärztlichen Verschreibung abgegeben werden dürfen.

§ 6 regelt die Verschreibungspflicht bei homöopathischen Medikamenten, die eine verschreibungspflichtige Substanz enthalten.

> Die **Verschreibungspflicht** eines **homöopathischen** Medikaments ist **aufgehoben**, wenn alle enthaltenen verschreibungspflichtigen Stoffe mindestens die Potenzierung **D4** aufweisen.

Das bedeutet, daß der Heilpraktiker ein verschreibungspflichtiges Medikament in der homöopathischen Zubereitung ab D4 verordnen darf. Das gilt aber **nicht** für Stoffe und Zubereitungen, die unter das **Betäubungsmittelgesetz** fallen. Diese dürfen, soweit sie überhaupt verschreibungsfähig sind, auch in homöopathischer Zubereitung, egal welcher Potenz, nur vom Arzt verordnet werden. **Ausnahmen** hiervon sind in den Anmerkungen zu Kap. 1.2.5 genannt (s. S. 14).

1.2.4 Verordnung über homöopathische Arzneimittel

Hier ist die **Registrierungspflicht** für homöopathische Arzneimittel durch die zuständige Stelle näher geregelt. Damit müssen homöopathische Arzneimittel **nicht** das aufwendige **Zulassungsverfahren** durchlaufen. Dafür dürfen sie nicht mit bestimmten Indikationen werben.

1 Gesetzeskunde

1.2.5 Betäubungsmittelgesetz (BtMG)

Der Begriff „Betäubungsmittel" stammt noch aus dem 1. Weltkrieg. Er bezeichnete damals alle (z.B. bei Operationen) verwendeten Mittel zur Betäubung von Schmerzen. Hierzu gehören Opium, Morphin, Cocain und andere. Heute werden alle Stoffe oder Zubereitungen als Betäubungsmittel bezeichnet, die in den Anlagen I bis III zum BtMG aufgeführt sind.

Anlage I
umfaßt die *nicht verkehrsfähigen* Betäubungsmittel. Diese werden in Deutschland nicht zu medizinischen Zwecken eingesetzt und dürfen weder verschrieben, verabreicht oder einem anderen zum unmittelbaren Verbrauch überlassen werden.

Anlage II
enthält die *verkehrsfähigen* Betäubungsmittel. Es sind überwiegend Rohprodukte, die in der pharmazeutischen Industrie verarbeitet werden können. Sie dürfen weder verschrieben, verabreicht oder einem anderen zum unmittelbaren Verbrauch überlassen werden.

Anlage III
enthält die *verkehrs-* und *verschreibungsfähigen* Betäubungsmittel, die auf *ärztliche Verschreibung* zu therapeutischen Zwecken eingesetzt werden dürfen.

Gesetz über den Verkehr mit Betäubungsmitteln (Betäubungsmittelgesetz BtMG)
In der Fassung der Bekanntmachung vom 1.3.94
(BGBl. I S. 358)
zuletzt geändert am 4. 4. 96 (BGBl. I S. 582)

§ 13
Verschreibung und Abgabe auf Verschreibung
(1) Die in Anlage III bezeichneten Betäubungsmittel dürfen nur von Ärzten, Zahnärzten und Tierärzten und nur dann verschrieben oder im Rahmen einer ärztlichen, zahnärztlichen oder tierärztlichen Behandlung einschließlich der ärztlichen Behandlung einer Betäubungsmittelabhängigkeit verabreicht oder einem anderen zum unmittelbaren Verbrauch überlassen werden, wenn ihre Anwendung am oder im menschlichen oder tierischen Körper begründet ist. Die Anwendung ist insbesondere dann nicht begründet, wenn der beabsichtigte Zweck auf andere Weise erreicht werden kann. Die in den Anlagen I und II bezeichneten Betäubungsmittel dürfen nicht verschrieben, verabreicht oder einem anderen zum unmittelbaren Verbrauch überlassen werden.

§ 29
Straftaten
(1) Mit Freiheitsstrafe bis zu fünf Jahren oder mit Geldstrafe wird bestraft, wer ... entgegen § 13 Abs. 1 Betäubungsmittel
a) verschreibt,
b) verabreicht oder zum unmittelbaren Verbrauch überläßt.

Anmerkungen

Es besteht also für den Heilpraktiker ein wichtiger Unterschied zwischen verschreibungspflichtigen Medikamenten und denjenigen, die unter das Betäubungsmittelgesetz fallen: Irrt sich ein Heilpraktiker und verordnet er ein lediglich verschreibungspflichtiges Medikament, so ist es in erster Linie Sache des Apothekers, darauf zu achten, daß er dieses Medikament nicht abgibt. Der Heilpraktiker wird in diesem Falle erst in zweiter Linie belangt werden. Anders bei den Medikamenten, die unter das **BtMG** fallen. Hier fällt bereits die **Verordnung** eines solchen Medikaments unter die **Strafandrohung** des BtMG.

Von der Geltung des Betäubungsmittelgesetzes ausgenommen wurden homöopathische Zubereitungen von Opium ab der D6 und Papaver somniferum (Schlafmohn) ab der D4, so daß diese vom Heilpraktiker ab dieser Potenz verordnet werden dürfen.

Im Zweifelsfalle wird sich der Heilpraktiker immer anhand der „**Roten Liste**" und der „**Gelben Liste Pharmindex**" informieren. Medikamente, die unter das Betäubungsmittelgesetz fallen, sind dort mit „**Btm**" gekennzeichnet.

1.2.6 Gesetz über die Ausübung der Zahnheilkunde

Hierin ist geregelt, daß die Ausübung der Zahnheilkunde nur Zahnärzten gestattet ist.

Gesetz über die Ausübung der Zahnheilkunde
In der Fassung der Bekanntmachung vom 16. 4. 87
(BGBl. I S. 1225)
zuletzt geändert am 27. 4. 93 (BGBl. I S. 512)

§ 1
(1) Wer im Geltungsbereich dieses Gesetzes die Zahnheilkunde dauernd ausüben will, bedarf einer Approbation als Zahnarzt nach Maßgabe dieses Gesetzes oder als Arzt nach bundesgesetzlicher Bestimmung. Die Approbation berechtigt zur Führung der Bezeichnung als „Zahnarzt" oder „Zahnärztin". Die

vorübergehende Ausübung der Zahnheilkunde bedarf einer jederzeit widerruflichen Erlaubnis.

(3) Ausübung der Zahnheilkunde ist die berufsmäßige, auf zahnärztlich wissenschaftliche Erkenntnisse gegründete Feststellung und Behandlung von Zahn-, Mund- und Kieferkrankheiten. Als Krankheit ist jede von der Norm abweichende Erscheinung im Bereich der Zähne, des Mundes und der Kiefer anzusehen, einschließlich der Anomalien der Zahnstellung und des Fehlens von Zähnen ...

§ 18

Mit Freiheitsstrafe bis zu einem Jahr oder mit Geldstrafe wird bestraft,
1. wer die Zahnheilkunde ausübt, ohne eine Approbation als Zahnarzt oder als Arzt zu besitzen ...

Anmerkung

Die Ausübung der Zahnheilkunde ist den Zahnärzten vorbehalten.

Leider definiert das Gesetz nicht näher, was unter Erkrankungen des „Mundes" zu verstehen ist. Ist hier Mund gleichzusetzen mit Mundhöhle? Unter Mundhöhle im engeren Sinn versteht man den Raum innerhalb der Zähne. In einem weiteren Sinne zählt man zur Mundhöhle noch den Vorhof des Mundes, der zwischen Wangen und Lippen einerseits und den Zähnen andererseits liegt.

1.2.7 Hebammengesetz

Vorbemerkung

Es sagt aus, daß **Geburtshilfe** nur von **Ärzten, Hebammen** und **Entbindungspflegern** geleistet werden darf. Allerdings **darf** der Heilpraktiker eine Schwangere betreuen, sofern es sich nicht um Beschwerden handelt, die mit der Geburt in Zusammenhang stehen. So kann beispielsweise eine Schwangere mit Bauchschmerzen vom Heilpraktiker behandelt werden, wenn die Beschwerden Folgen einer Verstopfung sind. Es darf **nicht** behandelt werden, wenn es sich bei den Bauchschmerzen um beginnende **Wehen** handelt, wobei diese selbstverständlich auch zu einem sehr frühen Zeitpunkt der Schwangerschaft auftreten können.

Hebammengesetz
vom 4. 6. 85 (BGBl. I S. 902)
zuletzt geändert am 27. 4. 93
(BGBl. I S. 512, S. 1666)

§ 4

(1) Zur Leistung zur Geburtshilfe sind, abgesehen von Notfällen, außer Ärztinnen und Ärzten nur Personen mit einer Erlaubnis zur Führung der Berufsbezeichnung „Hebamme" oder „Entbindungspfleger" ... berechtigt. Die Ärztin und der Arzt sind verpflichtet, dafür Sorge zu tragen, daß bei einer Entbindung eine Hebamme oder ein Entbindungspfleger zugezogen wird.

(2) Geburtshilfe im Sinne des Absatzes 1 umfaßt die Überwachung des Geburtsvorganges von Beginn der Wehen an, Hilfe bei der Geburt und Überwachung des Wochenbettverlaufs.

1.2.8 Gesetz zur Bekämpfung der Geschlechtskrankheiten

Vorbemerkung

Aus diesem für Heilpraktiker wichtigen Gesetz ergibt sich, daß die Untersuchung und Behandlung der Geschlechtsorgane und die Untersuchung und Behandlung auf Geschlechtskrankheiten hin nur Ärzten gestattet ist.

**Gesetz
zur Bekämpfung der Geschlechtskrankheiten**
vom 23. 7. 53 (BGBl. I S. 700)
zuletzt geändert am 24. 6. 94 (BGBl. I S. 1416)

§ 1

Geschlechtskrankheiten im Sinne dieses Gesetzes sind
1. Syphilis (Lues),
2. Tripper (Gonorrhö),
3. weicher Schanker (Ulcus molle),
4. venerische Lymphknotenentzündung (Lymphogranulomatosis inguinalis Nicolas und Favre),
ohne Rücksicht darauf, an welchen Körperteilen die Krankheitserscheinungen auftreten ...

§ 3

(1) Wer an einer Geschlechtskrankheit leidet und dies weiß oder den Umständen nach annehmen muß, ist verpflichtet, sich unverzüglich von einem in Deutschland bestallten oder zugelassenen Arzt untersuchen und bis zur Beseitigung der Ansteckungsgefahr behandeln zu lassen sowie sich den notwendigen Nachuntersuchungen zu unterziehen; ...

§ 9

(1) Die Untersuchung auf Geschlechtskrankheiten und Krankheiten oder Leiden der Geschlechtsorgane sowie ihre Behandlung ist nur den in Deutschland bestallten oder zugelassenen Ärzten gestattet.

(2) Verboten ist:
1. (Fernbehandlung)

1 Gesetzeskunde

2. in Vorträgen, Schriften, Rundbriefen, Abbildungen oder Darstellungen sowie durch Rundfunk oder Film Ratschläge zur Selbstbehandlung zu erteilen ...

4. (Strafbarkeit eines Verstoßes gegen die Verbote nach Absatz 1 und 2)

§ 11a

(2) Jeder Fall einer ansteckungsfähigen Erkrankung an einer Geschlechtskrankheit ist von dem behandelnden oder sonst hinzugezogenen Arzt unverzüglich ohne Nennung des Namens und der Anschrift des Erkrankten dem Gesundheitsamt zu melden, in dessen Bezirk der Arzt seine ärztliche Tätigkeit ausübt.

§ 12
(Zusammenfassung)

Der § 12 führt die Ausnahmefälle auf, in denen der Arzt namentlich melden muß.

Anmerkung zu § 9

Zu den Geschlechtsorganen zählt man die **inneren** und **äußeren Organe**, die dem **Geschlechtsverkehr** und der **Arterhaltung** dienen. Hierzu gehören die Bildung, die Aufbewahrung und die Weiterleitung der Keimzellen und der Frucht bis hin zur Geburt. Damit rechnet man zu den männlichen Geschlechtsorganen die Hoden, die Nebenhoden, die Samenleiter, den Ausspritzgang, die Bläschendrüse und die Cowper-Drüse. Zu den weiblichen Geschlechtsorganen zählen die Eierstöcke, die Eileiter, die Gebärmutter, die Scheide, die Bartholin-Drüsen und die Scham mit Schamhügel, Schamspalte, Kitzler, großen und kleinen Schamlippen.

Die sekundären Geschlechts**merkmale** bilden sich erst mit der Pubertät aus. Hierzu gehören die Art der Behaarung, die Stimmlage, der Körperbau, aber auch die weibliche Brust. Diese sekundären Geschlechtsmerkmale werden in diesem Zusammenhang **nicht** zu den Geschlechts**organen** gerechnet.

> Der Heilpraktiker darf die **Geschlechtsorgane nicht untersuchen**, und er darf **keine Geschlechtskrankheiten behandeln**.

Der Heilpraktiker muß die Bitte eines Patienten, ihn zu untersuchen, ob eine Geschlechtskrankheit vorliegt, immer abweisen, da ihm dies gesetzlich verboten ist. Er hat den Patienten in diesem Fall an einen Arzt zu verweisen. Stellt allerdings ein Heilpraktiker im Verlauf einer allgemeinen Untersuchung fest, daß eine Geschlechtskrankheit vorliegt, so handelt er selbstverständlich nicht gegen das Gesetz. Das wäre beispielsweise der Fall, wenn der Patient ihn wegen eines allgemeinen Ausschlages am Körper aufsucht und der Heilpraktiker Syphilis diagnostiziert. Der Heilpraktiker darf nun natürlich keine weitere Behandlung oder hierauf gezielte Untersuchung vornehmen, sondern muß an einen Arzt verweisen.

1.2.9 Untersuchungen und Blutproben bei strafbaren Handlungen

Vorbemerkung

Untersuchungen und Blutproben dürfen im Rahmen eines Ermittlungsverfahrens zur Aufklärung strafbarer Handlungen **nur** von **Ärzten** vorgenommen werden. Das ist in den §§ 81a und 81c StPO festgelegt.

Strafprozeßordnung (StPO)
i. d. F. vom 7. 4. 87 (BGBl. I S. 1074) zuletzt geändert am 11. 1. 93 (BGBl. I 2.50)

§ 81 a

(1) Eine körperliche Untersuchung des Beschuldigten darf zur Feststellung von Tatsachen angeordnet werden, die für das Verfahren von Bedeutung sind. Zu diesem Zweck sind Entnahmen von Blutproben und andere körperliche Eingriffe, die von einem Arzt nach den Regeln der ärztlichen Kunst zu Untersuchungszwecken vorgenommen werden, ohne Einwilligung des Beschuldigten zulässig, wenn kein Nachteil für seine Gesundheit zu befürchten ist.

§ 81 c

(2) Bei anderen Personen als Beschuldigten sind Untersuchungen zur Feststellung der Abstammung und die Entnahme von Blutproben ohne Einwilligung des zu Untersuchenden zulässig, wenn kein Nachteil für seine Gesundheit zu befürchten und die Maßnahme zur Erforschung der Wahrheit unerläßlich ist. Die Untersuchungen und die Entnahme von Blutproben dürfen stets nur von einem Arzt vorgenommen werden.

1.2.10 Leichen- und Bestattungswesen

Die Regelung des Bestattungswesens und der Leichenschau ist überwiegend in den Bestattungsgesetzen der Bundesländer geregelt. Danach ist für die **Durchführung** der **Leichenschau** und der **Ausstellung** des **Totenscheins** stets **nur** der **Arzt** zuständig.

> Nur Ärzte dürfen
> – die Leichenschau durchführen
> – den Totenschein ausstellen.

Dies ergibt sich auch aus der 3. DVO zum Gesetz über die Vereinheitlichung des Gesundheitswesens, soweit die einzelnen Bundesländer diese Verordnung nicht durch Landesgesetze über den öffentlichen Gesundheitsdienst ersetzt haben (s. S. 35).

1.2.11 Röntgenverordnung

> **Röntgenverordnung**
> vom 8. 1. 87 (BGBl I S. 114)
> zuletzt geändert am 2. 8. 94 (BGBl. I S. 1963/1981)

Der Personenkreis, der Röntgenstrahlen beruflich auf Menschen anwenden darf, wird in § 23 der Röntgenverordnung geregelt. Zu diesem Personenkreis zählen neben Ärzten, Zahnärzten und medizinisch-technischen Assistenten/innen mit besonderem **Strahlenschutzsachkundenachweis** unter anderem auch sonstige Personen, die zur Ausübung der Heilkunde berechtigt sind und die schon **vor** dem **1. 1. 88** zur Ausübung ihres Berufes berechtigterweise Röntgenstrahlen anwenden konnten und die für den Strahlenschutz erforderliche Sachkunde durch eine amtliche Prüfung nachgewiesen haben. Daraus ergibt sich, daß Heilpraktiker, die ihre Berechtigung zum Ausüben der Heilkunde **nach** dem **1. 1. 88** erhalten haben, grundsätzlich **keine** Erlaubnis mehr zum Röntgen erhalten können.

Weiterhin regelt die Röntgenverordnung allgemeine Schutzmaßnahmen, Anforderungen an Röntgengeräte und -räume, Anwendungsvoraussetzungen und -grundsätze.

1.2.12 Embryonenschutzgesetz

> **Gesetz zum Schutz von Embryonen**
> **(Embryonenschutzgesetz – EschG)**
> vom 13. 12. 90 (BGBl. I S. 2746)
>
> **§ 9**
> **Arztvorbehalt**
> Nur ein Arzt darf vornehmen:
> 1. die künstliche Befruchtung,
> 2. die Übertragung eines menschlichen Embryos auf eine Frau,
> 3. die Konservierung eines menschlichen Embryos sowie einer menschlichen Eizelle, in die bereits eine menschliche Samenzelle eingedrungen oder künstlich eingebracht ist.
>
> **§ 11**
> **Verstoß gegen den Arztvorbehalt**

Zusammenfassung des § 11

Wer gegen § 9 (1.2) verstößt, wird mit Freiheitsstrafe bis zu 1 Jahr oder mit Geldstrafe bestraft.

1.2.13 Kastrationsgesetz

> **Kastrationsgesetz**
> **Gesetz über die freiwillige Kastration und andere Behandlungsmethoden**
> vom 15.8.69 (BGBl. I S. 1143)
> zuletzt geändert am 12.9.90 (BGBl. I S. 2002)
>
> **§ 2**
> **Voraussetzungen der Kastration**
> (1) Die Kastration durch einen Arzt ist nicht als Körperverletzung strafbar, wenn
> 1. der Betroffene einwilligt (§ 3),
> 2. die Behandlung nach den Erkenntnissen der medizinischen Wissenschaft angezeigt ist, um bei dem Betroffenen schwerwiegende Krankheiten, seelische Störungen oder Leiden, die mit seinem abnormen Geschlechtstrieb zusammenhängen, zu verhüten, zu heilen oder zu lindern.

1.2.14 Krebsregistergesetz

> **Gesetz über Krebsregister**
> **(Krebsregistergesetz – KRG)**
> vom 4. 11. 94 (BGBl. I S. 3351)

Zusammenfassung

Das Krebsregistergesetz dient der Verbesserung der Datengrundlage für die Krebsepidemiologie. Es ermächtigt Ärzte und Zahnärzte zur Meldung von sonst grundsätzlich der Schweigepflicht unterliegenden Patientendaten an zentral geführte Krebsregister. Heilpraktiker unterliegen dieser „*Meldepflicht*" nicht. Da es sich nicht um eine **Melde**pflicht im Sinne des Bundesseuchengesetz handelt, sondern um eine **Berichts**pflicht, führt sie auch nicht zu einem Behandlungsverbot für Heilpraktiker bei Patienten mit Krebserkrankung.

1.3 Allgemeine Regeln der Berufsausübung

1.3.1 Heilmittelwerbegesetz

Vorbemerkung

Im Gegensatz zu den Ärzten, denen aufgrund ihrer verbindlichen Berufsordnung jegliche Werbung untersagt ist, besteht für den Heilpraktiker kein allgemein gültiges Werbeverbot. Ein solches Werbeverbot wäre nur dann gegeben, wenn dessen Einhaltung einer einheitlichen und gefestigten Auffassung aller Heilpraktiker entspräche und seine Verletzung als Verstoß gegen das allgemeine Anstandsgefühl anzusehen wäre. Dies hat der Bundesgerichtshof aber in mehreren Urteilen verneint. Auch die Berufsordnung für Heilpraktiker, in der von den sechs größten Heilpraktikerverbänden gemeinsam getragenen Fassung, sieht in Artikel 8 (Werbung) kein generell verbindliches Werbeverbot vor.

Dies bedeutet jedoch **keinesfalls**, daß der Heilpraktiker nach eigenem Belieben **frei** für die eigene Person oder für seine Heilverfahren werben kann. Vielmehr unterliegt auch er selbstverständlich allgemeinen Werbebeschränkungen, wie sie für andere Berufe, insbesondere für Heilberufe, gelten. Diese allgemeinen gesetzlichen Schranken sind zum einen das Heilmittelwerbegesetz und das Gesetz gegen unlauteren Wettbewerb.

> Für den Heilpraktiker besteht kein allgemein gültiges Werbeverbot. Eine zurückhaltende Werbung im Rahmen der BOH ist grundsätzlich erlaubt.

Generell kann jedoch gesagt werden, daß eine zurückhaltende Werbung, die sich im Rahmen der Empfehlungen der Berufsordnung für Heilpraktiker bewegt, grundsätzlich erlaubt ist.

Ein Verstoß gegen die Werbeverbote des Heilmittelwerbegesetzes stellt gleichzeitig einen Verstoß gegen § 1 des Gesetzes zur Bekämpfung des unlauteren Wettbewerbes (s. S. 20) dar. Dies führt dazu, daß Mitbewerber, d.h., andere Heilpraktiker und die Heilpraktiker-Berufsverbände, die Möglichkeit haben, wegen dieses Verstoßes abzumahnen und zivilrechtlich auf Unterlassung zu klagen. Ein Verstoß gegen die Verbote nach §§ 9, 11 und 12 kann darüber hinaus als **Ordnungswidrigkeit** geahndet werden. Hingegen macht sich **strafbar**, wer dem Verbot der irreführenden Werbung nach § 3 Heilmittelwerbegesetz zuwiderhandelt.

Gesetz über die Werbung auf dem Gebiete des Heilwesens (Heilmittelwerbegesetz – HWG)
In der Fassung der Bekanntmachung vom 19.10.94 (BGBl. I S. 3068)
zuletzt geändert am 25.10.94 (BGBl. I S. 3082)

§ 1
(1) Dieses Gesetz findet Anwendung auf die Werbung für
1. Arzneimittel im Sinne des § 2 des Arzneimittelgesetzes,
2. andere Mittel, Verfahren, Behandlungen und Gegenstände, soweit sich die Werbeaussage auf die Erkennung, Beseitigung oder Linderung von Krankheiten, Leiden, Körperschäden oder krankhaften Beschwerden bei Mensch oder Tier bezieht.

§ 2
(Zusammenfassung)
sagt aus, daß Angehörige der Heilberufe und damit auch der Heilpraktiker unter die Bestimmungen dieses Gesetzes fallen.

§ 3
Unzulässig ist eine irreführende Werbung. Eine Irreführung liegt insbesondere dann vor,
1. wenn Arzneimitteln, Verfahren, Behandlungen, Gegenständen oder anderen Mitteln eine therapeutische Wirksamkeit oder Wirkung beigelegt wird, die sie nicht haben,
2. wenn fälschlich der Eindruck erweckt wird, daß
   a) ein Erfolg mit Sicherheit erwartet werden kann (Anmerkung: Hieraus ergibt sich, daß man nicht mit Heilungsversprechungen werben darf),
   b) bei bestimmungsgemäßem oder längerem Gebrauch keine schädlichen Wirkungen eintreten,
   c) die Werbung nicht zu Zwecken des Wettbewerbes veranstaltet wird.
3. Wenn unwahre oder zur Täuschung geeignete Angaben
   a) über die Zusammensetzung oder Beschaffenheit von Arzneimitteln, Gegenständen oder anderen Mitteln oder über die Art und Weise der Verfahren oder Behandlungen oder
   b) über die Person, Vorbildung, Befähigung oder Erfolge des Herstellers, Erfinders oder der für sie tätigen oder tätig gewesenen Personen gemacht werden.

§ 3a
Unzulässig ist eine Werbung für Arzneimittel, die der Pflicht zur Zulassung unterliegen und die nicht nach den arzneimittelrechtlichen Vorschriften zugelassen sind oder als zugelassen gelten.

§ 5
(Zusammenfassung)
besagt, daß bei homöopathischen Arzneimitteln nicht mit der Angabe von Anwendungsgebieten geworben werden darf.

1.3 Allgemeine Regeln der Berufsausübung

§ 8 (2)
(Zusammenfassung)

Unzulässig ist die Werbung, bestimmte Arzneimittel im Wege der Einzeleinfuhr zu beziehen, die gemäß § 73 (2) und (3) nur zum persönlichen Bedarf aus EG-Ländern oder durch Apotheken auf Einzelanforderung eingeführt werden dürfen.

§ 9

Unzulässig ist eine Werbung für die Erkennung oder Behandlung von Krankheiten, Leiden, Körperschäden oder krankhaften Beschwerden, die nicht auf eigener Wahrnehmung an dem zu behandelnden Menschen oder Tier beruht (Fernbehandlung).

§ 11

Außerhalb der Fachkreise darf für Arzneimittel, Verfahren, Behandlungen, Gegenstände oder andere Mittel nicht geworben werden

1. mit Gutachten, Zeugnissen, wissenschaftlichen oder fachlichen Veröffentlichungen sowie mit Hinweisen darauf,
2. mit Angaben, daß das Arzneimittel, das Verfahren, die Behandlung, der Gegenstand oder das andere Mittel ärztlich, zahnärztlich, tierärztlich oder anderweitig fachlich empfohlen oder geprüft ist oder angewendet wird,
3. mit der Wiedergabe von Krankengeschichten sowie mit Hinweisen darauf,
4. mit der bildlichen Darstellung von Personen in der Berufskleidung oder bei der Ausübung der Tätigkeit von Angehörigen der Heilberufe, des Heilgewerbes oder des Arzneimittelhandels,
5. mit der bildlichen Darstellung
    a) von Veränderungen des menschlichen Körpers oder seiner Teile durch Krankheiten, Leiden oder Körperschäden,
    b) der Wirkung eines Arzneimittels, eines Verfahrens, einer Behandlung, eines Gegenstandes oder eines anderen Mittels durch vergleichende Darstellung des Körperzustandes oder des Aussehens vor und nach der Anwendung,
    c) des Wirkungsvorganges eines Arzneimittels, eines Verfahrens, einer Behandlung, eines Gegenstandes oder eines anderen Mittels am menschlichen Körper oder an seinen Teilen,
6. mit fremd- oder fachsprachlichen Bezeichnungen, soweit sie nicht in den allgemeinen deutschen Sprachgebrauch eingegangen sind,
7. mit einer Werbeaussage, die geeignet ist, Angstgefühle hervorzurufen oder auszunutzen,
8. durch Werbevorträge, mit denen ein Feilbieten oder eine Entgegennahme von Anschriften verbunden ist,
9. mit Veröffentlichungen, deren Werbezweck mißverständlich oder nicht deutlich erkennbar ist,
10. mit Veröffentlichungen, die dazu anleiten, bestimmte Krankheiten, Leiden, Körperschäden oder krankhafte Beschwerden beim Menschen selbst zu erkennen und mit den in der Werbung bezeichneten Arzneimitteln, Gegenständen, Verfahren, Behandlungen oder anderen Mitteln zu behandeln sowie mit entsprechenden Anleitungen in audiovisuellen Medien,
11. mit Äußerungen dritter, insbesondere mit Dank-, Anerkennungs-, oder Empfehlungsschreiben, oder mit Hinweisen auf solche Äußerungen,
12. mit Werbemaßnahmen, die sich ausschließlich oder überwiegend an Kinder unter 14 Jahren richten,
13. mit Preisausschreiben, Verlosungen oder anderen Verfahren, deren Ergebnis vom Zufall abhängig ist,
14. durch die Abgabe von Mustern oder Proben von Arzneimitteln oder durch Gutscheine dafür,
15. durch die nicht verlangte Abgabe von Mustern oder Proben von anderen Mitteln oder Gegenständen oder Gutscheine dafür.

§ 12
(Zusammenfassung)

sagt aus, daß außerhalb von Fachkreisen nicht für Mittel, Behandlungen oder Verfahren zur Erkennung, Beseitigung und Linderung folgender Krankheiten (Anlage zu § 12) geworben werden darf:

1. Meldepflichtige Krankheiten nach dem Bundesseuchengesetz
2. Geschwulstkrankheiten
3. Krankheiten des Stoffwechsels und der inneren Sekretion, ausgenommen Vitamin- und Mineralstoffmangel und alimentäre Fettsucht
4. Krankheiten des Blutes und der blutbildenden Organe, ausgenommen Eisenmangelanämie
5. Organische Krankheiten
    a) des Nervensystems
    b) der Augen und Ohren
    c) des Herzens und der Gefäße, ausgenommen allgemeine Arteriosklerose, Varikose und Frostbeulen
    d) der Leber und des Pankreas
    e) der Harn- und Geschlechtsorgane
6. Geschwüre des Magens und des Darms
7. Epilepsie
8. Geisteskrankheiten
9. Trunksucht
10. Krankhafte Komplikationen der Schwangerschaft, der Entbindung und des Wochenbetts.

1.3.2 Gesetz gegen den unlauteren Wettbewerb

Gesetz gegen den unlauteren Wettbewerb (UWG)
vom 7.6.1909 (RGBl. S. 499)
zuletzt geändert am 25.10.94 (BGBl. I S. 3082)

§ 1
Generalklausel

Wer im geschäftlichen Verkehr zu Zwecken des Wettbewerbes Handlungen vornimmt, die gegen die guten Sitten verstoßen, kann auf Unterlassung und Schadenersatz in Anspruch genommen werden.

§ 3
Unerlaubte Werbung

Wer im geschäftlichen Verkehr zu Zwecken des Wettbewerbes über geschäftliche Verhältnisse, insbesondere über die Beschaffenheit, den Ursprung, die Herstellungsart oder die Preisbemessung einzelner Waren oder gewerblicher Leistungen oder des gesamten Angebots, über Preislisten, über die Art des Bezugs oder die Bezugsquelle von Waren, über den Besitz von Auszeichnungen, über den Anlaß oder den Zweck des Verkaufs oder über die Menge der Vorräte irreführende Angaben macht, kann auf Unterlassung der Angaben in Anspruch genommen werden.

§ 4
Strafbare Werbung

(1) Wer in der Absicht, den Anschein eines besonders günstigen Angebots hervorzurufen, in öffentlichen Bekanntmachungen oder in Mitteilungen, die für einen größeren Kreis von Personen bestimmt sind, über geschäftliche Verhältnisse, insbesondere über die Beschaffenheit, den Ursprung, die Herstellungsart oder die Preisbemessung von Waren oder gewerblichen Leistungen, über die Art des Bezugs oder die Bezugsquelle von Waren, über den Besitz von Auszeichnungen, über den Anlaß oder den Zweck des Verkaufs oder über die Menge der Vorräte wissentlich unwahre und zur Irreführung geeignete Angaben macht, wird mit Freiheitsstrafe bis zu zwei Jahren oder mit Geldstrafe bestraft.

1.3.3 Allgemeine Richtlinien zur Hygiene, Desinfektion und Sterilisation

Richtlinie für Krankenhaushygiene und Infektionsprävention
Herausgegeben vom Bundesgesundheitsamt
Berlin
Stand August 1991

Diese Richtlinie, die ursprüglich nur für Krankenhäuser konzipiert wurde, stellt heute die allgemein anerkannte Anforderung an die Hygiene in der Krankenbehandlung dar. Damit gilt sie für alle Einrichtungen, in denen Patienten versorgt werden, wobei für den Heilpraktiker vor allem die in den Anlagen 5.1, 7.1 und 7.2 der Richtlinien aufgestellten Anforderungen an Hygiene, Sterilisation und Desinfektion von Bedeutung sind. Es folgt ein Auszug der wichtigsten Punkte.

Anforderung der Krankenhaushygiene bei Injektionen und Punktionen

2 Anforderung an Vorbereitung und Durchführung

Das bereitgestellte Instrumentarium ist vor mikrobieller Kontamination zu schützen …

Für die Punktion des Liquorraumes und der Körperhöhlen sind grundsätzlich Händedesinfektion und sterile Handschuhe notwendig.

Die Punktion von Gelenken hat unter besonderen aseptischen Kautelen zu erfolgen (z.B. chirurgische Händedesinfektion, sterilisierte Kleidung und Handschuhe, sterile Flüssigkeiten).

3 Desinfektion der Einstichstelle

Bei Punktionen peripherer Gefäße sowie bei intrakutanen, subkutanen und intramuskulären Injektionen ist die Haut im Bereich der Einstichstelle sorgfältig mit Desinfektionsmitteln abzureiben. Die vorgeschriebene Einwirkungszeit ist zu beachten. Es sind sterilisierte Tupfer zu verwenden, die bis zum Gebrauch von Kontamination geschützt aufzubewahren sind.

Vor anderen Punktionen (z.B. Gelenke, Körperhöhlen) soll die Einwirkungszeit des Desinfektionsmittels mindestens zweimal $2\,^1/_2$ Minuten betragen. Es sind dabei sterile Tupfer zu benutzen …

Zur Hautdesinfektion sollen vornehmlich Mittel auf der Wirkstoffbasis von Alkoholen oder Jodtinktur (Kontraindikationen berücksichtigen) beziehungsweise entsprechende Austauschpräparate verwendet werden. Für die Alkohole gelten die gleichen Konzentrationsangaben wie für die chirurgische Händedesinfektion. Die Präparate müssen frei von Keimen, insbesondere bakteriellen Sporen, sein. Die Mittel sind in geschlossenen Behältnissen aufzubewahren und vor Kontamination zu schützen.

4 Anforderung an das Instrumentarium

Instrumente dürfen erst unmittelbar vor Benutzung aus der bis dahin geschlossenen keimdichten Verpackung entnommen werden …

Einmal-Material darf nicht wiederverwendet werden.

5 Anforderungen an Injektionslösungen

Es sind möglichst Einzeldosis-Ampullen zu verwenden. Sie dürfen erst kurz vor der Injektion geöffnet werden. Restmengen in Normalampullen dürfen nur in Sonderfällen (z.B. Opiate) kurzfristig aufbewahrt und weiterverwendet werden.

Mehrdosisbehältnisse ohne Konservierungsmittel (z.B. Aqua dest., NaCl, Na-Citrat, Na-Oxalat) sind nur für den kurzfristigen Gebrauch (max. ein Tag) zulässig. Kürzere Zeiträume sind z.B. für Lokalanästhetika einzuhalten.

Ist ein längerer Gebrauch von Mehrdosisbehältnissen unumgänglich (wie z.B. bei Insulin und Heparin), so sind die angebrochenen Behältnisse gekühlt aufzubewahren. Der Zeitpunkt der ersten Entnahme ist zu vermerken (Datum, Uhrzeit).

Die Entnahme aus den Behältnissen hat unter aseptischen Bedingungen zu erfolgen.

Werden für eine Injektion Arzneimittelmischungen benötigt, die nicht in der erforderlichen Zusammensetzung zur Verfügung gestellt werden können, so ist die Zumischung nur unmittelbar vor der Verwendung statthaft.

Anforderung der Krankenhaushygiene bei Intubation, Tracheotomie, Beatmung und Inhalation

6 Maßnahmen bei der Inhalationstherapie

Die Vernebleropfe müssen desinfiziert beziehungsweise sterilisiert sein und sind vor jedem Gebrauch mit sterilem destillierten Wasser zu füllen. Nach jedem Gebrauch sind die Vernebleropfe aufzubereiten.

Es dürfen nur desinfizierte Ansatzstücke (speziell Mundstücke) und Schlauchsysteme verwendet werden.

Durchführung der Sterilisation

1 Allgemeines

1.1 Aufgabe der Sterilisation

Aufgabe der Sterilisation ist die Abtötung beziehungsweise irreversible Inaktivierung sämtlicher an und in einem Objekt vorhandener Mikroorganismen und Viren, insbesondere die Abtötung bakterieller Sporen.

1.2 Anforderungen an das zu sterilisierende Gut

Die zu sterilisierenden Objekte müssen sauber sein.

Die für die verschiedenen Sterilisierverfahren vorgeschriebenen Temperaturen, Konzentrationen und Einwirkungszeiten gelten für gereinigte Objekte. Bei der Beschaffung von Objekten, die mehrfach verwendet werden sollen, ist Erzeugnissen der Vorzug zu geben, die sich gut reinigen lassen und mit Hilfe von gespanntem Dampf (vgl. 2.1) oder Heißluft (vgl. 2.2) sterilisiert werden können.

1.2.1 Desinfektion und Reinigung des zu sterilisierenden Gutes

Objekte, die zum mehrmaligen Gebrauch und somit zur mehrmaligen Sterilisation bestimmt sind, sollten unmittelbar nach dem Gebrauch desinfiziert und gereinigt werden. Die Desinfektion dient vor allem dem Schutze der Personen, die mit dem Transport und der Reinigung der gebrachten Objekte betraut sind. Die Verunreinigungen sollen vor der Desinfektion beziehungsweise vor der Reinigung nicht an den Objekten antrocknen, um nicht die Desinfektion beziehungsweise die Reinigung zusätzlich zu erschweren. Zur Desinfektion sollte eines der nachstehend aufgeführten Verfahren verwendet werden:
  a) Auskochen in einer ca. 0,5%igen Sodalösung während mindestens 15 Minuten;
  b) Einlegen in eine Desinfektionsmittel-Lösung der empfohlenen Konzentration; die empfohlene Einwirkungszeit ist als Mindestzeit zu betrachten;
  c) thermische oder chemotherapeutische Desinfektion in Desinfektions- und Reinigungsmaschinen; die Eignung des Verfahrens und der Maschine muß durch mikrobiologische Gutachten belegt sein.

Die Objekte sind soweit wie möglich in ihre Einzelteile zu zerlegen beziehungsweise zu öffnen. Es ist dafür Sorge zu tragen, daß sämtliche zu desinfizierenden Oberflächen dem Desinfektionsmittel ausgesetzt sind und in Hohlräumen keine Luftblasen eingeschlossen werden.

Besondere Sorgfalt ist auf die Reinigung von Spalten und Hohlräumen und schwer zugänglichen Stellen zu verwenden (z.B. bei Kanülen, Spritzen, Kathetern). Nach der Reinigung sind die Reinigungsmittel mit destilliertem beziehungsweise demineralisiertem Wasser sorgfältig abzuspülen. Das zum Spülen verwendete Wasser muß keimarm sein ...

1.3 Sterile Einmal-Geräte

Es handelt sich hierbei um Objekte, die vom Handel steril in keimdichten Verpackungen bezogen werden können und die nach einmaligem Gebrauch verworfen werden. Die Packungen sollten mit Kennzeichen versehen sein, aus denen Art der Sterilisation, Datum der Sterilisation beziehungsweise Verfalldatum und Nummer der Charge ersichtlich sind. Es ist darauf zu achten, daß die Verpackung und der keimdichte Verschluß unbeschädigt sind ...

Es ist unzulässig, gebrauchte Einmal-Artikel aufzubereiten und erneut zu sterilisieren ...

1.4.3 Mikrobiologische Kontrolle

Das einwandfreie Funktionieren des Sterilisators sowie die sachgerechte Bedienung sind mit Hilfe von Bioindikatoren zu überprüfen. Hinweise geben DIN 58946 Teil 4 und DIN 58948 Teil 4. Die Häufigkeit derartiger Prüfungen richtet sich nach der Art des Sterilisierverfahrens und der Störanfälligkeit der Anlage. Sie sollten mindestens halbjährlich erfolgen. Zusätzliche Prüfungen sind nach Reparaturen erforderlich.

Die Prüfungen sollen unter den Bedingungen erfolgen, unter denen der Sterilisator üblicherweise betrieben wird, insbesondere hinsichtlich Art des Gutes, dessen Menge und Anordnung. Die Indikatoren sind im zu sterilisierenden Gut vorwiegend an den Stellen anzuordnen, an denen mit den längsten Ausgleichszeiten zu rechnen ist. In einem Protokoll sind nähere Angaben über die Durchführung der Prüfung, insbesondere hinsichtlich der Art der Bioindikatoren, ihrer Lage im Gut und der Art des Gutes festzuhalten. Über den Ausfall der Prüfung ist Buch zu führen ...

2 Sterilisierverfahren

2.1 Dampfsterilisation (Erhitzen im gespannten Dampf, Erhitzen im Autoklaven)

Die Dampfsterilisationsverfahren eignen sich nur für Objekte, die gegenüber Wasserdampf beziehungsweise Wasser der jeweiligen Sterilisiertemperatur (vgl. 2.1.2) unempfindlich sind sowie für hitzebeständige wäßrige Lösungen ...

2.1.2 Richtwerte

120 °C (entsprechend 1 bar Überdruck), Einwirkungszeit: mindestens 20 Minuten,
134 °C (entsprechend 2 bar Überdruck), Einwirkungszeit: mindestens 5 Minuten.

1 Gesetzeskunde

Die vorgeschriebenen Einwirkungszeiten rechnen von dem Zeitpunkt an, zu dem sämtliche Teile des Gutes die vorgeschriebene Temperatur angenommen haben und der Einwirkung gesättigten, gespannten Wasserdampfes ausgesetzt sind …

2.1.4 Verpackung
Die Verpackung darf das Austreiben der Luft aus dem Gut und den Zutritt des Dampfes zum Gut nicht behindern. In der Verpackung ist das Gut so anzuordnen, daß sich keine „Luft-Inseln" bilden können; …

2.2 Heißluftsterilisation
Das Verfahren eignet sich nur für trockene beziehungsweise wasserfreie Objekte, die gegenüber einer Temperatur von ca. 200 °C unempfindlich sind … Das Verfahren ist nicht für die Sterilisation wasserhaltiger Substanzen geeignet (Verpuffungsgefahr) …

2.2.2 Richtwerte
180 °C, Einwirkungszeit: mindestens 30 Minuten; (160 °C, Einwirkungszeit: mindestens 200 Minuten).

Die vorgeschriebene Einwirkungszeit rechnet von dem Zeitpunkt an, zu dem alle Teile des zu sterilisierenden Gutes die vorgeschriebene Temperatur angenommen haben …

2.2.6 Entnahme des sterilisierten Gutes aus der Sterilisierkammer
Während der Sterilisation darf die Sterilisierkammer nicht geöffnet werden. Das sterilisierte Gut darf erst nach dem Abkühlen entnommen werden. Vorzeitiges Öffnen der Sterilisierkammer kann zu einer mikrobiellen Rekontamination und zu Schäden am Sterilisiergut führen …

Durchführung der Desinfektion

2.3 Chemische Desinfektionsmittel
Chemische Desinfektionsmittel enthalten Wirkstoffe, die infektiöse Keime abtöten bzw. inaktivieren. Die Wirkstoffe sind unter den üblichen Anwendungsbedingungen zumeist nur gegenüber vegetativen Keimen, nicht aber gegenüber bakteriellen Sporen wirksam. Gewisse Bakterien wie z.B. Mykobakterien und gewisse Viren, wie z.B. das Poliomyelitis-Virus, sind gegenüber einigen Wirkstoffen resistenter als die übrigen Keimarten. Bei der Auswahl der chemischen Desinfektionsmittel ist die Resistenz der Keime, die Art des biologischen Milieus, in dem sich die Keime befinden, und die Art des zu desinfizierenden Objektes zu berücksichtigen. Der mikrobizide Effekt ist ferner von der Konzentration des Mittels, seiner Einwirkungsdauer und der Temperatur abhängig …

3.1 Hände und Haut
… Die Händedesinfektionsmittel sollten in Gefäßen bereitgehalten werden, denen die zur Desinfektion benötigte Menge entnommen werden kann, ohne sie mit den Händen berühren zu müssen (z.B. Betätigung mit Hilfe des Fußes oder Ellenbogens). Die Desinfektionsmittelspender sollten sich möglichst über einer Auffangwanne (z.B. Waschbecken) befinden.

3.1.1 Hygienische Händedesinfektion
… Kontaminierte Hände dürfen erst nach ihrer Desinfektion mit Wasser und Seife gereinigt werden. Zur hygienischen Händedesinfektion sollten vornehmlich Mittel auf der Wirkstoffbasis von Alkoholen verwendet werden, bei Viruskrankheiten bevorzugt Chloramin T …

Das Desinfektionsmittel wird zunächst in die hohle Hand gegeben und anschließend über die Hände verteilt. Die Hände sind die erforderliche Zeit lang mit dem Desinfektionsmittel gründlich zu benetzen und gegeneinander zu reiben. Besondere Sorgfalt ist auf die Desinfektion der Fingerkuppen und des Nagelfalzes zu verwenden. Die für die Händedesinfektion empfohlenen Mengen an Desinfektionsmittel sind als Mindestmengen anzusehen. Dem auf den Händen verteilten Desinfektionsmittel darf Wasser erst nach Ablauf der für die Desinfektion vorgeschriebenen Einwirkungszeit zugesetzt werden.

Wurden die Hände sichtbar oder merklich mit keimhaltigen Ausscheidungen (Eiter, Sputum, Stuhl, Exsudat) u.ä. kontaminiert, so sind die beschmutzten Stellen vor der eigentlichen Händedesinfektion mit einem Zellstoff- oder Wattebausch zu reinigen, der mit dem Desinfektionsmittel angefeuchtet wurde. Die hygienische Händedesinfektion ist dann zweimal nacheinander durchzuführen, ehe mit der Reinigung der Hände begonnen wird.

An die hygienische Händedesinfektion schließt sich i.d.R. eine Reinigung der Hände mit Wasser und Seife an. Jedem Mitarbeiter sollte ein Handtuch zur Verfügung stehen, das nur für seinen persönlichen Gebrauch bestimmt ist, sofern nicht Einmalhandtücher oder Handtuch-Rollautomaten verwendet werden.

3.1.2 Chirurgische Händedesinfektion
Durch die chirurgische Händedesinfektion sollen nicht nur die an der Oberfläche der Haut befindlichen Keime unschädlich gemacht werden, sondern auch diejenigen Keime, die in der Haut (z.B. in Haarbälgen, Talg- und Schweißdrüsen) angesiedelt sind.

Zur chirurgischen Händedesinfektion sind vornehmlich Mittel auf der Wirkstoffbasis von Alkoholen zu verwenden. Die Mittel sollten mindestens 80 Vol.% Äthanol, 70 Vol.% Isopropanol, 60 Vol.% n-Propanol oder Gemische dieser Alkohole entsprechender Wirksamkeit enthalten. Der Alkohol muß frei von bakteriellen Sporen sein …

Die chirurgische Händedesinfektion umfaßt zwei Verfahrensschritte. Die Haut muß zunächst durch Reinigungsmittel von dem an der Oberfläche befindlichen Schmutz befreit werden; anschließend wird die Haut mit Desinfektionsmittel behandelt. Für Reinigung und Desinfektion können zwei verschiedene Mittel (zunächst Seife, anschließend Desinfektionsmittel) oder sogenannte Kombinationspräparate (Desinfektionsmittel, die Seifen enthalten) verwendet werden.

Es ist nicht möglich, die lebende Haut bis zur Sterilität zu entkeimen, da die zur Händedesinfektion verwendbaren Mittel nur eine geringe Tiefenwirkung besitzen.

3.1.3 Hautdesinfektion
Die Hautdesinfektion dient der Vorbereitung von medizinischen Eingriffen, bei denen die Haut verletzt

werden muß, wie z.B. bei Injektionen, Punktionen, Operationen. Durch sie sollen die im Bereich des Eingriffs auf und in der Haut befindlichen Keime unschädlich gemacht werden. Zur Hautdesinfektion sollten vornehmlich Mittel auf der Wirkstoffbasis von Alkoholen oder Jodtinktur (Allergien berücksichtigen) beziehungsweise entsprechende jodfreie Austauschpräparate verwendet werden. Für die Alkohole gelten die gleichen Konzentrationsangaben wie für die chirurgische Händedesinfektion (vgl. 3.1.2). Die Präparate müssen frei von bakteriellen Sporen sein. Die Einwirkungszeit soll mindestens eine Minute betragen ...

Das Desinfektionsmittel ist mit einem sterilen Tupfer auf der Haut zu verreiben. Insbesondere vor Punktionen und Operationen sollte die Haut vor der Desinfektion gereinigt werden; die Desinfektion sollte in diesen Fällen mindestens zweimal durchgeführt werden.

Hygieneverordnungen der Länder

Aufgrund der Ermächtigung des § 12 BSG haben die einzelnen Bundesländer Rechtsverordnungen zur Verhütung übertragbarer Krankheiten (hauptsächlich AIDS und Virushepatitis B) erlassen. Diese Rechtsverordnungen sehen für Berufsgruppen, bei denen die Gefahr einer Erregerübertragung durch Blut besteht, bestimmte Vorsorgemaßnahmen vor.

Diese Verordnungen richten sich somit auch an nicht-heilkundliche Berufsgruppen wie Kosmetikerinnen und Fußpflegerinnen. Sie stellen nur **Mindestanforderungen** dar, die für Heilberufe zum Teil **nicht** als ausreichend angesehen werden können.

Da diese Länderverordnungen weitestgehend einheitliche Regelungen enthalten, ist nachfolgend die Hygieneverordnung Mecklenburg-Vorpommern beispielhaft abgedruckt:

Landesverordnung Mecklenburg-Vorpommern zur Verhütung von Blut-Kontaktinfektionen
vom 10.8.1993 (GS Gl. Nr. B 2126/13)
Aufgrund von § 12 a des Bundesseuchengesetzes in der Fassung der Bekanntmachung vom ... verordnet die Landesregierung ...

§ 1
Geltungsbereich

Wer berufs- oder gewerbsmäßig Tätigkeiten am Menschen durchführt, durch die Krankheitserreger (insbesondere von AIDS und Virushepatitis) durch Blut übertragen werden können, unterliegt den Vorschriften dieser Verordnung. Hierzu gehören insbesondere Maßnahmen der Heilkunde einschließlich der Akupunktur, der Physiotherapie, der Kosmetik, der Mani- und Pediküre und der Haar- und Bartpflege sowie das Ohrlochstechen und Tätowieren. Die Verordnung gilt nicht für Ärzte und Zahnärzte und die unter ihrer Aufsicht tätigen Personen sowie für Hebammen und Entbindungspfleger.

§ 2
Pflichten

(1) Wer Tätigkeiten im Sinne des § 1 ausübt, hat die allgemein anerkannten Regeln der Hygiene zu beachten.

(2) Wer Eingriffe durchführt, die eine Verletzung der Haut vorsehen, muß unmittelbar vorher seine Hände und die zu behandelnde Hautfläche desinfizieren. Die für diesen Zweck eingesetzten Geräte müssen steril sein. Benutzte Geräte sind, falls sie mehrfach verwendet werden, nach jedem Gebrauch zu desinfizieren, zu reinigen und anschließend in einer Verpackung zu sterilisieren, die eine keimfreie Aufbewahrung bis zur nächsten Anwendung gewährleistet.

(3) Mehrfach verwendete Geräte für Tätigkeiten, bei denen es leicht zu Verletzungen der Haut kommen kann oder durch die eine erhöhte Infektionsgefahr gegeben ist, insbesondere Manikür- und Pediküregeräte sowie Rasiermesser, sind nach jeder Verwendung zu desinfizieren und zu reinigen.

(4) Nach einer Beschmutzung mit infektiösem Material sind auch solche mehrfach verwendbaren Geräte zu desinfizieren, von denen im Normalfall keine Infektionsgefahr ausgehen kann.

§ 3
Entkeimungsverfahren

(1) Zur Händedesinfektion dürfen nur Mittel verwendet werden, die in der Liste der vom Bundesgesundheitsamt geprüften und anerkannten Desinfektionsmittel und -verfahren oder in der Liste der nach den Richtlinien für die Prüfung chemischer Desinfektionsmittel geprüften und von der Deutschen Gesellschaft für Hygiene und Mikrobiologie als wirksam befundenen Desinfektionsverfahren aufgeführt sind. Zur Hautdesinfektion sind die gleichen Mittel zu verwenden, die jedoch 70 bis 80 Volumenprozent Alkohol enthalten müssen.

(2) Zur Desinfektion von Geräten dürfen nur Mittel und Verfahren, die in der Liste der vom Bundesgesundheitsamt geprüften und anerkannten Desinfektionsmittel und -verfahren für die Instrumentendesinfektion in Reinigungsautomaten aufgeführt sind, oder chemische Verfahren für die Instrumentendesinfektion auf der Wirkstoffbasis Aldehyd, die in der Liste der nach den Richtlinien für die Prüfung chemischer Desinfektionsmittel geprüften und von der Deutschen Gesellschaft für Hygiene und Mikrobiologie als wirksam befundenen Desinfektionsverfahren aufgeführt sind, verwendet werden.

(3) Die Sterilisation von Geräten ist mittels Dampf oder Heißluft nach dem Stand der Technik durchzuführen. Die Sterilisatoren sind mindestens halbjährlich zu überprüfen.

§ 4
Beseitigung von Abfällen

(1) Spitze, scharfe oder zerbrechliche Instrumente und Geräteteile, die bei Tätigkeiten im Sinne des § 1 verwendet werden, dürfen mit dem Hausmüll nur beseitigt werden, wenn sie sich in Behältern, die eine

Verletzungsgefahr ausschließen, befinden oder wenn sie vor der Beseitigung wirksam desinfiziert worden sind.

(2) Abfallrechtliche Regelungen in anderen Rechtsvorschriften bleiben unberührt.

§ 5
Überwachung

(1) Die Beauftragten des Gesundheitsamtes sind zur Überwachung der in dieser Verordnung festgelegten Pflichten befugt,
1. während der üblichen Betriebs- oder Geschäftszeit Grundstücke, Räume und Einrichtungen der in § 1 genannten Personen zu betreten, Gegenstände zu untersuchen sowie Bücher und sonstige Unterlagen einzusehen und hieraus Ablichtungen und Auszüge zu fertigen,
2. von Personen Auskünfte zu verlangen, die über Tatsachen im Sinne des § 10 Absatz 1 des Bundesseuchengesetzes Auskunft geben können.

(2) Die in § 1 genannten Personen sind verpflichtet,
1. die Maßnahmen nach Absatz 1 zu dulden,
2. die zur Überwachung befugten Personen zu unterstützen, insbesondere ihnen auf Verlangen die Räume, Einrichtungen und Geräte zu bezeichnen, Räume und Behältnisse zu öffnen, die Entnahme von Proben zu ermöglichen sowie Bücher und sonstige Unterlagen vorzulegen,
3. die verlangten Auskünfte zu erteilen.

(3) Der zur Auskunft Verpflichtete kann die Auskunft auf solche Fragen verweigern, deren Beantwortung ihn selbst oder einen in § 383 Absatz 1 Nrn. 1–3 der Zivilprozeßordnung bezeichneten Angehörigen der Gefahr strafgerichtlicher Verfolgung oder eines Verfahrens nach dem Gesetz über Ordnungswidrigkeiten aussetzen würde. Entsprechendes gilt für die Vorlage von Büchern und sonstigen Unterlagen.

§ 6
(Zusammenfassung)

Wer gegen die Regelungen der Reinigungs-, Desinfektions-, Entsorgungs- und Mitwirkungspflichten verstößt, handelt ordnungswidrig.

1.3.4 Praxiseinrichtung

Anforderungen an die Praxiseinrichtung

Da Heilpraktiker ihren Beruf nicht „im Umherziehen" ausüben dürfen (s. § 3 HPG), ist das Vorhandensein einer geeigneten Praxis erforderlich. Wie bei allen beruflich genutzten Räumen gibt es auch für Heilpraxen bestimmte gesetzliche Anforderungen, und zwar in baulicher, hygienischer und arbeitsschutzrechtlicher Hinsicht.

Bauliche Anforderungen

Nach den Bestimmungen des Baugesetzbuches und der Baunutzungsverordnung darf eine Praxis nur in einem Baugebiet eröffnet werden, das durch einen Bebauungsplan als „**allgemeines Wohngebiet, Kern-** oder **Gewerbegebiet**" ausgewiesen ist. Sofern kein Bebauungsplan für dieses Gebiet besteht, muß der Baugebietscharakter nach Art der vorhandenen Bebauung den genannten Baugebieten entsprechen.

Bauordnungsrechtlich werden an die Praxis bestimmte Anforderungen nach den jeweiligen Landesbaugesetzen gestellt. Danach muß die berufliche Nutzung des Gebäudes als Heilpraxis von der Baurechtsbehörde **genehmigt** sein. Wurden die Praxisräume bislang als Wohnung genutzt, bedarf es einer **Nutzungsänderungsgenehmigung**. Für deren Erteilung verlangt die Baurechtsbehörde den Nachweis ausreichender, zusätzlicher PKW-Stellplätze für die Patienten (je nach Praxisumfang und -art meist einen bis drei) sowie die Eignung der Räume in hygienischer Sicht.

Hygienische und arbeitsschutzrechtliche Anforderungen

Die hygienischen und arbeitsschutzrechtlichen Anforderungen an die Praxis finden ihre rechtlichen Grundlagen
– im Bundesseuchengesetz,
– in der 3. Durchführungsverordnung zum Gesetz über die Vereinheitlichung des Gesundheitswesens (soweit dieses in den jeweiligen Bundesländern als Landesgesetz weiter gilt s. S. 35),
– in den §§ 708ff. der Reichsversicherungsordnung (Arbeitsschutz),
– in den Ländergesetzen über den öffentlichen Gesundheitsdienst,
– in den Länder-Hygieneverordnungen und
– aus der zivil- und strafrechtlich begründeten Sorgfaltspflicht.

Die hygienischen Anforderungen richten sich nach der **Art** und dem **Umfang** der geplanten Heilpraxis. Derzeit gibt es leider noch keinen umfassenden Katalog, der die Praxisausstattung verbindlich regelt, sondern die Ämter des öffentlichen Gesundheitsdienstes (Gesundheitsämter, s. S. 36) legen die Anforderungen jeweils im Einzelfall fest. Das Maß der Anforderungen hängt im wesentlichen davon ab, ob der Heilpraktiker die Praxis alleine ausübt, in diesem Fall werden lediglich Hygieneanforderungen gestellt, oder ob er medizinisches Hilfspersonal einsetzt. In diesem Fall bestehen sowohl Hygiene- als auch Arbeitsschutzanforderungen.

Arbeitet ein Heilpraktiker bei der Untersuchung und Behandlung von Patienten alleine, stellen die Ämter des öffentlichen Gesundheitsdienstes meist folgende Hygieneanforderungen:

Hygieneanforderungen (Praxis wird allein ausgeübt)

a) **Nicht-invasive Diagnostik und Therapie**
Körperlich nicht-invasive Verfahren sind beispielsweise Gesprächstherapie, Psychotherapie und Fußreflexzonenmassage. In diesem Fall muß im Behandlungsraum ein **zusätzliches Handwaschbecken** vorhanden sein. Weiterhin **sollte** für die **Patienten** eine **eigene Toilette** zur Verfügung stehen. Die Praxis **sollte nicht** im eigentlichen **Wohnbereich** betrieben werden.

b) **Invasive Diagnostik und Therapie**
Bei einer Heilpraxis, bei der auch invasiv gearbeitet wird, also unter Verletzung der Haut, beispielsweise durch Blutabnahme, Akupunktur oder Schröpfen, entsprechen die Hygieneanforderungen denen für Arztpraxen. Im einzelnen ist folgendes erforderlich:
- Im Behandlungsraum müssen Waschbecken, Seifenspender, Desinfektionsmittelspender und Papier-Einmalhandtücher bzw. Rollenhandtücher zur Verfügung stehen.
- Der Boden muß leicht zu reinigen und zu desinfizieren sein (z.B. PVC oder versiegelter Parkettboden, nicht erlaubt sind hingegen Teppichböden oder Einzelteppiche).
- Die Liege muß eine auswechselbare Auflage erhalten (z.B. Rollenpapier oder kochbare Laken).
- Die Wand hinter dem Behandlungsbereich (Liege), in dem invasive Therapie durchgeführt wird, muß einfach zu reinigen sein, beispielsweise durch leicht abwischbare Latexfarbe oder – noch besser, weil haltbarer – eine Tapete mit Glasfaserverstärkung und Polyurethanbeschichtung.
- In einem eventuell vorhandenen Labor müssen die Boden- und Wandflächen (vor allem hinter den Arbeitsplätzen) sowie Stühle und Einrichtungsgegenstände wasserundurchlässig, fugendicht, leicht zu reini-

gen und beständig gegen Desinfektionsmittel sein.

Hygiene- und Arbeitsschutzvorschriften bei Beschäftigung von medizinischem Hilfspersonal

Wird medizinisches Hilfspersonal in der Praxis beschäftigt, sind weiter gehende Hygiene- und Arbeitsschutzvorschriften zu beachten. Da es – wie vorstehend erwähnt – keinen allgemein verbindlichen Katalog über die Praxisausstattung gibt, kann der jeweilige Anforderungsstandard beim zuständigen Amt des öffentlichen Gesundheitsdienstes (Gesundheitsamt) und bei der Berufsgenossenschaft für Gesundheitsdienst und Wohlfahrtspflege (BGW, Postfach 76 02 24, in 22052 Hamburg) erfragt werden. Der folgende Katalog dient als „Richtlinie":

a) **Waschplätze**
Am Waschplatz muß sich ein Waschbecken mit warmem und kaltem Wasser, möglichst mit Einhebelmischern (eventuell auch Schwenkhebel, Fußschalter oder Fotozellenschalter) befinden. Außerdem müssen Flüssigseifen-Spender (keine Seifenstücke), Händedesinfektionsmittel-Spender, Hautpflegemittel, Einmalhandtücher (Papier- oder kochfeste Stofftücher in ausreichender Zahl) und flüssigkeitsdichte Abfallbehälter (PE-Beutel) vorhanden sein. Im Raum mit der Patiententoilette sind keine Desinfektionsmittel und Hautpflegemittel erforderlich. Jedoch sollten gegebenenfalls Einmal-WC-Papiersitze bereitgestellt werden.

b) **Abfallentsorgung**
Der gesamte Praxismüll ist dicht verschlossen in reißfesten und flüssigkeitsdichten Plastiksäcken (max. 70 Liter Inhalt) in den Hausmüll zu geben. Spitze, scharfe oder zerbrechliche Gegenstände müssen in bruchfeste, durchstichsichere, verschlossene Behälter (z.B. Medibox-Kanülensammler) gelagert werden, eventuell infektiöse Körperflüssigkeiten (Blut, Sera usw.) sind in ebensolchen Sammelbehältern (z.B. Medibox-Container) aufzubewahren. Sie können hierin in den Hausmüll gegeben werden. Liegenpapier, das nicht mit Körperflüssigkeiten verunreinigt ist, kann zum Altpapier. Für Reste von Desinfektionsmitteln, chemischen Reagenzien, Arzneimitteln usw. gelten die regionalen Abfall-Entsor-

1 Gesetzeskunde

gungs-Richtlinien. Bitte beachten Sie hierzu auch Seite 27f.

c) Infektionsschutz

Zum Infektionsschutz gehört, neben den bereits erwähnten Maßnahmen, noch die weitestgehende Verwendung von Einmalmaterialien bei Spritzen, Kanülen, Akupunkturnadeln und Liegenpapier. Außerdem der Einsatz von Berufskleidung und Schutzhandschuhen. Das Personal ist über alle erforderlichen Vorschriften über Reinigung und Desinfektion (s. S. 20) zu unterrichten und mittels eines Hygieneplans anzuweisen. Die Unterweisung muß jährlich wiederholt werden. Die Durchführung dieses Infektionsschutzes durch das Personal ist regelmäßig zu überwachen.

Außerdem ist darauf zu achten, daß keine Lebensmittel in Arbeitskleidung und Arbeitsräume eingebracht werden. Des weiteren dürfen sie dort auch nicht gelagert oder verzehrt werden. Für Praxismitarbeiter ist hierfür ein separater Raum zur Verfügung zu stellen. Es muß eine getrennte Aufbewahrungsmöglichkeit für Arbeits- und Privatkleidung und ein separates WC für das Personal zur Verfügung stehen.

Zum Infektionsschutz zählt auch die vorbeugende Schutzimpfung gegen Hepatitis B, die der Unternehmer auf eigene Kosten ermöglichen muß. Eine eventuelle Ablehnung der Mitarbeiter muß schriftlich vorliegen.

d) Unfallverhütung und Unfallschutz

Es muß ein Verbandskasten nach DIN 13157 C bereitgehalten werden. Außerdem müssen Meldeeinrichtungen, beispielsweise Telefone mit Angabe der Notrufnummern und Meldehinweisen, zur Verfügung stehen.

In jedem Betrieb muß ein Ersthelfer vorhanden sein, der in einem speziellen Ersthelferkurs geschult wurde. Wurden Erste-Hilfe-Leistungen durchgeführt, sind diese zu dokumentieren und fünf Jahre aufzubewahren, wie andere Personalunterlagen auch. Dies kann in Form eines kleinen Verbandbuches (ZH 1 150) geschehen.

Werden brennbare oder giftige Gase (z.B. Butan, Ozon) verwendet, so sind die entsprechenden Sicherheitsvorkehrungen zu treffen, beispielsweise Kennzeichnung der Anlagen und Räume gemäß VGB 61.

Feuerlöscher der Brandklasse ABC sind bereitzuhalten, regelmäßig zu warten und zu überprüfen (mindestens alle zwei Jahre). Folgende Löschmitteleinheiten (LE) sind hierbei erforderlich: bei Grundfläche der Praxis von 50 qm sechs Löschmitteleinheiten (bei 100 m^2 9 LE, bei 200 m^2 12 LE).

e) Allgemeine Unfallverhütungs- und Hygienemaßnahmen

Die Arbeitsschutzanforderungen können den Unfallverhütungsvorschriften VBG 103 der Berufsgenossenschaft für Gesundheitsdienst und Wohlfahrtspflege entnommen werden. Diese enthalten teilweise auch Durchführungsanweisungen und Erläuterungen.

Grundvoraussetzung für die allgemeine Unfallverhütung sind rutschfeste Bodenbeläge und eine ausreichende Beleuchtung, auch eine Notbeleuchtung aller Räume, Wege und Treppen. In den Behandlungsräumen müssen flüssigkeitsdichte Bodenbeläge und Randleisten, eventuell auch abwaschbare Wände und Möbel vorhanden sein.

Es müssen mindestens einmal jährlich regelmäßige Schulungen und Unterweisungen aller Beschäftigten über Unfallverhütungs-, Abfallentsorgungs-, Erste-Hilfe-, Brandschutz- und Brandbekämpfungsmaßnahmen durchgeführt und dokumentiert werden.

f) Zusätzliche Arbeitsschutzmaßnahmen

(Nach den Bestimmungen der Berufsgenossenschaft für Gesundheitsdienst und Wohlfahrtspflege)

Als Unternehmer wird der selbständige Heilpraktiker gemäß § 659 RVO mit Aufnahme der Praxistätigkeit automatisch Mitglied bei der Berufsgenossenschaft für Gesundheitsdienst und Wohlfahrtspflege (BGW), auch wenn er **keine** Arbeitnehmer beschäftigt. Er muß der Berufsgenossenschaft gemäß § 661 RVO innerhalb einer Woche nach Praxiseröffnung mitteilen, daß er eine Heilpraxis betreibt und außerdem die Anzahl der Beschäftigten (einschließlich der Reinigungs- und Schreibkräfte) angeben.

Die Berufsgenossenschaften erlassen gemäß § 708 (1) Nr. 4 der RVO Vorschriften über Betriebsärzte, Sicherheitsingenieure und andere Fachkräfte für Arbeitssicherheit, die der Unternehmer zu erfüllen hat.

Betreibt der Heilpraktiker die Praxis alleine, so gelten für ihn lediglich Unfallverhütungsvorschriften. Werden jedoch Angestellte beschäftigt, kommen noch die Arbeitsschutzbestimmungen der RVO und des Arbeitssicherheitsgesetzes hinzu. Außerdem muß er die zusätzlichen Hygieneanforderungen an seinen Praxisbetrieb gemäß der Unfallverhütungsvorschrift VBG 103 erfüllen wie sie bereits weiter oben ausführlich dargestellt wurden.

Weiterhin muß er seit dem 1. 9. 96, auch als Kleinbetrieb mit wenigstens einem Mitarbeiter (z.B Raumpflegerin, Putzhilfe), seinen Betrieb durch einen **Betriebsarzt** und eine **Sicherheitsfachkraft** betreuen lassen. Diese Verpflichtung kann er erfüllen, indem er selbst einen Betriebsarzt und eine Sicherheitskraft auswählt und mit der Aufgabe betreut oder sich einem überbetrieblichen Dienst anschließt. Entsprechende überbetriebliche Dienste werden von Heilpraktikerverbänden organisiert und angeboten.

Die erforderlichen Einsatzzeiten der genannten Fachdienste betragen:
– für den Betriebsarzt 0,5 Stunden pro Arbeitnehmer in längstens 2 Jahren;
– für die Sicherheitsfachkraft 1 Stunde bei 1 bis 5 Arbeitnehmern und Jahr.

1.3.5 Abfallbeseitigung

Merkblatt über die Vermeidung und die Entsorgung von Abfällen aus öffentlichen und privaten Einrichtungen des Gesundheitsdienstes
Stand: Mai 1991
Herausgegeben von der Länderarbeitsgemeinschaft Abfall (LAGA),
Arbeitsgruppe „Entsorgung von Abfällen aus öffentlichen und privaten Einrichtungen des Gesundheitsdienstes"

Zusammenfassung

Dieses Merkblatt regelt die Entsorgung der Abfälle für alle Einrichtungen des Gesundheitsdienstes.

Das Merkblatt stützt sich im wesentlichen auf das Kreislaufwirtschafts- und Abfallgesetz (KrW/AbfG) vom 27. 9. 94 (BGBl. I S. 2705) und auf die kommunalen Abfallsatzungen.

Grundsätze

Aus dem Merkblatt ergeben sich folgende Grundsätze, die bei der Abfallentsorgung für Heilpraxen zu beachten sind.

Abfälle sind möglichst durch den Einsatz langlebiger Produkte und durch einen weitgehenden Verpackungsverzicht zu vermeiden (was natürlich im krassen Gegensatz zu den Hygieneanforderungen steht, die den Einsatz von Einmal-Materialien fordern). Reststoffe sollen möglichst wiederverwertet werden.

Abfälle sind so zu entsorgen, daß das Wohl der Allgemeinheit nicht beeinträchtigt wird.

Kann ein Reststoff jedoch weder vermieden noch verwertet werden, so ist er so zu entsorgen, daß das Wohl der Allgemeinheit nicht beeinträchtigt wird.

Abfallgruppen

Die Abfälle aus Einrichtungen des Gesundheitsdienstes werden, je nach Art, Beschaffenheit, Zusammensetzung und Menge den folgenden *Gruppen A bis E* zugeordnet.

Abfallgruppe A

Abfälle, an deren Entsorgung aus Gründen der Infektionsverhütung und Umwelthygiene keine besonderen Anforderungen gestellt werden müssen.

Hierzu gehören Hausmüll und hausmüllähnliche Abfälle, die nicht bei der unmittelbaren gesundheitsdienstlichen Tätigkeit anfallen (Zeitschriften, Verpackung, Glasabfälle, Kartonagen) und desinfizierte Abfälle der Abfallgruppe C. Abfälle der Gruppe A können der **Hausmüllentsorgung** zugeführt werden.

Abfallgruppe B

Abfälle, an deren Entsorgung aus Gründen der Infektionsverhütung besondere Anforderungen zu stellen sind.

Hierzu gehören mit Blut, Sekreten und Exkreten behaftete Abfälle wie Wundverbände, Gipsverbände, Einwegwäsche, Stuhlwindeln und Einwegartikel einschließlich Spritzen, Kanülen und Skalpelle. Fallen größere Flüssigkeitsmengen (Exkrete, Sekrete) an, sind die Behältnisse unter hygienischen Gesichtspunkten zu entleeren. Der Inhalt kann dem **Abwasser** zugeführt werden.

Abfälle der Gruppe B müssen getrennt gesammelt werden. Soweit sie bei der Beseitigung zu Verletzungen (z.B. Spritzen, Glasbehälter) oder Unzumutbarkeiten (Sekrete, Exkrete) führen können, sind sie entsprechend vorzubehandeln (transport- und stichfeste, feuchtigkeitsbeständige, undurchsichtige, fest verschließbare und gekennzeichnete Einweg-Sammelbehältnisse). Derart **gesichert** können sie zusammen mit dem **Hausmüll** entsorgt werden.

Abfallgruppe C

Abfälle, an deren Entsorgung aus Gründen der Infektionsverhütung innerhalb und außerhalb der Praxis besondere Anforderungen zu stellen sind (sogenannter infektiöser, ansteckungsgefährlicher oder stark ansteckungsgefährlicher Abfall).

Hierzu rechnen die Abfälle, die aufgrund von § 10a BSG behandelt werden müssen. Dieser Paragraph besagt, daß Gegenstände, die mit Erregern meldepflichtiger übertragbarer Krankheiten behaftet sind oder wenn dies anzunehmen ist und dadurch eine Verbreitung der Krankheit zu befürchten ist, den notwendigen Maßnahmen zur Abwendung der hierdurch drohenden Gefahren zu unterziehen sind (s. S. 10). Diese Abfälle fallen allerdings infolge des Behandlungsverbotes gemäß § 30 BSG üblicherweise nicht in Praxen der Heilpraktiker an.

Die Abfälle der Gruppe C sind vor der Entsorgung mit Hausmüll **thermisch** zu **desinfizieren**. Hierbei dürfen nur Verfahren eingesetzt werden, die vom Bundesgesundheitsamt gemäß § 10c BSG zugelassen sind.

Abfallgruppe D

Sonstige Abfälle, an deren Entsorgung aus umwelthygienischer Sicht besondere Anforderungen zu stellen sind.

Hierzu gehören z.B. Glas- und Keramikabfälle mit schädlichen Verunreinigungen, größere Mengen an Desinfektionsmittelresten, nicht unerheblichen Mengen an Laborabfällen und Chemikalienresten, Batterien, Akkumulatoren, quecksilberhaltige Lampen und Altmedikamente.

Abfälle der Gruppe D sind regelmäßig über einen zugelassenen **Sonderabfallbeseitiger** zu entsorgen, soweit sie nicht bei der Folgelieferung vom Verkäufer zurückgenommen werden.

Abfallgruppe E

Medizinische Abfälle, an deren Entsorgung aus ethischen Gründen zusätzliche Anforderungen zu stellen sind. Hierzu gehören Körperteile und Organabfälle einschließlich gefüllter Blutbeutel und Blutkonserven.

Abfälle der Gruppe E müssen regelmäßig in zugelassenen **Klinikmüllverbrennungsanlagen** entsorgt werden.

Bei der Entsorgung kann es jedoch sein, daß die jeweilige kommunale Abfallsatzung von den oben geschilderten Grundsätzen abweichen kann. So könnte beispielsweise eine nach Abfallgruppe getrennte Anlieferung vorgeschrieben werden. Nähere Auskünfte hierzu kann man beim zuständigen Landkreis oder bei der Gemeinde (Abfallberater) erfragen.

1.3.6 Behandlungsvertrag, Behandlungs- und Hilfspflicht

Beim Behandlungsvertrag zwischen dem Heilpraktiker und seinem Patienten handelt es sich um einen **Dienstleistungsvertrag** (**Dienstvertrag**) im Sinne des § 611 BGB. Danach schuldet der Heilpraktiker keinen bestimmten Erfolg (z.B. die Gesundheit), sondern seine Dienste, die er allerdings gewissenhaft und unter Beachtung besonderer Sorgfalts- und Aufklärungspflichten zu erbringen hat. Als weitere wichtige Pflicht ist hierbei auch die Schweigepflicht zu nennen.

Der Patient hingegen schuldet seinerseits eine entsprechende Vergütung der Dienstleistungen des Heilpraktikers. Die Höhe der Vergütung unterliegt der freien Vereinbarung der Vertragsparteien. Wird eine solche nicht ausdrücklich vertraglich festgelegt, gilt eine „verkehrsübliche Höhe" als vereinbart (§ 612 Abs. 2 BGB). Als Anhaltspunkt für diese Höhe kann das Gebührenverzeichnis für Heilpraktiker (GebüH) dienen, da dieses Verzeichnis eine Liste der durchschnittlich üblichen Vergütungen darstellt.

Auf die wichtigsten Pflichten, die sich aus dem Behandlungsvertrag für den Heilpraktiker ergeben (Sorgfaltspflicht, Aufklärungspflicht,

Schweigepflicht), wird nachfolgend kurz eingegangen.

1.3.6.1 Sorgfaltspflicht

Grundsätzlich hat ein Heilpraktiker bei der **Diagnoseerstellung** und bei der **durchgeführten Therapie** die Sorgfaltspflicht walten zu lassen. Er kann sich sonst schadensersatzpflichtig und sogar strafbar machen, da er dann „fahrlässig" handelt.

> Der Heilpraktiker muß bei der Erstellung der **Diagnose** und bei der Durchführung der **Therapie** die notwendige **Sorgfaltspflicht** walten lassen.

Diagnosestellung

Zur Diagnosestellung hat der Heilpraktiker die notwendigen Befunde zu erheben und sie fachgerecht zu beurteilen. Dabei hat er alle ihm zu Gebote stehenden Erkenntnisquellen zu nutzen, soweit die Umstände und Verdachtsmomente dies erfordern. Wenn Anzeichen auf eine schwere Erkrankung hindeuten, muß der Heilpraktiker – ebenso wie der Arzt – die notwendigen abklärenden Maßnahmen veranlassen. Ist der Heilpraktiker aufgrund einer unzureichenden fachlichen Qualifikation oder weil ihm die erforderlichen Apparaturen nicht zur Verfügung stehen, nicht in der Lage, einen sicheren Befund zu erstellen, hat er den Patienten hierüber zu informieren und ihn an einen Facharzt oder an eine Fachklinik zu verweisen. Tut er dies nicht, begeht er unter Umständen bereits hierdurch einen Behandlungsfehler und kann so schadensersatzpflichtig gemacht werden. Weiterhin könnte er sich einer Körperverletzung strafbar gemacht haben.

Die Diagnoseerhebung muß fachgerecht nach dem jeweiligen Stand der medizinischen Kunst erfolgen. Das bedeutet für den Heilpraktiker, daß er über neue medizinische Erkenntnisse informiert sein muß. Entsprechend sieht auch Artikel 5 der Berufsordnung für Heilpraktiker eine Verpflichtung zur „ständigen Fortbildung" vor.

Therapiefehler

Auch bei der Therapie hat der Heilpraktiker die Pflicht, die möglichen und angemessenen Maßnahmen durch Rat und Tat zu treffen, um einen erkennbar drohenden gesundheitlichen Schaden von seinem Patienten abzuwenden. Dazu gehört auch, daß er Ratschläge und Anweisungen in einer Sprache erteilt, die der Patient versteht; Fachchinesisch ist hier fehl am Platz. Für die von ihm gewählte Behandlungsmethode ist er voll verantwortlich. Er muß – ebenso wie ein Arzt – eine genaue Kenntnis der Voraussetzungen der Methode, der Anwendungstechnik und ihrer Risiken haben, sonst verstößt er gegen die gebotene Sorgfalt. Dazu gehört, daß er – ähnlich wie auch ein ärztlicher Berufsanfänger – im Einzelfall jeweils selbst prüft, ob seine Fähigkeiten und Kenntnisse ausreichen, um eine ausreichende Diagnose zu stellen und eine heilkunstgemäße Heilbehandlung einzuleiten.

Da auch bei der Therapie der jeweilige Stand der medizinischen Kenntnisse anzuwenden ist, gehört die regelmäßige Fortbildung auch hier zu den Sorgfaltspflichten eines Heilpraktikers. Dies bedeutet auch, daß er für seine Behandlungsmethode die einschlägigen medizinischen Beiträge in Fachzeitschriften verfolgt.

Andererseits verlangt die Rechtsprechung weder von einem Heilpraktiker noch von einem Arzt, daß er *alle* medizinischen Veröffentlichungen kennt und alsbald beachtet.

1.3.6.2 Aufklärungspflicht

Der Patient muß über seine Krankheit, den medizinischen Befund und die beabsichtigte Therapie aufgeklärt werden. Nach der Rechtsprechung gilt, daß auch ein therapeutischer Heileingriff grundsätzlich eine Körperverletzung darstellt. Das ist jedoch dann nicht strafbar, wenn der Patient in den Eingriff eingewilligt hat. Rechtswirksam einwilligen kann der Patient aber nur in etwas, das er genau kennt und daher auch von seinen Risiken her beurteilen kann. Deshalb muß der Patient so genau informiert werden, daß er in der Lage ist, im vollen Bewußtsein dessen, was auf ihn zukommt, eine freie und selbstverantwortliche Entscheidung treffen zu können.

> Der Patient muß über seine Krankheit, die beabsichtigte Therapie und deren Risiken genau aufgeklärt werden.

Hinsichtlich der verwendeten Medikamente muß der Heilpraktiker seinen Patienten über

1 Gesetzeskunde

Dosis, Unverträglichkeiten und Nebenfolgen informieren. Je gefährlicher ein Präparat ist, um so sorgfältiger muß die Aufklärung sein. Zur Aufklärungspflicht gehört es auch, den Patienten darauf hinzuweisen, wenn er zur Infektionsquelle für andere werden kann.

Zusammenfassend kann also gesagt werden, daß der Heilpraktiker den Patienten sorgfältig über seine Krankheit (Diagnose), über die Risiken der durchzuführenden Therapie, über Nebenwirkungen der verordneten Medikamente und über den voraussichtlichen Krankheitsverlauf aufklären muß. Darüber hinaus hat der Heilpraktiker – vor allem bei Patienten mit schweren Erkrankungen, die sich nicht bereits in schulmedizinischer Behandlung befinden – die Pflicht, diese auf die Grenzen seiner Diagnose- und Therapiemöglichkeiten hinzuweisen und den Patienten gegebenfalls mit Nachdruck an einen Spezialisten beziehungsweise an eine Fachklinik zu verweisen. Auf Artikel 4 Nr. 4 der Berufsordnung für Heilpraktiker wird verwiesen.

Der Heilpraktiker muß im Rahmen seiner Dokumentationspflicht (Artikel 4 Nr. 5 BOH) die gestellte Diagnose und die durchgeführten Aufklärungs- und Therapiemaßnahmen möglichst genau schriftlich festhalten, damit er im Falle einer strafrechtlichen Verfolgung oder eines Schadensersatzanspruches hier Nachweismöglichkeiten hat.

1.3.6.3 Schweigepflicht

> Der Heilpraktiker unterliegt der Schweigepflicht.

Verletzt ein Heilpraktiker die Schweigepflicht, so kann dies Schadensersatzansprüche nach sich ziehen. Werden Patientendaten in einer Kartei oder per EDV gespeichert, müssen die Schutzbestimmungen des Bundesdatenschutzgesetzes beachtet werden:
- Bei einer herkömmlichen karteimäßigen Patientenerfassung und -verwaltung muß ein Datenschutzbeauftragter bestellt werden, wenn mindestens 20 Personen Zugang zu den Patientendaten haben.
- Bei elektronischer Erfassung der Patientendaten muß ein Datenschutzbeauftragter bestellt werden, wenn mehr als vier Personen Zugang zu den Patientendaten haben.
- Patientendaten dürfen bei Praxisübergabe/Verkauf nur mit schriftlicher Einwilligung jedes einzelnen Patienten an den Erwerber weitergegeben werden.
- Jede Weitergabe patientenbezogener Daten an Dritte, die nicht in unmittelbarem Zusammenhang mit der Behandlung steht (z.B. Überweisung, Laboruntersuchung) bedarf ebenfalls der ausdrücklichen schriftlichen Zustimmung des Patienten. Dies ist insbesondere auch bei einer Forderungsabtretung des Gebührenanspruchs zu berücksichtigen.

Zu beachten ist jedoch, daß dem Heilpraktiker im Gegensatz zum Arzt kein Zeugnisverweigerungsrecht über beruflich anvertraute Tatsachen vor Gericht zusteht (§ 53 Strafprozeßordnung). Andererseits trifft ihn in diesem Falle auch nicht die Strafdrohung des § 203 Strafgesetzbuch (Verletzung von beruflich anvertrauten Privatgeheimnissen).

1.3.6.4 Behandlungspflicht

Der Heilpraktiker unterliegt **keinem Behandlungszwang.** Es ist ihm also grundsätzlich freigestellt, ob er einen Patienten behandeln will oder nicht. Eine Ausnahme von dieser Regel besteht in folgenden Fällen:

> **§ 323c StGB**
> **Unterlassene Hilfeleistung**
> Wer bei Unglücksfällen oder gemeiner Gefahr oder Not nicht Hilfe leistet, obwohl dies erforderlich und ihm den Umständen nach zuzumuten, insbesondere ohne erhebliche eigene Gefahr und ohne Verletzung eigener wichtiger Pflichten möglich ist, wird mit Freiheitsstrafe bis zu einem Jahr oder mit Geldstrafe bestraft ....

> Aus diesem Paragraphen ergibt sich, daß bei Unglücksfällen **jedermann**, also nicht nur Heilpraktiker oder Ärzte, zur Hilfeleistung verpflichtet ist, soweit ihm das zuzumuten ist.

Sittliche Verpflichtung

Eine sittliche Verpflichtung zur Behandlung ergibt sich dann, wenn ein Arzt oder ein anderer Heilpraktiker nicht erreichbar ist.

1.3 Allgemeine Regeln der Berufsausübung

1.3.7 Beihilfefähigkeit für die Inanspruchnahme von Heilpraktikern

In den Beihilfevorschriften des Bundes (BhV) ist die Beihilfefähigkeit der Leistungen der Heilpraktiker und der von Ihnen verordneten Sach- und Arzneimitteln geregelt.

Beihilfevorschriften (BhV)
In der Fassung der Neubekanntmachung
vom 10. 7. 95 (GMBl. 470)

Die Beihilfevorschriften gelten zunächst nur für Beamte, Richter und Versorgungsempfänger des Bundes. Sie können jedoch für die entsprechenden Bediensteten der Länder als Anhalt herangezogen werden. Beihilfeberechtigte Personen sind Bundesbeamte und Richter im Bundesdienst (auch wenn sie sich im Ruhestand befinden) und deren Witwen, Witwer und Kinder.
Für Heilpraktiker wichtige Beihilfevorschriften sind:

§ 5
(1) Beihilfefähig sind nach den folgenden Vorschriften Aufwendungen, wenn sie dem Grunde nach notwendig und soweit sie der Höhe nach angemessen sind ...
Aufwendungen für Leistungen eines Heilpraktikers sind angemessen bis zur Höhe des Mindestsatzes des im April 1995 geltenden Gebührenverzeichnisses für Heilpraktiker, jedoch höchstens bis zum Schwellenwert des Gebührenrahmens der Gebührenordnung für Ärzte bei vergleichbaren Leistungen.
(4) Nicht beihilfefähig sind ...
6. Aufwendungen für persönliche Tätigkeiten eines nahen Angehörigen bei einer Heilbehandlung (Anmerkung: mit Ausnahme der notwendigen Sachkosten) ...

§ 6
Beihilfefähige Aufwendungen bei Krankheit
(1) Aus Anlaß einer Krankheit sind beihilfefähig die Aufwendungen für
1. ärztliche und zahnärztliche Leistungen sowie Leistungen eines Heilpraktikers ...

Anmerkung
Psychotherapeutische Behandlungen sind nur beihilfefähig, wenn sie von einem Arzt und/oder von einem von diesem Arzt hinzugezogenen Diplompsychologen oder einem Kinder- und Jugendpsychotherapeuten erbracht werden.

Anlage zu § 6 (1) Nr. 1.
2. die vom Arzt, Zahnarzt oder Heilpraktiker bei Leistungen nach Nr. 1 verbrauchten oder nach Art und Umfang schriftlich verordneten Arzneimittel, Verbandmittel und dergleichen, abzüglich eines (zusammengefaßt: Selbstbehalt von DM 3,– bis DM 7,–). Sind für Arznei- oder Verbandmittel Festbeträge festgesetzt, sind darüber hinausgehende Aufwendungen nicht beihilfefähig ...

1.3.8 Gesetz über die Angleichung der Leistungen zur Rehabilitation

Dem Heilpraktiker ist es nicht untersagt, Patienten, die unter den Folgen von Unfällen leiden, zu behandeln. Allerdings werden diese Leistungen des Heilpraktikers nicht von den Versicherungen erstattet.

1.3.9 Reichsversicherungsordnung (RVO) bzw. V. Sozialgesetzbuch (SGB V)

Vorbemerkung
Die RVO war der wichtigste Grundpfeiler unseres Gesundheitswesens und regelte bis zum Inkrafttreten der Gesundheitsreformgesetze am 1.1.89 die Krankenversicherung, Rentenversicherung der Arbeiter und Angestellten, Unfallversicherung und die Knappschaftsversicherung. Durch das vorgenannte Gesundheitsreformgesetz werden diese Bereiche nun durch das V. Sozialgesetzbuch geregelt.

V. Sozialgesetzbuch (SGB V)
– Gesetzliche Krankenversicherung –
vom 20.12.88 (BGBl. I S. 2477)
zuletzt geändert am 10.5.95 (BGBl. I S. 678)

§ 15
Ärztliche Behandlung
(1) Ärztliche oder zahnärztliche Behandlung wird von Ärzten oder Zahnärzten erbracht. Sind Hilfeleistungen anderer Personen erforderlich, dürfen sie nur erbracht werden, wenn sie vom Arzt (Zahnarzt) angeordnet und von ihm verantwortet werden.
(2) ...

Anmerkung
Da hier der Heilpraktiker nicht aufgeführt ist, sind seine Kosten auch **nicht erstattungsfähig**.

§ 27
Krankenbehandlung
Versicherte haben Anspruch auf Krankenbehandlung, wenn sie notwendig ist, um eine Krankheit zu erkennen, zu heilen, ihre Verschlimmerung zu verhüten oder Krankheitsbeschwerden zu lindern. Die Krankenbehandlung umfaßt

1. ärztliche Behandlung,
2. zahnärztliche Behandlung einschließich der Versorgung mit Zahnersatz,
3. Versorgung mit Arznei-, Verband-, Heil- und Hilfsmitteln ...

**§§ 31–33
(Zusammenfassung)**

Versicherte haben Anspruch auf Versorgung mit Arznei- und Verbandmitteln (§ 31), Heilmitteln (§ 32) und Hilfsmitteln wie Seh- oder Hörhilfen, Körperersatzstücke, orthopädische und andere Hilfsmittel (§ 33), soweit diese nicht nach § 34 ausgeschlossen sind.

§ 34

Ausgeschlossene Arznei-, Heil- und Hilfsmittel
(1) für Versicherte, die das achtzehnte Lebensjahr vollendet haben, sind von der Versorgung nach § 31 folgende Arzneimittel bei Verordnung in den genannten Anwendungsgebieten ausgeschlossen:
1. Arzneimittel zur Anwendung bei Erkältungskrankheiten und grippalen Infekten einschließlich der bei diesen Krankheiten anzuwendenden Schnupfenmittel, Schmerzmittel, hustendämpfenden und hustenlösenden Mittel,
2. Mund- und Rachentherapeutika, ausgenommen bei Pilzinfektionen,
3. Abführmittel,
4. Arzneimittel gegen Reisekrankheit.

(2) ...

Anmerkung

Nach der Rechtsprechung der letzten Jahre erstatten die **gesetzlichen Krankenkassen weder Dienstleistungen** des **Heilpraktikers noch** die von ihm **verordneten Arzneimittel**. Anders verhält es sich bei den **privaten** Krankenversicherungen, die diese **Kosten meistens übernehmen**. Es gibt allerdings erhebliche Unterschiede in den Versicherungsbedingungen der einzelnen Gesellschaften.

**§§ 135 (1), 138
(Außenseitermethoden)
(Zusammenfassung)**

Neuere Untersuchungs- und Behandlungsmethoden (§ 135 Abs. 1) und Heilmittel (§ 138) werden nur erstattet, wenn sie schulmedizinisch anerkannt sind. So heißt es in § 2 Absatz 1 Nr. 3, daß Qualität und Wirksamkeit der Leistungen dem allgemein anerkannten Stand der medizinischen Erkenntnisse entsprechen und den medizinischen Fortschritt berücksichtigen müssen. Jedoch schließt die Rechtsprechung des Bundessozialgerichtes Ausnahmen im Einzelfall nicht aus. Danach darf eine schulmedizinisch nicht anerkannte Heilmethode ausnahmsweise dann erstattet werden, wenn

– die eigentliche Ursache der Erkrankung wissenschaftlich noch unbekannt ist,
– keine anerkannte wirksame Behandlungsmethode zur Verfügung steht oder im Einzelfall aus medizinischen Gründen ungeeignet ist und
– wenn mit der gewählten (Außenseiter-)Methode nach medizinisch-wissenschaftlichem Erkenntnisstand mit überwiegender Wahrscheinlichkeit eine Besserung im konkreten Behandlungsfall möglich erscheint. Dabei spielt es für die Berechtigung der Außenseitermethode keine Rolle, ob ein positiver Wirkungsnachweis wissenschaftlich erbracht werden konnte.

1.3.10 Leitung von Privatkrankenanstalten

Aufgrund des § 30 der Gewerbeordnung kann grundsätzlich jeder eine Privatkranken-, Privatentbindungs- und Privatnervenklinik betreiben, also auch ein Heilpraktiker. Allerdings wird dazu eine gesonderte Konzession der zuständigen Behörde benötigt.

1.3.11 Zusammenarbeit zwischen Ärzten und Heilpraktikern

Aufgrund ihrer Berufsordnung dürfen Ärzte sich nicht mit selbständig und eigenverantwortlich tätigen Heilpraktikern zu einer kooperativen Berufsausübung zusammenschließen.

1.3.12 Medizingeräteverordnung (MGV)

Medizingeräteverordnung
v. 14. 1. 85 (BGBl I S. 93)
zuletzt geändert am 2.8.94 (BGBl. I S. 1963)

Die Medizingeräteverordnung wird **nach Ablauf** der **Übergangsfrist** (13.6.98) weitgehend durch das **Medizinproduktegesetz** ersetzt (s. a. S. 33) werden. Bis zu diesem Zeitpunkt kann sie jedoch noch angewendet werden.

Die Medizingeräteverordnung teilt die medizinisch-technischen Geräte je nach ihrem Gefahrenpotential in vier Gerätegruppen ein:

1.3 Allgemeine Regeln der Berufsausübung

1. Gerätegruppe

Energetisch betriebene medizinisch-technische Geräte mit hohem Gefahrenpotential. In der Anlage zur Medizingeräteverordnung sind diese Geräte typenmäßig aufgeführt. Es handelt sich um Geräte, die üblicherweise nicht von Heilpraktikern betrieben werden, wie z.B. Defibrillatoren, nicht manuelle Beatmungs-, Inhalations-, Narkose-, Dialyse, Laser-Chirurgie-Geräte, Herz-Lungen-Maschinen und Kernspintomographen.

2. Gerätegruppe

Aufgehoben. Hier waren z.B. Herzschrittmacher aufgeführt ...

3. Gerätegruppe

Sonstige energetisch betriebene medizinisch-technische Geräte, die nicht in der Anlage zur Medizingeräteverordnung aufgeführt sind. Hierzu werden gezählt: Analysegeräte, Computertomographen, Elektrokauter, Gefriergeräte, Hämodialysegeräte, Kaltlichtgeräte, Laborgeräte.

4. Gerätegruppe

Alle sonstigen medizinisch-technischen Geräte.

Nicht unter die Medizingeräteverordnung fallen: **Desinfektionsgeräte**, Folienschweißgeräte, Geräte für kosmetische Zwecke, Geräte zur Instrumentenaufbewahrung, **Sterilisiergeräte**, Reinigungs- und Trockengeräte.

Auf folgende Regelungen wird besonders hingewiesen:

Kauf

Geräte der Gruppen 1 und 2 müssen der Bauart nach zugelassen sein. Bei Geräten der Gruppen 3 und 4 ist darauf Wert zu legen, daß die „allgemeinen Anforderungen" an die technische Sicherheit eines Gerätes erfüllt sind. Eine wesentliche Hilfe ist das Vorhandensein des GS-Zeichens.

Inbetriebnahme

Geräte der Gruppen 1, 3 und 4 dürfen nur errichtet und betrieben werden, wenn sie den „allgemeinen sicherheitstechnischen Anforderungen" genügen.

Geräte der Gruppe 1 dürfen nur in Betrieb genommen werden, wenn der Hersteller oder Lieferant eine Funktionsprüfung des Gerätes vor Ort durchgeführt und den Geräteverantwortlichen in das Gerät eingewiesen hat.

Geräte der Gruppen 1 und 3 dürfen nur von eingewiesenem Personal angewendet werden.

Kontrollen

Für Geräte der Gruppe 1 sind regelmäßige sicherheitstechnische Kontrollen vorgeschrieben.

Unterlagen

Für alle Geräte der Gruppen 1 und 3 ist ein **Bestandsverzeichnis** zu führen. Der Betreiber muß für jedes Gerät der Gruppe 1 ein **Gerätebuch** führen, in dem die vorgeschriebenen Sicherheitsüberprüfungen, Anwendereinweisungen und Funktionsstörungen zu dokumentieren sind. Gebrauchsanweisungen und (soweit erforderlich) Gerätebücher sind jederzeit zugänglich aufzubewahren.

Die folgenden Bescheinigungen für Geräte der Gruppe 1 sind aufzubewahren:
– Bauartzulassung
– vereinfachte sicherheitstechnische Prüfung
– beschränkte sicherheitstechnische Prüfung
– Hersteller- und TÜV-Bescheinigung weiterer „überwachungsbedürftiger Anlagen"

1.3.13 Medizinproduktegesetz (MPG)

Vorbemerkung

Medizinprodukte sind Apparate und Stoffe zur Diagnose, Verhütung, Behandlung und Linderung von Krankheiten und Behinderungen des Menschen. Sie müssen von Arzneimitteln im Sinne des Arzneimittelgesetzes unterschieden werden. Arzneimittel wirken auf pharmakologischem Wege, **Medizinprodukte** dagegen auf **physikalische** und/oder **chemische** Art und Weise. Zum Teil kann ihre Wirkung auch durch Arzneimittel unterstützt werden. Medizinprodukte sind z.B. *Verbandkästen, Verbandmittel, Desinfektionsmittel, Blutdruckmeßgeräte, Pipetten, Spritzen, Fieberthermometer* und alle medizinischen *Laborgerätschaften*. Diese Medizinprodukte wurden bisher durch die Medizingeräteverordnung geregelt.

Medizingeräte dürfen übergangsweise nur noch bis zum 13.6.98 nach den bisherigen An-

1 Gesetzeskunde

forderungen der Medizingeräteverordnung in Verkehr gebracht und in Betrieb genommen werden. Spätestens ab dem 14.6.98 gilt jedoch, daß alle Medizinprodukte, einschließlich der medizinisch-technischen Geräte, nur mit einer **CE-Kennzeichnung** in Betrieb genommen werden dürfen. Bei dem CE-Zeichen handelt es sich um eine Kennzeichnung des Europäischen Komitees für Normung. Das CE-Zeichen wird nach Überprüfung des Medizinproduktes auf Qualität, Sicherheit, gesundheitliche Unbedenklichkeit und Wirksamkeit durch eine unabhängige Kommission auf jeweils fünf Jahre vergeben. Die Kennzeichnung muß gut sichtbar, lesbar und dauerhaft auf dem Produkt angebracht sein.

> Ab dem 14. 6. 98 gilt, daß alle medizinisch-technischen Geräte und alle Medizinprodukte nur mit einer **CE-Kennzeichnung** in Betrieb genommen werden dürfen.

Ähnlich der bisherigen Regelung durch die Medizingeräteverordnung werden auch durch das Medizinproduktegesetz regelmäßige sicherheitstechnische Überprüfungen und die Führung von Gerätebüchern vorgeschrieben werden.

Da auch das **Betreiben** von Medizinprodukten geregelt ist, werden nachfolgend die wichtigsten Bestimmungen wiedergegeben.

**Gesetz über Medizinprodukte
(Medizinproduktegesetz MPG)
vom 2.8.94 (BGBl. I S. 1963)**

§ 2
Anwendungsbereich des Gesetzes

(1) Dieses Gesetz gilt für das Herstellen, das Inverkehrbringen, das Inbetriebnehmen, das Aufstellen, das Einrichten, das Betreiben und das Anwenden von Medizinprodukten sowie deren Zubehör. Zubehör wird als Medizinprodukt behandelt. ...

§ 4
Verbote zum Schutz von Patienten, Anwendern und Dritten
(Zusammenfassung)

Es ist verboten, Medizinprodukte in Verkehr zu bringen, zu errichten, in Betrieb zu nehmen, zu betreiben oder anzuwenden, wenn ihr Verfalldatum abgelaufen ist oder wenn durch sie die Sicherheit und Gesundheit von Patienten, Anwendern oder Dritten gefährdet wird.

(2) Es ist ferner verboten, Medizinprodukte in den Verkehr zu bringen, wenn sie mit irreführender Bezeichnung, Angabe oder Aufmachung versehen sind. Eine Irreführung liegt insbesondere dann vor, wenn
1. Medizinprodukten eine Leistung beigelegt wird, die sie nicht haben,
2. fälschlich der Eindruck erweckt wird, daß ein Erfolg mit Sicherheit erwartet werden kann oder das nach bestimmungsgemäßem oder längerem Gebrauch keine schädlichen Wirkungen eintreten.

§ 8
Voraussetzungen für das Inverkehrbringen und die Inbetriebnahme
(Zusammenfassung)

Medizinprodukte dürfen (nach Ablauf der Übergangsregelung bis zum 14.6.98, s. vorstehend) nur in Verkehr gebracht und in Betrieb genommen werden, wenn sie mit der CE-Kennzeichnung versehen sind.

§ 9
CE-Kennzeichnung
(Zusammenfassung)

(3) Die CE-Kennzeichnung nach Absatz 1 Satz 1 muß deutlich sichtbar, gut lesbar und dauerhaft auf dem Medizinprodukt angebracht werden.

§ 22, 23
Vorschriften für das Errichten, Betreiben und Anwenden von Medizinprodukten
(Zusammenfassung)

Medizinprodukte dürfen nur von Personen angewendet werden, die aufgrund ihrer Ausbildung oder ihrer Kenntnisse und praktischen Erfahrung die Gewähr für eine sachgerechte Handhabung bieten. Außerdem dürfen sie nur ihrem zugelassenen Zweck und entsprechend den jeweiligen Betriebsanweisungen betrieben und angewendet werden.

§ 24
Medizinische Meßgeräte
(Zusammenfassung)

Der Betreiber von medizinischen Meßgeräten muß durch meßtechnische Kontrollen (nach den Vorschriften einer noch zu erlassenen Rechtsverordnung) eine ausreichende Meßgenauigkeit und Meßbeständigkeit gewährleisten.

§ 43
Strafvorschriften

(1) Mit Freiheitsstrafe bis zu drei Jahren oder mit Geldstrafe wird bestraft, wer
1. entgegen § 4 Abs. 1 Nr. 1 ein Medizinprodukt in den Verkehr bringt, errichtet, in Betrieb nimmt, betreibt oder anwendet …
4. entgegen § 22 Abs. 1 Satz 2, auch in Verbindung mit § 23 Abs. 1, ein Medizinprodukt betreibt oder anwendet.

§ 45
Bußgeldvorschriften

(2) Ordnungswidrig handelt, wer vorsätzlich oder fahrlässig
1. entgegen § 4 Abs. 1 Nr. 2 ein Medizinprodukt in den Verkehr bringt, errichtet, in Betrieb nimmt, betreibt oder anwendet.

1.3.14 Eichgesetz

Vorbemerkung

Das Eichgesetz regelt die Eichpflicht auch im Bereich der Heilkunde. Wichtig für den Heilpraktiker ist der § 2.

Gesetz über das Meß- und Eichwesen (Eichgesetz)
in der Fassung der Bekanntmachung vom 23.3.92
(BGBl. 1 S. 711)

§ 2

(1) Meßgeräte, die im geschäftlichen oder amtlichen Verkehr, im Gesundheitsschutz oder im Verkehrswesen verwendet werden, müssen zugelassen und geeicht sein, sofern dies zur Gewährleistung der Meßsicherheit erforderlich ist.

Näheres regelt die Eichordnung.

Eichordnung
vom 12.8.88 (BGBl. I S. 1657)

Nach § 1 dieser Verordnung müssen medizinische Meßgeräte, die im Laufe der Zeit ungenau werden können, wie beispielsweise *Thermometer*, *Blutdruckmeßgeräte*, *Augentonometer*, *Körper-*, *Präzisions-* und *Feinwaagen* geeicht sein, wenn sie verwendet oder auch nur bereitgehalten werden. Nach Absatz 3 dürfen medizinische Meßgeräte, die ihre Meßgenauigkeit im Laufe der Zeit *nicht* ändern, wie Meßkolben, Büretten, Pipetten, Blutsenkungsrohre, Meßkännchen und Spritzen nur verwendet oder bereitgehalten werden, wenn sie *zugelassen* sind.

> Medizinische Meßgeräte, wie z.B. Blutdruckmeßgeräte, Thermometer und Personenwaagen müssen geeicht sein.

Nach § 6 muß derjenige, der ein medizinisches Meßgerät verwendet oder bereithält, die Anforderungen an Aufstellung, Gebrauch und Wartung des Meßgerätes einhalten und die Verpflichtung zur Überprüfung der Meßergebnisse erfüllen, die bei der Zulassung festgelegt worden sind. Sofern Meßgeräte zu warten sind, sind hierüber übersichtliche Aufzeichnungen zu führen, aus denen der Zeitpunkt der Wartung, die durchgeführten Wartungsarbeiten sowie der Name dessen, der die Wartungsarbeiten durchgeführt hat, hervorgeht. Diese Aufzeichnungen sind fünf Jahre lang aufzubewahren.

Nach § 12 gilt die Eichung generell für **zwei Jahre** nach Ablauf des Kalenderjahres, in dem das Meßgerät zuletzt geeicht wurde. So gilt beispielsweise die Eichung von Blutdruckmeßgeräten nur für zwei Jahre. Der Heilpraktiker muß seine medizinischen Geräte vor Ablauf der Gültigkeitsdauer nacheichen lassen.

Ausgenommen von der Eichpflicht sind Geräte, bei denen es nicht auf die genaue Menge, die Größe oder das Gewicht ankommt, sondern wo es sich um eine qualitative Untersuchung handelt.

1.3.15 Gesetze über den öffentlichen Gesundheitsdienst

A) Dritte Durchführungsverordnung (3. DVO) zum Gesetz über die Vereinheitlichung des Gesundheitswesens
vom 30.3.35 (RMinBl. S. 327)

Das Gesetz über die Vereinheitlichung des Gesundheitswesens, näher ausgestaltet durch dessen 3. Durchführungsverordnung, regelte bisher die Aufgaben und Befugnisse der Gesundheitsämter. Mittlerweile haben aber die Länder Baden-Württemberg, Bayern, Berlin, Brandenburg und Schleswig-Holstein neue Landesgesetze über den öffentlichen Gesundheitsdienst erlassen und deshalb die 3. DVO in ihren Ländern außer Kraft gesetzt. In den übrigen Bundesländern gilt diese Verordnung aber nach wie vor.

§ 2
Ausübung des Heilgewerbes durch Personen ohne staatliche Anerkennung

Das Gesundheitsamt führt eine gesonderte Liste über diejenigen Personen, die ohne ärztliche Bestallung die Heilkunde am Menschen betreiben und hat darauf zu achten, daß Personen ohne ärztliche Bestallung

1. sich nicht die Bezeichnung „Arzt" oder eine arztähnliche Bezeichnung zwecks Täuschung beilegen,
2. die Heilkunde nicht im Umherziehen oder gelegentlich von Vorträgen oder im Anschluß an solche ausüben oder Arznei- oder Geheimmittel feilbieten oder an andere käuflich überlassen,
3. nicht Krankheiten behandeln, deren Behandlung gesetzlich den Ärzten vorbehalten ist und
4. nicht verbotene öffentliche Anzeigen oder Ankündigungen erlassen.

§§ 10 und 35 ff
(Zusammenfassung)

Das Gesundheitsamt überwacht die Einhaltung der Bestimmungen über Arzneimittel, Gifte und Drogen, und es kontrolliert die Einhaltung der Bestimmungen zur Seuchenbekämpfung.

§ 72

Das Gesundheitsamt hat darauf hinzuwirken, daß die Leichenschau nach Möglichkeit überall eingerichtet und möglichst von Ärzten durchgeführt wird.

Insbesondere hat das Gesundheitsamt auf die sorgfältige Ausstellung der Totenscheine durch die Ärzte zu achten.

B) Ländergesetze über den öffentlichen Gesundheitsdienst (ÖGDG)

Wie bereits oben erwähnt, haben einige Länder mittlerweile eigene Landesgesetze über den öffentlichen Gesundheitsdienst erlassen und deshalb die vorstehend besprochene 3. DVO außer Kraft gesetzt. Da diese einzelnen Ländergesetze einen weitgehend ähnlichen Inhalt haben, wird nachfolgend beispielhaft ein Auszug des Landesgesetzes von Baden-Württemberg dargestellt.

Gesetz über den öffentlichen Gesundheitsdienst (Gesundheitsdienstgesetz – GÖDG)
vom 12.12.94 (GBl. S. 663)

§ 1
Aufgaben des öffentlichen Gesundheitsdienstes

(1) Der öffentliche Gesundheitsdienst ... fördert und schützt die Gesundheit der Bevölkerung ...

(2) Zur Erfüllung dieser Aufgaben haben die Behörden des öffentlichen Gesundheitsdienstes insbesondere ... darüber zu wachen, daß die Anforderungen der Hygiene eingehalten werden und übertragbare Krankheiten bei Menschen verhütet und bekämpft werden, ...

(3) Der öffentliche Gesundheitsdienst berät Behörden und andere öffentliche Stellen in allen Fachfragen seines Aufgabengebiets ...

§ 9
Hygienische Überwachung von Einrichtungen

(2) Ärztliche und zahnärztliche Praxen und Praxen von Angehörigen sonstiger gesetzlich geregelter medizinischer Fachberufe..... können überwacht werden, wenn Anhaltspunkte dafür vorliegen, daß die Anforderungen der Hygiene dort nicht eingehalten werden.

§ 10
Befugnisse
(Zusammenfassung)

Die Beauftragten des öffentlichen Gesundheitsdienstes können zur Erfüllung der Aufgaben nach § 9 Grundstücke, Räume und (zur Verhütung dringender Gefahren) auch Wohnungen betreten, Auskünfte verlangen, Unterlagen einsehen und sich vorlegen lassen.

§ 13
Heilpraktikerüberprüfung

Den Gesundheitsämtern obliegt die Überprüfung von Personen, die eine Erlaubnis zur Betätigung als Heilpraktiker beantragt haben. Sie achten darauf, daß niemand unerlaubt die Heilkunde ausübt.

Anmerkung

Im Gegensatz zu der unter A) genannten 3. DVO und dem baden-württembergischen Gesetz über den öffentlichen Gesundheitsdienst, die keine Anzeigepflicht bei Eröffnung und bei Beendigung der Heilpraxis an das Gesundheitsamt vorsehen, schreiben die Landesgesetze in Bayern (§ 10), Berlin (§ 10), Brandenburg (§ 21) und Schleswig-Holstein eine derartige Meldung vor. In Berlin und Bayern muß darüber hinaus bei der Anmeldung auch nachgewiesen werden, daß eine Heilpraktikererlaubnis vorliegt.

1.3.16 Heilpraktiker-Berufsordnung

Seit 1945 besitzt die Heilpraktikerschaft kein rechtlich verbindliches Standesrecht mehr. Die ursprünglich verbindliche Berufsordnung (BOH) wurde mit entsprechenden Anpassungen an das neue Selbstverständnis im Jahre 1992 von den sechs großen Heilpraktikerverbänden gleichlautend als Satzungsrecht mit verbandsinternem Geltungswillen für die Mitglieder beschlossen.

Da diese BOH aber nicht einheitlich für alle Heilpraktiker gilt, vermag sie auch nicht als sogenannte „einheitliche Standesauffassung" eine rechtliche Bindungswirkung zu erreichen. Die nachfolgend abgedruckte BOH-Fassung, wie sie von sechs Verbänden als Satzung beschlossen wurde, soll daher als gemeinsamer Versuch der Wahrung des Berufsbildes einer nach ethischen Grundsätzen orientierten Heilpraktikerschaft

1.3 Allgemeine Regeln der Berufsausübung

und der Begründung einer einheitlichen Standesüberzeugung dienen. Darüber hinaus entspricht die BOH in Teilbereichen anderen gesetzlichen Geboten beziehungsweise Verboten, beispielsweise dem Gesetz gegen unlauteren Wettbewerb, dem Heilmittelwerbegesetz und selbstverständlich dem Heilpraktikergesetz. Das früher allgemein unterstellte Werbungsverbot (Art. 8) ist vom Bundesgerichtshof als **nicht verbindlich** festgestellt worden.

Da sich jeder Heilpraktiker diese Grundsätze aus eigenem Selbstverständnis und im Interesse des Berufsbildes zu eigen machen sollte, ist diese Berufsordnung im folgenden vollständig wiedergegeben:

Berufsordnung für Heilpraktiker (BOH)

Artikel 1
Berufsgrundsätze

1. Der Heilpraktiker dient der Gesundheit des einzelnen Menschen und des ganzen Volkes. Er erfüllt seine Aufgabe nach bestem Gewissen sowie nach den Erfahrungen der heilkundlichen Überlieferungen und dem jeweiligen Erkenntnisstand der Heilkunde. Der Heilpraktiker hat den hohen ethischen Anforderungen seines freien Heilberufs zu dienen und alles zu vermeiden, was dem Ansehen seines Berufsstandes schadet.
2. Der Heilpraktiker übt einen freien Beruf aus. Er behandelt seine Patienten eigenverantwortlich. Er muß in seiner Eigenverantwortlichkeit stets für den Patienten erkennbar sein.

Artikel 2
Berufspflichten

1. Der Heilpraktiker verpflichtet sich, seinen Beruf gewissenhaft auszuüben. Bei seinen Patienten wendet er stets diejenigen Heilmethoden an, die nach seiner Überzeugung einfach und kostengünstig zum Heilerfolg oder zur Linderung der Krankheit führen können.
2. Der Heilpraktiker hat sich der Grenzen seines Wissens und Könnens bewußt zu sein. Er ist verpflichtet, sich eine ausreichende Sachkunde über die von ihm angewandten Diagnose- und Behandlungsverfahren einschließich ihrer Risiken, vor allem die richtigen Techniken für deren gefahrlose Anwendung anzueignen.
3. Der Heilpraktiker ist verpflichtet, sich über die für die Berufsausübung geltenden Vorschriften zu unterrichten und sie zu beachten. Soweit ihm gesetzlich die Untersuchung oder Behandlung einzelner Leiden und Krankheiten sowie andere Tätigkeiten untersagt sind, sind die Beschränkungen zu beachten.
4. Der Heilpraktiker ist bei der Ausübung seines Berufes frei. Er kann die Behandlung ablehnen. Seine Verpflichtung, in Notfällen zu helfen, bleibt davon unberührt.
5. Der Heilpraktiker darf kostenlose oder briefliche Behandlung (Fernbehandlung) nicht anbieten. Fernbehandlung liegt u.a. vor, wenn der Heilpraktiker den Kranken nicht gesehen und untersucht hat. Es ist ferner nicht zulässig, Diagnosen zu stellen und Arzneimittel oder Heilverfahren zu empfehlen, wenn ausschließlich eingesandtes Untersuchungsmaterial oder andere Unterlagen zur Verfügung stehen.
6. In allen die Öffentlichkeit berührenden Standesfragen gilt der Grundsatz der Wahrung von Takt und Zurückhaltung.

Artikel 3
Schweigepflicht

1. Der Heilpraktiker verpflichtet sich, über alles Schweigen zu bewahren, was ihm bei der Ausübung seines Berufes anvertraut oder zugänglich gemacht wird.
2. Der Heilpraktiker hat seine Gehilfen oder jene Personen, die zur Vorbereitung auf den Beruf unter seiner Aufsicht tätig sind, über die Pflicht zur Verschwiegenheit zu belehren und dies schriftlich festzuhalten.
3. Der Heilpraktiker hat die Pflicht zur Verschwiegenheit auch gegenüber seinen Familienangehörigen zu beachten.
4. Der Heilpraktiker darf ein Berufsgeheimnis nur offenbaren, wenn der Patient ihn von der Schweigepflicht entbunden hat. Dies gilt auch gegenüber den Angehörigen eines Patienten, wenn nicht die Art der Erkrankung oder die Behandlung eine Mitteilung notwendig macht.
5. Auskünfte über den Gesundheitszustand eines Arbeitnehmers an seinen Arbeitgeber dürfen nur mit Zustimmung des ersteren erfolgen.
6. Notwendige Auskünfte an Krankenversicherungen müssen nach bestem Wissen und Gewissen gegeben werden.

Artikel 4
Aufklärungs-, Dokumentations- und Sorgfaltspflicht

1. Der Heilpraktiker stellt sein ganzes Wissen und Können in den Dienst seines Berufes und wendet jede mögliche Sorgfalt in der Betreuung seiner Patienten an.
2. Der Patient ist über seine Erkrankung sowie über die Art und voraussichtliche Dauer der Behandlung aufzuklären. Dabei entscheidet der Heilpraktiker unter Berücksichtigung des körperlichen und seelischen Zustandes des Patienten nach seiner Erfahrung, inwieweit der Kranke über seinen derzeitigen Zustand aufzuklären ist. Ebenso muß der Kranke bei einer vorgesehenen Behandlung auf eventuelle Risiken aufmerksam gemacht werden.
3. Im Rahmen der wirtschaftlichen Aufklärungspflicht wird er die Patienten nach bestem Wissen und Gewissen über die voraussichtlich entstehenden ungefähren Behandlungskosten unterrichten.
4. In Fällen, in denen eine Spezialuntersuchung, eine Operation oder eine sonstige Heilmaßnahme erforderlich ist, die der Heilpraktiker selbst nicht

vornehmen kann, ist rechtzeitig mit allem Nachdruck auf die Vornahme einer solchen Maßnahme hinzuweisen. Führt auch eine neue, eindringliche Warnung an den Patienten und dessen Angehörige nicht zum Ziel, so kann die Ablehnung der Behandlung bzw. Weiterbehandlung geboten sein. Über diesen Vorgang sollte der Heilpraktiker in eigenem Interesse eine Niederschrift fertigen.

5. Der Heilpraktiker ist zur Dokumentation der wichtigsten Daten einer Krankenbehandlung verpflichtet.
6. Heilungsversprechen sind nicht zulässig.
7. Die Ausstellung von Attesten ohne vorgenommene Untersuchung ist nicht zulässig.
8. In Bescheinigungen und Befundberichten hat der Heilpraktiker seiner Überzeugung gewissenhaft Ausdruck zu verleihen.
9. Im Rahmen einer eventuellen gutachterlichen Tätigkeit für Gerichte, private Krankenversicherungen, Beihilfestellen oder andere Institutionen hat sich der Heilpraktiker in seinen gutachterlichen Aussagen ausschließlich auf die sachliche Beurteilung der jeweiligen Behandlung zu beschränken.

Artikel 5
Fortbildungspflicht

1. Der Heilpraktiker ist zur ständigen Fortbildung verpflichtet. Die Fortbildung ist nachzuweisen. Die Berufsorganisationen sind nach ihren Satzungen verpflichtet, fachliche Fortbildung anzubieten.
2. Die Verbände geben Fortbildungsnachweise aus.
3. Fortbildungsnachweise und auch Fachkundenachweise für besondere Fachdisziplinen können nur anerkannt werden, wenn sie von einem Berufsverband oder von durch ihn anerkannte Institutionen ausgestellt sind.

Artikel 6
Praxisort

1. Der Heilpraktiker übt seine Tätigkeit am Ort seiner Niederlassung aus. Einem Ruf nach auswärts darf Folge geleistet werden (Hausbesuch). Es ist nicht zulässig, Patienten in Sammelbestellungen oder einzeln an einen anderen Ort als den der Niederlassung zur Behandlung zu bestellen.
2. Ändert der Heilpraktiker seinen Praxisort, teilt er dies unter Angabe der neuen Anschrift den zuständigen Behörden sowie seinem Verband mit.

Artikel 7
Praxisräume

1. Die Praxisräume müssen den hygienischen und gesetzlichen Anforderungen entsprechen.
2. Die Vertraulichkeit der Gespräche und Behandlungen muß gewährleistet sein.

Artikel 8
Werbung

Der Heilpraktiker unterliegt keinem generellen gesetzlich normierten Werbeverbot.

Jedoch hat er bei jeder unmittelbaren oder mittelbaren Werbung, sei es für seine Person, seine Praxis oder seine Tätigkeit, die gesetzlichen Bestimmungen, insbesondere diejenigen des „Gesetzes über den unlauteren Wettbewerb (UWG)", des Gesetzes über die „Werbung auf dem Gebiete des Heilwesens (HWG)", die wesentliche und werbliche Einschränkungen enthalten, zu beachten.

Die einschlägige laufende Rechtsprechung ist zu berücksichtigen.

Bezüglich UWG und HWG wird ausdrücklich auf den Anhang verwiesen.

1. Unzulässig ist jede irreführende Werbung, die mit den guten Sitten der Heilberufe nicht zu vereinbaren ist (UWG, § 1).
2. Die Mitwirkung des Heilpraktikers an aufklärenden Veröffentlichungen medizinischen Inhaltes in Presse, Funk und Fernsehen sowie anläßlich von Vorträgen sollte so erfolgen, daß sich seine Mitwirkung auf sachliche Informationen beschränkt.
3. Er verpflichtet sich, darauf hinzuwirken, daß jede unzulässige Werbung, die ohne seine Kenntnis oder Mitwirkung erfolgt ist, richtiggestellt wird und künftig unterbleibt.

Artikel 9
Praxisschilder

1. Der Heilpraktiker hat auf seinem Praxisschild seinen Namen und die Berufsbezeichnung Heilpraktiker anzugeben.
Eventuelle weitere Angaben sollten sich auf Sprechzeiten, Fernsprechnummer, Stockwerk, Privatadresse, eine Bezeichnung wie „Naturheilpraxis" und bis zu höchstens drei Verfahren, für die der Heilpraktiker über die besonderen Qualifikationen verfügt, beschränken.
Die Angaben der Verfahren sollte bei allen Verwendungsmöglichkeiten identisch sein.
2. Das Praxisschild ist in unaufdringlicher Form zu gestalten. Die Größe sollte sich den örtlichen Gepflogenheiten (etwa 35 × 50 cm) anpassen. Je nach örtlicher Gegebenheit können zwei Praxisschilder erforderlich werden. Beim Wechsel der Praxisstätte ist vorübergehend das Belassen eines Hinweisschildes an der früheren Praxis möglich.

Artikel 10
Drucksachen und Stempel

Die Angaben für Drucksachen und Stempel sollten über die in Artikel 9 gemachten Angaben nicht hinausgehen.

Artikel 11
Eintragung in Verzeichnisse und Sonderverzeichnisse

Die Eintragung sollte nur im Einzugsbereich des Niederlassungsortes erfolgen.

Über den kostenlosen Eintrag hinausgehende Informationen sollten sich auf höchstens fünf Zeilen und die in Artikel 9 erwähnten Angaben beschränken.

Artikel 12
Inserate

Inserate dienen der Information des Patienten und dürfen keinen darüber hinausgehenden unsachgemäßen, mit den guten Sitten des Heilberufs nicht zu vereinbarenden werbenden Charakter aufweisen. Ihnen sollte i.d.R. ein besonderer Anlaß zugrunde liegen, insbesondere Neuniederlassung, Umzug, längere Abwesenheit oder Änderung der Telefonnummer.

Für Inserate sollten folgende Hinweise beachtet werden:

1. Eine Anzeige nach der Niederlassung, nach einem Umzug oder Änderung der Telefonnummer sollte außer den Angaben der Praxisstätte nicht mehr als die in Artikel 9 angeführten Angaben enthalten und nur in den im Einzugsbereich des Niederlassungsortes erscheinenden Tages-, Orts- und Stadtteilzeitungen (Werbezeitungen mit redaktionellem Teil) innerhalb der ersten drei Monate nach der Niederlassung oder dem Umzug veröffentlicht werden.
2. Eine Hinweisanzeige vor und nach einer längeren Abwesenheit (mindestens eine Woche) in einer der unter Absatz 1 genannten Zeitungen sollte – außer den Daten, welche den Zeitpunkt der Praxisunterbrechung angeben, keine weiteren als die in Artikel 9 erwähnten Angaben enthalten.
3. Die Anzeige sollte in Form und Größe dem Informationszweck entsprechen und die Maße einspaltig 60 mm hoch und zweispaltig 30 mm hoch nicht überschreiten.

Artikel 13
Besondere Bezeichnungen

1. Der Heilpraktiker verzichtet auf die Bezeichnung „Spezialist" sowie auf andere Zusatzbezeichnungen, die ihn gegenüber seinen Standeskollegen hervorheben.
Er darf neben der Berufsbezeichnung „Heilpraktiker" keine Bezeichnungen wie z.B. „Akupunkteur", „Chiropraktiker", „Homöopath", „Psychologe", „Psychotherapeut" u.a. führen, die durch diese Koppelung den Eindruck einer ebenfalls gesetzlichen und/oder behördlich genehmigten Berufsausübung bzw. Berufsbezeichnung wie der des Heilpraktikers erwecken.
2. Akademische Grade dürfen nur in Verbindung mit der Fakultätsbezeichnung verwendet werden. Ausländische akademische Grade, Titel und Bezeichnungen wie Professor dürfen nur geführt werden, wenn das zuständige Ministerium eine entsprechende Genehmigung erteilt hat. Sie sind so zu führen, daß ihre ausländische Herkunft erkennbar ist.

Artikel 14
Krankenbesuche

1. Bei Krankenbesuchen muß jeder Patient in dessen Wohnung oder dem vorübergehenden Aufenthaltsort behandelt werden.
2. Patienten in Kliniken, Kurheimen usw. können nur mit vorherigem Einverständnis des leitenden Arztes oder Heilpraktikers beraten, untersucht und behandelt werden.

Artikel 15
Heilpraktiker und Arzneimittel

Die Herstellung sowie der Verkauf von Arzneimitteln unterliegt den gesetzlichen Bestimmungen.

Artikel 16
Verordnung von Arzneimitteln, Provisionen, Rabatte

1. Verbandszugehörigkeiten sollten auf Rezepten, Rechnungen u.a. durch Abdruck des Mitgliedsstempels kenntlich gemacht werden.
2. Der Heilpraktiker läßt sich für die Verordnung oder Empfehlung von Arzneimitteln, medizinischen Geräten usw. keine Vergütung oder sonstige Vergünstigungen gewähren.
3. Patienten dürfen ohne hinreichenden Grund nicht an bestimmte Apotheken verwiesen werden.

Artikel 17
Haftpflicht

1. Der Heilpraktiker verpflichtet sich, eine ausreichende Berufshaftpflichtversicherung abzuschließen. Der Abschluß einer Strafrechtsschutzversicherung wird empfohlen.
2. Im eigenen Interesse sollte der Heilpraktiker von der Einleitung und dem Fortgang eines Strafverfahrens sowie von der Geltendmachung berufsbedingter Schadensersatzansprüche gegen ihn unverzüglich seinem Verband schriftlich Mitteilung machen. Die erforderlichen Angaben sind dabei lückenlos und in aller Offenheit darzulegen.

Artikel 18
Meldepflicht

Der Heilpraktiker hat sich mit der Praxisaufnahme nach den gesetzlichen Vorschriften anzumelden (z.B. Gesundheitsamt, Finanzamt).

Artikel 19
Beschäftigung von Hilfskräften

Beschäftigt der Heilpraktiker in seiner Praxis Angestellte (Sprechstundenhilfen usw.), so hat er die für Beschäftigungsverhältnisse geltenden Vorschriften zu beachten.

Artikel 20
Berufsinsignien

1. Der Heilpraktiker erhält von seiner Standesorganisation einen Berufsausweis und einen Mitgliederstempel. Beide bleiben Eigentum des ausgebenden Verbandes und müssen bei Beendigung der Mitgliedschaft zurückgegeben werden. Unberechtigter Besitz und Gebrauch werden gerichtlich verfolgt. Die Berufsinsignien werden nur an Heilpraktiker ausgegeben.
2. Der Berufsausweis dient dazu, sich bei Behörden und in erforderlichen Situationen als Heilpraktiker ausweisen zu können.
3. Ausweis und Stempel müssen die Mitgliedsnummer und den Namen des Verbandes (Berufsorganisation) enthalten. Weitere eventuelle Vorschriften über Ausgabe usw. sind in den „Verbandstatuten" zu regeln.

Artikel 21
Berufsaufsicht

1. Der Heilpraktiker unterstellt sich im Interesse des Berufsstandes der Berufsaufsicht seines Verbandes (Berufsorganisation).
2. Es liegt im eigenen Interesse des Heilpraktikers
   – von seinem Verband erbetene Auskünfte über

seine Praxistätigkeit wahrheitsgemäß zu erteilen,
- den gewählten Vertretern seiner Berufsorganisation bzw. deren autorisierten Beauftragten es zu ermöglichen, sich über seine geordnete Berufstätigkeit an Ort und Stelle zu unterrichten,
- notwendigen Anordnungen seines Verbandes nachzukommen, wobei gegen Anordnungen, die nach Ansicht des Heilpraktikers nicht gerechtfertigt sind, entsprechend der Satzung des zuständigen Verbandes Einspruch erhoben werden kann,
- bei Ausübung spezieller Behandlungsmethoden wie Akupunktur, Chiropraktik, Osteopathie u.a., die besondere Kenntnisse und Fähigkeiten erfordern, im Bedarfsfalle einen entsprechenden Befähigungsnachweis zu erbringen.

Artikel 22
Prüfungen

1. Eine Prüfung kann im Interesse des Standes vom Verband als notwendig erachtet werden, wenn aufgrund von Tatsachen erhebliche Zweifel am Wissen und an der Befähigung eines Heilpraktikers mit Gefahren für den Patienten entstehen. Wird einem Prüfungsverlangen nicht entsprochen, berechtigt dies den Verband zu satzungsgemäßen Maßnahmen.
2. Die Bestätigung als Mitglied eines Verbandes kann von einer kollegialen Prüfung abhängig gemacht werden.
3. Über jede Prüfung ist eine Niederschrift zu fertigen, die von allen Mitgliedern der Prüfungskommission zu unterzeichnen ist.

Artikel 23
Standesdisziplin

1. Der Heilpraktiker als Mitglied eines Verbandes verpflichtet sich zur Standesdisziplin. Kollegen begegnet er sowohl am Krankenbett als auch in privatem Rahmen mit Kollegialität.
2. Herabsetzende Äußerungen über die Person, die Behandlungsweise oder das berufliche Wissen eines Berufskollegen sind zu unterlassen.

Artikel 24
Hinzuziehung eines zweiten Heilpraktikers

1. Sofern es vom Kranken oder dessen Angehörigen gewünscht wird, oder wenn der behandelnde Heilpraktiker unter Zustimmung des Kranken oder der Angehörigen es befürwortet, können weitere Heilpraktiker zur gemeinsamen Behandlung einbezogen werden.
2. Wird ein weiterer Heilpraktiker einbezogen, so darf er nur die Untersuchung durchführen. Er darf nicht die weitere Behandlung vornehmen, es sei denn, der Patient selbst, seine Angehörigen oder der bisher behandelnde Heilpraktiker im Einvernehmen mit dem Patienten wünschen weiterhin seine Tätigkeit.

Artikel 25
Vertrauliche Beratung

1. Der Meinungsaustausch und die Beratung von mehreren einbezogenen Heilpraktikern müssen geheim bleiben und dürfen nicht in Gegenwart des Patienten stattfinden; auch dürfen die Angehörigen bei der Beratung nicht zugegen sein.
2. Das Ergebnis der gemeinsamen Beratung soll i.d.R. vom behandelnden Heilpraktiker dem Patienten mitgeteilt werden.

Artikel 26
Zuweisung gegen Entgelt

Es ist standeswidrig, wenn Heilpraktiker sich Patienten gegen Entgelt zuweisen.

Artikel 27
Vertretung

Jeder Heilpraktiker sorgt bei vorübergehender oder langandauernder Verhinderung dafür, daß die notwendige Weiterbehandlung von Patienten in dringenden Krankheitsfällen sichergestellt ist.

Artikel 28
Verstöße gegen die Berufsordnung

1. Verstöße gegen die Berufsordnung können im Wege eines satzungsgemäßen Verfahrens geahndet werden. Vorher sollte jedoch immer der Versuch einer kollegialen Bereinigung durch die satzungsgemäß zuständigen Berufsvertreter unternommen werden.
2. In einem solchen Verfahren kann auch darüber entschieden werden, ob ein Heilpraktiker im Interesse des Standes aus dem Verband auszuschließen ist.
3. Die Bestimmungen des HPG vom 17.2.1939 und der Durchführungsverordnungen sowie anderer gesetzlicher Bestimmungen werden hiervon nicht berührt.

Artikel 29

1. Diese Berufsordnung wird von dem Berufsverband satzungsgemäß beschlossen.
2. Sie tritt am 1. Oktober 1992 in Kraft.

1.4 Fragen

Beantworten Sie die Fragen möglichst knapp! Die richtigen Antworten finden Sie auf der angegebenen Seite entweder **halbfett** oder *kursiv* gedruckt, es sei denn, es handelt sich um Original-Gesetzestext. In diesem Fall wurde auf eine Hervorhebung der betreffenden Stellen verzichtet, um den Sinn des Textes nicht abzuwandeln.

Heilpraktikergesetz

- Was ist die gesetzliche Grundlage für die berufsmäßige Ausübung der Heilkunde ohne Bestallung? (S. 1)
- Was ist im Sinne dieses Gesetzes „Ausübung der Heilkunde"? (S. 2, Lernkasten)
- Wann ist die Ausübung der Heilkunde „berufsmäßig", wann ist sie „gewerbsmäßig"? (S. 3)
- Welche Berufsbezeichnung muß der Heilpraktiker führen? Welche Heilverfahren darf der Heilpraktiker auf seinem Praxisschild angeben? (S. 3)
- Darf der Heilpraktiker die Heilkunde im Umherziehen ausüben? Wo ist das gesetzlich geregelt? (S. 3)
- Wie wird es geahndet, wenn jemand die Heilkunde ausübt, ohne eine Erlaubnis im Sinne des § 1 HPG zu besitzen und ohne als Arzt bestallt zu sein? Wo ist das geregelt? (S. 2)
- Wenn jemand die Heilkunde im Umherziehen ausübt, handelt es sich dabei um eine Straftat oder um eine Ordnungswidrigkeit? Auf welcher gesetzlichen Grundlage beruht diese Regelung? (S. 2)
- Dürfen Sie Zähne behandeln? Wo ist dies gesetzlich geregelt? (S. 2 und 3)

Erste Durchführungsverordnung

- Welche Voraussetzungen müssen vorliegen, damit die Erlaubnis zur berufsmäßigen Ausübung der Heilkunde ohne Bestallung erteilt werden kann? Wo ist dies gesetzlich geregelt? (S. 4, s.a. Lernkasten)
- Wer entscheidet über den Antrag? Wo ist das gesetzlich geregelt? (S. 4)
- Kann gegen den Bescheid Widerspruch eingelegt werden? Falls ja, innerhalb welcher Frist? Wer entscheidet über den Widerspruch? (S. 4)
- Wie setzt sich der Gutachterausschuß zusammen? (S. 4)
- Kann die Erlaubnis später noch zurückgenommen werden? Falls ja, unter welchen Bedingungen? Wo steht das? (S. 4)
- Wieso ist vor Erlaubniserteilung zur Ausübung der Heilkunde eine Überprüfung durch das Gesundheitsamt angesetzt? Aufgrund welcher gesetzlichen Regelungen? (S. 5)

Bundesseuchengesetz

- Welcher Paragraph des Bundesseuchengesetzes spricht das Behandlungsverbot von meldepflichtigen Infektionskrankheiten für den Heilpraktiker aus? (S. 10 und Lernkasten S. 11)
- Bei welchen Infektionskrankheiten besteht Meldepflicht bereits im Verdachtsfall, bei welchen im Krankheitsfall und bei welchen nur im Todesfall? Wo ist das gesetzlich geregelt? (S. 9)
- Bei welchen Infektionskrankheiten besteht für den Heilpraktiker zusätzlich zu den in § 3 BSG genannten Krankheiten Behandlungsverbot? Wo ist das festgelegt? (S. 10 und Lernkasten S. 11)
- Was sind übertragbare Krankheiten im Sinne des Bundesseuchengesetzes? (S. 8)
- Wann ist eine Person im Sinne des Bundesseuchengesetzes krank, wann krankheitsverdächtig und wann ansteckungsverdächtig? Was ist ein Ausscheider, und was ein Ausscheidungsverdächtiger? (S. 8f.)
- Welche Ausscheider sind meldepflichtig? (S. 9)
- Wie ist die Meldepflicht bei Tollwut geregelt? (S. 9)
- Wer ist zur Meldung verpflichtet? (S. 9)
- Wohin muß die Meldung erfolgen? (S. 10)
- Innerhalb welchen Zeitraumes muß die Meldung erfolgen? (S. 10)
- Könnte die Meldepflicht auch auf andere Krankheiten ausgedehnt werden, z.B. auf AIDS? (S. 10)

1 Gesetzeskunde

- Können Krankheiten, die zur Zeit meldepflichtig sind, von der Meldepflicht auch wieder befreit werden? Wie? Wo ist das geregelt? (S. 10)
- Dürfen Sie behandeln, wenn es sich bei einer nach § 3 BSG nicht meldepflichtigen Infektionskrankheit um einen Ausbruch in einer Säuglingstagesstätte handelt? (S. 10)
- Wenn ein Heilpraktiker eine Erkrankung einer meldepflichtigen Infektionskrankheit festgestellt und den Arzt benachrichtigt hat, darf er dann bis zum Eintreffen des Arztes Maßnahmen zur Linderung ergreifen? Wo ist das ganz eindeutig geregelt? (S. 10)
- Was regelt der § 45 des Bundesseuchengesetzes? (S. 10f.)

Arzneimittelgesetz

- Was für Arzneimittel darf der Heilpraktiker verordnen? Wo ist das geregelt? (S. 12)
- Wo kann sich der Heilpraktiker informieren, ob ein Mittel verschreibungspflichtig ist oder nicht? (S. 12)
- Ab welcher Potenz ist die Verschreibungspflicht aufgehoben? Gilt das auch für Arzneimittel, die unter das Betäubungsmittelgesetz fallen? (S. 13, s.a. Lernkasten)
- Müssen homöopathische Mittel zugelassen werden, oder genügt eine Registrierung? (S. 13)

Betäubungsmittelgesetz

- Darf ein Heilpraktiker Betäubungsmittel verschreiben oder verabreichen? (S. 14)
- Wo kann man sich informieren, ob ein Mittel unter das BtMG fällt? (S. 14)

Gesetz über die Ausübung der Zahnheilkunde

- Aus welchen beiden Gesetzen kann man ableiten, daß der Heilpraktiker keine Zahnbehandlung durchführen darf? (S. 2 und 14f.)

Hebammengesetz

- Darf ein Heilpraktiker Geburtshilfe leisten? Wo ist das geregelt? (S. 15)
- Darf ein Heilpraktiker eine Schwangere betreuen? Falls ja, in welchem Fall darf er nicht mehr behandeln und untersuchen? (S. 15)

Gesetz zur Bekämpfung von Geschlechtskrankheiten

- Für welche Geschlechtskrankheiten besteht für den Heilpraktiker Behandlungsverbot? Wo ist das gesetzlich geregelt? (S. 15)
- Was **genau** ist dem Heilpraktiker im Hinblick auf Geschlechtskrankheiten und Geschlechtsorgane verboten? (S. 15)
- Was zählt man zu den Geschlechtsorganen? (S. 16)
- Darf er die weibliche Brust nach Krebsknoten abtasten? (S. 16)

Untersuchungen und Blutproben bei strafbaren Handlungen

- Darf ein Heilpraktiker Untersuchungen im Rahmen eines Ermittlungsverfahrens vornehmen? Wo ist das gesetzlich geregelt? (S. 16)

Leichen- und Bestattungswesen

- Darf ein Heilpraktiker Totenscheine ausstellen? (S. 16)

Röntgenverordnung

- Darf ein Heilpraktiker, der seinen Erlaubnisschein nach dem 1.1.88 erhalten hat, röntgen, wenn er die erforderliche Sachkunde besitzt? (S. 17)

Embryonenschutzgesetz

- Darf ein Heilpraktiker eine künstliche Befruchtung vornehmen? Wo ist das geregelt? (S. 17)

Kastrationsgesetz

- Darf ein Heilpraktiker eine Kastration vornehmen? Wo ist das geregelt? (S. 17)

Heilmittelwerbegesetz

- Darf ein Heilpraktiker Heilungsversprechen geben? (S. 18)
- Darf bei homöopathischen Arzneimitteln mit der Angabe von Anwendungsmöglichkeiten geworben werden? (S. 18)
- Darf für Fernbehandlung geworben werden? Wann liegt eine Fernbehandlung vor? (S. 18, s. § 9)

Richtlinien für Blutentnahme und Sterilisation

- Muß vor einer intrakutanen Injektion desinfiziert werden? (S. 20) Falls ja, wie lange muß das Desinfektionsmittel auf die Haut einwirken? (S. 20)
- Welche Verfahren zur Sterilisation von Instrumenten kennen Sie? Welche Temperaturen müssen dabei erreicht werden und wie lang ist die jeweilige Abtötungszeit? (S. 21f.)
- Wie erfolgt eine hygienische Händedesinfektion? (S. 22)
- Wie geht man bei einer chirugischen Händedesinfektion vor? (S. 22)
- Wie erfolgt eine Hautdesinfektion vor Injektionen? (S. 22f.)

Praxiseinrichtung

- Sie wollen eine Praxis gründen. Wie muß das Baugebiet im Bebauungsplan ausgewiesen sein? Was müssen Sie beantragen, wenn die zukünftigen Praxisräume bisher als Wohnung genutzt wurden? (S. 24)
- Welche Hygieneanforderungen werden im allgemeinen an Praxisräume gestellt, wenn eine nicht-invasive Therapie (z.B. nur Fußreflexzonenmassage) durchgeführt wird? (S. 25)
- Zählen Sie auf, welche Hygieneanforderungen an Praxisräume gestellt werden, in denen eine invasive Therapie durchgeführt wird! (S. 25)

Abfallentsorgung

- In welche Abfallgruppen werden Abfälle aus Einrichtungen des Gesundheitsdienstes eingeteilt? (S. 27)
- Wie kann Abfall der Abfallgruppe A entsorgt werden? (S. 27)
- Angenommen, Sie haben einen Aderlaß vorgenommen! Wie entsorgen Sie nun das hierbei angefallene Blut? Wie entsorgen Sie blutverschmiertes Verbandmaterial? (S. 27f.)
- Wie entsorgen Sie Verbandmaterial, das mit Erregern meldepflichtiger übertragbarer Krankheiten behaftet ist? (S. 28, s.a. S. 10)
- Wie entsorgen Sie Chemikalienreste? (S. 28)

Behandlungsvertrag, Behandlungs- und Hilfspflicht

- Worum handelt es sich bei dem Vertrag zwischen einem Heilpraktiker und einem Patienten? (S. 28)
- Erstreckt sich die Sorgfaltspflicht des Heilpraktikers auf den Bereich der Diagnose und/oder der Therapie? (S. 29)
- Muß der Heilpraktiker jeden Patienten behandeln, unterliegt er also einem Behandlungszwang? (S. 30)
- Muß der Heilpraktiker in Unglücksfällen Hilfe leisten? (S. 30)

Beihilfefähigkeit für die Inanspruchnahme von Heilpraktikern

- Sind die Leistungen der Heilpraktiker beihilfefähig? Gibt es Höchstwerte für die Erstattung von Heilpraktiker-Leistungen? Falls ja, welche? (S. 31)

V. Sozialgesetzbuch

- Sind die Leistungen des Heilpraktikers aufgrund der Reichsversicherungsordnung bzw. des V. Sozialgesetzbuches erstattungsfähig? Wie verhält es sich mit den privaten Krankenkassen? (S. 32)

Medizingeräteverordnung (MGV)

- Wodurch wird die Medizingeräteverordnung nach Ablauf der Übergangsfrist (13.6.98) ersetzt werden? (S. 32)
- Fallen Desinfektions- und Sterilisiergeräte unter die Medizingeräteverordnung? (S. 33)

Medizinproduktegesetz (MPG)

- Auf welchem Weg wirken Medizinprodukte (im Gegensatz zu Arzneimitteln)? (S. 33)
- Zählen Sie einige Beispiele auf, was zu Medizinprodukten zählt! (S. 33)
- Was für einer Kennzeichnung bedürfen Medizinprodukte, wenn sie nach dem 14.6.98 in Betrieb genommen werden? (S. 34)

Eichgesetz

- Müssen Fieberthermometer und Blutdruckmeßgeräte geeicht oder zugelassen werden? Müssen Blutsenkungsrohre und Spritzen zugelassen oder geeicht werden? Geben sie an, wie lange eine Eichung generell gilt! (S. 35)

2 Die Zelle

Wenn wir die Frage stellen, was „Leben" ausmacht, so ist die entsprechende Antwort sicher nicht leicht. Was wir aber feststellen können ist, daß es bestimmte Kennzeichen gibt, die lebendige von toter Materie unterscheiden. Solche Merkmale des Lebens wollen wir nun an der Grundeinheit des Lebens, der Zelle, betrachten:

2.1 Kennzeichen des Lebendigen

Unter den Kennzeichen des Lebendigen finden wir solche, die der Selbsterhaltung des Individuums dienen (Stoffwechsel und Wachstum), solche, die zur Kommunikation mit der Umwelt da sind (Reizbarkeit und Leitfähigkeit), solche, die der Reaktionsfähigkeit dienen (Beweglichkeit und Anpassungsfähigkeit), und solche, die zur Erhaltung der Art da sind (Neubildung und Fortpflanzung). Betrachten wir die einzelnen Punkte etwas näher.

Stoffwechsel

Unter Stoffwechsel versteht man, daß bestimmte Stoffe, die aus der Umgebung aufgenommen wurden, vom Organismus in *einfachere Bestandteile zerlegt* werden *(Katabolismus)*, um dann zu *komplizierteren Strukturen* wieder *zusammengesetzt* zu werden, damit sie als Baustoffe für den Körper dienen können *(Anabolismus)*.

Wachstum

Diese so gewonnenen Körperbaustoffe erfüllen nun ihre Aufgabe für Wachstum und Neubildung des Organismus. Ein anderer Teil der aufgenommenen Nährstoffe wird mit Hilfe von Sauerstoff verbrannt, um so Wärme und Energie zu gewinnen.

Reizbarkeit (Erregbarkeit, Empfindlichkeit)

Unter der Reizbarkeit versteht man, daß ein Organismus bzw. eine Zelle aus der Umwelt Eindrücke aufnehmen kann und in der Lage ist, darauf zu reagieren.

Leitfähigkeit

Es ist ein Kennzeichen des Lebens, daß nicht nur eine auf den Ort des Reizes begrenzte Reiz-Reaktion-Antwort erfolgt, sondern daß der Reiz weitergeleitet werden kann. Eine Zelle, ebenso wie auch ein kompliziert zusammengesetzter Organismus, reagieren als ein sinnvolles Ganzes. Er besteht nicht nur aus einzelnen Teilen, die unverbunden nebeneinander bestehen.

Beweglichkeit

Leben hat unmittelbar etwas mit Bewegung zu tun. Dabei kann Bewegung einmal als *äußere Bewegung* stattfinden, d.h., daß sich die Zelle bzw. der Organismus als Ganzes bewegt. Aber es ist auch eine *Fließbewegung innerhalb* des *Zellplasmas* möglich.

Anpassungsfähigkeit

Zellen und Organismen sind in der Lage, sich in gewissen Grenzen ihrer Umwelt anzupassen. Beispielsweise können sich Bakterien bei für sie ungünstigen Lebensbedingungen einkapseln, um so, wie im Winterschlaf, auf „bessere Zeiten" zu warten.

Neubildung und Fortpflanzung

Neubildung und Fortpflanzung wird auf Zellebene durch Zellteilung erreicht. Bei dieser Zellteilung entstehen zwei gleichwertige Tochterzellen. Die *kleinste Einheit,* die diese *Kennzeichen des Lebens* zeigt, ist, wie bereits erwähnt, die *Zelle.*

Es gibt nun Lebewesen, die nur aus einer einzigen Zelle bestehen, wie z.B. das Pantoffeltierchen. Größere Lebewesen, wie Pflanzen, Tiere und Menschen sind aus einer Vielzahl einzelner Zellen zusammengesetzt. Dabei lebt aber die einzelne Zelle im Normalfall nicht isoliert, sondern sie fügt sich sinnvoll in eine übergeordnete Struktur ein, mit der sie dann eine Einheit bildet. In einem späteren Kapital werden wir am Beispiel der Krebszelle die Folgen einer Störung dieses „Sich-Einordnens" sehen. Die Krebszelle fügt sich nicht mehr in die sinnvolle Ordnung des sie umgebenden Zellverbandes ein, sondern beginnt ein eigenständiges Leben auf Kosten der sie umgebenden Zellen. Um für all diese Vorgänge ein besseres Verständnis zu entwickeln, müssen wir uns zunächst mit dem Aufbau und der Funktion der einzelnen Zelle beschäftigen.

Kennzeichen des Lebendigen
- Stoffwechsel
- Wachstum
- Reizbarkeit
- Leitfähigkeit
- Beweglichkeit
- Anpassungsfähigkeit
- Neubildung und Fortpflanzung

2.2 Aufbau der Zelle

Jede Zelle besteht aus der sie umgebenden Zellmembran, einem Zelleib und einem Zellkern, der von einer Kernmembran umhüllt ist. Diese Bestandteile betrachten wir nun im einzelnen näher.

2.2.1 Zellmembran (Zellwand)

Schon bei der Betrachtung der Zellmembran stehen wir einem wahren Wunderwerk gegenüber. Mittels der Zellwand grenzt sich jede Zelle gegenüber ihrer Nachbarzelle und der Umwelt ab. Trotzdem muß die Membran für viele Stoffe durchlässig sein, denn einerseits benötigt die Zelle bestimmte Stoffe von außen für ihre Arbeit, andererseits muß sie die Möglichkeit haben, Stoffe, die sie nicht mehr benötigt, nach außen abzutransportieren. Ob die Membran Stoffe in die Zelle eintreten läßt, hängt nicht von der Größe der Moleküle, sondern vom *Bedarf der Zelle* ab. Aber die Membran läßt nicht nur Stoffe in die Zelle eintreten, sondern sie gibt auch Fertigprodukte wie Eiweiße, Enzyme, Antikörper und Hormone nach außen ab. Die neuere Erforschung der Vorgänge bei diesem Stofftransport durch die Zellmembran hat gezeigt, daß die Membran keine starre Barriere ist, sondern ein Organ mit höchst komplizierten Austausch- und Transportvorgängen, das selbst einem ständigen Umbau unterworfen ist.

Das Grundgerüst der Membran (Abb. 2-1) bildet eine Doppelschicht aus Lipiden, also aus Fettmolekülen, die so angeordnet sind, daß ihre wasserabstoßenden Anteile („Schwänze") zueinandergerichtet im Inneren der Membran liegen, während die Anteile, die gut mit Wasser verträglich sind („Köpfchen"), die innere und äußere Grenzfläche der Membran bilden. Die Lipide sind horizontal innerhalb der Membranfläche frei beweglich, wechseln jedoch nicht die Seite. Dadurch wird die große Flexibilität der Membran bei gleichzeitig geordneter Struktur möglich. Dieser Fettschicht ist eine Vielzahl von Proteinen aufgelagert, die zum größten Teil zwischen die Lipide hinein- oder sogar durch beide Schichten hindurchragen. Diese Eiweißmoleküle spielen eine Rolle als Rezeptoren, Enzyme oder Kanäle und sind so die eigentlichen Vermittler zwischen Zellinnerem und Außenmilieu. Zum Teil tragen sie an ihrer Außenseite Zuckerreste (Glykoproteine), die Bedeutung als bestimmte Signalstrukturen besitzen. Zum Beispiel werden die Blutgruppenzugehörigkeit und die Gewebsverträglichkeit bei Organtransplantationen durch diese Zuckerreste bestimmt.

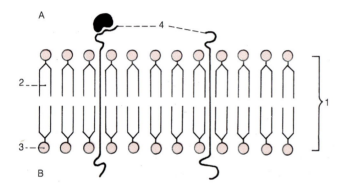

Abb. 2-1 Aufbau der Zellmembran
A. Zelläußeres, B. Zellinneres,
1. Doppelschicht aus Lipiden, 2. „Schwänze" (wasserabstoßender Teil), 3. „Köpfchen" (gut wasserverträglicher Teil), 4. Protein (Rezeptor, Vermittler zwischen Zellinnerem und Außenmilieu)

2.2.2 Zelleib (Zytoplasma)

Im Zelleib werden alle lebenswichtigen Stoffe auf- und abgebaut. Es handelt sich also um das eigentliche *Arbeits- und Speichergebiet*. Betrachtet man den Zelleib mit einem Rasterelektronenmikroskop, so sieht man nicht einfach eine homogene Flüssigkeit, sondern man kann verschiedene *Zellorganellen* unterscheiden, die unterschiedliche Aufgaben haben. Die wichtigsten Zellorganellen wollen wir nun näher betrachten (Abb. 2-2).

Mitochondrien

Mitochondrien sind stäbchen-, kugel- oder hantelförmige Doppelmembransysteme. Sie kommen in den einzelnen Zellen in unterschiedlicher Anzahl und Größe vor. Ihre *Aufgabe* liegt in der *Energiegewinnung* durch die Vorgänge der inneren Atmung. Dazu werden die aufgenommenen Nährstoffe, als Kohlenhydrate, Fette und Eiweiße, zunächst im Zytoplasma alle zu einem bestimmten Stoffwechselprodukt abgebaut, das dann in die Mitochondrien aufgenommen wird. Dort

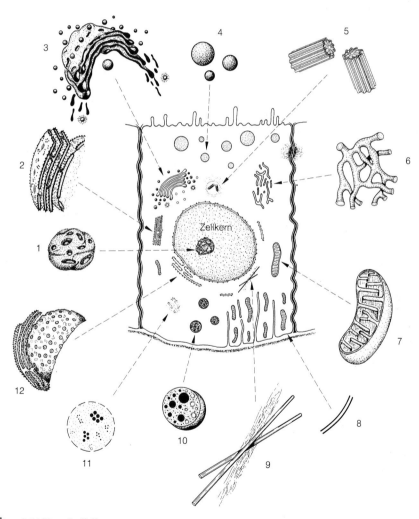

Abb. 2-2 Übersicht über die Zelle
1. Nukleolus des Zellkerns (Nukleus), 2. Rauhes endoplasmatisches Retikulum, 3. Golgi-Apparat, 4. Sekretkörnchen, die in der Zelle produziert wurden und nach außen abgegeben werden, 5. Zentriol (Zentralkörperchen), 6. Glattes endoplasmatisches Retikulum, 7. Mitochondrium, 8. Zellmembran, 9. Mikrotubuli, 10. Lysosom, 11. Glykogenpartikel, die die Zelle produziert hat, 12. Teil des Zellkerns, dem das rauhe endoplasmatische Retikulum angelagert ist

durchläuft es den Zitronensäurezyklus und die Atmungskette, wobei es durch Sauerstoff vollständig zu Kohlendioxid und Wasser verbrannt wird. Die dabei freiwerdende Energie wird durch gleichzeitige Bildung des energiereichen Moleküls Adenosintriphosphat (ATP) gespeichert. Bei Bedarf geben die Mitochondrien ATP ab, das unter Freisetzung von Energie in ADP umgewandelt wird. Anschließend wird das ADP in den Mitochondrien wieder zu ATP aufgebaut.

> ATP → ADP + Phosphat + Energie (Wärme, Bewegung, Arbeit)

Diese Energieumwandlungsprozesse erfolgen unter Mitwirkung von Enzymen, die sich in den Mitochondrien befinden.

Endoplasmatisches Retikulum (ER)

Das endoplasmatische Retikulum ist ein Hohlraumsystem, das aus Membranen aufgebaut ist. Es steht mit der Kern- und Zellmembran in Verbindung. Man unterscheidet ein glattes und ein rauhes endoplasmatisches Retikulum. Die seltenere *glatte* Form kommt gehäuft in der quergestreiften Muskulatur vor und erfüllt eine wichtige Aufgabe beim *Stofftransport*. Die *rauhe* Form ist mit Ribosomen (s. unten) besetzt und kommt vor allem in Zellen mit starker *Proteinsynthese* vor.

Ribosomen

Ribosomen sind kleine, kugelige Körperchen. Sie kommen entweder frei im Zytoplasma vor, oder sie sitzen außen auf der Kernmembran, oder sie kommen zusammen mit dem endoplasmatischen Retikulum vor. Ribosomen bestehen aus RNS (Ribonukleinsäure) und Proteinen. An ihnen findet die *Proteinsynthese* statt, also die Herstellung von Eiweißverbindungen.

Lysosomen

Lysosomen sind membranumschlossene Vesikel unterschiedlicher Gestalt. Sie besitzen Enzyme, mit deren Hilfe sie in der Lage sind, *überflüssiges Material* in der Zelle *aufzulösen*. Das können Teile von Bakterien, Viren und Teile entarteter Zellen sein.

Golgi-Apparat

Der Golgi-Apparat ist ein parallel angeordnetes Membransystem. Er wirkt bei der *Sekretbildung* mit, *speichert* im endoplasmatischen Retikulum gebildete Proteine und *transportiert* sie in Vesikel verpackt zur Zellmembran, wo sie nach außen abgegeben werden. Damit schützt der Golgi-Apparat die Zelle vor Stoffen, die diese herstellt, die aber in entsprechender Konzentration die Zelle schädigen können.

Zentriol (Zentrosom, Zentralkörperchen)

Das Zentriol bildet bei der Zellteilung den *Spindelapparat* aus (s. S. 51). In hochspezialisierten Zellen, die nicht mehr teilungsfähig sind, fehlt es.

Mikrotubuli

Mikrotubuli sind ein Röhrensystem, das einen wichtigen Teil des *Zellskeletts* darstellt. Dieses hat eine wichtige Aufgabe bei der Bildung der Zellform. In Nervenzellen sind die Mikrotubuli am intrazellulären Transport beteiligt.

> Zellorganellen
> - Mitochondrien
> - endoplasmatisches Retikulum
> - Ribosomen
> - Lysosomen
> - Golgi-Apparat
> - Zentriol
> - Mikrotubuli

2.2.3 Zellkern (Nukleus)

Der Zellkern ist von größter Wichtigkeit, da in ihm die gesamte Zellinformation gespeichert ist. Am Zellkern unterscheiden wir den *Kernsaft*, die *Kernmembran*, die *Kernkörperchen* und das *Chromatin* bzw. die *Chromosomen*. Der Zellkern ist die „Kommandozentrale", die die Informationen an den Zelleib gibt und somit bestimmt, welche Stoffe dort hergestellt werden.

Kernsaft (Karyolymphe)

Die eiweißhaltige Flüssigkeit, die sich im Zellkern befindet, heißt Kernsaft. In ihm liegen die Chromosomen und die Kernkörperchen.

Kernkörperchen (Nukleolus)

Die Kernkörperchen sind kleine Körperchen, die sich innerhalb des Zellkerns befinden und nicht mit dem Zellkern verwechselt werden dürfen. Sie bestehen aus DNS, RNS und Proteinen.

2.2 Aufbau der Zelle

Ihre Aufgabe besteht in der Bildung der *RNS-Moleküle*, aus denen die Ribosomen aufgebaut werden.

Chromosomen (Erbkörperchen)

Chromosomen sind die *eigentlichen Träger der Erbanlagen*. Unter dem Mikroskop kann man sie als gedrungene, meist gekrümmte oder gewinkelte Stäbchen ausmachen. Durch eine Einschnürung (Zentromer) werden sie in zwei Schenkel geteilt (Abb. 2-3).

Die Chromosomen treten im Zellkern immer paarweise auf, normalerweise mehrere Paare pro Zellkern. Die Anzahl der Chromosomen in einer Zelle ist jeweils bei einer Spezies konstant. Es ist aber nicht so, daß ein höher entwickeltes Lebewesen mehr Chromosomen besitzt als ein niedriger entwickeltes.

In der menschlichen Zelle befinden sich 23 Chromosomenpaare (diploider Chromosomensatz), das sind *46* einzelne Chromosomen. Davon sind *22 Paare Autosomen* und *ein Paar Heterosomen*, d.h., es liegen 22 identische Paare und zwei nicht-identische Geschlechtschromosomen vor. Die paarige Anordnung der Chromosomen entspricht der Tatsache, daß jedes Individuum aus der Verschmelzung einer Ei- mit einer Samenzelle hervorgeht. Die eine Hälfte der vorhandenen Chromosomen stammt aus der mütterlichen Eizelle und die andere aus der väterlichen Samenzelle. Reife Geschlechtszellen enthalten deshalb nicht 46 Chromosomen, sondern nur 23 (haploider Chromosomensatz); siehe hierzu auch Seite 52.

> Die Chromosomen sind die Träger der Erbanlagen.

Gen (Erbfaktor, Erbeinheit, Erbanlage) und DNS

Auf den Chromosomen liegen linear aneinandergereiht die Gene, die Träger der Erbanlagen. Grundlage dieser Gene und damit auch der Chromosomen sind die *DNS-Moleküle* (Desoxyribonucleinsäure). Das Grundgerüst der DNS besteht aus zwei langen, parallel verlaufenden Ketten von abwechselnd einer Zucker- (Desoxyribose) und einer Phosphatgruppe, die über ihre gesamte Länge durch Querverbindungen zusammengehalten werden und zusätzlich spiralig aufgewunden sind (Doppelhelix). Eine gute Veranschaulichung hierfür bietet das Bild einer spiralig um eine Säule herum gelegten Strickleiter (Watson-Crick-Modell).

Watson-Crick-Modell
(Doppelhelix-Modell der DNS)

Nach dem Watson-Crick-Modell (Abb. 2-4) werden die beiden Längsholme der Strickleiter von den Zucker- und Phosphatgruppen gebildet. Diese Holme werden durch Sprossen zusammengehalten, die von je zwei Nukleinbasen gebildet werden, die in der Wasserstoffbrücke mit-

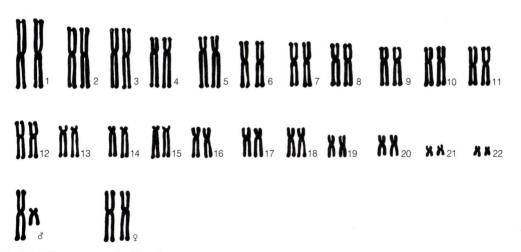

Abb. 2-3 Chromosomen des Menschen
Die insgesamt 46 Chromosomen in der menschlichen Zelle teilt man in 22 Paare Autosomen und 1 Paar Heterosomen (Geschlechtschromosomen) ein

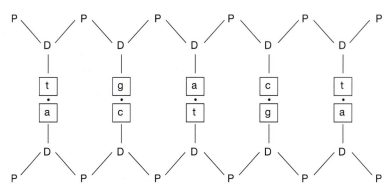

Abb. 2-4 Watson-Crick-Modell
P. Phosphat (Phosphorsäurerest), D. Desoxyribosezucker, a. Adenin, t. Thymin, c. Cytosin, g. Guanin

einander verbunden sind. Insgesamt kommen vier verschiedene Basen vor: Cytosin, Guanin, Thymin und Adenin. Für den Bau einer Sprosse bilden Cytosin und Guanin oder Adenin und Thymin jeweils ein Paar. Es gibt also nur zwei verschiedene mögliche Kombinationen. Wichtig ist jedoch die Reihenfolge der vier Basen entlang eines Holms: während die Nukleinbasen als „Buchstaben des genetischen Codes" bezeichnet werden können, bestimmt ihre Abfolge den Aufbau der Proteine und damit die Eigenschaften der Zelle und des Organismus.

RNS

Der Aufbau der RNS entspricht weitgehend dem der DNS. Allerdings besitzt sie statt der Nukleinbase Thymin das Uracil und als Zuckerbestandteil besitzt sie nicht Desoxyribose, sondern Ribose. Während die DNS der eigentliche Träger der Erbinformation ist, erfüllt die RNS drei Hauptaufgaben bei der Übersetzung und Ausführung der „Vorschriften" der Erbsubstanz:
1. Als Strukturelement der Ribosomen (rRNS, ribosomale RNS)
2. Als Kopie der DNS (mRNS; messenger-RNS)
3. Als Vehikel für die Aminosäuren, die zu den Ribosomen gebracht werden (tRNS, transfer-RNS).

Eiweißherstellung (Proteinsynthese)

Wie wir gehört haben, speichern die DNS-Moleküle die Erbinformation. Damit besitzen sie den Bauplan für die Herstellung der lebensnotwendigen Eiweiße. Dieser Bauplan verbleibt als DNS in dem „Chefbüro" des Zellkerns. Als Nachrichtenträgersubstanz zwischen Zellkern und Zelleib dient die mRNS (messenger-RNS). Das bedeutet, daß die mRNS das Chefbüro im Zellkern mit der eigentlichen Herstellungsfabrik im Zelleib, vor allem also mit den Ribosomen, verbindet.

Um die Information, die in der DNS („Baupläne") gespeichert ist, weitergeben zu können, lagert sich eine genaue entsprechende RNS entlang eines bestimmten DNS-Strangs an und kopiert diesen ab. Diese RNS-Moleküle sind also Kopien der DNS-Moleküle (Matrizen). Diese Kopien wandern nun aus dem Zellkern durch die Kernporen in den Zelleib. Hier legen sie sich an die Ribosomen an, wo nun gemäß dem Bauplan des Zellkerns die entsprechenden Aminosäuren angelagert werden (Eiweißherstellung).

Auf diese Weise stellt die Zelle alle benötigten Eiweiße her, egal ob es sich um Hormone, Enzyme, Sekrete oder um Strukturproteine handelt, die die Zelle für ihren Aufbau selbst benötigt.

2.3 Zellteilung

Ausgehend von einer einzigen Zelle, entwickeln sich vielzellige Lebewesen durch Zellteilung. Dabei entstehen Tochterzellen, die mit der Mutterzelle identisch sind. Dazu ist es von entscheidender Wichtigkeit, daß die Erbinformation, die im Zellkern der Mutterzelle gespeichert ist, fehlerfrei auf die Tochterzelle übertragen wird. Diesen Vorgang bezeichnet man als Mitose. Ein Sonderfall der Zellteilung, die Meiose, kommt bei den

Geschlechtszellen vor. Nun betrachten wir zunächst die Mitose (Abb. 2-5).

2.3.1 Mitose

Die Mitose ist die *Teilung des Zellkerns*. Das ist ein Vorgang der im allgemeinen mehrere Stunden dauert und der in *fünf Stadien* eingeteilt werden kann. Voraussetzung der Mitose ist die vorausgegangene Verdoppelung der DNS in der Interphase.

A Zwischenphase (Interphase)

Während der Interphase geht die Zelle ihrer speziellen Aufgabe innerhalb des Zellverbandes nach, z.B. der Herstellung von Hormonen. Während dieser Zeit liegen die Chromosomen in ihrer Funktionsform als Chromatin vor, d.h., sie sind nicht sichtbar, da sie ausgebreitet sind, damit „der Bauplan abgelesen" werden kann.

B Vorphase (Prophase)

Die Chromosomen werden als feine Fäden sichtbar, da sie sich durch Spiralisierung zunehmend verkürzen und verdicken. Das Zentriol verdoppelt sich und beginnt den Spindelapparat auszubilden. Die Kernmembran löst sich auf, ebenso die RNS-haltigen Kernkörperchen.

C Mittelphase (Metaphase)

Die Ausbildung des Spindelapparates wird abgeschlossen. Die Chromosomen heften sich mit ihrem Zentromer an der Äquatorialebene des Spindelapparates an.

D Nachphase (Anaphase)

Die mit ihrem Zentromer an den Spindelapparat gehefteten Chromosomen spalten sich auf. Je eine Spalthälfte (Chromatid) wandert zu den entgegengesetzten Spindelpolen. Jede Chromatide ist nun das neue und vollständige Chromosom einer Tochterzelle.

E Endphase (Telophase)

Nachdem die Polwanderung der Chromatiden abgeschlossen ist, löst sich der Spindelapparat auf. Die Kernmembran erneuert sich aus Teilen des endoplasmatischen Retikulums.

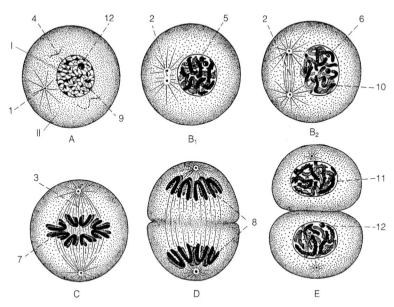

Abb. 2-5 Phasen der Zellteilung (Mitose)
A. Interphase, B₁. und B₂. Vorphase (Prophase), C. Mittelphase (Metaphase), D. Nachphase (Anaphase), E. Endphase (Telophase), 1. Zentriol (Zentralkörperchen), 2. Zentriol beginnt den Spindelapparat auszubilden, 3. Spindelapparat, 4. Funktionsform der Chromosomen (Chromatin), 5. Chromosomen werden als Fäden sichtbar, 6. Chromosomenfäden, 7. Chromosomen heften sich mit ihrem Zentromer an der Äquatorialebene fest, 8. Chromosomen wandern zu den entgegengesetzten Polen, 9. Kernmembran, 10. Kernmembran beginnt sich aufzulösen, 11. Kernmembran hat sich aus Teilen des endoplasmatischen Retikulums neu gebildet, 12. Nukleolus
I Zellkern, II Zelleib

2 Die Zelle

In den so entstandenen beiden Tochterzellen gehen die Chromosomen wieder in ihre Arbeitsform über, d.h., sie werden unsichtbar. In dieser Form werden sie als Chromatin bezeichnet. Die Zelle geht wieder in die Interphase über, beginnt zu wachsen und ihrer speziellen Aufgabe nachzukommen, sowie ihre Erbinformationen für die nächste Mitose wieder genau zu verdoppeln.

Im Gegensatz zum Zellkern, bei dem es genau darauf ankommt, daß die gespeicherte Erbinformation fehlerfrei auf die Tochterzelle übergeht, teilt sich der *Zelleib* durch einfache *Durchschnürung*. Die fehlenden Zellorganellen bildet die Zelle in ihrer Wachstumsphase neu aus.

Phasen der Zellteilung
- Zwischenphase (Interphase)
- Vorphase (Prophase)
- Mittelphase (Metaphase)
- Nachphase (Anaphase)
- Endphase (Telophase)

2.3.2 Meiose (Reduktionsteilung, Reifeteilung)

Bei den Geschlechtszellen gibt es eine besondere Form der Zellteilung: die Meiose oder Reduktionsteilung. Diese Teilung hat den Sinn, den doppelten Chromosomensatz 2n auf den einfachen Satz n zu reduzieren. Ohne diese Halbierung würde sich sonst der Chromosomensatz bei der Verschmelzung der weiblichen Eizelle mit der männlichen Samenzelle jeweils verdoppeln. Die Reduktionsteilung ist also die Voraussetzung dafür, daß es nach der Befruchtung wieder zu dem normalen diploiden Chromosomensatz 2n kommt.

Bei der Meiose kann man zwei Schritte unterscheiden, nämlich die erste und die zweite Reifeteilung.

Erste Reifeteilung

Hierbei handelt es sich um die eigentliche Reduktionsteilung, bei der der *Chromosomensatz halbiert* wird. Vor der eigentlichen Teilung lagern sich im Eierstock bzw. in den Hodenkanälchen die homologen Chromosomen, also die sich entsprechenden Chromosomen, von denen jeweils ein Chromosom von der Mutter und ein Chromosom vom Vater stammt, parallel aneinander. Dabei kommen die sich entsprechenden Genabschnitte genau nebeneinander zu liegen. Nun beginnen die Chromosomen Stücke auszutauschen („Die Chromosomen paaren sich"). Dieser Austausch wird Crossing-over genannt. Er führt zu einer Neuordnung der Gene auf den Chromosomen, wodurch die genetische Variabilität gefördert wird.

Nach diesem Crossing-over werden nicht, wie bei der normalen Zellteilung, die Chromatiden auf die Tochterkerne verteilt, sondern die homologen Chromosomen, die aus jeweils zwei Chromatiden bestehen. Deshalb ist noch eine darauffolgende mitotische Teilung notwendig.

Zweite Reifeteilung

Die zweite Reifeteilung entspricht der normalen mitotischen Teilung, bei der die Chromatiden auf die Tochterkerne verteilt werden; hier allerdings nur mit dem haploiden Chromosomensatz. Bei der zweiten Reifeteilung wird also die Trennung der Chromosomen in Chromatide nachgeholt.

Geschlechtsbestimmung

Die menschliche Zelle besitzt 22 Paare Autosomen und ein Paar Heterosomen. Letztere sind die Geschlechtschromosomen, von denen es zwei

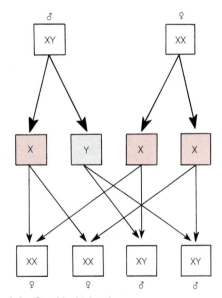

Abb. 2-6 Geschlechtsbestimmung
Weibliche Geschlechtszellen (Eizellen) enthalten ein X-Chromosom, männliche Spermien entweder ein X- oder ein Y-Chromosom. Nach der Verschmelzung von Eizelle und Spermium ergibt die Kombination XX ein Mädchen, XY ergibt dagegen einen Jungen

verschiedene Typen gibt: das X-Chromosom und das Y-Chromosom. Ein Individuum, das zwei X-Chromosomen besitzt, ist weiblich, eines mit einem X- und einem Y-Chromosom männlich.

Aufgrund der Reduktionsteilung (Meiose) der Geschlechtszellen liegt in diesen Zellen der halbe Chromosomensatz vor. Das bedeutet, daß in den weiblichen Geschlechtszellen neben den Autosomen *ein X-Chromosom* vorkommt. In den männlichen Geschlechtszellen kommt neben den Autosomen *entweder ein X- oder ein Y-Chromosom* vor. Damit enthält eine Eizelle immer ein X-Chromosom, ein Spermium dagegen entweder ein X- oder ein Y-Chromosom. Nach der Befruchtung bildet sich nun also das Chromosomenpaar XX oder XY aus. Die Kombination XX ergibt ein weibliches Wesen, die Kombination XY ein männliches (Abb. 2-6).

2.4 Chromosomenabweichungen (Chromosomenaberration)

Die neuere Zellforschung hat ergeben, daß eine Anzahl von angeborenen Mißbildungen auf Abweichungen in Zahl und Form von Chromosomen zurückzuführen ist. Kommt es zu einer fehlerhaften Reduktionsteilung, so entwickelt sich ein Keim, der entweder ein Chromosom zuviel oder ein Chromosom zuwenig hat. Diese Zellen sind meist nicht lebensfähig und gehen zugrunde. Sind sie jedoch lebensfähig, was vor allem bei Abweichungen der Geschlechtschromosomen vorkommt, so geht der vermehrte oder verminderte Chromosomensatz meist in alle Zellen des neu entstehenden Organismus über.

Im folgenden werden die häufigsten Chromosomenabweichungen vorgestellt.

2.4.1 Trisomie 21 (Down-Syndrom, veraltet: Mongolismus)

Bei der Trisomie 21 liegen in allen Körperzellen *47 Chromosomen* anstelle von 46 vor. Ursache ist ein zusätzliches Chromosom Nr. 21, so daß davon drei statt zwei vorhanden sind. Dadurch kommt es zu einer Fehlentwicklung fast aller Organe und Gewebe, da sie langsamer wachsen, unreif bleiben, Fehlbildungen aufweisen und schneller altern.

Die *geistige Entwicklung* ist *behindert*, wobei es beträchtliche individuelle Unterschiede gibt, die vor allem auf Differenzen in der persönlichen Förderung des Betroffenen beruhen. Die Erkrankung hat folgende äußerliche Merkmale: der *Kopf* ist auffallend *klein*, der Hinterkopf abgeflacht. Es kommt zu der typischen *schrägen Augenstellung* (Mongolismus!). Der Augenabstand ist vergrößert, der Nasenrücken verbreitert, die *Nasenwurzel eingesunken*. Die Ohren sitzen tief am Kopf und sind wenig plastisch ausgebildet. Die *Zunge* ist *vergrößert*, und infolgedessen steht der *Mund* meist *offen*. Die Speichelproduktion ist erhöht. Die Hände sind kurz und breit, mit einer einzelnen Falte der Handfläche („Affenfurche"). Die Finger sind kurz, der 5. Finger steht schief und hat oft nur zwei Glieder. Der Abstand zwischen der 1. und der 2. Zehe ist vergrößert und zwischen beiden befindet sich eine Plantarfurche („Sandalenfurche").

Es besteht eine *erhöhte Infektanfälligkeit*. Bei 35% der Betroffenen besteht gleichzeitig ein *Herzfehler*. Das Risiko an Leukämie zu erkranken, erhöht sich um das 12- bis 20fache. Heute erreichen 80% der Erkrankten das 30. Lebensjahr.

Die Trisomie tritt mit zunehmendem Lebensalter der Mutter, evtl. auch des Vaters, gehäuft auf:

Mutter *bis* 20 Jahre: 1 Erkrankungsfall auf 2000 Lebendgeburten.
Mutter *über* 40 Jahre: 1 Erkrankungsfall auf 40 Lebendgeburten.

2.4.2 Klinefelter-Syndrom (XXY)

Auch beim Klinefelter-Syndrom, von dem nur Männer betroffen sein können, liegt ein Chromosom zuviel vor, aber hier handelt es sich um das Geschlechtschromosom: statt der Kombination XY liegt hier in allen Zellen die Kombination XXY vor.

Bei diesen oft geistig unterentwickelten Männern bestehen abnorm kleine Geschlechtsorgane. Meist sind sie unfruchtbar. Die Körperbehaarung ist nur spärlich ausgebildet oder fehlt völlig. Häufig bestehen eine weibliche Brustentwicklung und Osteoporose (krankhafte Knochenentkalkung).

2.4.3 Turner-Syndrom (X0)

Beim Turner-Syndrom, das bei Frauen auftreten kann, fehlt in den Zellen ein X-Chromosom. Statt der Geschlechtschromosomenkombination XX liegt hier nur ein X-Chromosom vor. Dieses fehlende Chromosom verursacht Minderwuchs, sexuellen Infantilismus und fehlende Menstruation. Häufig bestehen daneben weitere Fehlbildungen (z.B. Herzfehler). Die Eierstöcke sind oft nur bindegewebige Stränge, so daß Unfruchtbarkeit vorliegt.

2.4.4 Andere Chromosomenabweichungen

Es sind noch eine Vielzahl von Abweichungen bei den Geschlechtschromosomen bekannt geworden. Hier sollen nur einige Beispiele aufgezählt werden:
- Y0-Individuen sind nicht lebensfähig. Bei ihnen ist nur ein Y-Chromosom vorhanden aber kein X-Chromosom.
- Bei der XXX-Abnormität treten drei X-Chromosomen auf. Diese Frauen unterscheiden sich äußerlich nicht von normalen XX-Trägerinnen.
- XYY-Abweichungen haben vor einigen Jahren als sogenanntes „Kriminalitäts-Chromosom" Schlagzeilen gemacht. Bei Untersuchungen wurde festgestellt, daß diese Individuen eine abnorme Neigung zur Aggression und ein besonders stark „asoziales Verhalten" bei verringerten geistigen Fähigkeiten besitzen. Diese früher durchgeführten Untersuchungen sind heute sehr umstritten.

2.5 Fragen

Beantworten Sie die Fragen möglichst knapp! Die richtigen Antworten finden Sie auf der angegebenen Seite entweder **halbfett** oder *kursiv* gedruckt.

Allgemeines

- Geben Sie Kennzeichen des Lebens an! (S. 45)
- Was ist Katabolismus, was Anabolismus? (S. 45)
- Beweglichkeit ist ein Kennzeichen des Lebendigen. Welche beiden grundsätzlichen Arten von Bewegung unterscheidet man? (S. 45)
- Was ist die kleinste Einheit, die die Kennzeichnung des Lebens zeigt? (S. 45)

Aufbau der Zelle

- Wovon hängt es ab, ob die Zellmembran bestimmte Stoffe in die Zelle eintreten läßt? (S. 46)
- Was für eine Aufgabe hat der Zelleib? (S. 47)
- Geben Sie mindestens sechs wichtige Zellorganellen an, und nennen Sie dazu deren Hauptaufgabe! (S. 47f.)
- Wie setzt sich der Zellkern zusammen? (S. 48)
- Was wissen Sie vom Kernkörperchen, dem Nukleolus? (S. 49)
- Was sind die Chromosomen? (S. 49)
- Wie viele Chromosomen befinden sich in jeder menschlichen Zelle? (S. 49)
- Wie viele davon sind Autosomen, wie viele Heterosomen? (S. 49)
- Was wird als die Grundlage der Erbfaktoren, der Gene, betrachtet? (S. 49)

Zellteilung

- Was ist die Mitose? (S. 51)
  Welche Phasen unterscheidet man bei der Teilung des Zellkerns? (S. 51)
  Wie teilt sich der Zelleib? (S. 52)
- Was für eine Besonderheit zeigen die reifen Geschlechtszellen in bezug auf die Chromosomenanzahl? (S. 52)

Chromosomenabweichungen

- Was ist die Ursache des Down-Syndroms? (S. 53)
  Welche Kennzeichen des Down-Syndroms kennen Sie? (S. 53)
- Welche Geschlechtschromosomenkombination liegt beim Klinefelter-Syndrom vor und welche beim Turner-Syndrom? (S. 53f.)

3 Gewebearten

Die Zellen schließen sich zu vier *Grundtypen* von *Geweben* zusammen: *Epithel-, Binde-, Muskel-* und *Nervengewebe* (Abb. 3-1).

Definition

Gewebe ist ein Verband von gleichartig gebauten Zellen, die auf eine bestimmte Art angeordnet sind und eine bestimmte Aufgabe haben (Schema 3-1).

3.1 Epithelgewebe

Beim Epithelgewebe handelt es sich um einen geschlossenen Zellverband, der auch als *Deckgewebe* bezeichnet wird, da er *äußere* und *innere Oberflächen* des *Körpers bedeckt*. Dieser flächenhaft ausgebreitete Zellverband legt sich wie eine schützende Decke („Deckgewebe") über die Körperoberfläche oder kleidet Hohlräume im Körperinneren aus. Die Epithelzellen sitzen einer Basalmembran auf und bilden eine oder mehrere Schichten. Die Basalmembran trennt das Epithelgewebe von dem darunterlie-

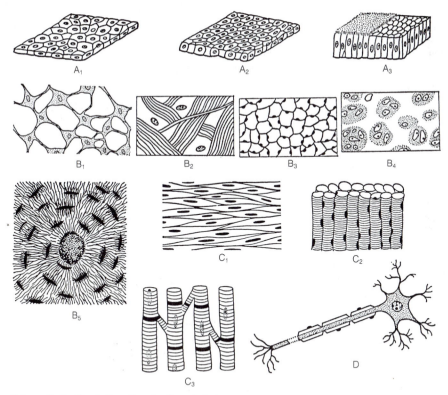

Abb. 3-1 Schematische Darstellung der vier Gewebetypen
A. Epithelgewebe, B. Bindegewebe, C. Muskelgewebe, D. Nervengewebe,
A_1. Plattenepithel, A_2. Kubisches Epithel, A_3. Zylinderepithel, teilweise mit Flimmerhärchen,
B_1. Retikuläres Bindegewebe, B_2. Lockeres Bindegewebe, B_3. Fettgewebe, B_4. Knorpelgewebe, B_5. Knochengewebe mit Havers-Kanal,
C_1. Glatte Muskelfasern, C_2. Quergestreifte Muskelfasern, C_3. Quergestreifte Herzmuskelfasern mit Glanzstreifen,
D. Nervenzelle mit kurzen Dendriten und langem Axon (Neurit)

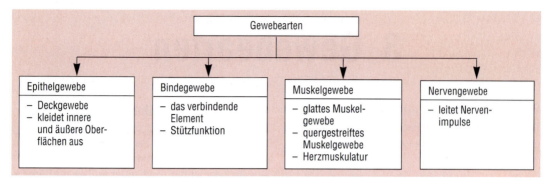

Schema 3-1

genden Bindegewebe. Sie ist durchgängig für Stoffe, die aus dem Bindegewebe zum Epithelgewebe wandern und umgekehrt, denn Epithelgewebe ist *gefäßfrei* und wird von den Blutgefäßen des Bindegewebes aus durch *Diffusion ernährt*.

Zwischen den einzelnen Epithelzellen befindet sich fast keine interzelluläre Flüssigkeit. Das Epithelgewebe erneuert sich ständig durch mitotische Zellteilung, und zwar von der Schicht aus, die der Basalmembran aufsitzt. Die neu entstandenen Zellen wandern langsam nach oben und verhornen allmählich. Die äußerste Schicht wird regelmäßig abgestoßen, so daß ein laufender Erneuerungsprozeß von unten her stattfindet.

3.1.1 Aufgaben des Epithelgewebes

Die wichtigsten Aufgaben des Epithelgewebes sind Schutz, Stoffaustausch und Reizaufnahme.

Schutz

Die Schutzfunktion des Epithelgewebes zeigt sich augenfällig an der Oberhaut, wo sie dem Körper als Begrenzung und als Schutz gegen das Eindringen von Fremdkörpern dient.

Stoffaustausch

Drüsen werden aus Epithelzellen gebildet, damit erfüllen sie eine wichtige Aufgabe bei der Stoffabgabe (Sekretion). Daneben spielen sie auch eine wichtige Rolle bei der Stoffaufnahme (Resorption), da die Darmzotten des Dünndarms auch aus Epithelgewebe gebildet sind.

Reizaufnahme

Wichtige, hochspezialisierte Sinnesrezeptoren wie Zapfen- und Stäbchenzellen der Netzhaut des Auges sind aus Epithelzellen gebildet.

3.1.2 Formen des Epithelgewebes

Nach seiner Form unterscheidet man Plattenepithel, kubisches Epithel und Zylinderepithel.

Plattenepithel

Aus Plattenepithelgewebe bestehen die Auskleidungen von Blut- und Lymphgefäßen (Endothel), Brust- und Bauchfell, die Herzinnenhaut und die Lungenalveolen.

Kubisches Epithel

Kubisches Epithel bildet vor allem Drüsenausführungsgänge und die Sammelrohre der Nierenkanälchen.

Zylinderepithel

Zylinderepithel dient vor allem der Stoffaufnahme und Stoffabgabe (Resorption und Sekretion). Demzufolge ist es vor allem im Magen, in der Gallenblase und in den Darmzotten anzutreffen.

3.1.3 Anzahl der Schichten des Epithelgewebes

Nach der Anzahl der Schichten, aus denen sich das Epithelgewebe zusammensetzt, unterscheidet man ein- und mehrschichtiges Epithelgewebe.

Einschichtiges Epithelgewebe

Das einschichtige Epithelgewebe besteht aus nur einer Lage von Platten-, kubischem oder Zylinderepithelgewebe.

Mehrschichtiges Epithelgewebe

Das mehrschichtige Plattenepithelgewebe befindet sich am Körper an mechanisch besonders beanspruchten Stellen (z.B. verhornt an der äußeren Haut und unverhornt an Mund, Speiseröhre, Stimmritze, Kehlkopf, Augenbindehaut, After, Scheide und Eichel).

3.1.4 Oberflächenbildung des Epithelgewebes

Nach der Oberflächenbildung des Epithelgewebes unterscheidet man verhornendes und zilientragendes Epithelgewebe (Abb. 3-2).

Verhornendes Epithelgewebe

Im Grundaufbau entspricht es dem mehrschichtigen Plattenepithel. Die Hornschicht bildet sich aus abgestorbenen Epithelzellen an der Oberfläche. Es kommt nur in der äußeren Haut vor.

Zilientragende Zellen (Flimmerhärchen)

Es handelt sich um ein mehrreihiges hohes Epithel, das sich vor allem im Atemtrakt (Nasenhöhle, Kehlkopf, Luftröhre, Bronchien) befindet. An der Oberfläche dieses Epithelgewebes befinden sich bewegliche Flimmerhärchen.

3.1.5 Übergangsepithel

Beim Übergangsepithel handelt es sich um ein mehrreihiges Epithel, das insbesondere Hohlorgane mit veränderlicher Ausdehnung auskleidet, z.B. Nierenbecken, Harnleiter und Harnblase. Wichtiges Kennzeichen des Übergangsepithels ist die oberflächliche Lage großer Zellen, die Schleim absondern, um die darunterliegenden Zellen vor dem konzentrierten Harn zu schützen. Charakteristisch für das Übergangsepithel ist auch noch sein Vermögen, sich den unterschiedlichen Füllungszuständen der Hohlräume anzupassen. Dabei geht es scheinbar von einer mehrreihigen in eine zweireihige Form über.

3.1.6 Drüsengewebe

Bei den Aufgaben des Epithelgewebes wurde bereits erwähnt, daß Drüsengewebe aus Epithelzellen gebildet wird. Diese Zellen sind auf die Abgabe von Sekreten (Speichel, Magensaft, Schleim, Galle) spezialisiert. Es gibt Drüsen, die nur aus einer einzigen Zelle bestehen, z.B. die schleimproduzierenden Becherzellen des Darmtraktes und der Luftwege. Die meisten Drüsen bestehen jedoch aus vielen Zellen. Da die vielzelligen Drüsen in dem verhältnismäßig dünnen Epithelgewebe keinen Platz haben, stülpen sie sich in das darunterliegende Gewebe aus.

Unterscheidung nach der Form

Nach der Form des Drüsengewebes unterscheidet man schlauchförmige (tubulöse), beerenförmige (azinöse) und bläschenförmige (alveoläre) Drüsen.

Unterscheidung nach dem Ausführungsgang
(exokrine und endokrine Drüsen)

Drüsen, die einen *Ausführungsgang* besitzen, werden zu den *exokrinen* Drüsen gerechnet, z.B. die Speicheldrüsen, die ihr Sekret durch einen Ausführungsgang in die Mundhöhle entleeren. Besitzen die Drüsen dagegen *keinen Ausführungsgang* und geben ihr Inkret *direkt ins Blut* ab, gehören sie zu den *endokrinen* Drüsen, den Hormondrüsen (S. 293).

Unterscheidung nach der Beschaffenheit des Sekretes (seröses und muköses Sekret)

Seröse Drüsen bilden ein dünnflüssiges Sekret. Der Querschnitt durch eine seröse Drüse zeigt eine enge Lichtung (Abb. 3-3).
Muköse Drüsen bilden ein dickflüssiges Sekret. Beim Querschnitt durch eine muköse Drüse ist eine weite Lichtung zu sehen. Es ist unmittelbar einleuchtend, daß eine muköse Drüse eine wei-

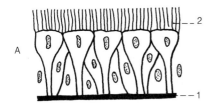
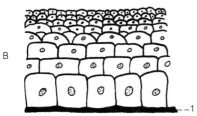

Abb. 3-2 Oberflächenbildung des Epithelgewebes
A. Mehrreihiges zilientragendes Epithelgewebe,
B. Verhornendes Epithelgewebe,
1. Basalmembran, 2. Flimmerhärchen (Zilien)

3 Gewebearten

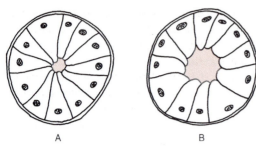

Abb. 3-3 Seröse und muköse Drüse im Querschnitt
A. Seröse Drüse mit enger Lichtung,
B. Muköse Drüse mit weiter Lichtung

tere Lichtung hat als eine seröse, da das dickflüssige Sekret in einer engen Lichtung zu langsam vorankommen würde.

3.2 Bindegewebe (Stützgewebe)

Das Bindegewebe trägt seinen Namen deshalb, weil es das *verbindende Element* im Körper ist. Es verbindet Gewebe, Organe und Organsysteme zu einem einheitlichen Körper. Es ist das am häufigsten vorkommende Gewebe. Neben dieser verbindenden Funktion hat es noch *Stützfunktion* für den Körper (vor allem Knorpel und Knochen).

3.2.1 Aufbau des Bindegewebes

Bindegewebe setzt sich grundsätzlich aus drei Schichten zusammen, nämlich *Zellen, Fasern* und *Grundsubstanz.*

Zellen
Im Bindegewebe unterscheidet man ortsbeständige und nicht ortsbeständige Zellen.
- **Ortsbeständige Zellen**
  Hierzu gehören die Fibrozyten, die eigentlichen Bindegewebszellen. Sie sind spindelförmig, haben ovale Kerne und stehen über lange Zellfortsätze in Verbindung. Sie haben sich aus den Fibroblasten entwickelt.
- **Nicht ortsbeständige Zellen**
  Zu den nicht ortsbeständigen Zellen gehören Histiozyten, Lymphozyten und Granulozyten. Diese Zellen können im Gewebe umherwandern. Sie haben Abwehrfunktion und werden im Kapitel „Blut" ausführlich besprochen.

Fasern
Die Fasern werden in drei Typen unterteilt, in Retikulinfasern, kollagene und elastische Fasern.
- **Retikulinfasern** (biegungselastisch)
  Es handelt sich um ganz feine Fasern, die sogenannten Gitterfasern, die eng mit dem retikulären Bindegewebe verbunden sind. Sie kommen in lymphatischen Organen und im roten Knochenmark vor. Sie stellen aber auch einen wesentlichen Bestandteil der Basalmembran dar. Des weiteren umspinnen sie netzartig Muskelfasern und periphere Nervenfasern.
- **Kollagene Fasern** (zugfest)
  Die kollagenen Fasern *(leimgebende Fasern)* haben ihren Namen daher, weil sie beim Kochen verquellen und Leim geben. Sie besitzen durch ihren Scherengitteraufbau eine erhebliche Elastizität und Zugfestigkeit. Bei der Scherengitterstruktur kann Länge auf Kosten der Breite, und Breite auf Kosten der Länge gewonnen werden. Die kollagenen Fasern sind aus einzelnen Fibrillen aufgebaut. Sie kommen vor allem in Faserknorpeln (Menisken des Kniegelenkes, Zwischenwirbelscheibe) und Knochen vor.
- **Elastische Fasern** (zugelastisch)
  Elastische Fasern lassen sich *dehnen*. Sie kehren nach Beendigung des Zuges zu ihrer ursprünglichen Länge und Form zurück. Elastische Fasern kommen im Knorpel (Ohr, Nase) vor.

Grundsubstanz
Die Grundsubstanz besteht im wesentlichen aus Wasser, Eiweißen, Kohlenhydraten und Salzen. Über sie erfolgt der Stoffaustausch zwischen Blutgefäßen und Bindegewebszellen. Ihre Konsistenz kann sol- und gelartig, aber auch fest sein. Letzteres ist bei Knochen und Knorpeln der Fall.

> Aufbau des Bindegewebes
> - Zellen
> - Fasern
> - Grundsubstanz

3.2.2 Formen des Bindegewebes

Nun wollen wir die einzelnen Bindegewebsarten genauer betrachten. Wie bereits eingangs erwähnt, besitzen sie eine große Formenvielfalt. Wie wir nachstehend sehen werden, reichen sie von Blut über Fettgewebe bis zu Knorpel und Knochen.

Blut

Blut wird zum Bindegewebe gerechnet. Es besteht aus einer flüssigen Grundsubstanz, in der die einzelnen Zellen schwimmen. Die Fasern kommen hier in gelöster Form als Fibrinogen vor und werden erst durch die Blutgerinnung sichtbar.

Retikuläres Bindegewebe

Retikuläres Bindegewebe kommt vor allem in den Lymphknoten, der Milz, im roten Knochenmark und den Tonsillen vor. Hier befinden sich Retikulumzellen, die mit den Fibrozyten verwandt sind. Ihre wichtigsten Aufgaben liegen in der Produktion von Retikulinfasern und in der Phagozytose (Aufnahme und Unschädlichmachen von Fremdkörpern). Den einzelnen Zellen liegen die Retikulinfasern netzartig an.

Fettgewebe

Die Fettgewebszellen werden fast vollständig von einem großen Tropfen Fett ausgefüllt. Es bleibt nur ein feiner Rand mit Zytoplasma übrig, in dem sich ein flachgedrückter Kern befindet. Die Fettzellen dienen als *Nahrungsreserve*, die bei unzureichender Versorgung angegriffen werden kann. Darüber hinaus hat Fettgewebe *Schutz-* (vor allem Wärmeisolation) und *Stützfunktion*. Beim Fettgewebe unterscheiden wir Baufett und Speicherfett:

– **Baufett**
  Beim Baufett sind die Fettzellen von kollagenen Fasern umsponnen. Wird Druck auf diese Fettpolster ausgeübt, verformen sich die Fettzellen und spannen so die Fasern an, die den Druck abfangen. Solche „Polster" befinden sich an mechanisch besonders beanspruchten Stellen wie Fußsohlen, Handtellern und Gesäß. Darüber hinaus dient Baufett zur Anfüllung von Hohlräumen und befestigt damit Organe in ihrer Stellung (z.B. wird die Niere von dem sie umgebenden Baufett in ihrer Lage gehalten).
– **Speicherfett**
  In sogenannten Fettdepots, vor allem im Unterhautfettgewebe, im Bauchraum, im großen Netz (Omentum majus) und im Gekröse kann der Körper große Energiereserven anlegen. Da diese Depots reichlich mit Blutgefäßen versorgt werden und einem ständigen Umbau unterliegen, bedeuten sie eine große Belastung für den Kreislauf und können so die Lebenserwartung des Betroffenen verkürzen.

Lockeres Bindegewebe

Das lockere Bindegewebe ist im Körper weit verbreitet. Es dient vor allem als *Verschiebeschicht* zwischen den einzelnen Organen. Deshalb kommt es beispielsweise unter der Haut vor, um die Verschieblichkeit der Haut gegenüber dem darunterliegenden Gewebe zu gewährleisten. Im lockeren Bindegewebe liegen die Bindegewebszellen in der Grundsubstanz neben den elastischen und kollagenen Fasern in lockerer Anordnung.

Straffes Bindegewebe

Straffes Bindegewebe besteht aus vielen kollagenen Fasern, die vorzugsweise parallel angeordnet und geflechtartig miteinander verwoben sind. Dazwischen liegen Fibrozyten. Grundsubstanz ist nur wenig vorhanden. Da die kollagenen Fasern recht zugfest sind, bilden sie *Sehnen* und *Bänder*.

Knorpel

Knorpel bildet der Körper an mechanisch stark beanspruchten Stellen aus, an denen straffes Bindegewebe nicht ausreicht und andererseits Knochen zu wenig biegsam sind. Wäre die Nase nicht aus elastischem Knorpel, sondern aus Knochen, könnte sie zu leicht brechen.

Beim Knorpel liegen die Knorpelzellen (Chondrozyten) in der festen Grundsubstanz in Gruppen beieinander. Da Knorpel *gefäßfrei* ist, wird er durch Diffusion ernährt.

Man unterscheidet drei Knorpelarten: hyalinen und elastischen Knorpel und den Faserknorpel (Abb. 3-4).

3 Gewebearten

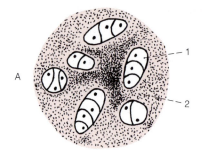
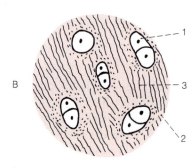
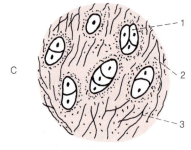

Abb. 3-4 Knorpelarten
A. Hyaliner Knorpel, B. Faserknorpel, C. Elastischer Knorpel, 1. Zelle, 2. Grundsubstanz, 3. Fasern

wie man seinem Namen entnehmen kann. Dadurch ist er leicht verformbar. Wichtige Beispiele sind die *Ohrmuschel* und der *Kehldeckel*.

– **Faserknorpel**
Im Faserknorpel sind die kollagenen Fasern stark vertreten, wodurch er sehr robust ist. Er bildet die *Zwischenwirbelscheiben* der Wirbelsäule, die *Symphyse* und die *Menisken* des Kniegelenks.

Knorpelarten
- Hyaliner Knorpel
- Elastischer Knorpel
- Faserknorpel

Knochen

Für den passiven Bewegungsapparat, das Knochenskelett, bildet der Körper das Knochengerüst aus. Knochengewebe entsteht meist aus Knorpelgewebe, in das im Laufe der Entwicklung Kalksalze eingelagert werden. Da Kalksalze für Röntgenstrahlen undurchlässig sind, stellen sie sich auf dem Röntgenbild als Schatten dar. Durch die eingelagerten Salze erreicht der Knochen eine große Festigkeit und kann so seiner Aufgabe als Stützapparat gerecht werden.

Zu zwei Dritteln besteht der Knochen aus anorganischer Substanz. Erhitzt man einen Knochen, so bleibt der spröde, brüchige Kalk zurück. Das restliche Drittel des Knochens besteht aus organischen Substanzen. Legt man einen frischen Knochen in Salzsäure, so löst sich der Kalk auf und der Knorpel bleibt als weiches biegsames Gebilde zurück.

– **Hyaliner Knorpel**
Hyaliner Knorpel ist die im Körper am häufigsten vorkommende Knorpelart. Da seine Grundsubstanz im Mikroskop glasartig homogen erscheint, erhielt er die Bezeichnung hyalin (griech. hyalos = Glas). Er kommt im Körper an den Stellen vor, an denen besondere Elastizität erforderlich ist. So überzieht er die *Gelenkenden* der *Knochen,* verbindet die *Rippen* mit dem *Brustbein* und bildet Teile der *Nasenscheidewand*.

– **Elastischer Knorpel**
Elastischer Knorpel enthält neben einigen kollagenen Fasern vor allem elastische Fasern,

Aufbau eines Knochens

Betrachten wir einen typischen Röhrenknochen, wie er auf Abbildung 3-5 zu sehen ist: Die beiden verdickten Enden heißen *Gelenkenden* oder *Epiphysen*. Sie sind mit hyalinem Knorpel überzogen. Der dazwischenliegende *Knochenschaft* wird als *Diaphyse* bezeichnet. Zwischen den Epiphysen und der Diaphyse liegen beim jugendlichen Knochen die Wachstumszonen (Epiphysenfugen), von denen aus das Längenwachstum des Röhrenknochens erfolgt.

Untersucht man einen Röhrenknochen im Längsschnitt, so fällt auf, daß ein solcher Knochen nicht massiv ist, sondern aus einer dichteren

3.2 Bindegewebe

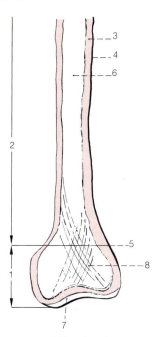

Abb. 3-5 Aufbau eines Röhrenknochens
1. Gelenkende Epiphyse, 2. Knochenschaft (Diaphyse), 3. Kompakter Knochen (Kompakta), 4. Knochenhaut (Periost), 5. Epiphysenfuge (Wachstumszone), 6. Markhöhle mit rotem bzw. gelbem Mark, 7. Hyaliner Knorpel, 8. Druck- und Zuglinien

Knochenzellen

Die knochen*bildenden* Zellen heißen *Osteoblasten*. Sie befinden sich an der äußeren, der Anbauseite des Knochens. Haben sie ihre Aufgabe erfüllt und sind von verkalkter Zwischenzellsubstanz umschlossen, so bilden sie sich zu den nicht mehr teilungsfähigen eigentlichen Knochenzellen, den *Osteozyten*, um. Sie dienen nun dem *Erhaltungsstoffwechsel* des Knochens. Daneben kommen im Knochen noch *Osteoklasten* vor. Es handelt sich um vielkernige Riesenzellen, die Knochensubstanz abbauen. Osteoblasten, Osteozyten und Osteoklasten sorgen für einen ständigen Auf-, Ab- und Umbau des Knochengewebes.

Knochenmark

Man unterscheidet *rotes* und *gelbes* Knochenmark. Im roten Knochenmark findet die Blutbildung statt. Man findet es beim Kind noch in allen Knochen; beim Erwachsenen dagegen nur noch in den spongiösen, also in den Gelenkenden der Röhrenknochen und in den platten, kurzen und unregelmäßigen Knochen. Das gelbe Knochenmark wird auch als Fettmark bezeichnet. Es kommt beim Erwachsenen in den Markhöhlen der Diaphysen sämtlicher Röhrenknochen vor.

Knochenhaut (Periost) und Knocheninnenhaut (Endost)

Außen wird die Rindenschicht des Knochens mit Ausnahme des Gelenkknorpels von der *Knochenhaut* (Periost, Periosteum) überzogen. In ihr verlaufen zahlreiche Blutgefäße und Nerven. Letzteres kann sich beispielsweise bei einem Schlag auf die vordere Schienbeinkante äußerst schmerzhaft bemerkbar machen.

An der Knochenhaut kann man eine knochenbildende Schicht und eine Faserschicht unterscheiden. Die knochenbildende Schicht liegt der Kompakta direkt an. Hier befinden sich beim jugendlichen Knochen zahlreiche, beim Erwachsenen nur noch wenige Knochenbildungszellen (Osteoblasten). Diese Knochenbildungszellen sind für das Dickenwachstum des Knochens zuständig. Die äußere Faserschicht besteht aus zugfesten Fasern, ihr kommt auch eine mechanische Bedeutung zu. Dies kann man gut an der sogenannten „Grünholzfraktur" des kindlichen Knochens erkennen. Hierbei ist der Knochen ganz oder teilweise gebrochen, der Periostschlauch ist jedoch intakt. Dadurch verschieben sich die

Rindenschicht (Kompakta, Substantia compacta) und einer lockereren Bälkchensubstanz (Spongiosa, Substantia spongiosa) besteht.

Die Dicke der Rindenschicht richtet sich nach der mechanischen Beanspruchung, der ein Knochen ausgesetzt ist. Die Kompakta zeigt eine lamellenartige Anordnung. Diese Anordnung erfolgt um die Havers-Kanäle (Canalis centralis) herum, von denen aus die Ernährung des Knochengewebes erfolgt (s.u.). Die Knochenzellen (Osteozyten) sind in diesen Lamellen eingemauert. Sie stehen über lange Zellfortsätze, über die auch ihre Versorgung erfolgt, miteinander in Verbindung.

In den Gelenkenden und in den angrenzenden Teilen des Knochenschafts befindet sich die Bälkchensubstanz (Spongiosa). Sie hilft, Gewicht einzusparen. Die Bälkchen sind nicht zufällig angeordnet, sondern entsprechen den Druck- und Zuglinien. So geben sie dem Knochen ein hohes Maß an Festigkeit. Zwischen den Bälkchen eingelagert liegt rotes Knochenmark (s.u.).

Knochenenden nicht gegeneinander. Solche Brüche heilen im allgemeinen verhältnismäßig schnell und komplikationslos aus.

Die Knochenhaut ist mittels zugfester Fasern in der äußeren Knochenschicht verankert. Diese perforierenden Fasern werden nach ihrem Entdecker William Sharpey *(spr. scha'pi)* als *Sharpey-Fasern* bezeichnet. Die Befestigung von Sehnen am Knochen geschieht über Faserzüge der Sehnen, die in die Faserschicht der Knochenhaut eingewachsen sind und sich dort aufgefächert haben. Die endgültige Befestigung am Knochen erfolgt über die vorstehend beschriebenen Sharpey-Fasern.

Die *Knocheninnenhaut* (Endost, Endosteum) ist die fasrige Haut, die die Markhöhle des Knochens auskleidet. Hier sitzen Osteoklasten (s. S. 61).

Ernährung des Knochens

Vom *Periost* aus erfolgt die Ernährung des Knochens. Dazu ziehen Blutgefäße von der Knochenhaut durch Querkanäle (Volkmann-Kanäle) zu den *Havers-Kanälen* in den Knochenlamellen. Von hier aus diffundieren Nährstoffe und Sauerstoff zu den Knochenzellen, den Osteozyten. Abbauprodukte nehmen den umgekehrten Weg (s. Abb. 3-6 A).

Längen- und Dickenwachstum der Röhrenknochen

Das *Längenwachstum* der Röhrenknochen erfolgt, wie bereits erwähnt, von den Wachstumszonen zwischen Epi- und Diaphysen aus. Es handelt sich hierbei um Knorpelzonen, die ständig neu Knorpelgewebe bilden, das dann in Knochengewebe umgebaut wird. Das Längenwachstum wird durch das Wachstumshormon (STH, somatotropes Hormon, Somatotropin), aber auch durch die Schilddrüsenhormone T_3 (Trijodthyronin) und T_4 (Thyroxin) angeregt. Unter dem Einfluß der Geschlechtshormone verknöchern die Wachstumszonen mit dem Abschluß der Längenwachstumsperiode. Danach ist die verknöcherte Wachstumsfuge im Röntgenbild nur noch als „Epiphysenlinie" zu sehen. Liegt eine angeborene Störung der Knorpelbil-

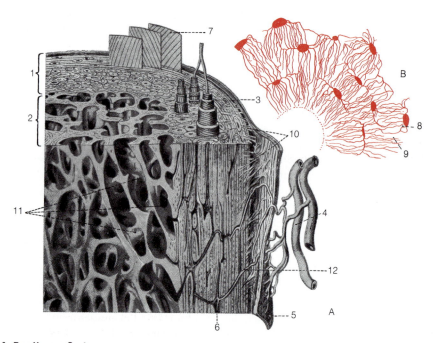

Abb. 3-6 A. Das Havers-System
1. Kompakter Knochen (Kompakta), 2. Bälkchenknochen (Spongiosa), 3. Auseinandergezogenes lamellenartiges Knochenmaterial oder Kompakta, 4. Blutgefäße zur Versorgung des Knochens, 5. Knochenhaut (Periost), 6. Havers-Kanal, 7. Äußere Generallamelle
B. Anordnung der Knochenzellen (Osteozyten) um den Havers-Kanal: 8. Knochenzelle (Osteozyt), 9. Zellfortsatz (Zytoplasmaausläufer), 10. Sharpey-Fasern, von der Knochenhaut in den Knochen einstrahlende Fasern (Fibrae perforantes), 11. Knochenzellen (Osteozyten), 12. Blutgefäß (im Volkmann-Kanal)

dung vor, so entsteht das Krankheitsbild der *Chondrodystrophie*, bei der es zu kurzen, plumpen Extremitäten, kurzem Hals und großem Schädel bei normal großem Rumpf und bei normaler geistiger Entwicklung kommt. Die Züchtung des Dackels wird auf solch eine Wachstumsstörung zurückgeführt.

Das *Dickenwachstum* der Knochen geht von der knochenbildenden Schicht der Knochenhaut aus. Hier sitzen Osteoblasten, die die zunächst unverkalkte Zwischenzellsubstanz bilden und so von außen ständig neue Knochensubstanz anlagern. Die Osteoblasten teilen sich und schieben die zuvor gebildeten Zellen in Richtung Markhöhle weiter. Damit nun die Rindenschicht nicht ständig dicker wird, bauen die Osteoklasten der Knocheninnenhaut die ältere Knochensubstanz wieder ab.

Wichtig ist, daß zwischen den Osteoblasten und Osteoklasten ein ausgewogenes Zusammenspiel besteht. Beim kindlichen Knochen übersteigt die Tätigkeit der Osteoblasten die der Osteoklasten. Beim Erwachsenen herrscht diesbezüglich ein Gleichgewicht. Beim alten Menschen kann es zu einem Überwiegen der Osteoklastentätigkeit oder zu einer Schwäche der Osteoblasten kommen. Die Folge ist Osteoporose.

Wachstum der Röhrenknochen
- Längenwachstum
  erfolgt von der Wachstumszone (Epiphysenfuge) aus.
- Dickenwachstum
  erfolgt von der knochenbildenden Schicht des Periosts aus.

Bildung von Knochengewebe

Bei der Verknöcherung (Ossifikation) des Gewebes unterscheidet man eine bindegewebige (desmale) und eine knorpelige (chondrale) Ossifikation.
- **Desmale Ossifikation**
  (bindegewebige Verknöcherung)
  Schon beim Feten beginnt die direkte Umwandlung von Bindegewebe in Knochen. So werden einige Schädelknochen, die meisten Gesichtsknochen und das Schlüsselbein gebildet.
- **Chondrale Ossifikation**
  (knorpelige Verknöcherung)
  Zur chondralen Ossifikation kommt es bei den langen Röhrenknochen. Sie werden erst knorpelig vorgeformt und später durch Knochengewebe ersetzt.

Die Begriffe *Knochen* und *Knochengewebe* dürfen nicht verwechselt werden. Zum Knochengewebe gehören die Knochenzellen und die feste Zwischenzellsubstanz, in die Salze eingelagert sind. Der Knochen dagegen ist ein Organ, das aus mehreren Gewebearten besteht: dem eigentlichen Knochengewebe, dem Knorpel, der die Gelenkenden überzieht und der beim jugendlichen Knochen die Wachstumszonen bildet. Außerdem gibt es noch das feste, straffe Bindegewebe der Knochenhaut, das Nerven und Blutgefäße führt.

3.3 Muskelgewebe

Die *Fähigkeit zur Kontraktion* lernten wir als ein Kennzeichen des Lebendigen kennen. Bei der Muskelzelle ist diese Fähigkeit besonders ausgeprägt. Durch Muskelverkürzungen werden die willkürlichen Körperbewegungen (z.B. das Armheben) ermöglicht, ebenso wie die unwillkürlichen Bewegungen innerhalb des Körpers (z.B. Magenbewegung).

Voraussetzung für die Kontraktion ist die *Reizfähigkeit*. Als Reiz für den Muskel kommen in erster Linie Nervenimpulse in Betracht. Aber auch mechanische, chemische und thermische Reize können eine Verkürzung verursachen. Neben der Reizfähigkeit ist die *Leitfähigkeit* eines Impulses eine weitere Voraussetzung der Kontraktion.

3.3.1 Arten des Muskelgewebes

Man unterscheidet zwei Hauptgruppen von Muskelgewebe, nämlich *glatte* und *quergestreifte* Muskulatur (Abb. 3-7). Eine Sonderstellung zwischen diesen beiden nimmt die Herzmuskulatur ein, weshalb sie gesondert besprochen wird.

Glatte Muskulatur (unwillkürliche Muskulatur)
Sie arbeitet *langsam, rhythmisch, unwillkürlich* und *autonom* (eigengesetzlich). Damit hängt die Bewegung vom autonomen Nervensystem mit Sympathikus und Parasympathikus ab und vom

3 Gewebearten

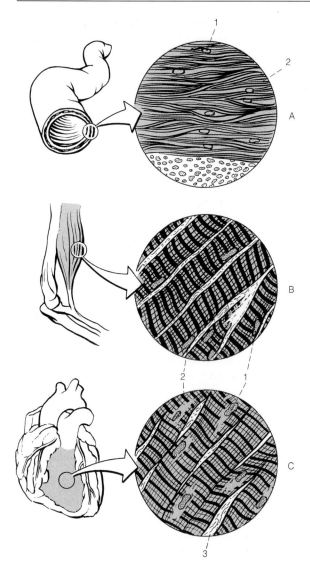

Abb. 3-7 Längsschnitt durch die Muskulatur
A. Glatte Muskulatur, B. Quergestreifte Muskulatur,
C. Herzmuskulatur, 1. Zellkern, 2. Myofibrillen
(Aktin- und Myosinfilamente), 3. Bindegewebe

intramuralen System, das sind eigengesetzlich arbeitende Nervenknoten, die direkt in dem betreffenden Organ oder in dessen unmittelbarer Nähe liegen (s. S. 411). Zur glatten Muskulatur gehören die Muskeln der Eingeweide, die Wände der Blutgefäße und der Atmungsorgane.

Die einzelne Muskelzelle ist eine Faser. Diese sind durch Gitterfasern zu einem Gewebe vereinigt. Die Verkürzung der Muskeln, durch Ineinanderziehen der in der Zelle vorkommenden Aktin- und Myosinfilamente, wird nachstehend bei der quergestreiften Muskulatur beschrieben, da dieser Vorgang bei der glatten und bei der quergestreiften Muskulatur gleich ist. Allerdings sind die Aktin- und Myosinfilamente bei der glatten Muskulatur nicht so regelmäßig angeordnet, weshalb unter dem Mikroskop keine Querstreifung zu sehen ist.

Die glatte Muskulatur besteht aus spindelförmigen Zellen, bei denen der längliche Kern in der Mitte liegt. Die Länge der Zellen beträgt ca. 1 mm.

Quergestreifte Muskulatur (willkürliche Muskulatur)

Die quergestreifte Muskulatur arbeitet *rasch*, *willkürlich*, ist an *keinen Rhythmus* gebunden und wird durch die zerebrospinalen (Hirn und Rückenmark betreffende) Nerven ausgelöst. Diese Skelettmuskulatur macht ca. 40% des Körpergewebes aus. Die Muskeln verlaufen von Knochen zu Knochen und bewegen unsere Gelenke. Sie können durch unseren Willen gesteuert werden.

Unter dem Mikroskop kann man im Muskelgewebe Querstreifung sehen, weil die in der Zelle vorkommenden Aktin- und Myosinfilamente hier in regelmäßigen hellen und dunklen Abschnitten angeordnet sind. Die quergestreifte Muskulatur besteht aus langen Fasern, in denen sich zahlreiche, am Rande gelegene Kerne befinden. Die Länge der einzelnen Fasern kann 5 cm und mehr betragen.

Ein Muskel setzt sich aus vielen Muskelfaserbündeln zusammen. Diese Faserbündel wiederum enthalten zahlreiche Muskelfasern, die sich wiederum aus Myofibrillen zusammensetzen. Diese Fibrillen sind es, die sich letztendlich zusammenziehen und damit die Muskelverkürzung bewirken. Dieser Mechanismus ist, wie erwähnt, für die glatte und quergestreifte Muskulatur gleich. Die Fibrillen bestehen aus Aktin- und Myosinfilamenten, wobei die dünneren Aktinfäden zwischen die dickeren Myosinfäden gezogen werden. Dieser Vorgang geht unter dem Einfluß von Kalzium vor sich und verbraucht Energie (ATP) (s.u.).

Herzmuskulatur

Die Herzmuskulatur nimmt eine *Zwischenstellung* zwischen glatter und quergestreifter Muskulatur ein. Sie arbeitet *unwillkürlich, eigengesetzlich* (autonom), *rhythmisch* und *schnell*. Ihre Autonomie ist durch das vegetative Nervensystem beeinflußbar.

Unter dem Mikroskop können wir eine Querstreifung betrachten. Die Herzmuskelzellen sind jedoch kleiner als die Skelettmuskelzellen, und sie haben nur einen einzigen Kern, der in der Zellmitte liegt. Die Herzmuskelzellen sind eng miteinander verwoben, da dadurch eine gleichzeitige Kontraktion des gesamten Muskels gewährleistet ist. Darüber hinaus sind die einzelnen Zellgrenzen durch *Glanzstreifen* markiert, wodurch der *Zellkontakt* noch weiter *verbessert* wird.

Arten des Muskelgewebes
- Glatte Muskulatur
  (unwillkürliche Muskulatur)
- Quergestreifte Muskulatur
  (willkürliche Muskulatur)
- Herzmuskulatur

3.3.2 Chemische Vorgänge bei der Muskelkontraktion

Für die Muskelarbeit wird Energie benötigt. Dazu wird das im Muskel gespeicherte ATP (Adenosintriphosphat) verwendet:

$$ATP \rightarrow ADP + P + Energie$$

Das bedeutet, das im Muskel vorhandene ATP wird in *ADP* (Adenosindiphosphat) und ein freies Phosphat gespalten. Dabei wird *Energie frei*.

Ist im Muskel ATP nicht mehr ausreichend vorhanden, so kann der Vorrat kurzfristig durch das im Muskel gespeicherte Kreatinphosphat ergänzt werden:

$$Kreatinphosphat + ADP \rightarrow Kreatin + ATP$$

Langfristig wird der ATP-Vorrat durch den Abbau von Glykogen zu Glukose aufgefüllt (Schema 3-2).

Bei Sauerstoffmangel im Muskel, z.B. bei langer oder schwerer körperlicher Anstrengung, wird die Glukose zu Milchsäure „verbrannt", wobei auch Energie – allerdings wesentlich weniger – frei wird. Die Milchsäure ist für den „Muskelkaterschmerz" mit verantwortlich.

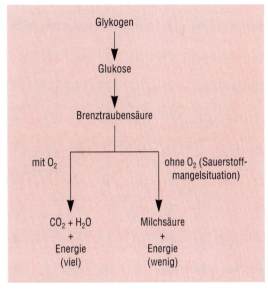

Schema **3-2**

3.4 Nervengewebe

Der Grundbaustein des Nervensystems ist die Nervenzelle (Neuron). Deshalb wollen wir uns zunächst klarmachen, wie eine solche Nervenzelle aufgebaut ist.

3.4.1 Aufbau der Nervenzelle

Die Nervenzelle (Neuron) besteht aus einem *Zellkörper* (Soma) und einem oder mehreren Fortsätzen, bei denen es sich um lange Ausläufer des Zytoplasmas handelt. Bei diesen Fortsätzen unterscheiden wir *Dendriten* und das *Axon* (Neurit) (Abb. 3-8).

Nervenzellen enthalten *Nissl-Schollen*, grob- bis feinschollige Bestandteile, die im wesentlichen aus RNS bestehen.

Dendrit

Dendriten sind relativ *kurze* und oft *baumartig verzweigte Fortsätze*. Sie *fangen die ankommende Erregung auf* und *leiten sie zum Körper der Nervenzelle* hin.

Neurit (Axon oder Achsenzylinder)

Beim Neurit handelt es sich um einen *besonders langen Fortsatz*, der über 1 m lang werden kann. An seinem Ende verzweigt er sich auch baumartig. Neuriten leiten die Erregung vom Körper der Nervenzelle fort *zu anderen Zellen hin*. Bei der Erregungsleitung entlang des Neurons handelt es sich um einen *elektrischen Vorgang*. Das Axon endet an einem Dendriten oder an einem Soma (Zellkörper) einer anderen Zelle. Die Verbindungsstelle der Endigung eines Axons mit einer anderen Zelle wird Synapse genannt.

Synapse

Die Synapse ist eine *Umschaltstelle für die Erregungsübertragung* von einer Nervenzelle auf eine zweite oder von einer Nervenzelle auf das Erfolgsorgan (z.B. einen Muskel). Für die Erregungsübertragung an der Synapse sind *chemische* Wirkstoffe notwendig, die sogenannten Neurotransmitter. Wichtige Überträgerstoffe sind Acetylcholin und Noradrenalin. Sie werden in den Nervenzellen hergestellt, in Bläschen gespeichert und durch ein eintreffendes Aktionspotential freigesetzt (Abb. 3-9).

Aktionspotential und Membranpotential

Zwischen dem Zellinneren und der die Zelle umgebenden Flüssigkeit besteht ein *Unterschied in der Konzentration der Elektrolytlösungen*. Durch diese Differenz entsteht ein Spannungsunterschied, das *Membranpotential*. Wird die Nervenzelle durch einen elektrischen Impuls gereizt, so wird die Durchlässigkeit der Zellmembran für Natrium- und Kaliumionen erhöht. Nun strömt *Natrium in die Zelle ein* und *Kalium strömt aus*. Dadurch wird die *Zellmembran depolarisiert*, d.h. negativ aufgeladen. Dieser Reiz löst nun entlang des Nerven weitere Depolarisationen aus. Damit läuft ein elektrischer Impuls (die Nervenerregung) die Nervenfaser entlang. Kurz danach

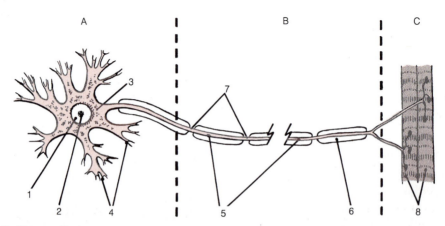

Abb. 3-8 Nervenzelle
A. Lage im Zentralnervensystem, B. Peripheres Nervensystem, C. Motorische Endplatte, 1. Zellkern (Nukleus), 2. Kernkörperchen (Nukleolus), 3. Nissl-Schollen, 4. Dendrit, 5. Axon (Neurit), 6. Schwann-Zelle, 7. Ranvier-Schnürring, 8. Muskelfasern

3.4 Nervengewebe

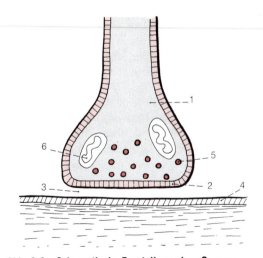

Abb. 3-9 Schematische Darstellung einer Synapse
1. Präsynaptischer Teil, 2. Präsynaptische Membran, 3. Synaptischer Spalt, 4. Postsynaptische Membran, 5. Synaptisches Bläschen mit gespeichertem Überträgerstoff, 6. Mitochondrium

kommt es zur Repolarisation. Dabei pumpt die „Natrium-Kalium-Pumpe" das Natrium wieder aus der Zelle heraus und das Kalium wieder in die Zelle hinein. Dieser Vorgang geht unter Energieverbrauch vor sich.

3.4.2 Stütz- und Ernährungsgewebe der Nervenzelle (Neuroglia)

Die Nervenzellen (Neurone) des *Zentralnervensystems* sind von *Gliazellen* (Phagozytose-, Stütz- und Ernährungszellen) umgeben, die die gleiche Aufgabe haben wie das Bindegewebe an anderen Organen. Entwicklungsgeschichtlich sind sie jedoch mit dem Nervengewebe und nicht mit dem Bindegewebe verwandt. Die Gliazellen geben den Nervenzellen also Halt und versorgen sie mit Nährstoffen.

Bei den *peripheren Nerven* entspricht der Gliazelle die *Schwann-Zelle,* die im nächsten Punkt ausführlich behandelt wird.

3.4.3 Die Nervenfaser

Ein peripherer Nerv, den wir noch mit dem bloßen Auge betrachten können, besteht aus vielen Nervenfasern. Alle peripheren Nervenfasern sind von Schwann-Zellen umgeben; diese entsprechen den Gliazellen des Zentralnervensystems und haben ebenfalls Stütz- und Ernäh-

rungsfunktion. Unter dem Lichtmikroskop erkennt man die Grenze zwischen zwei Schwann-Zellen als Einschnürungen, die sogenannten *Ranvier-Schnürringe*.

Die Hälfte aller Axone ist nicht nur von der Schwann-Zelle umgeben, sondern besitzt darüber hinaus noch eine Myelinschicht, eine *Fett-Eiweiß-Hülle*. Solche „isolierte" Nervenfasern werden als markhaltige oder myelinisierte Axone bezeichnet. Bei diesen markhaltigen Nervenfasern ist die Schwann-Zelle mehrmals um das Axon gewunden und bildet so eine gut isolierende Schicht. Dagegen heißen Nervenfasern, die nicht von Myelin umgeben sind, marklose oder unmyelinisierte Nervenfasern.

Markhaltige Nervenfasern haben eine wesentlich höhere Leitungsgeschwindigkeit der nervalen Erregung als marklose Fasern. Zu beachten ist noch, daß für die Leitungsgeschwindigkeit auch der Durchmesser der Faser eine Rolle spielt: je größer der Durchmesser, desto besser die Leitfähigkeit.

3.4.4 Funktionelle Einteilung der Nervenfasern

Bei den Nervenfasern unterscheidet man afferente, efferente und Schaltneurone.

Afferente Neurone (Afferenzen)

Die afferenten oder sensorischen Neurone leiten den Reiz *von der Peripherie zum Zentralnervensystem* (Gehirn und Rückenmark) hin. Die Zellkörper der Nervenfasern sitzen außerhalb des Rückenmarks, kurz vor der Durchtrittsstelle des Nervs in das Rückenmark (Ganglion spinale, Spinalganglion).

Efferente Neurone (Efferenzen)

Die efferenten oder motorischen Neurone leiten den Reiz *vom Zentralnervensystem zur Peripherie*. Der Zellkörper der zum Skelettmuskel laufenden Nervenfaser sitzt im Vorderhorn des Rückenmarkes. Wegen ihrer Lage werden sie deshalb auch als *motorische Vorderhornzellen* oder *Motoneuronen* bezeichnet.

- Afferente Nervenfasern
  leiten den Reiz von der Peripherie zum ZNS.
- Efferente Nervenfasern
  leiten den Reiz vom ZNS in die Peripherie

Schaltneurone

Diese Umschaltstellen leiten die ankommenden Impulse entweder direkt vom afferenten auf das efferente Neuron, oder sie leiten, wie es in den allermeisten Fällen geschieht, die ankommenden Impulse weiter zum Gehirn. Diese Schaltneurone liegen vollständig innerhalb des Rückenmarks.

3.4.5 Physiologie der Nervenzelle

Wird ein Reiz von einem Körperteil zu einem anderen geleitet, so sind dabei sowohl *elektrische* als auch *chemische* Phänomene beteiligt.

Elektrische Reizleitung

Eine elektrische Reizleitung liegt vor, wenn der Impuls das *Axon* entlangläuft. Bei dem nervalen Reiz handelt es sich um eine sich selbst fortpflanzende Welle von Elektronegativität, die entlang der Membran des Axons verläuft.

Chemische Reizleitung

Eine chemische Reizleitung liegt an den *Synapsen* vor, also an der Verbindungsstelle zweier Nervenzellen oder der Verbindungsstelle zwischen Nervenzelle und Erfolgsorgan. Die Reizübertragung erfolgt durch chemische Überträgerstoffe, sogenannte Neurotransmitter, wie Acetylcholin und Noradrenalin. 1/500 Sekunde nach erfolgter Reizübertragung zerstört das Enzym Cholinesterase das Acetylcholin. Damit ist die Erregungsfähigkeit der Nervenzelle wiederhergestellt.

3.4.6 Schwellenwert, Summation und Alles-oder-nichts-Gesetz

Wie wir gesehen haben, ist das Aktionspotential ein konstanter Ablauf von Depolarisation und Repolarisation der Membran, d.h., die Aktionspotentiale an einer Zelle haben immer einen konstanten Ablauf. Damit allerdings ein Aktionspotential ausgelöst werden kann, muß der auslösende Reiz über einem bestimmten Schwellenwert liegen. Dabei reagieren die Dendriten auch auf Reize, die unterhalb eines bestimmten Schwellenwerts liegen. Durch räumliche und zeitliche Summation der Reize an den Dendriten kann ein Aktionspotential ausgelöst werden, wenn ein bestimmter Schwellenwert überschritten wird. Bleibt der Reiz *unterhalb* dieses *Schwellenwerts*, so wird *kein Aktionspotential* ausgelöst (*Alles-oder-nichts-Gesetz*). Damit ist ersichtlich, daß ein Reiz immer eine bestimmte Stärke erreichen und eine bestimmte Zeit andauern muß, damit er wirksam wird. Wird ein Reiz wirksam, so wird die Nervenzelle immer im vollen Ausmaß erregt. Es gibt also bei einer bestimmten Nervenart keine kleinen und großen Aktionspotentiale, sondern ein Reiz, der über einem bestimmten Schwellenwert liegt, löst immer ein gleich großes Aktionspotential aus, beispielsweise von 100 mV.

Damit wirkt sich die Stärke eines Reizes auf die *Anzahl der erregten Nervenfasern* aus und *nicht auf die Höhe des Aktionspotentials*. Ein starker Reiz erregt also mehr Nervenfasern als ein schwacher. Darüber hinaus wirkt sich die Reizstärke auf die *Anzahl* der *Aktionspotentiale pro Zeiteinheit* aus. Ist der Reiz stark, so laufen pro Sekunde bis zu 300 Impulse über den Nerv. Ist der Reiz dagegen schwach, können die Impulse bis auf einen bis zwei pro Sekunde herabgesetzt werden.

3.4.7 Refraktärzeit

Nach einer erfolgten *Reizung* bleibt der Nerv für eine bestimmte Zeit *unerregbar* (refraktär). Dabei unterscheidet man eine absolute und eine relative Refraktärzeit.

- **Absolute Refraktärzeit**
  Während der absoluten Refraktärzeit ist die Nervenfaser *vollständig unerregbar*.
- **Relative Refraktärzeit**
  Während der relativen Refraktärzeit ist der Nerv *nur sehr schwer* und *schwächer* erregbar.

3.4.8 Motorische Endplatte

Unter der motorischen Endplatte versteht man die *Verbindungsstelle* eines *efferenten Neurons* mit einem *Muskel*. An dieser Kontaktstelle erfolgt die Erregungsübertragung durch *Neurotransmitter*. Diese Neurotransmitter lösen in der Muskelfaser einen elektrischen Impuls aus, der die Kontraktion der Muskelfaser bewirkt.

3.4.9 Reflexbogen

Bei einem Reflex handelt es sich um einen unwillkürlich und regelhaft ablaufenden Vorgang als Antwort auf einen Reiz. Da der Ort des Rei-

zes und die Reaktion darauf meist nahe beieinanderliegen, spricht man vom Reflexbogen. Ein Reflexbogen setzt sich aus fünf Teilen zusammen:
- **Rezeptor**
  Die Sinneszelle, die den Reiz aufnimmt.
- **Afferente Nervenbahn**
  Sie leitet den Reiz zum Hinterhorn des Rückenmarks.
- **Schaltzelle**
  Sie dient der Erregungsübertragung im Rückenmark. Sie ist bei Fremdreflexen vorhanden, fehlt allerdings bei den Eigenreflexen (s. S. 413)
- **Efferente Nervenbahn**
  Sie tritt vom Vorderhorn des Rückenmarks aus und leitet den Reiz zum Erfolgsorgan (Effektor).
- **Effektor**
  Das ist das ausführende Organ, also meist ein Muskel oder eine Drüse.

Bei einem einfachen Reflexbogen treten die afferenten Fasern über die Hinterwurzelfaser in das Rückenmark ein. Das Reflexzentrum selbst liegt innerhalb der grauen Substanz des Rückenmarks. Die efferenten Fasern treten innerhalb des gleichen Segments bei der Vorderhornwurzel des Rückenmarks aus und laufen zum Erfolgsorgan (s. Abb. 18-6).

3.5 Fragen

Beantworten Sie die Fragen möglichst knapp! Die richtigen Antworten finden Sie auf der angegebenen Seite entweder **halbfett** oder *kursiv* gedruckt.

Allgemeines

- Welche Gewebearten gibt es? (S. 55)

Epithelgewebe

- Wo kommt Epithelgewebe vor? (S. 55)
  Wie wird Epithelgewebe ernährt? (S. 56)
  Welches sind die wichtigsten Aufgaben des Epithelgewebes? (S. 56)
  Welche Formen des Epithelgewebes kennen Sie? (S. 56)
  Welche Oberflächenbildungen kommen beim Epithelgewebe vor? (S. 57)

Bindegewebe

- Was halten Sie für die wichtigste Aufgabe des Bindegewebes? (S. 58)
  Aus welchen drei Anteilen setzt sich das Bindegewebe zusammen? (S. 58)
  Welche Formen des Bindegewebes kommen vor? (S. 59f.)
  Kennen Sie unterschiedliche Knorpelarten? (S. 60)
  Können Sie sagen, wo diese im Körper vorkommen? (S. 60)

Was sind die Epiphysen, was die Diaphysen? (S. 60)
Wie heißen die folgenden Knochenzellen:
- Knochenbildungszellen
- die eigentlichen Knochenzellen, die dem Erhaltungsstoffwechsel der Knochen dienen
- Knochenzellen, die für den Knochenabbau zuständig sind? (S. 61)

Wie wird der Knochen ernährt? (S. 62)
Welche beiden Arten der Verknöcherung unterscheidet man? (S. 63)

Muskelgewebe

- Welche Eigenschaften besitzen die Muskelzellen in hohem Maße? (S. 63)
  Welche Arten von Muskelgewebe werden unterschieden? (S. 63)
  Welches sind die Kennzeichen der Arbeitsweise der glatten Muskulatur? (S. 63)
  Welches sind die Kennzeichen der Arbeitsweise der quergestreiften Muskulatur? (S. 64)
  Wird die Herzmuskulatur zur glatten oder zur quergestreiften Muskulatur gerechnet? (S. 65)
  Wie arbeitet die Herzmuskulatur? (S. 65)
  Unter dem Mikroskop erscheinen die Zellgrenzen des Herzmuskelgewebes in einer bestimmten Art markiert. Wie nennt

man diese Streifen? Welche Aufgabe haben Sie? (S. 65)
Wie wird die im Muskel gespeicherte Energie freigesetzt? (S. 65)

Nervengewebe

- Erklären Sie den Aufbau einer Nervenzelle! (S. 66)
Was ist ein Dendrit, und worin liegt seine Aufgabe? (S. 66)
Was ist ein Axon, und worin liegt seine Aufgabe? (S. 66)
Was ist eine Synapse? (S. 66)
Wie heißen die Stütz- und Ernährungszellen der Nervenzellen im Zentralnervensystem und wie die der peripheren Nerven? (S. 67)
Wie heißt die Einschnürung zwischen zwei Schwann-Zellen, die man unter dem Lichtmikroskop erkennen kann? (S. 67)
Von wo nach wohin leiten afferente Neurone den Reiz? (S. 67)
Von wo nach wohin leiten efferente Neurone den Reiz? (S. 67)
Welche Arten der Reizleitung unterscheidet man am Axon und an den Synapsen? (S. 68)
Was sagt das Alles-oder-nichts-Gesetz? (S. 68)
Worauf wirkt sich die Stärke eines Reizes aus? (S. 68)
Was versteht man unter der Refraktärzeit? (S. 68)
Was ist die absolute Refraktärzeit? (S. 68)
Was ist die relative Refraktärzeit? (S. 68)
Was ist die motorische Endplatte? Wie erfolgt hier die Erregungsübertragung? (S. 68)
Aus welchen Anteilen setzt sich ein Reflexbogen zusammen? (S. 69)

4 Der Bewegungsapparat

Der Bewegungsapparat wird durch Knochen, Gelenke, Muskeln und Hilfsvorrichtungen, wie Sehnen, Bänder, Schleimbeutel u. ä. aufgebaut. Es kann ein aktiver und ein passiver Teil unterschieden werden. Der aktive Teil, die Muskulatur, ermöglicht die Fortbewegung und die Einwirkung auf die Umwelt. Der passive Teil, das Skelett, gibt dem Körper den notwendigen Halt.

Grundlegendes zu diesem Thema wurde schon im Kapitel 3 (Gewebearten) besprochen.

Zunächst beschäftigen wir uns mit dem Skelett.

4.1 Skelett

Das Skelett, das auch als Gerippe oder Knochengerüst bezeichnet wird, besteht aus 212 Knochen, deren Gesamtgewicht beim Erwachsenen ungefähr 10 kg beträgt. Die einzelnen Knochen sind ganz unterschiedlich groß: Der größte Knochen ist der Oberschenkelknochen. Die kleinsten sind die sogenannten Sesambeine, meist kleine, rundliche Knöchelchen, die in bestimmten Sehnen in der Nachbarschaft von Gelenken vorkommen.

Aufgaben des Skeletts

Das Skelett hat mehrere Aufgaben: Zum einen hat es *Stützfunktion* für den Körper. Damit befähigt es den Menschen zu seiner aufrechten Haltung. Gleichzeitig dient es den Muskeln als Ansatzpunkt und schafft so die *Voraussetzung für Bewegungen*. Daneben hat es eine wichtige Aufgabe beim *Schutz von lebenswichtigen Organen*. Gleichzeitig ist das Knochenmark ein Ort der *Bildung der Blutzellen* und ein *Speicher für Mineralsalze*.

Einteilung des Skeletts

Am Skelett unterscheiden wir das Achsenskelett und das Anhangskelett,

– **Achsenskelett**
Zum Achsenskelett gehören die Knochen von Kopf, Hals und Stamm, also der Schädel, das Zungenbein, die Wirbelsäule, das Brustbein und die Rippen.
– **Anhangskelett**
Zum Anhangskelett gehören die Knochen der oberen und unteren Extremitäten, also die Knochen der Arme mit dem Schultergürtel und der Beine mit dem Beckengürtel.

4.1.1 Schädel (Cranium)

Beim Schädel können wir den Hirn- und den Gesichtsschädel unterscheiden.

Hirnschädel (Neurocranium)

Der Hirnschädel besteht aus Schädeldach und Schädelbasis. Er wird von den folgenden Knochen gebildet (Abb. 4-1):
ein Stirnbein
zwei Scheitelbeine
ein Hinterhauptbein
zwei Schläfenbeine
ein Keilbein.

Das Siebbein, ein unregelmäßig geformter Knochen, wird als zur Schädelbasis gehörend betrachtet. Es bildet den oberen Anteil der Nasenscheidewand, einen Teil des Nasendaches und die seitlichen Wände der Nasengänge.

Die Knochen des Hirnschädels sind durch Nähte (Suturen) verbunden. Beim Neugeborenen werden die Knochenlücken zwischen *Stirn-* und *Scheitelbeinen* durch Bindegewebe überbrückt. Diese *große Fontanelle* schließt sich meist im zweiten Lebensjahr. Dagegen verknöchert die *kleine Fontanelle* zwischen *Scheitelbeinen* und *Hinterhauptbein* während der ersten drei Lebensmonate.

Gesichtsschädel (Splanchnocranium, Viszerocranium)

Am Gesichtsschädel können wir 29 Knochen, die teilweise durch Nähte verbunden sind, unterscheiden. An der Bildung des Gesichtsschädels sind auch Knochen des Hirnschädels (z.B. Stirn-

4 Der Bewegungsapparat

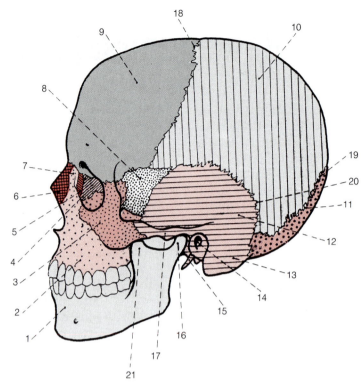

Abb. 4-1 Seitenansicht eines Schädels
1. Unterkiefer (Mandibula), 2. Oberkiefer (Maxilla), 3. Jochbein (Os zygomaticum), 4. Siebbein (Os ethmoidale), 5. Tränenbein (Os lacrimale), 6. Nasenbein (Os nasale), 7. Stirnfortsatz des Oberkiefers, 8. Keilbein (Os sphenoidale), 9. Stirnbein (Os frontale), 10. Scheitelbein (Os parietale), 11. Hinterhauptbein (Os occipitale), 12. Schläfenbein (Os temporale), 13. Warzenfortsatz (Processus mastoideus), 14. Eingang des äußeren Gehörganges, 15. Griffelfortsatz des Schläfenbeins (Processus styloideus), 16. Gelenkfortsatz des Unterkiefers (Processus condylaris mandibulae), 17. Jochbeinfortsatz des Schläfenbeins (Arcus zygomaticus), 18. Kranznaht (Sutura coronalis), 19. Lambdanaht (Sutura lambdoidea), 20. Schuppennaht (Sutura squamosa), 21. Muskelfortsatz des Unterkiefers (Processus coronoideus)

bein) mitbeteiligt. Zu den Knochen des Gesichtsschädels werden auch die drei Gehörknöchelchen des Mittelohres und das Zungenbein gerechnet.

Im einzelnen sind an der Bildung des Gesichtsschädels beteiligt (Abb. 4-2): Stirnbein, Teile des Schläfenbeins, Keilbein, Siebbein, Nasenbein, Tränenbein, untere Nasenmuschel, Pflugscharbein, Jochbein, Gaumenbein, Oberkiefer, Unterkiefer, Zungenbein, Hammer, Amboß und Steigbügel.

Der größte und kräftigste Gesichtsknochen ist der *Unterkiefer,* gefolgt vom *Oberkiefer.*

An der Bildung der *Augenhöhle* sind sieben Knochen beteiligt: Keilbein, Stirnbein, Tränenbein, Siebbein, Oberkiefer, Jochbein und Gaumenbein.

4.1.2 Zungenbein (Os hyoideum)

Wie wir gerade gehört haben, wird das Zungenbein zum Gesichtsschädel gerechnet, obwohl er der einzige Knochen des Achsenskeletts ist, der *keine direkte Verbindung* zu anderen Knochen hat. Es handelt sich um einen kleinen hufeisenförmigen Knochen, der sich zwischen Unterkiefer und Kehlkopf befindet. Wir können an ihm einen in der Mitte gelegenen *Körper* erkennen, von dem seitlich je zwei Fortsätze abgehen: das *kleine* und das *große Horn.* Das Zungenbein bietet *vielen Muskeln* einen *Ansatzpunkt* (s.a. Abb. 17-2).

4.1 Skelett

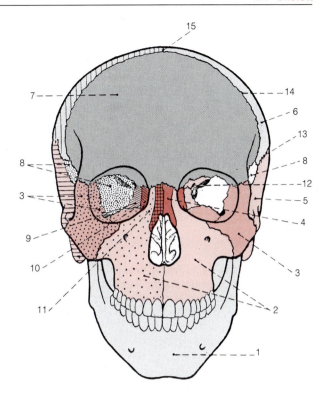

Abb. 4-2 Frontalansicht eines Schädels
1. Unterkiefer (Mandibula), 2. Oberkiefer (Maxilla), 3. Jochbein (Os zygomaticum), 4. Nasenbein (Os nasale), 5. Schläfenbein (Os temporale), 6. Scheitelbein (Os parietale), 7. Stirnbein (Os frontale), 8. Keilbein (Os sphenoidale), 9. Siebbein (Os ethmoidale), 10. Tränenbein (Os lacrimale), 11. Stirnfortsatz des Oberkieferbeins, 12. Sehnervenaustrittsstelle, 13. Schuppennaht (Sutura squamosa), 14. Kranznaht (Sutura coronalis), 15. Pfeilnaht (Sutura sagittalis)

4.1.3 Wirbelsäule (Columna vertebralis)

Der Wirbelsäule fallen wichtige Aufgaben zu. Zum einen muß sie dem Körper den *notwendigen Halt* geben, damit er sich aufrichten kann. Zum anderen muß sie auch biegsam sein, um dem Organismus eine gewisse *Beweglichkeit* zu ermöglichen. Daneben *schützt* die Wirbelsäule *das Rückenmark,* das im Wirbelkanal (Foramen vertebrale) verläuft.

Aufbau der Wirbelsäule

Die Wirbelsäule besteht aus einzelnen Wirbeln, die aber nicht starr miteinander verwachsen sind, sondern die durch *faserknorpelige Zwischenwirbelscheiben* verbunden sind. Ausgenommen sind hierbei die zusammengewachsenen Wirbel des Kreuzbeins und die Steißknöchelchen.

Zwischenwirbelscheiben
(Bandscheibe, Discus intervertebralis)

Die Zwischenwirbelscheiben erlauben der Wirbelsäule ein hohes Maß an Bewegungsfreiheit, gleichzeitig dienen sie als elastische Puffer.

An den Zwischenwirbelscheiben kann man anatomisch einen *äußeren Ring* (Anulus fibrosus) aus Faserknorpel und kollagenen Fasern und einen *inneren Gallertkern* (Nucleus pulposus) unterscheiden (Abb. 4-3 und 4-4). Die Grenze zwischen diesen beiden Anteilen verläuft

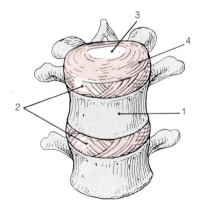

Abb. 4-3 Wirbelkörper und Zwischenwirbelscheibe
Ansicht von vorne
1. Wirbelkörper (Corpus vertebrae), 2. Zwischenwirbelscheiben (Disci intervertebrales), 3. Innerer Gallertkern (Nucleus pulposus), 4. Äußerer Ring (Anulus fibrosus) aus Faserknorpel und kollagenen Fasern

4 Der Bewegungsapparat

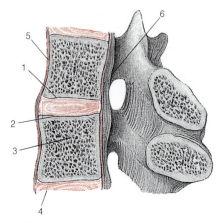

Abb. 4-4   Wirbelkörper und Zwischenwirbelscheibe
Längsschnitt
1. Innerer Gallertkern der Zwischenwirbelscheibe (Nucleus pulposus), 2. Bindegewebiger äußerer Ring der Zwischenwirbelscheibe (Anulus fibrosus), 3. Wirbelkörper, 4. Zwischenwirbelscheibe, 5. Vorderes Längsband, 6. Hinteres Längsband

Das Wirbelloch (Foramen vertebrale) wird vom Wirbelkörper und vom Wirbelbogen umgrenzt. Es enthält das *Rückenmark* mit den Rückenmarkhäuten. Die Gesamtheit der Wirbellöcher bildet den *Wirbelkanal* (Canalis vertebralis).

Das Zwischenwirbelloch (Foramen intervertebrale) wird von einer Eindellung des Wirbelbogens gebildet. Es dient den Rückenmarknerven als Durchtrittsstelle. Im Zwischenwirbelloch liegen die Spinalganglien. Der *Dornfortsatz* dient der *Rückenmuskulatur* als *Ansatzpunkt*.

Wirbelsäulenkrümmungen

Betrachten wir die Wirbelsäule von der Seite, können wir eine Doppel-S-Form feststellen. Aus diesem Blickwinkel gleicht die Wirbelsäule also einer Schlangenlinie. Betrachten wir die Wirbelsäule von hinten, so können wir im Hals- und Lendenbereich eine *Lordose* (Krümmung nach vorn) und im Brust- und Kreuzbeinbereich eine *Kyphose* (Krümmung nach hinten) feststellen. Das Kreuzbein ist scharf abgeknickt, was mit der

fließend. Die Bandscheiben gehen in 1 mm dicke Schichten hyalinen Knorpels über, der die Endflächen der Wirbel überzieht.

Die Zwischenwirbelscheiben sind ebenso breit wie die Wirbelkörper, aber sie sind nicht so hoch. Mit zunehmendem Alter kommt es zu einer Abnahme des inneren Quelldruckes und die Bandscheibe beginnt zu degenerieren. Dadurch kann es zwischen den benachbarten Wirbeln zu unphysiologischen Bewegungen kommen, und es können sich *Verschleißprozesse* der Zwischenwirbelgelenke einstellen.

Bau eines Wirbels

Vergleicht man die einzelnen Wirbel miteinander, so stellt man fest, daß sie grundsätzlich den gleichen Bau haben, wobei allerdings kleine Abweichungen der Form in den verschiedenen Abschnitten der Wirbelsäule beobachtet werden.

Wir betrachten nun einen Lendenwirbel (Abb. 4-5) und können an ihm den *Wirbelkörper* (Corpus vertebrae), bei dem es sich um einen Spongiosablock handelt, die *Querfortsätze* (Processus transversi), die *Wirbelbögen* (Arcus vertebrae) und den *Dornfortsatz* (Processus spinosus) unterscheiden. Zwei obere und zwei untere *Gelenkfortsätze* stellen die Verbindung mit den benachbarten Wirbeln her.

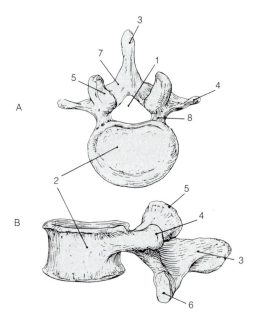

Abb. 4-5   Bau eines Wirbels
A. Ansicht von oben, B. Ansicht von der Seite, 1. Wirbelloch (Foramen vertebrale), 2. Wirbelkörper (Corpus vertebrae), 3. Dornfortsatz (Processus spinosus), 4. Querfortsatz (Processus transversus), 5. Oberer Gelenkfortsatz (Processus articularis superior), 6. Unterer Gelenkfortsatz (Processus articularis inferior), 7. Wirbelbogen (Arcus vertebrae), 8. Wirbelbogenbasis

Übertragung der Belastung auf die Beine zusammenhängt.

Wirbelsäulenabschnitte

> An der Wirbelsäule (Abb. 4-6) unterscheidet man:
> sieben Halswirbel (Vertebrae cervicales)
> zwölf Brustwirbel (Vertebrae thoracicae)
> fünf Lendenwirbel (Vertebrae lumbales)
> ein Kreuzbein (Os sacrum)
> vier Steißbeinwirbel (Os coccygis)

Halswirbelsäule (Vertebrae cervicales)

Der erste Halswirbel ist der *Atlas*, der zweite der *Dreher* (Axis) (Abb. 4-7). Diese beiden nehmen eine Sonderstellung unter den Wirbeln ein. Der Atlas ist wie ein Ring gebaut. Auf seinem oberen Anteil befinden sich zwei Gelenkflächen für das Hinterhauptbein. Der Dreher besitzt einen höheren Körper als die übrigen Halswirbel, da er einen Zahn (Dens) als Ausziehung enthält, der in den ringförmigen Atlas hineinreicht. Atlas und Dreher ermöglichen die *Nickbewegungen* und *Seitwärtsbewegungen* des Kopfes. Der Ring dreht sich um den Zahn des Drehers.

Ein weiterer wichtiger Halswirbel ist der siebte Halswirbel, der sogenannte *Prominens*. Er hat seinen Namen wegen seines sicht- und tastbar *hervorragenden Dornfortsatzes*.

Die Körper der Halswirbel nehmen nach oben immer mehr an Volumen ab. Der Wirbelkanal ist hier besonders geräumig, die Wirbelkörper sind aber verhältnismäßig klein. Die Querfortsätze umfassen vom sechsten (evtl. vom siebten) Halswirbel ab ein Loch (Foramen transversarium), durch das die Wirbelschlagader (Arteria vertebralis) zum Schädel aufsteigt. Insgesamt wird die Halswirbelsäule von *sieben Wirbeln* gebildet.

Brustwirbelsäule (Vertebrae thoracicae)

Die Brustwirbelsäule wird von *zwölf Wirbeln* gebildet. Sie ist nach hinten vorgewölbt (Kyphose). Die Durchmesser der Wirbelkörper nehmen von oben nach unten zu. Sie haben kräftige Querfortsätze, die einerseits als Stützen für die Rippen dienen und andererseits als Muskelansatzpunkte. Alle Brustwirbel haben Gelenkflächen, durch die sie mit den Rippen in Verbindung stehen.

Lendenwirbelsäule (Vertebrae lumbales)

Die Wirbelsäule zeigt im Lendenbereich eine Lordose, ist also nach vorne gekrümmt. Es gibt *fünf Lendenwirbel*. Diese sind die größten Wirbel der Wirbelsäule.

Kreuzbein (Os sacrum)

Das Kreuzbein ist eine *Verschmelzung* von *fünf Kreuzbeinwirbeln* (Abb. 4-8). Betrachtet man

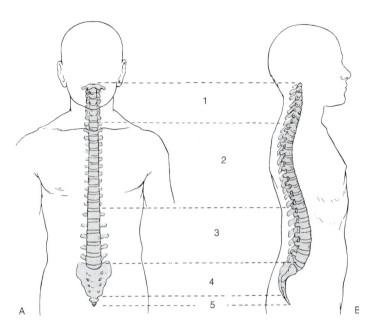

Abb. 4-6 Wirbelsäulenabschnitte
A. Ansicht von vorne,
B. Ansicht von der Seite,
1. Halswirbelsäule,
2. Brustwirbelsäule,
3. Lendenwirbelsäule,
4. Kreuzbein,
5. Steißbein

4 Der Bewegungsapparat

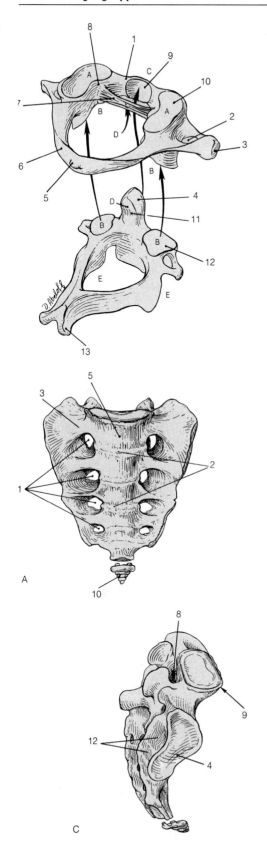

Abb. 4-7 Atlas und Axis (erster und zweiter Halswirbel) getrennt dargestellt, um die Gelenkverbindungen zu verdeutlichen
oben: Atlas, unten: Axis
A. Oberes Kopfgelenk (Articulatio atlanto-occipitalis), B. Seitliches Gelenk zwischen Atlas und Dreher (Articulatio atlantoaxialis lateralis), C. Gelenk zwischen Atlas und Zapfen des Drehers, vordere Gelenkfläche (Articulatio atlantoaxialis mediana), D. Gelenk zwischen Atlas und Zapfen des Drehers, hintere Gelenkfläche (Articulatio atlantoaxialis mediana), E. Processus articularis inferior mit Gelenkverbindung zum 3. Halswirbel
1. Vorderer Bogen (Arcus anterior), 2. Querfortsatzloch (Foramen transversarium), 3. Querfortsatz (Processus transversus), 4. Zahn des zweiten Halswirbels (Dens axis), 5. Hinterer Höcker des Atlas (Tuberculum posterius), 6. Hinterer Bogen (Arcus posterior), 7. Querband des Atlas (Lig. transversum atlantis), 8. Seitliche Wirbelkörpermasse (Massa lateralis), 9. Gelenkfläche für den Zahn, 10. Gelenkfläche für das Hinterhauptbein (Fovea articularis superior), 11. Kerbe für das Querband des Atlas, 12. Gelenkfläche für die seitliche Wirbelkörpermasse des Atlas, 13. Zweigeteilter Dornfortsatz (Processus spinosus bifidus)

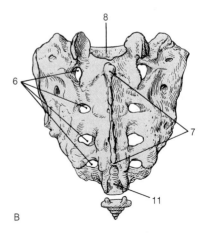

Abb. 4-8 Kreuzbein
A. Ansicht von vorne, B. Ansicht von hinten, C. Ansicht von der Seite, 1. Vordere Kreuzbeinlöcher (Foramina sacralia anteriores), 2. Verschmelzungslinien der Kreuzbeinwirbelkörper (Lineae transversae), 3. Seitlicher Teil des Kreuzbeins (Pars lateralis), 4. Gelenkfläche für das Darmbein (Facies auricularis), 5. Körper des ersten Kreuzbeinwirbels, 6. Hintere Kreuzbeinlöcher (Foramina sacralia posteriores), 7. Reste der Dornfortsätze, 8. Kreuzbeinkanal, 9. Promontorium (Abknickung der Lendenwirbelsäule zum Becken hin), 10. Steißbein (Os coccygis), 11. Untere Öffnung des Kreuzbeinkanals (Hiatus sacralis), 12. Knochenhöcker des Kreuzbeins (Tuberositas sacralis)

das Kreuzbein von vorne, so kann man diese ursprüngliche Gliederung noch gut erkennen. Wir sehen sogenannte Verschmelzungslinien der Kreuzbeinwirbelkörper an den Stellen, wo sonst die Zwischenwirbelscheiben sitzen. Während der Wachstumsphase bestehen diese Verschmelzungslinien aus Knorpel.

Der Grundbauplan des Wirbels ist auch beim Kreuzbein erhalten. Betrachtet man es von oben, so kann man den Kreuzbeinkanal sehen, der dem Wirbelkanal entspricht. Aus dem Kreuzbeinkanal führen auf jeder Seite vier Kanäle nach außen. Sie entsprechen den Zwischenwirbellöchern des Wirbelkanals, durch die die Nerven ins Rückenmark ein- bzw. austreten.

Das Kreuzbein ist durch die fünfte Lendenbandscheibe mit der Lendenwirbelsäule verbunden. Da die Wirbelsäule an dieser Stelle abgeknickt ist (Promontorium), kommt es hier bevorzugt zu Abnützungserscheinungen. Grundsätzlich treten *Bandscheibenschäden* bevorzugt in dem Bereich der *dritten bis fünften Lendenzwischenwirbelscheiben* auf. Kommt es durch einen Bandscheibenschaden zum Druck auf die aus dem Rückenmark austretenden Nerven, so kann es zu Nervenreizungen, z.B. des N. ischiadicus, kommen.

Steißbein (Os coccygis)

Beim Steißbein handelt es sich um den stark verkümmerten Rest des Schwanzskeletts der Säuger. Es setzt sich aus vier (gelegentlich auch drei bis sechs) Wirbelrudimenten zusammen, die knorpelig oder knöchern miteinander verbunden sind.

Bänder der Wirbelsäule

Die Wirbelsäule erhält ihren Halt und ihre Beweglichkeit erst durch das Zusammenwirken von Bändern, Wirbelkörpern, Zwischenwirbelscheiben und Muskulatur. Der Bandapparat hat noch die wichtige Aufgabe, den Wirbelkanal vollständig zu verschließen und so das Rückenmark zu schützen.

Die Beweglichkeit ist in den einzelnen Bereichen der Wirbelsäule unterschiedlich. Im Halsund Lendenbereich ist sie gut beweglich. Im Brustbereich ist die Beweglichkeit durch den anhängenden Brustkorb eingeschränkt.

4.1.4 Brustbein (Sternum)

Das Brustbein ist ein platter Knochen, der die vordere Brustwand bildet. Am Brustbein unterscheiden wir drei Anteile: *Handgriff* (Manubrium), *Körper* (Corpus), *Schwertfortsatz* (Processus xiphoideus).

Der Schwertfortsatz ist im Kindesalter knorpelig vorgebildet und verknöchert dann im Erwachsenenalter. Er kann unterschiedlich geformt sein.

Der Handgriff ist rechts und links mit den Schlüsselbeinen gelenkig verbunden. Handgriff und Körper stehen mit den Rippen in zum Teil gelenkiger Verbindung (s. auch weiter unten). Diese Rippengelenke gestatten die Atembewegung der Brustwand.

Da das Brustbein direkt unter der Haut liegt, eignet es sich gut zur Punktion. Bei dieser Sternalpunktion wird aus dem Brustbein rotes Knochenmark entnommen. Dies ist für die Beurteilung und Prognose vieler Blutkrankheiten und zum Nachweis von Tumorzellen im Knochenmark bei Neoplasmen wichtig. Selbstverständlich kann Knochenmark auch an anderen Stellen entnommen werden, z.B. im Lumbalwirbeldornfortsatz oder im Beckenkamm.

4.1.5 Rippen (Costae)

Der Brustkorb (Abb. 4-9) wird von zwölf Rippenpaaren gebildet. An jeder Rippe kann man einen knöchernen Abschnitt und den das vordere Ende bildenden Rippenknorpel unterscheiden. Der knorpelige Anteil wird schon früh durch Kalkeinlagerungen in seiner Elastizität eingeschränkt. Wir unterscheiden sieben echte, drei falsche und zwei frei endigende Rippenpaare.

Echte Rippen

Die echten Rippen sind *direkt* mit dem *Brustbein* verbunden. Hierzu zählen die erste bis siebte Rippe. Sie sind grundsätzlich durch *echte Gelenke* mit dem Brustbein verbunden. Eine Sonderstellung nimmt allerdings die erste (gelegentlich auch die sechste und siebte) Rippe ein, die durch Knorpelhaft am Brustbein festgemacht ist. Die Gelenke zwischen dem Brustbein und den Rippen werden vom Brustbein und dem knorpeligen Anteil der Rippen gebildet.

4 Der Bewegungsapparat

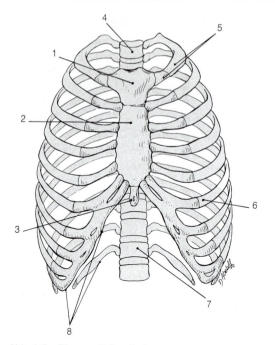

Abb. 4-9 Rippen mit Brustbein
Die „echten" Rippen sind direkt mit dem Brustbein verbunden (erste bis siebte Rippe). Die „falschen" Rippen bilden zusammen den Rippenbogen (achte bis zehnte Rippe). Die letzten beiden Rippen endigen frei (elfte und zwölfte Rippe). Der vordere Rippenanteil besteht aus Knorpel.
1. Handgriff des Brustbeins (Manubrium sterni), 2. Körper des Brustbeins (Corpus sterni), 3. Schwertfortsatz des Brustbeins (Processus xiphoideus), 4. Erster Brustwirbel, 5. Erste Rippe, 6. Sechste Rippe, 7. Zwölfter Brustwirbel, 8. Rippenrand

Falsche Rippen

Die achte bis zehnte Rippe werden als falsche Rippen bezeichnet. Sie haben keine direkte Verbindung zum Brustbein und bilden zusammen den *Rippenbogen,* der sich an die siebte Rippe anschließt.

Freie Rippen

Die elfte und die zwölfte Rippe bilden noch einen Sonderfall, da sie den Rippenbogen nicht erreichen und frei endigen.
  Nachdem wir nun die Teile des Achsenskeletts besprochen haben, wenden wir uns dem Anhangskelett zu. Wir beginnen mit den *oberen Gliedmaßen.*

Rippen
- 7 echte Rippen
- 3 falsche Rippen
- 2 freie Rippen

4.1.6 Schultergürtel

Der Schultergürtel besteht aus dem *Schlüsselbein* (Clavicula) und dem *Schulterblatt* (Scapula) (Abb. 4-10). Der Schultergürtel hat pro Körperseite nur *eine* knöcherne Gelenkverbindung mit dem Rumpf: das *Brustbein-Schlüsselbein-Gelenk* (Sterno-Clavicular-Gelenk). Es befindet sich an der Kontaktstelle zwischen dem Handgriff des Brustbeins und dem Schlüsselbein.

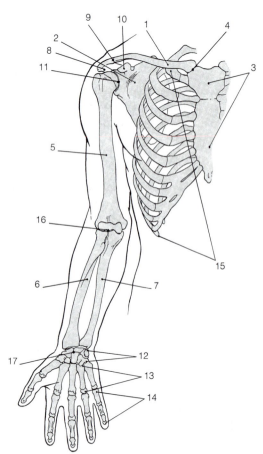

Abb. 4-10 Rechter Schultergürtel mit Arm- und Handknochen – Ansicht von vorne
1. Schlüsselbein (Clavicula), 2. Schulterblatt (Scapula), 3. Brustbein (Sternum), 4. Brustbein-Schlüsselbein-Gelenk (Articulatio sternoclavicularis), 5. Oberarmknochen (Humerus), 6. Speiche (Radius), 7. Elle (Ulna), 8. Schulterhöhe (Acromion), 9. Schulterhöhen-Schlüsselbein-Gelenk (Articulatio acromioclavicularis), 10. Rabenschnabelfortsatz (Processus coracoideus), 11. Schultergelenk (Articulatio humeri), 12. Handwurzelknochen (Carpalia), 13. Mittelhandknochen (Metacarpalia), 14. Fingerknochen (Phalanges), 15. Brustkorb, 16. Ellenbogengelenk, 17. Handgelenk

4.1 Skelett

Schlüsselbein (Clavicula)

Aufgabe des Schlüsselbeins ist es, das Schulterblatt nach außen abzustützen. Wir haben schon gehört, daß das innere Ende mit dem Handgriff des Brustbeins gelenkig verbunden ist. Das äußere Ende des Schlüsselbeins geht eine gelenkige Verbindung mit der *Schulterhöhe* (Acromion) ein und bildet das *Schulterhöhen-Schlüsselbein-Gelenk* (Articulatio acromioclavicularis). Die Beweglichkeit des Schlüsselbeins wird durch starke Bänder eingeschränkt, die teils zum Rabenschnabelfortsatz des Schulterblattes und teils zur ersten Rippe ziehen.

Schulterblatt (Scapula)

Das Schulterblatt ist ein großer, platter Kochen, der eine *dreieckige* Form hat. Es hat rückwärts kein Gelenk mit dem Rumpf, sondern ist nur an Muskeln aufgehängt. Mit dem Oberarmknochen bildet es das Schultergelenk.

An der Rückseite des Schulterblattes befindet sich die *Schulterblattgräte* (Spina scapulae), die seitlich in die *Schulterhöhe* (Acromion) ausläuft. Diese Schulterhöhe stellt die gelenkige Verbindung mit dem Schlüsselbein her.

Der *Rabenschnabelfortsatz* (Processus coracoideus) befindet sich am oberen Rand des Schulterblattes. Er ist nach vorne gerichtet. Der Rabenschnabelfortsatz ist mit der Schulterhöhe durch kräftige Bänder verbunden. Beide bilden das Pfannendach des Schultergelenkes.

4.1.7 Oberarmknochen (Humerus)

Beim Oberarmknochen handelt es sich um einen Röhrenknochen, an dessen oberem Teil sich der Kopf (Caput humeri) befindet, mit dem großen und dem kleinen Höcker. Am unteren Ende sitzt das Köpfchen (Capitulum humeri) nebst Rolle (Trochlea humeri) und innerem und äußerem Gelenkknorren (Epicondylus humeri).

4.1.8 Elle und Speiche (Ulna und Radius)

Elle und Speiche sind die beiden Unterarmknochen. Die *Elle* befindet sich auf der Seite des *kleinen Fingers*, die *Speiche* auf der *Daumenseite*. Die Elle ist der längere Unterarmknochen. An ihrem körpernahen Ende steht sie mit der Speiche und dem Oberarmknochen in Verbindung, um das Ellenbogengelenk zu bilden. Dazu trägt ihr oberes Ende die Gelenkpfanne für die Rolle des Oberarmknochens. An ihrem körperfernen Ende steht sie über eine faserknorpelige Scheibe mit dem Handwurzelknochen und dem Kopf der Speiche in Verbindung.

Ist die Hohlhand nach oben gedreht, so liegen Elle und Speiche nebeneinander. Wird der Handrücken nach oben gedreht, so wird die Speiche über die Elle gedreht.

4.1.9 Handwurzelknochen (Ossa carpi, Carpalia)

Unter den Handwurzelknochen faßt man die *acht* kleinen, unregelmäßig geformten Knochen zusammen, die die Handwurzel bilden. Sie sind in zwei Reihen angeordnet (Abb. 4-11). Die einzelnen Knochen tragen die folgenden Bezeichnungen:

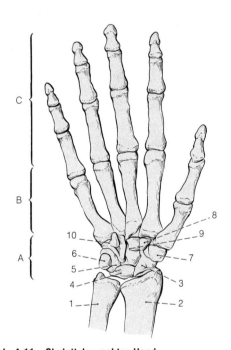

Abb. 4-11 Skelett der rechten Hand
Ansicht von der Handfläche her
A. Acht Handwurzelknochen (Carpalia), B. Fünf Mittelhandknochen (Metacarpalia), C. Vierzehn Fingerknochen (Phalanges), 1. Elle (Ulna), 2. Speiche (Radius), 3. Kahnbein (Os scaphoideum), 4. Mondbein (Os lunatum), 5. Dreieckbein (Os triquetrum), 6. Erbsenbein (Os pisiforme), 7. Großes Vieleckbein (Os trapezium), 8. Kleines Vieleckbein (Os trapezoideum), 9. Kopfbein (Os capitatum), 10. Hakenbein (Os hamatum)

4 Der Bewegungsapparat

Kahnbein	(Os scaphoideum)
Mondbein	(Os lunatum)
Dreieckbein	(Os triquetrum)
Erbsenbein	(Os pisiforme)
großes Vieleckbein	(Os trapezium)
kleines Vieleckbein	(Os trapezoideum)
Kopfbein	(Os capitatum)
Hakenbein	(Os hamatum)

Der folgende Merksatz wird gerne von Schülern benutzt, um sich die Bezeichnung der einzelnen Handwurzelknochen einzuprägen:

Das Kahnbein fährt im Mondenschein,
im Dreieck um das Erbsenbein,
Vieleck groß und Vieleck klein,
der Kopf, der muß am Haken sein.

Skelettalter und Lebensalter

Über das Röntgenbild der Handwurzelknochen kann man, bis zum Eintritt der vollständigen Verknöcherung, das Skelettalter des Betreffenden bestimmen. Durch den Vergleich von Lebensalter, Skelettalter und erreichter Körpergröße kann man schon im Schulkindalter die voraussichtliche Erwachsenengröße bis auf wenige Zentimeter genau vorhersagen.

Karpaltunnel (Handwurzelkanal, Canalis carpi)

Die Handwurzelknochen sind nicht auf einer geraden Linie angeordnet, sondern sie sind U-förmig gekrümmt, wodurch auf der Hohlhandseite eine kleine Höhlung entsteht. Auf der Kleinfingerseite springen das Erbsenbein und der Haken des Hakenbeins etwas nach vorne, auf der Daumenseite das Kahnbein und das Trapezbein. Diese radial und ulnar gelegenen Vorsprünge werden durch ein kräftiges Halteband (Retinaculum flexorum) miteinander verbunden. Die dahinterliegende Höhlung wird *Karpaltunnel* genannt. In diesem Tunnel verlaufen die Beugesehnen der Fingerbeugemuskeln, Blutgefäße und der Mittelarmnerv (N. medianus), der den Daumen, den Zeigefinger, den Mittelfinger und den radialen Teil des Ringfingers innerviert. Kommt es zu einer entzündlichen Anschwellung im Karpaltunnel, so entwickelt sich ein Karpaltunnelsyndrom (s. S. 98).

4.1.10 Mittelhand- und Fingerknochen
(Ossa metacarpi, Metacarpalia und Ossa digitorum, Phalanges)

An jeder Hand können wir *fünf Mittelhandknochen* (Ossa metacarpi) und *14 Fingerknochen* (Phalangen) unterscheiden.

Die Mittelhandknochen haben ihren Ursprung an der Handwurzel. An ihrem Ende stehen sie mit den Fingerknochen in gelenkiger Verbindung. Jeder Finger besitzt drei Knochen, mit Ausnahme des Daumens, der nur aus zwei Phalangen besteht.

Der Daumen stellt das beweglichste Glied der Hand dar. Dadurch, daß er den übrigen vier Fingern gegenübergestellt werden kann, ermöglicht er die Greifbewegung. Diese Greifbewegung wird durch ein *Sattelgelenk* ermöglicht. Dieses Sattelgelenk wird vom ersten Mittelhandknochen und dem großen Vieleckbein gebildet.

Nun wollen wir uns mit unseren Betrachtungen dem *Beckengürtel* und den *unteren Extremitäten* zuwenden.

4.1.11 Beckengürtel

Als Beckengürtel faßt man die *beiden Hüftbeine* und das *Kreuzbein* zusammen (Abb. 4-12). Da das Kreuzbein als Teil der Wirbelsäule schon beschrieben wurde, betrachten wir nun das Hüftbein.

> Zusammensetzung des Beckengürtels
> - 2 Hüftbeine (Darm-, Scham-, Sitzbein)
> - 1 Kreuzbein (Verschmelzung von 5 Kreuzbeinwirbeln)

4.1.12 Hüftbeine (Ossa coxae)

Das Hüftbein ist aus drei Knochen zusammengesetzt: *Darmbein* (Os ilium), *Sitzbein* (Os ischii) und *Schambein* (Os pubis).

Beim jungen Menschen sind diese Knochen durch Knorpelfugen miteinander verbunden. Beim Erwachsenen sind sie so fest verknöchert, daß man keine Begrenzungslinien mehr unterscheiden kann.

Da das Kind bei der Geburt durch den Beckenring treten muß, hat die Frau breiter aus-

4.1 Skelett

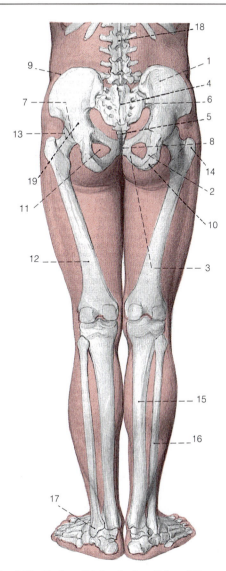

Abb. 4-12 Beckengürtel und untere Extremitäten
Ansicht von hinten
1. Darmbein (Os ilium), 2. Sitzbein (Os ischii), 3. Schambein (Os pubis), 4. Kreuzbein (Os sacrum), 5. Steißbein (Os coccygis), 6. Kreuzbein-Darmbein-Gelenk (Iliosakralgelenk), 7. Hüftgelenkpfanne (Acetabulum), 8. Schambeinfuge (Symphyse), 9. Darmbeinkamm (Crista iliaca), 10. Sitzbeinhöcker (Tuber ischiadicum), 11. Verstopftes Loch (Foramen obturatum), 12. Oberschenkelknochen (Femur), 13. Oberschenkelkopf (Caput femoris), 14. Großer Rollhügel (Trochanter major), 15. Schienbein (Tibia), 16. Wadenbein (Fibula), 17. Wadenbeinknöchel (äußerer Knöchel, Malleolus lateralis), 18. Lendenwirbelsäule, 19. Hüftbein (Os coxae)

ladende Beckenschaufeln und einen größeren Übergang vom großen zum kleinen Becken als der Mann.

Hüftbein und Kreuzbein sind im *Kreuzbein-Darmbein-Gelenk* (Iliosakralgelenk) verbunden. Das Gelenk ist von starken Bändern umgeben, um ein Abkippen des Beckens zu verhindern. Dadurch sind im Kreuzbein-Darmbein-Gelenk kaum Bewegungen möglich. Neben dem Kreuzbein-Darmbein-Gelenk gibt es am Hüftknochen noch das *Acetabulum*, die tiefe Gelenkpfanne, die den Oberschenkelkopf aufnimmt. Das Acetabulum wird gemeinsam von Darm-, Sitz- und Schambein gebildet.

Darmbein

Das Darmbein bildet die obere Beckenschaufel. Ihr oberer Rand ist der *Darmbeinkamm* (Crista iliaca), der nach vorne im vorderen oberen *Darmbeinstachel* (Spina iliaca anterior superior) endet. Die beiden inneren Darmbeingruben bilden das *große Becken*.

Schambein

Die Schambeine sind durch die *Schambeinfuge* (Symphyse) verbunden. Die Knochenverbindung wird durch *Faserknorpel* hergestellt.

Sitzbein

Am Sitzbein unterscheiden wir den *Sitzbeinhöcker* (Tuber ischiadicum), auf dem wir sitzen, und den *Sitzbeinstachel* (Spina ischiadica), der sich am hinteren Rand des Sitzbeins befindet und nach innen gerichtet ist.

Das Foramen obturatum, das von Scham- und Sitzbein gebildet wird, ist durch eine Membran verschlossen. Diese Aussparung dient der Gewichtsverminderung des Beckens.

4.1.13 Oberschenkelknochen (Femur)

Der Oberschenkelknochen ist der *längste Knochen* des Körpers (Abb. 4-13). An seinem oberen Anteil befindet sich der *Oberschenkelkopf* (Caput femoris), der im Acetabulum liegt. Am oberen äußeren Ende des Oberschenkels liegt noch der *große Rollhügel* (Trochanter major), ein wichtiger Ansatzpunkt für die Gesäßmuskulatur. An seinem unteren Ende bildet der Oberschenkelknochen mit der Kniescheibe und dem Schienbein das Kniegelenk.

4 Der Bewegungsapparat

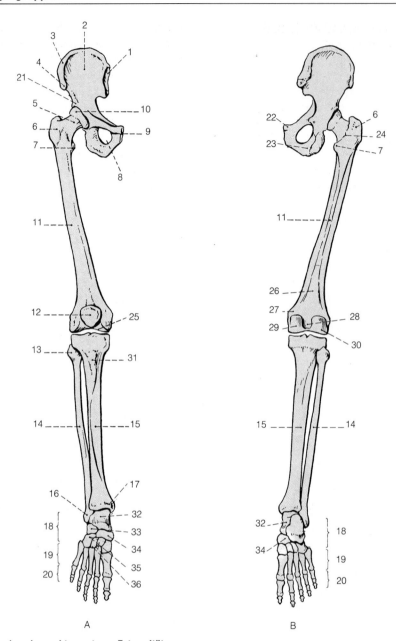

Abb. 4-13 Knochen der rechten unteren Extremitäten
A. Ansicht von vorne, B. Ansicht von hinten, 1. Kreuzbein-Darmbein-Gelenkfläche (Iliosakral-Gelenkfläche), 2. Darmbein (Os ilium), 3. Darmbeinkamm (Crista iliaca), 4. Vorderer oberer Darmbeinstachel (Spina iliaca anterior superior), 5. Oberschenkelhals (Collum femoris), 6. Großer Rollhügel (Trochanter major), 7. Kleiner Rollhügel (Trochanter minor), 8. Verstopftes Loch (Foramen obturatum), 9. Schambeinfuge (Symphyse), 10. Oberschenkelkopf (Caput femoris), 11. Oberschenkelknochen (Femur), 12. Kniescheibe (Patella), 13. Köpfchen des Wadenbeins (Caput fibulae), 14. Wadenbein (Fibula), 15. Schienbein (Tibia), 16. Knöchel des Wadenbeins (Malleolus lateralis), 17. Knöchel des Schienbeins (Malleolus medialis), 18. Fußwurzelknochen (Tarsalia), 19. Mittelfußknochen (Metatarsalia), 20. Zehen (Phalanges), 21. Vorderer unterer Darmbeinstachel (Spina iliaca anterior inferior), 22. Sitzbeinstachel (Spina ischiadica), 23. Sitzbeinhöcker (Tuber ischiadicum), 24. Linie zwischen den Rollhügeln (Linea intertrochanterica), 25. Laufrinne für die Kniescheibe, 26. Kniekehlenfläche (Facies poplitea), 27. Epicondylus medialis, 28. Kniegelenkgrube (Fossa intercondylaris posterior), 29. Innerer Gelenkknorren (Condylus medialis), 30. Seitlicher Gelenkknorren (Condylus lateralis), 31. Rauhigkeit des Schienbeins (Tuberositas tibiae), 32. Sprungbein (Talus), 33. Fersenbein (Calcaneus), 34. Kahnbein (Os naviculare), 35. Würfelbein (Os cuboideum), 36. Keilbein I–III (Os cuneiforme)

4.1.14 Schienbein und Wadenbein (Tibia und Fibula)

Schienbein und *Wadenbein* sind die beiden Knochen des *Unterschenkels*, wobei ersterer der größere der beiden ist und mit dem Oberschenkelknochen zusammen das Kniegelenk bildet. Das Wadenbein reicht nicht bis zum Kniegelenk, sondern ist mit dem Schienbein über dessen verbreitertem Kopf gelenkig verbunden. Zwischen Schienbein und Wadenbein spannt sich eine bindegewebige Membran.

An seinem körperfernen Ende endet das Wadenbein in einem Höcker (Malleolus lateralis) an der Außenseite des Fußgelenkes. Das Schienbein ist an seinem körperfernen Ende sowohl mit dem Wadenbein als auch mit dem Sprungbein, also einem der Fußwurzelknochen, gelenkig verbunden.

Aufgrund seines Skeletts kann man beim *Fuß* die drei großen Anteile: *Fußwurzel, Mittelfuß und Zehen* unterscheiden (Abb. 4-14). Der gesunde Fuß weist einerseits innen ein Längsgewölbe und im Bereich der Mittelfußknochen ein Quergewölbe auf. Diese Gewölbe entstehen durch die Knochenform und durch den Halt von Bändern und Muskeln.

4.1.15 Fußwurzelknochen (Ossa tarsi, Tarsalia)

Auf die Gesamtlänge des Fußes bezogen, nehmen die sieben Fußwurzelknochen etwa die hintere Hälfte ein. Die Fußwurzelknochen heißen:

Fersenbein   (Calcaneus)
Sprungbein   (Talus)
Kahnbein   (Os naviculare)
Würfelbein   (Os cuboideum)
inneres Keilbein (Os cuneiforme mediale)
mittleres Keilbein (Os cuneiforme intermedium)
äußeres Keilbein (Os cuneiforme laterale)

4.1.16 Mittelfußknochen (Ossa metatarsalia, Metatarsalia)

Jeder Fuß hat fünf Mittelfußknochen, die jeweils aus Basis, Schaft und Kopf bestehen. An ihren körpernahen Enden sind sie mit den Fußwurzelknochen, an ihren körperfernen Enden mit den Grundgliedern der Zehen verbunden.

4.1.17 Zehen (Ossa digitorum, Phalanges)

Die *einzelnen* Zehen weisen je *drei* Glieder auf, mit Ausnahme der Großzehe, die nur *zwei* Glieder hat. Da die Zehen beim Menschen ihre Funktion als Greiforgan eingebüßt haben, sind sie, verglichen mit den Fingern, nur kurz.

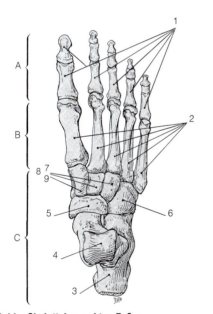

Abb. 4-14 Skelett des rechten Fußes
A. Vorderfuß, B. Mittelfuß, C. Fußwurzel, 1. Vierzehn Zehenknochen (Phalanges), 2. Fünf Fußmittelknochen, (Metatarsalia), 3–9. Sieben Fußwurzelknochen (Tarsalia), 3. Fersenbein (Calcaneus), 4. Sprungbein (Talus), 5. Kahnbein (Os naviculare), 6. Würfelbein (Os cuboideum), 7. Äußeres Keilbein (Os cuneiforme laterale), 8. Mittleres Keilbein (Os cuneiforme intermedium), 9. Inneres Keilbein (Os cuneiforme mediale)

4.2 Knochenverbindungen (Junkturen)

Bei den Knochenverbindungen können Haften und Gelenke unterschieden werden.

4.2.1 Haften (Synarthrosen)

Haften sind *unbewegliche, kontinuierliche Knochenverbindungen,* bei denen zwei Knochen durch ein dazwischenliegendes Gewebe fest miteinander verbunden sind. Die Art des Gewebes, das die Fuge zwischen den beiden Knochen ausfüllt, bestimmt den Namen der Haften.

4 Der Bewegungsapparat

Bandhaft (Syndesmose)

Die Knochen werden durch straffes kollagenes Bindegewebe miteinander verbunden, z.B. die Fontanellen am Schädel des Neugeborenen. Wenn allerdings das Bindegewebe in den Schädelnähten im höheren Lebensalter verknöchert, spricht man von Knochenhaft.

Knorpelhaft (Synchondrose)

Hier besteht das verbindende Gewebe zwischen zwei Knochen aus Knorpel. Knorpelhaften kommen zwischen den Zwischenwirbelscheiben und den Wirbelkörpern vor, an den Epiphysenfugen der jugendlichen Röhrenknochen, der Schambeinfuge der beiden Beckenknochen und der Verbindung der ersten (gelegentlich auch der sechsten oder siebten) Rippe mit dem Brustbein.

Knochenhaft (Synostose)

Es handelt sich um eine knöcherne Verwachsung benachbarter Knochen. Knochenhaft kommt beim Erwachsenen an den Verbindungsstellen der Diaphysen zu den Epiphysen vor. Knochenhaft besteht ebenso an den Verschmelzungsstellen von Darm-, Sitz- und Schambein zum Hüftbein sowie am Kreuzbein, das aus fünf Einzelwirbeln zusammengesetzt ist.

4.2.2 Gelenke (Diarthrosen, Articulatio synovialis)

Beim Gelenk handelt es sich um eine *bewegliche, diskontinuierliche Knochenverbindung*. Charakteristisch für das Gelenk ist der *Gelenkspalt* (Gelenkhöhle), der die Verbindung zwischen zwei Knochen unterbricht. Dadurch wird ermöglicht, daß sich die beiden Knochen gegeneinander bewegen können (Abb. 4-15).

Aufbau eines Gelenkes

Das gewölbte Gelenkende wird als *Kopf*, das ausgehöhlte als *Pfanne* bezeichnet. Die Gelenkflächen sind mit *hyalinem Knorpel* überzogen. Die durch den Gelenkspalt getrennten Knochen werden durch die *Gelenkkapsel* verbunden. Sie schließt die Gelenkhöhle nach außen hin ab. An der Gelenkkapsel können wir zwei Anteile unterscheiden: eine *äußere Faserschicht* und eine *innere Synovialhaut*, die die *Synovia* (Gelenkschmiere) absondert. Aufgabe der Gelenk-

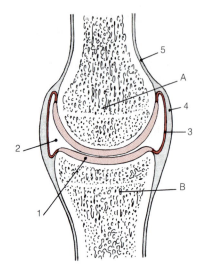

Abb. 4-15 Aufbau eines Gelenkes
A. Gelenkkopf, B. Gelenkpfanne, 1. Hyaliner Knorpel, 2. Gelenkspalt mit Gelenkschmiere (Synovia), 3. Synovialhaut, 4. Äußere Faserschicht der Gelenkkapsel, 5. Knochenhaut (Periost)

schmiere ist es, die Gelenkflächen gleitfähig zu erhalten. Der Gelenkkapsel sind *Gelenkbänder* aufgelagert, die bestimmte Bewegungen verhindern, um eine *Überstreckung* des Gelenkes zu *verhüten*. In manchen Gelenken befinden sich noch Zwischenscheiben (Disci, Menisci); das sind verschiebbare Gelenkflächen, die als Puffer wirken und Unebenheiten der Gelenkflächen ausgleichen.

Gelenkarten

Man unterscheidet einfache und zusammengesetzte Gelenke. In einfachen Gelenken stehen zwei Knochen miteinander in Verbindung. Einfache Gelenke sind beispielsweise die Fingergelenke, das Schultergelenk und das Hüftgelenk. Bei den zusammengesetzten Gelenken stehen mehr als zwei Knochen miteinander in Verbindung. Zusammengesetzte Gelenke sind beispielsweise das Kniegelenk und das Ellenbogengelenk.

Gelenke, die durch straffe Bänder und durch die Form ihrer Gelenkflächen in ihrer Beweglichkeit stark eingeschränkt sind, werden als straffe Gelenke (Amphiarthrosen) bezeichnet.

Nach der Anzahl der möglichen Bewegungsrichtungen, die das Gelenk erlaubt, unterscheidet man ein-, zwei- und dreiachsige Gelenke. Bei einachsigen Gelenken ist nur eine Bewegungsrichtung möglich, vergleichbar mit dem Öffnen und Schließen einer Tür. Einachsige Gelenke sind beispielsweise die Fingergelenke und das Ellen-Speichen-Gelenk (ulnarer Abschnitt des Ellenbogengelenks). Bei zweiachsigen Gelenken können Bewegungen in zwei Hauptachsen durchgeführt werden. Hierzu gehören das Ei- und das Sattelgelenk. Die dreiachsigen Gelenke sind die Kugelgelenke. Sie können Bewegungen in alle drei Hauptachsen ausführen.

Ausgehend von der Form der Gelenkflächen unterscheidet man noch Scharnier-, Kugel-, Ei-, Sattel- und Radgelenke (Abb. 4-16). Wegen ihrer Wichtigkeit werden sie ausführlicher besprochen.

Scharniergelenk

Scharniergelenke sind uns von Türen bekannt. Hier erfolgt Öffnen und Schließen um eine einzige Achse. Scharniergelenke im Körper sind *Oberarm-Ellen-*, *Knie-* und *Sprunggelenke*. Beugung und Streckung erfolgt hier nur um eine einzige Achse.

Kugelgelenk

Kugelgelenke erlauben eine größtmögliche Anzahl von Bewegungen. Dazu umfaßt eine schalenförmige Gelenkpfanne einen kugelförmigen Kopf. Wichtige Kugelgelenke sind die *Schulter-* und die *Hüftgelenke*. Aufgrund der großen Beweglichkeit des Armes ist die Schulter das für das Verrenken anfälligste Gelenk. Da der Oberarmkopf nicht vollständig von der Pfanne umschlossen wird, kann er sich nach außen verschieben. Dagegen ist der Oberschenkelkopf zu einem viel größeren Teil von der Gelenkpfanne umgeben, so daß hier Verrenkungen seltener sind.

Eigelenk

Ein eiförmiger Gelenkkopf liegt in einer entsprechend geformten Pfanne. An möglichen Bewegungen können Beugungen, Streckungen und Seitwärtsbewegungen ausgeführt werden. Eigelenke kommen in den proximalen *Handgelenken* und zwischen Atlas und Hinterhauptbein vor.

Sattelgelenk

Sattelgelenke kommen im Körper nur in den *Daumenwurzelgelenken* vor. Hier gleiten zwei ineinandergepaßte Sättel aufeinander. Durch diese besondere Form ist es möglich, daß die Daumen den übrigen Fingern gegenübergestellt werden können, wodurch die Hände zu Greifwerkzeugen werden.

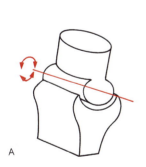
A
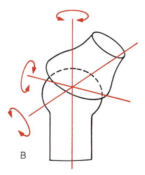
B
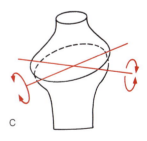
C
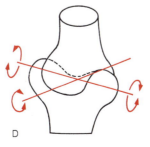
D
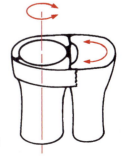
E

Abb. 4-16 Schematische Darstellung wichtiger Gelenkarten
A. Scharniergelenk (z.B. Ellenbogengelenk), B. Kugelgelenk (z.B. Schultergelenk), C. Eigelenk (z.B. Handgelenk), D. Sattelgelenk (Daumenwurzelgelenk), E. Radgelenk (z.B. Ellen-Speichen-Gelenk)

Radgelenk

Beim Radgelenk ist der Gelenkkopf scheibenförmig. Sein überknorpelter Anteil dreht sich in einer entsprechend ausgehöhlten Pfanne. Ein bekanntes Radgelenk ist das *Ellen-Speichen-Gelenk* als Teil des Ellenbogengelenks.

> **Wichtige Gelenkarten**
> - Scharniergelenk
> - Kugelgelenk
> - Eigelenk
> - Sattelgelenk
> - Radgelenk

Wichtige Gelenke im Körper

Nachstehend werden kurz die Gelenke vorgestellt, die später in der Praxis die größte Bedeutung haben.

Schultergelenk (Articulatio humeri)

Wie wir gerade gesehen haben, handelt es sich beim Schultergelenk um ein wenig stabiles Kugelgelenk, das sich durch große Beweglichkeit auszeichnet. Das Schultergelenk wird vom *Kopf des Oberarmknochens* und vom *Schulterblatt* gebildet. Das Schulterblatt bildet die Gelenkpfanne, welche im Verhältnis zum Oberarmkopf relativ klein ist.

Ellenbogengelenk (Articulatio cubiti)

Beim Ellenbogengelenk handelt es sich um ein zusammengesetztes Gelenk mit *drei* Gelenkkörpern innerhalb der Gelenkkapsel. Es besteht aus drei Gelenken, und zwar dem Oberarm-Speichen-Gelenk, dem Oberarm-Ellen-Gelenk und dem Ellen-Speichen-Gelenk. Die Elle umgreift mit dem Ellenbogen (Olecranon) die Rolle des Oberarmknochens und führt um diese Rolle eine Scharnierbewegung aus, nämlich Beugung und Streckung. Dagegen dreht sich die Speiche radartig um die Elle, wodurch die Handflächen nach oben und nach unten gedreht werden können. Das Gelenk zwischen Oberarm und Speiche ist einem Kugelgelenk vergleichbar. Die drei Knochenenden sind von einer verhältnismäßig großen Kapsel umgeben.

Hüftgelenk (Articulatio coxae)

Das Hüftgelenk ist ein Kugelgelenk, das vom Kopf des *Oberschenkelknochens* und von der Pfanne des *Hüftbeins* gebildet wird. Die beiden Gelenkflächen sind annähernd gleich groß, woraus sich die außerordentliche Stabilität dieses Gelenkes ergibt, wenn man es mit dem Schultergelenk vergleicht.

Kniegelenk (Articulatio genus)

Das Kniegelenk wird vom *Oberschenkelknochen*, der *Kniescheibe* (Patella), den *Menisken* und dem *Schienbein* gebildet (Abb. 4-17). Das Wadenbein ist an der Bildung dieses Gelenkes nicht beteiligt, da es nur mit dem Schienbein gelenkig verbunden ist, nicht aber mit dem Oberschenkelknochen.

Man kann am Kniegelenk zwei Teilgelenke unterscheiden, und zwar zum einen das Oberschenkelknochen-Schienbein-Gelenk und zum anderen das Oberschenkel-Kniescheiben-Gelenk. Die beiden Teilgelenke sind jedoch von einer *gemeinsamen Gelenkkapsel* umschlossen.

Der Oberschenkelknochen besitzt an seinem unteren Ende zwei große Gelenkknorren, die die Gelenkköpfe bilden. Damit hat der Oberschenkelknochen drei Gelenkflächen: zwei für das Schienbein auf den beiden Gelenkknorren und eine für die Kniescheibe. Die Gelenkfortsätze des Schienbeins haben fast eine ebene Oberfläche, so daß die Gelenkflächen von Oberschenkelknochen und Schienbein nicht genau zusammenpassen. Damit nun auf dieser ebenen Gelenkfläche eine Pfanne zustande kommt, sind die Menisken aufgelagert.

Bei den *Menisken* handelt es sich um zwei Scheiben aus Faserknorpel. Man kann einen inneren und einen äußeren Meniskus unterscheiden, die beide etwa hufeisenförmig gebogen sind. Durch ihre Beweglichkeit lassen sie bei gebeugtem Knie Drehbewegungen zu.

Bei *ruckartigen Streckbewegungen aus Drehstellungen* kann es sein, daß der Meniskus nicht mehr genug Zeit hat, nach vorne zu gleiten. In diesem Fall wird er zwischen Oberschenkelknochen und Schienbein eingeklemmt. Dabei kann es zum *Meniskusriß* kommen, von dem in den überwiegenden Fällen der innere, schlechter bewegliche Meniskus betroffen ist.

Neben Oberschenkelknochen und Schienbein ist noch die *Kniescheibe* (Patella) an der Gelenkbildung beteiligt. Die Kniescheibe liegt an der *Knievorderseite*, eingebettet in die *Sehne*

4.2 Knochenverbindungen

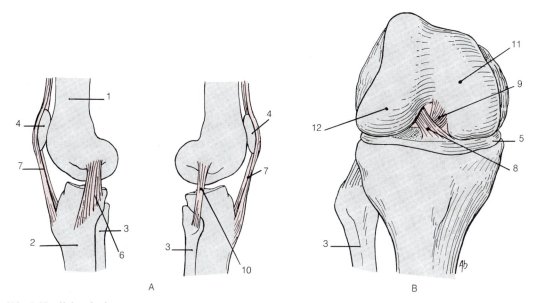

Abb. 4-17 Kniegelenk
A. in Streckstellung (Seitenansicht; links: von innen, rechts: von außen), B. in Beugestellung (Frontalansicht, Kniescheibe entfernt), 1. Oberschenkelknochen (Femur), 2. Schienbein (Tibia), 3. Wadenbein (Fibula), 4. Kniescheibe (Patella), 5. Meniskus, 6. Seitenband (Ligamentum collaterale tibiale), 7. Kniescheibenband, Patellarsehne (Ligamentum patellae), 8. Vorderes Kreuzband (Ligamentum cruciatum anterius), 9. Hinteres Kreuzband (Ligamentum cruciatum posterius), 10. Seitenband (Ligamentum collaterale fibulare), 11. Innerer Gelenkknorren, 12. Seitlicher Gelenkknorren

des *vierköpfigen Oberschenkelmuskels*. Diese Sehne wird in ihrem Abschnitt zwischen Kniescheibe und Schienbein auch als Kniescheibenband bezeichnet. Auf ihrer Rückseite ist die Kniescheibe mit hyalinem Knorpel überzogen, um die Reibung zwischen Sehne und Knochen zu vermindern. Die Kniescheibe hat außerdem die Aufgabe, die Sehne zu führen und damit deren seitliches Abrutschen zu verhindern. Ist das Knie *gestreckt*, wird die Patella nach vorne gebracht und ist *deutlich sichtbar*. Bei gebeugtem Knie sinkt sie in die Gelenkhöhle ein und ist nur schwer erkennbar.

Das Kniegelenk hat eine Anzahl verstärkender Bänder, die Kreuz- und Seitenbänder. Die an der rechten und linken Knieseite befindlichen Seitenbänder sind nur in Streckstellung gestrafft und verhindern dann eine Drehbewegung des Kniegelenks. Bei gebeugtem Knie erschlaffen sie und erlauben so eine Drehbewegung. Die vorderen und hinteren Kreuzbänder, die die Menisken fixieren, verhindern gleichzeitig eine Überstreckung des Kniegelenkes.

Schubladenphänomen
Zum Schubladenphänomen kommt es infolge eines Kreuzbandrisses. Reißt das *vordere* Kreuzband, läßt sich das Schienbein gegenüber dem Oberschenkelknochen abnorm weit nach *vorne* ziehen. Reißt dagegen das *hintere* Kreuzband, läßt sich das Schienbein abnorm weit nach *hinten* schieben.

4.2.3 Besondere Hilfsvorrichtungen

Schleimbeutel (Bursa)
Schleimbeutel *erleichtern das Gleiten* von Sehnen oder Muskeln über Knochen und Bänder. Es handelt sich um kleine geschlossene Säckchen, die innen mit *Synovialflüssigkeit* gefüllt sind. Durch Dauerreize wie Druck, Überbeanspruchung oder durch wiederholte Verletzungen kann es zur *Schleimbeutelentzündung* kommen.

Sehne (Tendo)
Eine Sehne ist das weißliche, glänzende *Endstück* eines *Muskels*. Es besteht aus unelasti-

schem kollagenen Bindegewebe. Die Sehne dient dem *Muskel* als *Ursprung* und *Ansatz* am *Knochen*, und sie überträgt die Zugwirkung des Muskels auf die Knochen.

Sehnenscheide (Vagina tendinis)

In Gelenknähe, aber auch an anderen funktionell erforderlichen Stellen verlaufen lange Sehnen in einem *Führungskanal*. Die *äußere Schicht* dieses Führungskanals besteht aus einer *derben bindegewebigen Hülle*. Innen ist der Führungskanal mit einer *Synovialhaut*, die auch die Sehne überzieht, ausgestattet.

Aponeurose

Eine Aponeurose ist eine *flächenhafte Sehne*, z.B. die Hohlhandsehne (Aponeurosis palmaris).

Band (Ligamentum)

Ein Band besteht aus kollagenem Bindegewebe und dient der Verbindung und Befestigung von gegeneinander beweglichen Knochen. So sichern die Verstärkungsbänder der Gelenkkapseln den Zusammenhalt der beteiligten Knochen (Haftbänder). Die Führungsbänder sorgen dafür, daß das Gelenk die ihm zukommende Bewegung ausführen kann, und die Hemmbänder verhindern eine Überstreckung der Gelenke. Bänder befinden sich nicht nur außerhalb von Gelenken, sondern auch innerhalb (Binnenknochenbänder).

4.3 Das Muskelsystem

Im Kapitel Gewebearten auf Seite 63 f. haben wir quergestreifte (Skelettmuskulatur), glatte und Herzmuskulatur unterschieden. Jetzt wollen wir uns mit der Skelettmuskulatur näher beschäftigen, die zum *aktiven Bewegungsapparat* gehört. Sie ermöglicht Bewegungen und die Fortbewegung des Körpers. Sie besteht aus 277 paarigen und drei unpaarigen Muskeln.

Beim Muskel bezeichnet man die Befestigung, die der *Körpermitte* am *nächsten* liegt, als *Ursprung* des Muskels. Die entgegengesetzte Stelle, an der er festgemacht ist, also die Stelle, die der *Körpermitte weiter entfernt* ist, als *Ansatz*. Weiterhin kann man einen unterschiedlich aussehenden Muskelbauch, der den Hauptanteil des Muskels darstellt, von den Sehnen unterscheiden, die Ursprung und Ansatz des Muskels bilden. Die Sehnen sind Bündel aus Bindegewebe, die in die Bindegewebehaut des Knochens (Periost) übergehen. Es gibt auch Muskeln mit mehreren Muskelbäuchen, d.h., daß der Muskel durch eine oder mehrere Sehnen unterteilt wird.

Einteilung nach dem Bau des Muskels

Je nach Anzahl der Ursprungsstellen unterscheidet man ein-, zwei-, drei- und vierköpfige Muskeln. Ein bekannter zweiköpfiger Muskel ist der Beuger des Oberarms (Bizeps), ein bekannter dreiköpfiger der Strecker des Oberarms (Trizeps).

Einteilung nach der Aufgabe des Muskels

– **Agonisten**
  Unter Agonisten versteht man Muskeln, die eine Primärbewegung verursachen, z.B. eine Beugung im Ellenbogengelenk oder im Kniegelenk.
– **Antagonisten**
  Der Antagonist ist der *Gegenspieler des Agonisten*. Er führt die Gegenbewegung zum Agonisten aus. Im gegengerichteten Zusammenspiel mit dem Agonisten bremst er die Primärbewegung gezielt ab. Führt der Antagonist eine Bewegung aus, muß der Agonist entspannen. Arbeitet der Agonist, muß der Antagonist entspannen.
– **Synergist**
  Synergisten *unterstützen* den *Agonisten* oder *Antagonisten* bei seiner Arbeit.
– **Neutralisierende Muskeln**
  Neutralisierende Muskeln wirken unerwünschten Nebenwirkungen des Agonisten entgegen.

Im folgenden sollen nun einige wichtige Skelettmuskeln vorgestellt werden.

4.3.1 Muskeln des Kopfes

Am Kopf können wir zwei unterschiedliche Muskelarten unterscheiden: die *Kau-* und die *mimische Ringmuskulatur*.

Kaumuskulatur

Die vier Kaumuskeln (Abb. 4-18) bewegen das Kiefergelenk. Der *Schläfenmuskel* (M. temporalis) entspringt am Unterkiefer und setzt in der

4.3 Das Muskelsystem

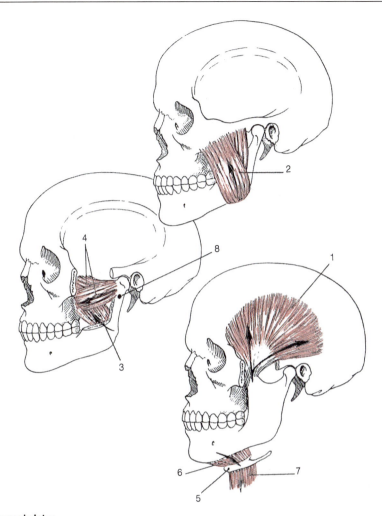

Abb. 4-18 Kaumuskulatur
1. Schläfenmuskel (M. temporalis), 2. Kaumuskel (M. masseter), 3. Innerer Flügelmuskel (M. pterygoideus medialis), 4. Äußerer Flügelmuskel (M. pterygoideus lateralis), 5. Zungenbein (Os hyoideum), 6. Unterkiefer-Zungenbein-Muskel (M. mylohyoideus), 7. Brustbein-Zungenbein-Muskel (M. sternohyoideus), 8. Drehpunkt des Kiefergelenks

Schläfengrube an. Der eigentliche *Kaumuskel* (M. masseter) entspringt am Unterkiefer und setzt am Jochbein an. Der *innere und äußere Flügelmuskel* (M. pterygoideus medialis et lateralis) liegt hinter und unterhalb des Jochbeins. Sie entspringen beide an der Flügelgrube des Keilbeins. Der äußere Flügelmuskel dient der Mahlbewegung, der innere dem Kaudruck.

Mimische Muskulatur

Die mimische *Ringmuskulatur* unterscheidet sich in einem wichtigen Punkt von den übrigen Skelettmuskeln: Sie entspringt nicht am Knochen und dient nicht der Bewegung von Gelenken, sondern sie liegt im *Unterhautfettgewebe* und *bewegt* die *Haut*. Sie ist *ringförmig* (zirkulär) um die *Körperöffnungen* im Gesichtsbereich (Augen, Nase, Mund) angeordnet (Abb. 4-19). Sie dient dazu, unseren Stimmungen Ausdruck zu verleihen. Da die mimische Ringmuskulatur in der Gesichtshaut liegt, kommt es bei nachlassender Muskelelastizität leicht zur Faltenbildung.

> **Mimische Ringmuskulatur**
> - Liegt ringförmig um Augen, Mund und Nasenlöcher.
> - Ist nicht am Knochen festgewachsen, sondern liegt im Unterhautfettgewebe.
> - Bewegt die Haut (und nicht die Knochen).

4 Der Bewegungsapparat

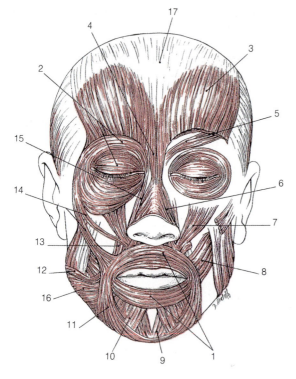

Abb. 4-19 Mimische Muskulatur
1. Ringmuskel des Mundes (M. orbicularis oris), 2. Ringmuskel des Auges (M. orbicularis oculi), 3. Stirnmuskel (M. occipitofrontalis), 4. Herabzieher der Stirnhaut (M. procerus), 5. Augenbrauenrunzler (M. corrugator supercilii), 6. Nasenmuskel (M. nasalis), 7. Oberlippenheber (M. levator labii superioris), 8. Wangenmuskel (Trompetermuskel, M. buccinator), 9. Kinnmuskel (M. mentalis), 10. Herabzieher der Unterlippe (M. depressor labii inferioris), 11. Herabzieher des Mundwinkels (M. depressor anguli oris), 12. Lachmuskel (M. risorius), 13. Mundwinkelheber (M. levator anguli oris), 14. Jochbeinmuskel (M. zygomaticus minor et major), 15. Nasenflügelheber (M. levator labii superioris alaeque nasi), 16. Hautmuskel des Halses (Platysma), 17. Sehnenhaube (Aponeurosis epicranialis)

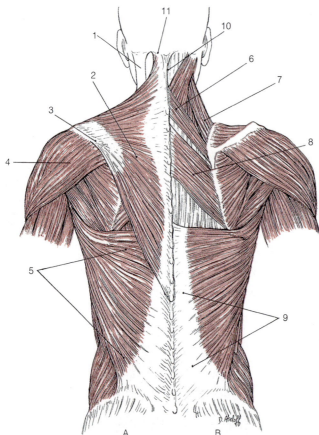

Abb. 4-20 Muskeln von Hals und Rücken
A. Oberflächliche Rückenmuskulatur, B. Oberflächliche Rückenmuskulatur abgetragen, zu sehen ist die darunterliegende zweite Schicht, 1. Kopfwender (M. sternocleidomastoideus), 2. Trapezius (Kapuzenmuskel, M. trapezius), 3. Schulterblattgräte (Spina scapulae), 4. Deltamuskel (M. deltoideus), 5. Breiter Rückenmuskel (M. latissimus dorsi), 6. Kleiner Rautenmuskel (M. rhomboideus minor), 7. Schulterblattheber (M. levator scapulae), 8. Großer Rautenmuskel (M. rhomboideus major), 9. Rücken-Lenden-Faszie (Ursprungsplatte für den breiten Rückenmuskel), 10. Nackenband (Ligamentum nuchae), 11. Obere Nackenlinie (Linea nuchae superior)

4.3 Das Muskelsystem

Zur mimischen Muskulatur gehört aber nicht nur die vorstehend geschilderte Ringmuskulatur, sondern weitere Muskeln, von denen ein oder beide Enden *am Knochen festgemacht* sind.

Hierzu rechnet man beispielsweise den Wangenmuskel (M. buccinator), der die Aufgabe hat, zusammen mit den Zähnen, die Bissen zwischen die Zähne zu schieben.

Des weiteren gehört zur mimischen Muskulatur der Augenbrauenrunzler, der Augenbrauenherabzieher, der Oberlippenheber, der Mundwinkelherabzieher, der Mundwinkelheber, der Lachmuskel, der Kinnmuskel u. a. m.

4.3.2 Muskeln des Halses und Rumpfes

Am Hals befindet sich eine Vielzahl von Muskeln. Die vorderen Halsmuskeln stehen fast alle mit dem *Zungenbein* in Verbindung. Da am Zungenbein auch der Kehlkopf aufgehängt ist, ist es für den Schluckakt von Bedeutung. Wichtige Muskeln am Hals sind der Kopfwender und der Trapezmuskel.

Die Muskulatur des Rumpfes (Abb. 4-20 und 4-21) besteht jeweils aus einer tiefen und einer oberflächlichen Schicht. Hier die wichtigsten Muskeln im einzelnen.

Kopfwender (M. sternocleidomastoideus)

Der Kopfwender verbindet den Schädel mit dem unteren Teil des Schultergürtels und dem Brustbein. Er entspringt an *Brust-* und *Schlüsselbein* und setzt am *Warzenfortsatz* des Schläfenbeines (Processus mastoideus) und der queren Knochenleiste des Hinterhauptbeines (Linea nuchae) an.

Ist nur ein Kopfwender tätig, so findet eine Drehung des Kopfes nach der entgegengesetzten Seite bzw. eine Neigung zur gleichen Seite statt. Sind beide Kopfwender kontrahiert, wird das Hinterhaupt unter leichtem Drehen des Kinns nach vorne gezogen.

Trapezius (M. trapezius)

Der Trapezius heißt auch Kapuzenmuskel. Er entspringt mittels einer dünnen Sehne am Hinterhauptbein und von den Dornfortsätzen der Halswirbel und aller Brustwirbel. Mit absteigenden, queren und aufsteigenden Bündeln läuft er zum Schultergürtel. Er sitzt an Schlüsselbein, Schulterhöhe und der Schulterblattgräte an. Da-

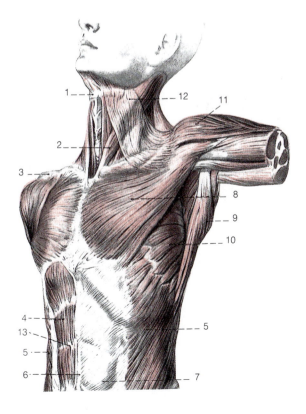

Abb. 4-21 Muskeln der vorderen Brust- und Bauchwand
1. Zungenbein (Os hyoideum), 2. Kopfwender (M. sternocleidomastoideus), 3. Schlüsselbein (Clavicula), 4. Gerader Bauchmuskel (Rektus, M. rectus abdominis), 5. Äußerer schräger Bauchmuskel (M. obliquus externus abdominis), 6. „Weiße Linie" (Linea alba), 7. Rektusscheide, den geraden Bauchmuskel einhüllende Sehnenplatte (Vagina musculi recti abdominis), 8. Großer Brustmuskel (M. pectoralis major), 9. Breiter Rückenmuskel (M. latissimus dorsi), 10. Vorderer Sägemuskel (M. serratus anterior), 11. Deltamuskel (M. deltoideus), 12. Hautmuskel des Halses (Platysma), 13. Zwischensehne im geraden Bauchmuskel (Intersectio tendinea)

mit verläuft er *im Nacken* und der *oberen Hälfte des Rückens*. Er führt in Zusammenarbeit mit anderen Muskeln die verschiedensten Bewegungen aus, wie z.B. Bewegungen des Schulterblattes und des Schlüsselbeines.

Breiter Rückenmuskel (M. latissimus dorsi)

Der breite Rückenmuskel, ein verhältnismäßig dünner Muskel, bedeckt den *unteren Teil des Rückens*. Er entspringt an den unteren Brustwirbeln, den Lendenwirbeln, den Kreuzbeinwirbeln und am Darmbein. Sein Ansatz liegt auf einem kleinen Muskelhöcker des Oberarmknochens. Er ist wichtig für die Bewegung des Armes und die Fixation des Schulterblattes.

Vorderer Sägemuskel (M. serratus anterior)

Der vordere Sägemuskel, ein kräftiger Muskel, entspringt an den oberen neun Rippen und setzt an der Wirbelseite des Schulterblattes an. Er kann das Schulterblatt nach vorne und nach oben ziehen. Daneben hat er eine Aufgabe als Atemhilfsmuskulatur.

Großer Brustmuskel (M. pectoralis major)

Der große Brustmuskel entspringt an Brustbein, Schlüsselbein und Rippen. Er bedeckt den größten Teil der *Vorderfläche des Brustkorbes*. Er ist zuständig für das Anziehen und Einwärtsrollen des Armes. Daneben dient er auch als Atemhilfsmuskulatur.

Kleiner Brustmuskel (M. pectoralis minor)

Der kleine Brustmuskel entspringt an der dritten bis fünften Rippe und setzt am Rabenschnabelfortsatz des Schulterblattes an, welches er nach unten bewegt.

Zwischenrippenmuskeln (Mm. intercostales)

Bei den Zwischenrippenmuskeln unterscheiden wir *äußere* und *innere* Zwischenrippenmuskeln (Mm. intercostales externi et interni). Sie dienen der Abdichtung und der Bewegung des Brustkorbes.

4.3.3 Muskeln von Schulter, Arm und Hand

Deltamuskel (M. deltoideus)

Der Deltamuskel (Abb. 4-22) hat die Form einer kurzen dreieckigen Kappe, die die *Schulter be-* *deckt*. Er entspringt am Schlüsselbein, an der Schulterhöhe und am Schulterblatt. Sein Ansatzpunkt ist der Oberarmknochen.

Der Deltamuskel hebt den Oberarm und kann ihn nach vorne und hinten ziehen. Teile des Muskels sind auch an der Innen- und Außenrotation des Armes beteiligt.

Zweiköpfiger Oberarmmuskel (M. biceps brachii)

Der zweiköpfige Oberarmmuskel wird auch kurz *„Bizeps"* genannt. Ihn lassen Kinder spielen, um ihre Muskeln unter Beweis zu stellen. Der Bizeps beugt den Vorderarm im Ellenbogengelenk.

Armstrecker (M. triceps brachii)

Der dreiköpfige Armstrecker, der *„Trizeps"*, ist der Antagonist des Armbeugers, der auf der Armrückseite liegt. Er führt die Streckbewegung im Ellenbogengelenk aus.

Muskeln des Unterarmes und der Hand

Im Unterarm finden wir etwa 20 verschiedene Muskeln, von denen die meisten das Handgelenk und die Finger bewegen. Sie sind in oberflächlichen und tiefen Schichten angelegt.

An der Außenseite des Ellenbogengelenks entspringt die Streckmuskulatur für Handwurzel und Finger. An der Innenseite des Ellenbogengelenkes entspringen die Beuger von Handwurzel und Fingern. Zusätzlich zu den vielen Muskeln des Vorderarms, die das Handgelenk und die Hand bewegen, gibt es zahlreiche kleine Muskeln, die an Handknochen ihren Ursprung und Ansatz haben.

4.3.4 Muskeln des Bauchbereiches

Gerader Bauchmuskel (M. rectus abdominis)

Der gerade Bauchmuskel (s.a. Abb. 4-21), kurz Rektus genannt, ist ein langer Muskel, der vom Brustbein und der fünften bis achten Rippe zum Schambein zieht. Er ist durch Zwischensehnen gegliedert. Der gerade Bauchmuskel ist paarig angelegt und verläuft in einem bindegewebigen Köcher, der „Rektusscheide". Während der Schwangerschaft weichen die beiden Rektusscheiden in der Linea alba (s.u.) auseinander (Rektusdiastase).

4.3 Das Muskelsystem

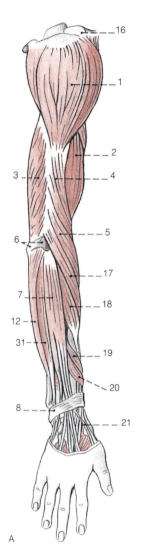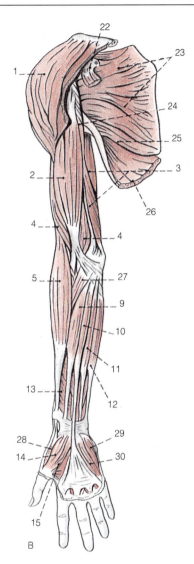

Abb. 4-22 Muskeln von Schulter, Arm und Hand
A. Streckseite des Armes, B. Beugeseite des Armes, 1. Deltamuskel (M. deltoideus), 2. Zweiköpfiger Oberarmmuskel (M. biceps brachii), 3. Armstrecker (M. triceps brachii), 4. Innerer Oberarmmuskel (M. brachialis), 5. Oberarmspeichenmuskel (M. brachioradialis), 6. Ellenbogen (Olecranon), 7. Gemeinsamer Fingerstrecker (M. extensor digitorum), 8. Handwurzelband (Retinaculum extensorum), 9. Speichenhandbeuger (M. flexor carpi radialis), 10. Langer Hohlhandmuskel (M. palmaris longus), 11. Oberflächlicher Fingerbeuger (M. flexor digitorum superficialis), 12. Ellenhandbeuger (M. flexor carpi ulnaris). 13. Langer Daumenbeuger (M. flexor pollicis longus), 14. Kurzer Daumenabzieher (M. abductor pollicis brevis), 15. Kurzer Daumenbeuger (M. flexor pollicis brevis), 16. Schlüsselbein (Clavicula), 17. Langer Speichenhandstrecker (M. extensor carpi radialis longus), 18. Kurzer Speichenhandstrecker (M. extensor carpi radialis brevis), 19. Langer Abzieher des Daumens (M. abductor pollicis longus), 20. Kurzer Daumenstrecker (M. extensor pollicis brevis), 21. Langer Daumenstrecker (M. extensor pollicis longus), 22. Rabenschnabelfortsatz (Processus coracoideus), 23. Unterschulterblattmuskel (M. subscapularis), 24. Rabenschnabelfortsatz-Oberarmmuskel (M. coracobrachialis), 25. Großer Rundmuskel (M. teres major), 26. Breiter Rückenmuskel (M. latissimus dorsi), 27. Runder Einwärtswender (M. pronator teres), 28. Gegensteller des Daumens (M. opponens pollicis), 29. Kleinfingerabzieher (M. abductor digiti V), 30. Kleinfingerbeuger (M. flexor digiti V), 31. Ellenhandstrecker (M. extensor carpi ulnaris)

Äußerer schräger Bauchmuskel
(M. obliquus externus abdominis)

Er entspringt an den acht unteren Rippen. Seine Sehnenplatte geht in die Rektusscheide über.

Innerer schräger Bauchmuskel
(M. obliquus internus abdominis)

Er entspringt am Darmbeinkamm. Seine Sehnenzüge gehen in die Rektusscheide über.

Querer Bauchmuskel (M. transversus abdominis)

Der quere Bauchmuskel entspringt an der Innenseite der unteren Rippen und am Darmbeinkamm. Seine Sehnenplatte geht in die Rektusscheide über. Er ist der am tiefsten verlaufende Bauchmuskel.

Linea alba

Die Linea alba, die sogenannte „weiße Linie", entsteht durch eine Verflechtung der Aponeurosen der seitlichen Bauchmuskeln in der Medianlinie der Bauchwand. Sie erstreckt sich vom *Schwertfortsatz* des Brustbeins bis zur *Symphyse*.

Wichtige Muskeln des Bauchbereichs
- Gerader Bauchmuskel
- Äußerer schräger Bauchmuskel
- Innerer schräger Bauchmuskel
- Querer Bauchmuskel

4.3.5 Muskeln des Gesäßes

Das Gesäß wird aus drei übereinanderliegenden Muskeln gebildet: Dem *großen* (M. glutaeus maximus), dem *mittleren* (M. glutaeus medius) und dem *kleinen* (M. glutaeus minimus) *Gesäßmuskel*.

Die Gesäßmuskulatur richtet den Rumpf aus der Beugestellung auf und zieht den Oberschenkel nach hinten.

4.3.6 Muskeln des Oberschenkels

Der wichtigste Oberschenkelmuskel ist der *vierköpfige Schenkelstrecker* (M. quadriceps femoris). Er setzt sich zusammen aus dem geraden, dem äußeren, dem mittleren und dem inneren Oberschenkelmuskel. Es handelt sich um einen kräftigen Streckmuskel, der vorne liegt und dessen Endsehne am Schienbein ansetzt (Abb. 4-23).

An der Innenseite des Oberschenkels liegt der Schenkelanzieher, an der Rückseite der zweiköpfige, der halbsehnige und der halbmembranöse Oberschenkelmuskel. Diese entspringen am Sitzbeinhöcker und sind am Unterschenkelknochen festgeheftet. Sie bewirken im Hüftgelenk eine Streckung und im Kniegelenk eine Beugung.

4.3.7 Muskeln von Unterschenkel und Fuß

Am Unterschenkel finden wir 13 verschiedene Muskeln. Wichtig ist die oberflächliche Muskelschicht, die aus dem *dreiköpfigen Wadenmuskel (M. triceps surae)* besteht. Dieser dreiköpfige Wadenmuskel setzt sich aus dem Zwillingswadenmuskel und dem Schollenmuskel zusammen. Der Zwillingswadenmuskel (M. gastrocnemius) hat am Oberschenkelknochen einen seitlichen und einen mittleren Ursprung. Diese beiden Köpfe vereinigen sich in der Mitte des Unterschenkels mit dem Schollenmuskel und gehen in die Achillessehne über, die am Fersenbein festgewachsen ist.

Vorne, zwischen Schien- und Wadenbein, finden wir am Unterschenkel noch die Strecker von Fuß und Zehen. Seitlich über dem Wadenbein liegen der lange und der kurze Wadenbeinmuskel.

Es gibt eine Vielzahl von Fußmuskeln, die für die Beweglichkeit der Zehen sorgen, und die die Fußknochen zu einer kräftigen, elastischen Tragfläche für das Körpergewicht verbinden.

4.4 Ausgewählte Erkrankungen des Bewegungsapparates

Verschiedene Erkrankungen des Bewegungsapparates stehen in unmittelbarem Zusammenhang mit Stoffwechselkrankheiten und Störungen des Hormonhaushalts. So finden Sie den Riesen- und Zwergwuchs im Kapitel 14 (Endokrinologie, S. 296), Gicht, Osteoporose, Osteomalazie im Kapitel 10 (Stoffwechsel, S. 258ff.). Das Ischiassyndrom wird im Kapitel 18 (Nervensystem, S. 418) abgehandelt. Zunächst werden kurz einige Erkrankungen der Wirbelsäule vorgestellt.

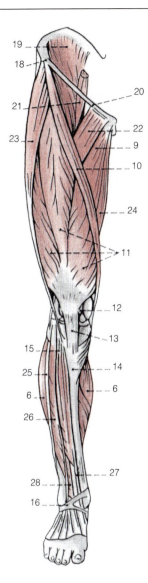
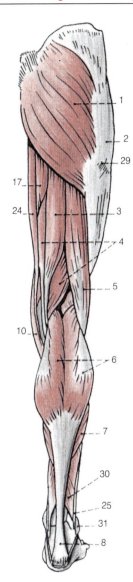

Abb. 4-23 Muskeln von Gesäß und Bein
A. Ansicht der rechten Hüft- und Beinmuskulatur von vorne, B. Ansicht der rechten Hüft- und Beinmuskulatur von hinten, 1. Großer Gesäßmuskel (M. glutaeus maximus), 2. Großer Rollhügel (Trochanter major), 3. Halbsehniger Muskel (M. semitendinosus), 4. Halbmembranöser Muskel (M. semimembranosus), 5. Zweiköpfiger Schenkelbeuger (M. biceps femoris), 6. Zwillingswadenmuskel (M. gastrocnemius), 7. Schollenmuskel (M. soleus), 8. Achillessehne (Tendo calcaneus), 9. Langer Anzieher (M. adductor longus), 10. Schneidermuskel (M. sartorius), 11. Vierköpfiger Schenkelstrecker (M. quadriceps femoris), 12. Kniescheibe (Patella), 13. Kniescheibenband (Lig. patellae), 14. Schienbein (Tibia), 15. Vorderer Schienbeinmuskel (M. tibialis anterior), 16. Kreuzband (Retinaculum musculorum extensorum inferius), 17. Schenkelanzieher (M. adductor magnus), 18. Vorderer oberer Darmbeinstachel (Spina iliaca anterior superior), 19. Darmbeinmuskel (M. iliacus), 20. Leistenband (Lig. inguinale), 21. Lendenmuskel (M. psoas major), 22. Kammuskel (M. pectineus), 23. Zug der Oberschenkelfaszie (Tractus iliotibialis), 24. Schlanker Muskel (M. gracilis), 25. Langer Wadenbeinmuskel (M. peronaeus longus), 26. Langer Zehenstrecker (M. extensor digitorum longus), 27. Sehne des M. tibialis anterior, 28. Langer Großzehenstrecker (M. extensor hallucis longus), 29. Oberschenkelfaszie (Fascia lata), 30. Kurzer Wadenbeinmuskel (M. peronaeus brevis), 31. Äußerer Knöchel (Malleolus lateralis).

4.4.1 Erkrankungen der Wirbelsäule

▶ **Spondylose** (Spondylosis deformans)

Bei der Spondylose ist es zur *degenerativen Erkrankung* der *Wirbelkörper* und der *Zwischenwirbelscheiben* gekommen. Im Röntgenbild erkennt man am Wirbelkörper Randwülste, Erhebungen und Zacken. Als Folge davon kommt es zu Bewegungsschmerz, der ausstrahlen kann.

▶ **Osteochondrosis intervertebralis**

Bei der Osteochondrosis intervertebralis kommt es zur *Degeneration* der *Zwischenwirbelscheiben*. Im Anfangsstadium der Erkrankung sind die Zwischenwirbelscheiben aufgequollen, später kommt es zur Verschmälerung.

▶ **Wirbelgleiten** (Spondylolisthesis)

Unabhängig von der Bewegung kommt es zur fixierten *Verschiebung* eines *Wirbelkörpers* (meist eines Lendenwirbels) gegenüber seinem Nachbarn. Dadurch kann es zur Verengung des Wirbelkanals mit darauffolgenden Kompressionserscheinungen kommen. Die Betroffenen sind allerdings meist beschwerdefrei. Dem Wirbelgleiten geht ein degenerativer oder entzündlicher Prozeß an der Wirbelsäule voraus. Patienten mit Wirbelgleiten sollen *nicht schwer heben* und *ungeschickte Bewegungen vermeiden*. Die Rückenmuskulatur muß durch entsprechende *Bewegungstherapie* gestärkt werden.

▶ **Bandscheibenvorfall**
(Bandscheibenprolaps, Diskusprolaps)

Es kommt zum *Heraustreten* des *Gallertkerns* durch den beschädigten, degenerierten *Faserknorpelring* der Zwischenwirbelscheibe über die Wirbelkörperränder hinaus. Durch die dadurch verursachte *Komprimierung der Nervenwurzel* kann es zu *heftigsten Schmerzen* kommen. Des weiteren können sensible und motorische *Ausfallerscheinungen* auftreten. Betroffen sind bevorzugt L4/L5 und L5/S1 (s. „Ischiassyndrom", S. 418), aber es können auch Anteile der Halswirbelsäule befallen sein. Ist L5 befallen, so treten Schmerzen an der Außenseite des Beines auf, man spricht dann vom sogenannten „Generalstreifen". Schädigungen der Wurzeln von S3 bis S5 können eine Blasenlähmung zur Folge haben.

▶ **Lumbago** (Hexenschuß)

Beim Hexenschuß kommt es im Lendenbereich zu einem meist plötzlich auftretenden, heftigen Schmerz. Ausgelöst wird die Lumbago typischerweise durch schweres Heben oder durch eine Drehung des Rumpfes.

Es kommt zu einer schmerzbedingten Bewegungseinschränkung, zu muskulärem Hartspann der Rückenmuskulatur, zur Druckschmerzhaftigkeit der Dornfortsätze, Sensibilitätsstörungen, Parästhesien und zur Einnahme einer Schonhaltung.

Die Ursache kann in einem Bandscheibenschaden, einer Wirbelsäulenerkrankung, einem Rückenmarktumor oder in einem intraabdominellen Tumor liegen.

▶ **Morbus Scheuermann** (Osteochondrosis deformans juvenilis, Adoleszentenkyphose)

Die Scheuermann-Krankheit ist die häufigste Schädigung der *jugendlichen Wirbelsäule*. Allerdings tritt die Erkrankung nicht ausschließlich bei Jugendlichen auf, sondern sie kann sich auch noch im späteren Lebensalter entwickeln. Der Nachweis erfolgt über das *Röntgenbild*, auf dem mehrere Wirbelkörper in typischer Keilform erscheinen. Die Wirbeldeckplatten können verformt sein.

Im Anfangsstadium der Erkrankung besteht meist nur ein flacher, keinesfalls entstellender Rundrücken. Rückenschmerzen können fehlen, aber es besteht eine rasche Ermüdbarkeit von Rücken und Wirbelsäule. *Häufig* kommt es im *18. Lebensjahr* zum *Stillstand* der Erkrankung. Die eingetretenen Verformungen der Wirbelsäule bestehen jedoch weiter, ebenso die degenerativen Veränderungen der Zwischenwirbelscheiben. Im späteren Leben neigen die Betroffenen zu *Bandscheibenvorfällen*. Häufig leiden sie an *Rückenschmerzen*, und sie können *nur leichtere körperliche Arbeiten* verrichten.

> *Morbus Scheuermann*
> Der sichere Nachweis erfolgt über das Röntgenbild!

4.4.2 Erkrankungen der Muskeln, Knochen und besonderen Hilfsvorrichtungen

Verletzungen von Knochen und Muskeln sind, vor allem im Sport, relativ häufig. Eine wichtige Ursache ist hier oft das ungenügende Warmlau-

4.4 Ausgewählte Erkrankungen des Bewegungsapparates

fen, denn ein schlecht durchblutetes Gewebe ist anfälliger für Verletzungen.

▶ Muskelzerrung

Zur Muskelzerrung kommt es durch eine *Überdehnung des Muskels,* bei der meist auch einige Muskelfasern reißen. Eventuell können auch Fasern der Sehne des Muskelansatzes beschädigt sein. Zeichen einer Muskelzerrung sind ein *plötzlich einsetzender, starker Schmerz,* bei dem die *Funktionsfähigkeit* des Muskels *eingeschränkt* ist. Tritt eine Schwellung auf, so besteht ein Bluterguß.

Die Ausheilung erfolgt durch Ruhigstellung mittels Bandage. Es gibt gute pflanzliche und homöopathische Fertigpräparate von verschiedenen Firmen, die den Heilungsverlauf beschleunigen können.

▶ Muskelriß

Zum Muskelriß kann es bei einer plötzlichen extremen Muskelanspannung kommen. In diesem Fall ist der Muskel *völlig funktionsuntüchtig.* Es bestehen *sehr starke Schmerzen.* Der Muskel muß chirurgisch genäht werden. Anschließend wird ein Gipsverband angelegt.

▶ Zerrung eines Gelenkes
(Verstauchung, Distorsion)

Zu Zerrungen der Gelenke kommt es durch plötzliche Gewalteinwirkung auf das Gelenk, wobei es entweder zu *Dehnung, Einriß* oder *Abriß* der *Haltebänder* des Gelenkes kommt. Es treten *starke Schmerzen* und eine *schnelle Schwellung* und *Verfärbung* im betroffenen Gelenk auf.

Die Erstversorgung erfolgt durch *Hochlagerung* der betroffenen Extremität, lokale, *kalte Umschläge* und durch Anlegen eines *Kompressionsverbandes.* Bei einer schweren Zerrung muß immer eine sorgfältige *ärztliche Abklärung* erfolgen.

▶ Verrenkung eines Gelenkes (Luxation)

Bei einer Verrenkung ist ein *Knochen aus einem Gelenk gesprungen,* wobei die Bänder der Gelenkkapsel völlig oder teilweise zerreißen. Auch benachbarte Gefäße, Nerven, Sehnen und Muskeln können beschädigt oder gerissen sein. Eine Verrenkung kann man durch *Deformierung* im Bereich des verletzten Gelenkes, durch *heftigste Schmerzen* und durch *Schwellung* erkennen. Die Einrenkung darf *nur* von einem Arzt bzw. von hierzu besonders ausgebildeten Personen vorgenommen werden, damit es durch unsachgemäßes Vorgehen nicht noch zu weiteren Schädigungen von Nerven und Gefäßen kommen kann. Als Erste-Hilfe-Maßnahme muß die Extremität möglichst bequem gelagert werden.

▶ Geschlossene und offene Brüche

Da bei einem geschlossenen Bruch nur der Knochen gebrochen ist, besteht keine Verbindung von diesem Bruch durch die Haut nach außen. Bei offenen Brüchen dagegen ist es zu einer Hautwunde gekommen, die entweder durch das spitze Knochenende, das von innen durch die Haut stößt, verursacht worden ist oder durch einen Gegenstand, der von außen nach innen geschoßartig einwirkt. Beim offenen Bruch besteht immer die Gefahr einer Infektion.

Brüche, vor allem geschlossene Brüche, sind nicht immer leicht zu erkennen. Manchmal fühlt der Betroffene ein „Knacken". Es kommt zu *Schmerz- und Druckempfindlichkeit.* Meist kann die betroffene Extremität nicht mehr gebraucht werden. Gelegentlich kann der Kranke, wenn der Knochen nur angebrochen ist, trotzdem gehen. Auch können die Finger bei Vorliegen eines Unterarmbruchs, meist unter leichten Schmerzen, bewegt werden.

Ist man sich nicht sicher, ob ein Bruch vorliegt, so verhält man sich bei der Erstversorgung so, als ob ein Bruch vorläge. Dazu wird die Bruchstelle vor dem Transport *geschient.* Das gilt auch für den geschlossenen Bruch, damit er nicht in einen offenen übergeht, der immer schwieriger abheilt als ein geschlossener.

▶ Sehnenriß

Durch Überbeanspruchung oder durch Schnittverletzungen kann es zum Sehnenriß kommen (z.B. Achillessehnenriß), wodurch das betroffene Glied nicht mehr gebeugt bzw. gestreckt werden kann, je nachdem, welche Sehne betroffen ist.

Die Behandlung erfolgt chirurgisch durch Sehnennaht oder Sehnentransplantation. Bei letzterer wird von einer weniger wichtigen Körperstelle eine Sehne entnommen, die dann die geschädigte Sehne ersetzt.

▶ Sehnenscheidenentzündung (Tendovaginitis)

Zur Sehnenscheidenentzündung kann es als *Folge* einer *Überanstrengung* bei vielen *Berufen* kommen: z.B. bei Stenotypistinnen, Maurern, Tischlern und Klavierspielern. Hier kommt es im Unterarm zu *heftigsten Schmerzen.* Bei Bewegung der Sehne wird ein *„Knirschen"* gefühlt. Nach größeren Marschleistungen oder als Berufskrankheit bei Ballettänzerinnen kann es zur Sehnenscheidenentzündung an den Füßen kommen. Die Therapie besteht in Ruhigstellung und einer antientzündlichen Behandlung. Bekannte pflanzliche Mittel sind die Roßkastanie und Beinwell.

▶ **Überbein** (Ganglion)

Überbeine bilden sich bevorzugt an der Streckseite des *Handgelenkes,* in der *Kniekehle* und am *Fußrücken.* Dabei bilden sich Kapselgeschwülste *(Degenerationszysten)* von Erbsen- bis Kartoffelgröße, die mit einer gelblichen Flüssigkeit gefüllt und von weicher, eventuell auch harter Konsistenz sind. Diese Kapselgeschwülste können von Gelenken oder Sehnen ausgehen.

Werden sie operativ entfernt, bilden sie sich häufig neu. Ein Überbein muß differentialdiagnostisch von einem *bösartigen Tumor abgegrenzt* werden.

▶ **Schleimbeutelentzündung** (Bursitis)

Durch *Dauerreize* und durch *Überbeanspruchung* einer bestimmten Körperstelle kann es zur Schleimbeutelentzündung kommen. Beim „Pastoren-Knie" ist der Schleimbeutel vor der Kniescheibe (Bursa praepatellaris) entzündet, beim „Studenten-Ellenbogen" der Schleimbeutel zwischen Spitze des Ellenbogens und der Haut (Bursa olecrani). Ein weiterer wichtiger Schleimbeutel, der sich entzünden kann, sitzt zwischen Deltamuskel und der Schultergelenkkapsel (Bursa subacromialis). Die Behandlung erfolgt wie bei der Sehnenscheidenentzündung beschrieben.

▶ **Tennisellenbogen** (Epicondylitis)

Durch ständige *Überlastung des Ellenbogengelenks* kommt es zu Mikrotraumen, die zu Einrissen an den Sehnen führen. Es besteht ein lokaler Druckschmerz, der bei Muskelanspannung auch ausstrahlen kann. Behandlung wie bei Sehnenscheidenentzündung. Zusätzlich müssen falsche Bewegungsmuster korrigiert werden, d.h., ganzheitliche Bewegungen müssen eingeübt werden, um einen flüssigen Bewegungsablauf zu erreichen und muskuläre Verspannungen abzubauen.

▶ **Karpaltunnelsyndrom**
(Medianuskompressionssyndrom)

Das Karpaltunnelsyndrom tritt zwar bevorzugt bei Frauen zwischen dem 40. und 50. Lebensjahr auf, kommt jedoch auch bei älteren Menschen vor, ebenso während der Schwangerschaft (durch Änderungen in der Wasserbilanz), nach Speichenbrüchen mit Deformitätsheilung und durch Vermehrung des Tunnelinhalts, beispielsweise durch eine Sehnenscheidenentzündung, durch Ödeme oder Stoffwechselablagerungen. Dadurch werden die Blutgefäße und der Mittelarmnerv (N. medianus) gequetscht.

Symptome

Die Erkrankung beginnt typischerweise mit „Einschlafen", Kribbeln, Kältegefühl, vermehrtem Schwitzen, Schmerzen (vor allem bei Dorsalflexion) und Taubheitsgefühl der betroffenen Hand. Diese Beschwerden treten zunächst nachts und gegen morgen beim Aufwachen auf, aber auch beim Halten, z.B. von Büchern oder Zeitungen. Zunächst verschwinden diese Beschwerden noch, wenn die Hand geschüttelt, bewegt oder unter Wasser gehalten wird. Die Schmerzen nehmen dann allmählich zu und können bis in den Ellenbogen und die Schulter ausstrahlen. Letztendlich kann es zum Muskelschwund des Daumenballenmuskels, zu Empfindungsstörungen und Lähmungen der vom N. medianus versorgten Finger kommen.

Diagnose

Es wird eine Elektromyographie (Registrierung der Aktionsströme im Muskelgewebe) und eine Elektroneurographie (s. S. 417) durchgeführt.

Therapie

Es soll möglichst die Ursache der Erkrankung erkannt und behandelt werden. Zu Beginn der Krankheit genügt es oft, wenn die Hand mittels einer Schiene ruhiggestellt wird. Bewährt haben sich naturheilkundliche Ansätze mit Neuraltherapie, Homöopathie, Akupunktur, aber auch andere Methoden.

In der Schulmedizin wird bei fortgeschrittenen Fällen der Karpaltunnel operativ freigeräumt. Die Erfolgsquote liegt hierbei bei fast

100 %. Allerdings können Rückfälle auftreten. An Operationskomplikationen sind Nachblutungen zu nennen und das Sudeck-Syndrom (s. u.), das immerhin in 2 bis 3 % der Fälle auftreten kann.

▶ **Sudeck-Syndrom** (Sudeck-Dystrophie)

Es handelt sich um in drei Stadien auftretende *Weichteil-* und *Knochenveränderungen*, die in erster Linie bei *Frauen* nach *Knochenbrüchen* vor allem der Hand und des Unterarmes auftreten. Es liegen dem Krankheitsgeschehen neurovegetative Regulationsstörungen zugrunde, die zu Durchblutungs- und Stoffwechselstörungen führen.

Ursache

Die auslösenden Ursachen können in einer mehrfachen Wiedereinrichtung (Reposition) nach einem Knochenbruch liegen, in einer unzureichenden Ruhigstellung oder in einer traumatisierenden Operationstechnik.

Stadien

- **Sudeck I**
  Es kommt zur Weichteilschwellung mit örtlicher Temperaturerhöhung, vermehrter Schweißbildung, Gelenkschwellung und Schmerz, der vor allem nachts und bei passiven Bewegungen auftritt. Röntgenologische Veränderungen sind in diesem Stadium nicht nachweisbar.
- **Sudeck II** (Stadium der Dystrophie)
  Die Schmerzen nehmen zwar ab, aber es kommt nur noch zu einer mangelhaften Versorgung der Weichteile und der Knochen. Es bestehen ein derbes Weichteil- und Gelenkkapselödem, Bewegungseinschränkungen, Glanzhaut, Zyanose und Nagelwuchsstörungen. Im Röntgenbild ist eine feinfleckige Entkalkung nachweisbar.
- **Sudeck III** (Stadium der Atrophie)
  Das Ödem bildet sich zurück, die Haut und die betroffenen Muskeln atrophieren schmerzlos und das Gelenk versteift. Das Röntgenbild zeigt eine gleichmäßige diffuse Entkalkung.

Therapie

In Stadium I und II muß die betroffene Extremität ruhiggestellt werden. Es können antientzündliche Mittel (z.B. Enzymtherapie) eingesetzt werden. Im Stadium III soll eine krankengymnastische Behandlung durchgeführt werden. Auch eine Eisbehandlung zeigt oft gute Behandlungserfolge.

4.4.3 Rheumatische Erkrankungen

Das Wort „Rheuma" kommt aus dem Griechischen und bedeutet „Fluß". Der Begriff geht auf die antike Humoralpathologie zurück. Nach der hippokratischen Auffassung sah man im Herausfließen von Schleim aus dem Gehirn in andere Körperteile ein allgemeines pathogenetisches Prinzip, das man unter anderem auch für die Auslösung von Gelenkerkrankungen verantwortlich machte. Später wurde der Rheumabegriff auf die verschiedensten Krankheiten mit wandernden und ziehenden Schmerzen in Gelenken, Sehnen und Muskeln übertragen (Schirmeister). Heute ist man bei dieser Einteilung geblieben. Als Leitsymptom der Rheumaerkrankung gilt: *Schmerz im Bewegungsapparat,* der oft mit *Bewegungseinschränkung* einhergeht.

> *Rheuma*
> Es treten *Schmerzen* im *Bewegungsapparat* auf. Die Erkrankung spielt sich im Bindegewebe ab.

Da also der Begriff Rheuma vom Symptom des Schmerzes im Bewegungsapparat ausgeht, werden darunter ganz unterschiedliche Krankheitsbilder zusammengefaßt. Als gemeinsames Merkmal haben sie, daß es sich um eine *Erkrankung des Bindegewebes* handelt.

Falls Ihnen nicht mehr geläufig ist, was das Bindegewebe ist, und wie es sich zusammensetzt, so lesen Sie bitte im Kapitel 3.2 nach (s. S. 58f.). Hier haben wir gesehen, daß man lockeres und straffes Bindegewebe kennt, aber daß auch Knorpel und Knochen zum Bindegewebe gerechnet werden.

Einteilung der rheumatischen Erkrankungen

Nach der Nomenklatur der internationalen Rheumaliga werden die rheumatischen Erkrankungen in drei Gruppen eingeteilt:

I Entzündlicher Rheumatismus

Bei einer bestimmten Reaktionslage des Organismus ist es zu einer entzündlichen Veränderung des Bindegewebes gekommen. Hierzu rechnet man das rheumatische Fieber, die chronische Polyarthritis, den Morbus Bechterew und die Kollagenosen.

II Degenerativer Rheumatismus

Bei den degenerativen Rheumaerkrankungen ist es ohne echte Entzündungszeichen zu einer degenerativen Veränderung des Bindegewebes gekommen. In deren Folge entwickeln sich reaktive und reparative Prozesse, vor allem an den Gelenken und an der Wirbelsäule. Es kann zu ausgeprägten Funktionsausfällen, ja sogar zur Nekrose kommen.

Zu dieser Gruppe rechnet man Arthrosen aller Art: z.B. Hüft-, Knie-, Wirbelsäulen- und Fingerpolyarthrosen.

III Weichteilrheumatismus

Beim Weichteilrheumatismus liegen sowohl entzündliche als auch degenerative Prozesse vor. Ausgelöst wird die Erkrankung oft durch Fehlbelastungen, reflektorische Verspannungen und Kälte. Hierzu gehört der Muskelrheumatismus, Tennisellenbogen und die Schleimbeutelentzündung.

> Einteilung rheumatischer Erkrankungen
> - Entzündlicher Rheumatismus
> - Degenerativer Rheumatismus
> - Weichteilrheumatismus

Ursachen der rheumatischen Erkrankungen

Trotz eines riesigen Forschungsaufwandes war es bis heute nicht möglich, die genaue Ursache der Rheumaerkrankungen herauszufinden. Aber einige Tatsachen sind doch klargeworden:
- Es liegt vermutlich eine fehlgeleitete Immunreaktion vor, die sich gegen das körpereigene Gewebe richtet
- Wetterwechsel verstärkt die Schmerzempfindung
- Die Krankheit besteht aus unterschiedlichen Phasen: einmal kommt es zu aktiveren Perioden, während denen es zur Rötung, Schwellung und großer Schmerzhaftigkeit der betroffenen Gelenke und zu erhöhter Temperatur kommen kann. Dann geht die Krankheit wieder in eine latente Phase über. Hier kann dann das Ausmaß der bleibenden Schäden der aktiven Phase gesehen werden.

Im folgenden sollen nun die wichtigsten Rheumaerkrankungen besprochen werden, zuerst die entzündlichen Rheumaerkrankungen.

Entzündliche Rheumaerkrankungen

▶ Rheumatisches Fieber

Das rheumatische Fieber ist eine *Zweiterkrankung* nach einem *Streptokokkeninfekt*. Die Streptokokkeninfektion spielt sich meist im Kopf- und Halsbereich, z.B. in Form einer Angina, einer Zahnwurzelvereiterung, einer Nasennebenhöhlenentzündung o.ä. ab. Ist diese primäre Erkrankung abgeklungen, kommt es zu einem beschwerdefreien Intervall von *ein bis drei Wochen*. Danach kommt es bei 2 bis 3% der Erkrankten zum rheumatischen Fieber.

Ursache

Ursache dieses rheumatischen Fiebers sind nicht die Streptokokken selber, sondern eine *Antigen-Antikörper-Reaktion*. Man vermutet, daß sich die ablaufende allergische Reaktion gegen das Streptokokkentoxin richtet.

Vom rheumatischen Fieber werden vor allem *Kinder im schulpflichtigen Alter* betroffen. Erwachsene und Säuglinge erkranken dagegen nur selten.

Symptome

Es kommt zu Fieber, Rötung, Schwellung und Schmerzhaftigkeit, vor allem der mittleren und großen Gelenke. Charakteristisch ist die Flüchtigkeit und das Wandern dieser *Gelenkerscheinungen*. Gefürchtet ist die rheumatische *Herzklappenentzündung*. Dabei kommt es zum Auftreten rheumatischer Knötchen, die bevorzugt an den Herzklappen als warzenförmige, entzündliche Veränderungen auftreten. Durch diese entzündlichen Veränderungen und durch narbige Schrumpfungen kann es an den Herzklappen zu Stenosen und/oder Insuffizienzen kommen. Meist ist die Mitralklappe befallen. Wichtige diagnostische Hinweise auf eine ablaufende Herzklappenentzündung sind Ruhetachykardie, Herzrhythmusstörungen und Veränderungen im EKG. Beim rheumatischen Fieber kann es auch zu *Hautveränderungen* kommen: Flecken, Knötchen oder kleine Blutpunkte (Petechien).

In den letzten Jahren wurde ein gehäuftes

Auftreten von *unterschwelligen Verlaufsformen* berichtet. Es kommt hierbei nur zu geringen Erscheinungen an den Gelenken, aber zu folgenschweren Veränderungen an den Herzklappen.

Diagnose

Im Blut kommt es zur Leukozytose mit Linksverschiebung als Zeichen der Entzündung. Die Blutsenkungsgeschwindigkeit ist deutlich erhöht (S. 188). Der Streptokokkeninfekt kann durch einen Antikörper gegen Streptokokkenenzyme nachgewiesen werden.

Therapie

Die Behandlung erfolgt durch den *Arzt*, da verschreibungspflichtige Medikamente eingesetzt werden müssen: *Antibiotika*, um die Streptokokken wirkungsvoll zu bekämpfen, *Kortison* und *Azetylsalizylsäure*, um die entzündlichen Veränderungen an den Herzklappen möglichst geringzuhalten.

Prognose

Die rheumatische Karditis hatte vor Aufkommen der Antibiotika eine Letalität von 20%, heute ist sie auf 2% gesunken. Fast bei jedem zweiten Patienten, der einmal an rheumatischem Fieber erkrankte, kommt es zu Rückfällen. Langfristig hängt die Krankheitsprognose davon ab, ob und inwieweit Klappenfehler entstanden sind. Nach Durchstehen eines rheumatischen Fiebers ist das bei jedem dritten Patienten der Fall.

Vorbeugung

Im allgemeinen wird der Arzt mindestens fünf Jahre lang, bei Kindern bis zur Pubertät, aber mindestens auch fünf Jahre lang, eine Antibiotikaprophylaxe durchführen, um weiteren rheumatischen Schüben vorzubeugen. Auch später wird noch bei Zahnextraktionen und banalen Racheninfekten sofort mit Antibiotika behandelt.

> **Rheumatisches Fieber**
> Es sind vor allem Kinder im schulpflichtigen Alter betroffen. Es handelt sich um eine Zweiterkrankung nach einem Streptokokkeninfekt.

▶ Chronische Polyarthritis (rheumatoide Arthritis)

Oftmals wird im Volksmund der Begriff Rheuma gleichbedeutend mit der chronischen Polyarthritis verwandt, was nicht korrekt ist, wie wir eingangs des Kapitels gesehen haben.

Die chronische Polyarthritis gibt heute noch viele Rätsel auf. Es handelt sich um einen *entzündlichen Gelenkrheumatismus*, von dem in 80% der Fälle Frauen betroffen sind. Meist bricht die Krankheit zwischen dem 35. und 45. Lebensjahr aus.

Ursache

Die genaue Ursache ist nicht bekannt, jedoch wird Virusinfektionen eine wichtige Rolle zugeschrieben. Daneben sind aber auch noch Kälte, Nässe, hormonelle Einflüsse und erbliche Faktoren von Bedeutung.

Rheumafaktor (RF)

Bei fast allen Patienten mit chronischer Polyarthritis kann im Blut ein sogenannter Rheumafaktor gefunden werden. Allerdings tritt er auch bei Patienten mit chronischen Infektionskrankheiten auf.

Hierbei entsteht ein Antikörper der Immunglobulinklasse IgG gegen das vorgeschädigte Bindegewebe, wodurch die Entzündung im Gewebe verstärkt und unterhalten wird. Als nächsten Schritt bildet nun der Patient einen Antikörper gegen den Antikörper, der nun als sogenannter Rheumafaktor im Blut, im Gelenkgewebe und im Gelenkerguß erscheint. Dieser Immunkomplex wird von eingewanderten Phagozyten vernichtet. Haben diese Freßzellen ihre Aufgabe

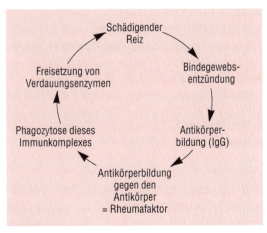

Schema 4-1

4 Der Bewegungsapparat

erfüllt, lösen sie sich auf. Hierbei kommt es allerdings durch ihre Verdauungsenzyme (lysosomale Enzyme) zu einer entzündlichen Reizung des Bindegewebes. Damit hat sich der Kreis geschlossen (Schema 4-1).

Pathologische Anatomie
In der Gelenkkapsel kommt es zu einer abakteriellen Synovitis. Deren Folge sind Fibrineinlagerungen und Zellwucherungen. Danach bildet sich ein wachsendes Granulationsgewebe aus, das den Gelenkknorpel und die Sehnen und Bänder des Halteapparates zerstört. Fehlstellungen und Versteifungen der Gelenke sind die Folge. Da die chronische Polyarthritis aber nicht nur einzelne Gelenke, sondern das ganze Bindegewebe betrifft, können solche Rheumaknoten auch in anderen Organen (Herz, Lunge, Haut) auftreten.

Symptome
Die Krankheit entwickelt sich *schleichend* mit *Müdigkeit*, *Abgeschlagenheit*, *subfebrilen Temperaturen*, *Parästhesien* und *Morgensteifigkeit* in Händen und Füßen. Die Krankheit wird dann meist durch *einsetzende Gelenkschmerzen* erkannt. Es werden zuerst die *Fingermittel-* und *Fingergrundgelenke* sowie die Zehengrundgelenke betroffen. Später werden auch die größeren Gelenke befallen: Hand-, Ellenbogen-, Schulter-, Sprung- und Kniegelenke, aber auch die Zwischenwirbelgelenke, vor allem der Halswirbelsäule. Die Fingerendgelenke bleiben frei.

Die entstandene Gelenkentzündung macht sich durch leichte *Schwellung*, *geringe Rötung*, *Überwärmung* und *Schmerz* bemerkbar. Außer den Gelenken können noch die Sehnenscheiden und die Schleimbeutel betroffen sein. Die Muskulatur bildet sich zurück. Die *Haut* über den befallenen Gelenken ist *dünn und glatt*, häufig mit bräunlichen Pigmentierungen.

Im *Röntgenbild* sieht man eine gelenknahe Osteoporose, Gelenkspaltverschmälerung, gelenknahe Knochendefekte und knöcherne Versteifungen.

Verlauf
Die Krankheit verläuft individuell sehr unterschiedlich. Schon der Krankheitsbeginn ist nicht immer schleichend, sondern gelegentlich akut oder subakut. In diesen Fällen sind auch nicht die kleinen Gelenke symmetrisch befallen, sondern die Krankheit kann an wenigen größeren Gelenken beginnen. In folgenden Krankheitsschüben können weitere Gelenke betroffen werden. Dazwischen scheint die Krankheit oft zum Stillstand gekommen zu sein. In manchen Fällen bleibt die chronische Polyarthritis jahrelang auf einige wenige Gelenke beschränkt. In anderen Fällen können in schneller Reihenfolge fast alle Gelenke befallen werden.

Therapie
Schädliche Reize wie Kälte, Nässe, Infekte, Überanstrengung und geopathische Störzonen müssen weitgehend *ausgeschaltet* werden. Die Behandlung muß ganzheitlich erfolgen. Große Bedeutung haben *Gymnastik*, *Massagen* und *Bäder*, um die Beweglichkeit der Gelenke zu erhalten oder wiederherzustellen. Diese Maßnahmen dürfen selbstverständlich *nicht* während eines akuten Krankheitsschubes ausgeführt werden. Gute Erfolge zeigen auch Ernährungsumstellungen, längere Heilfastenbehandlungen, Schroth- und Rohkostkuren.

Die Therapie eines *akuten* entzündlichen *Rheumaschubes* gehört in die Hand des *Arztes*, der hier vermutlich Kortison einsetzen wird, um die Schäden möglichst gering zu halten.

Es stehen auch eine Vielzahl von *operativen Möglichkeiten* zur Verfügung:
– Entfernung der entzündeten und zerstörend wachsenden Synovia, um einen Hauptentzündungsherd auszuschalten
– Befreiung eingeklemmter Sehnen und Nerven
– Korrektur von Gelenkfehlstellungen
– Ersatz von zerstörten Gelenken durch künstliche Gelenke.

> *Chronische Polyarthritis*
> Es sind in erster Linie *Frauen* betroffen. Die Erkrankung betrifft vor allem die *Fingergrund-* und *-mittelgelenke*.

▶ Morbus Bechterew (Spondylarthritis ankylopoetica)

Der Morbus Bechterew ist eine chronisch-entzündliche rheumatische Erkrankung, bei der es zur *Versteifung* des *Achsenskeletts* und der wirbelsäulennahen *Gelenke* (z.B. Rippen – Wirbel – Gelenke, Kreuzbein – Darmbein – Gelenke) kommt. Auch neigen die Bänder und die äußeren Bandscheibenanteile zur Verkalkung. Die Krankheit befällt überwiegend *Männer* zwischen dem 20. und 30. Lebensjahr. Sie tritt familiär gehäuft auf; manchmal in Kombination mit entzündlichen Darmerkrankungen (M. Crohn, Colitis ulcerosa) oder Psoriasis.

Ursache

Die Ursache ist *unbekannt*. Erreger konnten nicht nachgewiesen werden. Vererbung spielt eine Rolle. Bei 90% der Erkrankten kann ein Zellantigen (HLA-B27) nachgewiesen werden, das nur bei 6% der Normalbevölkerung vorkommt.

Symptome

1. **Frühzeichen** (uncharakteristisch)
   - *tiefsitzende nächtliche Rückenschmerzen*, an denen der Patient gegen Morgen erwacht, oft mit Ausstrahlung in Gesäß, Oberschenkel und Leiste
   - *Fersenschmerz* (durch entzündliche Verkalkungen an den Sehnenansätzen)
   - *Morgensteifigkeit* im Bereich des *Stammskeletts*, vor allem aber im *Kreuzbeinbereich*
   - *häufige Augenentzündungen*

2. **Spätzeichen**
   Es kommt zu einer ausgeprägten *Kyphose der Brustwirbelsäule*, die den Betroffenen ein charakteristisches Aussehen verleiht („Bechterew-Haltung"). Der Kopf kann kaum noch bewegt werden. Das Blickfeld ist stark eingeschränkt.
   Im Endstadium kommt es zu einer fast völligen *Versteifung* der gesamten *Wirbelsäule* und des *Brustkorbes*, wodurch Atmung und Kreislauf stark beeinträchtigt werden. Daneben kommt es zu einer hochgradigen allgemeinen *Muskelatrophie*. In den Krankheitsprozeß können die Extremitätengelenke, vor allem die großen Gelenke der Beine, mit einbezogen sein.

Bricht der Morbus Bechterew im Jugendalter aus, kann er in einem frühen Stadium zum Stillstand kommen. Die Therapie muß ganzheitlich erfolgen.

> **Morbus Bechterew**
> Betrifft in erster Linie *Männer*. Im fortgeschrittenen Stadium kommt es zu einer ausgeprägten *Kyphose* der *Brustwirbelsäule* und zu einer starken Lordose der Halswirbelsäule.

Kollagenosen (Kollagenkrankheiten)

Unter den Kollagenosen faßt man verschiedene Krankheiten zusammen, bei denen *entzündliche Veränderungen im kollagenen Gewebe* vor sich gehen und deren Ursache in einem *Autoimmungeschehen* vermutet wird, d.h., daß hier eine gesteigerte allergische Abwehrreaktion abläuft. Das auslösende Antigen ist allerdings nicht bekannt.

Die Kollagenosen sind nicht auf ein bestimmtes Organ beschränkt, sondern laufen im ganzen kollagenen Gewebe ab.

Worterklärung

Kolla	= Leim
Kollagen	= Leimgebende Substanz, Gerüsteiweißkörper
Kollagene Fasern	= Charakteristische Fasern des Bindegewebes, die aus einzelnen feinsten kollagenen Fibrillen aufgebaut sind (S. 58).

Beim Kochen verquellen die kollagenen Fasern und geben Leim (Glutin).

Zu den Kollagenosen im engeren Sinn zählen:

▶ **Panarteriitis nodosa**
S. 168

▶ **Lupus erythematodes** (LE)

Eine seltene Erkrankung des Gefäßbindegewebes, von der meist Frauen zwischen dem 20. und 30. Lebensjahr betroffen sind. Es handelt sich um eine Autoimmunerkrankung, die je nach Verlaufsform zu einer Reihe charakteristischer Veränderungen an Haut, Gelenken und inneren Organen führen kann. Die akute Erkrankung geht mit hohem Fieber und einem oft schmetterlingsförmigen Hautausschlag über Nase und Wange einher. Sie kann innerhalb weniger Monate zum Tode führen. Als auslösende Ursache für das Autoimmungeschehen kommen Medikamente (Schmerzmittel, Schlafmittel, Antibiotika), Infekte, Sonnenbestrahlung und Schwangerschaft in Betracht. Die Behandlung erfolgt in der Klinik.

▶ **Sklerodermie** (Darrsucht)

Bei der Sklerodermie kommt es im Bindegewebe erst zu entzündlichen Veränderungen, dann zu

Bindegewebsneubildungen und schließlich zu degenerativen Veränderungen. Ist der Prozeß nur auf die Haut beschränkt, hat die Krankheit eine gute Prognose. Betrifft die Erkrankung das gesamte Bindegewebe, ist die Prognose ungünstig. Meist sind Frauen zwischen dem 40. und 50. Lebensjahr betroffen. Die Krankheit beginnt mit teigigen Ödemen an den Fingerspitzen und Raynaud-Symptomen (S. 163). Monate später folgt eine fleckig-livide Verfärbung, bei glänzender, atrophischer, unverschieblicher Haut. Es kommt zu rattenbißartigen Nekrosen. Die Knochen der Endglieder lösen sich auf. Die Finger werden in Beugestellung fixiert. Der Vorgang dehnt sich von den Händen auf die Unterarme, auf Gesicht, Hals und Brust aus. Durch die Verhärtung werden die Gesichtszüge starr, die Nase springt spitz hervor. Der Mund ist klein mit straffer Faltenbildung an der Oberlippe. Es kann zur Zungenbandverkürzung kommen.

Die Krankheit verläuft in Schüben, zwischen denen längere Latenzphasen liegen können. Milde Verläufe kommen vor. Der Arzt verordnet verschreibungspflichtige Medikamente (z.B. Kortison, Zytostatika u.a.). Während der Latenzphase kann der Heilpraktiker zusätzlich unterstützend therapieren, z.B. durch geeignete Hautpflege und Übungsbehandlungen. Der Betroffene soll Kälte vermeiden.

Degenerative Rheumaerkrankungen
(Arthrosen)

Das Bindegewebe unterliegt einem Alterungs- und Verschleißprozeß. Ungefähr ab dem 30. Lebensjahr kann man im Röntgenbild Abnutzungserscheinungen an verschiedenen Gelenken feststellen, die aber normalerweise keine Schmerzen machen. Von einer Arthrose spricht man erst bei Knochenveränderungen, die über den normalen Alterungsprozeß hinausgehen.

Bei der Arthrose kommt es zu einem *Dünnerwerden* des *Gelenkknorpels* und zu *Knochenwucherungen* an den *Gelenkrändern*. Somit bestehen zum einen Abbauvorgänge am Gelenkknorpel und gleichzeitig An- und Umbauvorgänge an den Gelenkrändern. Durch Fehlbelastungen können Schäden an den Sehnen und Bändern auftreten. Die Muskulatur kann reflektorisch verkrampfen und an der Gelenkschleimhaut kann es zu Entzündungen kommen.

Begünstigende Faktoren

Begünstigende Faktoren sind schwere Gelenkfehlbelastungen, Verletzungen, Übergewicht, angeborene Fehlbildungen, Stoffwechsel- und Hormonstörungen.

Symptome

Wichtigstes Symptom ist der *Schmerz*. Er tritt vor allem morgens als *Anlaufschmerz* auf. Nach einer Einlaufzeit verschwinden die Beschwerden wieder und das Gelenk kann normal bewegt werden. Im weiteren Verlauf der Krankheit kann es auch schon bei einfachen Bewegungen zu Schmerzen kommen, bis es schließlich zu *Dauerschmerzen* kommt. Der Schmerz kann ausstrahlen und *reflektorische Muskelverspannungen* auslösen.

Ein weiteres wichtiges Kennzeichen bei Arthrose ist die *Bewegungseinschränkung*. Anfangs ist sie schmerzbedingt, später wird die Bewegungsfähigkeit auch durch die Umbauvorgänge am Gelenk eingeengt.

Die Beschwerden am arthrotischen Gelenk werden durch Kälte, Nässe, Wetterwechsel und Überbeanspruchung verschlimmert.

Therapie

Obwohl die Wiederherstellung eines einmal zerstörten Gelenks nicht möglich ist, gibt es eine Vielzahl von Möglichkeiten, den Patienten Linderung zu verschaffen.

Bestehendes *Übergewicht* sollte *abgebaut* werden. Daneben können durchblutungsfördernde *Salben*, *Enzympräparate* und *physikalische Therapien* angewandt werden (Bewegungsbäder, Fango, Moorpackungen, Massagen). Gute Erfolge kann man auch durch *Baunscheidtieren, Akupunktur, Homöopathie* und *Neuraltherapie* erreichen. Von den *pflanzlichen Mitteln* kommen, neben anderen, Heublumen, Arnika und Misteln in Betracht.

Wegen der Häufigkeit ihres Auftretens sollen Hüft-, Knie-, Wirbelsäulen- und Fingerarthrosen gesondert besprochen werden.

▶ **Hüftarthrose** (Coxarthrose)

Die Hüftarthrose tritt meist nach dem 50. Lebensjahr auf, als Folge einer angeborenen Fehlbildung, einer Entwicklungsstörung am Gelenkkopf, einer früheren Entzündung des Hüftgelenkes oder einer Beschädigung des Gelenkes.

Verschlimmernd wirken sich Übergewicht, Stoffwechselstörungen, Klimakterium (hormonelle Umstellungsphase) und Durchblutungsstörungen arterieller und venöser Art aus.

Schmerz und Steifigkeit des Gelenkes entwickeln sich langsam. Der Schmerz strahlt in die Leiste aus, gelegentlich bis ins Knie.

Manchmal beginnt der Patient schon früh ein Bein nachzuziehen, was dann zu einem starken Hinken wird. Die Hüfte wird allmählich steif. Es muß ein Gleichgewicht zwischen Ruhe und Bewegung gefunden werden. Das Gelenk kann durch Verwendung eines Gehstockes geschont werden. Radfahren ist langem Gehen vorzuziehen, das Sitzen dem langen Stehen.

▶ **Kniearthrose** (Gonarthrose)

Frauen sind von Kniearthrosen wesentlich häufiger betroffen als Männer. Zu der Erkrankung kann es durch Überlastung, Anomalien, Verletzungen oder Infektionen kommen. Nicht vergessen werden darf die Gonorrhö, bei der es als mögliche Komplikation zur Entzündung eines Kniegelenkes kommen kann (Monarthritis gonorrhoica). Es treten Knieschmerzen auf, vor allem als Anlauf- und Belastungsschmerz. Daneben besteht Kälteempfindlichkeit und eventuell Schwellung des Gelenks.

▶ **Wirbelsäulenarthrose**

Bei *Überlastung* kommt es vor allem im *Lendenteil* der Wirbelsäule zu Veränderungen. Bei *älteren Frauen* kann es zur Arthrose im *Halsteil* der Wirbelsäule kommen, was dumpfe *Schmerzen* im *Hinterkopf* und im *Hals* auslösen kann, da es zur reflektorischen Muskelverspannung kommt. Daneben kann der Schmerz bis weit in den *Arm* ausstrahlen (Brachialgie).

▶ **Fingerpolyarthrose**

Auch von der Fingerpolyarthrose sind vorwiegend Frauen im Klimakterium befallen. Meist kommt es an den Fingerendgelenken durch Knorpel-Knochen-Wucherungen zu den typischen *Heberden-Knötchen*. Es können aber auch die Mittelgelenke (Bouchard-Knoten) oder das Daumenwurzelgelenk (Rhizarthrose) betroffen sein. Es können alle drei Gelenkgruppen befallen sein.

Auch hier ist der Beginn schleichend mit Kraftlosigkeit, Steifigkeitsgefühl und Anlaufschmerz. Durch den Gelenkumbau kommt es zu einer seitlichen Abknickung der Endglieder in Beugestellung.

Weichteilrheumatismus

Beim Weichteilrheumatismus kommt es zu *Schmerzen* in *Muskeln, Sehnen, Bändern, Schleimbeuteln* oder *Unterhautgewebe*. Dieser Schmerz tritt entweder nach Ruhepausen verstärkt auf, oder er wird in wechselnder Intensität dauernd gespürt. Häufig können umschriebene Schmerzpunkte und Gewebsverdickungen getastet werden. Es können auch benachbarte Gelenke betroffen sein: entweder durch die Schonhaltung, die der Patient wegen seiner Schmerzen einnimmt, oder durch Funktionsausfall von Muskeln und Sehnen.

Therapeutisch stehen diätetische, durchblutungsfördernde und entspannende Maßnahmen im Vordergrund.

4.5 Fragen

Beantworten Sie die Fragen möglichst knapp! Die richtigen Antworten finden Sie auf der angegebenen Seite entweder **halbfett** oder *kursiv* gedruckt.

Skelett

- Welche Aufgaben des Skeletts kennen Sie? (S. 71)
  Was gehört zum Achsenskelett, was zum Anhangskelett? (S. 71)
- Welche Knochen bilden den Hirnschädel? (S. 71)
  Welche Fontanellen kennen Sie, und wo sitzen diese? (S. 71)
  Welche Knochen sind an der Bildung des Gesichtsschädels beteiligt? Geben Sie vor allem die beiden größten und kräftigsten Gesichtsknochen an! (S. 72)
- Was wissen Sie vom Zungenbein? (S. 72)
- Nennen Sie Aufgaben der Wirbelsäule! (S. 73)
  Wie sind die Wirbel miteinander verbunden, mit Ausnahme der Wirbel des Kreuzbeins und der Steißbeinknöchelchen? (S. 73)
  Welche Anteile kann man anatomisch an den Zwischenwirbelscheiben unterscheiden? (S. 73)
  Beschreiben Sie die Anteile, aus denen sich ein Wirbel anatomisch zusammensetzt! (S. 74)
  Wo verläuft das Rückenmark? (S. 405)
  Was hat der Dornfortsatz für eine Aufgabe? (S. 74)
  Welche Wirbelsäulenabschnitte werden unterschieden? (S. 75)
  Wie heißt der erste Halswirbel, wie der zweite? (S. 75)
  Welche Kopfbewegungen ermöglichen diese beiden? (S. 75)
  Welchen weiteren wichtigen Halswirbel kennen Sie? (S. 75)
  Woher hat er seinen Namen? (S. 75)
  Wie viele Halswirbel hat die Halswirbelsäule? (S. 75)
  Von wie vielen Wirbeln wird die Brustwirbelsäule gebildet? (S. 75)
  Aus wie vielen Lendenwirbeln wird die Lendenwirbelsäule gebildet? (S. 75)
  Woraus hat sich das Kreuzbein gebildet? (S. 75)
  Wo treten bevorzugt Bandscheibenschäden auf? (S. 77)
- Welche drei Anteile werden am Brustbein anatomisch unterschieden? (S. 77)
- Was ist das Kennzeichen echter Rippen? (S. 77)
  Warum werden die achte bis zehnte Rippe als falsche Rippen bezeichnet? (S. 78)
- Wie viele knöcherne Gelenkverbindungen hat der Schultergürtel mit dem Rumpf? (S. 78)
  Wie heißen die betreffenden Gelenke? (S. 78)
  Mit welchen Knochen steht das *äußere* Ende des Schlüsselbeins in Verbindung, um das Schultergelenk zu bilden? Wie heißt dieses Gelenk? (S. 79)
  Schildern Sie kurz den anatomischen Aufbau des Schulterblattes! (S. 79)
- Was ist der Humerus? (S. 79)
- Wie heißen die beiden Unterarmknochen? (S. 79)
  Wo befindet sich die Elle, wo die Speiche? (S. 79)
- Wie viele Handwurzelknochen gibt es? (S. 79)
  Kennen Sie hiervon einige mit Namen? (S. 80)
- Schildern Sie den knöchernen Aufbau der Hand! (S. 80)
  Welche Art von Gelenk ermöglicht es, daß der Daumen den übrigen vier Fingern gegenübergestellt werden kann? (S. 80)
- Woraus setzt sich der Beckengürtel zusammen? (S. 80)
- Geben Sie an, aus welchen drei Knochen das Hüftbein zusammengesetzt ist! (S. 80)
  Wie heißt das Gelenk, das Hüftbein und Kreuzbein miteinander verbindet? (S. 81)
  Wie heißt die Gelenkpfanne im Hüftbein, die den Oberschenkelkopf aufnimmt? (S. 81)
  Was ist die Symphyse? (S. 81)
  Wodurch ist hier die Knochenverbindung hergestellt? (S. 81)

- Wie heißt der längste Knochen des Körpers? (S. 81)
  Wie ist der Femur in seinem oberen Abschnitt aufgebaut? (S. 81)
- Wie heißen die beiden Knochen des Unterschenkels? (S. 83)
  Welche Anteile kann man am Fußskelett unterscheiden? (S. 83)
- Welche Fußwurzelknochen kennen Sie? (S. 83)
- Aus wie vielen Gliedern bestehen die Zehen, aus wie vielen die Großzehen? (S. 83)

Knochenverbindungen

- Was versteht man unter Haften? (S. 83)
  Welche Arten von Haften kennen Sie? (S. 84)
- Was ist ein Gelenk, und was ist sein wichtigstes Charakteristikum? (S. 84)
  Wie wird das gewölbte Gelenkende bezeichnet und wie das ausgehöhlte? (S. 84)
  Womit sind die Gelenkflächen überzogen? (S. 84)
  Wodurch werden die durch den Gelenkspalt getrennten Knochen zusammengehalten? (S. 84)
  Was für Anteile werden an der Gelenkkapsel unterschieden? (S. 84)
  Was ist die Aufgabe der Synovia, was die der Gelenkbänder? (S. 84)
- Welche Gelenkarten kennen Sie? Geben Sie dazu jeweils mindestens ein Beispiel, wo diese Gelenkart im Körper vorkommt! (S. 85f.)
- Welche Knochen sind an der Bildung der folgenden Gelenke beteiligt? (S. 86)
  - Schultergelenk
  - Ellenbogengelenk
  - Hüftgelenk
  - Kniegelenk
  Wie kann es zu einem Meniskusriß kommen? (S. 86)
  Wo liegt die Kniescheibe, und wie ist sie befestigt? (S. 86f.)
  In welcher Kniestellung ist sie deutlich sichtbar? (S. 87)

- Was haben Schleimbeutel für eine Aufgabe? (S. 87)
  Womit sind sie gefüllt? (S. 87)
- Was ist eine Sehne? (S. 87)
  Was hat sie für eine Aufgabe? (S. 88)
- Was ist eine Sehnenscheide? (S. 88)
  Woraus besteht die äußere Schicht der Sehnenscheide und woraus die innere? (S. 88)
- Was versteht man unter einer Aponeurose? (S. 88)

Muskelsystem

- Was ist der Ursprung und was der Ansatz des Muskels? (S. 88)
  Was sind der Agonist, der Antagonist und der Synergist? (S. 88)
- Was für zwei unterschiedliche Muskelarten unterscheiden wir im Hinblick auf ihre Aufgaben im Kopfbereich? (S. 88)
  Kennen Sie Kaumuskeln, die das Kiefergelenk bewegen? (S. 89)
  In welchen Punkten unterscheidet sich die mimische Muskulatur von der übrigen Skelettmuskulatur? (S. 89)
- Welche wichtigen Muskeln des Halsbereichs kennen Sie? (S. 91)
  Wo sind Ursprung und Ansatz des Kopfwenders? (S. 91)
  In welcher Körperregion befindet sich der Trapezius? (S. 91f.)
  In welcher Körperregion befindet sich der breite Rückenmuskel? (S. 92)
  Welcher wichtige Muskel bedeckt die Vorderfläche des Brustkorbes? (S. 92)
  Welche beiden unterschiedlichen Arten der Zwischenrippenmuskulatur können unterschieden werden? (S. 92)
- Kennen Sie den Muskel, der die Schulter bedeckt? (S. 92)
  Wie heißt der Armbeuger und wie der Armstrecker? (S. 92)
- Welche wichtigen Bauchmuskeln kennen Sie? (S. 92f., s.a. Kasten S. 94)
  Was ist die Linea alba? Von wo bis wo erstreckt sie sich? (S. 94)
- Welche Gesäßmuskeln werden unterschieden? (S. 94)

4 Der Bewegungsapparat

- Geben Sie die Bezeichnung des wichtigsten Oberschenkelmuskels an! (S. 94)
- Wie heißt der wichtige Muskel, der hinten am Unterschenkel liegt? (S. 94)

Ausgewählte Erkrankungen des Bewegungsapparates

- Welches sind wichtige Erkrankungen, die an der Wirbelsäule auftreten können? (S. 96)
  Was ist eine Spondylose? (S. 96)
  Was ist eine Osteochondrose? (S. 96)
  Was versteht man unter Wirbelgleiten? (S. 96)
  Welche allgemeinen Maßnahmen würden Sie einem Patienten empfehlen, der davon betroffen ist? (S. 96)
  Was geht bei einem Bandscheibenvorfall vor sich? (S. 96)
  Was sind die wichtigsten Folgen für den Patienten? (S. 96)
- In welchem Lebensalter tritt der Morbus Scheuermann bevorzugt auf? (S. 96)
  Wie kann diese Erkrankung nachgewiesen werden? (S. 96)
  Schreitet die Krankheit kontinuierlich weiter? (S. 96)
  Wie sieht es im Erwachsenenalter bei diesen Patienten mit Rückenbeschwerden aus? (S. 96)
- Wie kommt es zu einer Muskelzerrung? (S. 97)
  Was sind ihre Folgen? (S. 97)
  Welche Folgen hat ein Muskelriß für den Patienten? (S. 97)
  Was ist bei einer Zerrung (Verstauchung) am Gelenk geschehen? (S. 97)
  Wie kann man eine Zerrung äußerlich erkennen? (S. 97)
  Wie würden Sie in diesem Fall eine Erstversorgung durchführen? (S. 97)
  Was ist bei einer Verrenkung geschehen? (S. 97)
  Woran ist sie zu erkennen? (S. 97)
  Können Sie eine Einrenkung vornehmen? (S. 97)
  Woran könnten Sie einen geschlossenen Bruch erkennen? (S. 97)
  Wie gehen Sie bei der Erstversorgung eines Bruches vor? (S. 97)
  Wodurch und bei welchen Berufsgruppen kann es zur Sehnenscheidenentzündung kommen? (S. 97f.)
  Woran würden Sie diese erkennen? (S. 98)
  Wo treten Überbeine bevorzugt auf? (S. 98)
  Was sind Überbeine? (S. 98)
  Kann man aufgrund der Lokalisation immer davon ausgehen, daß es sich um ein gutartiges Überbein handelt? (S. 98)
  Wodurch kann es zur Schleimbeutelentzündung kommen? (S. 98)
  Wodurch zum Tennisellenbogen? (S. 98)
- Welches sind die beiden Leitsymptome der rheumatischen Erkrankungen? (S. 99)
  Wie Sie gehört haben, werden unter dem Begriff „Rheuma" ganz unterschiedliche Krankheitsbilder zusammengefaßt. Sie haben jedoch als gemeinsames Merkmal, daß es sich um die Erkrankung einer bestimmten Gewebeart handelt. Um welche? (S. 99)
  Wann kann das rheumatische Fieber zum Ausbruch kommen? (S. 100)
  Worin sehen Sie die Ursache des rheumatischen Fiebers? (S. 100)
  Wer ist davon in erster Linie betroffen? (S. 100)
  Zu welchen Krankheitserscheinungen kann es aufgrund eines rheumatischen Fiebers kommen? (S. 100)
  Müssen diese Erscheinungen immer ein „dramatisches", deutliches Krankheitsbild ergeben? (S. 101)
  Wie sieht die Therapie bei rheumatischem Fieber aus? (S. 101)
- Was ist die chronische Polyarthritis? (S. 101)
  Wie zeigt sich diese Erkrankung in einem frühen Stadium? (S. 102)
  Mit den einsetzenden Gelenkschmerzen wird die Krankheit meist richtig diagnostiziert. Welche Gelenke sind im allgemeinen zuerst betroffen? (S. 102)
  Was für Therapievorschläge würden Sie einer Patientin mit chronischer Polyarthritis erteilen? (S. 102)

4.5 Fragen

- Was ist der Morbus Bechterew? (S. 102)
  Wer ist davon in erster Linie betroffen? (S. 103)
  Ist die Ursache der Erkrankung bekannt? (S. 103)
  Welche Frühzeichen der Erkrankung kennen Sie? (S. 103)
  Welche Erscheinungen treten im weiteren Verlauf der Erkrankung auf? (S. 103)
- Was versteht man unter den Kollagenosen? (S. 103)
  Können Sie einige Krankheiten nennen, die man zu den Kollagenosen rechnet? (S. 103)
- Was geht bei Arthrosen im Gelenk vor sich? (S. 104)
  Welches sind die wichtigsten Symptome bei Arthrosen? (S. 104)
  Was würden Sie unternehmen, um einem Patienten mit Arthrose Linderung zu verschaffen? (S. 104)
- In welchen Wirbelsäulenabschnitten tritt die Wirbelsäulenarthrose bevorzugt auf? (S. 105)
- Wie heißen die Knorpel-Knochen-Wucherungen an den Fingerendgelenken, die bevorzugt Frauen im Klimakterium befallen? (S. 105)
- In welchen Körperteilen kann es zum Weichteilrheumatismus kommen? (S. 105)

5 Das Herz

Das Herz ist ein Hohlmuskel, der in der Brusthöhle liegt. Es hat die Aufgabe, das Blut in den gesamten Körper zu pumpen. Dabei fließt das Blut vom Herzen in die Schlagadern (Arterien), in die kleineren Arteriolen (kleine Arterien), dann in die feinsten Haargefäße (Kapillaren), in denen der eigentliche Stoffaustausch erfolgt. Zurück fließt das Blut durch die kleinen Venolen (kleine Venen), weiter durch die Venen, um zuletzt in den beiden großen Venen, nämlich der oberen und unteren Hohlvene, zum Herzen zurücktransportiert zu werden.

Das Herz wird gerne mit einer Pumpstation verglichen, die die Aufgabe hat, das Blut im Körper in einem ständigen Fluß zu halten. Das Blut hat sowohl die Aufgabe, jede Körperzelle mit Nährstoffen und mit Sauerstoff zu versorgen als auch die beim Zellstoffwechsel anfallenden Abbaustoffe, nebst dem bei der Verbrennung der Nährstoffe entstehenden Kohlendioxid, abzutransportieren.

Ganz anders sieht RUDOLF STEINER das Herz: „Der Blutkreislauf ist das, was das Ursprünglichste ist, und das Herz gibt in seinen Bewegungen einen Widerklang dessen, was in der Blutzirkulation vor sich geht. Das Blut treibt das Herz, nicht umgekehrt das Herz das Blut. Die Herztätigkeit ist nicht eine Ursache, sondern sie ist eine Folge."

WILLIAM HARVEY (1578–1657), der als Entdecker des Blutkreislaufs gilt, schreibt: „So ist das Herz der Urquell des Lebens und die Sonne der kleinen Welt, so wie die Sonne im gleichen Verhältnis den Namen Herz der Welt verdient. Durch sein Kraftvermögen und seinen Schlag wird das Blut bewegt, zur Vollkommenheit gebracht und ernährt und vor Verderbnis und Zerfall bewahrt. Durch Ernährung, Warmhaltung und Belebung leistet es seinerseits dem ganzen Körper Dienste, dieser Hausgott, die Grundlage des Lebens, der Urheber alles Seins."

5.1 Anatomie

5.1.1 Lage des Herzens

Das Herz eines Menschen ist etwas größer als seine geballte Faust. Es liegt im *Mediastinum*, also im mittleren Brustkorbraum, zwischen den beiden Lungenflügeln. Nachbarorgane des Herzens sind, außer den Lungen, nach vorne das *Brustbein* und der *Thymus*, nach hinten die *Speiseröhre*, die absteigende *Aorta* und die untere *Hohlvene* und nach unten das *Zwerchfell*, dem die Herzspitze aufliegt.

Zwei Drittel des Herzens liegen links, ein Drittel liegt rechts der Körpermittellinie. Das Herz hat in etwa Kegelform und steht nicht senkrecht im Brustkorb, sondern seine Achse ist sowohl von rechts nach links als auch von hinten nach vorne geneigt. Dadurch liegt die Herzspitze der linken unteren Brustwand und die Herzbasis (mit dem linken Vorhof) der Speiseröhre an. (Achtung: die Herzspitze ist nach unten gerichtet, die Herzbasis nach oben!)

5.1.2 Schichtaufbau des Herzens

Wie schon erwähnt, ist das Herz ein Hohlmuskel. Von innen nach außen kann man die Herzinnenhaut, den Herzmuskel und den Herzbeutel unterscheiden.

Herzinnenhaut (Endokard)

Die Herzinnenhaut kleidet die inneren Herzhöhlen aus. Sie hat einen Überzug aus Endothel, also aus *einschichtigem Plattenepithelgewebe*. Darunter befindet sich noch etwas *Bindegewebe*, welches als Verschiebeschicht wirkt. Endothel bildet auch die Herzklappen, die deshalb frei von Blutgefäßen sind. Die Herzinnenhaut wird direkt vom vorbeiströmenden Blut ernährt.

Kommt es zu einer Entzündung der Herzinnenhaut, so führt dies oft auch zu Schäden an den Herzklappen.

Herzmuskel (Myokard)

Der Herzmuskel (Myokard) leistet die eigentliche Pumparbeit des Herzens. Er besteht aus Herzmuskelgewebe. *Herzmuskelgewebe* nimmt eine Sonderstellung zwischen der glatten und der quergestreiften Muskulatur ein (s. S. 65). Die Kammer der rechten Herzhälfte hat normalerweise eine Wanddicke von ungefähr 0,5 cm, da sie das Blut lediglich in die Lungen transportieren muß. Die Kammer der linken Herzhälfte hat hingegen eine Wanddicke von 1,0 cm, da das Blut von hier aus in den gesamten Körper gepumpt werden muß.

Der Herzmuskel ist in der Lage, sich unterschiedlichen Anforderungen anzupassen. Wird beispielsweise im Alter das Herz nur wenig beansprucht, so bildet sich die Herzmasse zurück, sie atrophiert, indem sich die einzelnen Herzmuskelzellen verkleinern. Besteht dagegen eine erhöhte Arbeitsanforderung an das Herz, beispielsweise beim Sportler, so nimmt die Muskelmasse zu, sie hypertrophiert, indem sich die einzelnen Herzmuskelzellen vergrößern.

Das normale Herzgewicht eines Erwachsenen beträgt ungefähr 300 g. Überschreitet die Größenzunahme des Herzens das kritische Herzgewicht von 500 g, so sind die Herzkranzgefäße nicht mehr ausreichend in der Lage, das vergrößerte Herz zu ernähren. Es kommt zur Herzhyperplasie (Zunahme der Zellzahl) und nachfolgend zur Herzdilatation (Herzerweiterung) mit Herzinsuffizienz (ungenügende Leistung des Herzens).

Herzschichten
- Endokard (Herzinnenhaut)
- Myokard (Herzmuskel)
- Perikard (Herzbeutel)

Herzbeutel (Perikard)

Beim Herzbeutel handelt es sich um einen „doppelten Sack". Seine innere Schicht heißt *Epikard (viszerales Blatt)*. Es liegt dem Myokard auf und ist mit diesem fest verwachsen. Die äußere Schicht des Herzbeutels ist das *Perikard* (Perikard im engeren Sinn) oder auch parietales Blatt genannt. Im Bereich der Eintrittsstellen der großen Gefäße in das Herz bilden die beiden Blätter eine Umschlagfalte und gehen ineinander über. Die beiden Blätter bestehen aus elastischem und kollagenem Bindegewebe, das einen Überzug aus Epithelgewebe besitzt.

Zwischen dem viszeralen und dem parietalen Blatt befindet sich ein Gleitspalt, der etwas Flüssigkeit enthält und somit die *Verschiebbarkeit* der beiden Blätter ermöglicht. Dadurch wird die Beweglichkeit des Herzens bei seiner Pumparbeit erleichtert. Des weiteren schützt der Herzbeutel das Herz vor *übergreifenden Entzündungen* von den Nachbarorganen und bewahrt es außerdem vor *Überdehnung*.

Das parietale Blatt ist mit dem Sehnenzentrum des Zwerchfells und teilweise mit dem Brustfell verwachsen. Dadurch wird die Lage des Herzens im Mediastinum stabilisiert.

Stellen Sie sich zum besseren Verständnis des Herzbeutels einen zugeschweißten, dehnbaren Plastikbeutel vor, in dem sich etwas Flüssigkeit befindet. Sie drücken nun mit ihrer Faust in den Plastikbeutel, so daß er sich um Ihre Faust herumlegt. Ihre Faust entspricht nun der Lage des Herzens. An Ihrem Handgelenk befindet sich die Umschlagstelle des viszeralen und parietalen Blattes. Die Flüssigkeit im Beutel entspricht der Gleitflüssigkeit im Gleitspalt.

5.1.3 Herzhöhlen und Herzklappen

Das Herz wird durch eine Trenn- bzw. Scheidewand (Septum) in eine rechte und eine linke Herzhälfte unterteilt. Die rechte Herzhälfte nimmt das sauerstoffarme Blut aus dem Körperkreislauf auf und pumpt es in die Lungen, damit es dort Sauerstoff aufnimmt. Von hier fließt das nun sauerstoffreiche Blut in die linke Herzhälfte, die es in den großen Körperkreislauf pumpt.

Herzhöhlen

Sowohl an der rechten als auch an der linken Herzhälfte kann man jeweils einen Vorhof (Atrium) und eine Kammer (Ventrikel) unterscheiden. Der rechte Vorhof nimmt das sauerstoffarme Blut aus dem Körperkreislauf auf. In den linken Vorhof fließt das sauerstoffreiche Blut ein, das von den Lungen kommt. Die rechte Kammer pumpt sauerstoffarmes Blut in die Lungen. Die linke Kammer pumpt sauerstoffreiches Blut in den Körper (s.a. 5.2 Physiologie, S. 114f.).

Herzklappen

Die Herzklappen garantieren die fortlaufende Strömungsrichtung des Blutes durch das Herz, indem sie, wie Ventile, das Blut am Zurückströmen hindern.

Es sind vier Klappen am Herzen vorhanden, nämlich zwei Segelklappen und zwei Taschenklappen.

5.1 Anatomie

Zwei Segelklappen (Atrioventrikularklappen)

Die Segelklappen haben ihren Namen von ihrer segelförmigen Gestalt. Sie sind durch Sehnenfäden an Papillarmuskeln, das sind kegelförmige Muskelvorsprünge an der Kammerwand, befestigt. Die Sehnenfäden verhindern ein Zurückschlagen der Klappen.

- **Mitralklappe**
  (zweizipfelige Klappe, Valva mitralis, Valva atrioventricularis sinistra)
  Sie liegt zwischen dem linken Vorhof und der linken Kammer.
- **Trikuspidalklappe**
  (dreizipfelige Klappe, Valva tricuspidalis, Valva atrioventricularis dextra)
  Sie liegt zwischen dem rechten Vorhof und der rechten Kammer.

Zwei Taschenklappen (Semilunarklappen)

Jede Taschenklappe besteht aus drei taschenartigen Gebilden, die an der Gefäßwand festgewachsen sind und in der Aufsicht halbmondförmig (semilunar) wirken. Strömt Blut durch die Taschenklappen, so werden die Taschen an die Wand gepreßt, so daß das Blut vorbeifließen kann. Kommt es jedoch zur Strömungsumkehr, so fließt Blut in die Taschen ein, die sich dadurch aufblähen, ihre Öffnungen aneinanderlegen und so ein Zurückströmen des Blutes verhindern.

- **Aortenklappe** (Valva aortae)
  Sie liegt zwischen der linken Kammer und dem Abgang der Aorta (Körperschlagader).
- **Pulmonalklappe** (Valva trunci pulmonalis)
  Sie liegt zwischen der rechten Kammer und dem Abgang der Lungenschlagader (Truncus pulmonalis) (Abb. 5-1).

Herzklappen
- 2 Segelklappen (Atrioventrikularklappen)
  - Mitralklappe
  - Trikuspidalklappe
- 2 Taschenklappen (Semilunarklappen)
  - Aortenklappe
  - Pulmonalklappe

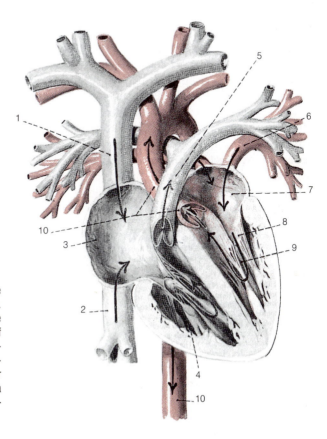

Abb. 5-1 Längsschnitt durch das Herz. Die Pfeile zeigen die Fließrichtung des Blutes an. 1. Obere Hohlvene (V. cava superior), 2. Untere Hohlvene (V. cava inferior), 3. Rechter Vorhof (Atrium dextrum), 4. Rechte Herzkammer (Ventriculus dexter), 5. Lungenschlagader (Truncus pulmonalis), 6. Lungenvene (V. pulmonalis), 7. Linker Vorhof (Atrium sinistrum), 8. Mitralklappe (Valva mitralis), 9. Linke Herzkammer (Ventriculus sinister), 10. Körperschlagader (Aorta)

5 Das Herz

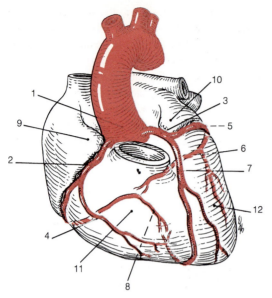

Abb. 5-2 **Vorderansicht des Herzens mit Herzkranzgefäßen.** 1. Aufsteigende Aorta (Aorta ascendens), 2. Rechte Herzkranzschlagader (A. coronaria dextra), 3. Linke Herzkranzschlagader (A. coronaria sinistra), 4. Rechter Randast (R. marginalis dexter), 5. Umbiegender Ast (R. circumflexus), 6. Linker Randast (R. marginalis sinister), 7. Vorderer Zwischenkammerast (R. interventricularis anterior), 8. Hinterer Zwischenkammerast (R. interventricularis posterior), 9. Rechter Vorhof (Atrium dextrum), 10. Linker Vorhof (Atrium sinistrum), 11. Rechte Kammer (Ventriculus dexter), 12. Linke Kammer (Ventriculus sinister)

5.1.4 Versorgung des Herzmuskels

Die Ernährung des Herzmuskels (genauer: des Myo- und Epikards) erfolgt über die *Herzkranzgefäße* (Koronararterien, Abb. 5-2). Diese entspringen direkt aus der Aorta, und zwar im Bereich der Aortenklappe. Man unterscheidet eine linke und eine rechte Herzkranzschlagader. Die linke versorgt den größten Teil der linken Herzhälfte, die rechte den größten Teil der rechten Herzhälfte mit Sauerstoff und Nährstoffen. Das verbrauchte Blut wird von den Herzkranzvenen gesammelt, die in etwa parallel zu den Arterien verlaufen. Sie vereinigen sich zu immer größeren Venen, um an der Hinterfläche des Herzens, an der Vorhof-Kammer-Grenze, von der Sammelvene (Kranzbucht, Sinus coronarius) direkt in den rechten Vorhof abgegeben zu werden.

5.2 Physiologie

Das Herz kann man mit einer Doppelpumpe und die Klappen mit Ventilen vergleichen. Letztere sorgen dafür, daß das Blut immer nur in eine Richtung fließen kann. Man unterscheidet den *großen Körperkreislauf* und den *kleineren Lungenkreislauf*. Der Körperkreislauf beginnt mit dem Abgang der Aorta aus der linken Kammer und endet mit der Einmündung der oberen und unteren Hohlvene in den rechten Vorhof. Der Lungenkreislauf beginnt mit dem Abgang des Stammes der Lungenschlagader (Truncus pulmonalis) aus der rechten Kammer und endet mit der Einmündung der Lungenvenen in den linken Vorhof (s. S. 157).

5.2.1 Herzschlag

Das Zusammenziehen des Herzmuskels wird als *Systole* bezeichnet, die Erschlaffung (Erweiterung) als *Diastole*. Bei jedem Herzschlag kommt es zuerst zur Systole der Vorhöfe, bei gleichzeitiger Diastole der Kammern. Darauf erfolgt die Diastole der beiden Vorhöfe bei gleichzeitiger Systole der Kammern. Die beiden Vorhöfe und die beiden Kammern arbeiten also jeweils als eine Einheit.

Um jedoch eine klarere Darstellung zu erreichen, wird zunächst die Herzarbeit so beschrieben, wie ein einzelner Blutstropfen oder beispielsweise ein rotes Blutkörperchen durch das Herz fließen würde. Für das Verständnis der Herzkrankungen, vor allem der Klappenerkrankungen, sind diese genauen Kenntnisse unverzichtbar!

Weg des Blutes durch das Herz

Die obere und untere Hohlvene bringen das sauerstoffarme Blut aus dem Körper in den rechten Vorhof. Nach Füllung kommt es zur Systole des

Vorhofes bei gleichzeitiger Diastole der Kammern. Dabei öffnet sich die Trikuspidalklappe, und das Blut strömt vom rechten Vorhof in die rechte Kammer, wobei die Pulmonalklappe geschlossen ist. Fließt vom Vorhof kein weiteres Blut mehr in die Kammer, kommt es zum Zuschlagen der Trikuspidalklappe. Danach erfolgt die Systole der Kammer, mit Öffnung der Pulmonalklappe, wodurch das Blut in die Lungenschlagader ausgetrieben wird. Damit gelangt das Blut in den Lungenkreislauf, der es zu den Lungenbläschen (Alveolen) der Lunge bringt, wo der Gasaustausch stattfindet. Das sauerstoffangereicherte Blut wird nun von den Lungenvenen zum linken Vorhof transportiert. Während der Diastole des linken Vorhofes strömt das Blut bei geschlossener Mitralklappe ein. Dann erfolgt die Systole des Vorhofes mit Öffnung der Mitralklappe. Das Blut strömt in die linke Kammer ein, die sich in der Diastole befindet. Die Aortenklappe ist hierbei geschlossen. Die linke Kammer füllt sich. Die Mitralklappe schlägt zu, danach erfolgt die Systole der linken Kammer, die Aortenklappe öffnet sich und das Blut fließt in die Aorta (Körperschlagader).

5.2.2 Herzperiode (Herzzyklus)

Den aus Systole und Diastole bestehenden Herzzyklus der Kammern kann man in vier Phasen unterteilen:
1. **Anspannungszeit:** Dauer 0,05 bis 0,1 Sekunden
Erste Phase der Systole. Alle Klappen sind geschlossen, so daß das Blutvolumen in den Kammern nicht weiter zunimmt. Es kommt zur isometrischen (Anspannung der Muskulatur ohne Längenveränderung) Spannungszunahme, bis der Druck so groß wird, daß sich die Taschenklappen öffnen.
2. **Austreibungszeit:** Dauer 0,2 bis 0,3 Sekunden
Zweite Phase der Systole. Die Kammermuskulatur zieht sich isotonisch (ohne Spannungsänderung der Muskulatur) zusammen. Die Taschenklappen öffnen sich, das Blut strömt aus den Kammern. Die Segelklappen sind geschlossen.
3. **Entspannungszeit:**
Erste Phase der Diastole. Es handelt sich um die Zeitspanne vom Schließen der Taschenklappen bis zum Öffnen der Segelklappen. In dieser Phase sind alle vier Klappen geschlossen. Während dieser Zeit nimmt der Druck in den Vorhöfen zu, bis er den Druck in den Kammern überschreitet. Danach kommt es zum Öffnen der Segelklappen.
4. **Füllungszeit:**
Zweite Phase der Diastole. Das Blut strömt durch die geöffneten Segelklappen von den Vorhöfen in die Kammern. Die Taschenklappen sind während der Füllung geschlossen. Die Austreibung des Blutes von den Vorhöfen in die Kammern erfolgt im wesentlichen durch das Zusammenziehen der Vorhöfe.

5.2.3 Herztöne des gesunden Herzens

Bei jedem Herzschlag kann man einen ersten und einen zweiten Herzton unterscheiden: Der erste Herzton ist der sogenannte Anspannungston der Kammermuskulatur. Er kommt durch die ruckartige Anspannung der *Kammermuskulatur* zustande, die die blutgefüllte Kammer in Schwingung versetzt. In ihm sind die *Klappenschlußtöne* der *Mitral-* und der *Trikuspidalklappe* enthalten. Er hört sich dumpf an. Der zweite Herzton ist der sogenannte *Klappenschlußton* der *Taschenklappen* (Aorten- und Pulmonalklappe). Er ist der hellere und kürzere Herzton.

> Die Herztöne des gesunden Herzens dürfen nicht mit den (meist) krankhaften Herzgeräuschen verwechselt werden. (Bitte beachten Sie hierzu auch S. 118, Auskultation.)

5.2.4 Steuerungssysteme des Herzens

Grundsätzlich erfolgt die Herzarbeit *autonom*, d.h., das Herz bildet die für seine Muskelarbeit notwendigen elektrischen Erregungen selber. Deshalb spricht man auch von der Autonomie (Eigengesetzlichkeit) des Herzens. Daneben wird das Herz jedoch noch über das *vegetative Nervensystem* (Sympathikus und Parasympathikus) beeinflußt. Aufgrund seiner Autonomie könnte das Herz zwar auch ohne weitere Nervenversorgung schlagen, aber dann wäre keine Anpassung der Herztätigkeit an den wechselnden Bedarf des Körpers möglich. Der Vorteil der Autonomie ist, daß das Herz auch bei Bewußtlosigkeit weiterschlägt.

Autonome Steuerung

Die autonome Steuerung geht vom *Sinusknoten* aus. Er ist der Schrittmacher des Herzens und nimmt damit die führende Rolle bei der Erregung des Herzens ein.

Bei den Zellen des Sinusknotens, wie auch bei den Zellen des übrigen Erregungsleitungssystems, handelt es sich nicht um Nervenzellen, sondern um *spezialisierte Herzmuskelzellen*. Daraus ergibt sich, daß grundsätzlich jede Herzmuskelzelle in der Lage ist, eine elektrische Erregung zu bilden. Da der Sinusknoten aber die höchste Eigenspannung erreicht, löscht er alle darunterliegenden Spannungen aus.

Der *Sinusrhythmus* beträgt durchschnittlich *60* bis *80* Schläge pro Minute. Fällt jedoch aus irgendeinem Grund die Erregungsbildung des Sinusknotens aus, so übernehmen untergeordnete Teile, beispielsweise der AV-Knoten (s. S. 117), die Erregungsbildung. Da der AV-Knoten aber mit einer langsameren Frequenz als der Sinusknoten sendet, schlägt das Herz langsamer, nämlich nur mit 40 bis 60 Schlägen pro Minute. Fällt der AV-Knoten als Impulsgeber auch noch aus, so gibt sich jede Herzmuskelzelle den Impuls zur Kontraktion selbst. In diesem Fall ist jedoch keine geordnete, aufeinander abgestimmte Herztätigkeit mehr möglich. Es kommt zum Herzflimmern. Die Überlebenszeit beträgt dann nur noch wenige Minuten.

Nervale Steuerung

Der *Sympathikus* wirkt *beschleunigend* auf den Herzschlag ein; des weiteren erhöht er die Geschwindigkeit der Erregungsleitung, und er steigert die Herzkraft. Der *Parasympathikus*, sein Gegenspieler, wirkt *frequenzverlangsamend*, setzt die Geschwindigkeit der Erregungsleitung herab und senkt die Herzkraft (letztere Wirkung auf die Herzkammern erfolgt allerdings nur indirekt). Der Sympathikus wird in seiner Wirkung noch von dem Hormon *Adrenalin* unterstützt.

Durch die zusätzliche nervale Steuerung ist, wie schon erwähnt, eine Anpassung der Herztätigkeit an den unterschiedlichen Bedarf möglich: Das Herz kann bei Anstrengungen schneller und in der Erholungszeit und im Schlaf langsamer schlagen.

5.2.5 Erregungsleitungssystem des Herzens

Die autonome Erregungsbildung geht vom *Sinusknoten* (Keith-Flack-Knoten, Abb. 5-3) aus. Er sitzt hinten am rechten Vorhof, in der Nähe der Einmündungsstelle der oberen Hohlvene. Die elektrische Erregung läuft von hier aus über

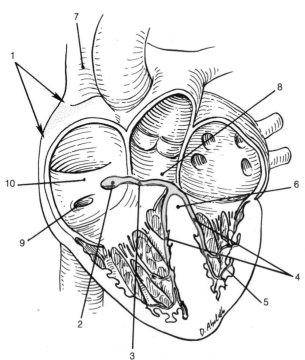

Abb. 5-3 Erregungsleitungssystem des Herzens 1. Sinusknoten (Keith-Flack-Knoten, Schrittmacher), 2. Atrioventrikularknoten (AV-Knoten), 3. His-Bündel, 4. Tawara-Schenkel (Kammerschenkel), 5. Purkinje-Fasern, 6. Herzscheidewand (Septum) 7. Obere Hohlvene (V. cava superior), 8. Abgang des Lungenschlagaderstammes (Truncus pulmonalis), 9. Mündungsstelle der Sammelvene (Kranzbucht, Sinus coronarius), 10. Vorhofscheidewand (Septum)

die Vorhofmuskulatur, die dadurch zur Kontraktion angeregt wird.

Die Erregung sammelt sich nun im *Atrioventrikularknoten* (AV-Knoten) und geht von hier aus über das *His-Bündel,* das sich dann in die beiden *Tawara-Schenkel* (Kammerschenkel) teilt, zu den Purkinje-Fasern. Diese Purkinje-Fasern bringen die Erregung zu den Herzmuskelzellen, wodurch die Kammersystole ausgelöst wird (Abb. 5-3).

Die Überleitungszeit von den Vorhöfen auf die Kammern beträgt 0,1 bis 0,2 Sekunden. Ist der Herzmuskel erfolgreich erregt worden, so ist er für die Dauer von 0,4 Sekunden für einen erneuten Reiz unempfindlich. Dies ist die *Refraktärzeit* des Herzens. Man unterscheidet weiterhin die absolute und die relative Refraktärzeit. Während der absoluten Refraktärzeit ist das Herz vollständig unerregbar. Während der relativen Refraktärzeit kann ein sehr starker Reiz eine schwache Herzaktion auslösen.

Um das Herz vor unkontrollierter Erregung zu schützen, gibt es das *Alles-oder-nichts-Gesetz.* Es besagt, daß es auf einen Reiz hin entweder zu einer *vollständigen Herzkontraktion* kommt oder daß *überhaupt keine Kontraktion* erfolgt, da die Erregung entweder zu schwach war oder weil sie zu schnell nach einem vorausgegangenen Reiz auftrat.

5.2.6 Förderleistung des Herzens

Unter dem *Schlagvolumen* des Herzens versteht man die Blutmenge, die durch einen Herzschlag (Systole) von der linken Kammer in die Aorta befördert wird. Sie beträgt normalerweise *70 bis 100 ml* Blut. Damit ergibt sich ein Minutenvolumen (Schlagvolumen mal Anzahl der Schläge pro Minute) von 5 bis 7 Litern pro Minute. Das bedeutet, daß bei einer normalen Förderleistung pro Minute 5 bis 7 Liter Blut von der linken Herzkammer in den Körperkreislauf gepumpt werden. Bei Aufregung oder bei körperlicher Anstrengung kann diese Förderleistung jedoch erheblich gesteigert werden.

5.3 Untersuchungsmethoden

Für das Herz gibt es eine Vielzahl einfacher Untersuchungsmethoden, die jeder Heilpraktiker ohne großen apparativen Aufwand durchführen kann. Er benötigt dazu nur seine offenen Sinne, ein Stethoskop und ein Blutdruckmeßgerät. Zusätzlich gibt es apparative Untersuchungsmethoden, mit denen besonders differenzierte Diagnosen gestellt werden können.

Im Einzelfall gilt es genau zu überlegen, welche Untersuchungen nötig sind. Hierzu ist es auch für den Heilpraktiker wichtig, die apparativen Untersuchungsmöglichkeiten zu kennen.

5.3.1 Körperliche Untersuchungsmethoden

Inspektion (Betrachtung)

Die genaue Inspektion eines Patienten liefert oft wertvolle erste Hinweise. So ist bei Herz-Kreislauf-Krankheiten auf eine *zyanotische Verfärbung* (rötliche, rötlich-bläuliche oder bläuliche Verfärbung) vor allem der Lippen, der Zehen und der Finger zu achten.

Liegt eine auffallende *Blässe* oder *Rötung* der Haut vor? Besteht *Atemnot*? Liegen *Ödeme* (Gewebswassersucht) vor? (Typisch für Rechtsherzinsuffizienz sind abendliche Knöchelödeme, die über Nacht wieder verschwinden.) Kann man gestaute Hautvenen sehen?

Palpation (Abtasten)

Der Herzspitzenstoß wird am liegenden Patienten palpiert, und zwar im 5. Zwischenrippenraum (5. Interkostalraum, 5. ICR), *etwas innerhalb der linken mittleren Schlüsselbeinlinie (*Medioklavikularlinie, MCL). Um dieses Gebiet aufzufinden, kann man die flache Hand im vermuteten Areal auflegen. Spürt man den Herzspitzenstoß, so kann man ihn nun gezielt palpieren. Der Herzspitzenstoß ist in einem Gebiet von ungefähr 2 cm^2 tastbar.

Ist der Herzspitzenstoß nach links außen verlagert, so spricht dies für eine Vergrößerung des rechten Herzens. Ist er dagegen nach links außen und nach unten verlagert, so spricht dies für eine Vergrößerung des linken Herzens.

Perkussion (Abklopfen)

Durch die Perkussion kann die ungefähre Herzgröße und die Herzform ermittelt werden. Über dem *Lungengewebe* entsteht ein *sonorer* Klopfschall, über dem *Herzen* kommt es dagegen zur

5 Das Herz

Dämpfung, denn hier ist der Klopfschall leiser und höher als über dem Lungengewebe.

In der Region, in der das Herz *direkt* der *Brustwand* anliegt, kommt es zur *absoluten* Herzdämpfung. In dem Gebiet, in dem das Herz vom *Lungengewebe überlagert* wird, besteht eine *relative* Dämpfung. Die relative Dämpfung muß durch laute Perkussion ermittelt werden, damit das Lungengewebe „durchschlagen" werden kann.

Auskultation *(Abhören)*

Bei der Auskultation achtet man auf Herztöne und Herzgeräusche (s.u.). Die Auskultation ist besonders geeignet Septumdefekte, Klappenstenosen und -insuffizienzen festzustellen. Wenn man die Herzklappen abhören will, muß man beachten, daß die einzelnen Abhörstellen der Klappen nicht immer dort liegen, wo man sie aufgrund ihrer anatomischen Lage vermuten würde, sondern sie liegen dort, wo der Blutstrom die Klappentöne am deutlichsten zur Oberfläche leitet.

Die wichtigsten Abhörstellen des Herzens sind:

Aortenklappe:	2. ICR parasternal rechts
Pulmonalklappe:	2. ICR parasternal links
Trikuspidalklappe:	4. ICR parasternal rechts
Mitralklappe:	5. ICR links der MCL
Erb-Punkt:	3. ICR parasternal links

Beim **Erb-Punkt** handelt es sich um eine zusätzliche Abhörstelle der Aorten- und Pulmonalklappe. Des weiteren ist er ein zentraler Abhörpunkt, an dem fast alle Geräuschphänomene wahrgenommen werden können.

Herztöne

Am *gesunden* Herzen ist der in Kapitel 5.2.3 (s. S. 115) erwähnte erste und zweite *Herzton* zu hören. Gelegentlich kann jedoch noch ein dritter oder vierter Herzton auftreten, der physiologisch oder krankhaft sein kann (s.u.).

Herzgeräusche sind immer *krankhaft*, mit Ausnahme der akzidentellen (normalen, zufälligen) Herzgeräusche (siehe weiter unten).

Erster Herzton

(Anspannungston der Kammermuskulatur)
Er ist der dumpfere Herzton.
In ihm sind der Klappenschluß der Mitral- und Trikuspidalklappe („venöse Klappen") enthalten. Er ist besonders gut über der Herzspitze zu hören. (Achtung: Die Herzspitze liegt dem Zwerchfell auf!)

Zweiter Herzton

(Klappenschlußton der Taschenklappen)
Er ist der hellere Herzton.
Er kommt durch den Klappenschlußton der Aorten- und Pulmonalklappe zustande („arterielle Klappen"). Über der Herzbasis ist er besonders gut zu hören (Tab. 5-1).

Als Orientierungshilfe sei noch erwähnt, daß der erste Herzton in etwa gleichzeitig mit dem Beginn des Herzspitzenstoßes auftritt. Während der Auskultation sollte der Patient durch die Nase atmen, da bei der Mundatmung vermehrt Atemgeräusche entstehen, die das Hören der Herztöne erschweren können. Die Herztöne sollten bei einer gründlichen Untersuchung möglichst im Sitzen und im Liegen abgehört werden, da manche Herzgeräusche nur im Sitzen oder nur im Liegen auftreten. Durch ein *Lungenemphysem* oder durch *Muskel- oder Fettmassen* des Brustkorbes können die Herztöne abgeschwächt erscheinen.

Gespaltene Herztöne

Zu einer hörbaren Spaltung eines Herztones kommt es, wenn die Segel- oder die Taschenklappen *nicht gleichzeitig* schließen.
– **Gespaltener erster Herzton**
  Eine Spaltung des 1. Herztones ist nur selten

Tabelle 5-1 Erster und zweiter Herzton

	1. Herzton	2. Herzton
Klangcharakter	dumpfer	heller
Verursacht im wesentlichen durch das Schließen von	Mitral- und Trikuspidalklappe	Aorten- und Pulmonalklappe
Gut zu hören	über der Herzspitze	über der Herzbasis

zu hören, da sich die Segelklappen meist gleichzeitig schließen.

- **Gespaltener zweiter Herzton**
Dagegen schließen sich die Taschenklappen nur während der Ausatmung gleichzeitig. Während der Einatmung wird der venöse Rückfluß zum Herzen gefördert. Dadurch dauert die Systole in der rechten Kammer etwas länger, und der Pulmonalklappenschlußton erfolgt etwas verspätet. Dies ist der Grund, warum es auch beim *Gesunden während der Einatmung* zu einem *gespaltenen zweiten Herzton* kommt. Diese Spaltung ist allerdings nur im *Abhörgebiet der Pulmonalklappe* (2. ICR parasternal links) zu hören. Beim Abhören im Liegen verschwindet im allgemeinen beim Gesunden die Spaltung des zweiten Herztones.

Das Spaltungsintervall beträgt zwar nur 0,03 bis 0,08 Sekunden, ist aber trotzdem in dem bezeichneten Areal gut zu hören. Da in der linken Herzhälfte ein höherer Druck herrscht als in der rechten, ist der Klappenschlußton der Aortenklappe etwas lauter als der der Pulmonalklappe.

> Auch beim Gesunden kommt es während der Einatmung zu einer Spaltung des zweiten Herztones. Allerdings ist diese Spaltung meist nur im Areal der Pulmonalklappe (2. ICR parasternal links) zu hören.

Wichtige Veränderungen der Herztöne (Abb. 5-4)
Der erste Herzton erscheint über der Herzspitze grundsätzlich etwas lauter als über der Herzbasis. Dies hat keinen Krankheitswert.

- **Erster Herzton laut (paukend)**
Bei *Mitralklappenstenose*, auch bei Fieber und Anstrengung.
- **Erster Herzton leise**
Bei *Mitralklappeninsuffizienz*, ebenso bei verminderter Auswurfleistung des Herzens in Ruhe und bei Herzinsuffizienz, außerdem bei Tachykardie.
- **Zweiter Herzton (erster Anteil) laut**
Bei *Aortenklappeninsuffizienz*, auch bei Hypertonie, Aortenaneurysma und Aortenisthmusstenose, da hier die Aortenklappe durch den höheren Druck heftiger zufällt. Allerdings ist im *Spätstadium* der Aortenisthmusstenose aufgrund einer möglichen Herzinsuffizienz der zweite Herzton eher leiser.
- **Zweiter Herzton leise (Spaltung des zweiten Herztones in der Einatmung fehlt)**
Bei *Aortenklappenstenose*; hierbei kommt es außerdem noch zu einem rauhen, systolischen Geräusch, das bis in die Halsschlagadern (Karotiden) fortgeleitet wird.
- **Dritter Herzton**
Er wird durch einen frühdiastolischen Bluteinstrom hervorgerufen. Bei *Kindern* und *Jugendlichen* kann er *physiologisch* auftreten, ebenso im *letzten Drittel der Schwangerschaft*. Beim Erwachsenen tritt er meist in Folge einer *Herzinsuffizienz* auf, kann aber auch durch eine Volumenüberlastung der Kammer bei Mitralinsuffizienz und nach einem akuten

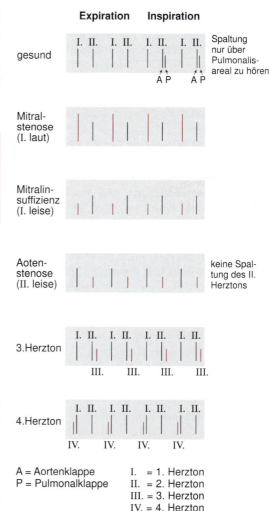

Abb. 5-4 Übersicht über die Herztöne

Herzinfarkt auftreten. Dieser dritte Herzton hört sich dumpf an, ist meist leise und kann am besten über der Herzspitze in Linksseitenlage auskultiert werden. Er kann besser mit dem Trichter als mit der Membran des Stethoskopes gehört werden, wobei der Trichter nur mit leichtem Druck aufgesetzt werden soll. Wegen des schnellen Taktes dieser drei Herztöne, vor allem bei hoher Pulsfrequenz, wird er auch als *Galopprhythmus* bezeichnet.

- **Vierter Herzton**
  Er wird auch als *Vorhofton* oder *Vorhofgalopp* bezeichnet, weil er durch das Zusammenziehen der Vorhöfe entsteht. Er wird durch einen erhöhten Füllungwiderstand in der Kammer während der Vorhofsystole verursacht.
  Ein vierter Herzton kommt manchmal bei *Jugendlichen* und bei *älteren Menschen physiologisch* vor. Er kann aber auch bei einer Aortenklappenstenose, bei Hypertonie, bei Koronarerkrankungen und bei Herzmuskelschäden auftreten.
  Der vierte Herzton wird, wie der dritte, am besten über der Herzspitze in Linksseitenlage (gelegentlich in Rechtsseitenlage) auskultiert.

Herzgeräusche

Herzgeräusche kommen durch Turbulenzen des Blutstromes zustande. Sie sind zwischen den Herztönen zu hören und weisen auf einen *gestörten Blutfluß* hin. Mit Ausnahme der akzidentellen Herzgeräusche (s.u.) sind sie nur am *kranken* Herzen zu hören. Sie können nach der Lokalisation, nach der zeitlichen Beziehung zur Herzaktion, nach der Lautstärke, nach dem Klangcharakter und nach der Qualität eingeteilt werden.

Einteilung der Herzgeräusche
Zeitliche Beziehung zur Herzaktion
kontinuierlich, systolisch, diastolisch;
früh-, mittel-, spätsystolisch;
früh-, mittel- spätdiastolisch
Lautstärke (nach Levine)
Grad 1: Mit dem Stethoskop sind sehr leise Geräusche zu hören, allerdings nur während des Atemanhaltens in geräuschloser Umgebung.
Grad 2: Im Stethoskop sind leise Geräusche zu hören, auch während der Atmung.
Grad 3: Es sind mittellaute Geräusche im Stethoskop wahrnehmbar, aber immer ohne Schwirren.
Grad 4: Man hört mit dem Stethoskop laute Geräusche, häufig mit Schwirren.
Grad 5: Im Stethoskop sind sehr laute Geräusche mit Schwirren zu hören.
Grad 6: Es liegt ein Distanzgeräusch mit Schwirren vor, das sehr laut zu hören ist, bis einen Zentimeter von der Brustwand entfernt.
Klangcharakter (Frequenz)
Hoch- (weich), mittel-, niederfrequent (rauh)
Qualität
An- oder abschwellend, blasend, schabend, bandförmig, rauh, weich u.a.

Krankhafte Herzgeräusche

Sie kommen durch Veränderungen *im Herzen* oder der *herznahen Gefäße* zustande. Sehr oft sind angeborene oder erworbene Verengungen (Stenosen) oder Schlußunfähigkeiten (Insuffizienzen) von Klappen die Ursachen. Es kommen aber auch Kurzschlußverbindungen (Shunts) zwischen den Vorhöfen oder den Kammern oder der herznahen Gefäße als Ursache in Betracht. Auch die Reibegeräusche der Herzbeutelentzündung (s.u.) gehören zu den krankhaften Herzgeräuschen.

Funktionelle Herzgeräusche

Unter funktionellen Herzgeräuschen versteht man Auskultationsgeräusche, die zu hören sind, ohne daß am Herzen organische Veränderungen bestehen. Sie sind durch eine *erhöhte Blutströmungsgeschwindigkeit* (Hyperzirkulation) bedingt und treten deshalb bei *Fieber, Anämie, Schilddrüsenüberfunktion* und schwerer körperlicher Arbeit auf. Diese funktionellen Herzgeräusche können sich wie krankhaft bedingte Geräusche aufgrund einer Klappenstenose anhören. Allerdings klingen sie meist „weicher" als die rauheren, krankhaften Herzgeräusche. Es handelt sich um ein leises, kurzes, systolisches Austreibungsgeräusch, das auf jeden Fall *vor* dem *zweiten Herzton* endet und am besten *links* über dem *2.* und *3. ICR* zu hören ist.

Akzidentelle Herzgeräusche

Akzidentelle (normale, zufällige) Geräusche treten bei *Herzgesunden* auf, ohne daß es zu Veränderungen am Herzen oder zu *Veränderungen* des *Blutflusses* gekommen ist. Man nimmt als Ursache eine individuelle Beschaffenheit der Aorta und der Lungenschlagader an.

Solche akzidentelle Herzgeräusche treten bei 80 bis 90% der Kinder im Vorschulalter auf. Sie sind aber auch bei sehr schlanken Personen, bei bestehendem Flachthorax und bei aufgeregten Menschen zu hören. Sie hören sich wie die vorstehend beschriebenen funktionellen Herzgeräusche an.

Perikardreiben

Perikardreiben tritt bei *trockener Herzbeutelentzündung* (Pericarditis sicca, s. Perikarditis, S. 128) auf. Es handelt sich um ein ohrnahes, hochfrequentes Reiben, das besser mit der Membran als mit dem Trichter gehört werden kann. Es ist meist im 3. *ICR links* neben dem Brustbein zu hören; gelegentlich tritt es aber an anderen Stellen auf.

Perikardreiben kann grundsätzlich aus drei Anteilen zusammengesetzt sein, die mit bestimmten Herzaktionen in Zusammenhang stehen: Vorhofsystole, Kammersystole und Kammerdiastole. Tritt Perikardreiben bei allen drei Aktionen auf, ist die Diagnosestellung leicht. Ist nur eine Aktion nachweisbar, meist die Kammersystole, so ist eine Verwechslung mit einem anderen systolischen Herzgeräusch möglich.

Blutdruckmessung

Unter arteriellem Blutdruck versteht man den an einer peripheren Arterie gemessenen Blutdruck, der die Zirkulation des Blutes ermöglicht. Der arterielle Blutdruck hängt von der *Herzleistung*, also von dem ausgeworfenen Blutvolumen pro Zeiteinheit, der *Gefäßelastizität* und vom *Gefäßwiderstand* ab, also von der Eng- bzw. Weitstellung der Gefäße, die durch das vegetative Nervensystem geregelt wird.

Normalerweise wird zur Blutdruckmessung die Methode nach Riva-Rocci angewendet. Dazu legt man eine aufblasbare Gummimanschette mit einem Druckmesser (Manometer) um den Oberarm des Patienten. Man erhöht nun den Druck in der Manschette so, daß die Oberarmarterie gerade abgeklemmt wird. Nun senkt man den Druck in der Manschette langsam, bis man die arteriellen Pulsationen deutlich hören kann. Diesen Punkt liest man auf der Skala des Manometers als systolischen Blutdruckwert ab. Nun wird der Druck in der Manschette weiterhin langsam und kontinuierlich abgelassen, bis keine Pulsation mehr zu hören ist. Damit ist der diastolische Blutdruckwert ermittelt.

> Als normaler Blutdruckwert gilt ein systolischer Wert von 120 mmHg und ein diastolischer Wert von 80 mmHg. Die Höhe des Blutdruckes ist allerdings altersabhängig. Deshalb hat die Deutsche Liga zur Bekämpfung des hohen Blutdrucks als obere Normgrenze des systolischen Blutdrucks bei Erwachsenen 100 mmHg plus die Zahl der Lebensjahre angegeben, maximal allerdings 160 mmHg. Für den diastolischen Wert wird von der Liga für alle Altersgruppen ein Maximalwert von 90 mmHg genannt. Ein diastolischer Wert von über 95 mmHg ist, unabhängig vom Alter, immer als krankhaft anzusehen.

Die Weltgesundheitsorganisation (WHO, World Health Organization) dagegen hat die Blutdruckwerte für über 50jährige, wie in Tabelle 5-2 dargestellt, festgelegt:

Tabelle 5-2 Blutdruckwerte für über 50jährige nach WHO

Blutdruck	systolisch	diastolisch
Normbereich	bis 140 mmHg	bis 90 mmHg
Grenzbereich	140 bis 160 mmHg	90 bis 95 mmHg
Hochdruck	über 160 mmHg	über 95 mmHg

Pulsmessung

Die Pulsmessung dient einer allgemeinen Beurteilung des Herz-Kreislauf-Geschehens. Im einzelnen werden die folgenden Pulsqualitäten beurteilt: *Frequenz, Regelmäßigkeit, Unterdrückbarkeit* (Härte) und *Größe* (Pulsamplitude).

Zur Pulsmessung werden Zeigefinger und Mittelfinger in Längsrichtung der Speichenschlagader (A. radialis) proximal des Handgelenks aufgelegt. Die Finger sollten nicht zu flach aufgesetzt werden, da mit den Fingerkuppen besser getastet werden kann. Der Daumen ist abzuspreizen, d.h., er darf nicht auf der Rückseite des Armes des Patienten aufgesetzt werden, damit nicht versehentlich der eigene Fingerbeerenpuls gemessen wird.

Frequenz

Bei der Frequenz wird die Anzahl der Herzschläge pro Minute angegeben. Die normale Herzfrequenz des Erwachsenen beträgt *60 bis 80 Schläge* pro Minute. Kinder haben eine höhere

Tabelle 5-3 Durchschnittliche Pulsfrequenzwerte

2 Jahre	120 Schläge pro Minute
4 Jahre	100 Schläge pro Minute
10 Jahre	90 Schläge pro Minute
14 Jahre	85 Schläge pro Minute
Frauen	75 Schläge pro Minute
Männer	65 Schläge pro Minute

Pulsfrequenz als Erwachsene, Frauen eine schnellere als Männer, Untrainierte eine höhere als Trainierte (Tab. 5-3).

Regelmäßigkeit (Rhythmus)

Hier wird untersucht, ob Unregelmäßigkeiten des Herzschlages auftreten, beispielsweise fehlende oder zusätzliche Herzaktionen (Extrasystolen).

Unterdrückbarkeit und Härte

Die Unterdrückbarkeit und Härte eines Pulses gibt ein *ungefähres Maß* für den *systolischen Blutdruckwert* des Herzens. Ein hoher systolischer Blutdruck ruft einen harten Puls (Pulsus durus) hervor, ein niedriger systolischer Wert dagegen einen weichen (Pulsus molle).

Größe (Höhe)

Die Größe des Pulses gibt die Höhe der *Blutdruckamplitude* an, also die Differenz zwischen dem systolischen und dem diastolischen Blutdruckwert.

Bitte beachten Sie zu den Techniken der Pulstastung auch das Kapitel 6.2, Untersuchungsmethoden des Kreislaufs, Pulstastung auf S. 158.

5.3.2 Ergänzende Untersuchungsmethoden

Die nun aufgeführten Untersuchungsmethoden braucht ein Heilpraktiker natürlich nicht selbst durchführen zu können. Er sollte aber die wichtigsten apparativen Untersuchungen kennen, damit er Ergebnisse, die ihm vorgelegt werden, bei seiner eigenen Diagnosestellung mit verwerten kann. Auch sollte er seine Patienten informieren können, wenn sie ihn in dieser Hinsicht um Rat fragen, beispielsweise was bei einer bestimmten Untersuchung nun eigentlich genau gemacht wird.

Elektrokardiogramm (EKG)

Beim EKG werden die Herzströme registriert, die bei der Herztätigkeit entstehen. Elektroden nehmen diese Herzströme (genauer: Herzaktionspotentiale) auf, die durch einen Verstärker so aufbereitet werden, daß sie registriert werden können. Den Schwankungen der Kurven entsprechen einzelne Phasen der Herzperiode.

Röntgen

Das Röntgenbild gibt Auskunft über Größe und Form des Herzens.

Ultraschall (Sonographie)

Die Ultraschalluntersuchung wird zur Dickemessung der Herzwände, zur Funktionsprüfung der Herzklappen und zur Feststellung eines Herzbeutelergusses (Perikarderguß) eingesetzt.

Herzkatheter

Mit dem Begriff „Herzkatheteruntersuchung" faßt man eine größere Anzahl diagnostischer Verfahren zur Untersuchung des Herzens zusammen. Bei diesen unterschiedlichen Methoden gibt es erhebliche Unterschiede bezüglich des zeitlichen und technischen Aufwandes. Unterschiedlich ist auch die Aussagekraft der einzelnen Untersuchungen. Grundsätzlich sind mittels eines Herzkatheters Beurteilungen der anatomischen und funktionellen Verhältnisse des Herzens möglich.

Gemeinsam ist allen diesen Verfahren, daß sie unter Verwendung bestimmter Sonden durchgeführt werden, die von einem peripheren Gefäß aus, also von einem herzfernen Punkt, durch eine Vene oder Arterie zum Herzen vorgeschoben werden. Die Sonden erreichen unterschiedliche Bereiche des Herzens. Hier können dann Messungen der Sauerstoffsättigung des Blutes, der Drücke und gegebenenfalls Injektionen von Röntgenkontrastmitteln vorgenommen werden. Letzteres ist zur Durchführung einer Koronarangiographie notwendig.

Koronarangiographie

Die Koronarangiographie erlaubt Aussagen über den anatomischen und funktionellen Zustand der Herzkranzgefäße. Dazu wird ein *Kontrastmittel* in die *Herzkranzgefäße* eingebracht, wodurch diese im Röntgenbild gut sichtbar werden. Diese Darstellung der Kranzgefäße leistet vor allem für die Beurteilung von *Herzinfarktpatienten* eine wertvolle Hilfe. Stenosen können so festgestellt und auf ihre Operationsfähigkeit hin geprüft werden.

Echokardiographie (Ultraschall-Kardiographie; UKG)
Es handelt sich um eine nicht-invasive Methode der Herzfunktionsprüfung. Dabei erzeugen Schallwellen durch Reflexion an Gewebsgrenzen ein Bild vom Bau des Herzens. So können vor allem die Bewegungen der Herzklappen beurteilt werden.

5.4 Ausgewählte Herzerkrankungen

5.4.1 Herzinsuffizienz

Unter Herzinsuffizienz versteht man eine *Herzmuskelschwäche* (Myokardinsuffizienz).

Die Insuffizienz kann als Vorwärts- oder Rückwärtsversagen des Herzens auftreten. Beim Vorwärtsversagen liegt eine ungenügende Förderleistung des Herzens vor, d.h., das Herz ist nicht mehr in der Lage, die vom Körper benötigte Blutmenge in die Peripherie zu pumpen. Beim Rückwärtsversagen kann die zum Herzen zurücktransportierte Blutmenge nicht mehr ausreichend aufgenommen werden. Meist treten Vorwärts- und Rückwärtsversagen gemeinsam auf. Gelegentlich können sie jedoch (vorübergehend) isoliert vorkommen.

Die Herzinsuffizienz kann akut auftreten, beispielsweise nach einem Herzinfarkt. Sie kann sich aber auch allmählich entwickeln, möglicherweise aufgrund eines Klappenfehlers durch eine abgelaufene rheumatisch bedingte Herzinnenhautentzündung.

Die meisten Patienten mit Herzinsuffizienz zeigen zunächst nur unter Belastung Beschwerden, später kann es jedoch schon unter Ruhebedingungen zu Symptomen kommen.

Stufeneinteilung der Herzinsuffizienz nach NYHA
(New York Heart Association)
Je nach dem Schweregrad der Insuffizienz werden verschiedene Stadien unterschieden:
– Der Patient ist bei Belastung und in Ruhe beschwerdefrei. Die körperliche Leistungsfähigkeit ist nicht eingeschränkt. Der Füllungsdruck und/oder das Blutvolumen sind im Herzen bei erheblicher Belastung erhöht.
– Die körperliche Leistungsfähigkeit ist leicht eingeschränkt. Beschwerden treten erst bei stärkeren Anstrengungen auf.
– Die Leistungsfähigkeit ist schon bei geringen Belastungen deutlich eingeschränkt. In Ruhe sind noch keine Beschwerden vorhanden.
– Der Patient hat schon unter Ruhebedingungen Beschwerden.

Ursachen der Herzinsuffizienz

Kardiale Ursachen

Die Ursache liegt im oder am Herzen:
1. Endokard
   Klappenstenose und/oder Klappeninsuffizienz
2. Myokard
   Nichtentzündliche (Kardiomyopathie) und entzündliche Herzmuskelerkrankung (Myokarditis), Einnahme von bestimmten Medikamenten, die den Herzmuskel schwächen (z.B. Betablocker)
3. Perikard
   Panzerherz (Pericarditis calcarea)
4. Rhythmusstörungen
   Extreme Tachykardie (beschleunigter Herzschlag), extreme Bradykardie (verlangsamter Herzschlag)
5. Herzkranzgefäße
   Koronare Durchblutungsstörung, Herzinfarkt
6. Angeborene Herzfehler
   Offener Ductus Botalli, Klappenfehler, Shunt (abnorme Kurzschlußverbindung)

Extrakardiale Ursachen

Die Ursache liegt außerhalb des Herzens:
Bluthochdruck, Anämie, Drucksteigerung im Lungenkreislauf, Hypoxie (Sauerstoffmangel im Blut oder Gewebe), Schilddrüsenüberfunktion, Schock.

Obwohl Links- und Rechtsherzinsuffizienz oft gleichzeitig auftreten, soll hier aus didaktischen Gründen zunächst die Links- und dann die Rechtsherzinsuffizienz besprochen werden.

▶ *Linksherzinsuffizienz*

Wie man aus der vorstehenden Aufstellung ersieht, können die Ursachen für eine Herzinsuffizienz vielfältig sein. Die Auswirkungen bleiben jedoch immer die gleichen. Bei jeder Linksherzinsuffizienz kommt es zu einem *Blutstau vor dem linken Herzen*. Dies führt zu einer Blutüberfüllung und Drucksteigerung im Lungenkreislauf (pulmonale Hypertonie).

Symptome

Atemnot. Charakteristischerweise klagen die Betroffenen zuerst über Atemnot bei Belastung. Schreitet die Erkrankung fort, kann es schon unter Ruhebedingungen zu Atemnot kommen.

Zyanose. Die pulmonale Hypertonie führt zu einer verminderten Sauerstoffsättigung des Blutes in den Lungen. Außerdem kommt es durch die herabgesetzte Leistung der linken Herzhälfte zu einer verlangsamten Blutzirkulation, wodurch es in der Peripherie zu einer vermehrten Sauerstoffabschöpfung kommt. Die verminderte Sauerstoffsättigung in den Lungen führt zur sogenannten zentralen Zyanose; die vermehrte Sauerstoffabschöpfung in der Peripherie zur peripheren Zyanose.

Tachypnoe. Die Atmung ist beschleunigt (Tachypnoe), um den im Gewebe entstandenen Sauerstoffmangel auszugleichen.

Stauungsbronchitis. Durch die Druckzunahme im Lungenkreislauf kann sich eine chronische Bronchitis mit hartnäckigem Husten entwickeln.

Orthopnoe. Dabei handelt es sich um Atembeschwerden, die im Liegen auftreten. Das Aufrichten des Oberkörpers führt zur Besserung dieses Symptoms, weil dadurch die Blutüberfüllung der Lungen vermindert wird, und der Patient darüber hinaus seine Atemhilfsmuskulatur einsetzen kann.

Asthma cardiale (Herzasthma). Typisch bei Linksherzinsuffizienz sind nächtliche Asthma-cardiale-Anfälle. Dabei erwacht der Betroffene plötzlich mit *Atemnot, Herzklopfen, Husten* und *starkem Lufthunger*. Er richtet sich auf, öffnet das Fenster und nimmt *mehrere tiefe Atemzüge*, wodurch sich die Beschwerden meist bessern. Die Anfälle können sich in einer Nacht mehrmals wiederholen.

Ursache der Asthma-cardiale-Anfälle ist ein verstärkter venöser Rückstrom im Liegen, vor allem durch eine vermehrte nächtliche Resorption peripherer Ödeme (Rechtsherzinsuffizienz s.u.) in den Blutkreislauf. Dadurch wird auch die Blutmenge im Lungenkreislauf erhöht, wodurch sich die Stauung hier noch verstärkt. Durch diesen zunehmenden Druck im kleinen Kreislauf tritt vermehrt Flüssigkeit ins Lungeninterstitium (Lungenzwischengewebe) über.

Lungenödem. Das Lungenödem unterscheidet sich vom Asthma-cardiale-Anfall quantitativ. Es tritt bei schwersten Fällen von Linksherzinsuffizienz auf. Hier befindet sich nicht nur vermehrt Flüssigkeit im Lungenzwischengewebe (Interstitium), sondern der zunehmende Druck im Lungenkreislauf führt zum Anfüllen der Alveolen mit Ödemflüssigkeit. Dadurch kommt es zur schwersten Behinderung des Gasaustausches und damit zu einem lebensbedrohlichen Zustand.

Bei *akutem Linksherzversagen* kann sich ein *akutes Lungenödem* entwickeln mit Todesangst, hochgradiger Atemnot mit brodelndem Atemgeräusch, Orthopnoe, hellrotem, schaumigem Sputum, Herzrasen (Tachykardie) und Schweißausbruch. Beim *chronischen Linksherzversagen* kommt es zum *chronischen Lungenödem*. Hierbei treten grundsätzlich die selben Beschwerden wie beim akuten Lungenödem auf, jedoch nicht mit dieser Dramatik.

> Leitsymptome der Linksherzinsuffizienz
> - Atemnot
> - Zyanose
> - Tachypnoe
> - Stauungsbronchitis
> - Orthopnoe
> - Asthma cardiale
> - Lungenödem

▶ Rechtsherzinsuffizienz

In den meisten Fällen besteht zuerst eine Insuffizienz der linken Herzhälfte, die zu Stauungserscheinungen im kleinen Kreislauf und schließlich zur Rechtsherzinsuffizienz führt. Man spricht in diesen Fällen von einer „durchgestauten" Rechtsherzinsuffizienz. Gelegentlich liegt die Ursache einer Rechtsherzinsuffizienz auch in der rechten Herzhälfte, beispielsweise bei einem Schaden an der Trikuspidalklappe.

Cor pulmonale. Als Ausgangspunkt der Rechtsherzinsuffizienz kann jedoch auch eine *Lungenerkrankung* vorliegen, beispielsweise ein Lungenemphysem oder eine Lungenfibrose. Aufgrund dieser Lungenerkrankung kommt es zu einer *Drucksteigerung* im *Lungenkreislauf*, der zu einer *erhöhten Druckbelastung* des rechten Herzens (Cor pulmonale) und schließlich zu einer *Rechtsherzhypertrophie* und *-dilatation* führt. Typischerweise kommt es nachfolgend zur Rechtsherzinsuffizienz.

Symptome

Die bei Rechtsherzinsuffizienz entstehenden Beschwerden ergeben sich aus den Stauungen im venösen Körperkreislauf, da das rechte Herz nicht mehr in der Lage ist, das Blut ausreichend aufzunehmen (Rückwärtsversagen).

Venöse Stauungszeichen. Durch den Rückstau in den Körperkreislauf treten die *Halsvenen deutlich hervor*. Darüber hinaus können Stauungszeichen auch an anderen Körperregionen, vor allem an der *Unterzunge* und am *Handrücken* auftreten. Die Höhe des Venendruckes kann durch Beobachtung der Handrückenvenen abgeschätzt werden. Normalerweise entleeren sich die Handrückenvenen beim Anheben der Hand, weil dann der orthostatische Druck (Gewicht des Blutes) umgekehrt wird und nun zum Herzen hin wirkt. Bleiben die Venen bei angehobener Hand sichtbar, ist das ein Hinweis auf Blutrückstau vor dem rechten Herzen, da jetzt der orthostatische Druck den Staudruck nicht überwinden kann.

Stauungsleber. Da die Leber viel Blut aufnehmen kann, kommt es zur Lebervergrößerung. Diese Lebervergrößerung bewirkt einen zunehmenden Druck auf die umgebende Kapsel, wodurch Druckschmerzen im rechten Oberbauch entstehen. Gelegentlich kommt es zum Ikterus (Gelbsucht). Bei schwerer (meist akuter) Rechtsherzinsuffizienz kann sich sogar ein Aszites (Bauchwassersucht) einstellen.

Gastrointestinale Beschwerden. Die Stauung setzt sich über die Pfortader bis in den Magen-Darm-Bereich fort und kann zur Stauungsgastritis mit Appetitlosigkeit und Völlegefühl führen. Des weiteren kann es zu Verstopfung und Blähungen kommen. Meist ist auch die Milz vergrößert und die Nierenfunktion beeinträchtigt.

Ödeme und Gewichtszunahme. Der Blutrückstau führt auch dazu, daß die Gewebeflüssigkeit (Zwischenzellflüssigkeit, Interzellularflüssigkeit) nicht richtig abtransportiert werden kann. Die Ödeme entwickeln sich zuerst in den abhängigen Körperpartien und treten typischerweise als abendlich geschwollene Knöchelödeme auf. Bei bettlägerigen Patienten erscheinen sie allerdings im Bereich des Rückens. Anfangs bilden sich diese Ödeme noch über Nacht zurück. Im Verlauf der Erkrankung können sie sich zu generalisierten Ödemen ausweiten.

> Auch eine geringe Gewichtszunahme kann als Frühsymptom einer Rechtsherzinsuffizienz gewertet werden, da Ödeme äußerlich erst festgestellt werden können, wenn die Einlagerung mindestens 5 kg beträgt.

Nykturie (nächtliches Wasserlassen). Nachts kommt es durch das Liegen zu einer Mobilisierung dieser Ödemflüssigkeit. Dies wird durch eine verbesserte Nierendurchblutung noch unterstützt. Dies wiederum bewirkt eine vermehrte Urinbildung mit nächtlichem Harndrang. Der Patient gibt an, daß er *nachts mehrmals aufstehen muß, um Wasser zu lassen*.

> Leitsymptome der Rechtsherzinsuffizienz
> - venöse Stauungszeichen
> - Stauungsleber, -niere, -milz
> - gastrointestinale Beschwerden
> - Gewichtszunahme
> - Ödeme (v.a. abendliche Knöchelödeme)
> - Nykturie

Diagnose der Herzinsuffizienz

Bei einer gründlich durchgeführten Anamnese werden die oben beschriebenen Symptome der Links- und Rechtsherzinsuffizienz erfragt. Die *Inspektion* ergibt Zyanose, Halsvenenstauung, Tachypnoe, eventuell Ikterus, im Endstadium der Erkrankung auch einen allgemeinen Kräfteverfall (Kachexie). Die *Leber* muß auf eine mögliche Vergrößerung hin *palpiert* werden.

Auskultatorisch findet man bei einer Lungenstauung mit Austritt von Flüssigkeit in die Alveolen diskontinuierliche Nebengeräusche (feuchte Rasselgeräusche). Durch die Druckzunahme kann es zu einer Betonung des zweiten Herztones kommen. Manchmal kann auch ein dritter und/oder vierter Herzton wahrgenommen werden.

Im EKG gibt es zwar keine typischen Veränderungen für Herzinsuffizienz, jedoch kann man unspezifische Hinweise wie Vorhofbelastung, Rechts- oder Linksherzhypertrophie, koronare Herzerkrankungen, Tachykardie und Bradykardie erhalten. Das Röntgen wird vor allem zum Nachweis einer Herzvergrößerung eingesetzt. Weitere mögliche klinische Untersuchungstechniken sind unter anderem die Echokardiographie und die Herzkatheteruntersuchungen.

Um abschätzen zu können ob schon Schäden an anderen Organen aufgetreten sind, können labormäßig die Leberwerte (Anstieg der Transaminasen und Bilirubin), die harnpflichtigen Substanzen (Kreatinin, Harnstoff) und die Serumelektrolyte (Natriummangel) bestimmt werden.

Therapie der Herzinsuffizienz

Die Therapie richtet sich nach der Ursache der Erkrankung.

Schwere Formen der Herzinsuffizienz müssen vom Arzt behandelt werden. Hier kann der Heilpraktiker begleitend therapieren. Wichtige symptomatische Therapien der Schulmedizin sind Gaben von Entwässerungsmitteln (Diuretika) und Fingerhut (Digitalis), letzteres als herzkraftstärkendes Mittel.

Liegt nur eine leichte Herzschwäche vor, so gibt es in der Pflanzenheilkunde eine Vielzahl therapeutischer Möglichkeiten. Die bekannteste ist sicher der *Weißdorn* (Crataegus oxyacantha und Crataegus monogyna). Außerdem eignen sich noch die Meerzwiebel (Scilla maritima), das Maiglöckchen (Convallaria majalis) und das Adonisröschen (Adonis vernalis). Diese Mittel sind in einer Vielzahl von pflanzlichen und homöopathischen Komplexmitteln enthalten.

Weiterhin kommen diätetische und vorsichtig angewandte *hydrotherapeutische Maßnahmen* in Betracht. Einen wichtigen Stellenwert nehmen auch *Atemtherapien* ein.

5.4.2 Entzündungen des Herzens

Am Herzen können sich alle drei Schichten entzünden. Ist die Herzinnenhaut betroffen, spricht man von Endokarditis; ist die Muskelschicht befallen, so liegt eine Myokarditis vor; wenn der Herzbeutel betroffen ist, handelt es sich um eine Perikarditis. Es kommen sehr oft Mischformen vor, bei der zwei oder sogar alle drei Herzschichten entzündet sind.

> Mögliche Herzentzündungen
> - Endokarditis
> - Myokarditis
> - Perikarditis
> Oft kommen allerdings Mischformen vor.

▶ **Endokarditis** *(Herzinnenhautentzündung)*

Bei der Endokarditis kann die Entzündung der Herzinnenhaut auch auf die Herzklappen übergreifen, was dann möglicherweise zu einer Klappenstenose und/oder Klappeninsuffizienz führen kann (s.a. S. 129).

Verlaufsformen

Je nach der Ursache unterscheidet man:

1. Rheumatische Endokarditis
(Endocarditis rheumatica)
Die rheumatische Endokarditis kann sich im Zuge eines *rheumatischen Fiebers* entwickeln. Bitte beachten Sie hierzu auch S. 100f. Zum rheumatischen Fieber kommt es vor allem bei Kindern im schulpflichtigen Alter. Ungefähr zwei Wochen nach einer Streptokokkeninfektion, die sich meist im Kopf- oder Halsbereich (Angina lacunaris!) abgespielt hat, kommt es zu warzenähnlichen Wucherungen aus Fibrin, Thrombozyten und Erythrozyten an der Herzwand und hier insbesondere an den Herzklappen. Dies ist Folge einer Autoimmunreaktion. Es werden nämlich Antikörper gegen Endokardstrukturen gebildet, da diese das Immunsystem als körperfremd ansieht. Man vermutet, daß entweder die Herzinnenhaut durch das Streptokokkentoxin so verändert wird, daß sie dem Abwehrsystem körperfremd erscheint oder daß die Endokardstrukturen bestimmten Streptokokkeneiweißen „zum Verwechseln ähnlich" sind. Die Thromben haften ziemlich fest an der Wand, und deshalb kommt es nicht so leicht zu ihrer Ablösung mit nachfolgenden Embolien, wie dies bei der bakteriellen Endokarditis (s.u.) der Fall ist.

Um eine richtige Diagnose stellen zu können, muß der Patient nach dem Auftreten einer eitrigen Angina oder einer anderen eitrigen Entzündung befragt werden. Die BSG ist erhöht. Es kommt zu Leukozytose, Anstieg des C-reaktiven Proteins (in der Leber gebildetes Eiweiß, das Abwehraufgaben hat) und zum Anstieg des Antistreptolysintiters (Antikörperbildung gegen das Streptokokkentoxin).

Außerdem kann sich eine abakterielle Endokarditis auch bei den Kollagenosen (LE, PCP, Morbus Bechterew, Periarteritis nodosa) einstellen.

2. Bakterielle (infektiöse) **Endokarditis**
a) Akute Endokarditis
Diese Erkrankungsform tritt bei schwerer Abwehrschwäche oder nach Operationen an den Herzklappen auf. Erreger sind *Streptokokken* (β-hämolysierende Streptokokken), Staphylo-, Entero-, Pneumo- und Gonokok-

ken, gelegentlich sogar Pilze. Der Krankheitsverlauf zeigt sich dramatisch mit Schüttelfrost, hohem Fieber, schwerer Herzinsuffizienz, Anämie und erhöhter Emboliegefahr. Die Embolien können zum Hirnschlag oder zur Bildung von Petechien (punktförmigen Hautblutungen) oder Purpura (punkt- bis fleckförmigen Hautblutungen) vor allem an der Mundschleimhaut und den Augenbindehäuten führen. Selten tritt eine Verbrauchskoagulopathie auf. Darunter versteht man eine Blutgerinnungsstörung, die durch den gesteigerten Verbrauch von gerinnungshemmenden Stoffen (z.B. Fibrinogen) hervorgerufen wurde. Sind die Trikuspidal- und die Pulmonalklappe von der Thrombenbildung betroffen, was nur selten der Fall ist, kann es auch zur Lungenembolie kommen. Der Krankheitsverlauf wird wesentlich von der bestehenden Vorschädigung des Herzens (meist bestehen Klappenfehler), vom Erregertyp und der momentanen Abwehrlage bestimmt.

Die Diagnosestellung ergibt sich durch die ausgeprägte Leukozytose mit Linksverschiebung, der Thrombozytopenie (Abnahme der Thrombozyten im Blut), der Anämie und dem Erregernachweis im Blut. Die Therapie erfolgt in der Klinik.

b) **Subakute Endokarditis** (Endocarditis lenta)
Hier sind die wichtigsten Erreger α-hämolysierende *Streptokokken* (Streptococcus viridans, Keime der normalen Mundflora). Der Krankheitsverlauf ist weniger dramatisch als bei der akuten Endokarditis. Es kommt zu Fieber um 38 °C, Herz- und Gelenkbeschwerden, Appetitmangel, Gewichtsabnahme, Petechien an Rumpf, Extremitäten und Augenhintergrund. Es kann zum Auftreten arterieller Embolien mit ungefähr linsengroßen, roten, druckschmerzhaften Knötchen kommen. Es können sich Zeichen der Herzinsuffizienz mit Zyanose, Ikterus (Gelbsucht) und Milzschwellung einstellen. Die Diagnose ergibt sich aus der beschleunigten BSG, der Anämie, einer geringgradigen Leukozytose, der Erhöhung anfangs von Alpha-2-, später von Gamma-Globulin und dem Erregernachweis durch wiederholte Blutkultur. Eine wichtige Rolle spielt die Entdeckung von „*Streuherden*" durch den Therapeuten. Solche Streuherde werden unter anderem in chronisch *vereiterten Mandeln, Zähnen* und *Nebenhöhlen* gefunden.

Die Therapie erfolgt durch den Arzt, da verschreibungspflichtige Medikamente (Antibiotika) eingesetzt werden müssen. Der Heilpraktiker kann begleitend behandeln. Gerade in der Naturheilkunde spielt das Auffinden und Behandeln von Streuherden eine zentrale Rolle!

▶ **Myokarditis** *(Herzmuskelentzündung)*

Eine Myokarditis kann als umschriebene (deutlich abgegrenzte) oder diffuse (ausgebreitet, ohne feste Umgrenzung) Entzündung des Herzmuskels ablaufen. Sie kann akut oder chronisch auftreten. Eine akute Verlaufsform kann in eine chronische übergehen.

Nach der Ursache unterscheidet man die *rheumatische*, die *infektiöse* und die *allergische* Myokarditis.

a) **Rheumatische Myokarditis**
Die wichtigste Ursache ist auch hier das *rheumatische Fieber*. In diesem Fall sind meist das Endo- und das Perikard mitbetroffen. Andere rheumatische Erkrankungen, die zur Myokarditis führen können, sind LE, Sklerodermie, Morbus Bechterew, Periarteritis nodosa und Dermatomyositis (Autoimmunerkrankung, mit meist weinrot bis lila gefärbten ödematösen Erythemen mit Hautatrophie, Schwächegefühl und Schmerzen der Muskulatur).

b) **Infektiöse Myokarditis**
(para- oder postinfektiöse Myokarditis)
Als auslösende Erreger kommen Viren, Bakterien, Pilze und Protozoen in Betracht.
- *Viren:* Enterovirus (Coxsackievirus, Echovirus, Poliovirus), Rhinovirus, Gelbfiebervirus, Hepatitisvirus A und B, Tollwutvirus, Influenzavirus, Parainfluenzavirus, Masernvirus, Mumpsvirus, Rötelnvirus, Pockenvirus, Viren der Herpesfamilie (Herpes-simplex-Virus, Varicella-Zoster-Virus, Epstein-Barr-Virus, Zytomegalievirus),
- *Bakterien,* bei Erkrankungen wie Diphtherie, Typhus, Tuberkulose, Bruzellose, Syphilis, Leptospirose, Strepto- und Meningokokkenerkrankungen
- *Pilze,* bei Erkrankungen wie Aspergillosis, Kandidose

– *Protozoen,* bei Erkrankungen wie Toxoplasmose, Malaria, Amöbiasis

c) Allergische Myokarditis

Sie wird durch *Medikamente* (Penizillin, Zytostatika, Sulfonamide, Tetrazykline, Reserpin u.a.) hervorgerufen.

Symptome

Die Beschwerden der Grunderkrankung können mehr im Vordergrund stehen als die Mitbeteiligung des Myokards.

Ein wichtiger Hinweis auf eine Myokardbeteiligung bei einer anderen Grunderkrankung ist eine *relative Tachykardie,* also eine im Verhältnis zur Körpertemperatur überhöhte Pulsfrequenz, vor allem wenn gleichzeitig noch Herzrhythmusstörungen auftreten. Außerdem kann es zur Herzinsuffizienz mit Kurzatmigkeit und Abgeschlagenheit kommen. Gelegentlich führt die Myokarditis zum kardiogenen Schock.

Diagnose

Auskultatorisch sind die Herztöne oft auffallend *leise,* es kann zum Galopprhythmus, zu Herzgeräuschen und zum Perikardreiben kommen. Klinische Untersuchungsmöglichkeiten sind EKG, Echokardiographie und Röntgen.

Therapie

Die Therapie hängt von der Schwere und der Ursache der Erkrankung ab.

▶ Perikarditis (Herzbeutelentzündung)

Bei der Herzbeutelentzündung können sich das viszerale und/oder das parietale Blatt entzünden. Diese Entzündung kann mit (Pericarditis exsudativa) oder ohne (Pericarditis sicca) Ergußbildung ablaufen. Vom Verlauf her unterscheidet man eine akute, eine chronische und eine chronisch-konstriktive Form.

Ursache

Eine Perikarditis kann als eigenständige Erkrankung auftreten oder als Begleiterkrankung einer anderen Primärkrankheit. Als Ursache kommen hier in Betracht:
– *Infektionen* mit Bakterien, Viren, Pilzen oder Protozoen. Die Besiedelung erfolgt über den Blut- und Lymphweg.
– *Rheumatisches Fieber*
– *Kollagenosen*: PCP, LE, selten auch bei Sklerodermie, Periarteritis nodosa, Morbus Bechterew und Dermatomyositis
– *Herzinfarkt*
– *Stoffwechselerkrankungen*: Diabetisches Koma, Myxödem, Urämie
– *Allergische Reaktionen*: Medikamente
– *Thoraxtraumen*: Verletzungen des Brustraumes, auch nach herzchirurgischen Eingriffen
– *Entzündungen* der *Nachbarorgane*: Pneumonie, Tuberkulose, Pleuritis
– *Tumoren*: Perikard-, Bronchial-, Brustdrüsen- und Speiseröhrenkrebs, Morbus Hodgkin.

a) Akute Perikarditis

Die akute Perikarditis geht *fast immer* mit einem *Perikarderguß* einher. Es kommt zu Schmerzen hinter dem Brustbein, Fieber und beschleunigter Atmung. Entwickelt sich der Erguß sehr schnell und wird viel Ergußflüssigkeit gebildet, so besteht die Gefahr der Herzbeuteltamponade (Anfüllen des Herzbeutels mit Ergußflüssigkeit). Durch den zunehmenden Druck und durch ein Abdrücken der unteren Hohlvene kann es zum Herzstillstand kommen.

b) Chronische Perikarditis

Eine chronische Perikarditis kann sich aus einer akuten heraus entwickeln. Sie wird dann als chronisch eingestuft, wenn die Entzündungszeichen länger als drei Monate bestehen. Symptome einer chronischen Perikarditis sind *Atemstörungen, Herzinsuffizienz* mit venösen Einflußstauungen und *Hypotonie* mit auffallend kleiner Blutdruckamplitude durch ein erniedrigtes Schlagvolumen. *Schmerzen* hinter dem Brustbein können fehlen.

– **Chronisch-konstriktive Perikarditis**
 (Pericarditis constrictiva)
 Eine chronisch-konstriktive (lat. constringere = zusammenziehen) Perikarditis entwickelt sich, wenn es bei der Ausheilung der Perikarditis zur narbigen Schrumpfung des Herzbeutels oder zu Verwachsungen des inneren mit dem äußeren Blatt kommt. Dadurch wird die *Herzbewegung behindert.* Kommt es zusätzlich zu *Kalkeinlagerungen,* so spricht man vom *Panzerherz* (Pericarditis calcarea).
 Es kommt zu Atemstörungen, Zeichen von Einflußstauungen (Lebervergrößerung, Aszites, Halsvenenstauung, Ödeme, Stauungs-

niere), Hypotonie mit kleiner Blutdruckamplitude, Tachykardie und Herzinsuffizienz. Je nachdem ob die Herzbeutelentzündung mit oder ohne Ergußbildung einhergeht, unterscheidet man die trockene und die feuchte Perikarditis.

Pericarditis sicca
(trockene Herzbeutelentzündung)
Sie kommt seltener vor, und wenn sie auftritt, dann oft am Anfang und am Ende einer akuten Perikarditis. Es bildet sich an der entzündeten Stelle eine fibrinöse Auflagerung. Da die beiden Blätter nun aneinander reiben, kommt es zu *starken Schmerzen*. Mit dem Stethoskop sind *Reibegeräusche* („Lederknarren") zu hören.

Pericarditis exsudativa
(feuchte Herzbeutelentzündung)
Es hat sich ein entzündliches Exsudat im Herzbeutel angesammelt. Typischerweise *verschwinden* mit der Bildung des Ergusses die *Schmerzen* und die *Reibegeräusche*. Mit zunehmender Ergußmenge kommt es dann allerdings zu *Atemnot, leisen Herztönen, Einflußstauungen, Tachykardie, Hypotonie, Zyanose* und eventuell zum *Schock*. Die Krankheitsentwicklung hängt vor allem von der Geschwindigkeit ab, mit der sich der Erguß bildet. Außerdem spielt die Dehnbarkeit des Perikards eine Rolle. Entwickelt sich der Erguß sehr schnell, besteht die Gefahr der Herzbeuteltamponade.

5.4.3 Herzklappenfehler

Herzklappenfehler können *angeboren* oder *erworben* sein. Ist letzteres der Fall, so sind sie meist aufgrund einer *rheumatischen* oder *bakteriellen Endokarditis* entstanden. Dabei kommt es zu einer Entzündung der Herzinnenhaut, die später narbig ausheilt. Als Folge kommt es an den Klappen zu Schrumpfungen, Verziehungen und Verwachsungen, die zwei Arten von Klappenfehlern verursachen können, und zwar Stenosen und Insuffizienzen. Häufig treten die beiden Fehler kombiniert auf.

Bei den erworbenen Klappenfehlern wurden bisher die Mitralklappenstenose und -insuffizienz, gefolgt von der Aortenklappeninsuffizienz und -stenose als die häufigsten Erkrankungsformen angegeben. Nach der neuesten Fachliteratur hat sich in den letzten Jahren ein Wandel vollzogen: es wird jetzt die Aortenklappenstenose als häufigster erworbener Klappenfehler beobachtet. Treten angeborene Herzklappenfehler auf, so sind meist die Aorten- oder Pulmonalklappe betroffen.

Klappeninsuffizienz

Bei der Klappeninsuffizienz *schließen die Klappen nicht* mehr richtig, so daß ein Teil des Blutes durch die undichte (insuffiziente) Klappe zurückfließt. Es kommt zum *Pendelblut*!

Klappenstenose

Durch Verwachsungen der Klappenränder kommt es zu einer *Verengung der Durchlaßöffnung*. Dadurch kann nicht mehr die gesamte vorhandene Blutmenge während der Systole durch die Öffnung gepumpt werden. Deshalb staut sich das Blut vor der Klappe *(Blutstau vor der Klappe!)*.

> - Klappeninsuffizienz führt zum *Pendelblut*.
> - Klappenstenose führt zum *Blutstau* vor der Klappe.

Obwohl Klappenfehler häufig kombiniert auftreten, werden die wichtigsten Erkrankungen im folgenden getrennt besprochen, um ein besseres Verständnis zu erzielen.

▶ **Mitralklappenstenose** (Mitralstenose)

Ursache

Ursache ist meist ein vorausgegangenes *rheumatisches Fieber*, wobei im allgemeinen 20 bis 30 Jahre verstreichen, bis sich Beschwerden durch die Mitralstenose einstellen.

Allerdings können sich die meisten Patienten nicht mehr daran erinnern, daß sie als Kind einmal an rheumatischem Fieber erkrankt waren.

Pathogenese

Bei der Mitralstenose ist die Durchlaßöffnung für den Blutdurchtritt vom linken Vorhof in die linke Kammer verengt. Beim gesunden Erwachsenen beträgt die Öffnungsfläche 4 bis 6 cm^2. Bei einer leichteren Stenose ist die Öffnung auf 2 cm^2 zurückgegangen, in schweren Erkrankungsfällen auf 1,5 cm^2. Liegt die Verengung unter 0,3 bis 0,4 cm^2, so führt dies zum Tode.

Durch die Verengung kommt es zu einem Druckanstieg im linken Vorhof. Die *Vorhofmuskulatur hypertrophiert,* um die Stenose auszugleichen. Gelingt dies, so fühlt sich der Patient beschwerdefrei. Kann kein völliger Ausgleich erreicht werden, kommt es zum *Blutrückstau* in den *Lungenkreislauf* (pulmonaler Hochdruck!), da die Lungenvenen das Blut nicht mehr ausreichend in den linken Vorhof abgeben können. Der Blutstau setzt sich von den Lungenvenen in die *Lungenkapillaren*, in die Lungenarterien bis in die rechte Herzhälfte fort. Es kommt damit zur *„durchgestauten Rechtsherzinsuffizienz"*.

Symptome

Die Druckerhöhung im Lungenkreislauf führt zur *Dyspnoe* (Atemstörung). Sie ist die erste und auch die häufigste Beschwerde. Zunächst treten die Atemstörungen nur bei sehr schweren körperlichen Belastungen auf, mit Fortschreiten der Erkrankung auch schon bei leichteren. In schwersten Fällen ist überhaupt keine körperliche Aktivität mehr möglich.

Gelegentlich kommt es durch die pulmonale Hypertonie zu *Hustenreiz*. Bei 10% der Betroffenen entwickelt sich ein Lungenödem. Dies wird im allgemeinen durch einen plötzlich gesteigerten Blutdurchfluß ausgelöst, beispielsweise durch ungewohnte körperliche Anstrengung oder durch Aufregung. Es kann sich ein Bluthusten (Hämoptyse) einstellen, der durch das Zerreißen dünnwandiger, erweiterter Bronchialvenen ausgelöst wird.

Manche Patienten klagen über Brustschmerzen *(pektanginöse Beschwerden)*. Diese können durch die Drucksteigerung im Lungenkreislauf, durch die Hypertrophie des linken Vorhofs oder durch eine gleichzeitig bestehende Erkrankung der Herzkranzgefäße ausgelöst werden.

Ist es zur durchgestauten Rechtsherzinsuffizienz gekommen, so treten venöse Stauungszeichen wie Ödeme, Nykturie, Stauungsleber, Stauungsmilz, Stauungsnieren und gastrointestinale Symptome auf.

Diagnose

Bei der Inspektion fällt in fortgeschrittenen Fällen eine Zyanose von Gesicht und Akren (endende Körperteile wie Finger, Zehen, Nase, Kinn) auf. Es kann zum „Mitralgesicht" kommen. Hierbei erscheinen die Wangen, meist auch die Lippen, zyanotisch verfärbt. Man sieht erweiterte Hautgefäße (Teleangiektasien), die schmetterlingsförmig über die Wangen (vor allem in der Jochbeingegend) und über dem Nasenrücken verbreitet sind. Frei bleiben das Nasen-Mund-Dreieck, die Stirn und das Gebiet vor den Ohren.

Auskultatorisch ist ein lauter, *paukender erster Herzton* zu hören, der bei ausgeprägter Mitralstenose verspätet auftreten kann, weil der Mitralklappenschluß erst erfolgen kann, wenn der Druck in der Kammer den (erhöhten!) Druck im linken Vorhof übersteigt.

Charakteristisch ist bei Mitralstenose auch der *Mitralöffnungston* mit nachfolgendem Strömungsgeräusch. Beim Mitralöffnungston handelt es sich um ein diastolisches Geräusch, das durch das Zurückschnellen der stenosierten Mitralklappe entsteht. Mit zunehmender Öffnungsbehinderung rückt dieser Mitralöffnungston immer näher an den zweiter Herzton heran.

Das dritte Kennzeichen bei Mitralstenose ist ein leises bis mittellautes diastolisches Geräusch, das man am besten an der Herzspitze und in Linksseitenlage hört. Die Länge dieses diastolischen Herzgeräusches hängt vom Schweregrad der Stenose ab.

Im weiteren Krankheitsverlauf kommt es zum Auftreten eines präsystolischen Geräusches, das in den zweiten Herzton übergeht. Der zweite Herzton ist meist eng gespalten, wobei der Pulmonalklappenschlußton lauter als normal ist.

Wichtige klinische Untersuchungstechniken sind Echokardiogramm, Röntgen, EKG und zur Messung der pulmonalen Hypertonie die Herzkatheteruntersuchung.

Komplikationen

Oft bilden sich im linken Vorhof *Thromben*. Allerdings hängt ihr Auftreten nicht von der Schwere der Erkrankung ab. Die Thromben können sich loslösen und zu arteriellen *Embolien* führen.

Therapie

Die Therapie hängt vom Ausmaß der Erkrankung ab. Jüngere, beschwerdefreie Patienten sollen *schwere körperliche Arbeiten* und *Streptokokkeninfektionen* vermeiden. Schulmedizinische medikamentöse Therapien sind Antibiotikaprophylaxe, Herzglykoside (beim Auftreten von Vorhofflimmern), Betablocker, Diuretika und Antikoagulanzien. Bei schweren Fällen kommen chirurgische Maßnahmen in Betracht.

▶ Mitralklappeninsuffizienz (Mitralinsuffizienz)

Bei der Mitralinsuffizienz schließt die Klappe durch eine *narbige Schrumpfung* der *Klappenränder nicht mehr dicht*, so daß es während der Kammersystole zum Rückstrom von Blut in den Vorhof (Pendelblut) kommt. Die Erkrankung ist oft mit anderen Herzfehlern wie Mitralstenose oder Mitralklappenprolaps (s. u.) kombiniert.

Ursache
Ursache können ein abgelaufenes *rheumatisches Fieber*, eine *angeborene Spaltung des Mitralsegels*, eine *Fibrosierung* des Papillarmuskels durch einen ausgeheilten Herzinfarkt, eine *Endokarditis* oder ein *Mitralklappenprolaps* sein.

Pathogenese
Während der Kammersystole fließt das Blut in zwei Richtungen, zum einen normal gerichtet in die Aorta und zum anderen zurück in den linken Vorhof (Pendelblut). Das Ausmaß des Pendelblutes hängt vom Ausprägungsgrad der Schlußunfähigkeit der Klappe ab. Durch den erhöhten Druck kommt es zur Dilatation des linken Vorhofs und zur Hypertrophie der linken Kammer. Durch die Kammerhypertrophie kann der Defekt meist jahrelang kompensiert werden und der Patient so beschwerdefrei leben. Im fortgeschrittenen Stadium kommt es zur pulmonalen Hypertonie und nachfolgender Rechtsherzbelastung.

> *Mitralklappeninsuffizienz*
> Die linke Kammer hypertrophiert, um den Defekt auszugleichen. Der linke Vorhof dilatiert durch den zunehmenden Druck.

Symptome
Bei Überlastung der linken Kammer treten Zeichen der *Linksherzinsuffizienz* und *pulmonaler Hypertonie* mit Dyspnoe, Orthopnoe, Asthma cardiale und Lungenödem (selten) auf. Ist es zur durchgestauten *Rechtsherzinsuffizienz* gekommen, stellen sich die entsprechenden Beschwerden der Rechtsherzinsuffizienz ein.

Diagnose
Der Herzspitzenstoß ist nach *links* und nach *unten* verlagert. Die Auskultation ergibt einen *auffallend leisen ersten Herzton*.

Mit dem ersten Herzton setzt ein hochfrequentes Herzgeräusch ein, das während der gesamten Systole auskultierbar ist (holosystolisch). Es ist am besten über der Herzspitze zu hören, wird aber bis in die Achselhöhle fortgeleitet. Da sich die Aortenklappe vorzeitig schließt, ist der zweite Herzton gespalten. Meist kann ein dritter Herzton gehört werden.

Klinische Diagnosemöglichkeiten sind EKG, Röntgen, Echokardiographie und Herzkatheteruntersuchungen.

Differentialdiagnose
Ventrikelseptumdefekt, Trikuspidalinsuffizienz, Aortenstenose, da diese Erkrankungen auch zu einem holosystolischen Herzgeräusch führen.

Therapie
Die Therapie hängt vom Ausmaß der Klappenschädigung ab. In leichten Fällen genügt körperliche Schonung. In schweren Fällen muß operiert werden.

▶ Mitralklappenprolaps (Mitralprolaps)

Es handelt sich um eine *ballonartige Vorwölbung des Mitralklappensegels* oder von Teilen des Segels in den linken Vorhof während der Kammersystole. Das veränderte Bewegungsmuster reicht von einer noch als normal zu bezeichnenden Bewegungsvariante (stummer Mitralklappenprolaps) bis hin zu einer hochgradigen Bewegungsstörung mit Klappeninsuffizienz. Ein Mitralklappenprolaps besteht bei 6 bis 20% der Erwachsenen. Frauen sind doppelt so häufig betroffen wie Männer. Meist besteht Beschwerdefreiheit.

> *Mitralklappenprolaps*
> Beim Mitralklappenprolaps kommt es zum ballonartigen Vorwölben des Mitralklappensegels (oder zumindest von Teilen davon) in den linken Vorhof während der Kammersystole.

Ursache
Die auslösende Ursache der Klappenveränderung ist *unbekannt*. Es wird allerdings eine *familiäre Häufung* beobachtet. Außerdem wird vermutet, daß Autoimmunvorgänge zu einer Klappenschädigung führen können.

Symptome
Treten Beschwerden auf, so werden *Schmerzen hinter dem Brustbein* angegeben, die jenen bei Angina pectoris entsprechen. Jedoch sind sie *nicht belastungsabhängig* und sprechen nicht auf Nitroglyzeringabe an. Außerdem kommt es zu unangenehmem *Herzklopfen*, Arrhythmien, Schwächegefühl, leichter Ermüdbarkeit, Atem-

not, *Lufthunger,* selten auch zu Schwindel- und Angstgefühl mit Kollapsneigung.

Diagnose

Typischerweise ist bei der Auskultation ein mittel- oder spätsystolisches Klicken zu hören. Meist tritt noch ein spätsystolisches Herzgeräusch auf. Klinische Untersuchungstechniken sind das EKG und die Echokardiographie.

Therapie

Es muß nur bei auftretenden Beschwerden therapiert werden. Hier spielen vor allem die Rhythmusstörungen die wichtigste Rolle. Eventuell muß eine gleichzeitig auftretende Mitralinsuffizienz behandelt werden.

▶ Aortenklappenstenose (Aortenstenose)

In den letzten Jahren wurde ein starker Anstieg der Aortenstenosen beobachtet, wobei in ungefähr 80% der Fälle Männer betroffen sind.

Ursache

Die *angeborene* Aortenstenose beruht vermutlich auf einer vorgeburtlich durchlaufenen *Endokarditis.* Bei der *erworbenen* Form spielt das *rheumatische Fieber* die wichtigste Rolle.

Pathogenese

Es kommt zur *Linksherzhypertrophie,* wodurch meist das notwendige Schlagvolumen aufrechterhalten werden kann. Kommt es später (oft erst nach Jahrzehnten) zu einer Koronarinsuffizienz, so kann das vergrößerte Herz nicht mehr ausreichend versorgt werden.

Symptome

Meist besteht *lange Zeit Beschwerdefreiheit.* Das Auftreten von Symptomen kündigt oft ein *rasches Fortschreiten* des Krankheitsprozesses an. Es kann zu plötzlich einsetzendem *Schwindel mit Ohnmachtsanfällen, zu Atemstörungen, zu Angina pectoris, zu Herzrhythmusstörungen* (evtl. plötzliches Kammerflimmern bei körperlicher Belastung), zu Herzinsuffizienz und zum Lungenödem kommen.

Diagnose

Typisch ist ein *niedriger Blutdruck* und eine *kleine Blutdruckamplitude.* Allerdings können bei älteren Patienten auch sehr hohe Blutdruckwerte auftreten.

Der zweite Herzton ist leise. Im 2. ICR parasternal rechts ist ein rauhes systolisches Geräusch zu hören, das bis in die Halsschlagadern (Karotiden) fortgeleitet wird.

Ist es zur Dilatation der linken Kammer gekommen, kann der Herzspitzenstoß links unten außerhalb der MCL getastet werden.

Klinische Untersuchungsmöglichkeiten sind EKG, Röntgen, Echokardiographie und Linksherzkatheter.

Therapie

Plötzliche und größere Anstrengungen sind zu vermeiden. In schweren Fällen muß eine Klappensprengung oder -dehnung oder eine Herzoperation (Klappenersatz) erwogen werden.

▶ Aortenklappeninsuffizienz (Aorteninsuffizienz)

Schließt die Aortenklappe nicht dicht, so fließt während der Kammersystole Blut aus der Aorta in die linke Kammer zurück (Pendelblut). Männer sind wesentlich häufiger davon betroffen als Frauen.

Ursache

Ursache ist meist ein rheumatisches Fieber.

Lues und Morbus Bechterew verursachen Zellinfiltrationen und Vernarbung der Muskelschicht der aufsteigenden Aorta. Dies führt zur Aortendilatation mit nachfolgender Insuffizienz bei intakten Klappen. Sehr selten besteht die Aorteninsuffizienz angeborenermaßen oder aufgrund von LE oder PCP.

Pathogenese

Das während der Kammersystole aus der Aorta in die linke Kammer zurückfließende Blut führt zu einem Druckanstieg in der linken Kammer. Dieser Druckanstieg hat eine Erweiterung (Dilatation) und eine Hypertrophie der linken Kammer zur Folge. Dies ermöglicht eine Zunahme des Schlagvolumens und somit die Aufrechterhaltung eines ausreichenden Blutauswurfs aus dem Herzen. Deshalb treten bei den *meisten* Patienten erst ab dem *40. bis 50.* Lebensjahr Beschwerden auf, und zwar dann, wenn es aufgrund des ständig erhöhten Druckes auf die Kammer zur Fibrosierung des Myokards und damit zu einer eingeschränkten Dehnbarkeit und Kontraktionsfähigkeit kommt. Dies führt dann zur pulmonalen Hypertonie und schließlich zur durchgestauten Rechtsherzinsuffizienz.

Symptome
Viele der Betroffenen sind jahrelang *beschwerdefrei*. Später wird oft ein unangenehmer Herzschlag bemerkt, der vor allem beim Hinlegen als pulsierendes Klopfen im Kopf angegeben wird. Jahre danach kommt es zu verstärktem Schwitzen, zur *Belastungsdyspnoe*, dann zur *Orthopnoe*, nächtlichen *Asthma-cardiale-Anfällen* und zu *Angina pectoris*.

Diagnose
Auffallend ist die *große Blutdruckamplitude*, die durch die große Differenz zwischen dem systolischen und diastolischen Blutdruck entsteht. Schon bei der Inspektion kann man bei ausgeprägter Aorteninsuffizienz eine *verstärkte Pulsation* vor allem der Halsschlagadern (Karotiden) feststellen. Dies kann zum *pulssynchronen Kopfnicken* führen (**Musset-Zeichen,** nach dem französischen Dichter ALFRED DE MUSSET, der an einer ausgeprägten Aorteninsuffizienz litt).

Die Palpation ergibt einen *verstärkten Herzspitzenstoß*, der nach links außen unten verlagert sein kann. Bei einem leichten Druck auf die Fingernägel kommt es zu einem pulssynchronen Erröten und Erblassen *(Kapillarpuls)* des Nagelbettes.

Die Auskultation ergibt ein diastolisches Geräusch im 3. ICR parasternal links (Erb-Punkt) oder im 2. ICR parasternal rechts.

- Aortenklappeninsuffizienz
  auffallend *große Blutdruckamplitude*.
- Aortenklappenstenose
  auffallend *kleine Blutdruckamplitude*.

Komplikationen
Gelegentlich kommt es zu *arteriellen Embolien*. Ist eine Schädigung der Aorta durch Syphilis die Ursache der Aortenklappeninsuffizienz, so kann es zur Aneurysmenbildung kommen und später zur Ruptur.

Therapie
Endokarditisprophylaxe, evtl. künstlicher Klappenersatz.

5.4.4 Angeborene Herzfehler

Unter dem Begriff angeborene Herzfehler faßt man die durch Störungen in der Entwicklung entstandenen Anomalien des Herzens und der herznahen großen Gefäße zusammen.

Von solchen Fehlern sind knapp 1% der lebend geborenen Kinder betroffen. Häufig sind bei diesen Kindern noch weitere Mißbildungen an anderen Organen zu finden (Tab. 5-4).

Angeborene Herzfehler wird der Heilpraktiker wohl kaum behandeln, aber es werden Patienten mit Herzfehlern zu ihm in die Praxis kommen und ihm davon berichten. Deshalb muß der Heilpraktiker wissen, worum es sich dabei handelt. Die Behandlung der anderen Krankheiten, weshalb der Patient ihn aufsucht, muß sinnvoll darauf abgestimmt werden. So muß vor allem klar sein, daß sich sowohl auf angeborene als auch auf erworbene Klappenfehler eine Endokarditis aufpfropfen kann. Daher muß bei diesen Patienten bei allen Infekten, auch bei banalen(!) und bei allen Eingriffen (Zahnarzt!) eine antibiotische Endokarditisprophylaxe erfolgen.

Ursachen
Bei den Ursachen unterscheidet man zwischen exogenen und genetischen Faktoren, wobei das Geschehen meist *multifaktoriell* ist. Das bedeutet, daß exogene und endogene Faktoren eine Rolle spielen.

a) Exogene Faktoren
Die *Rötelnembryopathie* verursacht 1% aller Herzfehlbildungen.
Bei den Medikamenten gilt die mögliche Herzfehlbildung durch *Thalidomid* als gesichert.
Thalidomid, ein Schlafmittel (Handelsname Contergan), hat in den Jahren von 1958 bis

Tabelle 5-4 Häufigkeit angeborener Herzfehler bei Erwachsenen. Je nach Untersuchung findet man in der Fachliteratur auch hiervon abweichende Werte, so daß die genannten Zahlen nur eine grobe Abschätzung darstellen sollen

1. Vorhofseptumdefekt	ungefähr 50%
2. Kammerseptumdefekt	ungefähr 25%
3. Pulmonalstenose	ungefähr 15%
4. Offener Ductus Botalli	ungefähr 6%
5. Aortenisthmusstenose	ungefähr 3%
6. Fallot-Tetralogie	ungefähr 1%

1963, wenn es von der Mutter in der Frühschwangerschaft eingenommen wurde, beim Kind schwerste Schäden hervorgerufen. Dabei kam es im Bereich der oberen Extremitäten, manchmal auch der unteren, zu schwersten Fehlbildungen, die bis zum völligen Fehlen von Gliedmaßen reichten. Neben anderen schweren Schäden an inneren Organen sind auch Fehlbildungen des Herzens aufgetreten.

Weitere Faktoren, die vermutlich Herzfehlbildungen verursachen, sind Zytostatika, Immunsuppressiva, Strahlungen, Erkrankungen der Mutter an Diabetes mellitus oder Lupus erythemathodes (LE).

b) Endogene Faktoren

Angeborene Herzfehler treten häufig im Zusammenhang mit *Chromosomenabweichungen* auf, beispielsweise beim Down-Syndrom und beim Turner-Syndrom. Es sind jedoch auch Herzfehler durch Einzelgen-Defekte möglich. In diesen Fällen tritt der Herzfehler als einzige Fehlbildung auf.

Einteilung der angeborenen Herzfehler

Unter einem Shunt versteht man eine Kurzschlußverbindung zwischen arteriellen und venösen Blutgefäßen bzw. Gefäßsystemen.

Bei angeborenen Herzfehlern meint man mit „Shunt" einen verkürzten, falschen Weg, den das Blut nimmt, beispielsweise durch das offene Vorhof- oder Kammerseptum. Hierbei fließt das Blut direkt vom linken ins rechte Herz oder umgekehrt. Je nach Fließrichtung des Blutes spricht man von einem Rechts-links-Shunt oder einem Links-rechts-Shunt. Dabei richtet sich die Fließrichtung jeweils vom Ort des höheren Druckes zum Ort des niedrigeren Druckes (im linken Herz ist der Druck höher als im rechten).

a) Herzfehler mit Links-rechts-Shunt (ca. 50 %):
Vorhofseptumdefekt, Kammerseptumdefekt, offener Ductus Botalli

b) Herzfehler mit Rechts-links-Shunt (20–30 %):
Fallot-Tetralogie, Transposition der großen Gefäße (Ursprung der Aorta aus der rechten und der Pulmonalarterie aus der linken Kammer)

c) Herzfehler ohne Shunt (20–30 %):
Pulmonalstenose, Aortenstenose, Aortenisthmusstenose, Aortenbogenanomalien

In dieser Reihenfolge werden nun die angeborenen Herzfehler vorgestellt.

▶ Vorhofseptumdefekt

Beim Fetus besteht in der Vorhofscheidewand eine ovale Öffnung (Foramen ovale). Da das Kind den Sauerstoff über das mütterliche Blut erhält, muß das fetale Blut noch nicht in den Lungenkreislauf eintreten. Deshalb fließt es über das Foramen ovale und den Ductus Botalli (s.u.) vom rechten Herz direkt in die Aorta.

Beim Vorhofseptumdefekt bleibt diese Öffnung in der Vorhoftrennwand bestehen. Da im linken Vorhof ein höherer Druck als im rechten herrscht, tritt bereits sauerstoffgesättigtes Blut vom linken Vorhof in den rechten über (Links-rechts-Shunt). Die Beschwerden werden von der Größe des Septumdefektes bestimmt.

Sekundäre Gefäßveränderungen können bei großen Shuntvolumina im Erwachsenenalter zu einer Shuntumkehr führen (Eisenmenger-Reaktion).

Symptome

Meistens bleiben die Betroffenen bis zum 20. oder 30. Lebensjahr *beschwerdefrei*. Manchmal treten in der Kindheit *vermehrt Bronchitiden oder Pneumonien* auf. Es kann zur *pulmonalen Hypertonie* und zu *unangenehmem Herzklopfen* kommen.

Bei vielen Patienten wird dieser Defekt erst bei einer routinemäßigen Untersuchung durch ein auftretendes Herzgeräusch oder bei einer Röntgenaufnahme des Thorax entdeckt.

Auskultation

Durch das erhöhte Schlagvolumen der rechten Kammer wird deren Entleerung verzögert. Deshalb tritt der pulmonale Anteil des zweiten Herztones verspätet auf. Es kommt zu einer atmungsunabhängigen Spaltung des zweiten Herztones. Das vergrößerte Durchflußvolumen führt an der Pulmonalklappe zu Wirbelbildungen und damit zu einem meist diskreten (spindelförmigen) systolischen Geräusch. Dieses Geräusch ist am besten im 2. bis 3. ICR parasternal links zu hören. Es wird oft als akzidentelles Geräusch fehlgedeutet. Bei einem großen Defekt verursacht eine relative Trikuspidalstenose ein zusätzliches diastolisches Strömungsgeräusch über dem 4. ICR parasternal links.

Therapie

Je nach *Größe des Defektes* kommt ein *operativer Verschluß* in Betracht. Bei Patienten mit nur ei-

5.4 Ausgewählte Herzerkrankungen

nem geringen Shuntvolumen besteht *keine Beeinträchtigung der körperlichen Leistungsfähigkeit* und auch *keine Herabsetzung der Lebenserwartung.*

▶ Kammerseptumdefekt (Ventrikelseptumdefekt)

Beim Kammerseptumdefekt ist die Trennwand zwischen rechter und linker Kammer nicht vollständig geschlossen. Auch hier kommt es, durch den höheren Druck in der linken Kammer, zu einem Links-rechts-Shunt. Die Beschwerden hängen von der Größe des Defektes ab.

Symptome
Häufig bestehen nur *geringe Defekte*, weshalb die Betroffenen meist *beschwerdefrei* sind. Bei einer routinemäßigen Untersuchung fällt oft lediglich ein rauhes systolisches Geräusch (s.u.) auf. Es können *Blässe* (evtl. *Zyanose*), *Abgeschlagenheit* und *Atemnot* auftreten, in schweren Fällen auch pulmonale Hypertonie und Rechtsherzinsuffizienz.

Auskultation
Es kommt zu einem lauten systolischen spindelförmigen Geräusch, das am besten im 3. und 4. ICR parasternal links zu hören ist. Typisch ist die Betonung des Pulmonalklappenschlußtones. Gelegentlich ist ein Schwirren über dem Brustbein zu palpieren.

Therapie
Je nach Ausmaß des Defekts eventuell Operation und Endokarditisprophylaxe.

▶ Offener Ductus Botalli
(persistierender Ductus arteriosus)

Im Fetalstadium besteht eine direkte Verbindung zwischen der Pulmonalarterie und der Aorta, da der Fetus noch nicht selbst atmet (s.a. Anmerkungen zum Vorhofseptumdefekt, S. 134). Diese Verbindung schließt sich normalerweise wenige Stunden bis spätestens drei Monate nach der Geburt. Geschieht das nicht, spricht man vom offenen Ductus Botalli. Dabei fließt nun Blut von der *Aorta zurück* in die *Pulmonalarterie* und von hier aus erneut in die *Lunge*. Dies führt in ausgeprägten Fällen zu einer Volumenüberlastung und damit zur Dilatation des linken Herzens. Das kann eine pulmonale Hypertonie mit nachfolgender Rechtsherzbelastung zur Folge haben.

Symptome
Die meisten Betroffenen sind beschwerdefrei. Bei einem großen Shunt kann es zu Belastungsdyspnoe, zu unangenehmem Herzklopfen, zu verstärktem Hustenreiz oder zum Bluthusten kommen.

Auskultation
Es tritt ein kontinuierliches systolisch-diastolisches „Maschinengeräusch" auf, das am besten im 2. ICR parasternal links zu hören ist. Das Geräusch wird in Richtung Schlüsselbein hin lauter.

Therapie
Da Patienten mit nicht operiertem offenen Ductus Botalli durchschnittlich zwischen dem 35. und 40. Lebensjahr sterben, wird der Ductus operativ durchtrennt. Bis zur Operation muß eine Endokarditisprophylaxe durchgeführt werden.

Bei Frühgeborenen gelingt es manchmal durch die Verabreichung von Prostaglandin-Inhibitoren, den offenen Ductus (medikamentös) zu verschließen.

▶ Fallot-Tetralogie

Hier liegen gleich vier Herzfehler kombiniert vor: ein großer Kammerseptumdefekt, eine Pulmonalstenose, eine nach rechts verlagerte Aorta („reitende Aorta") und eine Rechtsherzhypertrophie.

> Fallot-Tetralogie
> - Kammerseptumdefekt
> - Pulmonalklappenstenose
> - Rechtsherzhypertrophie
> - „reitende Aorta" durch eine Verlagerung der Aorta nach rechts

Symptome
Das Beschwerdebild wird vom Ausmaß der Pulmonalstenose bestimmt. Im Vordergrund steht die *Zyanose*, die sich durch eine *Sauerstoffminderversorgung* einstellt. Als Folge des Sauerstoffmangels tritt eine *Polyglobulie* (Vermehrung der roten Blutkörperchen, s. S. 193) mit *Pseudokonjunktivitis* (durch die Zunahme der roten Blutkörperchen sehen die Augenbindehäute wie entzündet aus) ein. Es kommt zur Ausbildung von *Trommelschlegelfingern* und *Uhrglasnägeln*. Durch die Minderversorgung des Gehirns mit

Sauerstoff können Ohnmachtsanfälle und Krämpfe auftreten. Häufig wiederkehrende *Pneumonien* und eine *Herzinsuffizienz* kommen hinzu. Die Kinder nehmen zur Kreislaufentlastung eine charakteristische *Hockstellung* ein.

Komplikationen

Bedingt durch die Polyglobulie kann es zum Auftreten von *Thrombosen* und *Embolien* kommen. Hiervon ist vor allem das *Gehirn* betroffen. Außerdem kann sich eine bakterielle Endokarditis einstellen.

Auskultation

Durch die Pulmonalstenose kommt es zu einem rauhen systolischen Austreibungsgeräusch im 2. ICR parasternal links.

▶ Transposition der großen Gefäße (TGA)

Besteht eine Transposition (Vertauschung, Verlagerung) der großen Gefäße, so entspringt die *Aorta* aus der *rechten* und die *Lungenarterie* (Truncus pulmonalis) aus der *linken Kammer*. Da in diesem Fall nur venöses Blut in den Körperkreislauf gepumpt wird, sind die Betroffenen nicht lebensfähig, es sei denn, es bestehen am Herzen noch weitere Fehlbildungen wie Vorhof- oder Kammerseptumdefekt oder offener Ductus Botalli. In diesen Fällen kommt es zur Mischblutbildung und dadurch gelangt doch noch sauerstoffangereichertes Blut in den Körperkreislauf.

Symptome

Das Neugeborene zeigt eine *Zyanose* und *Atemnot*.

Therapie

Bei rechtzeitiger Operation kann unter Umständen das Erwachsenenalter erreicht werden.

▶ Pulmonalklappenstenose (Pulmonalstenose)

Eine Pulmonalstenose ist meist angeboren und nur selten erworben. Durch die erhöhte Volumenbelastung kommt es zur Hypertrophie der rechten Kammer, wodurch sich später eine Dilatation mit nachfolgender Rechtsherzinsuffizienz entwickelt.

Symptome

Meist besteht anfangs Beschwerdefreiheit. Mit Fortschreiten des Krankheitsbildes stellen sich die Zeichen einer Rechtsherzinsuffizienz ein.

Auskultation

Ein systolisches Herzgeräusch ist vor allem im 2. und 3. ICR parasternal links zu hören. Der zweite Herzton ist atmungsunabhängig gespalten. Mit dem Schweregrad der Erkrankung nimmt die Weite der Spaltung zu und die Lautstärke des Pulmonalklappenschlußtones ab.

Palpation

Im 2. und 3. ICR ist ein Schwirren zu tasten.

▶ Aortenisthmusstenose

Bei der Aortenisthmusstenose kommt es – meist am *Übergang vom Aortenbogen zur absteigenden Aorta* – zu einer *Verengung*. Die Arterien, die den Kopf- und Armbereich versorgen, zweigen *vor* der Verengung ab. Dagegen treten die den Bauch-, Becken- und Beinbereich versorgenden Arterien *nach* dem verengten Aortenbereich ab.

Symptome

Das Ausmaß der Beschwerden hängt vom *Ausprägungsgrad* der Stenose ab. In den oberen *Extremitäten* besteht ein *erhöhter*, in den *unteren* ein *erniedrigter Blutdruck*. Die Fußpulse fehlen oder sind abgeschwächt. Die *Hände* fühlen sich *warm* an, die *Beine kalt*. Oft treten bis ins Erwachsenenalter keinerlei Beschwerden auf.

Komplikationen

Aneurysmabildung der Aorta, arteriosklerotische Ablagerungen, Linksherzinsuffizienz, Hypertonie- mit Gefahr von Hirnblutungen, bakterielle Endokarditis.

Auskultation

Es kommt zu systolischen Geräuschen über der Ausflußbahn der Aorta, die im 2. ICR parasternal links und am Rücken, neben der Wirbelsäule, zu hören sind.

Therapie

Sie hängt vom Ausprägungsgrad der Stenose und von den Begleitsymptomen ab. Bei früh auftretendem schwerwiegendem Befund wird meist zwischem dem 2. bis 6. Lebensjahr operiert.

▶ Aortenbogenanomalien

Es handelt sich um Fehlbildungen des Aortenbogens. Hierzu gehören:

- **Doppelter Aortenbogen.** Die beiden Bögen besitzen meist eine unterschiedliche Gefäßweite.
- **Arteria lusoria.** Hierbei verläuft zwar der Aortenbogen normal, aber der Abgang der rechten Schlüsselbeinschlagader (A. subclavia dextra) verläuft atypisch.
- **Verlagerungen des Aortenbogens**

Symptome

Je nach Art und Ausprägungsgrad der Fehlbildung sind die Symptome sehr unterschiedlich. Oft besteht *Beschwerdefreiheit*. Eventuell kommt es durch Verlagerungen oder Einengungen der Luft- oder Speiseröhre zu *Husten, Heiserkeit, Stridor* (ziehendes Geräusch bei der Ein- oder Ausatmung), *Dyspnoe und Schlingstörungen*.

5.4.5 Herzrhythmusstörungen (Arrhythmien)

Bei den Herzrhythmusstörungen besteht eine *krankhaft veränderte Herzschlagfolge*. Dies kann durch eine Störung in der Erregungsbildung oder in der Erregungsleitung bedingt sein. Die Ursachen hierzu können im oder außerhalb des Herzens liegen, letzteres könnte beispielsweise in einer Schilddrüsenüberfunktion begründet sein.

Die Herzrhythmusstörungen werden nach der Herzfrequenz unterschieden in *Tachykardien* (Herzschlagfrequenz über 100 Schläge pro Minute), *Bradykardien* (Herzschlagfrequenz unter 60 Schläge pro Minute) und *Extrasystolen* (s.u.).

Grundsätzlich kommen bestimmte Herzrhythmusstörungen auch beim herzgesunden Menschen vor. Eine Arrhythmie ist dann als gefährlich zu betrachten, wenn der Blutauswurf aus dem Herzen ernsthaft beeinträchtigt ist. Zu einer merklichen Einschränkung der Förderleistung des Herzens kommt es bei Frequenzen über 160 und unter 40 Schlägen pro Minute. Das Organ, das am empfindlichsten und schnellsten auf eine ungenügende Sauerstoffversorgung reagiert, ist das *Gehirn*. Deshalb treten zuerst Symptome auf, die durch zerebrale Störungen bedingt sind wie: Schwindel, Leeregefühl im Kopf, Sehstörungen, Absencen und Bewußtseinsstörungen. An zweiter Stelle der akuten Gefährdung steht der Herzmuskel.

▶ **Extrasystolen**

Bei Extrasystolen handelt es sich um *spontan auftretende Herzerregungen*, die in den *normalen Grundrhythmus* eingestreut sind. Wenn sie nur vereinzelt vorkommen, gelten sie als harmlos. Sie können aber auch salvenförmig auftreten und dann zum Auslöser einer Tachykardie werden.

Extrasystolen kann man beim Pulsmessen feststellen. Manche Patienten bemerken ihre Extrasystolen nicht, andere verspüren ein „Herzstolpern", das als unangenehm oder beängstigend empfunden werden kann.

Extrasystolen können in regelmäßiger oder unregelmäßiger Folge auftreten, in langen Intervallen, anfallsartig in unregelmäßigen Abständen oder in Salven. Bei den regelmäßigen Extrasystolen unterscheidet man Bigeminie und Trigeminie. Bei der Bigeminie erfolgt auf einen Normalschlag eine Extrasystole. Bei der Trigeminie folgen auf einen Normalschlag zwei Extrasystolen.

Ursachen

- Bei leicht erregbaren Menschen können sie psychisch bedingt sein. Die Extrasystolen werden dann über das neurovegetative Nervensystem ausgelöst.
- Hyperthyreose (Schilddrüsenüberfunktion)
- Genußmittel (Kaffee)
- Myokarditis (Herzmuskelentzündung)
- Herzinfarkt
- Herzinsuffizienz
- Koronarinsuffizienz (Mangelversorgung des Herzmuskels)
- Pericarditis constrictiva (Panzerherz)
- Cor pulmonale
- Medikamente (Digitalis)
- Stoffwechselstörungen (Elektrolytstörungen wie Hypo- und Hyperkaliämie)

▶ **Tachykardie** („Herzjagen")

Wie oben erwähnt, versteht man unter Tachykardie eine abnorm beschleunigte Herztätigkeit. Dazu rechnet man Herzschlagfolgen von über 100 Schlägen pro Minute.

Ursachen

- Psychische Faktoren
- Körperliche Belastung
- Hyperthyreose (Schilddrüsenüberfunktion)
- Fieber
  Eine Temperaturerhöhung um je 1 Grad Celsius beschleunigt im allgemeinen den Herzschlag um etwa 10 Schläge pro Minute

5 Das Herz

- Kreislaufschock und Volumenmangel
- Anämie
- Entzündungen am Herzen (Myo- und Perikarditis)
- Herzinfarkt
- Herzinsuffizienz
- Koronarinsuffizienz (Mangelversorgung des Herzmuskels)

Dagegen kann eine *primäre* Tachykardie nicht mit anderen Erkrankungen in Verbindung gebracht werden.

Paroxysmale Tachykardie. Bei der paroxysmalen Tachykardie handelt es sich um ein *„anfallweises Herzjagen"*. Dabei setzt die Tachykardie plötzlich ein, meist mit 130 bis 220 Schlägen pro Minute, oft begleitet von *Schwindel, Angina pectoris, Atemstörungen* und *leichten Ohnmachtsanfällen*. Sie kann Minuten bis Tage anhalten.

Als *Ursache* kommen *vegetative Fehlregulationen, Nikotin-* oder *Kaffeeabusus*, starke körperliche Belastung, *Fokalinfektion, Schilddrüsenüberfunktion, Bluthochdruck, Herzerkrankungen* und *Digitalisüberdosierung* in Betracht.

Als *Erste-Hilfe-Maßnahme* kann man eine reflektorische Vagusreizung durchführen. Dazu übt man einen Druck auf die Augäpfel aus (Bulbusdruckversuch), oder man drückt auf eine der beiden Halsschlagadern (Karotissinus-Druckversuch). Dadurch kommt es zur Erregung der Pressorezeptoren, die zu einer reflektorischen Bradykardie und Hypotonie, evtl. aber auch zum Herzstillstand führen kann. Nach Verschwinden des Symptoms muß die Behandlung der zugrundeliegenden Krankheit einsetzen.

Kammerflattern. Die Herzschlagfolge beträgt ungefähr 250 Schläge pro Minute (220–350 Schläge pro Minute).
Kammerflimmern. Die Herzschlagfolge liegt bei ungefähr 350 Schlägen pro Minute (300–500 Schläge pro Minute).

In der Fachliteratur werden für Kammerflattern und Kammerflimmern sehr unterschiedliche Zahlen genannt!

> Herzflattern und Herzflimmern erfordern eine sofortige Notfalltherapie. Beim Kammerflimmern dauert sonst die Überlebenszeit nur wenige Minuten.

▶ **Bradykardie** *(verlangsamte Herzschlagfolge)*

Von einer Bradykardie spricht man, wenn die Herzschlagfolge unter 60 Schläge pro Minute absinkt.

Ursachen

a) Physiologisch

Bei *Sportlern, Schwerarbeitern, Stoffwechselverlangsamung*, beispielsweise bei *Schilddrüsenunterfunktion* oder *Unterkühlung*. Eine Bradykardie kann auch konstitutionell beim *Vagotoniker* auftreten. Hier liegt ein Überwiegen des Parasympathikus über den Sympathikus vor.

b) Medikamente

Digitalis, Morphium, Betablocker, Kalziumantagonisten

c) Krankhaft

Steigerung des *Hirndruckes*, beispielsweise durch einen Hirntumor oder eine Hirnblutung. *Herzerkrankungen* wie Myokarditis, Perikarditis und Koronarinsuffizienz. Krankheiten, die mit einer *Vagotonie* (Überwiegen des Vagotonus über den Sympathikus) einhergehen: Hepatitis, Magen- und Zwölffingerdarmgeschwür. Für Typhus und Paratyphus sind eine relative Bradykardie typisch, d.h., bei Berücksichtigung der Fieberhöhe und des Lebensalters ergibt sich ein zu langsamer Herzschlag.

5.4.6 Koronare Herzkrankheiten (KHK)

Bei der koronaren Herzkrankheit handelt es sich um eine Koronarinsuffizienz, das heißt, die Herzkranzgefäße sind nicht in der Lage, den Herzmuskel ausreichend mit Sauerstoff und Nährstoffen zu versorgen, da es durch Ablagerungen oder Gefäßspasmen zu einer Einengung des Gefäßlumens gekommen ist. In den sogenannten zivilisierten Ländern stellen die koronaren Herzkrankheiten die häufigste Todesursache dar.

Man hat festgestellt, daß Männer zwischen 45 und 50 Jahren wesentlich häufiger erkranken als gleichaltrige Frauen. Allerdings erfolgt nach den Wechseljahren eine Angleichung. In den letzten Jahren wurde jedoch bei den Frauen unter 40 Jahren ein Anstieg verzeichnet. Hier sind vor allem Frauen gefährdet, die rauchen und gleichzeitig orale Kontrazeptiva („Pille") einnehmen.

5.4 Ausgewählte Herzerkrankungen

Risikofaktoren für KHK
- Erhöhung des Blutfettspiegels (Hypercholesterinämie)
- Zigarettenrauchen
- Bluthochdruck
- Diabetes mellitus
- Gicht (Hyperurikämie)
- Adipositas (Fettleibigkeit)
- Männliches Geschlecht
- Alter

Die wichtige Rolle des psychosozialen Stresses und der Persönlichkeitsstruktur sind heute unumstritten. Allerdings gilt auch hier, ebenso wie für die anderen Risikofaktoren, daß sie oft schwer gegeneinander abzugrenzen sind. Viel Streß führt oft zu einer ungesunden Lebensweise und damit unter anderem oft zu Zigarettenrauchen.

Andererseits geht Adipositas (Fettleibigkeit) oft mit Bluthochdruck, Diabetes mellitus und Gicht einher.

Pathogenese

Es besteht ein Mißverhältnis zwischen dem Sauerstoffbedarf des Herzmuskels und dem Sauerstoffangebot. Steigt der Sauerstoffbedarf des Herzens durch körperliche Mehrbelastung oder aufgrund von Aufregung, so muß die Durchblutung der Herzkranzgefäße erhöht werden. Dieser erhöhte Sauerstoffbedarf kann bei den koronaren Herzkrankheiten durch *Ablagerungen von Fetten und Kalk* (Arteriosklerose) in der Wand der Herzkranzgefäße nicht befriedigt werden. Deshalb kann das Herz die geforderte Arbeitsleistung nicht mehr voll erbringen.

Gefäßspasmen sind eine weitere Möglichkeit, die zur Lumeneinengung (Lumen: lichte Weite bei röhrenförmigen Körpern) führen können. Hier handelt es sich um eine funktionelle Störung, die auch zu einer Unterversorgung des Herzmuskels führt und so einen Angina-pectoris-Anfall auslösen kann. Heute gilt es als gesichert, daß neben den arteriosklerotischen Veränderungen der Herzkranzgefäße Spasmen eine Rolle spielen können.

Der Herzmuskel kann eine kurzdauernde Minderversorgung folgenlos überstehen. Je nach Ausmaß und Dauer des Anfalls kann es jedoch sogar beim Angina-pectoris-Anfall zu kleinen Nekrosen einzelner Herzmuskelzellen kommen, die zu einer *Fibrosierung* (Vermehrung des Bindegewebes) des Herzmuskels führen. Eine *längerdauernde Minderversorgung* eines größeren Herzmuskelbereiches führt zum Herzinfarkt mit Absterben von Herzmuskelgewebe.

Mögliche Erscheinungsbilder der KHK

- Angina pectoris (s.u.)
- Herzinfarkt (s. S. 140)
- Stummer Herzinfarkt (s. S. 141)
- Plötzlicher Herztod (plötzliches Herzversagen, meist durch Kammerflimmern)
- Herzrhythmusstörungen (s. S. 137f.)
- Herzinsuffizienz (s. S. 123)

▶ Angina pectoris

Bei Angina pectoris kommt es zu Schmerzen (manchmal nur zu einem Enge- oder Druckgefühl) im Brustbereich, die durch eine Unterversorgung des Herzmuskels ausgelöst werden. Die Unterversorgung führt nicht zum Absterben von Herzmuskelgewebe (im Unterschied zum Herzinfarkt).

Symptome

Wie gerade erwähnt, wird bei leichter Angina pectoris manchmal kein Schmerz im Brustkorb angegeben, sondern nur ein Enge- oder Druckgefühl. Beim *schweren Angina-pectoris-Anfall* kommt es zu einer akuten Koronarinsuffizienz mit plötzlich einsetzenden Schmerzen, die Sekunden bis Minuten (manchmal bis 20 Minuten) anhalten können. Die Schmerzen sind meist nicht scharf lokalisiert, sondern werden als Druckschmerz hinter dem Brustbein angegeben. Sie können in die Kleinfingerseite des linken Armes ausstrahlen. Gelegentlich können sie auch in den Hals, den linken Unterkiefer, den Oberbauch, den Rücken, sogar in die rechte Schulter und gleichzeitig in den linken und rechten Arm ausstrahlen.

Je nach Schwere des Anfalls treten zusätzlich zu den Schmerzen Erstickungsanfälle mit Vernichtungsgefühl und Todesangst. In diesen Fällen ist von den Beschwerden her keine Abgrenzung zum Herzinfarkt möglich.

Auslöser eines Angina-pectoris-Anfalls

Auslöser eines Angina-pectoris-Anfalls sind typischerweise körperliche *Anstrengung, Aufregung, Kälte* und *überreichliche Mahlzeiten*.

5 Das Herz

Diagnose

Anamnese, EKG, Koronarangiographie.

> Grundsätzlich ist das Auftreten von Angina-pectoris-Anfällen als Vorbote eines drohenden Herzinfarktes anzusehen.

Therapie

Die vorstehend erwähnten Risikofaktoren müssen möglichst ausgeschaltet werden. In der Naturheilkunde werden leichtere Angina-pectoris-Anfälle vor allem mit Homöopathie, Akupunktur und Phytotherapie behandelt. In der Pflanzenheilkunde werden das Bischofskraut bei Angina-pectoris-Anfällen, Knoblauch gegen Arteriosklerose und Bluthochdruck, Ginkgo biloba gegen periphere und zentrale Durchblutungsstörungen eingesetzt.

In Kliniken werden Katheterdilatationen und Bypass-Operationen durchgeführt. Bei einer Katheterdilatation wird mit einem speziellen Ballonkatheter die verengte Stelle in den Herzkranzgefäßen aufgedehnt. Bedrohliche Operationskomplikationen liegen bei ungefähr 1%. Nach der Operation erfolgt bei etwa 30% der Fälle eine erneute Stenosierung.

Bei einer Bypass-Operation wird der Gefäßverschluß umgangen, indem ein Venentransplantat – beispielsweise aus dem Unterschenkel (V. saphena) – entnommen und damit eine Verbindung von der Aorta zu den Koronararterien geschaffen wird.

Zur Therapie des Angina-pectoris-Anfalles mit Nitroglycerin finden Sie auf S. 144 weitere Anmerkungen.

▶ Roemheld-Syndrom
(gastrokardialer Symptomenkomplex)

Vom Roemheld-Syndrom sind in erster Linie Männer betroffen. Aufgrund eines geblähten Darmes oder Magens kommt es zum *Zwerchfellhochstand*, der wiederum zur Herzverlagerung führt. Durch einen Magen-Herzkranz-Reflex (gastrokoronarer Reflex) kommt es zu einer verminderten Koronardurchblutung mit nachfolgenden funktionellen Herz-Kreislauf-Beschwerden. Es kann zum linksseitigen Druckgefühl im Brustkorb kommen, letzlich zu *Angina-pectoris-Anfällen*. Außerdem können sich Tachykardie, Extrasystolie, Schweißausbrüche und Blutdruckabfall einstellen.

▶ Myokardinfarkt *(Herzinfarkt)*

Beim Herzinfarkt handelt es sich um eine akut auftretende Komplikation einer koronaren Herzkrankheit. Durch eine Unterversorgung des Herzmuskels kommt es zum Absterben des betreffenden Bereiches (*Herzmuskelnekrose*).

Ursache

Koronare Herzerkrankungen mit *Arteriosklerose* und *Koronarspasmen*.

Bei manchen Herzinfarktpatienten haben die Angina-pectoris-Anfälle vor dem eigentlichen Herzinfarkt zugenommen. Es kam zur sogenannten *instabilen* Angina pectoris.
Bei einer *stabilen* Angina pectoris treten Beschwerden nur bei bestimmten, dem Betroffenen meist gut bekannten Belastungen auf, beispielsweise nach dem Ersteigen von zwei Stockwerken. Bei einer instabilen Angina pectoris können Beschwerden auch schon bei geringen Belastungen oder „grundlos" auftreten. Fast immer kommt es dann auch zu Ruheschmerzen und zu nächtlichen Angina-pectoris-Anfällen.

Jedoch kann ein Herzinfarkt auch ohne vorherige Angina pectoris auftreten.

Pathophysiologie

Wird Herzmuskelgewebe nicht mehr mit Sauerstoff und Nährstoffen versorgt, beginnt es nach 15 bis 30 Minuten abzusterben. Hier gibt es allerdings größere individuelle Unterschiede, die vor allem vom Ausmaß einer möglichen Kollateraldurchblutung (durch Umgehungsgefäße) abhängen.

Überlebt der Betroffene den Infarkt, so wird das tote Herzmuskelgewebe durch Bindegewebe ersetzt. An dieser Stelle bildet sich eine Narbe manchmal mit einem Aneurysma. Dieser Prozeß dauert einige Wochen.

Ursache des Infarktes ist nahezu immer eine *Thrombose*, die in einem arteriosklerotisch veränderten Herzkranzgefäß abläuft.

Allerdings können bei einzelnen Patienten nach einem Infarkt keine Gefäßveränderungen nachgewiesen werden. Hier vermutet man, daß sich die Thromben zwischenzeitlich aufgelöst haben oder daß Koronarspasmen eine wichtige Rolle beim Infarkt gespielt haben.

Symptome

Ein Herzinfarkt läuft wie ein schwerer *Angina-pectoris-Anfall* ab, weshalb die Abgrenzung oft Schwierigkeiten macht.

Die Leitsymptome des Infarktes sind ein *schweres Druckgefühl* auf dem *Brustkorb* und *Schmerzen* hinter dem Brustbein. Grundsätzlich können die Schmerzen an den gleichen Stellen auftreten, wie sie schon vorstehend bei Angina pectoris angegeben wurden. Typisch für einen Herzinfarkt ist, daß die Schmerzen im allgemeinen stärker als bei Angina pectoris sind und länger als 15 bis 30 Minuten andauern. Gleichzeitig treten zu dem Druckschmerz häufig *(Todes-) Angst* und *Vernichtungsgefühl*.

Meist sind *Blutdruck und Puls normal*.

Leitsymptome eines Herzinfarktes
- Schweres Druckgefühl auf dem Brustkorb
- Schmerzen hinter dem Brustbein (oft ausstrahlend in die linke Kleinfingerseite)
- Todesangst, Vernichtungsgefühl

Beim *Vorderwandinfarkt* (Infarkt im Bereich der rechten Kammer) können jedoch auch *Tachykardie* und *Hypertonie* (Sympathikotonus) bestehen, beim *Hinterwandinfarkt* (Infarkt im hinteren Bereich der linken Kammer) dagegen *Hypotonie* und *Bradykardie* (Vagotonie).

Sichtbare äußerliche Zeichen sind *Blässe* und *kalter Schweiß*. Weitere vegetative Begleitsymptome sind Übelkeit und Erbrechen. Nach ein bis zwei Tagen kann es, für ungefähr eine Woche, zum Anstieg der Körpertemperatur kommen (Resorptionsfieber). Dabei steigt die Temperatur meist nicht über 38 °C.

Komplikationen

- *Herzrhythmusstörungen*, und zwar bradykarde und tachykarde (bis hin zum Kammerflimmern).
- *Kardiogener Schock* – wenn mehr als 40% der Muskelmasse der linken Kammer betroffen ist.
- *Herzinsuffizienz*.
- *Lungenödem* durch akute Linksherzinsuffizienz.
- *Kardiogene Embolien*.
- *Papillarmuskelabriß* (selten).

Vor allem bei älteren Patienten kann es zur Septum- oder Herzwandruptur oder zum Herzwandaneurysma kommen. Am 2. und 3. Tag kann sich eine Entzündung des Herzbeutels einstellen (Pericarditis epistenocardica).

Stummer Infarkt

Bei 15 bis 20% der Patienten läuft der Herzinfarkt als „stummer" Infarkt ab. Das bedeutet, daß die Betroffenen *keine Beschwerden* haben. Dies ist vor allem bei *älteren* Menschen und bei *Diabetikern* der Fall. Bei letzteren liegt die Ursache in einer diabetischen Neuropathie, die zu einer Nervenschädigung geführt hat, weshalb die Schmerzen nicht mehr empfunden werden können.

Ein stummer Infarkt verläuft vom Betroffenen unbemerkt. Dies kommt vor allem bei Älteren und bei Diabetikern vor.

Diagnose

Bei der Untersuchung versucht der Herzinfarktpatient, durch Bewegung seine Schmerzen zu lindern. Gegensätzlich verhält sich der Patient mit Angina pectoris, der ruhig bleibt, da er fürchtet, durch Anstrengung eine Verschlechterung zu erleiden.

Als Folge der Gewebsnekrose und des entzündlichen Wiederherstellungsprozesses kommt es für 3 bis 7 Tage zur Leukozytose mit Linksverschiebung. Die BKS steigt langsam an und bleibt für 2 bis 3 Wochen erhöht.

Enzymdiagnostik. Aus dem abgestorbenen Bereich werden Enzyme freigesetzt. Deshalb kommt es vier bis sechs Stunden nach dem Infarkt zum Anstieg von CK (**C**reatin**k**inase). Dieser Anstieg erreicht nach 18 Stunden sein Maximum. SGOT (**S**erum-**G**lutamat-**O**xalacetat-**T**ransaminase) erreicht nach 24 Stunden und LDH (**L**actat-**de**hydrogenase) nach 36 Stunden sein Maximum. Da intramuskuläre Injektionen die Enzymdiagnostik verfälschen können, ist eine intramuskuläre Injektion bei Verdacht auf Herzinfarkt kontraindiziert.

Eine apparative Untersuchungsmöglichkeit ist vor allem das EKG.

Differentialdiagnose

Schwerer Angina-pectoris-Anfall, Lungenembolie, Perikarditis, Spontanpneumothorax.

Erste-Hilfe-Maßnahmen bei Herzinfarktverdacht:
- Schon im Verdachtsfall muß umgehend der *Notarzt* gerufen werden.
- Legen eines *venösen Zuganges* (Gefahr des kardiogenen Schocks)

- Bei systolischen Blutdruckwerten von mindestens 120 mmHg können ein bis zwei Stöße *Nitrospray* sublingual verabreicht werden. Der Blutdruck muß vor jeder Gabe erneut geprüft werden. Dieses Medikament tragen die Patienten meist bei sich. Nitroglycerin (s. S. 144) wirkt, wenn es sich um einen Angina-pectoris-Anfall handelt. Beim Herzinfarkt kann es wirkungslos bleiben, kann jedoch auch zu einer gewissen Entlastung des Herzens führen.
- *Patienten beruhigen.* Durch Aufregung steigt der Adrenalinspiegel im Blut an, was die Herzkranzgefäße noch mehr verengt und den Infarkt verschlimmert.
- Bei Kreislauf- und Atemstillstand sofortiger Beginn der *Wiederbelebungsmaßnahmen* mit externer Herzmassage und Atemspende.

Verlauf und Prognose

Ungefähr 35% der Infarkte verlaufen tödlich, wobei sich etwas mehr als die Hälfte der Todesfälle noch vor der Aufnahme in die Klinik ereignen. Haupttodesursachen sind die auftretenden Rhythmusstörungen und die Ausbildung einer Herzinsuffizienz durch ein Pumpversagen durch den Ausfall von Herzmuskelgewebe.

20% der Betroffenen, die den akuten Infarkt überlebt haben, versterben innerhalb des nachfolgenden Jahres. Bei 60% der Überlebenden kommt es zu keiner wesentlichen Störung im Blutfluß, es handelt sich um einen „unkomplizierten Herzinfarkt".

5.5 Medikamentöse Herztherapie

Die wichtigsten schulmedizinischen Herztherapien muß der Heilpraktiker nicht nur für die Überprüfung durch den Amtsarzt kennen, sondern er wird diese Kenntnisse später täglich in seiner Praxis brauchen. Grundsätzlich gilt, daß der Heilpraktiker nichts an der vom Arzt vorgenommenen Medikation verändern darf. Stellt er Überdosierungserscheinungen fest, muß er den Patienten an den Arzt verweisen, damit dieser die Dosierung überprüfen kann.

5.5.1 Herzglykoside (Digitalisglykoside)

Die Begriffe Herzglykoside und Digitalisglykoside werden synonym verwendet. Die Glykoside haben ihren Namen von ihrem chemischen Aufbau. Sie setzen sich aus einem Zuckeranteil (Glykosid) und einem Sterinanteil zusammen. Schon 1775 entdeckte der englische Arzt WITHERING, daß im Fingerhut (Digitalis) Substanzen enthalten sind, die die Kontraktionskraft des Herzens stärken. Auch heute werden die herzwirksamen Komponenten noch weitgehend aus dem Fingerhut und aus Strophanthus gewonnen, manchmal auch aus dem Maiglöckchen, der Meerzwiebel, dem Adonisröschen und dem Nieswurzelstock.

Eingesetzt werden die Herzglykoside bei der Behandlung der chronischen Herzmuskelschwäche, vor allem bei gleichzeitiger Tachykardie.

Wirkungen der Herzglykoside

Die Herzglykoside besitzen vier klassische Wirkmechanismen, wie in Tabelle 5-5 dargestellt.

Hinsichtlich dieser vier Wirkungen auf das Herz gleichen sich alle Herzglykoside. Unterschiedlich wirken sie jedoch im Hinblick auf die Resorption (Aufnahme ins Blut), auf ihre Elimination (Ausscheidung) und auf ihre Serumeiweißbindung.

Herzglykoside wirken herzkraftstärkend.

Bei der Dosierung kommt es darauf an, daß ein bestimmter Wirkspiegel im Blut und im Gewebe erreicht wird, da sonst keine Verbesserung der Kontraktionskraft des Herzens zu erwarten ist. Deshalb wird am Anfang der Behandlung eine höhere Dosierung gewählt. Wenn ein bestimmter Wirkspiegel erreicht ist, wird entsprechend der

Tabelle 5-5 Die vier klassischen Wirkmechanismen der Herzglykoside

Herzglykoside	Wirkung
Positiv inotrop	Steigerung der Kontraktionskraft des Herzmuskels
Negativ chronotrop	Abnahme der Herzfrequenz
Negativ dromotrop	Abnahme der Erregungsleitungsgeschwindigkeit
Positiv bathmotrop	Zunahme der Erregbarkeit durch Herabsetzung der Reizschwelle

individuellen Gegebenheiten die Erhaltungsdosis ermittelt, die dann künftig vom Patienten eingenommen werden muß. Damit kann der Wirkspiegel in Zukunft aufrechterhalten werden. Andererseits darf eine bestimmte Wirkstoffkonzentration nicht überschritten werden, da dies sonst zu Vergiftungserscheinungen führt.

Die wichtigsten Glykoside, die sich heute auf dem Markt befinden, sind Digitoxin, Digoxin, Metildigoxin, Acetyldigoxin und Strophanthin.

Bei Digitoxin (z.B. in Digimerck® enthalten) tritt die Wirkung langsam ein. Es wird im Darm fast vollständig resorbiert, weshalb Kumulationsgefahr besteht. Digoxin (z.B. in Lanicor®) hat einen schnelleren Wirkungsbeginn, aber die Wirkungszeit ist kürzer. Metildigoxin ist z.B. in Lanitop® und Acetyldigoxin in Novodigal® enthalten. Strophanthin hat den Nachteil, daß es i.v. verabreicht werden muß, und daß es wegen seiner kurzen Wirkungsdauer häufiger gegeben werden muß. Sein Vorteil ist, daß es die Herzkraft steigert ohne wesentliche Beeinflussung der Frequenz.

Digitalisüberdosierungserscheinungen

Bei einem großen Teil der Patienten kommt es durch Dosierungsfehler und individuelle Empfindlichkeit zu Vergiftungserscheinungen. Die wichtigsten Symptome, die dabei auftreten können, sind:

- **Herzsymptome:**
  Herzrhythmusstörungen: Extrasystolen, Bigeminie (auf jeden Normalschlag folgt eine Extrasystole), bei leichter Überdosierung Bradykardie, bei schwerer Überdosierung Tachykardie bis Herzflattern und Herzflimmern, Herzblock (Unterbrechung der Erregungsleitung).
- **Magen-Darm-Beschwerden:**
  Appetitlosigkeit, Übelkeit, Erbrechen, Durchfälle
- **Nerven- und Gehirnsymptome:**
  erhöhte Reizbarkeit, Verwirrtheit, Kopfschmerzen, Nervenschmerzen und Sehstörungen wie Rot-Gelb-Grün-Sehen, Wolkensehen und Flimmerskotom (Flimmerempfindung mit Beeinträchtigung vor allem der zentralen Sehschärfe)

Wechselwirkung mit anderen Medikamenten

Kalzium verstärkt die Digitaliswirkung.

Deshalb darf einem „digitalisierten Patienten" kein Kalzium verabreicht werden. Es könnten dadurch schwere Herzrhythmusstörungen ausgelöst werden.

Kalium vermindert die Digitaliswirkung.

5.5.2 Betarezeptorenblocker (Betablocker)

Betablocker *verhindern die erregende Wirkung von Adrenalin* und *Noradrenalin an den Betarezeptoren*, indem sie die Rezeptoren für diese Substanzen blockieren.

Wirkung

Betablocker *setzen* die *Pulsfrequenz* (negativ chronotrop) und die *Herzkraft herab* (negativ inotrop). Wegen dieser negativ chronotropen Wirkung werden die Betablocker bei *tachykarden Herzrhythmusstörungen* verordnet. Die negativ inotrope Wirkung führt zu einer Herabsetzung des Sauerstoffverbrauchs des Herzens, weshalb die Betablocker auch bei Angina pectoris gegeben werden. Außerdem setzen Betablocker die Erregungsleitungsgeschwindigkeit herab (negativ dromotrop).

An den Nieren vermindern die Betablocker die Freisetzung von Renin, weshalb sie auch als *blutdrucksenkendes Mittel* eingesetzt werden. Zudem senken die Betablocker den Glykogenabbau in der Leber und in der Skelettmuskulatur (Tab. 5-6).

Betablocker setzen die Herzfrequenz herab.

Tabelle 5-6 Wirkungen von Betablockern

Organ	Wirkung von Betablockern
Herz	Herabsetzung der Herzfrequenz, Herabsetzung der Herzkraft, Herabsetzung der Erregungsleitungsgeschwindigkeit, Herabsetzung der Erregbarkeit der Herzmuskulatur
Niere	Herabsetzung der Freisetzung von Renin
Bronchien	Bronchienverengung
Periphere Gefäße	Zusammenziehung der peripheren Gefäße
Leber und Skelettmuskulatur	Herabsetzung des Glykogenabbaus

Einsatzgebiete

Tachykarde Herzrhythmusstörungen, Angina pectoris, Hypertonie, Herzinfarktprophylaxe, Schilddrüsenüberfunktion, zur Vorbeugung von Migräneanfällen, Glaukom.

Nebenwirkungen

Betablocker blockieren die Wirkung von Adrenalin, dem „Streßhormon", das den Sympathikus in seiner Arbeit unterstützt. Dadurch können Nebenwirkungen durch ein *Überwiegen* des *Parasympathikus* auftreten.

Es kommt zur Verengung der Bronchien und der peripheren Gefäße, was zu *Atemnot,* zur Verschlechterung einer chronisch-obstruktiven Bronchitis und zur Auslösung eines *Asthmaanfalles* führen kann. Die Verengung der peripheren Gefäße kann *Durchblutungsstörungen* auslösen, was wiederum kalte Hände und Füße verursacht. Bei Patienten mit Morbus-Raynaud-Anfällen oder mit arteriellen Durchblutungsstörungen kann es zur Verschlechterung des Krankheitsbildes kommen.

Die Herabsetzung der Herzkraft kann zur *Verschlimmerung* einer *latenten Herzinsuffizienz* führen.

Die Reduktion des Glykogenabbaus und damit der Freisetzung von Glukose kann zu einer *Hypoglykämie* führen. Dies ist vor allem bei Diabetikern der Fall und bei Patienten, die gerade fasten.

Eine andere mögliche Nebenwirkung ist ein Ansteigen des Cholesterinspiegels und damit eine Erhöhung des *Arterioskleroserisikos.*

Außerdem kann es zu Hautausschlägen, *Schwindel, Kopfschmerzen, Verwirrtheit, Erbrechen und Durchfällen* kommen.

Kontraindikationen

Herzinsuffizienz, schwere Ruhebradykardie, Asthma bronchiale, Diabetes mellitus

> Ein plötzliches Absetzen von Betablockern ist gefährlich! Es kann zu lebensbedrohlichen, tachykarden Arrhythmien, zum Herzinfarkt, zum Angina-pectoris-Anfall oder zum Blutdruckanstieg kommen.

5.5.3 Nitroglycerin (Sprengöl, Glyceryltrinitrat, Glyceroltrinitrat)

Nitroglycerin wird beim Angina-pectoris-Anfall eingesetzt. Hier wirkt es bei sublingualer (unter der Zunge) Anwendung mittels Dosierspray auf die Zunge innerhalb von ein bis zwei Minuten und führt prompt zur Beendigung des Anfalls. Die Wirkung hält zehn bis dreißig Minuten an.

Läßt der Schmerz nicht innerhalb von ein bis zwei Minuten nach, so kann die Gabe im Abstand von fünf bis zehn Minuten noch zweimal wiederholt werden. Allerdings ist hier jedesmal eine Blutdruckkontrolle notwendig. Der Blutdruck muß mindestens 120 mmHg betragen!

Wirkung

Nitroglycerin führt zu einer Erschlaffung der glatten Muskelfasern und wirkt somit gefäßerweiternd. Diese Gefäßerweiterung verbessert die Durchblutung des Herzmuskels und senkt die Vor- und die Nachlast des Herzens.

> *Nitroglycerin* wirkt gefäßerweiternd.

Einsatzgebiet

Nitroglycerin wird bei *Angina pectoris,* kardialem Lungenödem und Herzinfarkt (aber Vorsicht wegen Schockgefahr!) eingesetzt.

Nebenwirkungen

Zu den Nebenwirkungen gehören Kopfschmerzen (können meist durch einschleichende Dosierung vermieden werden), Gesichtsrötung und Blutdruckabfall im Stehen.

Überdosierungserscheinungen

Bei einer Überdosierung können Tachykardie sowie Herzstillstand auftreten.

Kontraindikationen

- Niereninsuffizienz
- Glaukom
- Einnahme von blutdrucksenkenden Mitteln

5.5.4 Kalziumantagonisten (Kalzium-Kanalblocker, Kalziumblocker)

Es handelt sich um Substanzen, die den *Einstrom von Kalzium in die Zelle hemmen* oder vermindern. Die Folge ist eine Erschlaffung der Muskulatur der Gefäßwand, was zur Gefäßerweiterung und damit zur Blutdrucksenkung führt. Außerdem setzen Kalziumblocker die Herzkraft herab. Eine oft verordnete Substanz ist Nifedipin (Adalat®).

Kalziumblocker wirken blutdrucksenkend.

Wirkung

Durch die negativ inotrope Wirkung der Kalziumantagonisten wird der Sauerstoffbedarf des Herzmuskels verringert. Gleichzeitig wird die Koronardurchblutung durch die Gefäßerweiterung verbessert. Deshalb werden Kalziumblocker nicht nur beim Bluthochdruck, sondern auch bei Angina pectoris eingesetzt.

Einsatzgebiet

Bluthochdruck und *Angina pectoris*.

Nebenwirkungen

Zu den Nebenwirkungen gehören Blutdruckabfall, Beinödeme, Kopfschmerzen, Flush, Hautreaktionen, gastrointestinale Störungen, Schwindel und bradykarde Herzrhythmusstörungen.

5.5.5 Diuretika

Hierunter werden Medikamente zusammengefaßt, die die *Harnausscheidung* steigern.

Diuretika schwemmen Ödeme aus.

Wirkung

Die Wirkung beruht in erster Linie auf einer Beeinflussung der Ausscheidung von körpereigenen Ionen (Natrium, Chlorid, Kalium, Kalzium, Magnesium). Die Diuretika werden in verschiedene Gruppen eingeteilt, die sich hinsichtlich ihrer Wirkung etwas unterscheiden.

Einsatzgebiet

Den Haupteinsatz finden Diuretika bei der *Ausschwemmung von Ödemen* und der Behandlung von *Bluthochdruck*. Diuretika werden bei Ödemen unterschiedlichster Ursachen eingesetzt, und zwar bei herz-, nieren- und leberbedingten Ödemen und bei Ödemen, die durch Eiweißmangel entstehen.

Nebenwirkungen

Die wichtigsten und häufigsten Nebenwirkungen sind *Kaliummangel* und eine *Bluteindickung*, was eine erhöhte *Thromboseneigung* zur Folge hat. Um der erhöhten Thromboseneigung vorzubeugen, müssen gleichzeitig Antikoagulanzien (s.u.) gegeben werden.

Es kann zu Verschiebungen im Salz- und Elektrolythaushalt kommen und damit vor allem zum Mangel an Kalium, Magnesium, Kalzium (Thiazide) und Natrium, eventuell aber auch zum Überschuß.

Weitere Nebenwirkungen sind unter anderem Erhöhung der Blutfette, Beeinträchtigung des Hörvermögens (v.a. bei den Schleifendiuretika), Impotenz, Libidoverlust, Menstruationsstörungen und Entwicklung von weiblichem Brustdrüsengewebe beim Mann (Gynäkomastie).

5.5.6 Antikoagulanzien

Bei den Antikoagulanzien handelt es sich um *gerinnungshemmende Mittel* (anti = gegen, coagulare = gerinnen machen, verklumpen).

Antikoagulanzien verbessern die Fließeigenschaft des Blutes.

Es werden zwei Hauptgruppen unterschieden: Heparine und Cumarine.

a) Heparin

Heparin kommt in den basophilen Granulozyten (Mastzellen), aber auch in der Leber, der Lunge, der Milz und dem Thymus vor.

Heparin hemmt die Blutgerinnung. Es hat den Vorteil, daß die Wirkung rasch eintritt, der Nachteil ist aber, daß die Wirkung nur einige Stunden anhält. Da Heparin nicht über die Schleimhaut aufgenommen werden kann, muß es intravenös oder intrakutan gespritzt werden.

5 Das Herz

b) Cumarinverbindungen

Es handelt sich um Substanzen, die von Cumarin (Riechstoff, der in vielen Pflanzen, beispielsweise im Waldmeister, enthalten ist) abgeleitet wurden. Ihre gerinnungshemmende Eigenschaft beruht darauf, daß sie in der Leber das Vitamin K verdrängen. Vitamin K wird aber von der Leber zur Herstellung von Prothrombin und anderer Gerinnungsfaktoren benötigt, ohne die die Blutgerinnung nicht ablaufen kann. Cumarine wirken erst 24 bis 36 Stunden nach Einnahme, dafür hält die Wirkung aber länger an als bei Heparin.

Da es sich bei den Cumarinen um Vitamin-K-Gegenspieler handelt, ist Vitamin K das Gegenmittel (Antidot) und darf deshalb nur als solches eingesetzt werden, beispielsweise bei starken Blutungen.

Nebenwirkungen

Mögliche Nebenwirkungen der **Heparine** sind Abnahme der Thrombozyten, Haarausfall und Osteoporose.

Mögliche Nebenwirkungen der **Cumarine** sind Magen-Darm-Störungen, Haarausfall, Urtikaria, Hautblutungen mit Hautnekrosen.

Bei den Antikoagulanzien muß die Dosierung, wegen der *Gefahr einer verstärkten Blutungsneigung* oder der *unzureichenden Wirkung,* regelmäßig vom Arzt kontrolliert werden. Gleichzeitig wird in bestimmten Abständen der *Quick-Test* durchgeführt (bitte beachten Sie hierzu auch S. 187, Meßverfahren zur Bestimmung der Blutgerinnungszeit).

5.5.7 ACE-Hemmer
(Angiotensin converting enzyme)

ACE-Hemmer greifen in das Renin-Angiotensin-Aldosteron-System ein (s. S. 323). Sie *verhindern* die *Bereitstellung* von *Angiotensin* und damit zum einen eine Verengung der Blutgefäße und zum anderen die Freisetzung von Aldosteron. Dadurch wirken die ACE-Hemmer blutdrucksenkend.

ACE-Hemmer wirken blutdrucksenkend.

Einsatzgebiete

Zu den Einsatzgebieten zählen *Bluthochdruck* und *Herzinsuffizienz*.

Nebenwirkungen

Nebenwirkungen können sein: zu starker Blutdruckabfall, Einschränkung der Nierenfunktion, lebensbedrohlicher Kaliumüberschuß, trockener Reizhusten, Geschmacksstörungen, Hautausschläge und Blutbildungsstörungen (Abnahme der Granulozyten).

Kontraindikationen

Schwangerschaft und Stillzeit, Verengungen der Nierengefäße (Nierenarterienstenose), Niereninsuffizienz, gleichzeitige Therapie mit kaliumsparenden Diuretika.

5.6 Fragen

Beantworten Sie die Fragen möglichst knapp! Die richtigen Antworten finden Sie auf der angegebenen Seite entweder **halbfett** oder *kursiv* gedruckt.

Anatomie

- Wo liegt das Herz? Geben Sie auch die Nachbarorgane an! (S. 111)
- Nennen Sie die drei Schichten, aus welchen sich das Herz aufbaut, mit den deutschen und den Fachbezeichnungen! (S. 111f.)
  Geben Sie an, aus welcher Gewebeart sich die einzelnen Schichten im wesentlichen zusammensetzen! (S. 111f.)
  Schildern Sie den Aufbau des Herzbeutels! (S. 112)
  Geben Sie die Aufgaben des Herzbeutels an! (S. 112)
- Nennen Sie die vier Herzhöhlen und alle am Herzen vorhandenen Klappen mit ihren deutschen und den Fachbezeichnungen! (S. 112f.)
  Welche zwei Arten von Klappen werden am Herzen unterschieden? (S. 113)
  Wo befindet sich die Mitralklappe? (S. 113)
  Wo liegt die Trikuspidalklappe? (S. 113)
  Wo befindet sich die Aortenklappe? (S. 113)
  Wo liegt die Pulmonalklappe? (S. 113)
- Wie wird der Herzmuskel mit Blut versorgt? (S. 114)

Physiologie

- Welche beiden Kreisläufe, die vom Herzen ihren Ausgang nehmen, unterscheidet man? (S. 114)
- Wie bezeichnet man das Zusammenziehen und wie die Erschlaffung (Erweiterung) der Herzhöhlen? (S. 114)
  Geben Sie den Weg an, den ein rotes Blutkörperchen nimmt, ausgehend von dem Eintritt in den rechten Vorhof, bis es in die Aorta gelangt! Zählen Sie dabei genau die Herzhöhlen und die Klappen auf, die es passiert! (S. 114f.)
- Zählen Sie die vier Phasen einer Herzperiode (Herzzyklus) auf! (S. 115)
- Wie wird der erste Herzton bezeichnet und welcher Klappenschlußton ist in ihm enthalten? (S. 115)
  Welcher Klappenschluß verursacht den zweiten Herzton? (S. 115)
  Klingt der zweite Herzton dumpfer oder heller als der erste? (S. 115)
- Geben Sie die beiden Steuerungssysteme der Herzarbeit an! (S. 115)
  Wo nimmt die autonome Steuerung des Herzens ihren Ausgang? (S. 116)
  Um welche Gewebeart handelt es sich bei den Zellen des Erregungsleitungssystems (Epithel-, Muskel-, Nerven- oder Bindegewebszellen)? (S. 116)
  Geben Sie die Anzahl der Schläge des Herzens bei einem normalen Sinusrhythmus an! (S. 116)
  Wie beeinflußt der Sympathikus, wie der Parasympathikus die Herzfrequenz (S. 116)
  Wie heißt das Hormon, das den Sympathikus in seiner Wirkung unterstützt? (S. 116)
- Geben Sie die Anteile des Erregungsleitungssystems des Herzens an! (S. 116f.)
  Wie bezeichnet man die Zeit nach einer abgelaufenen Herzaktion, während der das Herz nicht erregbar ist? (S. 117)
  Was besagt das Alles-oder-nichts-Gesetz? (S. 117)
- Geben Sie das normale Schlagvolumen des Herzens an! (S. 117)

Untersuchungsmethoden

- Worauf achten Sie bei der Inspektion, wenn Sie vermuten, daß mit dem Herz-Kreislauf-Geschehen des Patienten etwas nicht in Ordnung sein könnte? (S. 117)
- Wo kann der Herzspitzenstoß palpiert werden? (S. 117)
- Welcher Perkussionsklang ist über gesundem Lungengewebe zu hören, welcher über dem Herzen? (S. 117f.)
  In welchem Areal kommt es zur absoluten und in welchem zur relativen Herzdämpfung? (S. 118)

- Geben Sie die Abhörstellen für die Aorten-, Pulmonal-, Trikuspidal- und die Mitralklappe an! (S. 118)
- Geben Sie für den ersten und zweiten Herzton jeweils an, welchen Klangcharakter er hat, durch den Schluß welcher Klappen er mitverursacht wird, und wo er besonders gut zu hören ist! (S. 118)
Wodurch können Herztöne abgeschwächt werden? (S. 118)
Wodurch wird eine Spaltung des Herztones verursacht? (S. 118)
Kann es auch beim Gesunden zu einer Spaltung eines Herztones kommen? Falls ja, kann hier der erste oder der zweite Herzton gespalten sein? Ist diese Spaltung während der Ein- und Ausatmung, nur während der Einatmung oder nur während der Ausatmung zu hören? Ist diese Spaltung bei allen Herzauskultationspunkten zu hören? Falls nein, wo kann diese Spaltung gehört werden? (S. 119)
- Für welchen Klappenfehler spricht ein paukender erster Herzton, für welchen ein auffallend leiser erster Herzton? (S. 119)
Bei der Herzauskultation stellen Sie einen lauten zweiten Herzton fest. Welcher Klappenfehler liegt dem typischerweise zugrunde? (S. 119)
In welchen Fällen kann es physiologisch zum Auftreten eines dritten Herztones kommen? Worauf weist ein dritter Herzton bei einem Erwachsenen in den meisten Fällen hin? (S. 119)
Wie wird der vierte Herzton noch bezeichnet? Bei wem kann er physiologisch auftreten? (S. 120)
- Wo können krankhafte Herzgeräusche entstehen? (S. 120)
Wodurch werden krankhafte Herzgeräusche häufig verursacht? (S. 120)
Hören sich funktionelle Herzgeräusche rauher oder weicher als krankhafte an? (S. 120)
Über welchem Areal können funktionelle Herzgeräusche am besten auskultiert werden? (S. 120)
Worauf können akzidentelle Herzgeräusche zurückgeführt werden? (S. 120)

- Bei welcher Erkrankung kann es zu Perikardreiben kommen? (S. 121)
Wo kann es meist am besten gehört werden? (S. 121)
- Wovon hängt der arterielle Blutdruckwert ab? Geben Sie die Blutdruckwerte an, die die WHO für über 50jährige festgelegt hat (Normbereich, Grenzbereich, Hochdruck) (S. 121)
- Nennen Sie Pulsqualitäten! (S. 121)
Geben Sie die normale Pulsfrequenz eines Erwachsenen an! (S. 121)
Wofür ist die Unterdrückbarkeit und Härte eines Pulses ein ungefähres Maß? (S. 122)
Was zeigt die Größe (Höhe) eines Pulses an? (S. 122)
- Zählen Sie einige apparative Untersuchungsmöglichkeiten auf, wie sie in Kliniken durchgeführt werden! (S. 122)
Wie wird eine Koronarangiographie durchgeführt, und bei welchen Patienten wird sie bevorzugt eingesetzt? (S. 122)
Was kann mit einer Echokardiographie gut beurteilt werden? (S. 123)

Ausgewählte Herzerkrankungen

- Geben Sie die deutsche Bezeichnung für Myokardinsuffizienz an! (S. 123)
Geben Sie kardiale und extrakardiale Ursachen einer Herzinsuffizienz an! (S. 123)
- Wie wirkt sich eine Linksherzinsuffizienz im Hinblick auf den Blutdurchfluß durch das Herz aus? (S. 123)
Zählen Sie Symptome der Linksherzinsuffizienz auf! (S. 124)
Schildern Sie kurz einen Asthma-cardiale-Anfall (S. 124)
Geben Sie die häufigste Ursache für ein akutes Lungenödem an! (S. 124)
- Was meint man mit „durchgestauter" Rechtsherzinsuffizienz? (S. 124)
Was ist ein Cor pulmonale? (S. 124)
Zählen Sie Symptome der Rechtsherzinsuffizienz auf! (S. 124f.)
Geben Sie Körperstellen an, auf denen sich venöse Stauungen durch Rechtsherzinsuffizienz besonders gut feststellen lassen (S. 125)

5.6 Fragen

Was versteht man unter Nykturie? (S. 125)

Geben Sie einfache Untersuchungsmethoden an, die auch der Heilpraktiker bei Verdacht auf Rechtsherzinsuffizienz durchführen kann! (S. 125)

Wie heißt die bekannteste Heilpflanze, die der Heilpraktiker bei leichter Herzinsuffizienz auch unbedenklich über längere Zeit verordnen kann? (S. 126)

- Welche Verlaufsformen unterscheidet man bei der Endokarditis? (S. 126f.)

Welches sind die wichtigsten Erreger, die eine Endokarditis verursachen können? (S. 126f.)

Zählen Sie auf, wo sich typischerweise Streuherde befinden können! (S. 127)

- Zählen Sie auf, welche Formen der Herzmuskelentzündung man von der Ursache her unterscheidet! (S. 127)

Welches ist die wichtigste Vorerkrankung, die zur rheumatischen Myokarditis führen kann? (S. 127)

Zählen Sie noch mindestens zwei weitere Erkrankungen auf, die ebenfalls eine rheumatische Myokarditis auslösen können! (S. 127)

Wodurch kann eine infektiöse Myokarditis ausgelöst werden? (S. 127f.)

Was ist die häufigste Ursache der allergischen Myokarditis? (S. 128)

Welches ist im allgemeinen das erste und wichtigste Symptom, das den Therapeuten darauf bringt, daß es zusätzlich zur Grunderkrankung zu einer Myokarditis gekommen ist? (S. 128)

Sie hören einen Patienten mit Myokarditis ab. Erwarten Sie nun, daß die Herztöne auffallend laut oder auffallend leise sind? (S. 128)

- Welche Formen der Herzbeutelentzündung werden unterschieden? (S. 128)

Zählen Sie einige Ursachen für Perikarditis auf! (S. 128)

- Läuft eine akute Perikarditis eher mit oder ohne Ergußbildung ab? (S. 128)

Welche Beschwerden können bei einer chronischen Herzbeutelentzündung auftreten? (S. 128)

Wie wirkt sich eine chronisch-konstriktive Perikarditis auf die Beweglichkeit des Herzens bei seiner Pumparbeit aus? (S. 128)

Geben Sie die Fachbezeichnungen für trockene und feuchte Herzbeutelentzündung an! (S. 129)

Bestehen bei einer trockenen Herzbeutelentzündung starke Schmerzen hinter dem Brustbein, oder fehlen Schmerzen eher? (S. 129)

Sind Reibegeräusche bei der Auskultation bei der trockenen oder bei der feuchten Perikarditis zu erwarten? (S. 129)

Geben Sie Beschwerden an, die sich bei einer feuchten Herzbeutelentzündung entwickeln können! (S. 129)

- Geben Sie die häufigsten Ursachen für Herzklappenfehler an! (S. 129)

Welche Störung liegt bei einer Klappeninsuffizienz vor? Was hat sie zur Folge? (S. 129)

Welche Störung liegt bei einer Klappenstenose vor? Was hat sie zur Folge? (S. 129)

- Geben Sie die häufigste Ursache der Mitralstenose an! (S. 129)

Schildern Sie stichwortartig, wie sich eine Mitralstenose auf den Blutdurchfluß durch den kleinen Kreislauf auswirkt! (S. 129f.)

Welches ist das wichtigste Symptom bei Mitralstenose? Welche Beschwerden können sich im weiteren Krankheitsverlauf noch einstellen? (S. 130)

Wodurch kann man bei einem Patienten schon bei der Inspektion des Gesichtes auf die Verdachtsdiagnose Mitralstenose kommen? (S. 130)

Wie wirkt sich eine Mitralstenose auf den ersten Herzton aus? (S. 130)

Was sind gefürchtete Komplikationen bei Mitralstenose? (S. 130)

- Zu welchen Veränderungen an den Klappen ist es bei der Mitralinsuffizienz gekommen, und was haben diese zur Folge? (S. 130f.)

Zählen Sie einige Ursachen für Mitralinsuffizienz auf! (S. 131)

Zu welchen Beschwerden kann es bei Mitralinsuffizienz kommen? (S. 131)

Wohin ist bei ausgeprägter Mitralinsuffizienz der Herzspitzenstoß verlagert? (S. 131)
Wie erscheint der erste Herzton bei der Auskultation bei Mitralinsuffizienz? (S. 131)
- Wie ist die Mitralklappe bei einem Mitralklappenprolaps verändert? (S. 131)
Was wissen Sie über die Ursachen des Mitralklappenprolaps? (S. 131)
Nennen Sie einige Beschwerden, die bei Mitralklappenprolaps auftreten können! (S. 131f.)
- Welche Ursache hat die angeborene und welche Ursache hat die erworbene Aortenstenose? (S. 132)
Welcher Anteil des Herzens verändert sich bei einer leichten Aortenstenose, um den Defekt auszugleichen? (S. 132)
Welche Symptome erwarten Sie bei einer leichten Aortenstenose? (S. 132)
Ein Patient mit Aortenstenose war bisher beschwerdefrei. Nun treten plötzliche Ohnmachtsanfälle auf. Erwarten Sie, daß sich das Krankheitsbild nur langsam schleichend verschlechtert oder daß es sich rasch fortschreitend verändert? (S. 132)
Bei einem jungen Erwachsenen mit Aortenstenose messen Sie Puls und Blutdruck. Wird der Blutdruck eher hoch oder niedrig sein? (S. 132)
Wird die Blutdruckamplitude eher hoch oder niedrig sein? (S. 132)
- Bestehen bei einer Aortenklappeninsuffizienz typischerweise Beschwerden von Anfang an? (S. 132f.)
Geben Sie typische Beschwerden an, die bei Aortenklappeninsuffienz auftreten? (S. 133)
Was ist das Musset-Zeichen? (S. 133)
Führt ein Thrombus, der sich von der Aortenklappe gelöst hat, zur Verlegung (Verstopfung) einer Arterie oder einer Vene? (S. 133)
- Geben Sie mögliche Ursachen für angeborene Herzfehler an! (S. 134)
Zählen Sie einige angeborene Herzfehler auf! (S. 134)
Nennen Sie mindestens zwei Herzfehler, bei denen es zum Links-rechts-Shunt kommt! (S. 134)
Kommt es bei einem Vorhofseptumdefekt auf jeden Fall zu Beschwerden? Begründen Sie Ihre Meinung! (S. 134)
Wie wird ein Vorhofseptumdefekt in der Schulmedizin therapiert? (S. 134)
Welche Beschwerden sind bei einem Kammerseptumdefekt zu erwarten? (S. 135)
Welchen falschen Weg nimmt das Blut bei einem offenen Ductus Botalli? (S. 135)
Welche Herzfehler liegen bei einer Fallot-Tetralogie vor? (S. 135)
Um den bestehenden Sauerstoffmangel auszugleichen, entwickeln die Kinder mit Fallot-Tetralogie eine Polyglobulie. Was hat diese Polyglobulie nun wieder für Risiken? (S. 135f.)
Welche Veränderungen am Herzen liegen bei einer Transposition der großen Gefäße vor? (S. 136)
Welche Veränderungen zeigt ein Neugeborenes, wenn bei ihm eine Transposition der großen Gefäße vorliegt? (S. 136)
Was ist eine Aortenisthmusstenose? (S. 136)
Geben Sie Symptome an, die bei Aortenisthmusstenose bestehen können! (S. 136)
Zählen Sie mindestens zwei Fehlbildungen des Aortenbogens auf! (S. 137)
Welche Beschwerden können bei Aortenanomalien auftreten? (S. 137)
- Was sind Arrhythmien? (S. 137)
Welches Organ reagiert als erstes auf eine ungenügende Sauerstoffversorgung? (S. 137)
- Was sind Extrasystolen? (S. 137)
Zählen Sie mögliche Ursachen für Extrasystolen auf! (S. 137)
- Was versteht man unter einer paroxysmalen Tachykardie? (S. 138)
Welche Beschwerden können bei einer paroxysmalen Tachykardie auftreten? (S. 138)
Welche Ursachen kommen für eine paroxysmale Tachykardie in Betracht? (S. 138)

- Zählen Sie physiologische Ursachen für Bradykardien auf! (S. 138)
  Zählen Sie krankhafte Ursachen für Bradykardien auf! (S. 138)
- Zählen Sie Risikofaktoren für KHK auf! (S. 139, Kasten)
  Zählen Sie Faktoren auf, die zur Einengung des Gefäßlumens der Herzkranzgefäße und somit zu Angina pectoris führen können! (S. 139)
  Geben Sie einige Erscheinungsbilder der KHK an! (S. 139)
- Zählen Sie typische Faktoren auf, die einen Angina-pectoris-Anfall auslösen können! (S. 139)
  Schildern Sie stichpunktartig, was man unter dem Roemheld-Syndrom versteht! (S. 140)
- Welche organischen Veränderungen gehen bei einem Herzinfarkt am Herzen vor sich? (S. 140)
  Was wissen Sie über die Ursachen eines Herzinfarktes? (S. 140)
  Schildern Sie stichwortartig, wie ein Herzinfarkt typischerweise abläuft! (S. 140f.)
  Was sind mögliche Komplikationen eines Herzinfarktes? (S. 141)
  Was versteht man unter einem „stummen Infarkt"? (S. 141)
  Wer ist davon in erster Linie betroffen? (S. 141)
  Geben Sie Erste-Hilfe-Maßnahmen beim Herzinfarkt an! (S. 141f., Kasten)

Medikamentöse Herztherapie

- Geben Sie die klassischen Wirkmechanismen der Herzglykoside an! (S. 142, Kasten)

  Zählen Sie mögliche Überdosierungserscheinungen von Digitalis auf! (S. 143)
  Warum dürfen Sie einem digitalisierten Patienten kein Kalzium spritzen? (S. 143, Kasten)
- Worauf beruht die Wirkung der Betablocker? (S. 143)
  Welches ist das Haupteinsatzgebiet der Betablocker? (S. 143)
  Geben Sie wichtige Nebenwirkungen der Betablocker an! (S. 144)
  Zählen Sie mindestens drei Kontraindikationen der Betablocker auf! (S. 144)
- Welche therapeutische Wirkung hat Nitroglycerin? (S. 144, Kasten)
  Bei welcher Erkrankung wird es deshalb bevorzugt eingesetzt? (S. 144)
- Worauf beruht die Wirkung der Kalziumantagonisten? (S. 145)
  Geben Sie Haupteinsatzgebiete der Kalziumantagonisten an! (S. 145)
- Welche Wirkung haben Diuretika? (S. 145, Kasten)
  Geben Sie die beiden Haupteinsatzgebiete der Diuretika an! (S. 145)
  Was sind die wichtigsten und häufigsten Nebenwirkungen der Diuretika? (S. 145)
- Was sind Antikoagulanzien? (S. 145)
  Warum muß die Antikoagulanzieneinnahme in regelmäßigen Abständen durch den Quick-Test überprüft werden? (S. 146)
- Worauf beruht die Wirkung der ACE-Hemmer? (S. 146)
  Geben Sie das Haupteinsatzgebiet der ACE-Hemmer an! (S. 146)

6 Kreislaufsystem und Gefäßapparat

Das Kreislaufsystem besteht aus Herz, Arterien, Kapillaren und Venen. Darin zirkuliert das Blut, ohne Start und ohne Ende (Abb. 6-1). In allen Teilen des Körpers können Stoffe dem Blut zugeführt oder aus ihm abgezogen werden. Auch die entlegenste Zelle muß einen irgendwie gearteten Anschluß an dieses System haben, damit sie ihren Stoffwechsel aufrechterhalten kann.

Das Blut nimmt in der Lunge Sauerstoff auf und gibt Kohlendioxid ab. Im Darm nimmt es Nährstoffe auf und bringt sie zur Leber, die die Stoffe entsprechend den Erfordernissen umbaut und sie nach Fertigstellung wieder ans Blut abgibt. Diese Stoffe zirkulieren nun so lange im Blut, bis sie die Stelle erreichen, wo sie benötigt werden. Dort verlassen sie die Blutbahn und werden in die Zelle aufgenommen. Die Zelle ihrerseits gibt ihre Abbauprodukte an den Blutkreislauf ab.

6.1 Anatomie und Physiologie

6.1.1 Aufbau der Gefäße

Aufbau der Arterienwand

Arterien (Schlagadern) sind Gefäße, die das *Blut vom Herzen wegtransportieren*. Im Körperkreislauf führen sie sauerstoffreiches Blut, im Lungenkreislauf sauerstoffarmes.

Die Arterien sind aus drei Schichten aufgebaut. Von innen nach außen heißen sie *Intima, Media* und *Adventitia* (Abb. 6-2, A).
- **Intima** (innere Schicht)
  Sie bildet die innere Auskleidung der Arterie. Sie besteht aus einschichtigem Plattenepithel, das auf etwas Bindegewebe aufsitzt.
- **Media** (mittlere Schicht)
  Die mittlere Schicht besteht bei den mittelgroßen Arterien vorwiegend aus ringförmig

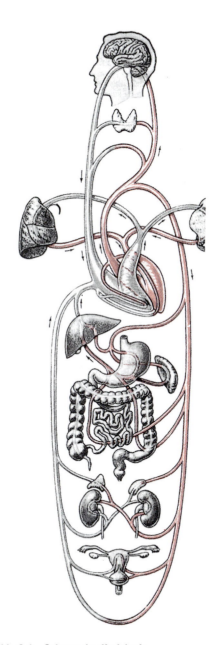

Abb. 6-1 Schema des Kreislaufs
Die Pfeile zeigen den Weg des Blutes durch den kleinen und den großen Kreislauf. Die Leber nimmt dabei eine Sonderstellung ein.

6 Kreislaufsystem und Gefäßapparat

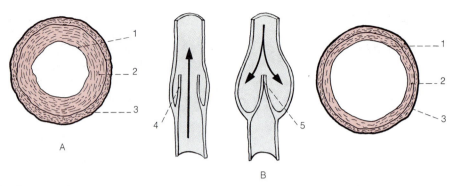

Abb. 6-2 Aufbau der Arterien- und Venenwand
A. Querschnitt durch die Arterienwand, B. Quer- und Längsschnitt durch die Venenwand, 1. Intima (innere Schicht), 2. Media (mittlere Schicht), 3. Adventitia (äußere Schicht), 4. Geöffnete Venenklappe, 5. Geschlossene Venenklappe

angelegten Muskelfasern. Durch diese Anordnung kann der Gefäßdurchmesser gut dem unterschiedlichen Füllungszustand angepaßt werden. Bei sehr großen Arterien besteht die Media aus elastischen Fasern, bei kleinen Arterien aus glatter Muskulatur. Die Steuerung der Gefäßweite erfolgt durch das vegetative Nervensystem.
– **Adventitia** (äußere Schicht)
Die Adventitia besteht aus Bindegewebe. Durch sie ist die Verschieblichkeit gegen die Umgebung gewährleistet. Gleichzeitig erfolgt von hier aus die Ernährung der Gefäßwand. Bei den großen Arterien enthält diese Schicht wiederum kleine Gefäße zur Ernährung (Vasa vasorum).

Aufbau der Arterienwand
- Intima
- Media
- Adventitia

Aufbau der Venenwand

Venen sind Gefäße, die das *Blut zum Herzen zurücktransportieren*. Im Körperkreislauf führen sie sauerstoffarmes Blut, im Lungenkreislauf sauerstoffreiches.

Der Aufbau der Venenwand entspricht grundsätzlich dem der Arterienwand. Allerdings sind die Venenwandschichten nicht so deutlich voneinander abgesetzt, und außerdem unterscheiden sie sich in der Wanddicke der mittleren Schicht (Abb. 6-2, B).

– **Intima** (innere Schicht)
Die Intima besteht aus einschichtigem Plattenepithel *(Endothel)*, das etwas Bindegewebe aufsitzt.
– **Media** (mittlere Schicht)
Die Media der Vene ist *dünner als die Media der Arterien,* da der Blutdruck in den Venen sehr viel niedriger ist als in den Arterien.
– **Adventitia** (äußere Schicht)
Die Adventitia besteht aus Bindegewebe.

Vor allem in den unteren Körperteilen enthalten die Venen Klappen, die ein Zurückströmen des Blutes verhindern. Die Venen sind Kapazitätsgefäße, durch ihr veränderbares Fassungsvermögen kann Blut gespeichert werden.

Aufbau der Kapillaren *(Haargefäße)*

Die Kapillaren dienen dem Stoffaustausch zwischen Blutbahn und dem umliegenden Gewebe. Die Wand dieser feinen Haargefäße besteht aus *einschichtigem Endothel.* Ihr Durchmesser ist so groß, daß Erythrozyten gerade hindurchschwimmen können. Im Bedarfsfall können sich die Leukozyten durch die Poren zwischen den Endothelzellen durchzwängen und so ins Gewebe auswandern (Diapedese).

Stoffaustausch erfolgt nur durch die *Kapillaren* (und nicht durch Arterien oder Venen).

6.1 Anatomie und Physiologie

6.1.2 Verlauf der wichtigsten Gefäße

Verlauf der wichtigsten Arterien

Alle Arterien des Körperkreislaufes entspringen aus der Aorta (Abb. 6-3 und 6-4). Die Aorta, die aus der linken Herzkammer abgeht, wird in mehrere Abschnitte unterteilt:

- Aufsteigende Aorta   (Aorta ascendens)
- Aortenbogen   (Arcus aortae)
- Absteigende Aorta   (Aorta descendens)

Bei der absteigenden Aorta wird die Brust- und Bauchaorta unterschieden. Die Trennungslinie der beiden bildet das Zwerchfell. Die Bauchaorta teilt sich in Höhe des 4. Lendenwirbels in eine rechte und linke gemeinsame Beckenschlagader (A. iliaca communis dextra et sinistra).

Die ersten Arterien, die aus der Aorta entspringen, sind die beiden *Herzkranzgefäße* (Aa. coronariae), die für die Versorgung des Herzens zuständig sind. Als nächstes geht aus dem Aortenbogen der gemeinsame *Stamm von Schlüsselbeinarterie und der rechten gemeinsamen Halsschlagader* ab (Truncus brachiocephalicus). Kurz danach entspringt die *linke gemeinsame Halsschlagader*, die sich dann in eine innere und äußere Halsschlagader (A. carotis interna et externa) teilt. Die dritte große Abzweigung aus dem Aortenbogen bildet die *linke Schlüsselbeinarterie* (A. subclavia sinistra). Die Schlüsselbeinarte-

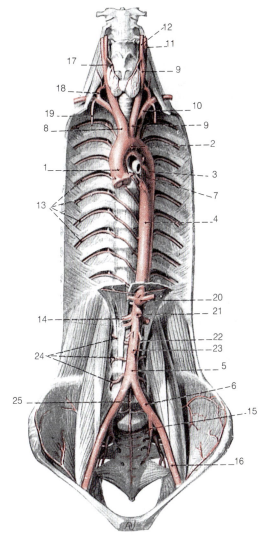

Abb. 6-3 1. Aufsteigende Aorta (Aorta ascendens), 2. Aortenbogen (Arcus aortae), 3. Absteigende Aorta (Aorta descendens), 4. Brustaorta (Aorta thoracica), 5. Bauchaorta (Aorta abdominalis), 6. Gemeinsame Beckenschlagader (A. iliaca communis), 7. Herzkranzgefäße (Aa. coronariae), 8. Arm-Kopf-Schlagaderstamm (Truncus brachiocephalicus), 9. Linke gemeinsame Halsschlagader (A. carotis communis sinistra), 10. Linke Schlüsselbeinarterie (A. subclavia sinistra), 11. Innere linke Halsschlagader (A. carotis interna sinistra), 12. Äußere linke Halsschlagader (A. carotis externa sinistra), 13. Hintere Zwischenrippenschlagadern (Aa. intercostales posteriores), 14. Nierenschlagader (A. renalis), 15. Innere Beckenschlagader (A. iliaca interna), 16. Äußere Beckenschlagader (A. iliaca externa), 17. Obere Schilddrüsenschlagader (A. thyreoidea superior), 18. Schilddrüsen-Hals-Schlagaderstamm (Truncus thyreocervicalis), 19. Innere Brustwandschlagader (A. thoracica interna), 20. Leber-Milz-Magen-Schlagaderstamm (Truncus coeliacus), 21. Obere Gekröseschlagader (A. mesenterica superior), 22. Beim Mann: Hodenschlagader (A. testicularis), bei der Frau: Eierstockschlagader (A. ovarica), 23. Untere Gekröseschlagader (A. mesenterica inferior), 24. Lendenschlagader (A. lumbalis), 25. Mittelständige Kreuzbeinschlagader (A. sacralis mediana)

6 Kreislaufsystem und Gefäßapparat

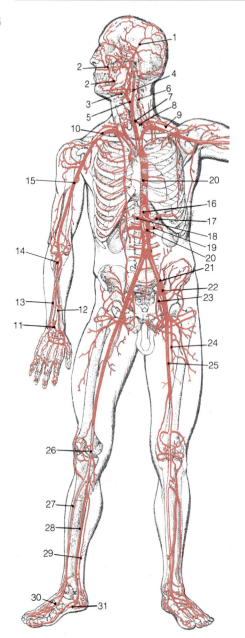

Abb. 6-4 Große Schlagadern (Arterien) des menschlichen Körpers
1. Schläfenschlagader (A. temporalis), 2. Gesichtsschlagader (A. facialis), 3. Zungenschlagader (A. lingualis), 4. Innere Halsschlagader (A. carotis interna), 5. Äußere Halsschlagader (A. carotis externa), 6. Wirbelschlagader (A. vertebralis), 7. Gemeinsame linke Halsschlagader (A. carotis communis sinistra), 8. Untere Schilddrüsenschlagader (A. thyreoidea inferior), 9. Obere Schulterblattschlagader (A. suprascapularis), 10. Schlüsselbeinschlagader (A. subclavia), 11. Vordere Zwischenknochenschlagader (A. interossea anterior), 12. Speichenschlagader (A. radialis), 13. Ellenschlagader (A. ulnaris), 14. Gemeinsame Zwischenknochenschlagader (A. interossea communis), 15. Oberarmschlagader (A. brachialis), 16. Linke Magenschlagader (A. gastrica sinistra), 17. Milzschlagader (A. lienalis), 18. Gemeinsame Leberschlagader (A. hepatis communis), 19. Nierenschlagader (A. renalis), 20. Körperschlagader (Aorta), 21. Gemeinsame Beckenschlagader (A. iliaca communis), 22. Äußere Beckenschlagader (A. iliaca externa), 23. Innere Beckenschlagader (A. iliaca interna), 24. Tiefe Oberschenkelschlagader (A. profunda femoris), 25. Oberschenkelschlagader (A. femoralis), 26. Kniekehlenschlagader (A. poplitea), 27. Vordere Schienbeinschlagader (A. tibialis anterior), 28. Hintere Schienbeinschlagader (A. tibialis posterior), 29. Wadenbeinschlagader (A. peronaea, A. fibularis), 30. Fußrückenschlagader (A. dorsalis pedis), 31. Innere Fußsohlenschlagader (A. plantaris medialis)

rie geht in die Achselschlagader (A. axillaris) dann in die Oberarmarterie (A. brachialis) über, die zur Ellenbeuge zieht, wo sie sich in die Speichen- und Ellenarterie (A. radialis et A. ulnaris) teilt, die Unterarm und Hand versorgen.

Aus der Brustaorta entspringen die paarig angelegten *Interkostalarterien* (Aa. intercostales). Aus der Bauchaorta gehen der *Leber-Milz-Magen-Schlagaderstamm* (Truncus coeliacus), die *Nierenarterien* (Aa. renales) und die *obere* und die *untere Gekröseschlagader* (A. mesenterica superior et inferior) ab.

Die Aorta *teilt sich* in die beiden *gemeinsamen Beckenschlagadern* (Aa. iliacae communes), die sich weiter in eine innere und eine äußere Arterie (A. iliaca interna et externa) spalten. Die innere Beckenschlagader versorgt die Beckenorgane und die Beckenwand. Die äußere Beckenschlagader zieht als Oberschenkelschlagader (A. femoralis) ins Bein. In Höhe der Kniekehle teilt sie sich in eine vordere und eine hintere Schienbeinschlagader (A. tibialis anterior et posterior). Aus letzterer zweigt die Wadenbeinarterie ab.

Verlauf der wichtigsten Venen

Die Venen begleiten in der Regel die Arterien und werden deshalb auch entsprechend benannt. Davon gibt es allerdings Abweichungen.

Die *obere Hohlvene* (V. cava superior) mündet in den rechten Vorhof des Herzens. Sie sammelt das *Blut aus der Drosselvene* (V. jugularis) und der *Schlüsselbeinvene* (V. subclavia).

Die *untere Hohlvene* (V. cava inferior) bringt *das Blut aus den unteren Extremitäten* und dem *Bauchraum* zum rechten Vorhof des Herzens.

Eine Sonderstellung unter den Venen nimmt die Pfortader ein (s.u.).

6.1.3 Verschiedene Kreisläufe

Wie wir gesehen haben, wird der Kreislauf vom Organismus benötigt, damit jede Zelle mit den notwendigen Stoffen versorgt werden kann und damit die Zelle andererseits eine Möglichkeit hat, nicht mehr benötigte Stoffe loszuwerden. Bei diesem System unterscheiden wir der besseren Übersichtlichkeit wegen drei Kreisläufe: Körper-, Lungen- und Pfortaderkreislauf (s. Abb. 6-1).

Körperkreislauf *(großer Kreislauf)*

Der Körperkreislauf versorgt über die Arterien die einzelnen Zellen mit Nährstoffen und Sauerstoff. Über die Venen transportiert er die verbrauchten Stoffe ab. Er beginnt mit dem Abgang der Aorta aus der linken Herzkammer, beinhaltet die Arterien, Arteriolen und das Kapillarsystem, ebenso wie die Venolen, Venen und die obere und untere Hohlvene, die das Blut zum rechten Vorhof des Herzens zurückbringen.

Im Körperkreislauf transportieren die *Arterien sauerstoffreiches* Blut und die *Venen sauerstoffarmes*.

Lungenkreislauf *(kleiner Kreislauf)*

Von der rechten Kammer des Herzens aus gelangt über die Lungenarterie (Truncus pulmonalis) sauerstoffarmes Blut zu den Lungen. Hier findet der Gasaustausch statt. In den Lungenalveolen wird Kohlendioxid vom Blut abgegeben und Sauerstoff aufgenommen. So gelangt das sauerstoffreiche Blut über die Lungenvenen (Vv. pulmonales) zum linken Vorhof zurück.

Im Lungenkreislauf transportieren also die *Arterien sauerstoffarmes* und die *Venen sauerstoffreiches* Blut.

Pfortaderkreislauf

Der Pfortaderkreislauf ist im Bereich der Verdauungsorgane in den großen Kreislauf eingeschaltet. Er bringt von den *unpaaren Baucheingeweiden* (Darm, Magen, Milz, Bauchspeicheldrüse) venöses Blut in die Leber. Es enthält reichlich Nährstoffe.

In der Leber teilt sich nun dieses venöse Blut wiederum in ein Kapillarsystem auf, damit die Leber ihre vielfältigen Aufgaben erfüllen kann (S. 267). Nach Durchfließen der Leber wird das Blut über die Lebervenen der unteren Hohlvene zugeleitet.

> Das Pfortadersystem bringt das Blut von den *unpaaren Baucheingeweiden* zur Leber.

6.2 Untersuchungsmethoden

Um die Kreislauffunktion zu überprüfen, wurde eine Vielzahl von Untersuchungsarten geschaffen. Sie haben eine große Bandbreite, die von der einfachen Inspektion des Patienten bis zu hochkomplizierten Apparaten reichen. Ein Teil der Untersuchungsmöglichkeiten wurde im Kapitel „Herz" bereits abgehandelt, denn auf weiten Gebieten lassen sich Herz und Kreislauf nicht trennen. Es ist ratsam, dort nachzulesen, da das dort Beschriebene teilweise auch für die Kreislaufuntersuchung gilt.

6.2.1 Körperliche Untersuchungsmethoden

Inspektion

Schon durch die äußerliche Betrachtung des Patienten kann man wertvolle Hinweise auf eine zugrundeliegende Kreislaufstörung erhalten. Liegt beim Patienten eine allgemeine *Blässe bei ausrei-*

6 Kreislaufsystem und Gefäßapparat

chendem *Lippenrot* vor und sind von der Blässe auch *Nasenspitze* und *Stirn* betroffen, so wird man an niedrigen Blutdruck denken. Handelt es sich allerdings um eine Blässe, von der auch die Augenbindehaut, die Innenseite der Unterlippe, die Schleimhaut und die Zunge betroffen sind, wird man eher eine *Anämie* vermuten. Die Ursache einer Hautblässe kann auch in einer schlechten Hautdurchblutung begründet sein oder von einer Niereninsuffizienz herrühren.

Eine rote Gesichtsfarbe kann ein erster Hinweis auf einen „roten Bluthochdruck" sein. Es könnte jedoch auch eine Bluterkrankung wie Polyglobulie oder Polyzythämie vorliegen.

Dieser ersten Inspektion folgen weitere Untersuchungen.

Anamnese

In der Anamnese erfragen wir körperliche und geistige Ermüdbarkeit, Schwindelgefühl, Neigung zu Ohnmacht, vor allem nach längerem Stehen, Bewegungsdrang, Schlafstörungen, Schweißausbrüche und Ohrensausen, wenn wir nach einer eventuell zugrundeliegenden Kreislaufstörung fahnden.

Pulstastung

Die Pulstastung gibt wertvollen Aufschluß über das Herz-/Kreislaufgeschehen:
– über die Herzfrequenz
– über die Kraft, mit der das Herz den Kreislauf unterhält
– über die Durchgängigkeit der Arterien

Technik

Der Puls wird mit Zeige- und Mittelfinger oder mit Zeige- bis Ringfinger, am besten an der Arteria radialis, gemessen. Die Meßzeit sollte mindestens eine halbe Minute dauern, da sich sonst die Fehlermöglichkeiten erhöhen und eventuell bestehende Arrhythmien, wie beispielsweise Extrasystolen nicht erfaßt werden.

Grundsätzlich können auch andere Arterien für die Pulszählung gewählt werden. Allerdings erhöht sich bei abnehmendem Gefäßkaliber das Risiko, den eigenen Fingerbeerenpuls mit dem Patientenpuls zu verwechseln.

Zu den Pulsqualitäten siehe Herz-Untersuchungsmethoden Seite 121.

Wichtige Palpationsstellen für arterielle Pulse

Am gebräuchlichsten ist die Pulstastung an der **Speichenschlagader** (A. radialis). Aber auch die **Halsschlagader** (A. carotis) und die **Oberschenkelschlagader** (A. femoralis) können immer gut getastet werden, auch bei bestehender Fettleibigkeit.
– **A. dorsalis pedis** (Fußrückenschlagader)
  Die A. dorsalis pedis wird auf dem Fußrücken, meist seitlich vom 1. Strahl palpiert, d.h. zwischen den Sehnen der Großzehe und der zweiten Zehe.
– **A. tibialis posterior** (Hintere Schienbeinschlagader)
  Die A. tibialis posterior wird zwischen dem inneren Fußknöchel (Malleolus medialis) und der Achillessehne getastet.
– **A. femoralis** (Oberschenkelschlagader)
  Die Femoralispulse werden unterhalb des mittleren Drittels des Leistenbandes palpiert.

Diese Pulspalpationsstellen haben ihre Bedeutung vor allem zum Auffinden von arteriellen Durchblutungsstörungen *(vergleichende Pulstastung)*. Abbildung 6-5 gibt Aufschluß über Pal-

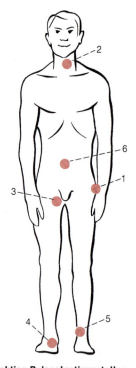

Abb. 6-5 Wichtige Pulspalpationsstellen
1. A. radialis, 2. A. carotis, 3. A. femoralis, 4. A. dorsalis pedis, 5. A. tibialis posterior, 6. Aorta

pationsstellen, die vergleichend getastet werden können. Allerdings muß man sich vergegenwärtigen, daß sich erst bei einer über 70% verengten Arterie eine tastbare Pulsveränderung ergibt. Genauere Aussagen können hier durch eine Arterienauskultation gemacht werden (s.u.).

> Seitendifferenzen bei der vergleichenden Pulstastung weisen auf Einengungen (evtl. sogar Verschluß) des Gefäßlumens hin.

Pulsbesonderheiten
- **Klopfende Karotiden**
  bei Aorteninsuffizienz, Aortenisthmusstenose, Hyperthyreose
- **Seitendifferenz der Karotispulse**
  Verdacht auf Karotisstenose, die zur zerebralen Ischämie führen kann
- **Seitendifferenz der Radialispulse**
  arteriosklerotische Plaques oder Thromben, z.B. bei Polyzythämie
- **Fehlen der Radialispulse**
  im Schock
- **Seitendifferenzen der Femoralispulse**
  arteriosklerotischer Verschluß
- **Schwache Femoralispulse**
  Arteriosklerose oder Zeichen einer eingeschränkten Auswurfleistung des Herzens, z.B. Aortenklappenstenose, Aortenisthmusstenose

Blutdruckmessung

Siehe Seite 121.

Arterienauskultation

In einer gesunden Arterie erzeugt der Blutstrom keine Strömungsgeräusche. Kommt es innerhalb einer Arterie allerdings zu Wandveränderungen oder liegt eine besonders rasche Blutströmung vor, so können bei der Auskultation Strömungsgeräusche festgestellt werden. Die Ursache hierfür sind Wirbelbildungen im Blutgefäß. Diese Strömungsgeräusche gelten als Frühsymptom einer arteriellen Gefäßerkrankung. Werden diese Geräusche im Laufe der Zeit leiser, so ist das nicht etwa ein Zeichen der Besserung, sondern die Erkrankung führt allmählich zu einem vollständigen Gefäßverschluß. Liegt ein solcher völliger Gefäßverschluß vor, so können überhaupt keine Geräusche mehr wahrgenommen werden.

Wichtige Stellen der Arterienauskultation, die zur Routineuntersuchung gehören, sind die beiden *Karotiden* und die beiden *Femoralarterien*.

Kreislauffunktionsprüfung nach SCHELLONG

Der Schellong-Test ist eine einfache Möglichkeit, sich eine Übersicht über das Kreislaufgeschehen im Liegen und Stehen zu verschaffen. Er ist besonders geeignet *hypotone Kreislaufregulationsstörungen* (Störungen des Kreislaufs bei zu niedrigem Blutdruck) zu erfassen. Dazu werden *Puls und Blutdruck mehrfach* im *Liegen*, im *Stehen* und *nach Belastung* (Treppensteigen) gemessen.

Der Patient legt sich zehn Minuten hin. Danach werden im Liegen Puls und Blutdruck gemessen.

Schellong I: Stehbelastung.
Der Patient bleibt nun zehn Minuten lang in entspannter Haltung stehen. Beim Kreislaufgesunden nimmt die Pulsfrequenz nur leicht zu, der Blutdruck ändert sich nur wenig (maximal 15 mmHg). Bei der hypotonen Regulationsstörung kommt es zu einem Abfall des systolischen Blutdruckwertes, wobei der diastolische Wert relativ unverändert bleibt. Die Folge ist eine Abnahme der Blutdruckamplitude.

Schellong II: Treppensteigen.
Der Patient steigt 25 Stufen zweimal auf und ab. Dabei kommt es beim Gesunden zu einem sofortigen systolischen Blutdruckanstieg um 30 bis 80 mmHg, bei einem weitgehend konstanten diastolischen Wert. Die Pulsfrequenz nimmt um 20–30 Schläge pro Minute zu, steigt aber nicht auf über 100 Schläge pro Minute. Nach ungefähr zwei Minuten haben sich alle Werte wieder normalisiert.

> Der Schellong-Test dient dem Auffinden *hypotoner Kreislaufregulationsstörungen*.

Kreislauffunktionsprüfung nach RATSCHOW

Der Ratschow-Test dient der Erkennung *arterieller Durchblutungsstörungen*, indem die *reaktive Mehrdurchblutung* geprüft wird.

Hierzu liegt der Patient auf dem Rücken und hebt beide Beine senkrecht an, wobei seine Hände oder die des Untersuchenden seine Ober-

6 Kreislaufsystem und Gefäßapparat

schenkel stützen. In dieser Stellung rollt nun der Patient die Füße zwei bis fünf Minuten lang, wobei er sie ungefähr einmal pro Sekunde dreht. Ein Gesunder kann dies zehn Minuten lang ohne Beschwerden durchführen. Liegen dagegen arterielle Durchblutungsstörungen vor, so kommt es zum Abblassen der Hautfarbe und zum Auftreten von Schmerzen. Der Zeitpunkt der Farbänderung und des Schmerzeintritts wird festgestellt. Danach setzt sich der Patient mit hängenden Beinen auf. Beim Gesunden kommt es nach wenigen Sekunden zu einer deutlichen Rötung. Nach fünf bis zehn Sekunden sind auch die Venen wieder gefüllt. Liegt eine arterielle Durchblutungsstörung vor, so tritt die vermehrte Rötung nur verzögert auf, die Venenfüllung erfolgt erst nach über 15 Sekunden.

Die Rötung setzt um so später ein, je peripherer der Verschluß sitzt:
- bei Beckenarterienverschluß
  innerhalb 15 bis 20 Sekunden
- bei Femoralarterienverschluß
  innerhalb 20 bis 30 Sekunden
- bei Unterschenkelarterienverschluß
  innerhalb 30 bis 60 Sekunden

Kommt es zu einer dunkelroten Verfärbung, so haben sich die Venen vor der reaktiven Rötung durch die Arterien gefüllt. Ursache kann ein arteriovenöser Shunt oder eine venöse Klappeninsuffizienz sein.

Gehtest

Eine andere Art, arterielle Durchblutungsstörungen der Beine festzustellen, ist der Gehtest. Der Patient wird aufgefordert, eine Strecke mit rascher Schrittfolge (120 Schritte/Minute) zu gehen. Es wird gemessen, wie lange der Patient beschwerdefrei laufen kann und *ab wann* ihn *Schmerzen am Weitergehen hindern*. Mit diesem Test kann sowohl der Schweregrad der Claudicatio intermittens (intermittierendes Hinken, Schaufensterkrankheit) erkannt als auch ihr weiterer Verlauf überwacht werden. Je stärker die arterielle Durchblutungsstörung ist, desto eher werden Schmerzen angegeben.

Faustschlußprobe

Sollen nun nicht die Beine, sondern die Arme und Hände auf eine arterielle Durchblutungsstörung untersucht werden, so wird die Faustschlußprobe durchgeführt.

Der Patient hebt die Arme senkrecht über den Kopf. Innerhalb zwei Minuten ist die Faust 60mal zu schließen und zu öffnen. Liegt eine arterielle Durchblutungsstörung vor, so kommt es zu einer allgemeinen oder zu einer fleckenförmigen Abblassung der Haut der Handinnenfläche und der Finger. Danach wird am hängenden Arm die Zeit bis zum Eintritt der reaktiven Rötung und die Venenauffüllung ermittelt, ähnlich wie beim Ratschow-Test.

Dem Auffinden *arterieller Durchblutungsstörungen* dienen:
- Ratschow-Test
- Gehtest
- Faustschlußprobe

6.2.2 Ergänzende Untersuchungsmethoden

Ultraschall-Doppler-Versuch

Es handelt sich um ein Dauerschallverfahren, das eingesetzt wird, um arterielle und venöse Gefäßerkrankungen zu erkennen und zu beurteilen. Diese Methode eignet sich vor allem gut, um tiefe Venenverschlüsse aufzuzeigen.

Röntgenuntersuchung

Mit einer einfachen Leer-Aufnahme kann nach Kalkablagerungen in den Gefäßen gefahndet werden.

Angiographie

Nach Injektion eines Kontrastmittels, das in die A. femoralis verabreicht wird, werden die Gefäße (Arterien, Venen, Lymphgefäße) geröntgt. Mit diesem Verfahren können auch Umgehungskreisläufe dargestellt werden. Wegen der Gefahr der Kontrastmittelallergie soll dieses Verfahren nur bei strenger Indikationsstellung durchgeführt werden.

Oszillographie

Die Oszillographie wird benützt, um arterielle Durchblutungsstörungen nachzuweisen und zu lokalisieren. Der Oszillograph registriert schon geringe Stenosen, lange bevor es zur Claudicatio intermittens kommt.

Bei der Oszillographie werden die arteriellen Pulsationen durch eine automatische Blutdruckmeßvorrichtung aufgezeichnet. Die Höhe der Oszillation gibt die Blutdruckamplitude an. Wichtig ist auch hier der Seitenvergleich.

6.3 Ausgewählte Kreislauf- und Gefäßerkrankungen

Bei den Kreislauferkrankungen betrachten wir zunächst diejenigen, die den gesamten Kreislauf betreffen. Danach betrachten wir getrennt Arterien- und Venenerkrankungen.

6.3.1 Regulationsstörungen des Kreislaufs

▶ Hypotonie

Unter Hypotonie versteht man einen chronisch *erniedrigten Blutdruckwert*. Beim Mann rechnet man dazu systolische Werte unter 110 mmHg, bei der Frau unter 100 mmHg, und diastolische Werte unter 60 mmHg. Diese Kreislaufstörung zeigt sich deutlich im *Stehversuch* (Schellong-Test, s. S. 159): der *systolische Blutdruckwert sinkt ab,* die *Blutdruckamplitude verkleinert sich,* die *Pulsfrequenz steigt* auf über 100/min an.

Von dieser chronischen primären Hypotonie müssen die verhältnismäßig seltenen Fälle abgegrenzt werden, die Folge einer Grunderkrankung sind, wie einem Mangel an Hormonen des Hypophysenvorderlappens (Simmonds-Syndrom) oder der Nebenniere (M. Addison).

> Hypotonie
> ♂: systolischer Wert < 110 mmHg
> ♀: systolischer Wert < 100 mmHg

Ursache

Über die Ursache ist noch wenig bekannt. Man vermutet erbliche und konstitutionelle Faktoren. Die Beschwerden treten vermehrt in Lebenskrisen und nach psychischen Belastungen auf. Frauen, vor allem im jüngeren Lebensalter, sind wesentlich häufiger als Männer betroffen.

Symptome

Geklagt werden Müdigkeit, vor allem nach dem Aufstehen, Schwindelgefühl, Neigung zu Ohnmacht, besonders bei längerem Stehen. Aber auch Sehstörungen, Herzklopfen und Schweißausbrüche.

Therapie

Eine Therapie muß nur durchgeführt werden, wenn Beschwerden bestehen. Wichtigstes Ziel der Behandlung ist ein langsam aufbauendes *körperliches Training.* Gute Ergebnisse zeigen *Kneippsche Güsse,* Wechselduschen und Bürstenmassagen. Bis diese Maßnahmen wirken, kann als Übergangslösung ein gutes pflanzliches oder homöopathisches *kreislaufstützendes Mittel* gegeben werden.

Prognose

Die Betroffenen erreichen oft ein hohes Lebensalter, da bei ihnen die Komplikationen ausbleiben, die durch zu hohen Blutdruck auftreten können.

▶ Hypertonie (Bluthochdruck)

Mit Bluthochdruck (Hypertonie) bezeichnet man eine krankhafte *Steigerung des Gefäßinnendruckes.* In ihm sieht man eine der wichtigsten Ursachen der Herz- und Kreislauferkrankungen. Die Höhe des Blutdruckes ist altersabhängig; er nimmt mit steigendem Lebensalter zu. Früher wurden unterschiedliche Werte angegeben, ab wann man von Hypertonie spricht. Am bekanntesten war die „Faustregel": Alter des Patienten plus 100 als Wert für den systolischen Blutdruck. Zu den WHO-Werten des Blutdrucks siehe Seite 121.

Ein einmaliges Messen des Blutdruckes genügt nicht, um einen Hochdruck zu diagnostizieren, sondern es muß mehrfach, mindestens dreimal zu verschiedenen Zeitpunkten, gemessen werden.

Ursache

Bei 80 bis 90% der Hochdruck-Patienten kann der Arzt keine Erkrankung feststellen, die als Ursache der Hypertonie in Frage käme. Bei nicht ganz 10% der Betroffenen können renale (von der Niere ausgehende) und hormonale Erkrankungen gefunden werden, die für die Blutdruckerhöhung verantwortlich sind. Der Bluthochdruck wird deshalb nach seinen Ursachen eingeteilt in eine primäre und eine sekundäre Form. Darüber hinaus kann er nach einem Vorschlag der WHO nach dem Schweregrad eingeteilt werden. Daneben ist noch eine Einteilung nach der Verlaufsart üblich.

Wir wollen nun die einzelnen Einteilungen näher betrachten.

Einteilung der Hypertonie nach der Ursache

- **Primäre (essentielle) Hypertonie**
  Die Ursache der Hypertonie ist in diesen Fällen unbekannt. Man vermutet als Grund Streß, Erbanlagen und verschiedene Umweltfaktoren.
- **Sekundäre Hypertonie**
  Die Hypertonie ist die Folge einer anderen zugrundeliegenden Krankheit:
  – **Renale Hypertonie**
  Es liegt eine Nierenerkrankung vor, die den Hochdruck auslöst. Dabei kann entweder das Nierenparenchym erkrankt sein, wie es bei der chronischen Glomerulonephritis und der Pyelonephritis (s. S. 326ff.) der Fall ist, oder es handelt sich um einen sogenannten renovaskulären Hochdruck, bei dem eine oder beide Nierenarterien verengt sind.
  – **Endokrine Hypertonie**
  Hier liegt eine Störung im Hormonhaushalt vor. In diese Rubrik werden auch die Frauen gezählt, die nach Einnahme von hormonellen Antikonzeptiva („Pille") einen Bluthochdruck entwickeln.
  Andere hormonelle Erkrankungen, die eine Hypertonie auslösen können, werden im Kapitel Endokrinologie besprochen. Hierzu gehören das Phäochromozytom, das Cushing-Syndrom, das Conn-Syndrom und gelegentlich die Schilddrüsenüberfunktion (Hyperthyreoidismus).
  – **Kardiovaskuläre Form**
  Diese Hochdruckform ist durch eine Erkrankung des Herz-Kreislauf-Systems bedingt. Der wichtigste Grund ist hier eine Arteriosklerose, die das Nachlassen der Elastizität der Gefäße bewirkt. Andere mögliche Ursachen sind die Aortenisthmusstenose und das hyperkinetische Herzsyndrom (funktionell bedingte Erkrankung mit Tachykardie, vergrößerter Blutdruckamplitude und vegetativen Begleitsymptomen).

Einteilung der Hypertonie nach dem Schweregrad

Die Einteilung nach dem Schweregrad wird nach einer Empfehlung der WHO nach den bereits eingetretenen Organveränderungen vorgenommen.
- **Stadium I**
  Hypertonie ohne Organschäden
- **Stadium II**
  Hypertonie und Zeichen einer Hypertrophie der linken Herzkammer
- **Stadium III**
  Hypertonie mit darüber hinausgehenden Organschäden an Herz, Niere, Gehirn und peripheren Gefäßen.

Einteilung der Hypertonie nach dem Verlauf

Man unterscheidet eine gutartige (benigne) und eine bösartige (maligne) Verlaufsart.
- **Maligne Verlaufsart**
  Bei etwa 1% der Hochdruckpatienten geht die Hypertonie in eine maligne Verlaufsart über. Es kommt zu hohen, besonders zu hohen diastolischen Werten auf 120 bis 140 mmHg. Es setzt dann eine rasch fortschreitende Niereninsuffizienz ein. Diese Hypertonieform spricht auf Medikamente nicht oder kaum an.
- **Benigne Verlaufsart**
  Die Hypertonie verläuft langsamer, an den Gefäßen kommt es zu umschriebenen Schwellungen, in denen sich Fettstoffe einlagern (atheromatöse Plaques). Aus dieser Atheromatose entwickelt sich später durch Kalkeinlagerung die Arteriosklerose, die wiederum die Hypertonie verschlimmert. Diese Hypertonieform spricht gut auf blutdrucksenkende Medikamente an.

Symptome

Hypertoniker können lange *beschwerdefrei* sein. Krankheitserscheinungen treten meist erst auf, wenn es als Folge des Hochdruckes bereits an Herz, Nieren, Gefäßen oder Gehirn zu Schäden gekommen ist.

Erste geklagte Symptome sind meist *morgendliche Kopfschmerzen, Schwindel, Ohrensausen, Ruhe- und Belastungsdyspnoe*, nächtliche Atemnot und *Herzklopfen.*

Komplikationen
- **Am Herz**
  Die dauernde Druckbelastung des Herzens führt zur Hypertrophie und Dilatation der lin-

ken Herzkammer (Herzinsuffizienz). Durch Gefäßveränderungen der Koronararterien kann es zu Zirkulationsstörungen bis hin zum Herzinfarkt kommen.
- **An den Nieren**
Es kann zu chronischem Nierenversagen kommen.
- **Am Gehirn**
Durch die Arteriosklerose der Gehirngefäße kann es zu geistigem Verfall, aber auch zum Gehirnschlag (Apoplexie) kommen.
- **Am arteriellen Gefäßsystem**
Es können Durchblutungsstörungen, vor allem im Bereich der Extremitäten auftreten (Claudicatio intermittens).

Typische Komplikationen der Hypertonie:
- Linksherzhypertrophie und Linksherzdilatation
- Nierenversagen
- Hirnschlag
- Gangränbildung der Beine

Therapie

Zuerst gilt es, wenn möglich, die Ursache herauszufinden und zu behandeln. Ein wichtiger Faktor ist die Änderung der Lebensweise. *Nikotin* und *Kaffee* sollen *gemieden* werden, bestehendes Übergewicht muß abgebaut werden, gleichzeitig soll der *Salzverbrauch reduziert* werden. Ein wichtiger Faktor ist auch eine *psychische Betreuung* beim Umgang mit körperlichem und emotionalem Streß.

Sind die Blutdruckwerte *wesentlich erhöht*, muß der Patient an den *Arzt verwiesen werden*, damit dieser den Patienten durch die entsprechenden verschreibungspflichtigen Medikamente auf einen angemessenen Blutdruckwert einstellt und die oben genannten gefürchteten Komplikationen vermieden werden können.

Funktionelle Durchblutungsstörungen

Man spricht von funktionellen Durchblutungsstörungen, wenn die Arterien nicht von organischen Hindernissen verlegt sind, sondern die Durchblutungsstörung durch einen *Spasmus* der großen und mittleren Arterien ausgelöst wird. Am häufigsten treten funktionelle Durchblutungsstörungen in der Haut auf, vor allem an Händen und Füßen. Als wichtigste funktionelle Durchblutungsstörungen werden hier der Morbus Raynaud, die Kälteagglutininkrankheit und die Migräne vorgestellt.

▶ **Morbus Raynaud**

Beim M. Raynaud kommt es zu einer vollständigen Unterbrechung des arteriellen Blutstromes durch einen funktionellen Verschluß der Fingerarterien. Die betroffenen Finger verfärben sich weiß oder blaßblau. In den meisten Fällen sind die Finger beider Hände, mit Ausnahme der Daumen, betroffen. Tritt die Mangeldurchblutung nur an einzelnen Fingern auf, so spricht man vom Digitus mortuus („abgestorbener' Finger).

Die Erkrankung befällt *vor allem Frauen*, gelegentlich auch *jüngere Männer*. Krankheitsbegünstigend ist es, wenn die Hände *Vibrationen* ausgesetzt sind, wie das beispielsweise bei Motorradfahrern oder Preßlufthammerarbeitern der Fall ist.

Symptome

Die Gefäßspasmen können durch *Kälteeinwirkung*, aber auch durch *Aufregung* ausgelöst werden. Die anfangs bestehende deutliche Blässe geht in eine blaurote Verfärbung über. Es kommt zu stechenden Schmerzen und Kribbeln. Die in der anfallsfreien Zeit normalen Pulse sind während eines Anfalls deutlich abgeschwächt.

Therapie

Als naturheilpraktische Maßnahme bewährt hat sich die Behandlung mit Mutterkorn (Secale cornutum) in der homöopathischen Aufbereitung ab D4. Hydrotherapeutische Maßnahmen können mit vorsichtiger schrittweiser Anpassung an den Patienten durchgeführt werden. Es wird immer an der gesunden Seite begonnen und die Belastung in Dauer und Temperatur langsam gesteigert. Geeignet sind auch Bürstungen, Trokkenabreibungen, Güsse, Bäder- und Wechselanwendungen. Als Badezusatz sind Kampfer und Rosmarinöl geeignet.

Prognose

Besteht die Erkrankung aufgrund einer rein funktionellen Durchblutungsstörung, ist sie meist harmlos, da der Anfall vorüber ist, bevor es zu versorgungsbedingten Schäden kommt.

Anders verhält es sich beim sogenannten sekundären M. Raynaud, da hier die Blutversorgung bedroht ist. In diesem Fall liegt aber bereits eine organische Arterienveränderung vor, zu der dann zusätzlich ein Gefäßspasmus kommt. Die zugrundeliegende Krankheit ist dabei häufig die Sklerodermie (Autoimmunkrankheit mit Neigung zu Bindegewebsneubildung, s. S. 103).

▶ Kälteagglutininkrankheit

Vom M. Raynaud grenzt man die Kälteagglutininkrankheit ab. Hier kommt es bei Kälteeinwirkung zu einer *Verklumpung der Erythrozyten*. Im Blut des Betroffenen befinden sich bestimmte *Kälteantikörper*, die im Blut nachgewiesen werden können. Von der Krankheit werden vor allem *Männer ab dem 40. Lebensjahr* befallen.

Symptome

Es kommt zu *Blässe* und *Zyanose* der Körperstellen, die der Kälte ausgesetzt sind. Bei Erwärmung verschwinden die Symptome sofort wieder. Bleibt der Patient zu lange der Kälte ausgesetzt, kann es leicht zu Erfrierungen kommen.

Therapie

Die wirksamste Therapie besteht darin, daß es der Patient vermeidet, sich der Kälte auszusetzen.

▶ Migräne

Bei der Migräne kommt es zum anfallsweisen Auftreten von starken Kopfschmerzen. Bei einem typischen Anfall kann man drei Phasen unterscheiden: *Vorphase, Schmerzphase* und *Ödemphase*.

– **Vorphase**
  Es kommt zur Ischämie (örtlichen Blutleere) bestimmter Hirnteile, die oft zu Sehstörungen führt. Dabei werden Lichterscheinungen wie Funken oder Flimmern gesehen, wobei das zentrale Sehen oft abgeschwächt ist. Daneben kann es auch zu Hörstörungen, Schwindel und Erbrechen kommen.

– **Schmerzphase**
  Als Reaktion auf die Ischämie kommt es nun zu einer Erweiterung der Arterien. Diese pulssynchrone Erweiterung löst einen pochenden Kopfschmerz aus.

– **Ödemphase**
  Durch eine erhöhte Kapillardurchlässigkeit entwickelt sich ein Ödem der Arterienwand und des umgebenden Gewebes. Der pochende Schmerz hört auf, es kommt zu einem konstanten dumpfen Schmerz.

Nach dem Anfall kommt es oft zur Harnflut.

Ursache

Als Ursache werden *erbliche, humorale* und *allergische* Einflüsse diskutiert, ebenso Störungen der *inneren Sekretion*. Manche Migräneformen haben ihren Grund in *Veränderungen im Halswirbelbereich*.

Therapie

Die Therapie muß sich nach den Ursachen ausrichten. Bei Veränderungen im Halswirbelbereich kommen z.B. chiropraktische Maßnahmen in Betracht. Außerdem sollte das Sehvermögen überprüft werden, um z.B. angestrengtes Sehen als Ursache der Migräne auszuschließen. Verschiedene Medikamente sowie Akupunktur, Neuraltherapie, Schröpfen und Baunscheidtieren haben sich als Therapie bewährt. Bei Störungen der inneren Sekretion muß immer das betreffende Organ mitbehandelt werden (z.B. Leber, Galle).

6.3.2 Erkrankungen der Arterien

Die beiden Begriffe Gefäßerkrankung und Durchblutungsstörung dürfen nicht gleichgesetzt werden. Störungen im Gefäßsystem können die Arterien, die Venen und die Lymphgefäße betreffen. Hier kann aber trotz einer vorliegenden Erkrankung der Gefäßwand die Versorgung noch ausreichend sein. Andererseits haben wir gesehen, daß trotz gesunder Gefäßwände ein Durchblutungsmangel bestehen kann, wenn es zu einem Spasmus der versorgenden Gefäße kommt.

▶ Arteriosklerose *(Arterienverkalkung)*

Unter Arteriosklerose werden *degenerative Arterienveränderungen* zusammengefaßt, die unterschiedliche Erscheinungsformen und Ursachen haben.

Pathogenese

Es kommt zu Veränderungen der Gefäßwand, indem zuerst fettartige Substanzen, später auch Kalzium, in der Gefäßwand abgelagert werden. Handelt es sich in erster Linie um *Fetteinlagerungen,* so wird der Vorgang als *Atheromatose* bezeichnet.

Die Folge dieser Einlagerungen sind *Lumeneinengung, Verhärtung* und *Elastizitätsverlust* der Gefäße. Dadurch wird aber die Bildung lokaler Thromben begünstigt, die nun ihrerseits den Durchmesser der Gefäße noch weiter einengen oder die Arterie sogar völlig verschließen.

Ursachen

Als Ursache der Arteriosklerose werden viele Gründe genannt. Damit die Krankheit ausbricht, müssen mehrere Faktoren zum Tragen kommen.

- **Bluthochdruck**
- **Zigarettenrauchen**
- **Bewegungsmangel**
- **Übergewicht**
- **Fettstoffwechselstörungen**
  In vielen Untersuchungen wurde nachgewiesen, daß ein zu hoher Blutfettspiegel die Entstehung einer Arteriosklerose begünstigt.
- **Diabetes mellitus**
  Beim Diabetes mellitus kommt es zum einen zur Sklerose der großen und mittleren Arterien (diabetische *Makro*angiopathien), aber auch zur Beteiligung der Arteriolen und Kapillaren (diabetische *Mikro*angiopathien), deren Folge Netzhaut- und Nierenerkrankungen und Neigung zur Gangränbildung (Gewebsuntergang) an den Beinen sind.
- **Schilddrüsenunterfunktion**
  Eine Schilddrüsenunterfunktion führt zu einer vermehrten Cholesterinablagerung an den Gefäßwänden. In diesem Fall kann es schon bei Jugendlichen zur schweren Verkalkung der Herzkranzgefäße und der Aorta kommen.
- **Gicht**
  Im Blut ist der Harnsäurespiegel erhöht. In den Gelenken werden Harnsäurekristalle abgelagert.
- **Morbus Cushing**
  Im Blut ist der Kortisolspiegel erhöht.
- **Überfunktion der Nebenschilddrüse**
  (Hyperparathyreoidismus)
  Durch vermehrte Bildung von Parathormon wird aus den Knochen zuviel Kalzium herausgelöst, wodurch der Kalziumspiegel des Blutes erhöht wird.

Pathophysiologie

Unter Ruhebedingungen bleibt das Stromvolumen bis zu einer Querschnittsabnahme um 95% nahezu unverändert. Wird dieser kritische Wert unterschritten, so hängt es von der Funktionstüchtigkeit der Kollateralkreisläufe ab, wie weit eine Versorgung der nachgeschalteten Bezirke noch erfolgen kann.

Unter einem Kollateralkreislauf versteht man einen *Umgehungskreislauf,* der neben dem Hauptgebiet die gleichen Versorgungsgebiete erreicht, so daß auch bei einer Unterbrechung des Hauptgefäßes die Blutversorgung des Erfolgsorganes noch gewährleistet ist. Bei dauernder Beanspruchung des Kollateralkreislaufes paßt sich dieser der gesteigerten Anforderung an.

Diagnose

Folgende Feststellungen können den Untersucher auf eine vorliegende Arteriosklerose hinweisen:

- Bei der Pulsmessung findet man einen palpatorisch *verhärteten Radialispuls.*
- Auskultatorisch findet man im betroffenen Gebiet *Strömungsgeräusche.*
- Bestehende *Seitendifferenzen* in der *Pulsqualität.*
- An der *Augenhintergrundarterie* kann man die Arteriosklerose bei der Untersuchung mit dem Augenspiegel optisch feststellen.

Symptome

Meist macht eine Arteriosklerose *lange Zeit* überhaupt *keine Beschwerden.* Noch bei einer bereits fortgeschrittenen Erkrankung kann die Leistungsfähigkeit weitgehend erhalten sein. Geklagt wird über *Schmerzen,* wobei Art und Lokalisation des Schmerzes gegebenenfalls Rückschlüsse über den Sitz des Strömungshindernisses zulassen. Daneben kann es zu *Parästhesien* (Fehlempfindungen wie ‚Kribbeln', ‚Pelzigsein' oder ‚Ameisenlaufen'), *Kältegefühl* oder rascher *Ermüdbarkeit* der minderdurchbluteten Extremität kommen. Wichtige Hinweise auf bestehende Arteriosklerose geben Blässe, *schlecht heilende Wunden* und *Pilzerkrankungen* zwischen Fingern und Zehen.

6 Kreislaufsystem und Gefäßapparat

Komplikationen

Die häufigsten Komplikationen sind *Herzinfarkt, Apoplexie* (Gehirnschlag), *Niereninfarkt, Nekrosen* und *Gangrän*.

Therapie

Bei der Therapie steht die Beseitigung der Risikofaktoren im Vordergrund: Abbau von Übergewicht, Behandlung des Diabetes mellitus, Senkung von erhöhten Harnsäure- und Fettwerten im Blut, kein Nikotin. Der Patient soll sich auf ebenen Wegen viel bewegen, barfuß gehen und morgens Tau treten. Dabei muß aber darauf geachtet werden, daß es zu keiner Überanstrengung kommt. Empfehlenswert sind folgende Allgemeinbehandlungen: Ganzwaschungen, ansteigende Fußbäder, Wechselfußbäder, Armbäder und Kohlensäuregasbäder. Die wichtigsten pflanzlichen Mittel, die eingesetzt werden können, sind Knoblauch (Allium sativum), Weißdorn (Crataegus oxyacantha), Ginseng (Panax Ginseng), Ginkgo (Ginkgo biloba) und Bergwohlverleih (Arnica montana). Es gibt eine Vielzahl von Arzneimitteln, die diese Pflanzen in Auszügen oder in homöopathischen Aufbereitungen enthalten.

▶ Arterielle Verschlußkrankheiten

Bei der arteriellen Verschlußkrankheit kommt es zur *Einengung* oder sogar zur *Verlegung* einer *Arterie*, und infolgedessen zum *Durchblutungsmangel*. Obwohl in der Regel das gesamte Arteriensystem betroffen ist, werden einzelne Gefäßabschnitte besonders befallen. Eine der wichtigsten Verschlußkrankheiten, nämlich der Herzinfarkt, wurde im Kapitel „Herz" auf Seite 140 besprochen.

Allerdings liegen ca. 90% der chronischen Arterienverschlüsse im Bereich der unteren Gliedmaßen, einschließlich Aorta und Beckengefäße. Die peripheren Durchblutungsstörungen haben jedoch eine geringe Mortalität. Meist sterben diese Patienten am Myokardinfarkt oder durch Apoplexie.

Pathophysiologie

In den allermeisten Fällen ist die *Arteriosklerose* die *Ursache* der Verschlußkrankheit. Entsteht der Verschluß langsam, so können sich wirksame Kollateralkreisläufe entwickeln. Ist dies nicht möglich, weil auch dieser Bezirk arteriosklerotisch verändert ist, so tritt die Erkrankung in ein dekompensiertes Stadium. Je nachdem, welches Gebiet von der Minderversorgung betroffen ist, und je nach dem Ausmaß des Durchblutungsmangels, ergeben sich ganz unterschiedliche Krankheitsbilder. Einige wichtige sollen im folgenden besprochen werden.

▶ Claudicatio intermittens (intermittierendes Hinken, Schaufensterkrankheit)

Zum intermittierenden Hinken, der sogenannten Schaufensterkrankheit, kommt es durch eine *chronisch arterielle Verschlußkrankheit der Beine*. Hier reicht die Durchblutung der Muskeln im Ruhezustand noch aus. Beim Laufen jedoch kommt es zur Minderversorgung der Muskulatur und in deren Folge zu heftigen Wadenschmerzen, die den Patienten zum Stehenbleiben zwingen. Nach kurzer Zeit verschwinden die Schmerzen wieder, der Kranke kann weiterlaufen, bis ihn ein erneuter Schmerz wiederum zum Anhalten zwingt. Deshalb heißt diese Erkrankung auch Schaufensterkrankheit, da der Betroffene von Schaufenster zu Schaufenster wandert und dort das Verschwinden des Schmerzes abwartet.

Therapie

Wichtig ist ein *aktives Gefäßtraining*, damit sich wirksame Kollateralkreisläufe entwickeln können. Allerdings müssen die zugrundeliegenden Risikofaktoren berücksichtigt werden: keine Schüttelmassagen der Beine (Emboliegefahr). Daneben muß die vorliegende Arteriosklerose mit geeigneten Mitteln (z.B. *Ernährungsumstellung*) behandelt werden.

In schweren Fällen wird eine operative Gefäßerweiterung oder das Einbringen eines künstlichen Umgehungskreislaufs (‚Bypass') nötig.

▶ Arterielle Embolie

Die arterielle Embolie ist ein *plötzlicher Verschluß einer Arterie*.

Ursache

Die Ursache einer Embolie ist ein *Embolus*. Bei einem Embolus handelt es sich um einen Gefäßpfropf. Damit meint man jedes Gebilde, das durch die Blutbahn verschleppt wird und zum

Verschluß eines Gefäßes führt. Meist handelt es sich allerdings bei einem Embolus um Thrombusteile. Ein *Thrombus* ist ein an der Gefäßwand *festsitzendes* Blutgerinnsel. Die Bildung dieser Thromben wird durch Atheromatose, Arteriosklerose und andere Gefäßerkrankungen gefördert. Bei der Entstehung können aber auch Gerinnungsstörungen des Blutes eine Rolle spielen. Reißt sich nun ein Teil des Thrombus los und wird im Blut mitgespült, so spricht man vom Embolus. Der Embolus schwimmt nun so lange im Blutstrom mit, bis er aufgrund seiner Größe in einer Arterie steckenbleibt.

Bei einer arteriellen Embolie stammt der Embolus häufig aus dem linken Herzen. Dort können sich Thromben aufgrund eines abgelaufenen Myokardinfarktes, bei Mitralfehlern oder nach einer bakteriellen Endokarditis gebildet haben.
Anmerkung. Dagegen stammt der Embolus einer *Venenthrombose* aus den Venen. In diesem Fall gelangt der Embolus ins rechte Herz und von dort in die Lungenarterien, die er verstopft. Bei entsprechender Größe des Embolus kommt es zur sofortigen tödlichen Lungenembolie. Handelt es sich nur um eine kleine Lungenembolie, kommt es zu Krankheitserscheinungen (s. S. 384f.).

Symptome
Wenn nicht Kollateralen das betroffene Gebiet versorgen können, kommt es zum Absterben (Nekrose) des befallenen Bereiches. Je nachdem, wohin der Embolus gespült wird, entstehen ganz unterschiedliche Symptome.

So kommt es bei einer *Hirnembolie* meist zur *Halbseitenlähmung* (s. unten). Bei einer *Mesenterialembolie* (Verschluß eines den Darm versorgenden Gefäßes) kommt es zu *kolikartigen Bauchschmerzen*, Darmbluten, eventuell paralytischem *Ileus* (Darmlähmung), Peritonitis (Bauchfellentzündung) und Schock. Bei einer *Embolie* der *Extremitäten* kommt es zu einem plötzlichen peitschenhiebähnlichen *Schmerz*, dem später ein bohrender Schmerz folgt. Die betroffene Extremität ist *wachsbleich, kalt, gefühllos* und *nicht funktionstüchtig*. Ein *Puls* kann *nicht mehr getastet* werden. Im weiteren Verlauf kommt es zur *Nekrosebildung*.

Therapie
Es handelt sich um einen Notfall, der sofortige *Krankenhauseinweisung* notwendig macht. Dort stehen verschiedene Möglichkeiten der Behandlung zur Verfügung: Auflösung des Embolus durch Medikamente, die operative Entfernung aus der Arterie oder das Herausziehen mittels Ballonsonde. Ist es bereits zur Gangränbildung gekommen, muß rechtzeitig amputiert werden.

▶ Hirninfarkt

Beim Hirninfarkt kommt es, durch eine *Durchblutungsstörung* zum *Absterben* von *Hirnzellen*, was meist zu einer plötzlich einsetzenden, halbseitigen Lähmung führt.

Ursache
Meist liegt die Ursache in einer arteriellen Embolie, die den Gefäßverschluß bewirkt hat. Der Embolus kann aus einem Gefäß oder aus dem linken Herzen stammen.

Symptome
Typisch ist der plötzliche Beginn. Der Betroffene stürzt hin („Schlaganfall"). Es kommt zu Lähmungen und Bewußtlosigkeit.

Siehe hierzu auch die ausführliche Besprechung der Apoplexie auf Seite 422f.

> Vorboten eines Hirninfarktes sind *zeitweise auftretende neurologische Ausfallerscheinungen.*

Gefäßentzündung (Angiitis, Angitis)

Von den zahlreichen Entzündungsformen der Gefäße werden im folgenden nur die wichtigsten dargestellt. Die entzündliche Erkrankung der Gefäße nimmt häufig von der Intima ihren Ausgang. Es kommt zu Auflagerungen und zu Entzündungen der Gefäßwand.

▶ Endangiitis obliterans
(Endangitis obliterans, Winiwarter-Buerger-Krankheit)

Bei der Endangiitis obliterans handelt es sich um eine Entzündung der Arterien, die bevorzugt Männer zwischen dem 30. und 40. Lebensjahr befällt. Meist sind die Beine betroffen, nur selten die Arme.

6 Kreislaufsystem und Gefäßapparat

Pathophysiologie

Es kommt zur Wucherung der Intima, die zu einer Einengung der Gefäße führt. Rauchen und Kälte verschlechtern den Krankheitsverlauf. Oft ist eine Abgrenzung gegenüber der Arteriosklerose nicht möglich, vor allem auch deshalb, weil sich später meist eine Arteriosklerose aufpfropft.

Ursache

Die Ursache ist unbekannt. Allerdings tritt die Krankheit fast nie bei Nichtrauchern auf. Sind Frauen von der Erkrankung betroffen, so liegt häufig eine Kombination von Einnahme hormonaler Antikonzeptiva („Pille") und Rauchen vor. Warum es allerdings bei diesen Patientinnen zu einer Endangiitis obliterans kommt und bei anderen Frauen nicht, ist ungeklärt.

Symptome

Je nachdem, wie weit die Krankheit fortgeschritten ist, kommt es zu unterschiedlichen Beschwerden. So reichen die Symptome von Kälte- und Schweregefühl, Parästhesien und rascher Ermüdbarkeit über Claudicatio intermittens bis hin zur Nekrose und Gangrän.

Therapie

Das Rauchen muß sofort aufgegeben werden, auch ist gegebenenfalls die weitere Einnahme der „Pille" einzustellen. Die schlecht versorgten Extremitäten müssen vor Druck, Kälte und Verletzungen geschützt werden. Ein vorsichtiges Bewegungstraining sollte durchgeführt werden, damit sich funktionstüchtige Kollateralkreisläufe ausbilden können. In schweren Fällen sind gefäßchirurgische Maßnahmen notwendig, eventuell sogar eine Amputation.

▶ Panarteriitis nodosa (Periarteritis nodosa)

Die Panarteriitis nodosa ist eine knötchenförmige Entzündung der arteriellen Gefäßwand.

Ursache

Es wird eine Einlagerung von Immunkomplexen in die Gefäßwand vermutet.

Symptome

Je nachdem, welche Gefäßabschnitte betroffen sind, treten ganz unterschiedliche Erscheinungen hervor. So kommt es beim Befall

– der Koronarien zu Angina-pectoris-Anfällen und Herzinfarkt,
– der Nierengefäße erst zu renalem Hochdruck, später zu Nierenversagen,
– der Hautgefäße zu lokalen Durchblutungsstörungen, später zu Nekrosen,
– der Magen-Darm-Gefäße zu Leibschmerzen, Schleimhautulzera (-geschwüre), bis hin zum Ileus (Darmverschluß).

Therapie

Bei der akuten Verlaufsform ist Krankenhauseinweisung notwendig.

Prognose

Meist führt die Krankheit nach kurzem Verlauf zum Tode.

Angeborene Gefäßfehlbildungen

Im Kapitel „Herz" haben wir auf Seite 136 bereits eine wichtige angeborene Gefäßfehlbildung kennengelernt, nämlich die Aortenisthmusstenose. Weitere Gefäßfehlbildungen sind arteriovenöse Fisteln und der Morbus Osler.

▶ Arteriovenöse Fistel

Bei der arteriovenösen Fistel handelt es sich um einen *Kurzschluß zwischen Arterie und Vene,* in deren Folge es zur Minderdurchblutung des ausgesparten Bereiches kommt. Allerdings müssen arteriovenöse Fisteln nicht unbedingt aufgrund von angeborenen Gefäßmißbildungen bestehen, sondern sie können sich auch nach Stich- oder Schußverletzungen bilden. Die Arterien und Venen im fistelnahen Gebiet erweitern und schlängeln sich. Die Therapie besteht im operativen Verschluß der Fistel.

▶ Morbus Osler (hereditäre Teleangiektasie)

Beim Morbus Osler handelt es sich um eine angeborene Erweiterung der oberflächlichen Hautgefäße. Es bilden sich kleine, flache, rotbraune Knötchen (angiomatöse Teleangiektasien), und zwar bevorzugt im Gesicht, an der Nasen- und Mundschleimhaut, aber auch an inneren Organen. Die Krankheit tritt meist ab dem 40. Lebensjahr in Erscheinung, wobei es, aus scheinbar voller Gesundheit, zu stärkeren Blutungen kommt, z.B. Nasenbluten. Es besteht die Tendenz zur Verschlimmerung mit Bluthusten (Beteiligung der Lunge), lebensbedrohlichen Blutungen aus einem Gebiet (z.B. dem Magen-Darm-Kanal).

6.3.3 Erkrankungen der Venen

▶ Krampfadern (Varizen)

Krampfadern sind *örtliche Venenerweiterungen.* Dabei sind vor allem die Venen der Unterschenkel knotig aufgeweitet und serpentinenähnlich geschlängelt. Es handelt sich um ein außerordentlich verbreitetes Leiden, das bei ungefähr einem Drittel der Bevölkerung auftritt. Frauen sind häufiger betroffen als Männer.

Ursache

Die Ursache kann in einer *Venenklappeninsuffizienz* liegen und/oder in einer *angeborenen Bindegewebsschwäche.* Darüber hinaus kann das Leiden durch stehende Arbeitsweise, Übergewicht und Schwangerschaft verstärkt werden.

Symptome

Durch die Klappeninsuffizienz kommt es zu einer chronischen Stauung des Blutrückflusses. In *leichten* Fällen *fehlen Beschwerden,* die Krampfadern werden dann nur als Schönheitsfehler empfunden. In ausgeprägten Fällen kommt es zu *Schweregefühl, Mißempfindungen, Ödemen* und *nächtlichen Wadenkrämpfen.*

Komplikationen

Schon bei geringen Verletzungen können die erweiterten *Venen platzen.* Durch die schlechte Hautdurchblutung kann es zu ekzematösen *Hautveränderungen* kommen. Darüber hinaus kann sich eine Entzündung der Venen einstellen, die *Phlebitis,* in weit fortgeschrittenen Fällen sogar ein *Ulcus cruris* (Unterschenkelgeschwür).

Therapie

Die Therapie bei Krampfadern zielt auf eine *Verbesserung der venösen Strömungsverhältnisse:* Gehen, Schwimmen, Hochlagern der Beine. Mit gutem Erfolg wird auch die *Hydrotherapie* eingesetzt, um die Hautdurchblutung anzuregen: Wassertreten, Wechselbäder und kühle Packungen der Beine. Allerdings dürfen Verfahren wie beispielsweise Unterwasserdruckstrahlmassagen wegen der bestehenden Emboliegefahr nicht eingesetzt werden.

Wird eine Tätigkeit im Stehen ausgeübt oder liegt eine Schwangerschaft vor, wird ein Kompressionsverband angelegt, eventuell können auch Stütz- oder Kompressionsstrümpfe getragen werden, um die örtlichen Strömungsverhältnisse zu verbessern.

Von den *pflanzlichen Mitteln* steht die *Roßkastanie* (Aesculus hippocastanum) an erster Stelle. Sie kann innerlich und äußerlich angewandt werden (Vorsicht: häufig allergischer Schock bei intravenöser Behandlung). Aber auch Ginkgo biloba und der virginische Zauberstrauch (Hamamelis virginiana), Steinklee und Raute können zur Behandlung eingesetzt werden.

Besonderes Gewicht hat auch die Diätetik bei der Behandlung. Besteht Übergewicht, so muß eine Gewichtsnormalisierung angestrebt werden. Die Verdauung muß geregelt werden, insbesondere muß eine eventuell bestehende Obstipation bekämpft werden. Die Kost soll ballaststoffreich sein, Nikotin muß gemieden werden, damit die Gefäße nicht noch weiter geschädigt werden.

In der **Schulmedizin** werden kleinere Venen, vor allem kosmetisch störende Krampfadern an Seitenästen oder Verbindungsvenen, meist ambulant *verödet.* Dazu wird ein Mittel in die Vene gespritzt, das eine begrenzte lokale Entzündung auslöst. Dadurch verklebt und sklerotisiert die Vene. Werden Besenreiser (dicht unter der Haut meist parallel verlaufende kleine und kleinste erweiterte Venen vor allem am Oberschenkel) auf diese Art behandelt, so kehren sie häufig an anderer Stelle wieder.

Manchmal wird bei Besenreisern auch mit dem *Laser* behandelt. Dies erfordert besondere Erfahrung, damit es durch den Laserstrahl nicht zu Verbrennungen und damit zu narbigen Defekten kommt.

Das *chirurgische Stripping* wird unter örtlicher Betäubung oder unter Vollnarkose durchgeführt. Dabei wird die Krampfader mit Hilfe von zwei Schnitten freigelegt, die je ungefähr ein Zentimeter groß sind. Die Schnitte werden in der Leistenbeuge oder der Kniekehle sowie dem Unterschenkel oder dem Knöchel durchgeführt. Dann wird die Krampfader mit einer Metallsonde aus dem Bein herausgezogen.

Sind Stammvenen, Verbindungsvenen oder dicke Seitenastvenen betroffen, so wird *chirurgisch* behandelt. Diese Venen dürfen aber nur operativ entfernt werden, wenn die tieferliegenden Venen einwandfrei funktionieren, was vorher durch geeignete Untersuchungen sorgfältig abgeklärt werden muß.

Die *Häkchenmethode* eignet sich nur für kleine Krampfadern. Dabei werden durch kleine Schnitte Krampfadern von Seitenästen entfernt. Die kosmetischen Ergebnisse sind hier im allgemeinen gut.

Eine *endoskopische Chirurgie* kann beispielsweise vorgenommen werden, um Verbindungsvenen zum tiefen Venensystem zu entfernen. Dabei wird die Krampfader unter Zuhilfenahme eines Sichtgerätes und einer speziellen Sonde entfernt.

▶ Thrombophlebitis

Das Wort Thrombophlebitis setzt sich aus Thrombose und Phlebitis zusammen.
Thrombose. Bei der Thrombose hat sich eine *geronnene Blutmasse* an den *Gefäßen* oder an der *Herzwand abgesetzt.* Mögliche Ursachen können ein Gefäßwandschaden, eine Störung der Blutgerinnung oder ein verändertes Stromzeitvolumen sein. Begünstigende Faktoren sind weiterhin Übergewicht, höheres Lebensalter, hormonelle Faktoren (Schwangerschaft, hormonale Empfängnisverhütung, Morbus Cushing).
Phlebitis. Unter Phlebitis versteht man eine *Venenentzündung.*

Da Venenentzündungen fast immer zusammen mit einer venösen Thrombose auftreten, spricht man von Thrombophlebitis. Es ist nun wichtig festzustellen, ob es sich um eine oberflächliche oder um eine tiefe Thrombophlebitis handelt, da diese unterschiedlich behandelt werden müssen. Deshalb werden diese beiden Erkrankungsformen im folgenden getrennt vorgestellt.

▶ Oberflächliche Thrombophlebitis

Sind nur die oberflächlich liegenden Venen von der Thrombophlebitis betroffen, so hat sie sich *meist* aufgrund von *Krampfadern* entwickelt. Aber auch Verletzungen, paravenöse Injektionen und langdauernde Infusionsbehandlungen kommen als Ursache in Betracht.

Symptome

Es kommt zu *örtlichen Entzündungszeichen:* Rötung, Schmerz, Überwärmung. Die thrombotisch veränderte Vene kann *getastet* werden. Da der venöse Blutabfluß über die großen tiefliegenden Venen erfolgt, bildet sich *kein Ödem* aus.

Therapie

Beine nachts *hochlagern,* damit sich die Strömungsgeschwindigkeit des Blutes in den Venen verbessert. Tagsüber soll sich der Patient in frischer Luft und Sonne *bewegen* (im Gegensatz zur tiefen Thrombophlebitis, die strenge Bettruhe erfordert). Daneben können feuchtkühle *Umschläge* mit Kamillen-, Arnika- und Echinacealösung gemacht werden.

> Wegen bestehender Emboliegefahr dürfen folgende Therapien nicht durchgeführt werden:
> – Unterwasserdruckstrahlmassagen
> – Mechanische Vibrationen
> – Manuelle Schüttelung der Beine

▶ Tiefe Thrombophlebitis (Phlebothrombose)

Eine oberflächliche Thrombophlebitis kann sich zu der gefährlichen tiefen Thrombophlebitis entwickeln. Sie kann sich bei Bettlägerigkeit, hier vor allem nach schweren Operationen, aber auch nach Verletzungen, bei Tumoren oder bei Herzinsuffizienz einstellen. Tiefe Venthrombosen sind immer mit der tödlichen *Gefahr einer Lungenembolie* verbunden. Meist entwickeln sie sich später zu einem postthrombotischen Syndrom (s.u.).

Symptome

Leitsymptome der tiefen Venenthrombose sind:
– **Schwellung**
 wobei das Ausmaß des Ödems vom Sitz und dem Ausprägungsgrad der Phlebothrombose abhängt
– **Zyanotische Verfärbung**
– **Überwärmung**

Meist bestehen entlang der Venenverläufe *ziehende Schmerzen.* Es kann aber auch über *Spannungsgefühl im Bein* und *anhaltende Wadenkrämpfe* geklagt werden.

Diagnose

Das Payr- und das Homans-Zeichen gelten als Frühhinweis auf eine bestehende Thrombose oder Phlebitis der tiefen Beinvenen.

- **Payr-Zeichen** (Fußsohlendruckschmerz)
  Hier wird beim Druck auf die Innenseite der Fußsohlen ein Schmerz angegeben.
- **Homans-Zeichen**
  Bei Dorsalflexion des Fußes kommt es zum Wadenschmerz. Bei positivem Befund gilt es als Hinweis auf eine Thrombose des Unterschenkels.

Da gerade im Frühstadium der Erkrankung die Leitsymptome, Schwellung, zyanotische Verfärbung und Überwärmung meist nicht voll ausgebildet sind, bereitet die Erkennung der Krankheit oft erhebliche Schwierigkeiten. So bleiben auch in ihrem akuten Stadium fast die Hälfte aller Phlebothrombosen unerkannt und werden unter Umständen erst nachträglich durch eine Lungenembolie festgestellt.

Deshalb muß allen Symptomen, die in diese Richtung weisen, größte Aufmerksamkeit geschenkt werden. Gegebenenfalls muß eine sorgfältige *klinische Abklärung* erfolgen, auf die gerade der Anfänger in keinem Fall verzichten darf.

Therapie

Die Therapie erfolgt durch den Arzt mittels Antikoagulanzien (s. S. 145), medikamentöser Fibrinolyse (Auflösung von Gerinnseln) oder (selten) durch gefäßchirurgische Maßnahmen.

▶ **Postthrombotisches Syndrom**
   (chronisch-venöse Insuffizienz, CVI)

Mit „postthrombotischem Syndrom" faßt man alle *Folgen* zusammen, die sich nach einer *tiefen Beinvenenthrombose* einstellen.

Durch das chronisch-venöse Abflußhindernis kommt es dabei vor allem zu *Veränderungen der Haut und der Unterhaut*. Ein postthrombotisches Syndrom kommt bei 1% der Erwachsenen vor und beeinträchtigt den Betroffenen oft erheblich.

Symptome

Im Unterschenkel- und Knöchelbereich kommt es meist zu *Ödemen*. Anfangs sind sie weich und verschwinden über Nacht. Später kommt es häufig zu Gewebsverhärtungen mit Hautveränderungen.

Varizen kommen bei den Betroffenen aus zwei Gründen fast immer vor: Zum einen besteht schon grundsätzlich eine anlagebedingte Venenwandschwäche, zum anderen erweitern sich Kollateralkreisläufe oft bis zu Varizen. In diesem Fall spricht man von sekundären Varizen.

Bei fast allen Betroffenen kommt es zu *Hautveränderungen*: braune Pigmentation, Narben, Ekzeme und Entzündungen aller Art. Letztere können sich aufgrund von Pilzbefall, von Bakterien oder aufgrund einer allergischen Disposition entwickeln. Durch Kratzen und durch unverträgliche Salben können diese Hautveränderungen noch zusätzlich ungünstig beeinflußt werden.

Eine häufige und gefürchtete Komplikation stellt das *Ulcus cruris* dar. Dabei handelt es sich um eine Geschwürsbildung am Unterschenkel, die dort bevorzugt an der Innenseite, vorwiegend in der Knöchelregion, auftritt.

Therapie

Es gilt hier im wesentlichen, was für die Behandlung der Krampfadern (s.o.) gesagt wurde. Bei entzündeter Haut können feuchtkühle Umschläge mit Kamille oder Sonnenhut (Echinacea angustifolia) aufgelegt werden.

6.4 Fragen

Beantworten Sie die Fragen möglichst knapp! Die richtigen Antworten finden Sie auf der angegebenen Seite entweder **halbfett** oder *kursiv* gedruckt.

Anatomie und Physiologie

- Was versteht man unter Arterien? (S. 153)
  Aus welchen drei Schichten ist die Arterienwand aufgebaut? (S. 153f.)
  Was unterscheidet die Media der Venenwand von der Media der Arterienwand? (S. 154)
  Aus was für Gewebe werden die Kapillaren aufgebaut? (S. 154)
- Geben Sie die wichtigsten Abzweigungen der Aorta an, beginnend bei ihrem unmittelbaren Austritt aus der linken Herzkammer bis zu ihrer Aufzweigung in die beiden Beckenschlagadern! (S. 155f.)
  Woher bekommt die obere Hohlvene ihr Blut und woher die untere Hohlvene? (S. 157)
- In welche drei unterschiedlichen Kreisläufe wird das Körperkreislaufsystem der besseren Übersichtlichkeit wegen eingeteilt? (S. 157)
  Führen die Arterien im Körperkreislauf, also dem sogenannten großen Kreislauf, sauerstoffarmes oder sauerstoffreiches Blut? (S. 157)
  Führen die Venen im Lungenkreislauf, also dem sogenannten kleinen Kreislauf, sauerstoffarmes oder sauerstoffreiches Blut? (S. 157)
  Woher bekommt die Pfortader ihr sauerstoffarmes Blut? (S. 157)

Untersuchungsmethoden

- Welche einfachen Untersuchungsmethoden kennen Sie, mit denen Sie sich einen ersten Überblick über das Herz-/Kreislaufgeschehen verschaffen können? (S. 157ff.)
  Wie muß eine „Blässe" beschaffen sein, damit Sie an ein Herz-/Kreislaufgeschehen denken? (S. 157f.)

  Was für Pulsqualitäten kennen Sie? (S. 158 und 121)
  Welche wichtigen Palpationsstellen für arterielle Pulse kennen Sie? (S. 158)
  Welches sind wichtige Stellen für eine Arterienauskultation? (S. 159)
  Was ist der Schellong-Test? (S. 159)
  Was wird beim Ratschow-Test geprüft? (S. 159)
  Was wird beim Gehtest ermittelt? (S. 160)
- Kennen Sie klinische Untersuchungsmethoden, die zum Auffinden arterieller Durchblutungsstörungen eingesetzt werden? (S. 160)

Ausgewählte Kreislauf- und Gefäßerkrankungen

- Angenommen, bei einer Patientin liegt eine Hypotonie vor. Welche Erscheinungen würden Sie bei dieser Patientin durch den Stehversuch erwarten? (S. 161)
  Was würden Sie einer Patientin empfehlen, die unter Hypotonie leidet? (S. 161)
- Welche Blutdruckwerte hat die WHO als Normbereich, Grenzbereich und Bluthochdruck festgelegt? (S. 161 und 121)
  Welcher systolische Blutdruckwert wird bis zum 50. Lebensjahr immer als erhöht angesehen? (S. 121)
  Wie wird die Hypertonie nach ihrer Ursache eingeteilt? (S. 162)
  Welche Ursachen der sekundären Hypertonie sind Ihnen bekannt? (S. 162)
  Wie kann die Hypertonie nach ihrer Verlaufsart eingeteilt werden? (S. 162)
  Was für Symptome würden Sie bei bestehender Hypertonie beim Patienten erwarten? (S. 162)
  An welchen Organen würden Sie bei langandauerndem Hochdruck Schäden erwarten? (S. 162f.)
  Wie therapieren Sie, wenn die Blutdruckwerte wesentlich erhöht sind? (S. 163)
- Wodurch werden funktionelle Durchblutungsstörungen ausgelöst? (S. 163)
  Welche Altersschicht wird vor allem vom Morbus Raynaud befallen? (S. 163)
  Wodurch können die Gefäßspasmen beim

Morbus Raynaud ausgelöst werden? (S. 163)
Welche Veränderungen gehen bei der Kälteagglutininerkrankung im Blut vor sich? (S. 164)
Welche Symptome erscheinen hier? (S. 164)
Nennen Sie die drei Phasen, die man bei einem typischen Migräneanfall unterscheiden kann! (S. 164)
Welche Ursachen vermutet man bei Migräne? (S. 164)
- Was ist die Arteriosklerose? (S. 164)
Wann spricht man von Atheromatose? (S. 165)
Welche Ursachen der Arteriosklerose sind Ihnen bekannt? (S. 165)
Was ist ein Kollateralkreislauf? (S. 165)
Was für Hinweise auf Arteriosklerose können Sie durch eine Untersuchung des Patienten erhalten? (S. 165)
Welche Krankheitserscheinungen können sich durch Arteriosklerose einstellen? (S. 165)
Welche Komplikationen sind bei bestehender Arteriosklerose zu befürchten? (S. 166)
- Was versteht man unter einer arteriellen Verschlußkrankheit? (S. 166)
Welche zugrundeliegende Krankheit ist fast immer die Ursache einer arteriellen Verschlußkrankheit? (S. 166)
Welche wichtigen typischen arteriellen Verschlußkrankheiten kennen Sie? (S. 166f.)
Was ist Claudicatio intermittens? (S. 166)
Wie ist die Claudicatio intermittens zu therapieren? (S. 166)
Was ist eine arterielle Embolie? (S. 166)
Was ist die Ursache einer Embolie? (S. 166)
Wie sind die Symptome einer arteriellen Embolie? (S. 167)

Wie therapieren Sie in einem solchen Fall? (S. 167)
Was versteht man unter Hirninfarkt? (S. 167)
Welches wichtige Symptom kennen Sie, das auf einen drohenden Gehirnschlag hinweist? (S. 167, Kasten)
- Welche Gefäßentzündungen kennen Sie? (S. 167f.)
Sind Ihnen angeborene Gefäßfehlbildungen bekannt? (S. 168)
- Was sind Krampfadern? (S. 169)
Was sind mögliche Ursachen von Krampfadern? (S. 169)
Was für Beschwerden können sich durch Krampfadern einstellen? (S. 169)
Welche Komplikationen können sich bei Krampfadern einstellen? (S. 169)
Kennen Sie ein pflanzliches Mittel, das häufig zur Therapie von Krampfadern eingesetzt wird? (S. 169)
- Was ist eine Thrombose? (S. 170)
Was ist eine Phlebitis? (S. 170)
Was ist häufig die Ursache einer oberflächlichen Thrombophlebitis? (S. 170)
Welche Erscheinungen bestehen bei einer oberflächlichen Thrombophlebitis? (S. 170)
Wie therapieren Sie in diesem Fall? (S. 170)
Mit welcher tödlichen Gefahr ist die tiefe Thrombophlebitis verbunden? (S. 170)
Wie sind die Symptome der tiefen Thrombophlebitis? (S. 170)
Kennen Sie Untersuchungsmöglichkeiten, die Ihnen einen Hinweis auf eine vorliegende Thrombose oder Phlebitis der tiefen Beinvenen geben könnten? (S. 171)
Was versteht man unter dem postthrombotischen Syndrom? (S. 171)
Welches sind die wichtigsten Symptome des postthrombotischen Syndroms? (S. 171)

7 Das Blut

Das Blut wird zum Bindegewebe gerechnet. Die Blutzellen schwimmen in einer flüssigen Grundsubstanz. Die „Fasern" liegen in gelöster Form als Fibrinogen vor und werden erst durch die Blutgerinnung sichtbar (S. 184).

7.1 Blutvolumen

Beim *Erwachsenen* macht die Gesamtblutmenge ca. 8% seines Körpergewichtes aus, das sind *ungefähr 5 bis 6 l* Blut. Davon zirkulieren ca. 3 bis 4 l, der Rest befindet sich in den Reservedepots, also beispielsweise in Leber und Milz. Daneben kann es durch Kapazitätsveränderungen im ganzen Venensystem oder in einzelnen Abschnitten davon zu beträchtlichen Blutverschiebungen durch Veränderung der Strömungsgeschwindigkeit kommen. Ist das Gesamtblutvolumen vergrößert, spricht man von Hypervolämie, ist es verkleinert, von Hypovolämie.

Kommt es zu einem Blutverlust, so wird ein Verlust bis zu 10% der Gesamtblutmenge von Gesunden ohne Beschwerden verkraftet. Ein Verlust von 30% dagegen ist bereits bedenklich. Beträgt der *Verlust über 50%*, kommt es meist zu einem *tödlichen Ausgang*.

7.2 Bildungsstätten der Blutzellen

Die Hauptbildungsstätte der Blutzellen ist das *rote Knochenmark*. Hier werden aus den indifferenten Stammzellen die *roten und weißen Blutkörperchen* und die *Blutplättchen* gebildet (Abb. 7-1, Farbtafel). Eine Ausnahme bilden die *Lymphozyten,* eine Untergruppe der weißen Blutkörperchen, die, außer im Knochenmark, auch noch in den *lymphatischen Organen* Thymus, Tonsillen, Milz und Lymphknoten gebildet werden. Während der Fetalzeit findet die Blutbildung nicht nur im roten Knochenmark statt, sondern darüber hinaus in Leber und Milz.

Rotes Knochenmark: Rotes Knochenmark ist in den *platten* (z.B. Schädel, Brustbein, Rippen), *kurzen Knochen* (Hand- und Fußwurzelknochen, Wirbel) und in den *Epiphysen der Röhrenknochen* enthalten. Bis zur Pubertät enthält auch der Schaft der Röhrenknochen rotes Knochenmark, welches sich beim Erwachsenen zu gelbem Fettmark umwandelt.

7.3 Zusammensetzung des Blutes

Das Blut, das auf den ersten Blick wie eine homogene Flüssigkeit wirkt, setzt sich in Wirklichkeit aus vielen einzelnen Komponenten zusammen.

Läßt man ungerinnbar gemachtes Blut stehen oder zentrifugiert man es, trennt es sich in zwei verschiedene Anteile auf:
– Blutplasma
– geformte (korpuskuläre) Bestandteile.

Dabei steht das Blutplasma als klare Flüssigkeit über dem roten Sediment der Blutzellen.

Hämatokrit

Den *Anteil der zellulären Bestandteile am Volumen des Blutes* drückt man als Hämatokrit-Wert aus.

Normalwerte des Hämatokrits	
Männer	40–54 Vol.-%
Frauen	37–47 Vol.-%

Blutplasma

Beim Blutplasma handelt es sich um die *flüssigen Bestandteile* des Blutes, d.h., daß im Blutplasma keine Blutzellen enthalten sind. Plasma besteht zu *90% aus Wasser,* in dem gelöst sind:
– **Bluteiweiße** (Albumin, Globulin, Fibrinogen)
– **Elektrolyte** (Natrium, Kalium, Magnesium, Kalzium)

- **Nährstoffe** (Glukose, Aminosäuren, Fettsäuren)
- **Abbaustoffe** (Harnstoff, Kreatinin, Kohlendioxid)
- **Spurenelemente, Vitamine, Sauerstoff, Hormone**

Da Plasma noch das Bluteiweiß Fibrinogen enthält, ist es gerinnbar. Soll es als Blutplasma in Konserven aufbewahrt werden, so muß es *durch Zusatzstoffe ungerinnbar* gemacht werden.

Blutserum

Das Serum ist *Blutplasma ohne Fibrinogen*. Die anderen Bluteiweiße, Globuline und Albumine, und alle anderen Stoffe, die das Plasma sonst noch enthält, sind im Serum auch noch vorhanden.

Im folgenden werden wir nun die einzelnen Bestandteile des Blutes durchgehen.

7.3.1 Bluteiweiße (Plasmaproteine)

Wie schon mehrfach erwähnt wurde, sind im Blutplasma Bluteiweiße enthalten. Diese werden vor allem in der Leber hergestellt. Bei den Bluteiweißen handelt es sich um ein Gemisch aus nahezu 100 verschiedenen Eiweißen.

Die Bluteiweiße lassen sich durch verschiedene Techniken fraktionieren. Ein bekanntes Verfahren ist die Elektrophorese. Hierbei erfolgt die Trennung der Bluteiweiße aufgrund der unterschiedlichen Wanderungsgeschwindigkeit im elektrischen Gleichspannungsfeld. Die Wanderungsgeschwindigkeit der Eiweiße wird von ihrer elektrischen Ladung und ihrer Molekülgröße beeinflußt. Mit dieser Untersuchungsmethode lassen sich fünf Hauptfraktionen trennen: Albumin, Alpha-1-, Alpha-2-, Beta- und Gammaglobuline. Eine noch weitergehende Auftrennung der Bluteiweiße gelingt mit der Immunelektrophorese.

Wichtige Vertreter der Bluteiweiße sollen nun kurz vorgestellt werden.

Albumine

Sie stellen den Hauptanteil der Bluteiweiße dar und haben zwei wichtige Aufgaben. Zum einen binden sie im sogenannten *Huckepackverfahren* bestimmte Stoffe und Medikamente an ihre Oberfläche, um sie an der benötigten Stelle abzuladen. Zum anderen *erhöhen* Albumine den *osmotischen Druck* des Blutes, das heißt, sie halten Wasser im Blut zurück bzw. bewirken, daß Wasser aus dem Gewebe ins Blutgefäß zurückfließt. Befindet sich zuwenig Albumin im Blut, z.B. aufgrund einer Nierenstörung oder bei Eiweißmangelernährung, so können sich Ödeme bilden („Hungerödeme").

Globuline

Die Globuline sind ein Gemisch verschieden großer Eiweißkörper. Einige von ihnen haben, wie die Albumine, eine wichtige Aufgabe beim *Transport* von Hormonen, Eisen (Transferrin), Kupfer, Enzymen, Fetten (Lipoproteine) etc. Andere, vor allem die Gammaglobuline, spielen eine wichtige Rolle bei den Immunisierungsvorgängen. Die von den B-Lymphozyten und den Plasmazellen gebildeten *Antikörper* gehören zu den Gammaglobulinen.

Fibrinogen und Prothrombin

Die Hauptaufgabe des Fibrinogens und des Prothrombins liegt in der *Blutgerinnung*. Dabei wird das in inaktiver, gelöster Form vorliegende Fibrinogen in das feste Fibrin verwandelt (s. S. 185, Schema 7-5).

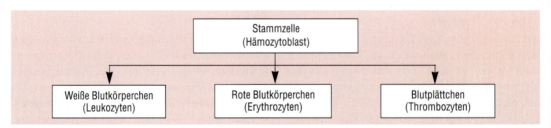

Schema 7-1

7.3.2 Blutzellen (korpuskuläre Bestandteile)

Wie die Abbildungen 7-1 (Farbtafel) und 7-2 verdeutlichen, werden die einzelnen Blutzellen aus einer Stammzelle gebildet. Bei den Blutzellen unterscheiden wir *rote und weiße Blutkörperchen* und die *Blutplättchen* (Schema 7-1).

Erythrozyten (rote Blutkörperchen)

Im Blutausstrich schwimmen die Erythrozyten als runde, kernlose Scheiben, die eine zentrale Eindellung besitzen. Sie haben eine Lebensdauer von ungefähr 120 Tagen. Danach werden sie vom retikuloendothelialen System (RES) in Milz, Leber und Knochenmark abgebaut. Den ständigen Wechsel zwischen Untergang und Neubildung der roten Blutkörperchen bezeichnet man auch als Blutmauserung. Das beim Abbau anfallende Hämoglobin (= roter Blutfarbstoff) wird im Körper weiterverwendet. Dazu wird das Hämoglobin in Häm und Globin aufgespalten. Das Häm, der verbleibende Farbstoffanteil, wird in der Leber zu Gallenfarbstoff (Biliverdin, Bilirubin) umgebaut. Das anfallende Eisen kann in Leber und Milz gespeichert werden.

Die wichtigste Aufgabe der Erythrozyten liegt im *Sauerstofftransport* und in der Mitwirkung beim Kohlendioxidtransport. Dazu enthalten sie das eisenhaltige Hämoglobin, das in den Lungenalveolen Sauerstoff an sich bindet, um ihn in den Kapillaren ans Gewebe abzugeben. Das in den Zellen des Körpers entstandene Kohlendioxid wird zu ungefähr 25 % dann an das Hämoglobin gebunden und in die Lunge transportiert, damit es hier abgeatmet werden kann.

> Normalwerte der Erythrozyten im Blut
> Männer:
>   4,6–6,2 Mio./mm^3 (= 4,6–6,2 T/l)
> Frauen:
>   4,2–5,4 Mio./mm^3 (= 4,2–5,4 T/l)

Die Bildung der Erythrozyten wird durch den Wirkstoff *Erythropoetin* geregelt, der in der Niere gebildet wird.

Blutgruppen

Die Erythrozyten sind auch Träger der sogenannten „Blutgruppenindividualität" jedes Menschen. Darunter versteht man ein erbliches Merkmal, das von Alter, Geschlecht und Umwelt unabhängig ist. Dazu sitzen auf der Oberfläche der roten Blutkörperchen kohlenhydratreiche Glykoproteine, die die eigentlichen Träger der Blutgruppenantigene sind.

Blutgruppenunverträglichkeiten

Die Ursache der Blutgruppenunverträglichkeiten liegt in diesen Antigenstrukturen, die auf der Zelloberfläche der Erythrozyten liegen. Diese Antigenstrukturen bewirken in einem Organismus, der nicht selbst Träger von diesem Merkmal ist, eine Antikörperbildung. Diese Antikörper bewirken ein Agglutinieren (Verklumpen) des Blutes.

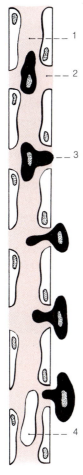

Abb. 7-2 Diapedese der Leukozyten
Unter Diapedese versteht man die Fähigkeit der Leukozyten, sich durch kleinste Lücken zwischen den Gefäßwandzellen zu zwängen, wobei sie sich erheblich verformen müssen.
1. Blutkapillare, 2. Wandpore, 3. Leukozyt, 4. Erythrozyt

ABO-Blutgruppensystem

Die Blutgruppen erhalten ihre Bezeichnung aufgrund des Vorhandenseins oder Nicht-Vorhandenseins eines bestimmten Antigens.

Das AB0-Blutgruppensystem umfaßt vier Gruppen, nämlich A, B, AB und 0 mit den Untergruppen A_1, A_2, A_1B und A_2B und Varianten, beispielsweise A_3.

Blutgruppe A:	besitzt das Antigen A und den Antikörper Anti-B.
Blutgruppe B:	besitzt das Antigen B und den Antikörper Anti-A.
Blutgruppe AB:	besitzt die Antigene A und B, aber keine Antikörper.
Blutgruppe 0:	besitzt keine Antigene, aber die Antikörper A und B.

Blut der Gruppe A verträgt sich nicht mit Blut der Gruppe B und umgekehrt. Ein AB-Träger verträgt Blut der Gruppe A und der Gruppe B. Ein 0-Träger verträgt kein Blut der Gruppen A, B und AB.

Ein Mensch mit Blutgruppe AB ist *Universalempfänger*, da er Blut der Gruppen A, B und 0 empfangen kann. Seine Blutgruppe enthält zwar die Antigene A und B, aber keine Antikörper. Da seine eigenen Erythrozyten die Blutgruppenantigene A und B tragen, könnten diese jedoch durch im Spenderblut vorhandene Antikörper agglutiniert werden. Deshalb erhalten die Empfänger i.d.R. Transfusionen mit plasmaarmen Erythrozytensedimenten bzw. gewaschenen Erythrozyten.

Ein Mensch mit Blutgruppe 0 ist *Universalspender*, da er keine Antigene besitzt und somit sein Blut den anderen Gruppen spenden kann. Er selbst kann aber nur Blut der Gruppe 0 empfangen, da er gegen die Blutgruppen A und B Antikörper besitzt. Als Spenderblut wird auch hier plasmaarmes Erythrozytensediment (Erythrozytenkonzentrat) bzw. gewaschene Erythrozyten verwendet.

Blutgruppe AB	ist *Universalempfänger*.
Blutgruppe 0	ist *Universalspender*.

Antigen-Antikörper-Reaktion

Wird unverträgliches Blut übertragen, so wirkt es beim Empfänger als Antigen und setzt hier eine Antigen-Antikörper-Reaktion in Gang. Die Folge ist ein Agglutinieren (Verklumpen) des Blutes. Dadurch kommt es beim Betroffenen zu Reaktionen, die von einem bloßen Temperaturanstieg bis hin zum schweren Schock reichen können.

Rhesusfaktor

Beim Rhesusfaktor handelt es sich um eine weitere erbliche Blutgruppeneigenschaft, die auf der Oberfläche der roten Blutkörperchen lokalisiert ist. Sie spielt nicht nur bei Fremdblutübertragungen eine wichtige Rolle, sondern auch bei Immunisierungsvorgängen während einer Schwangerschaft.

15 % der Mütter sind Rhesus-negativ, d.h., daß die roten Blutkörperchen der Frau dieses Merkmal (Rhesusfaktor) nicht besitzen. Ist nun die Mutter Rhesus-negativ, aber der Vater Rhesus-positiv, so besteht eine Wahrscheinlichkeit von 50 %, daß das Kind den Rhesusfaktor des Vaters erbt und auch Rhesus-positiv wird.

Normalerweise sind während der Schwangerschaft der mütterliche und der kindliche Kreislauf voneinander getrennt. Die Plazenta ist für Blutzellen nicht durchlässig, und deshalb wird die Mutter keine Antikörper gegen das kindliche Blut ausbilden.

Die Plazenta ist aber Teil der Nachgeburt, und bei diesem Vorgang können Rhesus-positive Blutkörperchen durch die aufgerissenen mütterlichen Blutgefäße in den mütterlichen Kreislauf eindringen. Dem Kind entstehen dadurch keine Nachteile, da es bereits geboren ist. Die kindlichen Blutzellen, die in den mütterlichen Kreislauf eingedrungen sind, verursachen hier jedoch eine Antikörperbildung.

Kommt es nun zu einer zweiten Schwangerschaft, so kreisen bereits Antikörper im Blut der Mutter. Antikörper sind aber kleiner als Blutzellen und können deshalb die Plazentaschranke durchdringen und so in den kindlichen Blutkreislauf gelangen.

Die Antikörper reagieren nun auf die kindlichen Blutzellen, als seien diese Fremdstoffe. Die Folgen für das Kind hängen vom Ausmaß der eintretenden Hämolyse ab. Unter einer Hämolyse versteht man ein Auflösen der roten Blutkörperchen, wobei es zum Austritt des roten Blutfarbstoffes kommt. Infolgedessen kann es zu einem leichten Ikterus kommen, aber auch zu einem Hirnschaden oder sogar zum Absterben des Kindes.

7.3 Zusammensetzung des Blutes

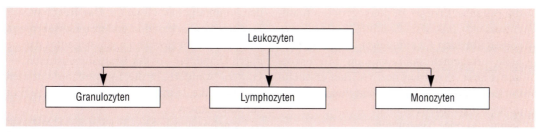

Schema 7-2

Um diesen Unverträglichkeitsreaktionen entgegenzuwirken, erhalten Rhesus-negative Frauen innerhalb von 36 Stunden nach der Geburt Anti-Rhesus-D-Gammaglobulin. Dadurch soll die Antikörperbildung bei der Mutter verhindert werden. Nachfolgende Schwangerschaften bringen dann weniger Rhesus-Probleme mit sich.

Beim betroffenen Neugeborenen wird kurz nach der Geburt ein Blutaustausch vorgenommen, um den erwähnten Schäden vorzubeugen.

Leukozyten (weiße Blutkörperchen)

Die Leukozyten haben die Aufgabe, *Fremdkörper* wie Zelltrümmer, Bakterien, Viren, Staub u.ä. aufzunehmen und zu *phagozytieren* (= aufzulösen, -„fressen"). Daneben haben sie eine wichtige Aufgabe bei der *Antikörperbildung*.

> Normalwerte der Leukozyten im Blut
> 4000–9000/mm^3

Die Leukozyten haben Eigenschaften, die sie befähigen, Krankheitserreger besonders wirkungsvoll zu bekämpfen. Sie besitzen die *Fähigkeit, aus den Blutbahnen auszuwandern (= Emigration)*. Dazu treten sie *durch kleine Lücken zwischen den Gefäßwandzellen* aus, wobei sie sich erheblich verformen müssen *(= Diapedese)*.

Nach ihrem Austritt in das Körpergewebe können sie sich durch *amöboide Bewegungen* vorwärtsbewegen. Dazu stülpen sie einen Teil ihres Zelleibes füßchenförmig aus und ziehen dann den restlichen Leukozytenkörper nach. Durch diese Fortbewegungsart können sie innerhalb einer Minute das Dreifache ihrer eigenen Körperlänge zurücklegen, das sind einige Tausendstel Millimeter.

Es gibt nun chemische Substanzen im Gewebe, die die Leukozyten veranlassen, sich auf sie zu- oder sich von ihnen wegzubewegen. Diese Erscheinung wird als *Chemotaxis* bezeichnet.

Bei den Leukozyten unterscheiden wir die in Schema 7-2 aufgeführten Gruppen.

Granulozyten

Die Granulozyten haben eine Lebensdauer von wenigen Stunden bis zu mehreren Tagen. Sie sind im wesentlichen *Mikrophagen*, deren wichtigste Aufgabe die *Phagozytose* ist.

Das Zytoplasma der Granulozyten enthält eine feine Körnung, die *Granula*, die unter dem Mikroskop sichtbar sind. Es handelt sich dabei um *lysosomenartige Zellorganellen* (s. S. 48).

Auch bei den Granulozyten werden wieder drei Untergruppen unterschieden (Schema 7-3).
– **Neutrophile**
Die Neutrophilen stellen die *mengenmäßig größte Gruppe* der Granulozyten dar. Sie machen 60 bis 70% aller Leukozyten aus. Gebildet werden sie im Knochenmark. Sie haben

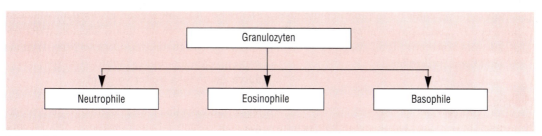

Schema 7-3

die Aufgabe, Erreger zu phagozytieren („aufzufressen"), indem sie sie mit Hilfe ihrer Lysosomen abbauen („verdauen"). Junge Neutrophile erscheinen *stabkernig* im Mikroskop, und je älter sie werden, desto stärker erscheint ihr Kern unterteilt; man spricht dann von *segmentkernigen* Neutrophilen.

Segmentkernige Neutrophile
Als segmentkernige Neutrophile bezeichnet man *reife neutrophile Granulozyten*. Der Kern ist hier voll ausgebildet. Unter den Leukozyten sind die segmentkernigen Neutrophilen im Blut am häufigsten vertreten. Ihre Anzahl ist bei akuten Infektionen erhöht.

Stabkernige Neutrophile
Es handelt sich um neutrophile Granulozyten mit einem stäbchenförmigen Kern, einem Kern also, der noch nicht so vollständig ausgebildet ist wie bei den segmentkernigen Neutrophilen. Treten die *stabkernigen Neutrophilen vermehrt im Blut* auf, so spricht man von einer *„Linksverschiebung"*. Das ist bei den meisten *Infektionskrankheiten, Entzündungen* und *Eiterungen* der Fall, besonders auf dem Höhepunkt der Erkrankung. Geht die Linksverschiebung im Blut zurück und tritt daneben noch eine Eosinophilie auf, so spricht das für eine günstige Prognose der Erkrankung.

– **Eosinophile**
Die Eosinophilen machen 3% der Leukozyten aus. Sie wirken bei allergischen Erkrankungen mit, da sie zur Phagozytose von Immunkomplexen (v.a. der Allergen-IgE-Komplexe) befähigt sind.
Man findet ihre Zahl bei *allergischen Erkrankungen* (z.B. Asthma bronchiale) und bei *Parasitenbefall* erhöht. Eine Erhöhung der Eosinophilen im Blut tritt auch bei *beginnender Heilung von Infekten* auf.

– **Basophile** (Blutmastzellen)
Basophile stellen nur einen geringen Anteil der Leukozyten dar, nämlich bis 1%. Sie enthalten *Heparin,* einen gerinnungshemmenden Stoff, und *Histamin,* das bei allergischen Reaktionen vom Soforttyp (Typ I) freigesetzt wird. Sie sind keine Freßzellen.

Lymphozyten

Nur ungefähr 4% der Lymphozyten hält sich im Blut auf. Der größte Teil, nämlich ca. 70%, sitzt in den lymphatischen Organen. Der Rest hält sich im Knochenmark und in anderen Geweben auf. Lymphozyten *rezirkulieren,* das bedeutet, daß sie durch Diapedese aus der Blutbahn austreten, ins Gewebe wandern, in die Lymphbahn eintreten und über die Lymphflüssigkeit wieder ins Blut zurückgelangen.

Lymphozyten haben, je nach ihrer Aufgabe, eine sehr unterschiedliche Lebensdauer. Sie beträgt bei kurzlebigen Formen ungefähr sieben Tage, bei langlebigen dagegen bis zu mehreren Jahren. Letzteres ist vor allen Dingen bei den Gedächtniszellen (s.u.) der Fall.

Bildungsstätte und Prägungsort
Nach neueren Erkenntnissen wird im *Knochenmark* aus der gemeinsamen Stammzelle eine Vorform des Lymphozyten gebildet. Dieser Lymphozyt wandert über den Blutweg zu den *primären-lymphatischen Organen*, wo nun die Prägung zum *T-* oder *B-Lymphozyten* erfolgt. Die T-Lymphozyten werden im *Thymus* geprägt und die B-Lymphozyten im *Bursa-fabricii-Äquivalent.* Die Bursa fabricii ist ein lymphoretikuläres Organ, das man bei Vögeln in der Nähe des Enddarmes gefunden hat. Bei Säugetieren und Menschen hat man bisher keine solche *Bursa fabricii* gefunden. Beim Menschen ist daher der Prägungsort der B-Lymphozyten noch nicht völlig geklärt. Man bezeichnet deshalb diesen Prägungsort als Bursa-fabricii-Äquivalent (Bursa-abgeleitete Lymphozyten) und nimmt an, daß es sich beim Menschen hierbei um die Peyer-Plaques, eine Ansammlung von lymphatischem Gewebe im Darm, handeln könnte. Vermutet wird als Prägungsort aber auch das Knochenmark (bone-marrow-derived lymphocytes) und die fetale Leber.

Der Thymus und die Peyer-Plaques bzw. das Knochenmark werden auch als primäre lymphatische Organe bezeichnet. Sind nämlich die B- und die T-Lymphozyten in diesen primären lymphatischen Organen geprägt worden, wandern sie von hier aus in bestimmte Regionen der sekundären lymphatischen Organe Milz, Lymphknoten, Mandeln und Lymphfollikel, wo sie sich durch Zellteilung weiter vermehren.

Nach funktionellen Gesichtspunkten unterscheidet man B- und T-Lymphozyten (s. Tab. 7-1 und Schema 7-4).

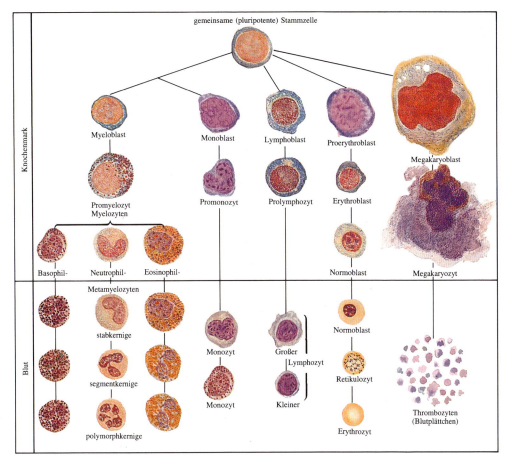

Abb. 7-1 Stammreihe der Blutzellen
(Vereinfachtes Schema)

7.3 Zusammensetzung des Blutes

Tabelle 7-1 B- und T-Lymphozyten

	B-Lymphozyt	T-Lymphozyt
Bildungsstätte	Knochenmark (aus der pluripotenten Stammzelle)	Knochenmark (aus der pluripotenten Stammzelle)
Prägungsort	Peyer-Plaques, Knochenmark, fetale Leber (Prägungsort noch nicht endgültig geklärt)	Thymus
Hauptaufgabe	Antikörperproduktion (humorale Immunität)	zellvermittelnde Immunität

Differenzierungsformen	– Plasmazellen
	– Gedächtniszellen (Memoryzellen)
		– Helferzellen,
		– Unterdrückerzellen (Suppressorzellen)
		– Gedächtniszellen (Memoryzellen)
		– Killerzellen
		  • zytotoxische Zellen
		  • natürliche Killerzellen
		  (werden manchmal auch als eigene Untergruppe der Lymphozyten betrachtet)

Lösliche Stoffe, die von aktivierten Lymphozyten in die Körperflüssigkeiten abgegeben werden	Antikörper	Lymphokine

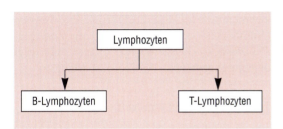

Schema 7-4

B-Lymphozyten (B-Zellen)

Auf der Zellmembran der B-Lymphozyten befinden sich bestimmte Antikörper (Zellmarker). Trifft ein B-Lymphozyt mit seinem Antikörper auf ein passendes Antigen, so wandelt er sich zur Plasmazelle um und beginnt sich zu klonen, d.h., er stellt identische Abbilder von sich her. Plasmazellen sind die wichtigsten antikörperbildenden Zellen. Ihre Antikörper richten sich immer nur gegen ein ganz *bestimmtes* Antigen. Antigen und Antikörper müssen zusammenpassen wie *Schlüssel und Schloß* (s.a. allgemeine Infektionslehre, S. 496).

Nachdem sich die Plasmazellen mit einem Antigen auseinandergesetzt haben, speichern einige Zellen die Information über den Erreger und werden so zu Gedächtniszellen (Memoryzellen). Dringt nun der gleiche Erreger zu einem späteren Zeitpunkt erneut in den Körper ein, so kann dank dieser Gedächtniszellen sofort eine wirkungsvolle Antikörperproduktion beginnen, so daß die Krankheit nicht zum Ausbruch kommt. Ein bekanntes Beispiel hierfür ist das Masernvirus. Hat man die Krankheit einmal durchlaufen, so speichern die Gedächtniszellen die Information über das Virus, so daß man bei einem späteren Kontakt mit diesem Erreger nicht mehr erkrankt. Bei den meisten Infektionskrankheiten kann die Information jedoch nur für kürzere Zeit gespeichert werden, meist einige Jahre. Deshalb hängt es entscheidend davon ab, ob rechtzeitig ein erneuter Kontakt mit dem Erreger zustande kommt und somit das Immungedächtnis aufgefrischt wird. Ist die Zeitspanne, bis der Erreger wieder in den Körper eindringt, zu groß, so kann die Erkrankung erneut zum Ausbruch kommen. An manchen Infektionskrankheiten kann man jedoch auch kurzzeitig mehrfach erkranken. Dies liegt zum Teil daran, daß es sogenannte Antigendifferenzen zwischen den einzelnen Spezies der Erreger gibt. Das bedeutet, daß sich die Oberflächenstruktur der einzelnen Erreger unterscheidet, so daß sie von den Gedächtniszellen nicht identifiziert werden können.

T-Lymphozyten (T-Zellen)

Schon vorgeburtlich, aber auch noch während der Kindheit findet im Thymus die Prägung zum

T-Lymphozyten statt. Dabei spielen vermutlich die Thymusfaktoren (Thymushormone) Thymosin und Thymopoietin I und II eine Rolle.

Die T-Lymphozyten sind die Träger der *zellvermittelten Immunität*. Dazu produzieren sie Lymphokine.

Lymphokine. Lymphokine sind Mittlersubstanzen, die von T-Lymphozyten vor allem nach Kontakt mit ihrem passenden Antigen freigesetzt werden. Sie können unspezifische Abwehrzellen wie Monozyten, Granulozyten und nicht-sensibilisierte Lymphozyten zu einer gesteigerten Abwehrtätigkeit anregen. Zu den Lymphokinen gehören Interleukine, Interferone, Makrophagen-aktivierender Faktor (MAF) und andere.

Differenzierungsformen von T-Lymphozyten

Helferzellen (T-Helferzellen). Sie aktivieren Freß- und zytotoxische Zellen. Außerdem wirken sie bei der Umwandlung der B-Lymphozyten zu Plasmazellen mit und helfen somit indirekt bei der Antikörperproduktion.

Diese stimulierenden Effekte können die Helferzellen entweder durch direkten Zellkontakt vermitteln oder indirekt über die Abgabe von Mittlersubstanzen, wie beispielsweise Lymphokine.

Unterdrückerzellen (T-Suppressorzellen). Sie unterdrücken unnötige und zu heftige Reaktionen des Immunsystems. Nehmen sie überhand, so können sie die übrigen Abwehrzellen so stark hemmen, daß diese nicht mehr gegen körperfremde Stoffe vorgehen können.

Gedächtniszellen (T-Memoryzellen). Sie speichern Informationen über einen einmal in den Körper eingedrungenen Erreger.

Killerzellen
a) **Zytotoxische Zellen** (zytotoxische T-Lymphozyten). Sie zerstören virus- und krebsbefallene Zellen. Dabei reagieren sie auf bestimmte Antigene der Zielzelle, das heißt, sie erkennen Antigene mittels bestimmter Rezeptoren, die sie auf ihrer Zelloberfläche tragen. Allerdings können sie die Antigene nicht allein erkennen, sondern sie müssen ihnen in einer speziell aufbereiteten Form dargeboten werden. Solche antigenpräsentierenden Zellen (APZ) können beispielsweise Makrophagen oder B-Lymphozyten sein.

b) **Natürliche Killerzellen** (NK, NK-Lymphozyten). Sie arbeiten nicht antigenspezifisch, sondern können virus- und krebsbefallene Zellen direkt angreifen. Dabei reagieren sie auf bestimmte Änderungen der Zelloberfläche der Zielzellen. Interferon und Interleukine verstärken ihre Aktivität. Ihre Tätigkeit wird aber auch durch die T-Helfer- und T-Suppressorzellen gesteuert.

Monozyten

Die Monozyten sind die größten Leukozyten. Sie zirkulieren meist ein bis zwei Tage im Blut und wandern dann in verschiedene Gewebe ein. Diese Gewebe-Makrophagen haben ebenso wie die Blut-Makrophagen die Aufgabe, *Fremdkörper zu phagozytieren*. Dabei können die Zellen einen Teil des phagozytierten Materials auf ihrer Zellmembran lokalisieren. Dort bieten sie es den Lymphozyten zur „Erkennung" an (*Antigen-Präsentation*). Diese Antigen-Präsentation regt die Lymphozyten zur Antikörperbildung an.

Thrombozyten (Blutplättchen)

Die Blutplättchen werden im Knochenmark aus den zerfallenden Megakaryozyten gebildet. Sie haben eine Lebensdauer von ca. zehn Tagen. Danach werden sie in der Milz abgebaut. Ihre wichtigsten Aufgaben liegen in der *Blutstillung* (mittels Thrombozytenaggregation) und in der *Blutgerinnung* (durch Freisetzung ihrer Plättchenfaktoren).

> Normalwerte der Thrombozyten im Blut
> 150 000–380 000/mm^3

Kommt es zu einer Erhöhung der Thrombozytenzahl im Blut (Thrombozytose), so entsteht eine erhöhte Thromboseneigung.

Nimmt dagegen die Thrombozytenzahl ab (Thrombozytopenie), so kann der Mechanismus der Blutstillung und Blutgerinnung (s.u.) nicht mehr ordnungsgemäß ablaufen. Vor allem können die ständig entstehenden Gefäßschäden nicht mehr abgedichtet werden. Je nach Ausmaß des vorliegenden Mangels kann es zu Petechien (punktförmigen Hautblutungen), Purpura (punktförmigen Hautblutungen mit Fleckenbildung), Hämatomen (Blutergüssen) oder sogar zu flächenhaften Hautblutungen kommen (Sugillationen und Suffusionen).

7.4 Aufgaben des Blutes

7.4.1 Allgemeine Aufgaben

Transportfunktion

Auf dem Blutweg werden Sauerstoff, Nährstoffe und lebenswichtige Hormone zum Gewebe hingebracht und Kohlendioxid und Abbaustoffe von dort zu den Ausscheidungsorganen (Lunge, Leber, Darm, Niere, Haut) abtransportiert.

Vermittlungsfunktion

Über das Blut werden die Organe untereinander verbunden und ihre Tätigkeit durch Hormone und andere Stoffe (z.B. regt Kohlendioxid im Blut das Atemzentrum an) aufeinander abgestimmt.

Chemische Pufferfunktion

Im Blut wird der pH-Wert innerhalb bestimmter Grenzen aufrechterhalten. Hauptpuffer des Blutes und der Interstitiumflüssigkeit ist der Bikarbonatpuffer.

$$CO_2 + H_2O = HCO_3^- + H^+$$

(Kohlendioxid + Wasser = Hydrogenkarbonat + Wasserstoff)

Des weiteren gibt es noch den Hämoglobin- und den Proteinpuffer.

Aufrechterhaltung der Körpertemperatur

Durch Wärmeausgleich wirkt das Blut bei der Aufrechterhaltung der Körpertemperatur mit.

Infektabwehr

Durch die Arbeit der Leukozyten und durch Antikörperbildung hat das Blut einen wichtigen Anteil an der Infektabwehr (s. S. 187, Entzündung).

Aufrechterhaltung des osmotischen Druckes

Durch die Verteilung von Albuminen, Salzen und Wasser wirkt das Blut bei der Aufrechterhaltung des osmotischen Druckes des Gewebes mit.

Blutgerinnung
(s. S. 184)

Entzündung

Die Mitwirkung des Blutes bei diesen beiden letzten Aufgaben soll wegen ihrer Wichtigkeit im folgenden besprochen werden.

7.4.2 Blutstillung (Hämostase)

Die Blutstillung ist ein lebenswichtiger Vorgang, ohne den es zum Verbluten käme. Man faßt darunter verschiedene Faktoren zusammen, die zur Beendigung einer Blutung führen.

Gefäße können nicht nur bei äußerlich sichtbaren Verletzungen undicht werden, sondern auch *ohne* daß man von außen etwas feststellen kann. So beispielsweise aufgrund von innerlichen Entzündungsvorgängen oder aufgrund eines Stoßes von außen. Aber auch bei Wachstumsvorgängen kann es ständig zu kleinsten Schäden an inneren Gefäßen kommen. Da das Gefäßsystem unter Druck steht, käme es nun zu Blutungen, die bis zum Verbluten führen könnten. Um dies zu verhindern, gibt es das System der Blutstillung und Blutgerinnung.

Bei der Blutstillung unterscheidet man nach einer neueren Einteilung *Gefäßreaktion*, *Thrombozytenaggregation* (Thrombozytenpfropf) und die eigentliche *Blutgerinnung*.

> Blutstillung
> - Gefäßreaktionen
> - Thrombozytenpfropf (Thrombozytenaggregation)
> - Blutgerinnung

Gefäßreaktion

Sobald es zu einer Verletzung der Blutgefäße kommt, ziehen sich diese *reflektorisch* zusammen (Vasokonstriktion). Dieser Vorgang wird teilweise nerval und teilweise durch die Thrombozytenaggregation (s.u.) ausgelöst. Letztere führt zur Freisetzung von Adrenalin und Serotonin, die beide gefäßverengend wirken.

Darüber hinaus kann sich das geschädigte Endothel zusammenrollen und verkleben. Daher fließt nun weniger Blut durch das betroffene Gebiet, wodurch der Blutverlust herabgesetzt wird.

Thrombozytenaggregation *(Thrombozytenpfropf)*

Die Thrombozyten lagern sich an die Bindegewebsfasern der Wundränder an und bilden einen *Thrombozytenpfropf*.

Die Gefäßreaktion und der Thrombozytenpfropf führen normalerweise zu einer Beendigung der Blutung. Die hierfür benötigte Zeit wird als *primäre Blutungszeit* bezeichnet:

Primäre Blutungszeit (primäre Hämostase) (Gefäßreaktion und Thrombozytenaggregation) 1–3 min
Blutgerinnungszeit 3–11 min

Von manchen Autoren wird als primäre Blutungszeit die Gefäßreaktion, die Thrombozytenaggregation *und* die Blutgerinnung genannt. Als primäre Blutungszeit wird dann 2–5 min angegeben. Damit besteht aber kein Unterschied mehr zwischen Blutstillung und primärer Blutungszeit.

Die *vorläufige* Blutstillung beendet zwar die Blutung zunächst, doch ein wirklich dauerhafter Wundverschluß wird erst durch die eigentliche Blutgerinnung erzielt. Bis das Blut geronnen ist, dauert es drei bis elf Minuten.

Thrombozyten enthalten eine Vielzahl von Gerinnungsfaktoren und Enzymen. Ballen sich die Blutplättchen zusammen, so setzen sie diese Substanzen frei. Diese freiwerdenden Stoffe spielen nun bei der eigentlichen Blutgerinnung eine wichtige Rolle.

Blutgerinnung

Schon um die Jahrhundertwende war bekannt, daß sich zur eigentlichen Blutgerinnung das im Blut in inaktiver Form vorliegende Prothrombin durch einen Prothrombinaktivator in Thrombin umwandeln muß. Thrombin seinerseits veranlaßt das inaktive Fibrinogen, sich in Fibrin umzuwandeln. Heute hat man darüberhinausgehende Erkenntnisse erlangt. Man weiß, daß verschiedene Blutgerinnungsfaktoren, die man mit römischen Ziffern bezeichnet, eine wichtige Rolle spielen. Vorsorglich sei darauf hingewiesen, daß diese Blutgerinnungsfaktoren aber *nicht* in der Reihenfolge ihrer Numerierung aktiviert werden.

Blutgerinnungsfaktoren	
Faktor I	Fibrinogen
Faktor II	Prothrombin
Faktor III	Gewebethromboplastin (Gewebethrombokinase, neuere Bezeichnung: Prothrombinase). *Leitet als sogenannter Gewebefaktor das Extrinsic-System ein.*
Faktor IV	Kalziumionen
Faktor V	Proakzelerin
Faktor VI	Akzelerin Labiler Blutgerinnungsfaktor, dessen Existenz nicht bestätigt werden konnte.
Faktor VII	Prothrombinogen (Prokonvertin)
Faktor VIII	Antihämophiler Faktor A *(Bei Mangel besteht Hämophilie A)*
Faktor IX	Antihämophiler Faktor B *(Bei Mangel besteht Hämophilie B)*
Faktor X	Stuart-Prower-Faktor
Faktor XI	Rosenthal-Faktor
Faktor XII	Hageman-Faktor *Leitet das Intrinsic-System ein.*
Faktor XIII	Fibrinstabilisierender Faktor

Der Ablauf der Blutgerinnung wird in *Aktivierungsphase, erste, zweite* und *dritte Phase* unterteilt.

Aktivierungsphase (Vorphase)

Damit sich Prothromin in Thrombin umwandeln kann, muß eine Vielzahl von *Gerinnungsfaktoren*, die im Blut, in den Thrombozyten, in der Gefäßwand und in der Zwischenzellflüssigkeit vorliegen, *aktiviert* werden. Diese Aktivierung geht als Kettenreaktion vor sich (Gerinnungskaskade). Sie kann exogen (Extrinsic-System) oder endogen (Intrinsic-System) ausgelöst werden.

a) Extrinsic-System

(exogenes System, extravaskuläres System) Es aktiviert die Blutgerinnung bei Gefäßverletzungen, bei denen es zu Einblutungen in das umliegende Gewebe kommt.

Hierbei wird zuerst Gewebethromboplastin (Faktor III) aktiviert. Faktor III kommt innerhalb von Zellen vor und wird deshalb bei Verletzung der Zelle freigesetzt. Er aktiviert nun Faktor VII zu Faktor VIIa, der seinerseits unter Mitwirkung von Kalziumionen den Faktor X aktiviert. Dieser gesamte Vorgang dauert nur einige Sekunden (s. Schema 7-5).

b) Intrinsic-System

(endogenes System, intravaskuläres System)
Das Intrinsic-System läuft bei einer Verletzung des Gefäßendothels ab, beispielsweise bei Entzündungen oder Kalkablagerungen. Bestehen Defekte im Endothel, so kommt das Blut mit kollagenen Fasern in Berührung, die unterhalb des Endothels liegen. Die Thrombozyten lagern sich in diesem Fall an die geschädigte Stelle an, ballen sich zusammen und setzen dadurch bestimmte Gerinnungsstoffe frei. Da hier eine größere Anzahl von Gerinnungsfaktoren aktiviert werden muß, dauert der Vorgang länger als beim Extrinsic-System. Er nimmt einige Minuten in Anspruch.

Das Intrinsic-System setzt mit der Aktivierung des Faktors XII ein. Hierdurch wiederum werden nacheinander die Faktoren XI, IX und VIII aktiviert. Auch bei diesem System wird am Ende der Faktor X aktiviert (s. Schema 7-5).

1. Phase

Der aktivierte Faktor X veranlaßt zusammen mit Faktor V und Kalziumionen, daß Prothrombin in Thrombin überführt wird.

2. Phase

Thrombin seinerseits spaltet nun Fibrinogen zu Fibrin.

3. Phase (Nachphase)

Das Fibrinnetz wird durch den Faktor XIII unlöslich und zieht sich zusammen (Retraktion). Durch Annäherung der Wundränder verkleinert sich die Wunde. Es kann nun die eigentliche Wundheilung einsetzen (s. S. 463).

Bedeutung von Kalzium

Wie aus dem vorstehend Geschilderten ersichtlich ist, spielt Kalzium bei der Blutgerinnung eine wichtige Rolle. Entzieht man dem Blut das Kalzium, so kann man die Blutgerinnung verhindern. Das macht man sich zunutze, wenn man für bestimmte diagnostische Untersuchungen ungerinnbar gemachtes Blut benötigt, beispielsweise zur Durchführung einer BSG (s. S. 189), oder wenn man Blutkonserven herstellen möchte.

Hemmstoffe der Blutgerinnung

Natriumzitrat. Wenn man frisch entnommenem Blut Natriumzitrat zugibt, so verbindet es sich so-

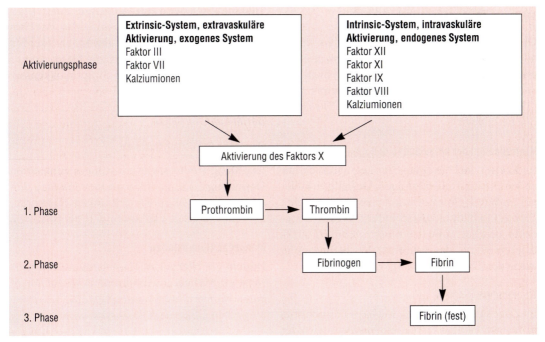

Schema 7-5

fort mit den Kalziumionen. Dadurch steht dem Blut kein freies Kalzium mehr zur Verfügung, so daß die Gerinnungsvorgänge nicht ablaufen können. Weitere gerinnungshemmende Stoffe, die nach dem gleichen Prinzip wirksam sind, sind Natriumoxalat und Natrium-**EDTA** (**E**thylen-**D**iamin-**T**etra-**A**cid).

Cumarin (z.B. Dicumarol) dagegen ist ein Wirkstoff, der in vielen Pflanzen, beispielsweise im Waldmeister und im Süßklee, vorkommt. Es handelt sich hier um einen Vitamin-K-Antagonisten. Er vedrängt in der Leber das Vitamin K und verhindert damit die Prothrombinbildung.

Heparin ist ein körpereigener gerinnungshemmender Stoff, der in den basophilen Granulozyten, der Leber und in anderen Organen vorkommt. Er verhindert die Bildung von Fibrin, indem er bestimmte Schritte des endogenen Systems blockiert. Darüber hinaus verhindert er die Zusammenballung der Thrombozyten. Heparin wird beispielsweise bei bettlägerigen Patienten im Krankenhaus zur Thromboseprophylaxe eingesetzt.

Azetylsalizylsäure (ASS) verhindert gleich zu Beginn des Gerinnungsvorganges die Zusammenballung der Thrombozyten. Sie wird heute zur Rezidivprophylaxe nach abgelaufenem Herzinfarkt oder Hirnschlag eingesetzt.

Fibrinolyse (Gerinnselauflösung)

Die Fibrinolyse (lyse = Auflösung) dient einerseits der *Neutralisation* der ständig ablaufenden *endogenen Gerinnung,* andererseits dient sie aber auch dem Auflösen von Blutpfröpfen (Thromben). Letzteres wird auch als *Thrombolyse* bezeichnet.

Neutralisation der ablaufenden endogenen Gerinnung

Im Körper darf die Blutgerinnung natürlich nur an Verletzungsstellen erfolgen. Deshalb zirkulieren im Blut Hemmstoffe, um eine unerwünschte Thrombosebildung zu verhindern. Diese Hemmstoffe, beispielsweise das *Antithrombin III,* inaktivieren Fibrin, das von einer Verletzungsstelle aus in den Blutstrom gelangt ist.

Thrombolyse (Schema 7-6)

Im Zuge der Wundheilung wachsen Fibroblasten in das geschädigte Gebiet ein, dadurch wird der Blutpfropf überflüssig und muß abgebaut wer-

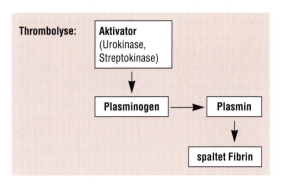

Schema 7-6

den. Damit dies gelingt, zirkuliert im Blut das in der Leber gebildete *Plasminogen.* Wie man auch hier an der Endung -ogen sieht, liegt es im Blut zunächst in seiner inaktiven Form vor. Durch bestimmte Aktivatoren (z.B. Urokinase) wird Plasminogen bei Bedarf in das aktive *Plasmin* umgewandelt. Plasmin ist in der Lage, Fibrin zu spalten.

Allerdings darf eine Gerinnselauflösung nicht zu schnell erfolgen, damit die eigentliche Wundheilung ungestört verlaufen kann. Um sich vor einer zu frühen Gerinnselauflösung zu schützen, gibt es nun wieder sogenannte Antiplasmine, also Hemmstoffe der Fibrinolyse.

Medikamente zur Fibrinolyse

Therapeutisch wird zur Auflösung eines Blutgerinnsels nicht nur *Urokinase,* das im Urin ausgeschieden und hier gewonnen werden kann, eingesetzt, sondern auch *Streptokinase.* Die Streptokinase wird aus Streptokokkenkulturen gewonnen (s. Schema 7-6).

Gerinnungsstörungen

Mangel an Gerinnungsfaktoren

Ein Mangel oder sogar ein völliges Fehlen von Gerinnungsfaktoren führt zu einer *erhöhten Blutungsneigung.* Beim Bluterkranken (Hämophilie) fehlen meist die Faktoren VIII oder IX.

Mangel an Hemmstoffen

Besteht ein Mangel an Hemmstoffen, beispielsweise ein Mangel an Antithrombin III, so besteht eine *erhöhte Thromboseneigung* mit all ihren möglichen Folgen (s. S. 170).

Meßverfahren zur Bestimmung der Blutgerinnungszeit

Quick-Test (Thromboplastinzeit, TPZ, Prothrombinzeit)

Der Quick-Test ist ein Verfahren, mit dem die Blutgerinnungszeit bestimmt und kontrolliert werden kann.

> Der Quick-Test dient der Bestimmung der *Blutgerinnungszeit*.

Einsatzgebiete

Der Quick-Test wird vor allem in den folgenden Fällen eingesetzt:
- bei Verdacht auf Blutgerinnungsstörungen
- bei Behandlung mit Gerinnungshemmern (Antikoagulanzien)
- zur Kontrolle des Verlaufs bei Vitamin-K-Mangelzuständen aufgrund von Lebererkrankungen
- bei Vitamin-K-Resorptionsstörungen

Durchführung

Zur Durchführung werden neun Teile Blut mit einem Teil Natriumzitrat vermischt. Dieses wird mit Gewebethromboplastin und Kalzium vermischt. Darauffolgend wird die Gerinnungszeit gemessen. Der Meßwert wird in Prozent der normalen Gerinnungszeit angegeben.

> **Quick-Test**
> Referenzbereich: 70 bis 120%
> Bei Therapie mit Gerinnungshemmern beträgt der therapeutische Bereich 15 bis 25% (Meßwertangabe in Prozent der normalen Gerinnungszeit).

Neben dem Quick-Test gibt es noch andere Verfahren zum Nachweis von Störungen im endogenen System der Blutgerinnung:
- **Partielle Thromboplastinzeit** (PTT) zum Nachweis von Störungen im endogenen System der Blutgerinnung
- **Thrombinzeit** (TZ, Plasmathrombinzeit, PTZ) zur Überwachung der Behandlung mit Heparin

7.4.3 Entzündung

Die typischen lokalen *Entzündungszeichen* wurden bereits im 1. Jahrhundert v. Chr. von Celsus aufgestellt:
- **Rubor** (Rötung)
- **Calor** (Wärme)
- **Dolor** (Schmerz)
- **Tumor** (Schwellung)

Dem wurde später nur noch die *Beeinträchtigung der Funktion* (Functio laesa) hinzugefügt.

Bei einer Entzündung handelt es sich immer um eine *Abwehrreaktion* des Organismus auf einen schädigenden Reiz. Die Entzündung soll den schädigenden Reiz ausschalten oder zumindest dessen Auswirkungen begrenzen.

Ursachen

- **Mechanische Einflüsse**
  Druck, Reibung, Fremdkörper
- **Physikalische Faktoren**
  Hitze, Kälte, Strahlen
- **Chemische Substanzen**
  Säuren, Basen
- **Mikroorganismen**
  Bakterien, Viren, Pilze, Parasiten
- **Autogene Reize** gehen vom Körperinneren aus, z.B. Zellzerfall bei bösartigen Tumoren, Urämie („Harnvergiftung") u.a.

Pathogenese

Eine Entzündung läuft im Bindegewebe und im Gefäßapparat ab. Parenchym entzündet sich nicht. Allerdings kann es hier trotzdem zu einer Schädigung kommen, denn das umgebende entzündete Bindegewebe und die versorgenden Gefäße können das Parenchym sekundär schädigen.

Bei einer Entzündung kann es im Organismus sowohl zu einer *lokalen Reaktion* am Entzündungsherd als auch zu *allgemeinen Körperreaktionen* kommen.

Ablauf einer lokalen Entzündungsreaktion

Kurz nach Einwirkung des schädigenden Reizes kommt es in dem Gebiet zu einer *starken Gefäßerweiterung* (aktive Hyperämie), die mit einer erhöhten Durchlässigkeit der Gefäße einhergeht. Für die *gesteigerte Gefäßdurchlässigkeit* sind verschiedene Mittlersubstanzen (Mediatoren) verantwortlich: Histamin, Serotonin, Kinine, Anaphylatoxine, slow reacting substance, Prostaglandine.

Die gesteigerte Gefäßdurchlässigkeit führt zu einem *Austritt von Blutplasma und von Blutzellen* (Exsudat). Durch den Austritt des Blutplasmas entsteht ein *Ödem*. Außerdem *dickt das Blut ein*, und es kommt zu einem *Blutstau* (Stase). Bei dieser Stase spielt auch das Zusammenkleben der Blutzellen eine wichtige Rolle.

Aus den Geweben wandern nun *Gewebemakrophagen (Histiozyten) zum Entzündungsherd*. Außerdem treten aus den Gefäßen noch Neutrophile, Eosinophile, Basophile, Monozyten und Lymphozyten aus und wandern ebenfalls zum Entzündungsherd. Von der Phagozytoseleistung der Freßzellen hängt wesentlich der Verlauf der weiteren Entzündungsreaktion ab.

Ablauf einer allgemeinen Entzündungsreaktion

Auf einen Entzündungsreiz kann der Körper auch mit allgemeinen Reaktionen antworten:

Leukozytose

Es kommt zu einer Vermehrung der Leukozytenzahl auf über 9000 Leukozyten pro mm^3 Blut.

Erhöhung der Blutkörperchensenkungsgeschwindigkeit (BSG, BKS):

Im ungerinnbar gemachten Blut sinken die Blutkörperchen ab. Die Geschwindigkeit dieser BSG kann in einem markierten Röhrchen gemessen werden (S. 189).

Fieber

Fieber entwickelt sich durch pyrogene Stoffe, die den Hypothalamus veranlassen, die Körpertemperatur heraufzusetzen. Es dient der Steigerung der Stoffwechseltätigkeit und damit der verbesserten Abwehr von eingedrungenen Mikroorganismen.

Subjektive Erscheinungen

Krankheitsgefühl, Müdigkeit, Abgeschlagenheit, Kopfschmerzen.

Immunreaktionen

Im Sinne einer Infektabwehr kommt es zu Antigen-Antikörper-Reaktionen, vermittelt über die Lymphozyten, und zur vermehrten Phagozytoseleistung der Freßzellen.

7.5 Untersuchungsmethoden

Blutbild (Hämogramm)

Bei der Erstellung eines Blutbildes untersucht man die *qualitative* und die *quantitative Zusammensetzung des Blutes*. Dazu werden meist die Erythrozyten, Leukozyten, Thrombozyten und die Retikulozyten (junge rote Blutkörperchen) ausgezählt. Die Angabe für die Erythrozyten, Leukozyten und Thrombozyten erfolgt üblicherweise pro 1 mm^3 (= 1 µl). Die Retikulozyten werden in Promille, bezogen auf die Erythrozyten pro 1 mm^3, angegeben.

> Hämogramm (Blutbild)
> Es wird die qualitative und quantitative Zusammensetzung des Blutes ermittelt.

Eine wichtige Veränderung des Blutbildes stellt die Erhöhung der Leukozyten dar, die auf das Vorliegen einer Infektionskrankheit schließen läßt (Leukozytose). Die verschiedenen Zelltypen der Leukozyten haben im komplexen Geschehen der Infektabwehr unterschiedliche Aufgaben. So kommt es, daß in Abhängigkeit vom Erreger, der Dauer und der Schwere der Erkrankung im Blutbild charakteristische Verschiebungen auftreten. Das macht die Erstellung eines Differentialblutbildes notwendig.

Differentialblutbild

Beim Differentialblutbild ermittelt man krankhafte Zellformen und die prozentuale Verteilung der Leukozyten *(weißes Differentialblutbild)*. Die prozentuale Verteilung der weißen Blutkörperchen ist in Tabelle 7-2 dargestellt.

Tabelle 7-2 Weißes Differentialblutbild

Stabkernige neutrophile Granulozyten	unter 3%
Segmentkernige neutrophile Granulozyten	60 bis 70%
Eosinophile Granulozyten	1 bis 5%
Basophile Granulozyten	unter 1%
Lymphozyten	20 bis 30%
Monozyten	2 bis 6%

Bei den meisten bakteriellen Infektionen kommt es zu einer Erhöhung der neutrophilen Granulozyten. Diese erscheinen zunächst als reife segmentkernige Granulozyten im Differentialblutbild. Bei anhaltendem Bedarf an segmentkernigen Granulozyten werden aus dem Knochenmark zunehmend die unreifen stabkernigen Granulozyten abgegeben (sogenannte „Linksverschiebung"). Wird allerdings die Kapazität des Knochenmarkes bei schweren Infektionskrankheiten schließlich erschöpft, so kommt es zur Verminderung von stab- und segmentkernigen neutrophilen Granulozyten (Leukopenie).

Bei einer Infektionskrankheit verändert sich das Differentialblutbild oft in der folgenden charakteristischen Weise: In der „akuten Kampfphase" kommt es zur Erhöhung der Neutrophilen, dann folgt die „Überwindungsphase", in der die Monozyten ansteigen. Schließlich kommt es zur „Heilphase" mit der Erhöhung der Lymphozyten, der noch die postinfektiöse Erhöhung der Eosinophilen folgt.

Allerdings weichen bestimmte Infektionskrankheiten von diesem Schema in einer für sie charakteristischen Weise ab. Bei Typhus abdominalis kommt es beispielsweise zu einer Abnahme der Leukozyten als typischem Befund.

Werden die Erythrozyten nach Qualität, Form und Größe beurteilt, spricht man vom *roten Differentialblutbild,* das wichtige Kriterien für die Beurteilung einer Anämie oder anderer Blutkrankheiten liefert.

Blutsenkungsgeschwindigkeit

Die Blutsenkungsgeschwindigkeit wird auch als Blutkörperchensenkungsgeschwindigkeit bezeichnet und infolgedessen mit BSG oder BKS abgekürzt.

Wird Blut durch entsprechende Zusätze ungerinnbar gemacht, so sinken die geformten, korpuskulären Bestandteile des Blutes ab, und das Blutplasma steht als klare Flüssigkeit über dem roten Sediment der Blutzellen. Die Geschwindigkeit dieser Blutsenkung kann in einem markierten Röhrchen gemessen werden.

Tabelle 7-3 Normalwerte der Blutsenkungsgeschwindigkeit nach WESTERGREN

Ablesezeit	Männer	Frauen
nach einer Stunde	3 bis 8 mm	6 bis 11 mm
nach zwei Stunden	5 bis 18 mm	6 bis 20 mm

Nach der Westergren-Methode werden die entsprechenden Werte nach einer und nach zwei Stunden abgelesen.

Durchführung einer BKS

In eine 2-ml-Spritze zieht man *0,4 ml Natriumzitrat-Lösung* auf, die danach mit *1,6 ml Venenblut* aufgefüllt wird. Beides wird durch vorsichtiges Hinundherkippen vermischt. Danach wird ein *graduiertes Röhrchen* mit diesem Blut gefüllt und die entsprechenden Werte werden nach *einer* und nach *zwei Stunden abgelesen.*

Beschleunigte BKS

Die BKS ist bei *Infektionskrankheiten, Entzündungen, Tumoren* und bei Störungen in der Zusammensetzung der Bluteiweiße beschleunigt.

Verlangsamte BKS

Die BKS ist bei Polyzythämie (Vermehrung der Blutzellen), Polyglobulie (Vermehrung der Erythrozyten), Lebererkrankung, Herzinsuffizienz, Allergien, vegetativer Dystonie bei Jugendlichen und bei Sichelzellanämie verlangsamt.

Medikamente, die als sogenannte Senkungsblocker wirken, sind Azetylsalizylsäure, Kortison und Phenylbutazon.

Blutgasanalyse

Bei der Blutgasanalyse werden die Blutgase, also hauptsächlich Sauerstoff und Kohlendioxid, bestimmt. Sie spielt in der Klinik eine wichtige Rolle bei der Narkoseüberwachung, im Rahmen der Lungenfunktionsprüfung und des Herzkatheterismus, z. B. bei Intensivpatienten.

Knochenmarkpunktion (Knochenmarkbiopsie)

Bei der Knochenmarkpunktion wird mittels einer Spezialkanüle aus dem Markraum platter Knochen (z.B. Brustbein, Beckenkamm) Gewebe entnommen, um es zu untersuchen. Damit kann beispielsweise eine ungenügende oder veränderte Zellbildung (z.B. bei Leukämie) festgestellt werden.

7.6 Ausgewählte Erkrankungen des Blutes

7.6.1 Anämie (Blutarmut)

Beim gesunden Erwachsenen werden in einer Sekunde ungefähr 2,5 Millionen Erythrozyten gebildet.

Bei einer Anämie (Blutarmut) besteht ein Mangel an Erythrozyten oder an Hämoglobin (roter Blutfarbstoff), eventuell auch an beiden. Daneben können die Erythrozyten in Größe, Form und Färbung verändert sein. Es gibt verschiedene Möglichkeiten, Anämien einzuteilen:

Einteilung nach der Ursache

Blutungsanämie

Durch Blutverlust, der durch eine innere oder äußere Blutung verursacht ist.

Mangelanämie

Sie entsteht durch einen Mangel an lebenswichtigen Aufbaustoffen:
– Eisenmangelanämie (v.a. in der Schwangerschaft durch einen erhöhten Bedarf)
– perniziöse Anämie (Mangel an Vitamin B_{12})
– Folsäuremangelanämie
– Eiweißmangelanämie

Hämolytische Anämie

Durch vorzeitigen Erythrozytenabbau.

Aplastische Anämie

Durch Störung der Bildung der roten Blutkörperchen bei Knochenmarkschädigung.

Renale Anämie

Der hauptsächlich in der Niere hergestellte Wirkstoff Erythropoetin stimuliert die Bildung der roten Blutkörperchen. Störungen, die in der Niere auftreten, können daher auch Störungen in der Bildung der roten Blutkörperchen (Erythropoese) zur Folge haben. Bei Niereninsuffizienz kommt es zu einem Mangel an Erythropoetin, was eine renale Anämie mit sich bringt.

Symptomatische Anämie

Die Anämie ist ein Symptom eines anderen zugrundeliegenden Krankheitsprozesses, z.B. Krebs, Tuberkulose, Bleivergiftung.

Weitere mögliche Ursachen sind chronische Infekte, Blutungen und regelmäßige Blutwäsche (Hämodialyse).

Einteilung nach der Form der Erythrozyten

Makrozytäre Anämie

Es liegen junge, große, früh entkernte Erythrozyten vor (z.B. bei Vitamin-B_{12}-Mangel).

Mikrozytäre Anämie

Es liegen abnorm kleine Erythrozyten vor (z.B. bei Eisenmangel).

Kugelzellanämie

Die Erythrozyten haben kugelförmige Gestalt, sind klein und können sich nicht mehr durch Formveränderungen in den Kapillaren anpassen. Sie werden in der Milz vermehrt abgebaut (v.a. bei der erblichen hämolytischen Anämie).

Sichelzellanämie

Eine fast nur bei Schwarzen und im Mittelmeerraum vorkommende erbliche Störung in der Zusammensetzung des Globinanteils des Hämoglobins (Hämoglobinopathie). Die Erythrozyten nehmen Sichelform an und sind nicht mehr verformbar. Sie können die kleinen Gefäße verstopfen, wodurch es zu einer erhöhten Thromboseneigung kommt. Die Erythrozyten gehen vorzeitig zugrunde. Die Erkrankung verläuft in Schüben. Sie hat eine ungünstige Prognose, da häufig im Kindes- und Jugendalter der Tod eintritt.

Einteilung nach dem Hämoglobingehalt der Erythrozyten

In 100 ml Blut sind normalerweise eine bestimmte Menge *Hämoglobin (Hb)* enthalten.

Hämoglobin (Hb):
Männer: 140–180 g/l (14–18 g/dl)
Frauen: 120–160 g/l (12–16 g/dl)

Der Hb_E (Färbekoeffizient, MCH) gibt den Hämoglobingehalt eines durchschnittlichen Erythrozyten an. Er kann bei verschiedenen Krankheiten erniedrigt oder erhöht sein.

Färbekoeffizient (Hb_E, MCH):
1,7–2,0 fmol (28–32 pg)

7.6 Ausgewählte Erkrankungen des Blutes

Hypochrome Anämie
Es besteht ein Mangel an Hämoglobin, d.h., der Farbstoffgehalt der einzelnen Erythrozyten ist vermindert. Die Erythrozyten selbst liegen in ausreichender Menge vor (z.B. bei Eisenmangelanämie).

Hyperchrome Anämie
Hier liegt ein Mangel an Erythrozyten vor. Um diesen Mangel auszugleichen, ist der Hämoglobingehalt der einzelnen Erythrozyten erhöht (z.B. bei Vitamin-B_{12}-Mangelanämie).

Normochrome Anämie
Hier besteht ein etwa gleichmäßiger Mangel an Erythrozyten und Hämoglobin. Der Farbstoffgehalt der einzelnen Erythrozyten ist normal (z.B. bei akuter Blutung).

Im folgenden sollen nun die wichtigsten Anämieformen ausführlich beschrieben werden.

▶ Akute Anämie

Durch eine einmalige oder durch wiederkehrende innere oder äußere Blutungen kann sich eine akute Anämie entwickeln. Das Ausmaß der Anämie hängt von der Höhe des Blutverlustes ab.

Mögliche Symptome einer akuten Anämie sind *Blässe, Herzklopfen, Atemnot, Schwäche* und *Schwindel*. Bei entsprechend großem Blutverlust können auch *kalter Schweiß, Unruhe, Durst,* schlecht fühlbarer, *schneller Puls* auftreten, bis hin zum Schwarzwerden vor den Augen und *Schock*.

▶ Chronische Anämie

Die chronische Anämie kann die verschiedensten Ursachen haben, wie Sickerblutungen oder Mangel an lebenswichtigen Aufbaustoffen (Eisen, Vitamin B_{12}, Folsäure, Intrinsic-Faktor). Es kann eine hämolytische, aplastische oder symptomatische Anämie vorliegen.

Die typischen Symptome sind *Blässe, Leistungsminderung, Tachykardie* (Herzklopfen), *Atemnot* bei Belastung, Neigung zu *Schwindel, Kälteempfindlichkeit* und *schlechtes Gedächtnis*.

Die Diagnose „chronische Anämie" reicht für eine wirkungsvolle Therapie keinesfalls aus, sondern es muß immer sorgfältig nach der Ursache geforscht werden.

▶ Eisenmangelanämie

Bei der Eisenmangelanämie steht nach dem Ausschöpfen der Eisenspeicher nicht mehr genügend Eisen zur Hämoglobinbildung zur Verfügung. Es handelt sich um eine hypochrome Anämieform, bei der die *Hämoglobinbildung durch Eisenmangel behindert* ist. Sie macht 80% aller Anämien aus.

Ursachen

Blutungen. Es kann sich um einen akuten oder chronischen Blutverlust handeln, beispielsweise bei Magen- und Darmgeschwüren, Hämorrhoiden, Zwerchfellhernie, verstärkten Regelblutungen u. a. Der Eisenverlust durch Blutungen steht als Ursache für die Eisenmangelanämie an erster Stelle.

Verminderte Eisenaufnahme. Bei der Eisenmangelanämie wird möglicherweise durch die Nahrung zu wenig Eisen zugeführt. Wahrscheinlicher ist aber, daß das Eisenangebot der Nahrung ausreichend ist, jedoch eine Malabsorption (ungenügende Aufnahme) vorliegt, beispielsweise aufgrund einer Magenentfernung, durch Mangel an Magensäure (gestörte Herauslösung des Nahrungseisens) oder durch Magenkrebs.

Erhöhter Eisenbedarf. Ein erhöhter Eisenbedarf besteht während der *Schwangerschaft,* der *Stillzeit,* in der *Wachstumsperiode,* aber auch bei *Infekten* und bei *Tumoren*.

> Wichtige Überlegungen zur Eisenmangelanämie:
> – Bestehen (versteckte) Blutungen?
> – Liegt ein chronischer Infekt vor?
> – Besteht eine Tumorerkrankung?
> – Besteht ein erhöhter Bedarf durch Schwangerschaft, Stillzeit oder Wachstum?
> – Ist die Eisenaufnahme gestört (Magenkrebs, Magenentfernung, Mangel an Magensäure)?

Symptome

Der Eisenmangel wirkt sich nicht nur auf die Blutbildung aus, sondern auch auf Haut, Schleimhaut und Hautanhangsgebilde. Deshalb kommt es zusätzlich zu den allgemeinen Anämiesymptomen noch zu *spröder Haut, brüchigen Nägeln, Mundwinkelrhagaden* (-schrunden), zu *Zungenbrennen* und Atrophie von Mundhöhlen-, Schlund- und Speiseröhrenschleimhaut, eventuell auch der Magenschleimhaut.

Die Symptome *Müdigkeit, Konzentrationsschwäche, Kopfschmerzen* können bereits auftreten, wenn die Eisendepots verarmen. Im Blutserum wird dann noch ausreichend Eisen gefunden.

Therapie

In jedem Fall muß die *Ursache* des Eisenmangels *festgestellt werden*. In erster Linie müssen hierbei *chronische Blutungen ausgeschlossen werden*.

Unkomplizierte Eisenmangelanämien sprechen gut auf *orale Eisengabe* an. Es wird *zweiwertiges Eisen* gegeben; die Gabe von dreiwertigem Eisen gilt als veraltet, da Eisen vom Körper nur in zweiwertiger Form aufgenommen werden kann. Wenn sich die Hämoglobinwerte normalisiert haben, muß das Eisen noch sechs Wochen lang weitergenommen werden, damit sich die *Eisendepots auffüllen* können.

▶ Perniziöse Anämie
(Vitamin-B_{12}-Mangelanämie)

Bei der perniziösen Anämie liegt eine Resorptionsstörung von Vitamin B_{12} (Cobalamin) vor. Dies ist die Folge einer verminderten oder erloschenen Produktion des Intrinsic-Faktors in der Magenschleimhaut, wie sie als Folge einer schweren Gastritis, eines Magenkarzinoms oder nach einer Magenentfernung auftreten kann. Ohne Intrinsic-Faktor kann aber im Dünndarm kein Vitamin B_{12} aufgenommen werden, denn das Vitamin B_{12} muß sich mit dem Intrinsic-Faktor zu einem Komplex verbinden, damit es die Darmwand passieren kann.

Die perniziöse Anämie tritt vorwiegend im höheren Lebensalter auf (ab 45. Lebensjahr), nur vereinzelt kommt sie bei jüngeren Menschen vor.

Ursachen

Der *Mangel an Intrinsic-Faktor* kann sich aufgrund einer Magenschleimhautatrophie entwickeln. Es können im Organismus aber auch *Autoimmunkörper* gegen den Intrinsic-Faktor oder gegen die Belegzellen des Magens, die den Intrinsic-Faktor produzieren, gebildet werden. Es können im unteren *Ileum*, in dem die Resorption des Vitamin B_{12} normalerweise erfolgt, narbige, entzündliche oder tumoröse *Veränderungen* bestehen. Auch könnte ein *erhöhter Bedarf* an Vitamin B_{12} vorliegen, z.B. während der Schwangerschaft. Bei *Vegetariern*, die sich ohne tierische Produkte wie Butter, Käse und Milch ernähren, kann sich ein Vitamin-B_{12}-Mangel einstellen, wenn nicht ausreichend auf anderweitige Zufuhr geachtet wird.

Pathogenese

Das Fehlen von Vitamin B_{12} führt, ebenso wie ein Folsäuremangel, zu einer Verzögerung der Zellteilung, bei sonst normalem Zellwachstum. Deshalb entstehen bei dieser Anämieform besonders große, nicht ausgereifte Zellen (makrozytäre Anämie). Davon sind nicht nur die Erythrozyten betroffen, sondern auch die Zellen der Schleimhäute und des Nervengewebes.

Symptome

Der *Krankheitsbeginn ist schleichend*. Häufig stehen *Magen-Darm-Störungen* im Vordergrund, wie Völlegefühl und Appetitlosigkeit. Es besteht eine *Leistungsminderung,* Mattigkeit und Schwindelgefühl. In den meisten Fällen kommt es zu Symptomen seitens des Nervensystems, die durch den Vitaminmangel bedingt sind: *Kribbeln, Mißempfindungen* (Parästhesien) und vor allem ein Verlust der Tiefensensibilität, der bis hin zur *Gangunsicherheit* führt. Es kommt zur Atrophie der Zungenschleimhaut mit *Zungenbrennen* und einer hochroten, glatten Zunge (= *Lackzunge*). Neben der Blässe von Haut und Schleimhaut besteht ein *leichter Ikterus,* der die typische *fahle Hautblässe mit gelblichem Unterton* verursacht.

Therapie

Nach *Feststellung* und wenn möglich, nach Beseitigung der *Ursache*, wird *Vitamin B_{12} parenteral* gegeben. Daneben müssen meist noch Eisen und Folsäure verordnet werden. Eventuell muß auch der Magen behandelt werden. Das Zusammengehen von perniziöser Anämie und Magenkrebs ist so häufig, daß ein karzinogenes Geschehen ausdrücklich ausgeschlossen werden muß. Die Behandlung der perniziösen Anämie *nur* mit Folsäure (s.u.) ist kontraindiziert, weil es dadurch zwar zu einer erfolgreichen Beendigung der Anämie kommt, aber eventuell zu einer drastischen Verschlechterung der neurologischen Symptome.

> Bei perniziöser Anämie muß ein Magenkrebs ausdrücklich ausgeschlossen werden.

▶ Folsäuremangelanämie

Folsäuremangel führt zu ähnlichen Symptomen wie Vitamin-B_{12}-Mangel. Allerdings fehlen die neurologischen Symptome. Ursachen sind eine unausgewogene Ernährung und/oder ein erhöhter Bedarf. Besonders Alkoholiker weisen oft einen Folsäuremangel auf. Die Therapie besteht in der Beseitigung der Ursachen und der oralen Gabe von Folsäure.

▶ Hämolytische Anämie

Bei der hämolytischen Anämie kommt es zu einem *vermehrten und verfrühten Untergang der Erythrozyten*. Ist der Zellzerfall größer als die Neubildung, kommt es zur Anämie.

Ursachen

Man unterscheidet erbliche und erworbene Ursachen. Zu den *erblichen* rechnet man die Kugelzellanämien und die Sichelzellanämien (s. S. 190). Die *erworbene* hämolytische Anämie kann durch eine Schädigung der Erythrozyten durch Autoantikörper entstehen. Diese können sich im Verlauf von Infektionskrankheiten oder bei karzinogenen Prozessen gebildet haben. Auch chemische Gifte können zu einer Hämolyse führen, z.B. Blei, Sulfonamide, Schlangengifte u.a.

Symptome

Durch den *vermehrten Erythrozytenabbau* fällt eine größere Menge *Bilirubin* (Abbauprodukt des Hämoglobins) an; es kommt zum *hämolytischen Ikterus* (Gelbsucht). Leber und Milz können wieder, wie während der Embryonalzeit, zu Blutbildungsstätten werden. Die Milz, evtl. auch die Leber, schwillt an und kann dann getastet werden. Kommt es zu einer plötzlichen Verschlimmerung, so handelt es sich um eine hämolytische Krise mit allgemeinem Krankheitsgefühl, Fieber, Leibschmerzen, Gelbsucht und Milzvergrößerung.

Therapie

In erster Linie muß eine Ausschaltung der Ursachen versucht werden. Beim Auftreten von Autoantikörpern wird der Arzt die Gabe von Kortikosteroiden erwägen. In manchen Fällen wird die Milz entfernt.

▶ Aplastische Anämie

Durch eine Schädigung des Knochenmarks kommt es zu einer *Blutbildungsstörung,* von der meist nicht nur die Erythrozyten, sondern häufig auch die Leukozyten und Thrombozyten betroffen sind.

> Aplastische Anämie
> Es liegt eine *Blutbildungsstörung* vor.

Ursachen

Die Schädigung des Knochenmarks kann durch *Medikamente* (Antibiotika, Analgetika, Antirheumatika, Antimalariamittel, Thyreostatika, Antidiabetika u.a.), *Strahlen, Gifte* (Haarfärbemittel, Quecksilber), *maligne Tumoren* oder aufgrund eines *angeborenen Defektes* bestehen.

Symptome

Sind nur die Erythrozyten betroffen, entwickelt sich eine *schleichend einsetzende Anämie*. Sind darüber hinaus auch die Leukozyten und Thrombozyten betroffen, so kommt es zu einer *erhöhten Infektanfälligkeit und zur vermehrten Blutungsneigung* (oft tödliche Hirnblutung).

Therapie

Die Therapie muß sich nach der zugrundeliegenden Ursache richten.

▶ 7.6.2 Polyglobulie

Bei der Polyglobulie treten im Blut *vermehrt Erythrozyten* auf, um einen *Sauerstoffmangel* auszugleichen.

Ursachen

Die Ursache kann in einer *Behinderung des Sauerstoffaustausches in den Lungen* liegen, z.B. durch eine Stauung, ein Emphysem (Überblähung) oder eine Fibrose (Bindegewebsvermehrung). Es kann auch ein *Herzfehler mit Shunt* vorliegen, bei dem es zur Mischblutbildung kommt und sich kompensatorisch eine Polyglobulie entwickelt. *Toxine* wie Kohlenmonoxid und Blausäure verursachen eine Polyglobulie. Eine Reizpolyglobulie kann durch *Medikamente* (Kortikoide) oder starkes Rauchen entstehen. Beim *Aufenthalt in großen Höhen* bildet sich die Höhenglobulie aus, da der Körper den Sauerstoffmangel durch eine Vermehrung der Erythrozyten ausgleicht. Von einer Pseudopolyglobulie spricht man, wenn es durch *starken Flüssigkeitsverlust* (Erbrechen, Durchfälle, Schwitzen, Durst) zu einer starken Bluteindickung gekommen ist.

Symptome

Haut und Schleimhäute sind *zyanotisch verfärbt*. Die *Erythrozytenzahl* ist auf 6 bis 8 Mio. pro mm^3 *erhöht*. Dadurch ist der *Hämokrit-Wert* ebenfalls *heraufgesetzt*.

Therapie

Aderlässe können nur eine vorübergehende Hilfe sein, vor allem weil sie meist eine reaktive Neubildung von Erythrozyten zur Folge haben. Auch hier muß versucht werden, die Ursache zu behandeln.

▶ 7.6.3 Leukämie

Bei den Leukämieerkrankungen handelt es sich um eine maligne Erkrankung der weißen Blutkörperchen, bei denen es zu einer qualitativen und quantitativen Veränderung der Leukozyten kommt. Die Folge ist eine *Abwehrschwäche gegen Infektionen,* da die entarteten Leukozyten ihrer Aufgabe nicht mehr nachkommen können. Durch die unkontrollierte Wucherung der Leukozyten kann auch die Bildung der Erythrozyten und Thrombozyten in Mitleidenschaft gezogen werden. Die Folgen hiervon sind *Anämie* und *Thrombozytopenie* (Verminderung der Blutplättchen). Durch die Verminderung der Blutplättchen kann es zu *bedrohlichen Blutungen* kommen, z.B. aus dem Nasen-Rachen-Raum, den Atemwegen, dem Magen-Darm-Trakt, dem Uterus oder den Harnwegen. Bei den Leukämien handelt es sich um bösartige Erkrankungen, deren Ursache unbekannt ist.

Es werden unterschiedliche Einteilungen vorgenommen:

Einteilung nach dem klinischen Verlauf
- Akute Leukämie
- Chronische Leukämie

Einteilung nach dem Reifegrad der Leukozyten
- Unreifzellige Leukämie
- Reifzellige Leukämie

Einteilung nach der Abstammung
- Myeloische Leukämie
  (vom Knochenmark ausgehend)
- Lymphatische Leukämie
  (vom lymphatischen Gewebe ausgehend)

Die folgende Besprechung der Leukämie beschränkt sich auf das Wesentliche, da eine Behandlung dieser schweren Erkrankung vom Heilpraktiker nicht durchgeführt werden kann, da er die zur Therapie notwendigen Medikamente nicht verschreiben darf. Jeder Heilpraktiker muß aber eine vorliegende Leukämie erkennen können, damit er einen solchen Fall rechtzeitig an eine entsprechende Stelle zur Therapie überweisen kann.

▶ *Akute Leukämie*

Etwa die Hälfte aller Leukämien tritt akut auf. Unbehandelt führen sie innerhalb weniger Wochen oder Monate zum Tode. Während bei Patienten mit chronischer Leukämie fast immer eine Vermehrung der Leukozyten festzustellen ist, muß das bei der akuten Leukämie nicht der Fall sein. In 50% der Fälle von akuter Leukämie ist die Leukozytenzahl erhöht, in 25% der Fälle ist sie erniedrigt, und bei den restlichen 25% ist sie normal. Allerdings besteht bei den Leukozyten eine Differenzierungsstörung.

Bei den akuten Leukämien unterscheidet man zwischen der akuten lymphatischen und der akuten myeloischen Leukämie.

Von der akuten lymphatischen Leukämie sind vor allem Kinder zwischen zwei und fünf Jahren betroffen. Durch Behandlung mit Zytostatika konnten hier von der Schulmedizin beträchtliche therapeutische Erfolge erzielt werden.

Die akute myeloische Leukämie betrifft überwiegend Erwachsene; sie kommt allerdings auch im Kindesalter vor. Die Behandlungserfolge sind geringer als bei der akuten lymphatischen Leukämie.

7.6 Ausgewählte Erkrankungen des Blutes

Symptome

Akute Leukämien können *wie eine schwere Infektionskrankheit* mit Schüttelfrost, Fieber und Ulzerationen im Mundbereich auftreten. Sie können aber auch *schleichend* mit *unklarer Symptomatik* beginnen. Typische Befunde bei akuter Leukämie sind *Anämie*, Abnahme der Granulozyten *(Granulozytopenie)* und Abnahme der Thrombozyten *(Thrombozytopenie)*. Aufgrund der Anämie kommt es zu Blässe, Müdigkeit, Belastungsdyspnoe und Tachykardie. Die Granulozytopenie führt zu einer Abwehrschwäche. Es kann zu Fieber, eitrigen Hautinfektionen, Soor und zu Infektionskrankheiten kommen. Als Folge der Thrombozytopenie können sich Hämatome nach Bagatellverletzungen, Petechien, Nasen- und Zahnfleischbluten einstellen.

Die Diagnosestellung der akuten Leukämie erfolgt über das *veränderte Blutbild*.

▶ Chronisch lymphatische Leukämie (veraltet: Lymphadenose)

Von der chronisch lymphatischen Leukämie sind vorwiegend Männer im fortgeschrittenen Alter betroffen.

Symptome

Es kommt häufig zu *symmetrischen Lymphknotenschwellungen* und *Leber- und Milzvergrößerungen*. Die Leukozytenzahl steigt bis 50 000 pro mm³ an. Es handelt sich überwiegend um B-Lymphozyten mit einem funktionellen Defekt.

Prognose

Die Überlebenszeit ist abhängig vom Stadium der Erkrankung (im Durchschnitt 5,5 Jahre). Die chronisch lymphatische Leukämie hat eine bessere Prognose als die chronisch myeloische Leukämie.

▶ Chronisch myeloische Leukämie

Bei der chronisch myeloischen Leukämie kommt es zur Vermehrung der Leukozyten auf *30 000 bis 300 000 Zellen pro mm³*. Die Erkrankung beginnt meist zwischen dem 20. und 40. Lebensjahr.

Symptome

Die Krankheit beginnt schleichend mit Leistungsminderung, Gewichtsverlust und Druck im Oberbauch durch eine Milz-, später auch eine Leberschwellung.

Im weiteren Krankheitsverlauf kommt es zu Fieber mit erhöhter Infektneigung, da die Abwehrfähigkeit immer mehr abnimmt. Eine Anämie entwickelt sich durch eine *Verdrängung* der *roten Blutkörperchen* im Knochenmark und durch die vermehrte *Blutungsneigung*.

Prognose

Die mittlere Überlebenszeit beträgt ungefähr drei Jahre mit einer Streuung von ein bis zehn Jahren.

▶ 7.6.4 Polyzythämie

Bei der Polyzythämie kommt es zu einer *Vermehrung aller drei Blutzellarten* (Erythrozyten, Leukozyten, Thrombozyten). Die Ursache ist unbekannt.

> Polyzythämie
> Es kommt zur Vermehrung der roten und weißen Blutkörperchen und der Blutplättchen.

Symptome

Haut und Schleimhaut des Patienten haben ein tiefrotes Aussehen mit *rotblauer Zyanose*. Es können Schwindel, Kopfschmerz, *Hautjucken* und Ohrensausen bestehen. Die *Augenbindehaut ist deutlich gestaut*, so daß man von Pseudokonjunktivitis spricht. Es besteht eine Bluteindickung, die zu einer *erhöhten Thromboseneigung* führt. Leber und Milz sind häufig vergrößert. Es besteht eine Neigung zu Hautblutungen und zu blutenden Magengeschwüren.

Therapie

Rein symptomatisch können Aderlässe gemacht werden. In der Klinik wird eine Röntgenbestrahlung des Knochenmarks versucht, und durch Gabe von radioaktivem Phosphor wird eine Hemmung der Blutneubildung angestrebt.

▶ 7.6.5 Agranulozytose

Bei der Agranulozytose handelt es sich um eine *akut einsetzende schwere Störung* der *Granulozytenbildung* im Knochenmark. Das Blutbild zeigt einen starken oder sogar völligen Rückgang der Granulozyten.

Ursachen

Die Ursache des plötzlichen Granulozytenrückganges ist eine *Allergie* auf bestimmte *Medikamente,* insbesondere auf Schmerzmittel, Beruhigungsmittel, Antidiabetika, Diuretika, Antibiotika und Sulfonamide. Aber auch *Toxine* von *Krankheitserregern* können bei entsprechender Disposition eine Agranulozytose auslösen.

Symptome

Der Granulozytenrückgang setzt innerhalb von Stunden ein. Häufig kommt es zu *Schüttelfrost* mit darauffolgendem *hohem Fieber* (Kontinua) und *schwerem Krankheitsgefühl.* Charakteristisch sind die bald auftretenden *Schleimhautnekrosen* an Rachen, Tonsillen und im Anal- und Genitalbereich. Es kommt zu *lokaler Lymphknotenschwellung* (keine generalisierte Reaktion der Lymphknoten).

Eine Sepsis kann schnell zum Tode führen.

Therapie

Sofortige Krankenhauseinweisung ist notwendig. Bei der dort erfolgenden Therapie steht das Absetzen der allergieauslösenden Medikamente an erster Stelle.

▶ 7.6.6 Hämophilie (Bluterkrankheit)

Bei der Hämophilie liegt eine *Blutgerinnungsstörung* vor, die auf einer ungenügenden Bildung des Faktors VIII (Hämophilie A) oder IX (Hämophilie B) bei der Blutgerinnung beruht.

Ursache

Es handelt sich um eine *Erbkrankheit,* die über das X-Chromosom durch die Frau übertragen wird und an der nur Männer erkranken können. Ausnahme: Es kann auch eine Frau Bluter sein, wenn die Mutter Überträgerin ist und der Vater Bluter.

Symptome

Die Krankheit tritt meist nach der Säuglingszeit in Erscheinung. Die Blutungsneigung ist Schwankungen unterworfen. Sie ist meist im Kindesalter stärker als im Erwachsenenalter.

Kleine Verletzungen, Fehlbelastungen der Gelenke und Schleimhautentzündungen (z.B. Magen, Darm, Harnwege) können *unstillbare, lebensbedrohliche Blutungen* auslösen. Gefürchtet sind die Gelenkblutungen, die zu Gelenkstörungen und Gelenkversteifungen *(„Blutergelenke")* führen können.

Therapie

Bluter müssen seitens der Klinik langfristig betreut werden und sich vor Verletzungen hüten. Bei leichteren Blutungen muß eine Notversorgung erfolgen, bis ein Arzt eine Behandlung mit einem Fibrin- bzw. Thrombinpräparat einleiten kann.

7.7 Fragen

Beantworten Sie die Fragen möglichst knapp! Die richtigen Antworten finden Sie auf der angegebenen Seite entweder **halbfett** oder *kursiv* gedruckt.

Blutvolumen

- Was schätzen Sie, wieviel Blut ein Erwachsener hat? (S. 175)
  Wie wird ein Blutverlust von 50% Ihrer Meinung nach vom Körper verkraftet? (S. 175)

Bildungsstätten des Blutes

- Wo ist die Hauptbildungsstätte der Blutzellen? (S. 175)
  Welche Blutzellen werden dort gebildet? (S. 175)
  Welche Blutzellen bilden hiervon eine Ausnahme? (S. 175)
  Wo werden diese Blutzellen noch, außer im roten Knochenmark, gebildet? (S. 175)
  In welchen Knochen ist nach der Pubertät noch rotes Knochenmark enthalten? (S. 175)

Zusammensetzung des Blutes

- Was drückt der Hämatokrit-Wert aus? (S. 175)
  Kennen Sie die Normalwerte des Hämatokrits für Männer und Frauen? (S. 175)
- Was ist Blutplasma? (S. 175)
  Woraus setzt es sich zusammen? (S. 175f.)
  Was muß beachtet werden, wenn Plasma in Konserven aufbewahrt werden soll? (S. 176)
- Wodurch unterscheidet sich das Blutserum vom Blutplasma? (S. 176)
- Welche Bluteiweiße sind im Plasma enthalten? (S. 176)
  Welches sind die beiden wichtigsten Aufgaben des Albumins? (S. 176)
  Nennen Sie zwei wichtige Aufgaben der Globuline! (S. 176)
  Worin sehen Sie die Hauptaufgabe des Fibrinogens? (S. 176)

- Welche drei Hauptgruppen unterscheiden wir bei den Blutzellen? (S. 177)
- Was ist die wichtigste Aufgabe der Erythrozyten? (S. 177)
  Wieviel Erythrozyten befinden sich in 1 mm^3 Blut beim Erwachsenen (bitte die Werte getrennt für Frauen und Männer angeben)? (S. 177, Kasten)
  Kennen Sie einen Wirkstoff, der in den Nieren gebildet wird und der auf die Bildung der Erythrozyten einwirkt? (S. 177)
- Worin liegen die wichtigsten Aufgaben der Leukozyten? (S. 179)
  Was versteht man unter der „Emigration", was unter der „Diapedese" der Leukozyten? (S. 179)
  Wie nennt man die Bewegung, die die Leukozyten ausführen können und durch die sie Eigenbeweglichkeit erreichen? (S. 179)
  Wie wird das Phänomen bezeichnet, daß Leukozyten durch chemische Substanzen veranlaßt werden, sich auf diese Substanzen zu- oder sich von ihnen wegzubewegen? (S. 179)
  Welche drei Hauptgruppen der Leukozyten werden unterschieden? (S. 179)
- Was sind Granulozyten, und worin liegen ihre wichtigsten Aufgaben? (S. 179)
  Was enthält das Zytoplasma der Granulozyten, wodurch sie sich unter dem Mikroskop charakteristisch von anderen Leukozyten unterscheiden? (S. 179)
  Wie heißen die drei Untergruppen der Granulozyten? (S. 179, Schema 7-3)
- Welches ist die mengenmäßig größte Untergruppe der Granulozyten? (S. 179)
  Wie erscheinen junge und wie ältere Neutrophile im Mikroskop? (S. 180)
  Was versteht man unter einer „Linksverschiebung"? (S. 180)
  Wann kann sie auftreten? (S. 180)
  Wann treten Neutrophile vermehrt im Blut auf? (S. 180)
- Können Sie Ereignisse nennen, die eine Erhöhung der Eosinophilen im Blut verursachen? (S. 180)
- Wo werden Lymphozyten gebildet? (S. 180)

Worin liegt die wichtigste Aufgabe der Lymphozyten? (S. 180)
Welche zwei Grundtypen werden bei den Lymphozyten unterschieden? (S. 180)
- Wo erfolgt die Ausreifung und Differenzierung der T-Lymphozyten? (S. 180)
Kennen Sie Untergruppen der T-Lymphozyten? (S. 182)
- Wofür sind die Monozyten zuständig? (S. 182)
- Was ist die Hauptaufgabe der Thrombozyten? (S. 182)

Aufgaben des Blutes

- Nennen Sie allgemeine Aufgaben des Blutes! (S. 183)
- In welchen Phasen läuft die Blutstillung ab? (S. 183, Kasten)
In welchen Phasen läuft die Blutgerinnung ab? (S. 184)
Was geschieht während der Aktivierungsphase? (S. 184)
Was passiert in Phase 1 bis 3 der Blutgerinnung? (S. 185, Kasten)
Kennen Sie eine Untersuchung, mit der man sich ein Bild über die Gerinnungsfähigkeit des Blutes machen kann? (S. 187, Kasten)
- Nennen Sie die typischen Entzündungszeichen! (S. 187)
Welche Ursachen kann eine Entzündung haben? (S. 187)
Welche beiden grundsätzlichen Veränderungen treten bei einer Entzündung auf? (S. 187f.)
Schildern Sie kurz den Ablauf einer lokalen Entzündungsreaktion! (S. 188)
Nennen Sie allgemeine Entzündungsreaktionen des Körpers! (S. 188)

Untersuchungsmethoden

- Was untersucht man bei der Erstellung eines Blutbildes? (S. 188)
- Geben Sie die BKS-Werte nach WESTERGREN getrennt für Männer und Frauen nach einer bzw. nach zwei Stunden an! (S. 189, Kasten)

Wie führen Sie eine BKS durch? (S. 189)
Woran denken Sie bei einer beschleunigten BKS? (S. 189)

Ausgewählte Erkrankungen des Blutes

- Kennen Sie Gesichtspunkte, nach denen man das komplexe Krankheitsbild der Anämie einteilen kann? (S. 190)
- Welche Anämieformen unterscheidet man aufgrund des unterschiedlichen Hämoglobingehaltes der Erythrozyten? (S. 191)
- Was für Symptome können bei einer akuten Anämie auftreten? (S. 191)
- Was für Symptome können bei einer chronischen Anämie auftreten? (S. 191)
- Wie wirkt sich ein lang anhaltender Eisenmangel auf die Hämoglobinbildung aus? (S. 191)
- Was für Ursachen sind für einen Eisenmangel denkbar? (S. 191, s.a. Kasten)
- Wann besteht ein erhöhter Eisenbedarf? (S. 191)
- Bei Eisenmangelanämie treten zusätzlich zu den allgemeinen Anämiesymptomen noch weitere auf. Welche? (S. 191f.)
- Wie würden Sie eine Eisenmangelanämie therapieren? (S. 192)
- Worauf beruht die perniziöse Anämie? (S. 192)
- Welche Ursachen sind denkbar, die einen Vitamin-B_{12}-Mangel bzw. einen Mangel an Intrinsic-Faktor hervorrufen können? (S. 192)
- Welche Symptome treten bei der perniziösen Anämie auf? (S. 192)
- Wie therapieren Sie eine perniziöse Anämie? (S. 192)
- Was ist eine hämolytische Anämie? (S. 193)
Wieso kommt es bei der hämolytischen Anämie zu einem Ikterus? (S. 193)
- Worum handelt es sich bei der aplastischen Anämie? (S. 193)
Welche Ursachen einer aplastischen Anämie sind denkbar? (S. 193)
Welche Symptome können bei der aplastischen Anämie auftreten? (S. 193)

7.7 Fragen

- Wieso kommt es bei der Polyglobulie zu einer vermehrten Erythrozytenbildung? (S. 193)
  Welche Ursachen können vorliegen, wenn es im Körper zu einem Sauerstoffmangel kommt? (S. 193f.)
  Wie könnten Sie durch das äußere Erscheinungsbild des Patienten einen Hinweis auf eine zugrundeliegende Polyglobulie erhalten? (S. 194)
  Welche Laborwerte sind dann verändert? (S. 194)
- Was sind die wichtigsten Symptome bei Leukämie? (S. 194)
  Nach welchen Gesichtspunkten können die Leukämieerkrankungen eingeteilt werden? (S. 194, Kasten)
- Woran würden Sie eine akute Leukämie erkennen? (S. 195)
- Was kann ein wichtiger Hinweis auf eine chronisch lymphatische Leukämie sein? (S. 195)
- Auf welchen Wert steigen die Leukozyten pro mm^3 Blut bei der chronisch myeloischen Leukämie an? (S. 195)

  Wieso entsteht bei dieser Leukämieform oft gleichzeitig eine Anämie? (S. 195)
- Was ist eine Polyzythämie? (S. 195)
  Was sind die wichtigsten äußerlichen Erscheinungen der Polyzythämie beim Patienten? (S. 190)
  Worin liegt die Hauptgefahr? (S. 195)
- Worum handelt es sich bei der Agranulozytose? (S. 195)
  Worin kann die Ursache des plötzlichen Granulozytenrückganges liegen? (S. 195)
  Welche Symptome würden Sie an Agranulozytose denken lassen? (S. 196)
  Sie werden zu einem Patienten gerufen. Bei der Untersuchung stellen Sie die Verdachtsdiagnose Agranulozytose. Wie therapieren Sie in diesem Fall? (S. 196)
- Was ist die Hämophilie? (S. 196)
  Welche Ursache der Bluterkrankheit ist Ihnen bekannt? (S. 196)
  Was ist die Hauptgefahr bei der Bluterkrankheit? (S. 196)

8 Das lymphatische System

Unter dem lymphatischen System versteht man die Gesamtheit des lymphatischen Gewebes wie Lymphgefäße, Lymphknoten, Milz, Thymus, Tonsillen, Wurmfortsatz (Appendix vermiformis) und die Lymphfollikel in den verschiedenen Organen.

Tabelle 8-1 Inhaltsstoffe von Blut und Lymphe

	Blut	Lymphe
Nährstoffe	ja	ja
Abbaustoffe	ja	ja
Eiweißstoffe	ja	schwankend
Erythrozyten	ja	vereinzelt
Lymphozyten	wenige	reichlich

Das lymphatische System wird als die Grundlage des Immunsystems betrachtet. Auch bildet es, neben dem Blutkreislauf, ein eigenes Transportsystem. Es handelt sich jedoch um keinen eigenen „Kreislauf", denn die Lymphgefäße beginnen blind im Zwischenzellraum und münden später in das venöse System ein.

8.1 Anatomie und Physiologie

8.1.1 Lymphe

Die Lymphe, die in den Lymphgefäßen fließt, ist eine hellgelbe Flüssigkeit. Eine Ausnahme bildet die Lymphe aus dem Abstromgebiet des Darmes. Nach einer fettreichen Mahlzeit hat sie ein *milchig-trübes* Aussehen. Diese fettreiche Lymphe heißt *Chylus*. Pro Tag werden im menschlichen Körper ca. 2 bis 3 l Lymphe gebildet.

Die Lymphe entsteht aus der *Gewebeflüssigkeit,* die sich durch Austritt von Blutplasma aus den Blutkapillaren gebildet hat. Sie besteht aus dem Lymphplasma und den Lymphozyten. Damit entspricht ihre Zusammensetzung weitgehend der Blutflüssigkeit. Die wichtigsten Unterschiede zwischen Blut und Lymphe bestehen in der unterschiedlichen Verteilung von Erythrozyten und Lymphozyten und im Eiweißgehalt. Der Anteil an Eiweißen ist bei der Lymphe starken Schwankungen unterworfen (Tab. 8-1).

Über die Lymphe wird Flüssigkeit aus dem Zwischenzellraum gesammelt und wieder dem Blut zugeführt. Wichtig ist vor allem, daß über dieses System Eiweißpartikel, die für die Blutgefäße zu groß sind, aufgenommen und abtransportiert werden können. Die Aufnahme dieser Eiweißpartikel, aber auch der Abbaustoffe, erfolgt meist durch Diffusion. Ein Teil der Stoffe wird aber auch aktiv in das Lymphgefäßsystem aufgenommen.

8.1.2 Lymphgefäße

Die Lymphgefäße beginnen als blind endende, kleinste Kapillaren im Interstitium (Zwischenzellraum). Sie ähneln in ihrem Aufbau den Blutkapillaren. Die Lymphkapillaren vereinigen sich zu größeren Zweigen, die wiederum zu Lymphgefäßen zusammenfließen. Die größeren Lymphgefäße bilden schließlich die großen Lymphstämme des Körpers. Die beiden wichtigsten heißen Ductus thoracicus (Milchbrustgang) und Ductus lymphaticus dexter (rechter Hauptlymphgang).

Da das Lymphsystem keine eigene Pumpe besitzt, wie es das Herz für den Kreislauf ist, muß sich die Lymphe von verschiedenen Faktoren vorwärts „pumpen" lassen.

Faktoren der „Lymphpumpe"
- eine gewisse Fähigkeit der *Lymphgefäße,* sich *zusammenzuziehen*
- der *Flüssigkeitsdruck* im *Interstitium,* dadurch wird die Lymphe gewissermaßen von selbst vorangetrieben
- die *arteriellen Pulsationen*
- *Muskelkontraktionen*
- die *Bewegungen der Eingeweide*
- die *Veränderung der Druckverhältnisse* bei der Ein- und Ausatmung

Damit sich diese Faktoren aber nicht gegenseitig aufheben können, sind die Lymphgefäße *reichlich mit Klappen versehen,* die einen Rückfluß der Lymphe verhindern.

In ihrem Aufbau ähneln die Lymphgefäße den Venen. Sie sind jedoch dünnwandiger und weisen mehr Klappen auf. Eine größere Anzahl Lymphgefäße mündet in einen Lymphknoten ein, von dem dann wieder ein einziges Lymphgefäß abgeht.

8.1.3 Lymphstämme

Das Hauptlymphgefäß ist der *Ductus thoracicus,* der Milchbrustgang. Er entspringt vor dem zweiten Lendenwirbelkörper aus der *Cisterna chyli* (Abb. 8-1). Die Cisterna chyli ist eine sackartige Ausweitung des Milchbrustganges, die durch den Zusammenfluß der beiden Beckenhauptlymphgefäße (Trunci lumbales) und des Eingeweidelymphganges (Truncus intestinalis) gebildet wird. In den Beckenhauptlymphgefäßen (Trunci lumbales) wird die Lymphe aus den unteren Extremitäten, dem Becken, dem Urogenitalsystem und den paarigen Baucheingeweiden aufgenommen. Der Eingeweidelymphgang (Truncus intestinalis) nimmt die Lymphe der unpaaren Bauchorgane auf.

> Das *Hauptlymphgefäß* ist der *Milchbrustgang* (Ductus thoracicus). Er entspringt aus der *Cisterna chyli.*

Aus dieser Cisterna chyli geht nun der Milchbrustgang (Ductus thoracicus) hervor, der die gesamte Lymphe des menschlichen Körpers aufnimmt, mit Ausnahme des rechten oberen Quadranten. Der Milchbrustgang begleitet auf seinem Weg nach oben die Aorta und tritt durch den Hiatus aorticus durch das Zwerchfell in das hintere Mediastinum. Er *mündet in die linke Vena subclavia,* genauer, in den linken Venenwinkel, der durch den Zusammenfluß der linken Vena subclavia und der Vena jugularis gebildet wird. Dieser dünnwandige Milchbrustgang erreicht bei guter Füllung den Durchmesser eines Trinkhalmes.

Der *Ductus lymphaticus dexter* sammelt die *Lymphe* aus dem *rechten oberen Quadranten,* also aus der rechten Hälfte des Brustkorbes, des Halses, des Kopfes und aus dem rechten Arm. Er *mündet* in die *rechte Vena subclavia,* genauer, in den rechten Venenwinkel, der durch den Zusammenfluß der rechten Vena subclavia und der Vena jugularis gebildet wird.

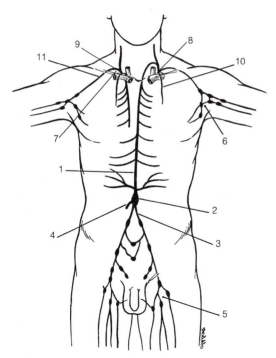

Abb. 8-1 Wichtige Lymphgefäße des Körpers
1. Milchbrustgang (Ductus thoracicus), 2. Cisterna chyli, 3. Beckenhauptlymphgefäß (Truncus lumbalis), 4. Eingeweidelymphgefäß (Truncus intestinalis), 5. Leistenlymphknoten (Nodi lymphatici inguinales), 6. Achsellymphknoten (Nodi lymphatici axillares), 7. Rechter Hauptlymphstamm (Ductus lymphaticus dexter), 8. Einmündungsstelle des Milchbrustganges in den Venenwinkel der V. subclavia und V. jugularis sinistra, 9. Einmündungsstelle des Ductus lymphaticus dexter in den Venenwinkel der V. subclavia und V. jugularis dextra, 10. Lymphstamm, der die Lymphe aus der Lunge und dem Mediastinum aufnimmt (Truncus bronchomediastinalis), 11. Armlymphstamm (Truncus subclavius)

8.1.4 Lymphknoten

Die Lymphknoten sind etwa linsen- bis bohnengroß. Sie liegen in den Strombahnen der Lymphgefäße eingeschaltet. Im *Kopf,* in der *Leiste,* in der *Achselbeuge* und *teilweise im Hals* liegen die meisten Lymphknoten *oberflächlich* und können deshalb auch bei Schwellung gut getastet werden. Dagegen liegen die Lymphknoten des *Bauch- und Brustraumes tief* und sind deshalb der Palpation nicht zugänglich.

Fast die *Hälfte* der Lymphknoten ist in der *Rachen-Hals-Region* konzentriert. Sie bilden einen ersten Abwehrring gegenüber Krankheits-

8.1 Anatomie und Physiologie

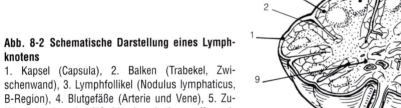

Abb. 8-2 Schematische Darstellung eines Lymphknotens
1. Kapsel (Capsula), 2. Balken (Trabekel, Zwischenwand), 3. Lymphfollikel (Nodulus lymphaticus, B-Region), 4. Blutgefäße (Arterie und Vene), 5. Zuführendes Lymphgefäß (Vas lymphaticum afferens), 6. Abführendes Lymphgefäß (Vas lymphaticum efferens), 7. Randsinus (Sinus subcapsularis), 8. Rindenregion (Cortex), 9. Marksinus (Medulla) mit dazwischenliegenden Strängen aus lymphatischem Gewebe, 10. Radiärer Sinus (Intermediärsinus), 11. Parakortex (T-Region)

erregern, die mit der Nahrung oder über die Atemluft aufgenommen werden.

Die restlichen Lymphknoten sind nicht gleichmäßig über den Körper verteilt, sondern gewissermaßen als Verteidigungsanlagen an der Grenze des Rumpfes zusammengezogen. So filtern die Leistenlymphknoten die Lymphe der Beine, der Bauchwand und der Gesäßgegend. Die Achsellymphknoten nehmen die Lymphe der Arme und der vorderen und hinteren Brustwand einschließlich der Brustdrüsen auf, die Halslymphknoten filtern die Lymphe aus dem Kopfbereich.

Als *regionäre Lymphknoten* bezeichnet man die Lymphknoten, die einem *bestimmten Organ zugehören* und die die erste Filterstation der abströmenden Lymphe dieses Organs bilden. Regionäre Lymphknoten sind von besonderer Bedeutung, da Bakterien und bösartige Geschwulstzellen auf dem Lymphweg abtransportiert werden. Metastasen (Tochtergeschwülste) von Krebszellen findet man deshalb gewöhnlich zuerst in den regionären Lymphknoten, und zwar dann, wenn die Lymphknoten mit ihrer Abwehraufgabe überfordert sind. In diesem Fall können die ankommenden Krebszellen nicht mehr alle phagozytiert werden, und der Lymphknoten wird nun selbst zu einer Stelle, an der sich Metastasen absiedeln können.

Als *Sammellymphknoten* bezeichnet man dagegen die Lymphknoten, die die Lymphe aus verschiedenen regionären Lymphknoten aufnehmen. Sammellymphknoten kommen besonderes zahlreich entlang der Bauchaorta und im Hals vor.

So durchfließt die Lymphe, bevor sie ins venöse Blut gelangt, typischerweise zunächst den regionären Lymphknoten und danach noch mehrere Sammellymphknoten.

Beim Gesunden sind die Lymphknoten nicht zu tasten, da sie von weicher Beschaffenheit sind. Bei bestimmten Erkrankungen können sie jedoch anschwellen und so palpabel werden. Nach Abheilung nehmen sie wieder ihre ursprüngliche Größe und Konsistenz an und sind dann wiederum nicht mehr zu tasten. Manchmal kommt es jedoch infolge der Erkrankung zur Vernarbung des Lymphknotens. Dabei lagert er vermehrt Bindegewebe ein. In diesem Fall bleibt der Lymphknoten auch später verhärtet und somit palpabel.

Aufgaben

Lymphknoten sind Filterstationen, die die Lymphe von *Mikroorganismen* wie Bakterien und Viren, aber auch von Toxinen, Ruß und Staubpartikeln, die aus der Lunge kommen, reinigen. Des weiteren bauen sie *Zellfragmente* und *überalterte Lymphozyten* ab. Darüber hinaus gehört zu ihren Aufgaben die *Produktion* von *B-* und *T-Lymphozyten*.

> Aufgaben der Lymphknoten
> - Reinigung der Lymphe
> - Produktion von B- und T-Lymphozyten

Aufbau

Der Lymphknoten ist von einer bindegewebigen Kapsel umgeben, von der aus Balken (Trabekel) ins Innere des Lymphknotens ziehen (Abb. 8-2). An diesen Trabekeln ist ein feines Gerüst aus retikulären Fasern befestigt.

Unter der Kapsel liegt ein sogenannter Randsinus, in den die ankommende Lymphe einmündet. Von diesem Randsinus aus ziehen radiäre Sinus (Intermediärsinus) zu zentralen Marksinus.

Sinus bedeutet in diesem Zusammenhang „Erweiterung von Lymphgefäßen". Die Einzahl lautet Si̱nus, die Mehrzahl Sinu̱s.

Somit ziehen also die Balken vom Randsinus in das Innere des Lymphknotens und bilden so ein grobmaschiges Gerüstwerk, in dem sich das feingesponnene retikuläre Bindegewebe ausspannt.

Die Lymphe wird durch das zuführende Lymphgefäß (Vas lymphaticum afferens) in den Randsinus transportiert, weiter durch die radiären Sinus (Intermediärsinus) zum Marksinus. Der Abfluß erfolgt am Hilum des Lymphknotens durch das abführende Lymphgefäß (Vas lymphaticum efferens).

Innerhalb dieser Sinus befinden sich Abwehrzellen, um die Lymphe zu reinigen. Bei diesen Abwehrzellen handelt es sich um Lymphozyten und Makrophagen. Bei den letzteren spielen sogenannte Uferzellen (früher: Sinusendothelzellen) und Retikulumzellen die wichtigste Rolle.

In dem Raum zwischen den Sinus befinden sich Räume, in denen Lymphozyten gebildet werden. Allerdings halten sich die Lymphozyten hier auch auf, bevor sie weiterhin „rezirkulieren".

Mark- und Rindenregion des Lymphknotens

Man kann den Lymphknoten in eine Rinden- und eine Markregion unterteilen.

In der *Rindenregion* sitzen zahlreiche Lymphfollikel. Hier werden vor allem B-Lymphozyten hergestellt. Dieses Gebiet wird deshalb auch als B-Region bezeichnet. Unterhalb dieser Lymphfollikel im sogenannten Parakortex liegen die Produktionsstätten der T-Lymphozyten (T-Region).

Die *Markregion* besteht aus den vorstehend beschriebenen netzförmig miteinander verbundenen Marksinus. Zwischen diesen Marksinus befinden sich Stränge von lymphatischem Gewebe, das hauptsächlich B-Lymphozyten enthält.

8.1.5 Milz (Lien, Splen)

Lage

Die Milz ist ein weiches, schwammiges Organ, das im *hinteren linken Oberbauch* liegt. Sie schmiegt sich der linken Zwerchfellkuppel an

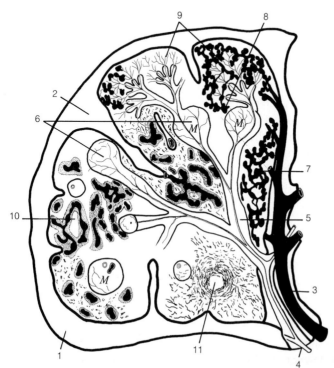

Abb. 8-3 Schnitt durch die Milz
1. Kapsel (Tunica fibrosa), 2. Milzbälkchen (Trabecula splenica), 3. Vene, 4. Arterie, 5. Weiße Pulpa, die wie eine Scheide um die kleine Arterie liegt (Pulpa alba), 6. Milzfollikel (Malpighi-Körperchen), 7. Milzsinusoid, 8. Sinusnetz mit einmündenden Kapillaren, 9. Pinselarterien, 10. Intersinusoider Raum, 11. Fasergenist eines Milzkörperchens

und berührt Magen, Pankreas, Dickdarm und Niere. Sie ist vom Bauchfell umgeben und wiegt ca. 200 g.

Aufbau

Die Milz ist von einer derben, bindegewebigen Kapsel umgeben, von der aus Bälkchen (Trabekel) ins Innere ziehen. Schneidet man eine Milz auf, so kann man neben diesem Bälkchenwerk eine weiße und eine rote Pulpa unterscheiden (Abb. 8-3).

– **Weiße Pulpa**

Die weiße Pulpa ist der lymphatische Anteil der Milz. Sie ist stets wie eine Scheide um eine Arterie herum angeordnet. Diese Scheide zeigt stellenweise kugelförmige Verdickungen (Follikel oder Malpighi-Körperchen). Ihr Bau entspricht den Lymphfollikeln der Lymphknoten. Auch sie haben die Aufgabe, *Lymphozyten herzustellen.* Allerdings filtert ein Lymphknoten nur die Lymphe einer bestimmten Körperregion. Die Milz dagegen ist für die ganze Blutbahn zuständig. So entzünden sich bei einer lokalen Infektion die zugehörigen Lymphknoten, bei einer Sepsis dagegen schwillt die Milz an.

– **Rote Pulpa**

In der roten Pulpa fließt das Blut in einem weichen Gewebe. Dieses Gewebe besteht im wesentlichen aus kleinen, zartwandigen Blutgefäßen und den Milzsinusoiden. Die Milzsinusoide sind erweiterte Kapillaren, in deren Wänden viele Retikulumzellen liegen, die zur *Phagozytose* fähig sind. Hier werden vor allem überalterte Erythrozyten abgebaut, aber auch Blutplättchen, Mikroorganismen und körpereigene Zellfragmente. Der Abbau der Erythrozyten geht folgendermaßen vor sich: Die roten Blutkörperchen müssen sich durch ein enges Netzwerk von Milzsträngen zwängen. Da junge Erythrozyten gut verformbar sind, gelingt ihnen dies. Ältere rote Blutkörperchen sind dagegen nicht mehr gut verformbar, weshalb sie sich in dem Netz verfangen und dann von Makrophagen abgebaut werden. Es gibt aber auch Fälle, in denen die Milz in einem solchen Übermaß Erythrozyten oder Thrombozyten abbaut, daß sie entfernt werden muß. Die Aufgaben der Milz werden in diesem Fall von anderen Organen mitübernommen.

Aufbau der Milz
- Weiße Pulpa aus lymphatischem Gewebe
- Rote Pulpa aus Milzsinusoiden und kleinen, zartwandigen Blutgefäßen

Gefäßversorgung

Die Milz wird von der *Milzarterie* (A. lienalis) versorgt, die aus dem Magen-Leber-Milz-Schlagaderstamm (T. coeliacus) entspringt. Die Milzarterie tritt durch den Milzhilum, der sich an der hohlen, den Eingeweiden zugewandten Seite der Milz befindet, in das Organ ein. Kleinere Milzschlagaderzweige werden dann in der Milz von der weißen Pulpa umgeben (s.o.). Dann fließt das Blut außerhalb dieser Scheiden durch die rote Pulpa, und zwar durch kleine, zartwandige Blutgefäße und durch die Milzsinusoide. Danach sammelt sich das Blut über die Zwischenwandvenen zur Milzvene, die wieder durch den Milzhilum austritt. Die Milzvene gibt ihr Blut über die *Pfortader* an die Leber ab.

Aufgaben

– **Infektabwehr:** Hier liegen die Aufgaben in der Bildung von Lymphozyten und in der Phagozytose.
– **Abbau überalterter Erythrozyten:** Der dabei anfallende Blutfarbstoff und der Eiweißanteil des Hämoglobins werden an die Leber zur weiteren Verarbeitung abgegeben, das Eisen geht zum Knochenmark.
– **Thrombozytenspeicher:** Bei einem erhöhten Bedarf (z. B. Blutung) können so zusätzliche Blutplättchen ins Blut abgegeben werden.
– **Abfangen kleiner Thromben,** die im Blut schwimmen.
– **Blutbildung bis zum 5. Fetalmonat.**

Nach neuen Erkenntnissen spielt die Milz beim Menschen als Blutspeicher so gut wie keine Rolle, da sie zu klein ist.

8.1.6 Thymus

Der Thymus ist ein zweilappiges Organ, das im oberen Mediastinum liegt. Die Lappen sind in Läppchen unterteilt, an denen man bei Betrachtung unter dem Mikroskop jeweils eine dunklere Rinde und ein helleres Mark unterscheiden kann. Die dunklere Färbung der Rinde kommt durch eine dichte Lage von Lymphozyten zustande. Im Mark befinden sich die Thymuskörperchen (Hassall-Körperchen), deren Aufgabe noch nicht völlig geklärt ist.

Der Thymus wird heute zu den lymphatischen Organen gerechnet. Allerdings ist es in neuerer Zeit gelungen, im Thymus hormonähnliche Substanzen (*Thymosin,* Thymopoetin) nachzuweisen, die auf die Differenzierung der T-Lymphozyten einwirken.

Lage

Der Thymus liegt *hinter dem Brustbein* und *vor dem Herzbeutel.* In der Längsausdehnung reicht er beim Kind vom Herzbeutel bis hinauf zur Schilddrüse. Der Thymus nimmt bis zur Pubertät an Größe zu und bildet sich dann langsam zurück und verfettet. Man bezeichnet ihn dann als retrosternalen Fettkörper (Abb. 8-4).

Aufgabe

Durch die oben geschilderte Produktion der hormonähnlichen Substanzen erfüllt der Thymus in der *Abwehr* eine *übergeordnete Aufgabe.* Er selbst hat keine unmittelbare Abwehrfunktion. Seine wichtigste Aufgabe ist die *Differenzierung der T-Lymphozyten* (thymusabhängige Lymphozyten). Die Lymphozyten werden im Knochenmark aus der pluripotenten Stammzelle gebildet, reifen dann im Thymus zu T-Lymphozyten heran und besiedeln danach die sekundären lymphatischen Organe, wie z. B. die Lymphknoten.

Bis zur Pubertät werden besonders viele Lymphozyten gebildet, da das spezifische Abwehrsystem noch weiter ausgebildet werden muß. Im Erwachsenenalter nimmt ihre Anzahl dann allmählich ab.

8.1.7 Lymphatischer Abwehrring

Der lymphatische Abwehrring bzw. Waldeyer-Abwehrring besteht aus einer Ansammlung von lymphatischem Gewebe im Rachenbereich.

Anteile des lymphatischen Abwehrrings

- Die **Rachenmandel** (Tonsilla pharyngea), die oben am Dach des Nasenrachens sitzt
- Die beiden **Gaumenmandeln** (Tonsillae palatinae)
- Die **Zungenmandel** (Tonsilla lingualis), die am Zungengrund liegt und aus einer Ansammlung von Lymphfollikeln besteht
- Die **lymphatischen Seitenstränge,** die sich beiderseits an der hinteren Rachenwand befinden

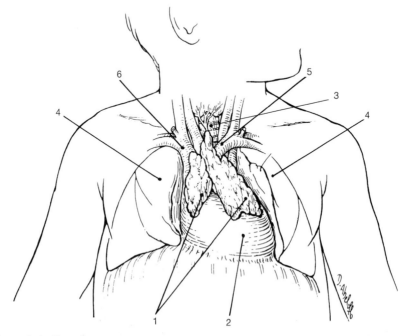

Abb. 8-4 Thymus beim Neugeborenen
1. Thymus (Bries), 2. Herzbeutel (Perikard), 3. Luftröhre (Trachea), 4. Lunge (Pulmo), 5. Linke Arm-Kopf-Vene (V. brachiocephalica sinistra), 6. Rechte Arm-Kopf-Vene (V. brachiocephalica dextra)

Der lymphatische Rachenring bildet ein Schutzsystem am Eingang des Verdauungs- und Atmungssystems. Er hat die Aufgabe, sowohl Fremdkörper zu phagozytieren als auch Antikörper zu bilden und Lymphozyten zu produzieren.

Rachenmandel (Tonsilla pharyngea)

Die Rachenmandel sitzt im *Rachendach*. Sie kann sich beim Kinde so weit *vergrößern*, daß die *hinteren Nasenöffnungen* eingeengt werden und das Kind durch den Mund atmet. Man spricht dann von adenoider Vegetation. Durch die Mundatmung trocknen die Schleimhäute aus, und es entwickelt sich eine Neigung zu Katarrhen (Angina, Bronchitis).

Gaumenmandel (Tonsilla palatina)

Die beiden Gaumenmandeln, die *zwischen* dem *vorderen und hinteren Gaumenbogen* sitzen, sind die größten Tonsillen. Ihre Oberfläche ist durch ungefähr 10 bis 20 Einstülpungen (Krypten) zerklüftet. Die Gaumenmandeln sind von einem mehrschichtigen Plattenepithel überzogen, das sich auch bis tief in die Krypten einsenkt. Direkt unter diesem Epithel liegt das lymphatische Gewebe (Noduli lymphatici). Von hier aus wandern massenhaft Lymphozyten in das Epithelgewebe ein. Die Gaumenmandeln haben keine zuführenden, sondern nur wegführende Lymphgefäße.

Bis zum Alter von fünf oder sechs Jahren sind die Mandeln noch relativ groß, danach werden sie kleiner. Beim Erwachsenen sind meist nur noch kleine Überreste vorhanden.

Die Gaumenmandeln sind gegen ihre Umgebung (Muskulatur, Bindegewebe und Drüsen) durch straffes Bindegewebe abgegrenzt. Aus dieser Bindegewebskapsel werden die Gaumenmandeln bei der operativen Entfernung herausgeschält.

In der Schulmedizin wurden früher vereiterte Gaumenmandeln entfernt. Man ging von der Vorstellung aus, daß die Mandeln eine direkte Kampfstätte der Abwehrzellen mit den Erregern sind. Wurde diese Abwehrfestung nun von den Erregern (Feind) eingenommen, so wurden die Mandeln entfernt, damit sie nicht zu einem Bollwerk des Feindes werden konnten.

Heute weiß man aber, daß die Mandeln mehr ein Informationsorgan als eine direkte Kampfstätte sind. Hier können eindringende Erreger identifiziert werden, wodurch dann durch entsprechende Antikörperbildung Abwehrmaßnahmen im *gesamten Körper* eingeleitet werden. Aus diesen Erkenntnissen heraus betrachtet man die Mandeln mehr als ein *Grenzkontrollorgan* und entfernt sie nur noch, wenn es unumgänglich ist.

8.2 Ausgewählte Erkrankungen des lymphatischen Systems und der lymphatischen Organe

▶ 8.2.1 Angina (Tonsillitis, Mandelentzündung)

Angina ist eine Sammelbezeichnung für akut oder chronisch verlaufende Erkrankungen des lymphatischen Rachenringes. Gemeinsames Symptom ist die *entzündliche Schwellung*, die eine *Enge* (Angina) hervorruft. Anginen können als eigenständige Erkrankungen auftreten, als Begleiterkrankung bei verschiedenen Infektionskrankheiten und bei schweren Allgemeinerkrankungen, vor allem bei Erkrankungen des blutbildenden Apparates, wie akute Leukämie und Agranulozytose.

Eigenständige Anginen treten besonders in den *Wintermonaten* auf, vor allem bei *Kindern* und *Jugendlichen*. Jenseits des 35. Lebensjahres ist die Erkrankung nur noch selten anzutreffen.

Erkrankungsstellen

Gaumenmandeln, Rachenmandel, Zungenmandel, Seitenstränge der Rachenwand, *Lymphfollikel* im Rachen und weichen Gaumen. Da also der gesamte lymphatische Abwehrring befallen sein kann, können auch Personen, denen die Gaumenmandeln entfernt wurden, an einer Angina erkranken. Gerade eine „Seitenstrang-Angina" ist oft besonders schmerzhaft.

Erreger

Bakterien, Viren, evtl. auch Pilze. Wichtig: Streptokokken der Gruppe A. Die *Ansteckung* erfolgt durch *Tröpfcheninfektion*.

Symptome

Wichtigstes Symptom sind die *beidseitigen Halsschmerzen*, die vor allem *beim Schlucken* auftreten und bis in die Ohren ausstrahlen können. Es kommt zu kloßiger Sprache, Fieber und zu Schwellung und Druckschmerz der Lymphknoten am Kieferwinkel.

Abgrenzung unterschiedlicher Formen von Angina

Morphologisch teilt man die Anginen nach dem Tonsillenbefund ein in Angina catarrhalis, follicularis, lacunaris, membranacea und ulcerosa.

- **Angina catarrhalis**
  Schwellung und *Rötung*, manchmal auch nur Rötung.
- **Angina follicularis und lacunaris**
  Es kommt zu *Stippchen* oder *Belägen* an den Kryptenmündungen (Angina lacunaris) oder über Lymphfollikeln (Angina follicularis).
- **Angina membranacea**
  Es bilden sich zusammenhängende Beläge.
- **Angina ulcerosa**
  Es kommt zu geschwürigen Veränderungen.

Des weiteren kann man noch gegeneinander abgrenzen:
- **Plaut-Vincent-Angina**
  Aufgrund einer bakteriellen Infektion kommt es zum *einseitigen Belag* mit *geschwürigem Zerfall* der Tonsille. Es bestehen kaum Schluckbeschwerden. Die Temperatur ist meist normal oder nur wenig erhöht, Krankheitsgefühl kann fehlen. Die Ausheilung erfolgt nach ca. ein bis zwei Wochen. Die Erkrankung tritt meist zwischen dem 20. und 40. Lebensjahr auf. Die Behandlung erfolgt durch den Arzt mittels Antibiotika und/oder lokaler Wasserstoffperoxidanwendung.
- **Streptokokken-Angina**
  Erreger sind Streptokokken der Gruppe A. Die Krankheit beginnt meist als Angina catarrhalis mit einem schnellen Fieberanstieg bis 39,5 °C und ausgeprägten Allgemeinerscheinungen. Es entwickelt sich dann schnell eine Angina lacunaris.
  Diese Anginaform gehört in jedem Fall in die Hand des *Arztes*, da zur Behandlung *Antibiotika* benötigt werden, da es sonst zu *gefürchteten Komplikationen* am Ohr (Otitis media), am Herz (Endo-, Myo- und Perikarditis) und an der Niere (Glomerulonephritis) kommen kann. Weitere gefürchtete Folgekrankheiten sind rheumatisches Fieber, Sepsis, Scharlach und Tonsillarabszeß.

- **Tonsillarabszeß**
  Ein Tonsillarabszeß bildet sich meist einseitig aus. Das Fieber steigt nach einer Angina erneut an, es kann Schüttelfrost auftreten. Eine Kieferklemme (erschwerte Mundöffnung) kann sich einstellen. Eine Inspektion des Rachens ergibt eine *meist einseitige Vorwölbung* der Tonsillen mit *Abdrängung des Zäpfchens* zur *Gegenseite*. Der Patient muß unverzüglich an den Arzt verwiesen werden, da verschreibungspflichtige Medikamente eingesetzt werden müssen.
- **Diphtherie**
  Sie kann als follikuläre oder lakunäre Angina beginnen, dann bilden sich die charakteristischen grauweißen Membranen, die sogenannten *Pseudomembranen* (s. a. S. 532).

Gefürchtete Komplikationen einer Streptokokken-Angina
- Glomerulonephritis
- Rheumatisches Fieber
- Endo-, Myo-, Perikarditis
- Otitis media
- Sepsis, Scharlach, Tonsillarabszeß

Therapie

Die Behandlung einer Angina, bei der es zu Eiterbildung, Abszessen oder diphtherischen Belägen gekommen ist, gehört in die Hand des *Arztes*. Eine Angina catarrhalis kann vom Heilpraktiker mit geeigneten naturheilkundlichen Maßnahmen therapiert werden, wie Halswickel und ansteigenden Fußbädern. Bewährte pflanzliche Mittel sind Kamille, Salbei und Sonnenhut. Daneben gibt es noch eine Vielzahl pflanzlicher und homöopathischer Komplexpräparate.

▶ 8.2.2 Milzerkrankungen

Bei vielen Erkrankungen, die sich anderswo im Körper abspielen, ist die Milz mitbeteiligt. Sie kann mit einer *erhöhten Tätigkeit* reagieren (Hypersplenismus), oder sie kann *anschwellen* (Splenomegalie), meist handelt es sich um eine Kombination von beidem.

Bei krankhaft erhöhter Tätigkeit der Milz weist das Blut eine verminderte Anzahl von roten und weißen Blutkörperchen und Blutplättchen auf. Gleichzeitig kommt es im Blut zu einer Zunahme unreifer roter Blutzellen (Retikulozyten) als Folge einer erhöhten Aktivität der blutbilden-

8.2 Ausgewählte Erkrankungen des lymphatischen Systems und der lymphatischen Organe

den Zellen im Knochenmark, wodurch der Körper versucht, den erhöhten Abbau auszugleichen. In schweren Fällen hilft dann nur eine operative Entfernung der Milz (Splenektomie).

Palpation der Milz

Nur eine deutliche Anschwellung der Milz kann gut palpiert werden, da die gesunde Milz ein weiches Organ ist und unterhalb des linken Rippenbogens liegt! Bei der Palpation geht man folgendermaßen vor: Der Patient wird aufgefordert, sich in halbrechter Seitenlage auf die Untersuchungsliege zu legen. Dann werden die Beine etwas angewinkelt und die Arme rechts und links neben den Körper gelegt. Die linke Hand des Untersuchers stützt von hinten den Patienten am Rippenrand, während er mit der rechten vorsichtig die Palpation vornimmt.

▶ 8.2.3 Lymphangiitis (Lymphangitis)

Die Lymphangiitis ist eine *Entzündung der Lymphbahn*. Meist hat sie in einer *Infektion der Haut* ihren Ursprung und breitet sich in den Lymphbahnen aus, die den Infektionsort drainieren.

> Bei einem „roten Streifen" auf der Haut handelt es sich um eine Lymphangiitis. Im allgemeinen Sprachgebrauch wird er oft *fälschlicherweise* als „Blutvergiftung" (= Sepsis) bezeichnet.

Symptome

Vom Infektionsherd ausgehend, erkennt man einen *roten Streifen*, der sich entlang der Lymphbahn ausbreitet. Die *regionären Lymphknoten* können *schmerzhaft anschwellen*, und es kann zur *Temperaturerhöhung* kommen.

Therapie

Der Patient muß zum Arzt überwiesen werden, der vermutlich *Antibiotika* verschreiben wird. Die betroffene Extremität muß ruhiggestellt werden, es können feuchte Umschläge gemacht werden. In schweren Fällen wird der Streuherd chirurgisch saniert werden müssen.

> Eine Lymphangiitis kann zur Sepsis führen!

▶ 8.2.4 Lymphödem

Ein Lymphöden ist eine *nicht schmerzhafte Weichteilschwellung*. Frische Ödeme sind *eindrückbar* und hinterlassen charakteristische *Dellen*, dagegen können *chronische Ödeme* derb verhärtet sein, so daß sie *nicht mehr eindrückbar* sind. Im Laufe der Jahre kann sich das Ödem vergrößern, bis es zu unförmigen Verdickungen kommt. Man spricht dann von *Elephantiasis*.

Ursachen

Die Ursache liegt häufig in einer *Verlegung der Lymphbahn* durch *Operation*, *Metastasen* oder *Vernarbung*. Auch nach *Bestrahlung* oder durch eine *vorausgegangene Lymphangiitis* kann es zur bindegewebigen Schrumpfung der Lymphbahn mit darauffolgender Ödembildung kommen.

Therapie

Es muß auf jeden Fall versucht werden, die Ursache herauszufinden. Gute Erfolge bei Lymphstauungen zeigt die *Lymphdrainage*. Dabei wird mittels einer bestimmten Streichmassage in Abflußrichtung der Lymphbahnen massiert.

▶ 8.2.5 Lymphogranulomatose (Morbus Hodgkin)

Die Lymphogranulomatose ist eine *bösartige, chronisch fortschreitende Erkrankung des lymphatischen Gewebes*, bei der es zu *Granulomen* kommt, die charakteristische Zellen enthalten (Hodgkin-Zellen). Die Ursache ist unbekannt.

Symptome

Es kommt zur *schmerzlosen Schwellung einzelner Lymphknotengruppen*, von der besonders die *Halslymphknoten* betroffen sind. Sind die Lymphknoten des Bauchraumes befallen, bleibt die Erkrankung meist unerkannt. Nach Alkoholgenuß stellen sich in den betroffenen Lymphknoten häufig Schmerzen ein („*Alkoholschmerz*"). Oft kommt es zu *hartnäckigem Juckreiz*, zu Milz- und Leberschwellung und zu Haut- und Schleimhautveränderungen.

Die *Ausbreitung* auf weitere Lymphknoten erfolgt *schubweise*, meist mit *Fieber* und *Nachtschweiß*, entgegen dem Lymphstrom. Es entwickelt sich eine *Infektabwehrschwäche*.

8 Das lymphatische System

Therapie

Eine Überweisung ins *Krankenhaus* muß erfolgen. Dort werden im Anfangsstadium die befallenen Lymphknoten chirurgisch entfernt. Im fortgeschrittenen Stadium wird bestrahlt und mit Zytostatika behandelt.

▶ Non-Hodgkin-Lymphome

Vom Morbus Hodgkin werden die Non-Hodgkin-Lymphome abgegrenzt, die sich durch ihr *histologisches Bild von der Lymphogranulomatose unterscheiden.* Diese Erkankung verläuft oft besonders bösartig.

8.3 Fragen

Beantworten Sie die Fragen möglichst knapp! Die richtigen Antworten finden Sie auf der angegebenen Seite entweder **halbfett** oder *kursiv* gedruckt.

Anatomie und Physiologie

- Wie heißt die Lymphe aus dem Abstromgebiet des Darmes, und was hat sie für ein Aussehen? (S. 201)
  Woraus bildet sich die Lymphe? (S. 201)
  Geben Sie getrennt für Blut und Lymphe an, ob sie die folgenden Bestandteile enthalten: Nährstoffe, Abbaustoffe, Eiweißstoffe, Erythrozyten, Lymphozyten! (S. 201)
- Was versteht man unter der „Lymphpumpe"? (S. 201, s.a. Kasten)
  Wodurch kann in den Lymphgefäßen ein Rückfluß der Lymphe verhindert werden? (S. 202)
- Wie heißt das Hauptlymphgefäß, wie seine Ursprungsstelle, wo mündet es in das Venensystem? (S. 202)
  Aus welchem Körpergebiet sammelt der Ductus lymphaticus dexter die Lymphe? (S. 202)
  Wo mündet er in das Venensystem? (S. 202)
- Wo finden wir die Lymphknoten oberflächlich liegend und können sie deshalb gut tasten; wo liegen sie tief und können deshalb nicht palpiert werden? (S. 202)
  Wo liegt fast die Hälfte aller Lymphknoten konzentriert? (S. 202)
  Was sind regionäre Lymphknoten? (S. 203)
- Was findet man vornehmlich im Rindengebiet eines Lymphknotens, und was wird hier produziert? (S. 204)
  Was findet im Lymphknotensinus statt? (S. 204)
- Wo liegt die Milz? (S. 204)
  Welche beiden Anteile kann man an einer aufgeschnittenen Milz gut unterscheiden? (S. 205)
  Worin liegt die Hauptaufgabe der weißen Pulpa, die zu den lymphatischen Organen gerechnet wird? (S. 205)
  Worin sehen Sie die Hauptaufgabe der roten Pulpa? (S. 205)
  Wie heißt das Gefäß, das die Milz mit sauerstoffreichem Blut versorgt? (S. 205)
  Wohin gibt die Milzvene ihr Blut ab? (S. 205)
  Welche Aufgaben der Milz kennen Sie? (S. 205)
- Kennen Sie ein vom Thymus erzeugtes Hormon? (S. 206)
  Wo liegt der Thymus? (S. 206)
  Worin sehen Sie die wichtigste Aufgabe des Thymus? (S. 206)
- Nennen Sie Anteile des lymphatischen Rachenringes! (S. 206)
  Wo sitzen die Gaumenmandeln? (S. 207)

Ausgewählte Erkrankungen des lymphatischen Systems und der lymphatischen Organe

- Was ist das gemeinsame Symptom bei den verschiedenen Anginaformen? (S. 207)
  In welcher Jahreszeit und in welchem Lebensalter treten Anginen gehäuft auf? (S. 207)
  Welches sind mögliche Erkrankungsstellen bei Mandelentzündung? (S. 207)
  Wie erfolgt die Ansteckung bei Angina? (S. 207)
  Grenzen Sie unterschiedliche Anginaformen voneinander ab! (S. 208)

Welche Erscheinungen sieht man bei einer Racheninspektion bei
- Angina catarrhalis
- Angina lacunaris
- Plaut-Vincent-Angina? (S. 208)

Wie muß eine Streptokokken-Angina behandelt werden? Warum? (S. 208)

Was ergibt eine Racheninspektion bei
- Tonsillarabszeß
- Diphtherie? (S. 208)

- Was versteht man unter Hypersplenismus? (S. 208)

Was versteht man unter Splenomegalie? (S. 208)

- Was ist eine Lymphangiitis? Wo hat sie meist ihren Ursprung? (S. 209)

Welches sind die wichtigsten Symptome einer Lymphangiitis? (S. 209)

Welche Maßnahmen würden Sie therapeutisch ergreifen? (S. 209)

- Was ist ein Lymphödem? (S. 209)

Sind Lymphödeme eindrückbar? (S. 209)

Besteht diesbezüglich ein Unterschied zwischen frischen und chronischen Ödemen? (S. 209)

Wie nennt man die unförmigen Verdickungen, die sich im Laufe der Jahre entwickeln können? (S. 209)

Welche Ursachen können Sie sich für ein Lymphödem denken? (S. 209)

Ist Ihnen eine Therapie bekannt, die bei Lymphstauungen sehr gute Erfolge hat und die auch von vielen Heilpraktikern ausgeübt wird? (S. 209)

- Um was für eine Erkrankung handelt es sich bei der Lymphogranulomatose? (S. 209)

Wie erfolgt die Ausbreitung der Krankheit? (S. 209)

Würden Sie eine Lymphogranulomatose behandeln? (S. 210)

Was faßt man unter den Non-Hodgkin-Lymphomen zusammen? (S. 210)

9 Der Verdauungstrakt

Der Körper kann die ihm zugeführte Nahrung nicht unmittelbar verwerten, sondern er muß sie erst in einen Zustand bringen, in dem sie von den Zellen aufgenommen werden kann, damit die Zellen sie zu körpereigenen Substanzen aufbauen können. Um diesen Zustand zu erreichen, muß die Nahrung
a) mechanisch zerkleinert und
b) chemisch abgebaut werden.
Beide Vorgänge zusammen machen den Verdauungsvorgang aus.

9.1 Anatomie und Physiologie

Den Verdauungstrakt kann man als langen „Schlauch" betrachten, der an den Lippen beginnt und am Anus endet. Diesem „Schlauch" sind verschiedene Drüsen zugeordnet, die ihre Verdauungssekrete in diesen Schlauch leiten (Abb. 9-1).

Organe des Verdauungstraktes
Zum Verdauungstrakt gehören:
- Mundhöhle   (Cavum oris)
- Rachen   (Pharynx)
- Speiseröhre   (Oesophagus)
- Magen   (Ventriculus)
- Dünndarm   (Intestinum tenue)
- Dickdarm mit   (Intestinum crassum)
  Blinddarm,   (Caecum)
  Grimmdarm und   (Colon)
  Mastdarm   (Rectum)

Zugehörige Verdauungsdrüsen
- Speicheldrüsen   (Glandulae salivariae)
- Leber mit   (Hepar mit
  Gallenblase   Vesica fellea)
- Bauchspeicheldrüse   (Pancreas)

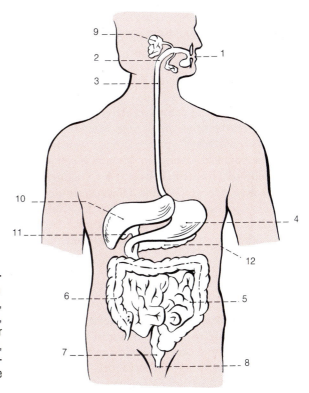

Abb. 9-1 Vereinfachte Darstellung des Verdauungsschlauches mit den zugehörigen Verdauungsdrüsen
1. Mundhöhle (Cavum oris), 2. Rachen (Pharynx), 3. Speiseröhre (Oesophagus), 4. Magen (Ventriculus), 5. Dünndarm (Intestinum tenue), 6. Aufsteigender Dickdarm (Colon ascendens), 7. Mastdarm (Rectum), 8. Analkanal (Canalis analis), 9. Speicheldrüsen (Glandulae salivariae), 10. Leber (Hepar), 11. Gallenblase (Vesica fellea), 12. Bauchspeicheldrüse (Pancreas)

9 Der Verdauungstrakt

Aufgaben des Verdauungstraktes
- Kontrolle der Nahrungsmittel durch Geschmack und Geruch
- Mechanische Zerkleinerung
- Vermischung der Nahrungsmittel mit Enzymen
- Aufspaltung der Nahrungsmittel in einfachere Bestandteile (Katabolismus)
- Weitertransport der Nahrungsmittel (durch peristaltische Bewegungen)
- Resorption (Aufnahme) der verdauten Stoffe in die Blutbahn
- Ausscheidung der unverdaulichen Nahrungsreste.

Aufgabe der zugehörigen Verdauungsdrüsen

Die Verdauungsdrüsen bilden *Enzyme* bzw. Fermente. Die Enzyme sind Eiweißverbindungen, die im Körper als *Katalysatoren* wirken, d.h., sie beschleunigen chemische Reaktionen, die ohne sie überhaupt nicht oder aber langsamer ablaufen würden. Ohne Enzyme wäre ein geordneter Stoffwechsel nicht möglich.

Im folgenden werden nun die einzelnen Stationen des Verdauungstraktes besprochen.

9.1.1 Mundhöhle (Cavum oris)

Die Mundhöhle im weiteren Sinn gliedert sich in
- Vorhof der Mundhöhle, der außerhalb der Zahnbögen liegt, und
- eigentliche Mundhöhle, die innerhalb der Zahnbögen liegt.

Die Mundhöhle wird vorne von den Lippen, seitlich von den Wangen, unten vom Mundboden und von oben durch den harten und den weichen Gaumen begrenzt. Zwischen Mundhöhle und dem mittleren Rachenteil liegen der Gaumen und die Rachenenge (Isthmus faucium). In der Mitte der Gaumenbögen befindet sich das Zäpfchen (Uvula) (Abb. 9-2). Wichtige Organe der Mundhöhle sind die Zunge (Lingua) und die Zähne (Dentes).

Zunge (Lingua)

Die Zunge besteht aus *quergestreifter Muskulatur,* in der Muskelfasern in allen drei Richtungen des Raumes laufen. Außen ist sie von Schleimhaut überzogen. Man unterscheidet Zungenspitze, Zungenkörper und Zungenwurzel (Zungengrund). Die Zunge ist mit dem Mundboden verwachsen. Die Zungenwurzel ist der Rachenrückwand zugewendet und kann deshalb nur mit einem Kehlkopfspiegel vollständig betrachtet werden. In die Zungenwurzel ist reichlich lymphatisches Gewebe eingelagert. Die Gesamtheit dieses lymphatischen Gewebes bezeichnet man als *Zungenmandel.* Sie ist Bestandteil des lymphatischen Abwehrringes (Waldeyer-Abwehrring, s. S. 206).

Die Zunge ist sehr beweglich, was für Kauen und Sprechen wichtig ist. Ihr rauhes Aussehen erhält sie von kleinen Papillen, die der Oberflächenvergrößerung dienen. Nach der Form dieser Papillen unterscheidet man Faden-, Pilz- und Wallpapillen.

Papillenarten
- **Fadenpapillen** (Papillae filiformes)
  Sie sitzen vor allem im vorderen Bereich der Zunge. An ihnen sitzen viele Rezeptoren, die der *Tastempfindung* dienen.

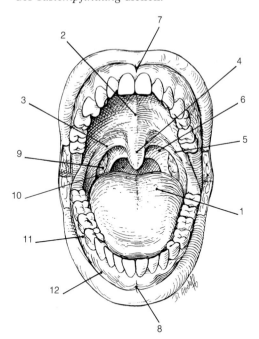

Abb. 9-2 Mundhöhle
1. Zunge (Lingua), 2. Harter Gaumen (Palatum durum), 3. Weicher Gaumen (Palatum molle), 4. Zäpfchen (Uvula), 5. Vorderer Gaumenbogen (Arcus palatoglossus), 6. Hinterer Gaumenbogen (Arcus palatopharyngeus), 7. Oberes Lippenbändchen (Frenulum labii superioris), 8. Unteres Lippenbändchen (Frenulum labii inferioris), 9. Gaumenmandel (Tonsilla palatina), 10. Rachenenge (Isthmus faucium), 11. Zahnfleisch (Gingiva), 12. Vorhof der Mundhöhle (Vestibulum oris)

- **Pilzpapillen** (Papillae fungiformes)
  Sie befinden sich überwiegend im mittleren und vorderen Bereich der Zunge. Auf ihrer Oberfläche sitzen zahlreiche Rezeptoren, die für die *Geschmacksempfindung* zuständig sind.
- **Wallpapillen** (Papillae vallatae)
  Sie liegen im hinteren Teil der Zunge, in einer V-förmigen Linie. Sie sind jeweils von einem Ringwall umgeben. Hier liegen besonders viele Rezeptoren, die der *Geschmacksempfindung* dienen.

Unterhalb der Zunge in der Mittellinie liegt eine Schleimhautfalte, das Zungenbändchen (Frenulum linguae), das die Zunge am Mundboden befestigt.

Zähne (Dentes)

Nach dem Heilpraktikergesetz § 6 und dem „Gesetz über die Ausübung der Zahnheilkunde" ist die Ausübung der Zahnheilkunde den bestallten Zahnärzten und Zahnärztinnen vorbehalten. Deshalb soll hier nur der Aufbau des Zahnes in groben Umrissen aufgezeichnet werden.

Aufbau des Zahnes

Die Zähne sind knochenartige Gebilde, die einen noch höheren Anteil anorganischer Substanzen besitzen als Knochen.
  Der einzelne Zahn besteht aus dem Zahnbein (Dentinum), das die Zahnpulpa umschließt. Die Pulpa besteht aus *feinfaserigem Bindegewebe*, das *reich an Blutgefäßen und Nervenfasern* ist. Das Zahnbein wird in seinem Kronenanteil vom Zahnschmelz umgeben. Der Zahnschmelz ist die härteste Substanz im menschlichen Körper, er besteht im wesentlichen aus phosphorsaurem Kalk. In seinem Wurzelanteil ist das Zahnbein vom Zement der Zahnwurzel umgeben.

Gaumen (Palatum)

Der Gaumen stellt zum einen den Boden der Nasenhöhle und zum anderen das Dach der Mundhöhle dar. Man unterscheidet:
- **Harter Gaumen** (Palatum durum)
  Der harte Gaumen wird vom Oberkieferknochen gebildet.
- **Weicher Gaumen** (Palatum molle)
  Der weiche Gaumen besteht aus quergestreifter Muskulatur und Bindegewebe. Er hängt wie ein „herabhängendes Zelttuch" am hinteren Rand des Gaumens. In der Mitte bildet er das Zäpfchen (Uvula). Während des Schluckaktes schließt es den oberen Rachenteil (Pars nasalis) gegenüber dem unteren ab.
- **Gaumenbögen**
  Inspiziert man den weit geöffneten Mund und drückt mit einem Spatel die Zunge herab, so sieht man von der Basis des Gaumenzäpfchens ausgehend je zwei Schleimhautfalten bogenartig nach seitlich unten verlaufen, zwischen denen sich eine Grube befindet (Abb. 9-2). Somit kann man einen vorderen und einen hinteren Gaumenbogen unterscheiden. Zwischen diesen beiden Gaumenbögen liegen die Gaumenmandeln.

9.1.2 Speicheldrüsen (Glandulae salivariae)

Die großen, paarig vorkommenden Speicheldrüsen der Mundhöhle sind Ohr-, Unterkiefer- und Unterzungenspeicheldrüsen.
  Die speichelbereitenden Drüsenzellen laufen in den Drüsenendstücken (Acini) zusammen. Über ein Röhrchensystem von zunehmendem Innendurchmesser wird der Speichel vom Drüsenendstück über Sekretröhrchen bis zum Ausführungsgang geleitet.

Seröse Drüsen

Sie sondern ein *dünnflüssiges Sekret* ab. Hierzu gehört die Ohrspeicheldrüse.

Muköse Drüsen

Sie sondern ein *zähflüssiges Sekret* ab. Die überwiegenden Anteile der Unterzungenspeicheldrüse produzieren ein solches muköses Sekret.
  Die Unterkieferspeicheldrüsen besitzen ebenfalls sowohl muköse als auch seröse Anteile, wobei hier allerdings letztere in der Überzahl sind.

Lage der Speicheldrüsen

Ohrspeicheldrüse (Glandula parotis)
Die Ohrspeicheldrüse liegt im *subkutanen Wangengewebe*. Ihr Ausführungsgang verläuft über den Kaumuskel (M. masseter), durchbricht den Trompetermuskel (M. buccinator) und mündet

gegenüber dem zweiten Mahlzahn (Molar) in den Vorhof des Mundes (Vestibulum oris).

Unterkieferspeicheldrüse (Glandula submandibularis)

Die Unterkieferspeicheldrüse liegt *unter dem Mundboden,* nahe dem Kieferwinkel. Der Ausführungsgang mündet unterhalb der Zungenspitze auf einer kleinen Warze in die Mundhöhle.

Unterzungenspeicheldrüse (Glandula sublingualis)

Die Unterzungenspeicheldrüse liegt *seitlich unterhalb der Zunge.* Die Ausführungsgänge liegen am seitlichen Zungengrund auf einer Schleimhautfalte. Ein großer Ausführungsgang mündet meist gemeinsam mit dem Ausführungsgang der Unterkieferspeicheldrüse auf der kleinen Warze unterhalb der Zungenspitze.

Speicheldrüsen
- Ohrspeicheldrüsen
- Unterkieferspeicheldrüsen
- Unterzungenspeicheldrüsen

Aufgabe des Speichels

Die Speichelabsonderung wird vom Parasympathikus gefördert und vom Sympathikus gehemmt. Die Speichelsekretion wird bereits durch die Vorstellung einer angenehmen Speise gefördert! Darüber hinaus wirken der mechanische Reiz der Nahrung in der Mundhöhle und positive Geschmacks- und Geruchsempfindungen auf die Speichelbildung ein. Im einzelnen hat der Speichel folgende Aufgaben:
- *Befeuchten der Nahrung,* damit sie gleitfähig wird.
- *Lösen von Geschmacksstoffen,* die man trocken nicht schmecken könnte.
- *Antibakterielle* und mundreinigende Wirkung
- *Beginn der Verdauungsfunktion:*
  Im Speichel ist eine *Alphaamylase* (alte Bez. Ptyalin) enthalten. Sie spaltet die Kohlenhydrate zu Maltose oder Maltotriose (einfachere Zuckerformen). Im sauren Milieu des Magens verliert die *Alphaamylase* dann ihre Wirkung.

9.1.3 Rachenraum (Pharynx)

Den Rachenraum zählt man sowohl zum Verdauungs- als auch zum Atemtrakt (Abb. 9-3). Sein oberer Anteil steht mit der Nasenhöhle und sein mittlerer Abschnitt mit dem Mund in Verbindung. Die Wand des Rachenraumes besteht aus längs und zirkulär verlaufender quergestreifter Muskulatur. Die zirkulär verlaufenden Muskelfasern bilden die Schlundschnüre. Die Innen-

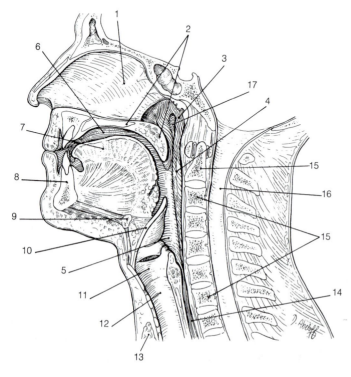

Abb. 9-3 Mittelschnitt durch Kopf und Hals

1. Nasenhöhle (Cavum nasi), 2. Harter und weicher Gaumen (Palatum durum et molle), 3. Nasenrachenraum (Epipharynx, Pars nasalis), 4. Mundrachenraum (Mesopharynx, Pars oralis), 5. Kehlkopfrachenraum (Hypopharynx, Pars laryngea) 6. Mundhöhle (Cavum oris), 7. Zunge (Lingua), 8. Unterkiefer (Mandibula), 9. Zungenbein (Os hyoideum), 10. Kehldeckel (Epiglottis), 11. Kehlkopf (Larynx), 12. Luftröhre (Trachea), 13. Schilddrüse (Glandula thyroidea), 14. Speiseröhre (Oesophagus), 15. Wirbelkörper (Corpus vertebrae), 16. Wirbelkanal (Canalis vertebralis), 17. Mündung der Ohrtrompete

fläche des Rachenraumes ist von Schleimhaut ausgekleidet.

Abschnitte des Rachenraumes

Nasenrachenraum (Pars nasalis, früher: Epipharynx)
Der Nasenrachenraum ist der oberste Teil des Rachenraumes. Er liegt hinter der Nasenhöhle.

Mundrachenraum (Pars oralis, früher: Mesopharynx)
Dieser mittlere Teil des Rachens liegt zwischen dem weichen Gaumen und dem Kehldeckel (Epiglottis). In diesem Abschnitt *kreuzen* sich *Atem-* und *Speiseweg*.

Kehlkopfrachenraum
(Pars laryngea, früher: Hypopharynx)
Dieser untere Anteil des Rachens reicht von der Höhe des Kehldeckels bis zum Beginn der Speiseröhre und liegt damit hinter dem Kehlkopf (Larynx).

Abschnitte des Rachenraumes
- Nasenrachenraum
  Pars nasalis (Epipharynx)
- Mundrachenraum
  Pars oralis (Mesopharynx)
- Kehlkopfrachenraum
  Pars laryngea (Hypopharynx)

Der Schluckakt

Beim Schluckakt drückt zuerst die Zunge willkürlich die Nahrung in den Mundrachenraum. Durch die Berührung mit der Rachenschleimhaut wird der *unwillkürliche Schluckreflex* ausgelöst. Der weiche Gaumen mit dem Zäpfchen *schließt den Mundrachenraum gegenüber dem Nasenrachenraum ab*. Es tritt *Atemstillstand* ein. Der *Kehldeckel* (Epiglottis) *verschließt den Kehlkopf*, damit keine Speise in den Luftweg gerät (Schutz vor „Verschlucken"). Gelangt die Nahrung dann in die Speiseröhre, wird sie von dort durch peristaltische Bewegungen in den Magen befördert.

9.1.4 Speiseröhre (Oesophagus)

Die Speiseröhre stellt die Verbindung des Rachens mit dem Magen her. Sie ist ein etwa *daumendicker*, 25 cm langer muskulärer Schlauch. Sie liegt *hinter der Luftröhre und vor der Wirbelsäule*. Beim Hiatus oesophageus durchtritt sie das Zwerchfell und dringt in den Bauchraum vor. Dieser Durchtritt hat die Wirkung eines Ringmuskels (Sphinkter). Die Übergangszone der zweischichtigen Ösophagusmuskulatur in die dreischichtige Magenmuskulatur wird als Cardia (Magenmund) bezeichnet. Dieser Verschlußmechanismus ist besonders wichtig, weil die aggressiven Magensäfte sonst die Speiseröhre reizen würden und es zu Sodbrennen kommen könnte. Es könnte sogar zum Andauen der Speiseröhre kommen und sich so ein Geschwür oder eine Krebserkrankung entwickeln.

Natürliche Einengungen der Speiseröhre

- Im Anfangsabschnitt hinter dem Ringknorpel des Kehlkopfes
- Im mittleren Abschnitt in der Höhe des Aortenbogens, wo sich die Luftröhre in die beiden Hauptbronchien teilt
- Beim Durchtritt durch das Zwerchfell (Hiatus oesophageus)

Aufbau der Speiseröhrenwand

Der Aufbau der Speiseröhre entspricht grundsätzlich dem des übrigen Verdauungstraktes.

Schleimhaut (Mukosa, Tunica mucosa)
Die innerste Schleimhautschicht schafft für den geschluckten Bissen eine glatte Gleitfläche. Sie besteht aus einem unverhornten mehrschichtigen Plattenepithel. Unter dieser innersten Epithelschicht befinden sich noch eine Bindegewebeschicht und eine Muskelschicht, die der Anpassung der Schleimhaut an die Form des zu schluckenden Bissens dienen.

Verschiebeschicht (Submukosa, Tela submucosa)
Unter der Schleimhaut befindet sich eine Verschiebeschicht aus Bindegewebe, in der Blutgefäße, Nerven, Lymphozytenansammlungen und Drüsen (Glandulae oesophageae) eingelagert sind.

Muskelwand (Muskularis, Tunica muscularis)
An der Muskelwand unterscheidet man eine innere, zirkulär verlaufende Muskelfaserschicht und eine sich daran anschließende Schicht aus längs verlaufenden Muskelfasern. Das obere

9 Der Verdauungstrakt

Drittel der Speiseröhrenwand besteht aus quergestreifter, das untere Drittel aus glatter Muskulatur. Das mittlere Drittel weist beide Muskelarten auf.

Hüllschicht (Adventitia, Tunica adventitia)

Die bindegewebige Hülle dient dem Einbau und der Verschieblichkeit der Speiseröhre gegenüber ihren Nachbarorganen.

Aufbau der Speiseröhrenwand	
• Mukosa	Schleimhaut
• Submukosa	Verschiebeschicht
• Muskularis	Muskelwand
• Adventitia	Hüllschicht

9.1.5 Magen (Ventriculus, Gaster)

Der Magen erfüllt bei der Verdauung mehrere Funktionen. Zum einen speichert er die aufgenommene Nahrung, aber er zerkleinert sie auch durch seine peristaltischen und segmentalen Bewegungen. Darüber hinaus leitet er die Eiweißverdauung ein.

Lage des Magens

Der Magen liegt im *Oberbauch, überwiegend links der Medianlinie* (Mittellinie) in der Regio epigastrica. Er befindet sich *zwischen Leber und Milz*. Nach oben berührt er das Zwerchfell, nach unten den Dickdarm.

Aufbau des Magens

Der Magen ist eine Ausweitung des Verdauungsschlauches, bei dem man die Anteile Magenkuppel *(Fundus)*, Magenkörper *(Corpus)* und Magenausgangsteil *(Antrum)* unterscheidet (Abb. 9-4).

Magenkuppel (Fundus)

Der Fundus liegt oberhalb der Cardia (Mageneingang). Er ist meist mit Gas gefüllt, was auf dem Röntgenbild gut zu sehen ist (Magenblase der Röntgenologen).

Magenkörper (Corpus ventriculi)

Der Magenkörper ist der größte Abschnitt des Körpers. Er steht beim Gesunden nahezu aufrecht.

Magenausgangsteil (Antrum pyloricum)

Hier handelt es sich um das verengte Endstück des Magens.

Darüber hinaus gibt es zwei *bogenförmige Seitenbegrenzungen*, die kleine Innenkrümmung (Curvatura minor) und die große Außenkrümmung (Curvatura major).

Mageneingang (Cardia)

Einmündungsstelle der Speiseröhre in den Magen.

Magenausgang (Pylorus, Pförtner)

Ausgangsöffnung des Magens in den Zwölffingerdarm.

Anteile des Magens	
• Mageneingang	(Cardia)
• Magenkuppel	(Fundus)
• Magenkörper	(Corpus)
• Magenausgangsteil	(Antrum)
• Magenausgang	(Pförtner, Pylorus)

Form und Lage des Magens können sehr wechselhaft sein. Der Füllungszustand, die Festigkeit der Aufhängung, die Körperhaltung und der Zwerchfellstand der Atmung spielen dabei eine Rolle. Darüber hinaus variiert die Magenform auch von Individuum zu Individuum. Ein Beispiel ist die

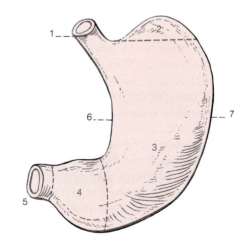

Abb. 9-4 Anatomischer Aufbau des Magens
1. Mageneingang (Cardia), 2. Magenkuppel (Fundus), 3. Magenkörper (Corpus ventriculi), 4. Magenausgangsteil (Antrum pyloricum), 5. Magenausgang (Pförtner, Pylorus), 6. Kleine Innenkrümmung (Curvatura minor), 7. Große Außenkrümmung (Curvatura major)

Stierhornform des Pyknikers (breitwüchsiger, gedrungener Körperbau) und der Langmagen des Asthenikers (schmaler Körperbau).

Aufbau der Magenwand

Betrachtet man die innere Magenoberfläche, so sieht man Magenfalten (Plicae gastricae). Des weiteren kann man nahe der kleinen Krümmung einige längs verlaufende Falten sehen, die sogenannten Magenstraßen.

Bei einer mikroskopischen Betrachtung der inneren Magenschleimhautoberfläche kann man die Magenfelder (Areae gastricae), warzenartige Vorwölbungen von 1–6 mm Durchmesser, und die auf ihnen mündenden Magengrübchen (Foveolae gastricae) sehen.

An der Magenwand unterscheidet man die folgenden Schichten:

Schleimhaut (Mukosa, Tunica mucosa)

Die innerste Schleimhautschicht besteht aus einschichtigem Zylinderepithel, mit einer darunterliegenden Bindegewebeschicht. Hier liegen schlauchförmige Drüsen dicht beieinander. Daran schließt sich die dünne Muskelschicht der Schleimhaut an.

Verschiebeschicht (Submukosa, Tela submucosa)

Es handelt sich um eine Verschiebeschicht aus lockerem Bindegewebe, in der viele Blutgefäße verlaufen.

Muskelwand (Muskularis, Tunica muscularis)

Bei der Muskelschicht unterscheidet man drei Anteile:
- **Innere schrägverlaufende Muskelschicht**
  Sie gibt der Magenwand Festigkeit. Sie reicht teilweise bis in die zirkuläre Schicht.
- **Mittlere zirkuläre Muskelschicht**
  Sie umgibt den ganzen Magen und wird zum Mageneinang (Cardia) hin kräftiger.
- **Äußere Längsmuskelschicht**
  Sie kommt verstärkt im Bereich der beiden Krümmungen (Kurvaturen) vor.

Bauchfell (Peritoneum, Tunica serosa)

Der Magen ist von Bauchfell überzogen. Deshalb spricht man von der intraperitonealen Lage des Magens. Genaugenommen unterscheidet man hierbei noch das eigentliche Bauchfell (Tunica serosa) und eine darunterliegende Bindegewebeschicht (Tela subserosa).

Von der kleinen Magenkrümmung aus zieht das kleine Netz (Omentum minus) zum Leberhilum. Von der großen Krümmung aus zieht das große Netz (Omentum majus) schürzenförmig über den Darm herab.

Die Magendrüsen

In der Magenschleimhaut kommt eine große Anzahl magensaftsezernierender Drüsen vor. Der Magensaft enthält verschiedene Substanzen, die für die Verdauung wichtig sind. Wir unterscheiden drei Zellarten der Magendrüsen.

Nebenzellen

Die Nebenzellen produzieren *Schleim* (Muzin), der die Magenwand vor dem aggressiven Magensaft schützt.

Hauptzellen

Die Hauptzellen stellen *Pepsinogen* her, die inaktive Vorstufe eines Enzyms, das bei der Eiweißverdauung eine wichtige Rolle spielt. Die Aktivierung des Pepsinogens zu Pepsin erfolgt durch die Abspaltung mehrerer Peptide durch das saure Magenmilieu und durch Autokatalyse.

Belegzellen

Die Belegzellen sondern *Salzsäure* und vermutlich den *Intrinsic-Faktor* (evtl. wird dieser auch von den Nebenzellen hergestellt) ab.
- *Salzsäure:*
  Wie vorstehend erwähnt, spielt die Salzsäure als Aktivator von Pepsin eine Rolle. Darüber hinaus zerstört sie die mit der Nahrung eingedrungenen Bakterien.
- *Intrinsic-Faktor:*
  Der Intrinsic-Faktor muß gebildet werden, damit im Dünndarm das Vitamin B_{12} von den Dünndarmzotten aufgenommen und vom Körper verwertet werden kann. Vitamin B_{12} wird vor allem für die Reifung der roten Blutkörperchen benötigt.

> Zellarten der Magendrüsen
> - Nebenzellen → Schleim
>   (evtl. Intrinsic-Faktor)
> - Hauptzellen → Pepsinogen
> - Belegzellen → Salzsäure, Intrinsic-Faktor

Bewegungen des Magens

Die Magenwand führt *peristaltische und segmentale Bewegungen* durch. Zum einen wird dadurch die Nahrung weiter mechanisch zerkleinert, zum anderen erfolgt eine Vermischung der aufgenommenen Nahrung mit den Verdauungssäften.

Die Magenbewegung wird auf drei Arten *gesteuert:*

Nerval

Der Parasympathikus fördert über den N. vagus die Magenbewegung und die Magensaftproduktion. Der Sympathikus hemmt die Magenbewegung und die Magensaftproduktion.

Humoral

- **Gastrin,** ein Gewebshormon, das im Antrum des Magens gebildet wird.
  Über den Blutweg gelangt Gastrin zu den Belegzellen des Fundus und regt dort die Salzsäureproduktion an. Antagonistisch zum Gastrin wirkt
- **Enterogastron,** ein Gewebshormon des Zwölffingerdarms.
  Enterogastron wird vom Zwölffingerdarm an den Magen abgegeben, sobald Mageninhalt (Chymus) in ihn übertritt. Damit wird die Bewegung und die Magensaftproduktion des Magens gehemmt.

Mechanisch

Durch den *Berührungsreiz* der Nahrung mit der Magenwand wird die Magenbewegung ausgelöst. In der Magenwand sitzen autonome Nervengeflechte, die auf die Magenbewegung einwirken.

Die Nahrung verbleibt zwischen einer und fünf Stunden im Magen. Die Verweildauer hängt von der Zusammensetzung der aufgenommenen Nahrung ab. Fette haben die längste Verweildauer, Eiweiße eine mittlere, und Kohlenhydrate verlassen den Magen am schnellsten.

9.1.6 Dünndarm (Intestinum tenue)

Der Dünndarm sorgt für die weitere Verdauung der Nahrung und resorbiert schließlich die einzelnen Nahrungsbestandteile (Glukose, Aminosäuren, Fettsäuren) und die Verdauungssekrete, die täglich bis zu 10 l ausmachen können.

Lage des Dünndarms

Der Dünndarm ist ein langer Schlauch. Er schließt sich an den *Pförtner* (Pylorus) des Magens an und erstreckt sich *bis* zum Beginn des *Dickdarms.* Seine Länge beträgt *3* bis *5 m,* der Durchmesser ca. *2,5* bis *4,0 cm.*

Einteilung des Dünndarms

Der Dünndarm besteht aus drei Abschnitten: dem *Duodenum* (Zwölffingerdarm), dem *Jejunum* (Leerdarm) und dem *Ileum* (Krummdarm).

Zwölffingerdarm (Duodenum)

Der Zwölffingerdarm schließt sich direkt an den Magenpförtner an und umfaßt mit seinem Anfangsteil den Kopf der Bauchspeicheldrüse. Er hat in etwa C-förmige Gestalt und ist an der Hinterwand der Bauchhöhle festgewachsen. Der Name Zwölffingerdarm leitet sich von seiner Länge ab: Er hat die Länge von 12 Fingerbreiten. In das Duodenum mündet der Gallengang (Ductus choledochus) zusammen mit dem Ausführungsgang der Bauchspeicheldrüse (Ductus pancreaticus). Diese beiden Gänge haben ein gemeinsames Endstück. Die Mündungsstelle ist die Vater-Papille. Gelegentlich münden die Gänge aber auch auf getrennten Papillen ins Duodenum.

Leerdarm (Jejunum)

Das Jejunum liegt mehr links und oben im Bauchraum.

Krummdarm (Ileum)

Das Ileum liegt mehr rechts und unten im Bauchraum. Das Ileum ist etwas länger als das Jejunum.

> Dünndarmabschnitte
> - Duodenum   (Zwölffingerdarm)
> - Jejunum   (Leerdarm)
> - Ileum   (Krummdarm)

Aufbau der Dünndarmwand

Schleimhaut (Mukosa, Tunica mucosa)

Die Schleimhaut des Dünndarms besitzt in Abweichung zum übrigen Verdauungstrakt *Zotten,* fingerförmige Ausstülpungen, durch die sie ein

9.1 Anatomie und Physiologie

samtartiges Aussehen bekommt. Die Zotten vergrößern die resorptionsfähige Fläche des Dünndarms außerordentlich (Abb. 9-5).

Jede Zotte besitzt ein Netzwerk von Kapillaren und ein zentrales Lymphgefäß. Sie resorbiert Glukose, Aminosäuren und Fettsäuren. Letztere werden vornehmlich von Lymphgefäßen aufgenommen und gelangen somit in das Lymphgefäßsystem. Glukose und Aminosäuren werden über den Pfortaderkreislauf der Leber zugeführt. Die äußere Epithelschicht der Darmschleimhaut wird innerhalb von drei Tagen abgeschilfert und muß deshalb von den Lieberkühn-Drüsen aus ständig erneuert werden. Die überalterten Zellen werden mit dem Stuhl ausgeschieden.

Verschiebeschicht (Submukosa, Tunica submucosa)
Die Submukosa, die bindegewebige Verschiebeschicht, gewährleistet die Anpassung des Dünndarms an die unterschiedlichen Füllungszustände.

Muskelwand (Muskularis, Tunica muscularis)
Die Muskularis besteht aus einer äußeren längs und einer inneren zirkulär verlaufenden Muskelschicht.

Bauchfell (Peritoneum, Tunica serosa)
Das Bauchfell überzieht die äußere Oberfläche des Dünndarms. Auch hier unterscheidet man das eigentliche Bauchfell, das aus einschichtigem, sehr flachem Plattenepithel besteht und eine darunterliegende Bindegewebeschicht (Tela subserosa).

Oberflächenvergrößerung
Die Darmwand vergrößert ihre innere Oberfläche durch drei Gegebenheiten, um ihre Resorptionsfläche zu verbessern:
1. **Ringfalten** (Kerckring-Falten, Plicae circulares). Die Schleimhaut und die Verschiebeschicht bilden Ringfalten, die bis knapp 1 cm hoch sind. Diese Falten verstreichen auch bei maximaler Darmfüllung nicht.
2. **Zotten** (Villi intestinales). Die einzelnen Zotten haben eine Länge von ungefähr 1 mm.
3. **Bürstensaum** (Kleinzotten, Mikrovilli). Die Epithelzellen der Dünndarmschleimhaut, die der Resorption dienen, tragen einen Bürstensaum, wodurch sich die zur Resorption fähige Oberfläche nochmals erheblich vergrößert. Bei dem Bürstensaum handelt es sich um kleinste Ausstülpungen der Zelloberfläche.

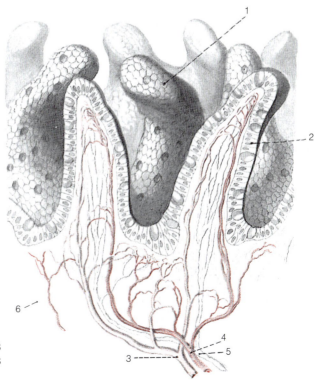

Abb. 9-5 Zotten des Dünndarms
1. Darmzotte (Villus intestinalis), 2. Einschichtiges Zottenepithel, 3. Venole, 4. Arteriole, 5. Zentrales Lymphgefäß, 6. Verschiebeschicht (Submucosa)

9 Der Verdauungstrakt

Man hat bis zu 3000 Mikrovilli an einer einzigen Zelle gezählt.

Vergrößerung der Resorptionsfläche des Dünndarms
- Ringfalten (Kerckring-Falten)
- Zotten
- Bürstensaum

Drüsen des Dünndarms

Becherzellen

Sie bilden Schleim (Muzin) und bestehen nur aus einer einzigen Zelle. Sie kommen im Darmkanal und in den Atemwegen vor.

Lieberkühn-Drüsen (Glandulae intestinales)

Sie bilden ein alkalisches Verdauungssekret und wirken bei der Erneuerung der Darmschleimhaut mit. Die Lieberkühn-Drüsen senken sich schlauchförmig in das darunterliegende Gewebe ein. Sie kommen sowohl im Dünn- als auch im Dickdarm vor.

Brunner-Drüsen (Glandulae duodenales)

Sie kommen nur im Duodenum vor und geben ein schleimiges Sekret ab.

Außerdem befindet sich in der Dünndarmwand noch lymphatisches Gewebe, die sogenannten Peyer-Plaques (Folliculi lymphatici aggregati). Ihre Aufgabe ist es, den Dünndarm von pathogenen Erregern freizuhalten.

Bewegungen des Dünndarms

Der Dünndarm zeigt zwei Arten von Bewegung:

Segmentation

Es handelt sich um das Zusammenziehen und Erschlaffen von bestimmten Dünndarmabschnitten, um den Darminhalt zu vermischen.

Peristaltik

Die peristaltische Bewegung dient dazu, den Darminhalt weiterzutransportieren.

Im Gegensatz zum Magen wird die Darmbewegung nur *nerval* und *mechanisch*, nicht aber humoral gesteuert.

Bewegungen des Dünndarms
- Segmentation
- Peristaltik

Steuerung der Bewegungen des Dünndarms

Nervale Steuerung

Die nervale Steuerung geschieht über das vegetative Nervensystem, und zwar über den Parasympathikus und den Sympathikus. Der Parasympathikus fördert über den N. vagus die Dünndarmperistaltik und regt die Tätigkeit der Drüsen an. Der Sympathikus vermindert die Dünndarmperistaltik und die Tätigkeit der Drüsen.

Mechanische Steuerung

Durch den Berührungsreiz der Nahrung mit der Darmwand wird reflektorisch über Nervengeflechte in der Darmwand die Peristaltik ausgelöst.

Darmflora

Mit dem Begriff Darmflora bezeichnen wir *Mikroorganismen,* wie beispielsweise Bakterien, die sich *physiologischerweise* in einem gesunden Darm befinden. Lange Zeit glaubte man, der Dünndarm sei – im Gegensatz zum Dickdarm, dessen Colibakterien schon lange bekannt waren – frei von Mikroorganismen. Heute weiß man jedoch, daß der Dünndarm von Milchsäurebakterien (Laktobazillen), Streptokokken und Staphylokokken besiedelt ist. Es handelt sich um ähnliche Keime, wie sie auch in der Mundhöhle vorkommen.

Die Bauhin-Klappe, die den Übergang vom Dünndarm in den Dickdarm bildet, ist auch eine Grenze zwischen unterschiedlichen bakteriellen Besiedelungen. Die Erreger sitzen normalerweise in der oberen Schleimhautschicht und gelangen nicht über die Lymphbarriere hinaus.

Im Dünndarm sollen sich nach neueren Erkenntnissen zu 95% Milchsäurebakterien und zu 5% Streptokokken befinden, im Dickdarm zu je 40% Bifidobakterien und Bacteroides. Den Rest stellen Milchsäurebakterien, Streptokokken u.a. dar. Die allgemein bekannten Escherichia coli und die Clostridien sollen einen Anteil von 1% nicht überschreiten.

9.1 Anatomie und Physiologie

Die Symbiose zwischen den Mikroorganismen und dem Makroorganismus (dem Körper) kann auf zwei Arten gestört werden:
- Die Mikroorganismen nehmen unkontrolliert zu. Sie gelangen in andere Körperregionen und verursachen dort Störungen.
- Die Mikroorganismen gehen zugrunde (z.B. durch Antibiotikagabe).

9.1.7 Dickdarm (Intestinum crassum)

Der Dickdarm hat die Aufgabe, Wasser zu resorbieren und somit den Darminhalt zur Kotbildung einzudicken. Darüber hinaus ist er für die Vergärung des Zellstoffes zuständig. Wie bereits erwähnt, befinden sich auch im Dickdarm reichlich Bakterien.

Lage des Dickdarms

Der Dünndarm mündet in den aufsteigenden Teil des Dickdarms. An der Stelle des Übertritts des Dünndarms in den Dickdarm sitzt die Krummdarm-Blinddarm-Klappe (Ileozäkalklappe, Bauhin-Klappe, Valva ileocaecalis), die von zwei Schleimhautfalten gebildet wird und die den Darminhalt nur in Richtung Dickdarm passieren läßt.

Der Dickdarm *umgibt den Dünndarm wie ein Rahmen* (Abb. 9-6). Er hat eine Länge von 1,5 bis 2,0 m. Meist hat er einen etwas größeren Durchmesser als der Dünndarm.

Einteilung des Dickdarms

Der Dickdarm wird in drei Hauptabschnitte unterteilt, nämlich in den *Blinddarm* (Caecum) mit dem Wurmfortsatz (Appendix vermiformis), den *Grimmdarm* (Colon) und den *Mastdarm* (Rectum).

Blinddarm (Caecum) **mit dem Wurmfortsatz** (Appendix vermiformis)

Beim Blinddarm handelt es sich um einen blind endenden Sack, an dessen Ende der Wurmfortsatz (Appendix) hängt. Es handelt sich hierbei um ein lymphatisches Organ („Tonsille des Darmes"), das sich leicht entzünden kann (= Appendizitis). Fälschlicherweise wird dies oft als Blinddarmentzündung bezeichnet, denn nicht der Blinddarm (Caecum) ist entzündet, sondern der daranhängende Wurmfortsatz.

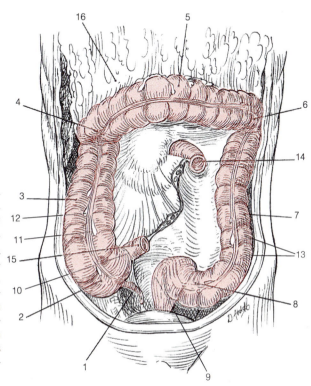

Abb. 9-6 Lage des Dickdarms im Bauchraum
1. Wurmfortsatz (Appendix), 2. Blinddarm (Caecum), 3. Aufsteigender Dickdarm (Colon ascendens), 4. Rechte Dickdarmkrümmung (Flexura coli dextra), 5. Querliegender Dickdarm (Colon transversum), 6. Linke Dickdarmkrümmung (Flexura coli sinistra), 7. Absteigender Dickdarm (Colon descendens), 8. S-förmiger Abschnitt (Sigmoid), 9. Mastdarm (Rectum), 10. Lage der Bauhin-Klappe (Ileozäkalklappe), 11. Taenia coli (Streifen aus Längsmuskulatur), 12. Fettanhängsel, 13. Ausbuckelungen (Haustren), 14. Zwölffingerdarm (Duodenum), 15. Endstück des Krummdarms (Ileum), 16. Großes Netz, hochgeschlagen (Omentum majus)

Grimmdarm (Colon)

- **Aufsteigender Dickdarm** (Colon ascendens)
  Er reicht von der Bauhin-Klappe bis zur Biegung des Dickdarms unterhalb der Leber.
- **Rechte Dickdarmkrümmung**
  (Flexura coli dextra)
  Der Bogen liegt unterhalb der Leber und heißt deshalb auch Flexura hepatica.
- **Querliegender Dickdarm** (Colon transversum)
  Er reicht von der rechten bis zur linken Dickdarmkrümmung.
- **Linke Dickdarmkrümmung**
  (Flexura coli sinistra)
  Der linke Knick liegt meist etwas höher als der rechte. Da sich die Krümmung bei der Milz befindet, heißt sie auch Flexura lienalis.
- **Absteigender Dickdarm** (Colon descendens)
  Er ist, wie der aufsteigende Dickdarm, mit der Leibeshöhle verwachsen. Er reicht von der linken Krümmung bis zur Lendengrube.
- **S-förmiger Abschnitt**
  (Sigmoid, Colon sigmoideum)
  Der S-förmige Abschnitt befindet sich links im kleinen Becken.

Mastdarm (Rectum)

Der Mastdarm ist ein 15 bis 20 cm langer Abschnitt des Enddarms, der die Ampulle enthält, den eigentlichen Kotbehälter. Die Ampulle geht in den Analkanal über.

Aufbau der Dickdarmwand

Die Muskelschicht des Dickdarms hat eine Besonderheit: Die Längsmuskelschicht umgibt den Darmschlauch nicht gleichmäßig, sondern in drei Bändern, den sogenannten *Tänien*, die streifenartig am Dickdarm entlangziehen. Diese Tänien schnüren tiefe Falten in den Dickdarm, zwischen denen sich die Darmwand zu *Haustren* ausbuchtet. Außerdem sind für den Dickdarm kleine *Fettanhängsel* typisch.

Drüsen des Dickdarms

Im Anfangsteil des Dickdarms sind viele Lymphfollikel vorhanden. Über den gesamten Dickdarm verstreut liegen Schleimzellen.

Bewegung des Dickdarms

Die Dickdarmbewegungen entsprechen denen des Dünndarms, nämlich Segmentation und Peristaltik. Sie werden ebenfalls durch das vegetative Nervensystem und durch mechanische Reize gesteuert.

9.2 Untersuchungsmethoden

9.2.1 Körperliche Untersuchungsmethoden

Quadrantenaufteilung des Bauches

Um sich bei Bauch- und Oberbauchbeschwerden zu orientieren, teilt man den Bereich in *vier Quadranten* ein: *rechts oben, links oben, rechts unten, links unten* (Abb. 9-7). Zentraler *Ausgangspunkt* ist der *Nabel*. Als weitere Orientierungshilfen dienen die beiden *Beckenkämme* und die beiden *Rippenbögen*.

Palpation des Bauches

Der Patient liegt bei angenehmer Raumtemperatur entspannt auf der Liege. Die Untersuchung beginnt vorsichtig an den Stellen, an denen *kein Schmerz* angegeben wird. Es wird auf Druck-

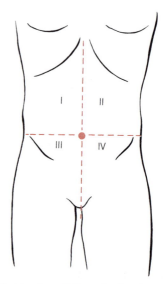

Abb. 9-7 **Quadrantenaufteilung des Bauches**
I. Rechter oberer Quadrant, II. Linker oberer Quadrant, III. Rechter unterer Quadrant, IV. Linker unterer Quadrant

empfindlichkeit, auf Druckschmerz, auf Abwehrspannung und Loslaßschmerz palpiert.

Schmerz an bestimmten Stellen des Bauches kann auf spezielle Erkrankungen hindeuten (Abb. 9-8).

McBurney-Punkt

Der McBurney-Punkt ist eine bei Appendizitis druckempfindliche Stelle am Bauch. Zum Auffinden dieses Punktes zieht man in Gedanken eine *Verbindungslinie vom vorderen rechten oberen Darmbeinstachel zum Nabel* und stellt die *Mitte dieser Linie* fest. Tritt an diesem Punkt beim vorsichtigen Drücken ein Schmerz auf, so ist dies als *Hinweis auf Appendizitis* zu deuten.

> McBurney-Punkt
> Druckschmerzhaftigkeit bei Appendizitis.

Rovsing-Zeichen

Das Rovsing-Zeichen (sprich: Rousing) ist ein weiterer Hinweis auf Appendizitis: Beim Ausstreichen des Dickdarms in Richtung des Blinddarms (Caecum) tritt Schmerz auf.

Lanz-Punkt

Zum Auffinden des Lanz-Punktes verbindet man die beiden vorderen oberen Darmbeinstachel (Spinae iliacae anteriores superiores) und drückt beim rechtsseitigen Drittelpunkt vorsichtig ein. Bei Druckempfindlichkeit stellt auch er einen Hinweis auf Appendizitis dar.

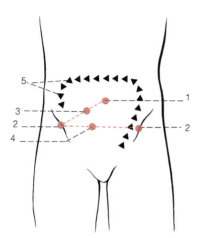

Abb. 9-8 Wichtige Punkte des Bauchraumes
1. Nabel, 2. Vorderer oberer Darmbeinstachel (Spina iliaca anterior superior), 3. McBurney-Punkt, 4. Lanz-Punkt, 5. Rovsing-Zeichen

Blumberg-Zeichen

Zur Prüfung wird eine Stelle im linken Unterbauch eingedrückt und schnell losgelassen. Kommt es daraufhin im Appendixbereich zu einem Loslaßschmerz als Erschütterungsschmerz, so spricht dies für eine Beteiligung des Bauchfells im Appendixbereich.

9.2.2 Ergänzende Untersuchungen des Verdauungstraktes

Sonographie (Ultraschalldiagnostik)

Die Ultraschalluntersuchung macht sich die Reflexion von Schallwellen an Grenzflächen unterschiedlich dichter Gewebestrukturen zunutze. In der Klinik wird sie in der Vorfelddiagnostik von Oberbaucherkrankungen eingesetzt.

Röntgenuntersuchung

- **Abdomenübersichtsaufnahme**
  (Leeraufnahme)
  Bei der Abdomenleeraufnahme handelt es sich um eine röntgenologische Darstellung des Bauches ohne Kontrastmittel. Diese Methode wird für die Ileusdiagnostik bei Darmperforation angewandt.
- **Kontrastmittelaufnahme**
  Der Patient muß einen Kontrastbrei zu sich nehmen. Auf dem Röntgenbild können Lage, Größe, Form, Bewegungsablauf und Wandrelief erkannt werden. Mit dieser Methode sind besonders Geschwüre und Karzinome gut diagnostizierbar. Sie wird vor allem zur röntgenologischen Darstellung des Magens angewandt. Aber auch der Kolonkontrasteinlauf hat große klinische Bedeutung.

Gastroskopie (Magenspiegelung)

Das flexible Gastroskop, ein röhrenförmiges, mit Lichtquelle und optischem System ausgestattetes Instrument, wird meist im Rahmen einer Ösophago-Gastro-Duodenoskopie in den Magen eingeführt. Wegen der Beweglichkeit des von außen steuerbaren Instrumentes können alle Bereiche des Magens betrachtet werden. Die Befunde können photographisch festgehalten werden. Aus verdächtigen Bezirken kann Material zur histologischen Untersuchung entnommen werden. Diese Gewebsentnahme hat große Bedeutung bei Verdacht auf maligne Tumoren. Bei Frühdiagnose hat der Patient mit Magenkarzinom, wenn operiert wird, eine Überlebenschance von 90%.

Rektoskopie *(Darmspiegelung)*

Die Rektoskopie ist eine Untersuchung des Mastdarms und evtl. des Sigmoids durch ein eingeführtes Rektoskop (Spiegel). Mittels eines Gummischlauchs wird das zu untersuchende Darmstück dazu aufgeblasen. Die Rektoskopie stellt die wichtigste klinische Untersuchungsmethode zur Früherkennung eines Rektumkarzinoms dar.

Funktionsanalyse

Zur Bestimmung der Magensaftproduktion werden verschiedene Tests angewandt. Als Universaltest gilt der Pentagastrin-Test, bei dem Pentagastrin subkutan gespritzt wird. Danach wird in bestimmten Zeitabständen Magensaft entnommen. Dies dient zur Feststellung einer Über- oder Unterproduktion von Magensaft.

9.2.3 Alternative Untersuchungsmethoden des Verdauungstraktes

Physiognomische Zeichen

Das typische „Magengesicht" weist ausgeprägte Nasolabialfalten auf. Die Nasenspitze spiegelt den Magenzustand wider. Kommt es hier zu einer Rötung, so kann das ein Hinweis auf Gastritis sein. Auch Alkoholiker haben häufig eine rote Nasenspitze, oft werden dabei feine Gefäße sichtbar. Bei diesen Alkoholikern hat sich eine chronische Gastritis eingestellt. Die Rötung und Gefäßzeichnung der Nasenspitze darf nicht mit der Gefäßzeichnung des gesamten Nasenrückens verwechselt werden. Letztere ist ein Hinweis auf Erkrankungen der Atmungsorgane, besonders auf Lungenleiden. Die weiße Nasenspitze weist zum einen auf Kreislaufschwäche, zum anderen auf Magenschwäche hin (Anazidität, Magenatonie). Eine fleischige Nasenspitze deutet auf eine allgemeine Magenerweiterung. Es handelt sich meist um Personen, die gerne und reichlich essen und trinken.

Zungendiagnose

Grau-weißlicher Belag der Zunge ist ein Hinweis auf Gastritis. Ein solcher Zungenbelag kann aber auch ein Zeichen dafür sein, daß der Patient die Nahrung nicht gut genug kaut und so das Papillenepithel nicht genügend erneuert wird.

Achtung: Beim Ulkus hat der Patient oft eine normale Zunge!

Eine *flächenartige Rötung* im vorderen Drittel der Zunge weist auch auf Gastritis hin.

Längsgerichtete Furchen im vorderen Zungendrittel deuten auf einen sogenannten „nervösen Magen".

Rote Einrisse oder Furchen über der Zungenmittellinie sind ein Hinweis auf Ulkusbildung.

Mayr-Diagnostik

Stellt man bei der Inspektion einen „Magenbuckel" fest, so ist es parasternal links durch einen Dauerspasmus der Zwischenrippenmuskulatur zu einer „Schutzspannung" gekommen, um dem geschwächten Magen einen zusätzlichen Raumgewinn zu verschaffen.

9.3 Ausgewählte Erkrankungen des Verdauungsapparates

9.3.1 Erkrankungen der Mundhöhle

Entsprechend dem Gesetz über die Ausübung der Zahnheilkunde darf der Heilpraktiker die Mundhöhle *nicht* behandeln.

▶ **Stomatitis catarrhalis**

Es handelt sich um eine *bakteriell bedingte Entzündung der Mundschleimhaut.*

Ursachen

Sie kann als Begleiterscheinung einer Infektionskrankheit auftreten oder aber als Nebenwirkung einer Kortison-Langzeitbehandlung. Sie kommt auch bei Parodontose und bei Zahnfleischentzündung vor.

Symptome

Es kommt zu schmerzhafter Schleimhautschwellung, zu belegter Zunge und zu Mundgeruch.

▶ Stomatitis aphthosa

Es handelt sich um eine Mundschleimhautentzündung, bei der sich graugelbe, flach erhabene Herde bilden, die dann in sehr schmerzhafte Erosionen übergehen.

Ursachen

Die Ursache ist unbekannt. Bei Kindern vermutet man Viren, bei Erwachsenen Stoffwechselstörungen und Allergien als auslösende Ursachen. Daneben können Magen-Darm-Störungen, bestimmte Nahrungsmittel, wie Nüsse, Tomaten, Gewürze, aber auch Traumen und elektrogalvanische Ströme durch unterschiedliches Plombierungsmaterial eine Rolle spielen.

▶ Stomatitis angularis (Mundwinkelrhagaden, Faulecken, Perlèche, Angulus infectiosus oris)

Es handelt sich um schlecht heilende Einrisse in den Mundwinkeln.

Ursachen

Sie treten häufig bei *Mangelernährung* und bei hochgradigen *Resorptionsstörungen* auf. Eine besondere Rolle spielt ein *Mangel an Vitamin B_{12}* und an *Eisen*. Des weiteren kommen als Ursache noch Speichelfluß, Staphylo-, Streptokokken- und Candida-albicans-Infektionen oder Infektionen mit dem Herpesvirus in Betracht.

▶ Stomatitis mycotica (pilzbedingte Mundschleimhautentzündung)

Im engeren Sinn versteht man darunter eine Pilzinfektion der Mund- und Zungenschleimhaut durch den Hefepilz Candida albicans *(Soor)*. In schweren Fällen kann die Pilzinfektion weiter bis in Rachen und Speiseröhre absteigen.

Ursachen

Der Grund des Pilzbefalls liegt häufig in einer *Abwehrschwäche*, weshalb er vor allem bei schwachen Säuglingen und kachektischen Erwachsenen auftritt. Er kann sich jedoch auch unter *Antibiotika- und Kortisongabe* entwickeln, da es dabei zu einer Veränderung der Mundflora kommen kann. Außerdem tritt er oft bei *Diabetikern* auf.

Symptome

Anfangs kommt es zu charakteristischen *weißen Stippchen,* die sich später zu einem *weißen* oder gelbbraunen, *leicht abwischbaren Belag* vereinigen.

Erkrankungen der *Rachenmandeln* sind auf Seite 207f. besprochen.

9.3.2 Erkrankungen der Speiseröhre

Wichtige Symptome, die an eine Erkrankung der Speiseröhre denken lassen, sind *Druckgefühl und Schmerz* hinter dem *Brustbein,* aber auch *Schlingstörungen und Transportstörungen* des geschluckten Bissens in der Speiseröhre. Treten diese Symptome auf, bedürfen sie immer einer sorgfältigen Abklärung, da sich dahinter möglicherweise eine bösartige Erkrankung verbirgt (z.B. Speiseröhrenkrebs).

▶ Sodbrennen

Sodbrennen ist keine eigenständige Erkrankung, sondern es handelt sich um ein Symptom, das bei verschiedenen Erkrankungen auftreten kann.

Symptom

Es kommt zu *brennendem Schmerz in der Magengegend,* der in die *Speiseröhre aufsteigt.*

Ursachen

Die Ursache liegt in einem Rückfluß von Mageninhalt in die Speiseröhre (gastro-ösophagealer Reflux). Zu solch einem Rückfluß kann es kommen bei:
- Über- oder Untersäuerung des Magens
- Entzündung der Speiseröhre (Ösophagitis)
- Zwerchfellbruch (Hiatushernie)
- Magengeschwür und Magenkrebs
- Pylorusstenose
- Verlagerung des Magens (Schwangerschaft, Adipositas)
- Gallenblasenerkrankung

Therapie

Die Therapie muß auf die Beseitigung der Grundkrankheit zielen.

9 Der Verdauungstrakt

▶ Singultus (Schluckauf)

Auch hier handelt es sich um keine eigenständige Erkrankung, sondern nur um das Symptom einer zugrundeliegenden Störung.

Symptom

Es kommt zu einer *plötzlichen,* oft rhythmischen *Kontraktion des Zwerchfells.* Meist handelt es sich um ein harmloses Symptom. Tritt es jedoch häufiger auf, sollte man an eine eventuell vorhandene organische Ursache denken.

Ursachen

- Gallenblasenentzündung (Cholezystitis)
- Tumoren
- Entzündungen im Brustraum, z.B. Mediastinitis, Perikarditis. Dadurch wird der N. phrenicus, der das Zwerchfell innerviert, gereizt.

Therapie

Grundkrankheit behandeln. Eventuell muß der Patient durch eine allgemeine Lebensumstellung ruhiger werden. Dabei kann der Heilpraktiker unterstützend mithelfen: durch die Verordnung von beruhigenden Tees, autogenem Training, Meditation u.ä.

▶ Ösophagitis (Entzündung der Speiseröhre)

Bei der Ösophagitis, der Entzündung der Speiseröhre, unterscheidet man eine akute und eine chronische Form sowie die Refluxösophagitis.

▶ Akute Ösophagitis

Es handelt sich um einen *Notfall,* hervorgerufen durch Verschlucken von *Säuren* oder *Laugen.* Es sind sofortige Notfallmaßnahmen einzuleiten. Dabei muß eine rasche *Neutralisation* der aufgenommenen Säure oder Lauge erzielt werden. Deshalb gibt man bei Verätzungen durch Säure Natriumbikarbonat als Erste-Hilfe-Maßnahme zu trinken. Bei Laugenvergiftung wird verdünnter Essig (100 ml verdünnt mit 400 ml Wasser) verabreicht. Steht von diesen Mitteln im Notfall nichts zur Verfügung, so läßt man in beiden Fällen *reichlich Wasser trinken.*

> Patient nicht zum Erbrechen bringen, da es dadurch zur erneuten Schädigung von Speiseröhre und Mundhöhle kommt!

▶ Chronische Ösophagitis

Bei der chronischen Ösophagitis ist es zu einer *Dauerschädigung* der *Speiseröhre,* z.B. durch Alkohol- oder Nikotinmißbrauch, gekommen. Hier muß die Therapie in erster Linie auf eine Ausschaltung der schädigenden Ursachen gerichtet sein.

▶ Refluxösophagitis

Sie ist die häufigste Erkrankung der Speiseröhre. Nach Nahrungsaufnahme kommt es zu einem *Rückfluß* (Reflux) von *Mageninhalt* in die *Speiseröhre.* Dieser Reflux wird verstärkt durch Bücken, durch Bauchpressen (z.B. Husten oder Niesen), durch fettreiche Speisen und durch Nikotin. Die Ursache der Refluxösophagitis kann in einem mangelhaften Verschluß des Mageneingangs oder in einer Hiatushernie liegen. Sie kann sich aber auch nach einer Operation am Magen oder der Speiseröhre einstellen.

Symptome

Hinter und unterhalb des Brustbeines kommt es zu *Sodbrennen* und zu *Schmerzen beim Schlucken.*

Therapie

Die Ursache muß herausgefunden und behandelt werden. Zu empfehlen sind diätetische Maßnahmen. Der Patient soll mehrmals täglich kleinere Mahlzeiten einnehmen. Säurelockende Speisen (Kaffee, Alkohol, Süßigkeiten) sind zu vermeiden. Da Nikotin den Ringmuskel schwächt, soll nicht geraucht werden. Für eine geregelte Verdauung muß gesorgt werden. Gelegentlich muß eine operative Behandlung in Betracht gezogen werden. In diesem Fall bildet der Chirurg einen neuen Muskelring an der Einmündungsstelle der Speiseröhre in den Magen.

▶ Achalasie

Bei der Achalasie (Entleerungsstörung) kommt es zu einem *spastischen Verschluß* des unteren *Ösophagusanteils* oder des *Mageneinganges (Kardiospasmus).* Dadurch ist der Übergang des geschluckten Bissens aus der Speiseröhre in den Magen erschwert oder sogar unmöglich. Oberhalb des betreffenden Abschnittes erweitert sich die Speiseröhre sackartig. Es kommt zum Bild der „zugebundenen Wurst".

Ursachen

Die Ursache ist unbekannt, man vermutet Innervationsstörungen.

Symptome

Es kommt zu schmerzhaften Schlingstörungen, zu Druckgefühl und Schmerz hinter dem Brustbein. Beim liegenden Patienten ist die „Schluckpneumonie" gefürchtet, die durch ein „Überlaufen" der Speiseröhre entstehen kann.

Therapie

Die Schulmedizin dehnt mit einer Ballonsonde langsam den Spasmus oder sprengt ihn mit der Starck-Sonde. Operiert wird bei Rezidiven. Eine ganzheitliche Therapie wird auf jeden Fall die Frage zu lösen versuchen, warum es zu einem solchen Spasmus kommt und der Mensch nichts mehr in sich aufnehmen kann oder will.

▶ Ösophagusdivertikel

Bei den Divertikeln handelt es sich um *sackartige Ausstülpungen* der Wand der Speiseröhre.

Ursachen

Es kann sich um eine anlagebedingte Schwäche der Wandmuskulatur handeln. Sie können aber auch aufgrund entzündlicher Prozesse bestehen, die sich in der Umgebung abgespielt haben und die nun durch schrumpfende Prozesse an der Wand ziehen. Oft handelt es sich dabei um vernarbte tuberkulöse Lymphknoten.

Symptome

Es bestehen *Druck* und *Schmerz* hinter dem *Brustbein* und *Schlingstörungen*. Aus großen Divertikeln kann *unverdaute Speise erbrochen* werden.

Therapie

Die schulmedizinische Therapie besteht bei stärkeren Beschwerden in einer chirurgischen Entfernung der Divertikel.

▶ Ösophagusvarizen

Es handelt sich um Erweiterungen der Speiseröhrenvenen. Sie treten bei Pfortaderhochdruck auf, wie er beispielsweise bei Leberzirrhose vorkommt. Mit ihrer Hilfe wird das „Abflußhindernis Leber" im Pfortaderkreislauf umgangen. Da die Varizen immer dünnwandiger werden, besteht die Gefahr der Blutung aus den Varizen und später Perforationsgefahr (lebensgefährlich!). In diesem Fall ist die sofortige Krankenhauseinweisung nötig.

▶ Ösophaguskarzinom

Tumoren an der Speiseröhre sind meist bösartig. Der Speiseröhrenkrebs macht 8 bis 10% aller möglichen Krebslokalisationen aus. Männer sind wesentlich häufiger befallen als Frauen.

Ursachen

Die genaue Ursache ist unbekannt. Als chronische Schädigung der Speiseröhre spielen Alkoholismus, scharf gewürzte und ständig zu heiß genossene Speisen eine Rolle.

Symptome

Es kommt zu *Druckgefühl* und *Brennen* hinter dem Brustbein und zu *Schlingstörungen*. Das *Passagehindernis* wird zuerst bei festen Speisen, später dann auch bei breiiger und flüssiger Nahrung bemerkt. Es kommt zu *Mundgeruch* und zum *Erbrechen* von *blutigem Speiseröhreninhalt*.

▶ Hiatushernie (Zwerchfellbruch)

Es handelt sich um einen *Zwerchfellbruch,* in dessen Folge *Magenanteile* in den *Brustkorb* treten. Solche Hernien kommen sehr oft vor. Ältere Menschen sind häufiger als junge betroffen.

> Bei einer Hiatushernie treten Magenanteile in den Brustkorb.

Symptome

Die *meisten* Patienten sind *beschwerdefrei*. Bei den übrigen treten, je nach Art und Ausmaß der Schädigung, unterschiedliche Beschwerden auf. Dabei kann es zu Druckgefühl und Schmerz hinter dem Brustbein kommen, auch zu Aufstoßen und Sodbrennen. Innerhalb der Hernie können durch Druckgeschwüre Sickerblutungen auftreten, die zu einer sekundären Eisenmangelanämie führen.

Therapie

Bei großen Hernien mit *Einklemmungsgefahr* muß *operiert* werden. Meist genügt aber schon eine allgemeine Behandlung durch häufige kleine Mahlzeiten, Gewichtsreduzierung, Beseitigung von Obstipation und Metorismus (wichtig, um den intraabdominellen Druck zu senken). Falls aufgrund einer Sickerblutung Blutarmut besteht, ist eine Eisengabe notwendig.

9.3.3 Erkrankungen des Magens

▶ Reizmagen

Beim Reizmagen besteht eine *funktionelle Störung* des Magens, ohne daß ein organischer Befund nachweisbar ist.

Ursachen

Es kommt zu Spasmen der Magenmuskulatur und entweder galligem Reflux vom Duodenum in den Magen oder zu saurem Reflux vom Magen in die Speiseröhre. Psychische Faktoren spielen für die Auslösung und die Verstärkung der Krankheit eine wichtige Rolle.

Symptome

Es kommt zu Sodbrennen, Druck- und Völlegefühl in der Oberbauchgegend, Schmerzen in der Magengegend und einer Unverträglichkeit von bestimmten Nahrungsmitteln (Alkohol, Kaffee, erhitzte Fette, Süßspeisen).

Therapie

Die Therapie muß zum einen auf einer *psychischen Betreuung* des Patienten gründen und ihm Einsichten in sein Leiden vermitteln. Zum anderen muß auch eine *Ernährungsumstellung* erfolgen. Dabei sind säurelockende Speisen zu vermeiden (Alkohol, Kaffee, Süßspeisen). Über den Tag verteilt, sind mehrere kleine Mahlzeiten einzunehmen. Lokale *Wärmeanwendung* wird oft als wohltuend empfunden.

An *Tees* sind empfehlenswert:
Kamille   (entzündungshemmend und krampfstillend)
Pfefferminz   (gärungswidrig und gegen Übelkeit)
Melisse   (beruhigend und krampflösend)
Kalmus   (appetitsteigernd)

▶ Gastritis

Bei der Gastritis handelt es sich um eine *Entzündung der Magenschleimhaut*. Man unterscheidet eine akute und eine chronische Form.

▶ Akute Gastritis

Bei der akuten Gastritis kommt es zur *entzündlichen Veränderung der Magenschleimhaut*, bei der sich Erosionen bilden können. Es besteht meist eine Sekretionssteigerung (Hypersekretion) der Magenwand.

Ursachen

Die Ursache ist meist in schädlichen Stoffen zu suchen, die dem Körper zugeführt wurden (z.B. Alkohol oder Medikamente). Sie kann sich jedoch auch als Begleiterkrankung einer ablaufenden Infektionskrankheit entwickeln.

Symptome

Es werden vor allem dumpfe Schmerzen in der Magengegend angegeben, die sich nach einer Nahrungsaufnahme eher verstärken. Daneben bestehen Übelkeit, Brechreiz und Erbrechen bei gleichzeitiger Appetitlosigkeit. Eventuell tritt Fieber auf. Die Erosionen der Magenschleimhaut können zu schweren Blutungen führen.

Therapie

Die Therapie beginnt man mit einer ein- bis zweitägigen *Nahrungskarenz*, bei der aber reichlich dünn gebrühter Tee verabreicht wird. Dann erfolgt ein *allmählicher Kostaufbau*, angefangen mit Schleim und Zwieback.

Gegen den Brechreiz hilft sehr gut Ipecakuanha in der homöopathischen Aufbereitung D_6. Auch dünn gebrühter Pfefferminztee hilft. Johanniskrautöl, morgens nüchtern ein Teelöffel voll eingenommen, wirkt sich auf die Magenschleimhaut schützend aus. *Kamillentee* wirkt antientzündlich und krampfstillend.

▶ Chronische Gastritis

Die chronische Gastritis kommt außerordentlich häufig vor, vor allem im höheren Lebensalter (bei mindestens 80% der über 50jährigen ist sie nachweisbar).

Man unterscheidet zwischen der Oberflächengastritis und der chronisch-atrophischen Gastritis. Bei der Oberflächengastritis ist die Magenschleimhaut *oberflächlich* entzündet. Kommt es dann zu einem *tieferen* Eindringen von entzündlichen Infiltraten, die die Drüsen schädigen, so spricht man von chronisch-atrophischer Gastritis. Dabei kommt es leicht zu Erosionen und Ulzerationen (Geschwürbildungen).

Verlaufsformen der chronischen Gastritis
- Oberflächengastritis
- Chronisch-atrophische Gastritis

Ursachen
Die chronische Gastritis kann sich aus einer *akuten Gastritis* entwickeln, wenn die schädigenden Einflüsse (z.B. Alkohol) weiterbestehen. Als auslösende Faktoren werden angeschuldigt: zu *kalte* und zu *heiße Speisen, ungenügendes Kauen* und *Medikamente*. In neuerer Zeit konnte häufig in Biopsien von Patienten mit Gastritis oder Ulcus pepticum das Bakterium Helicobacter pylori nachgewiesen werden. Man vermutet in ihm einen Risikofaktor für die Entstehung dieser Krankheiten.

Symptome
Das Beschwerdebild ist uneinheitlich, es kann auch völlige Symptomfreiheit bestehen. Häufig kommt es nach Nahrungsaufnahme zu Druck- und Völlegefühl in der Magengegend. Der Appetit ist nur selten beeinträchtigt. Auch Übelkeit und Brechreiz fehlen meist. *Erbrechen* gehört *nicht* zum typischen Erscheinungsbild der chronischen Gastritis. Häufig wird jedoch eine Unverträglichkeit von schwerverdaulichen Speisen (erhitzten Fetten) berichtet.

Therapie
Die Mahlzeiten sollen in mehreren kleinen Portionen über den Tag verteilt eingenommen werden. Gutes Kauen ist wichtig, da Speichel ein gutes Antazidum ist. An Tees können Fenchel, Kalmus, Melisse und Pfefferminz verabreicht werden.

▶ Magen- und Zwölffingerdarmgeschwür

Beim Geschwür kommt es zu einem *Gewebeverlust*, der bis tief in die Schleimhaut, manchmal sogar bis in die Verschiebeschicht, hineinreicht.

Bei den Menschen, die vom Ulkusleiden bevorzugt betroffen werden, handelt es sich meist um vegetativ sehr labile Typen. Bei ihnen bestehen oft Bradykardie, feucht-kalte Hände und positiver Dermographismus. Im Frühjahr und Herbst kommt es zu einem Häufigkeitsgipfel der Erkrankung. Krankheitsauslösend können Streß, Überforderung und Aufregung wirken.

Die „Ulkuspersönlichkeiten", d.h. Menschen, die zu diesem Leiden besonders disponiert sind, sind meist schlank und hager. Rein äußerlich sind sie an dem typischen „Ulkusgesicht" zu erkennen, vor allem an der scharfen Ausprägung der Nasolabialfalte.

Man unterscheidet zwischen Magen- und Zwölffingerdarmgeschwür.

▶ Magengeschwür (Ulcus ventriculi)
Sie sitzen fast immer an der kleinen Krümmung an der Grenze zwischen Magenkörper und Magenausgangsteil. Kommt es häufiger zu Rezidiven, so kann das Ulkus in Richtung Mageneingang hochwandern.

Der Patient gibt Schmerzen eher *links* der *Mittellinie* in der Magengegend an.

▶ Zwölffingerdarmgeschwür (Ulcus duodeni)
Das Zwölffingerdarmgeschwür kommt häufiger als das Magengeschwür vor. Es hat seinen Sitz in Richtung Pförtner. Der Patient gibt Schmerzen eher *rechts* der *Mittellinie* an.

Schmerzen beim
- Magengeschwür eher *links* der Medianlinie
- Zwölffingerdarmgeschwür eher *rechts* der Medianlinie

Ursachen
Die Ursache kann in zuviel oder zuwenig Magensäureproduktion liegen. Bei zuviel Magensäure wird auf die Dauer die Magenwand geschädigt. Bei zuwenig Säure verweilt die Nahrung zu lange im Magen und setzt so Schäden. Es ist aber auch möglich, daß die Magendrüsen zuwenig schützende Faktoren, wie z.B. Schleim erzeugen, oder daß im Duodenum das Neutralisationsvermögen herabgesetzt ist.

Symptome
Leitsymptom des Geschwürs ist der *lokalisierte Schmerz*. Bei der Beschreibung des Schmerzes zeigt der Patient gewissermaßen von außen auf das Geschwür. Man unterscheidet Früh-, Spät-

und Nüchternschmerz. Beim *Frühschmerz* setzen die Schmerzen bald nach der Nahrungsaufnahme ein. Zum *Spätschmerz* kommt es ca. drei Stunden nach Nahrungsaufnahme. Zum *Nüchternschmerz* kommt es vor allem nachts durch eine krankhafte Übersäuerung des Magens.

Die Schmerzen werden oft begleitet von Übelkeit, Aufstoßen, Druck- und Völlegefühl. Säurelockende Speisen (Alkohol, Kaffee, Süßigkeiten, Röstprodukte) werden schlecht vertragen.

Komplikationen

– **Blutungen**
 Blutet es aus dem Geschwür, kann es zu Bluterbrechen und/oder Teerstühlen kommen.
– **Penetration**
 Das Ulkus dringt von der Schleimhaut bzw. von der Verschiebeschicht aus weiter vor bis in die Muskelschicht.
– **Perforation**
 Es kommt zum Durchbruch in die freie Bauchhöhle, erkennbar am plötzlich einsetzenden heftigen Schmerz im Oberbauch und am „brettharten Bauch". Ein Schock entwickelt sich. Da es sich immer um einen lebensbedrohlichen Zustand handelt, ist sofortige Klinikeinweisung erforderlich. Der Patient darf sich nicht mehr bewegen und muß liegend im Krankenwagen transportiert werden.
– **Maligne Entartung**
 Ein Magengeschwür kann maligne entarten, was beim Duodenumgeschwür nur äußerst selten vorkommt.

Therapie

Die Therapie muß in erster Linie danach trachten, die Faktoren auszuschalten, die zur Entstehung des Ulkus beigetragen haben. Daneben muß man darauf achten, daß sich die Magensaftproduktion wieder normalisiert. Des weiteren kann eine psychische Betreuung notwendig sein. Der Patient muß lernen, Streß abzubauen und an sich selbst keine überhöhten Forderungen zu stellen. Bei der Ernährung kann man beratend mitwirken. Meist spürt der Patient selbst schon genau, was ihm guttut. Unbekömmliches soll er meiden, und damit auch zu schnelles, zu heißes und zu reichliches Essen, heiße Fette, scharfe Gewürze, scharf Angebratenes, Alkohol und Kaffee. Wichtig sind gutes Kauen, in Ruhe essen und nur kleinere Portionen pro Mahlzeit einnehmen.

▶ Magenkarzinom (Magenkrebs)

Patienten mit einer ausgeprägten *chronisch-atrophischen Gastritis* haben eine besondere Neigung zum Magenkarzinom. Anfangs bleibt das Karzinom oft lange Zeit auf die Magenschleimhaut begrenzt, bis es zu einem plötzlichen Wachstum und zur Metastasierung kommt.

Symptome

Im *Anfangsstadium* verläuft die Erkrankung *oft* vom Patienten *unbemerkt*. Es können aber auch *uncharakteristische Beschwerden wie Druck- und Völlegefühl oder Schmerzen im Oberbauch* bestehen. Im weiteren Krankheitsverlauf können sich diese Symptome verstärken und neue hinzukommen, z.B. Appetitlosigkeit und Abneigung gegen bestimmte Speisen, hier vor allem ein Widerwille gegen Fleisch. Schreitet die Krankheit nun unbemerkt noch weiter fort, so kommt es zu Krankheitserscheinungen, die deutlich auf ein karzinogenes Geschehen hinweisen: *Gewichtsabnahme, Lymphknotenschwellungen beschleunigte BKS* und *Blut im Stuhl.*

Therapie

Wird die Erkrankung im Frühstadium erkannt, so hat eine Operation gute Erfolgsaussichten.

9.3.4 Erkrankungen des Dünndarms

▶ Malabsorption

Unter Malabsorption versteht man *schlechte* (lat.: mal) Stoffaufnahme (Absorption, Resorption). Dies führt zwangsläufig zu *Mangelernährung.*

> **Malabsorption**
> ist eine schlechte Stoffaufnahme. Besteht sie längere Zeit, führt sie zur Mangelernährung.

Es gibt verschiedene klinische Tests, die prüfen, ob bestimmte oral zugeführte Stoffe vom Körper richtig aufgenommen werden und danach im Blut oder Harn erscheinen. Bekannte Testverfahren hierzu sind der Xylose-Test, bei dem Xylose verabreicht wird, und der Schilling-Test, ein Vitamin-B_{12}-Resorptionstest.

Die Ursachen, die zur Malabsorption führen können, sind vielzählig.

9.3 Ausgewählte Erkrankungen des Verdauungsapparates

Ursachen

- **Angeborene Störung**
  z.B. Kohlenhydrat-Malabsorption
- **Darminfektionen**
  durch Bakterien, Viren, Pilze, Parasiten
- **Schädigung der Dünndarmschleimhaut**
  Morbus Crohn, Sprue, Narben, Fisteln, Divertikel, Tumoren
- **Verkürzung des Dünndarms**
  durch Operation
- **Störung in der Blutversorgung des Dünndarms**
  bei Gefäßverschluß
- **Mangel an Verdauungssäften**
  Pankreatitis, Fehlen von Gallensaft (z.B. bei Gallengangsverschluß)

Symptome

Es kommt zu Gewichtsabnahme, Massenstühlen und Muskelschwäche. Es können aber auch Haut- und Schleimhautveränderungen auftreten. Oft stellt sich eine Anämie ein.

Therapie

Die Therapie muß sich nach der zugrundeliegenden Erkrankung richten.

▶ Morbus Crohn (Enteritis regionalis Crohn)

Es handelt sich um eine *granulomatöse Entzündung*, die alle Abschnitte des *Verdauungstraktes* vom Ösophagus bis zum After befallen kann. Meist sind jedoch betroffen: der letzte Abschnitt des Ileums (Ileitis terminalis) oder das Kolon (Colitis Crohn).
 Die befallenen Abschnitte sind sulzig verdickt. Häufig bilden sich Fisteln zu benachbarten Darmabschnitten. Daraus entwickeln sich oft Abszesse. Die Darmwand verdickt sich immer mehr und stellt so ein Passagehindernis für den Darminhalt dar.

Ursachen

Die Ursache ist unbekannt. Diskutiert werden ein Autoimmungeschehen und ein multifaktorielles Geschehen mit genetischer Disposition.

Symptome

Die Symptome können

- **akut einsetzen** mit Koliken, abdominellen Schmerzen und Durchfällen (wenn das Ileum befallen ist, kann leicht eine Verwechslung mit Appendizitis vorkommen).
 Aber die Erkrankung kann auch mehr
- **chronisch verlaufen.** Es kommt dann zu Beschwerden, die von einem leichten Druckgefühl über Schmerzen bis hin zu Koliken reichen.

Oft tastet man in der Ileozäkalgegend eine walzenartige, schmerzhafte Verdickung. Es kommt zu lang andauernden Durchfällen, Gewichtsverlust und Fieberschüben. Häufig ist die Analregion miterkrankt, und es kommt dort zu Fisteln, Fissuren oder ödematösen Schwellungen.

Komplikationen

Die wichtigsten Komplikationen ergeben sich aus Stenosierung und Fistelbildung.

Therapie

Der Patient muß ärztlich betreut werden. Als unterstützende Maßnahmen kann der Heilpraktiker Massagen, Bewegungstherapien, Bäder, Packungen (Heublumen, Schlamm, Fango, Moor) empfehlen. Bekannte homöopathische Mittel sind Aloe D_3–D_6 bei dünnbreiigen Stühlen mit Flatulenz und Sphinkterschwäche, Arsenicum album D_4–D_{12} bei ruhrartigem, stinkendem Stuhlgang, der von Bauchkrämpfen, brennenden Schmerzen und Erschöpfung begleitet ist, Bryonia D_4–D_6 bei vorwiegend nächtlichen Entleerungen, gußartig mit Schleimbeimengung. Die Durchfälle sind morgens und nach Genuß von Obst und kalten Getränken am schlimmsten.

▶ Sprue (Zöliakie)

Bei der Sprue (Zöliakie) handelt es sich um eine *Überempfindlichkeit* der *Dünndarmschleimhaut* gegen *Gluten* (Gluten ist in der Klebereiweißschicht des Getreides enthalten). Im Verlauf der Erkrankung kommt es zur Atrophie der Zotten. Tritt die Erkrankung beim Erwachsenen auf, so wird sie als Sprue bezeichnet, bei Kindern spricht man von Zöliakie.

> Sprue (Zöliakie)
> Überempfindlichkeit gegen *Gluten*.

Symptome

Das wichtigste Symptom sind Durchfälle: voluminös, breiig, sehr übelriechend, grau-weißlich und glänzend (Fettresorption gestört). Aufgrund der gestörten Fettresorption ist auch die Aufnahme der fettlöslichen Vitamine A, D, E und K gestört.

Therapie

Es muß vom Patienten eine glutenfreie Kost eingehalten werden, d.h., Getreide- und Mehlprodukte müssen vermieden werden. Erlaubt sind Reis-, Mais- und Johannisbrotkernmehle.

▶ Divertikel

Bei den Divertikeln handelt es sich um Ausstülpungen von Wandteilen, die im gesamten Verdauungstrakt – von der Speiseröhre bis zum Kolon – vorkommen können. Im Dünndarm kommen sie fast nur im Duodenum, in der Nähe der Vater-Papille vor. Wenn sie sich entzünden, können sie den Galleabfluß behindern. Häufiger kommen Divertikel im Kolon vor (s. S. 238).

▶ Tumoren

Im Dünndarm sind gutartige und bösartige *Tumoren selten*. Sie können Schmerzen im Mittelbauch verursachen und Blutungen auslösen. Ab einer gewissen Größe stellen sie ein Passagehindernis dar.

▶ Vaskuläre Störungen (Durchblutungsstörungen)

Durchblutungsstörungen im Bereich des Dünndarms können heftige Bauchschmerzen verursachen. Tritt ein Gefäßverschluß auf, so kommt es zur gefährlichen Darmgangrän.

9.3.5 Erkrankungen des Dickdarms

Die wichtigsten Symptome, die auf eine Erkrankung des Dickdarms hinweisen, sind *Durchfälle* (Diarrhö), *Verstopfung* (Obstipation), *Bauchschmerzen*, *Darmverschluß* (Ileus) und *blutiger Stuhl*.

▶ Diarrhö (Durchfall)

Bei der Diarrhö kommt es zur häufigen Entleerung von dünnen Stühlen. Die breiige bis wässerige Beschaffenheit der Stühle hat ihren Grund in einer beschleunigten Darmpassage. Dabei kann dem Stuhl nicht genügend Wasser entzogen werden.

Ursachen

Diarrhö ist keine eigenständige Erkrankung, sondern ein Symptom einer zugrundeliegenden Störung, die sich im Dünndarm und im Dickdarm, aber auch im Pankreas abspielen kann. In folgenden Richtungen kann nach der Ursache gefahndet werden:
– Infektionen: Bakterien (z.B. Typhus abdominalis, Cholera), Viren, Pilze
– Reizkolon, Colitis ulcerosa, M. Crohn, Divertikulitis
– Toxine, Nahrungsmittelvergiftung
– Medikamente: Abführmittel, Digitalis, Antibiotika
– Allergien: Milch, Fischeiweiß
– Parasiten: Madenwürmer, Bandwürmer
– Schilddrüsenüberfunktion
– Gesteigerte nervöse Erregbarkeit, z.B. vor Prüfungen.

Symptome

Es kommt zur häufigen Entleerung von dünnen Stühlen, die oft von Tenesmen (krampfartigen Leibschmerzen) begleitet sind.

Therapie

Die Therapie richtet sich nach der *zugrundeliegenden Erkrankung*.

Symptomatische Maßnahmen: Der Patient soll *viel trinken* und muß eventuell *Elektrolyte* ersetzt bekommen. Kindern kann eine Zucker-Salz-Lösung zu trinken gegeben werden. *Nahrungskarenz* für ein bis zwei Tage, dann *langsamer Diätaufbau* mit ballaststoffarmer Kost.

Tees gegen akute Durchfälle: Blutwurz, Pfefferminz, Kamillenblüte, getrocknete Heidelbeeren, Brennessel, Fenchel, Melisse, Salbei, Schafgarbe.

▶ Obstipation (Verstopfung)

Bei Obstipation kommt es zur verzögerten Entleerung eines harten, knolligen Stuhles.

Ursachen

Die Ursache kann in einem verzögerten Transport des Speisebreis durch den Darm liegen oder

9.3 Ausgewählte Erkrankungen des Verdauungsapparates

in einer Störung der Defäkation (Absetzen des Stuhls).
- **Verzögerter Transport des Speisebreis**
  Spastische Obstipation: durch Verkrampfung der Darmmuskulatur
  Atonische Obstipation: durch Erschlaffung der Darmmuskulatur
  Beide Veränderungen können in verschiedenen Darmabschnitten zur gleichen Zeit vorkommen. Verstärkend auf die Erkrankung wirken sich fehlende Bewegung, ballaststoffarme Ernährung und eine Schädigung der Darmwand, z.B. bei Tumor, aus.
- **Gestörte Defäkation**
  Hier können psychische Einflüsse eine wichtige Rolle spielen. Man muß aber auch eine schwache Bauchmuskulatur und eventuell Erkrankungen im Analbereich wie Hämorrhoiden, Tumoren, Entzündungen und Verwachsungen in Erwägung ziehen. In diesen Fällen kann sich aus Angst vor den Schmerzen bei der Defäkation eine Obstipation entwickeln.

Therapie
Die Therapie richtet sich nach der *zugrundeliegenden Erkrankung*. Symptomatische Maßnahmen: Die *Ernährung sollte ballaststoffreich* sein. Es muß langsam gegessen und gut gekaut werden. Es ist auf ausreichende *Bewegung* zu achten. Es gibt eine Vielzahl von *Tees*, die einer Obstipation entgegenwirken: Sennesblätter, Sennesschoten, Faulbaumrinde und Aloe. Allerdings dürfen diese keinesfalls unbedenklich und über längere Zeit eingenommen werden, da sie sonst zum Kaliumverlust führen können, was wiederum die Obstipation verstärkt.
Salinische Abführmittel: Bittersalz, Glaubersalz, Karlsbader Salz. Als weiteres wirksames Mittel kann man noch *Einläufe* anwenden.

> Auch pflanzliche Mittel dürfen bei Obstipation nicht unbedenklich über längere Zeit eingesetzt werden.

▶ Darmverschluß *(Ileus)*

Beim Darmverschluß kommt es zu einer lebensgefährlichen Unterbrechung des Speisebreiflusses im Dünn- oder Dickdarm.

Ursachen
Man unterscheidet zwischen mechanischem und paralytischem Ileus.

Mechanischer Ileus. Es besteht eine *Verlegung* des *Darmlumens*. Man kann beim mechanischen Ileus noch den Obstruktionsileus und den Strangulationsileus unterscheiden (Tab. 9-1).
a) **Obstruktionsileus.** Beim Obstruktionsileus kommt es zu einer Verlegung des Darmes *ohne* Durchblutungsstörung. Das ist beispielsweise bei einer Verlegung durch verschluckte Fremdkörper, Kotmassen, Darmtumoren, Strikturen bei Entzündungen oder Würmern der Fall. Die häufigste Ursache sind allerdings Verwachsungen des Bauchfells nach früheren Operationen. Wird das Bauchfell bei Operationen durchtrennt, so verliert es oft seine Glätte und zufällig aufeinandergelagerte Stellen verkleben miteinander, die dann verwachsen können. Hierbei können sich Nischen und Taschen bilden, in denen sich der Darm verfangen kann und so unpassierbar wird. Kommt es dabei allerdings zusätzlich zur Abklemmung der zuführenden Blutgefäße, so liegt ein Strangulationsileus vor.
b) **Strangulationsileus.** Beim Strangulationsileus ist es zur Abschnürung eines Darmabschnittes bei gleichzeitiger Durchblutungsstörung der Darmwand gekommen. Das ist beispielsweise der Fall bei einer Brucheinklemmung (Inkarzerationsileus) oder bei einer Invagination, bei der sich ein Darmabschnitt in einen anderen eingestülpt hat. Letzteres kommt bevorzugt bei Kindern vor, bei denen eine abnorme Beweglichkeit des Darmes besteht.

Paralytischer Ileus. Hier liegt eine *Darmlähmung* vor. Die Ursache ist meist eine Bauchfellentzündung, die sich nach einem Magen-, Gallen- oder Blinddarmdurchbruch eingestellt hat. Aber auch stoffwechselbedingte Vorgänge (Hypokaliämie) oder Gefäßverschlüsse, die aufgrund von Durchblutungsstörungen der Gekrösegefäße entstanden sind, können zum paralytischen Ileus führen.

Symptome
Mechanischer Ileus. Der Darm versucht das Hindernis durch besonders kräftige Darmbewegungen zu überwinden, und so kommt es zu heftigen, stechenden Schmerzen. Der Betroffene

Tabelle 9-1 Unterscheidung mechanischer und paralytischer Ileus

		Mechanischer Ileus		Paralytischer Ileus
		Obstruktionsileus ohne Durchblutungsstörung	Strangulationsileus mit Durchblutungsstörung	
Schmerz	anfangs	wiederkehrende Krämpfe (bis Koliken)	heftigste Koliken	mäßiger Dauerschmerz
	später	kontinuierliche Krämpfe	wiederkehrende Krämpfe	mäßiger Dauerschmerz
Erbrechen		ja	ja	ja
Meteorismus		umschrieben, oberhalb des Hindernisses	umschrieben, über dem betroffenen Bereich	diffus
Blutdruck		allmählicher Abfall	allmählicher Abfall (vor allem Verkleinerung der Amplitude)	Abfall
Temperatur		normal	normal	normal
Peristaltik	anfangs	heftig	nach Hyperperistaltik freies Intervall mit Stille	Stille
	später	heftig	nachlassend	Stille
Stuhl und Winde	anfangs	möglich	möglich	keine
	später	keine	keine	keine
Leukozyten		normal	über 12 000	normal

krümmt sich zusammen. Zwischen den einzelnen Schmerzattacken kann er sich jeweils etwas entspannen.

Die kräftigen Darmbewegungen können manchmal sogar durch die Bauchdecke hindurch beobachtet werden. Gelingt es dem Darm auch durch die heftigen, stundenlangen Koliken nicht, die Blockade zu durchbrechen, so gibt er seine Bemühungen auf. Der mechanische Darmverschluß geht nun in einen paralytischen über. Eine Untersuchung mit dem Stethoskop ergibt eine „Grabesstille" im Bauchraum, da keinerlei Darmgeräusche mehr zu hören sind.

Anfangs ist die Bauchdecke noch weich, später entwickelt sich eine zunehmende Abwehrspannung der Bauchmuskulatur. Es besteht ein umschriebener Meteorismus, da sich im gestauten Darminhalt die Bakterien rasch vermehren. Sie zersetzen den Darminhalt, und es kommt zu Gärung und Fäulnis.

Ist der Darmabschnitt zwischen der Verschlußstelle und dem After entleert, so können kein Stuhl und keine Winde mehr nachkommen.

Da der Darminhalt nicht mehr auf dem natürlichen Weg entleert werden kann, versucht der Körper, den umgekehrten Weg zu nehmen. Deshalb stellt sich zuerst ein saures Erbrechen ein, da der Mageninhalt entleert wird. Danach kommt es zum bitteren Erbrechen, wenn der Inhalt des Zwölffingerdarms erbrochen wird. Letztendlich kann es sogar zum Koterbrechen (Miserere) kommen, wenn tiefere Darmabschnitte entleert werden.

Paralytischer Ileus. Es bestehen mäßige, dumpfe Dauerschmerzen, Erbrechen, diffuser Meteorismus, Stuhl- und Windverhalten. Die Bauchdecke ist anfangs weich, später wird sie hart (Tab. 9-1).

Je nachdem, was für eine Ursache dem Darmverschluß zugrunde liegt, kommt es bereits nach Stunden oder erst nach einigen Tagen zum Absterben von Darmteilen. Die Folgen davon können ein Darmdurchbruch, eine Bauchfellentzündung, eine Sepsis oder ein Schock sein. Wird ein Darmverschluß nicht rechtzeitig behandelt, führt er zum Tode.

Therapie

Bei Verdacht auf Ileus ist *sofortige Krankenhauseinweisung* notwendig. In jedem Fall, wenn wir bei einem Patienten einen „brettharten Bauch" feststellen, handelt es sich um einen lebensbedrohlichen Zustand, der die sofortige Krankenhauseinweisung erfordert. Wir untersuchen den Patienten in diesem Fall auch nicht weiter, um herauszufinden, was nun die Ursache ist, denn jedes Abtasten oder gar Drücken könnte, z.B. bei einer vereiterten Appendizitis, zum Durchbruch führen.

> Bei „bretthartem Bauch" den Patienten auf der Liege belassen, *sofort Krankenwagen* rufen und Patienten *nicht weiter bewegen*.

▶ Blutiger Stuhl

Beim blutigen Stuhl besteht eine Beimengung von rotem oder schwarzem Blut im Stuhl.
Rotes Blut. Das Blut stammt aus den *unteren Darmabschnitten* und kann ein Hinweis auf ein *karzinogenes* Geschehen und auf *Hämorrhoiden* sein.
Schwarzes Blut. Kommt das Hämoglobin des Blutes mit der Salzsäure, die im Magen gebildet wird, in Berührung, so bildet sich das schwarze Hämatin, das dann im Stuhl als sogenannter Teerstuhl erscheint. Blutungsquellen, deren Blut mit der *Salzsäure* des Magens in *Berührung* kommen können, sind der *Nasen-Rachen-Raum*, *Speiseröhre*, *Magen* und der *obere Duodenumabschnitt*, Blutungsquellen, die darunter liegen, bilden keine Teerstühle mehr.

Ausnahmen
- Blut, das länger als acht Stunden im Darm bleibt, zersetzt sich, und es kommt zur Schwarzfärbung.
- Massive Blutungen aus dem Magen können den Magen-Darm-Kanal so schnell passieren, daß sie nicht mit Salzsäure in Verbindung kommen und deshalb keine Schwarzfärbung einsetzt. Es wird dann flüssiges rotes Blut entleert (selten).
- Wenn der Magen keine Salzsäure enthält, so kommt es auch bei Blutungen aus dem oberen Magen-Darm-Trakt zu keinen Teerstühlen (selten).

In *jedem* Fall muß die Blutungsquelle festgestellt werden, eventuell müssen geeignete klinische Untersuchungsmöglichkeiten empfohlen werden.

> Blut im Stuhl ist ein *Krebsverdachtszeichen*!

▶ Reizkolon *(Colon irritabile)*

Beim Reizkolon handelt es sich um eine *funktionelle Störung* des Dickdarms, die außerordentlich häufig vorkommt. Die Diagnose darf erst gestellt werden, wenn organische Leiden des Dickdarms durch entsprechende Untersuchungen ausgeschlossen werden konnten.

Ursachen
Meist handelt es sich um Patienten mit psychovegetativen Störungen.

Symptome
Es kommt zu *Schmerzen* im Kolonbereich, häufig in der Gegend des Sigmoids, des Blinddarms und der rechten oder linken Flexur des Dickdarms. Manchmal kann der verkrampfte Kolonabschnitt getastet werden. *Obstipation* und *Durchfälle* können sich abwechseln. Bei bestehender Obstipation kommt es oft zum Absetzen von schafkotartigem Stuhl. Wenn gleichzeitig Sekretionsstörungen bestehen, ist der Stuhl mit Schleimabsonderungen vermischt.

Therapie
Die Therapie besteht vornehmlich in einer psychischen Betreuung. Die Behandlung richtet sich nach der zugrundeliegenden Störung. Es dürfen keine reizenden Abführmittel verordnet werden, sondern es muß ein individueller Diätplan erstellt werden. Meist müssen Lebensgewohnheiten verändert werden; so ist vor allem für ausreichende Bewegung zu sorgen.

▶ Colitis ulcerosa

Colitis ulcerosa ist eine *chronisch rezidivierende Entzündung* des Dickdarms, bei der es zu geschwürigen Darmwandschädigungen kommt. In den meisten Fällen greift sie auf den Mastdarm über.

Ursachen
Die Ursache ist ungeklärt. Man vermutet psychische Vorgänge und Autoimmunabläufe. Infektionen mit Bakterien und Viren spielen nur eine untergeordnete Rolle.

Symptome
Aufgrund einer verletzlichen, hochroten, leicht blutenden Schleimhaut kommt es zu schleimig-blutigen Durchfällen. Es kann zu Geschwürbildungen mit darauffolgenden narbigen Schrumpfungen und Stenosierungen kommen.

Die Ausprägung der Symptome hängt von der Ausdehnung und Schwere des entzündlichen Geschehens ab. Oft ist der Beginn schleichend mit wäßrigen Stühlen, denen Schleim und Blut beigemengt sind. Anfänglich unklare Bauchbeschwerden steigern sich zu schmerzhaften Tenesmen. In seltenen Fällen beginnt die Krankheit akut mit Fieber und schweren Durchfällen.

Komplikationen

An den möglichen Komplikationen sieht man, daß es sich bei Colitis ulcerosa nicht nur um eine Darmkrankheit handelt, sondern um eine Allgemeinerkrankung. Es kann zu Hauteiterungen, Wirbelentzündungen (Spondylitis), Augenentzündungen (Iritis), Venenentzündungen (Thrombophlebitis) und zu Leber- und Pankreasentzündungen kommen. Es können sich Analabszesse und Analfisteln entwickeln.

Kommt es zur Darmperforation und Peritonitis, handelt es sich um eine äußerst lebensbedrohliche Entwicklung, die eine sofortige Krankenhauseinweisung erfordert.

Colitis ulcerosa kann maligne entarten.

Therapie

Die Therapie muß dem Schweregrad der Erkrankung angepaßt sein. In leichten Fällen genügt oft eine Diätumstellung auf ballaststoffarme Kost und psychische Betreuung. In schweren Fällen ist eine Einweisung ins Krankenhaus notwendig, da die Ernährung nur noch i.v. erfolgen kann. Bei schwersten Formen kann eine operative Entfernung des Dickdarms notwendig werden.

▶ *Divertikulose und Divertikulitis*

Ein Divertikel ist eine sackförmige Ausstülpung der Dickdarmwand. Sie entwickelt sich dort, wo Blutgefäße in die Dickdarmwand eintreten, da dort das Gewebe anatomisch schwächer ist.

Ursachen

Die Ursache kann in einer anlagebedingten Schwäche der Wandmuskulatur liegen. Es können sich aber auch in der Umgebung entzündliche Prozesse abgespielt haben, die nun durch Schrumpfungen und Vernarbungen an der Darmwand ziehen. Divertikel kommen mit steigendem Lebensalter häufiger vor. Ballaststoffarme Kost fördert ihre Entstehung.

Die Divertikulose entwickelt sich meist ohne Beschwerden und ohne vom Patienten bemerkt zu werden. Erst wenn es zur Divertikulitis (Entzündung der Divertikel) kommt, stellen sich Beschwerden ein.

Symptome der Divertikulitis

Die Divertikulitis kann akut, mit heftigen Attacken einsetzen, oder es kann zu einer chronischen Entzündung kommen, in deren Verlauf sich walzenförmige Tumoren entwickeln können.

> Folgende Symptome können auf eine Divertikulitis hinweisen:
> - Schmerzen im Abdomen
> - Diarrhö und/oder Obstipation
> - Völlegefühl, Übelkeit, Erbrechen
> - Tenesmen
> - tastbarer Tumor
> - Blutungen aus dem After
> - Ileus (Darmverschluß)
> - Fieber, erhöhte BSG, Leukozytose.

Therapie

Die Therapie muß sich nach dem Schweregrad der Erkrankung richten. In leichten Fällen einer Divertikulitis kann eine Ernährungsumstellung auf ballaststoffreiche Kost genügen, um einer Obstipation vorzubeugen. Schwere Fälle können eine operative Behandlung verlangen.

▶ *Darmtumoren*

Im Darm kommen gut- und bösartige Tumoren vor.

Gutartige Tumoren

Es handelt sich um Schleimhautpolypen, die mit steigendem Lebensalter gehäuft vorkommen. Sie verursachen meist keine Beschwerden, erst bei Verletzungen machen sie sich durch Blutungen bemerkbar. Sie können maligne entarten.

Bösartige Tumoren

Dickdarmkrebs entwickelt sich häufig *im Rektum*, meist zwischen dem 50. und 70. Lebensjahr.

Symptome

Darmkrebs entwickelt sich anfangs schleichend, ohne besondere Beschwerden. Im weiteren Verlauf kommt es zu häufig wechselnden *Obstipatio-*

nen und *Diarrhöen*. *Schmerzen* und *Blutbeimengung im Stuhl* sind immer wichtige Verdachtsmomente auf Darmkrebs. In diesem Fall muß eine Krebserkrankung immer durch geeignete Untersuchungsmethoden ausdrücklich ausgeschlossen werden. Zu beachten ist ferner, daß ungefähr in der Hälfte der Fälle von Darmkrebs gleichzeitig Hämorrhoiden bestehen. Deshalb muß bei einem Hämorrhoidalleiden immer eine sorgfältige Abklärung erfolgen.

▶ Peritonitis *(Bauchfellentzündung)*

Eine Peritonitis ist eine lebensgefährliche Entzündung des Bauchfells, die akut oder chronisch verlaufen kann.

Ursachen

Die Entzündung des Bauchfells ist fast immer sekundär, d.h., es liegt anderswo der primäre Erkrankungsherd vor: z.B. Appendizitis, Magen- oder Darmperforation, Entzündung oder Perforation der Gallenblase, des Pankreas oder der weiblichen Genitalorgane.

Symptome

Eine beginnende Peritonitis ist nicht leicht zu erkennen. Die wichtigsten Symptome der fortgeschrittenen Peritonitis sind:
– Plötzliche und zunehmend *heftiger werdende Bauchschmerzen*
– *Abwehrspannung* beim Betasten des Bauches, später kommt es zum „brettharten Bauch", d.h., die Abwehrspannung besteht ständig
– *Darmlähmung*, im Stethoskop sind keine Darmgeräusche mehr zu hören
– *Fieber: Differenz* zwischen axillarer und rektaler Messung über 1 °C
– *Schock:* Tachykardie, Blutdruckabfall, kalter Schweiß.

Notfallmaßnahme

Akute Peritonitis
Unverzügliche Verständigung des *Notarztes*, Patient darf sich nicht mehr bewegen, sondern muß liegend den Krankenwagen abwarten.

9.3.6 Infektiöse Magen-Darm-Erkrankungen

▶ Cholera

Bei der Cholera handelt es sich um eine akute Brechdurchfallerkrankung, die vorwiegend den Dünndarm befällt. Durch die massiven Durchfälle kommt es zum Wasser- und Elektrolytverlust, wodurch die Erkrankung innerhalb weniger Stunden zum Tode führen kann. Häufig kommen asymptomatische Infektionen vor (Ausscheider!).

Erreger

Vibrio cholerae. Dabei handelt es sich um gramnegative, bewegliche *Stäbchenbakterien*.

Inkubationszeit

Die Inkubationszeit beträgt meist zwei bis drei Tage. Sie kann jedoch auch *wenige Stunden* bis *fünf Tage* betragen.

Übertragung

Da die Cholera-Vibrionen nur für den Menschen pathogen sind, ist auch der Mensch die einzige direkte oder indirekte Infektionsquelle. Die Ansteckung erfolgt meist indirekt durch verunreinigtes *Trinkwasser,* eventuell auch über Nahrungsmittel. Direkte Kontaktinfektionen sind äußerst selten. Die Ansteckung kann auch durch *Ausscheider* erfolgen.

Nachweis

Im Stuhl.

Vorkommen

Cholera tritt endemisch in Indien, Südostasien und in Afrika auf.

Krankheitsverlauf

Mindestens 90% aller Cholerainfektionen verlaufen symptomlos, bei ungefähr 10% kommt es zu mittelschweren Durchfallerkrankungen, und nur bei 1% der Infizierten entwickelt sich ein hochdramatisches Krankheitsbild.

Bei diesen beginnt die Erkrankung meist mit plötzlich einsetzenden, erst breiigen, dann wäßrigen Stuhlentleerungen. Im Gegensatz zu den Ruhrerkrankungen sind die Durchfälle *nicht* schmerzhaft. Im weiteren Verlauf kommt es dann zu den typischen *reiswasserartigen Stühlen*. Fieber fehlt, bzw. es kommt sogar zur *Untertempera-*

tur (33–30 °C). Der Flüssigkeitsverlust führt zur *Exsikkose* mit Durstgefühl, zu eingefallenen Wangen und Augen („Choleragesicht"), runzligen Händen („Waschfrauenhände"), Hypotonie, schnellem Puls und zu flachem und unregelmäßigem Atem. Die Urinmenge nimmt ab, bis hin zur Anurie. Bedingt durch den Elektrolytverlust kommt es zu Wadenkrämpfen.

> Cholera
> reiswasserartige Durchfälle

Erste-Hilfe-Maßnahmen

> Cholera
> Der Heilpraktiker muß *sofort* Flüssigkeit (Zucker-Salz-Lösung) geben, den Kreislauf stützen und den Patienten in stationäre Behandlung überführen.

Vorbeugende Maßnahmen

In den befallenen Gebieten müssen hygienische Maßnahmen ergriffen werden. Vor allem muß das Trinkwasser saniert werden.

Personen, die sich infiziert haben, müssen nach den WHO-Bestimmungen in Quarantäne, d.h., sie müssen streng isoliert werden.

Impfung

Gegen Cholera kann eine Schutzimpfung durchgeführt werden. Diese schützt zu 50% vor Erkrankung, jedoch nicht vor einer Infektion, das bedeutet, daß der Geimpfte zum Ausscheider werden kann. An einem verbesserten Impfstoff wird gearbeitet.

Meldepflicht

Meldepflicht besteht bei *Verdacht, Erkrankung* und *Tod,* darüber hinaus bei *Dauerausscheidertum.*

▶ **Shigellenruhr** (Shigellose, Bakterienruhr, bakterielle Ruhr, bakterielle Dysenterie)

Bei der Shigellenruhr handelt es sich um eine akute fieberhafte Durchfallerkrankung, die sich vorwiegend im Dickdarm abspielt. Meist verläuft sie wie eine unspezifische Durchfallerkrankung. Bei schweren Verläufen kommt es zu krampfartigen Leibschmerzen und blutig-schleimigen, evtl. eitrigen Durchfällen.

Erreger

Shigellen.
Shigellen ist ein Gattungsbegriff für gramnegative, unbewegliche Stäbchenbakterien, die beim Menschen ruhrartige Erkrankungen hervorrufen.

Inkubationszeit

Zwei bis *sieben Tage*, eventuell nur *wenige Stunden.*

Übertragung

Die Übertragung erfolgt direkt oder indirekt von *Mensch zu Mensch.* Die indirekte Übertragung erfolgt durch *Schmierinfektion,* wobei Dauerausscheider eine wichtige Rolle spielen. Daneben ist die Erregerübertragung auch durch *Fliegen* möglich.

Nachweis

Im Stuhl.

Vorkommen

Weltweit. Zu Epidemien kommt es vor allem unter schlechten hygienischen Verhältnissen.

Krankheitsverlauf

Es kommt zu Entzündungen und Geschwürbildungen im Dickdarm.

> Shigellenruhr
> blutig-schleimige, (evtl. eitrige) Durchfälle

– **Leichtere Verlaufsform**
Sie verläuft ähnlich wie eine Gastroenteritis (Schleimhautentzündung von Magen und Dünndarm). Der Beginn ist plötzlich mit Fieber, Erbrechen, Tenesmen (anhaltender schmerzhaft-spastischer Stuhldrang) und *blutig-schleimigen Durchfällen.*

– **Toxische Verlaufsform**
Diese Verlaufsform ähnelt dem Paratyphus. Auch hier ein plötzlicher Beginn mit *Fieber, Erbrechen* und *Tenesmen,* bis zur Kolik. Sehr zahlreiche *blutig-schleimige Durchfälle* (eventuell 20 bis 40 Entleerungen täglich!) mit heftigsten Leibschmerzen. Durch Wasser- und Elektrolytverlust kommt es zur *Exsikkose,* und so mitunter auch zum *Schock.*

9.3 Ausgewählte Erkrankungen des Verdauungsapparates

Komplikationen

Geschwürperforation mit Peritonitis, Übergang in chronische Ruhr.

Immunität

Immunität besteht nach durchgemachter Erkrankung nur für den *bestimmten Erregertyp* (Serotyp), der die Krankheit verursachte, und zwar für *unbekannte Dauer*. Man vermutet, daß es in Endemiegebieten durch wiederholte Exposition zu einem gewissen Schutz vor Neuerkrankungen kommt.

Vorbeugende Maßnahmen

Sachgemäße Beseitigung der Fäkalien von Kranken, Verbesserung der hygienischen Verhältnisse durch Fliegenbekämpfung.

Meldepflicht

Meldepflicht besteht bei *Verdacht, Erkrankung, Tod* und *Ausscheidertum*.

▶ Enteritis infectiosa

Bei der Enteritis infectiosa handelt es sich um eine entzündliche Erkrankung des Dünndarms, hervorgerufen durch Mikroorganismen in verunreinigten Lebensmitteln. Sie tritt oft als Gruppenerkrankung auf.

Salmonellosen

Unter Salmonellosen versteht man Infektionskrankheiten, die durch Salmonellen der Enteritisgruppe hervorgerufen werden. Man kennt zur Zeit ca. 2000 verschiedene Salmonellenarten, die Enteritiden hervorrufen können. Typhus und Paratyphus werden nicht zu den Salmonellosen gezählt.

Erreger der Enteritis infectiosa

Salmonellen der Enteritisgruppe, Staphylokokken, Clostridien, Helicobacter, Escherichia coli, Pseudomonas, Klebsiellen, Proteus, Viren (v.a. Enteroviren), Hefepilze, Protozoen u.a.

> Erreger der Enteritis infectiosa
> Bakterien, Viren, Pilze und Protozoen

Inkubationszeit

Wenige Stunden bis zu zwei, evtl. drei Tagen.

Übertragung

Infektionsquelle sind infizierte Nahrungsmittel, vor allem Fleisch, Fisch, Milch, Eier, Speiseeis; selten Ausscheider und Kranke.

Nachweis

Im Stuhl, im Erbrochenen und in den Nahrungsresten.

Vorkommen

Weltweit. *Im Sommer* saisonaler Anstieg.

Krankheitsverlauf

Hauptsymptome sind die *Durchfälle*, bei denen in kurzen Zeitabständen ein wäßriger, dünnflüssiger Stuhl, z. T. mit Schleim vermischt, abgesetzt wird. Begleitet werden diese Durchfälle von krampfartigen Leibschmerzen. Ist der Magen beteiligt, so kommt es zu *Übelkeit, Erbrechen* und *Magenschmerzen*. Die Temperatur kann erhöht sein.

> Enteritis infectiosa
> wäßrige, dünnflüssige Durchfälle

Komplikationen

Im allgemeinen handelt es sich nicht um eine gefährliche Erkrankung, sondern sie heilt meist nach einigen Tagen aus. Nur bei Vorgeschädigten, Kindern und alten Menschen treten Komplikationen auf. Bei massivem Wasser- und Elektrolytverlust kommt es zur Exsikkose mit Kreislaufschwäche bis zum Schock.

Immunität

Wegen der Vielzahl der Erreger besteht nach durchgemachter Erkrankung keine Immunität.

Meldepflicht

Meldepflicht bei *Verdacht, Erkrankung* und *Tod*; darüber hinaus sind *Dauerausscheider* meldepflichtig.

▶ Typhus abdominalis

Die Bezeichnung Typhus abdominalis kommt vom griechischen Wort typhos (Dunst, Schwindel, Benommenheit) und dem lateinischen Wort abdomen (Bauch). Es handelt sich um eine zyklische Infektionskrankheit, bei der es zur Bakteriämie (Vorhandensein von Bakterien im Blut) und zu charakteristischen Veränderungen am lymphatischen Apparat des Dünndarms kommt. Wichtig sind der *treppenförmige Fieberanstieg,* die *Kontinua-Fieberkurve* (Abb. 9-9), die *lytische Entfieberung,* erst *Verstopfung,* dann *erbsbreiartige Durchfälle, Benommenheit* und *Roseolen* (hellrote Hautflecken, vor allem am Rumpf).

Erreger

Salmonella typhi; sie gehören zur Gruppe der *Salmonellen,* von der bisher mehr als 2000 Serotypen bekannt sind.

Inkubationszeit

Ein bis *drei Wochen.*

Übertragung

Als Infektionsquelle kommen vor allem Dauerausscheider in Betracht. Akut Erkrankte spielen nur eine untergeordnete Rolle. Die Übertragung erfolgt meist indirekt über verunreinigte Lebensmittel und verseuchtes Wasser. Daneben gibt es auch eine Übertragung von Mensch zu Mensch durch Schmutz- und Schmierinfektion.

Eine wichtige Rolle spielen die allgemeinen hygienischen Verhältnisse. Die Zahl der Erkrankten hängt eng mit den Lebensgewohnheiten und dem Lebensstandard einer Bevölkerungsgruppe zusammen. Bei uns treten Erkrankungen meist aufgrund von Schmierinfektionen durch Ausscheider auf. Aber sie werden auch bei Reisen in subtropische Gebiete erworben und nach hier eingeschleppt. In Notzeiten kann es auch bei Völkern, bei denen die Erkrankung sonst nur sporadisch auftrat, zum massenhaften Ausbruch kommen. Ebenso kann es bei Verunreinigung von Trinkwasser oder Lebensmitteln mit Salmonella typhi zu Explosivepidemien kommen. Die Erkrankung hat einen verhältnismäßig niedrigen Kontagionsindex von 0,2. Das bedeutet, daß nur 20% der Personen, die mit diesem Erreger erstmals Kontakt haben, auch tatsächlich erkranken.

Nachweis

Während der ersten und zweiten Krankheitswoche im *Blut,* ab der zweiten Krankheitswoche im *Stuhl* und eventuell *Urin.*

Vorkommen

Typhus ist weltweit verbreitet.

Krankheitsverlauf

Der Krankheitsverlauf hängt von den Veränderungen ab, die im Dünndarm vor sich gehen. Man unterscheidet vier charakteristische Stadien. Meist kommt es ungefähr 14 Tage nach Aufnahme der Erreger zum Krankheitsausbruch.

– **Stadium I** (Stadium incrementi, Anwachsen, Schwellen), erste Woche

Die oral aufgenommenen Keime gelangen durch den Magen in den Darm, durchdringen die Darmwand, werden in die Darmlymphe aufgenommen und gelangen so über den Milchbrustgang in den Blutkreislauf. Diese Bakteriämie besteht ein bis drei Wochen und ermöglicht eine Aussaat der Erreger in grundsätzlich alle Organe. Auf diesem Weg gelangen die Keime auch wieder in den Darm, wo es in der ersten Woche der Erkrankung zu einer Anschwellung des lymphatischen Gewebes kommt.

Während der ersten Krankheitswoche erfolgt nun ein treppenförmiger Fieberanstieg bis 40 oder 41 °C. Meist bestehen Kopfschmerzen, Verstopfung und Bronchitis (führt häufig zur Fehldiagnose!). Parallel zum Fieberanstieg verschlechtert sich das allgemeine Befinden.

– **Stadium II** (Stadium fastigii, Höhepunkt, höchstes Fieber), zweite Woche

Während dieses Stadiums nekrotisieren im Darm die geschwollenen Lymphfollikel und verschorfen. Die Patienten sind benommen und apathisch. Es kommt zur Fieberkontinua von ca. 40 °C. Die Zunge ist stark belegt; es handelt sich um den sogenannten W-förmigen Zungenbelag, bei dem die Zungenspitze und die Zungenränder freibleiben und der Zun-

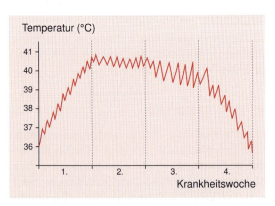

Abb. 9-9 Fieberverlauf bei Typhus abdominalis

9.3 Ausgewählte Erkrankungen des Verdauungsapparates

genrand gleichzeitig gerötet ist. Es bestehen relative Bradykardie (d.h., die Pulsfrequenz ist im Verhältnis zur Fieberhöhe zu niedrig), Milz- und Leberschwellung. Die Verstopfung wird von erbsbreiartigem Durchfall abgelöst. Vor allem an der Bauchhaut kommt es zu spärlichen Roseolen. Die Roseolen, die ab dem achten Krankheitstag auftreten, sitzen vor allem an der Bauchwand und im Bereich des seitlichen Rumpfes. Sie können auch am Rücken vorkommen, nur sehr selten im Gesicht und an den Extremitäten. Es handelt sich um kleine, rosarote Flecken, die auf Spateldruck verschwinden. Ihre Anzahl übersteigt selten 15.
Im Blut sind eine Leukopenie und eine Linksverschiebung nachweisbar. Die BSG ist stark beschleunigt.

- **Stadium III** (Stadium amphibolicum, schwankend), dritte Woche
Aus den Nekrosen im Darm bilden sich Geschwüre. Es kommt zu morgendlichen Fieberremissionen, d.h., morgens fällt das Fieber ab und gegen Abend steigt es wieder an.
- **Stadium IV** (Stadium decrementi, Abnahme)
Im Dünndarm kommt es zum Abheilen der Geschwüre. Es setzt eine langsame (lytische) Entfieberung ein, Rückgang von Milz- und Leberschwellung, langdauernde Rekonvaleszenz.

Von diesem Normalverlauf kommen relativ häufig Abweichungen vor. Die Erkrankung kann beispielsweise abgekürzt verlaufen. Dabei kommt es zwar zum typischen Fieberbeginn, aber die Erkrankung verläuft abgekürzt. Es kann aber auch zu einem sogenannten fulminanten Verlauf kommen: Dabei beginnt die Krankheit plötzlich mit Fieber von 41 °C und mehr und führt innerhalb einer Woche zum Tode. In der Regel kommt es ohne antibiotische Therapie nach drei bis fünf Wochen zur Entfieberung, der sich die Rekonvaleszenz anschließt.

Typhus abdominalis
erbsbreiartige Durchfälle

Komplikationen

Im Stadium III der Erkrankung können Komplikationen auftreten wie Darmblutungen, Perforation, Peritonitis, Myokarditis, Pneumonie, Meningitis, Cholangitis und Cholezystitis.

Letalität

Früher lag die Letalität bei 10%. Bei richtiger Antibiotikabehandlung liegt sie heute bei ca. 1%.

Vorbeugende Maßnahmen

Kranke und Erkrankungsverdächtige müssen isoliert, Ausscheidungen sorgfältig desinfiziert werden. Eine aktive Impfung mit abgetöteten Erregern ist möglich. Der Impfschutz beträgt jedoch nur 60% und hält nur ein Jahr an. Bei der Impfung kann es zu lokalen und fieberhaften Allgemeinreaktionen kommen. Damit steht noch kein verläßliches Impfverfahren zur Verfügung. Ein neuer Impfstoff ist in Entwicklung.

Dauerausscheider

2 bis 5% der Erkrankten werden zu Dauerausscheidern, d.h., daß diese Personen zehn Wochen, nachdem sie die Erkrankung überstanden haben, noch Erreger im Stuhl ausscheiden.

Immunität

Meist besteht lebenslange, zumindest aber jahrelange Immunität. Kommt es dann doch noch einmal zur Erkrankung, so verläuft diese meist abgeschwächt.

Meldepflicht

Meldepflicht besteht bei Verdacht, Erkrankung und Tod. Darüber hinaus sind Ausscheider von Salmonella typhi meldepflichtig.

▶ Paratyphus

Paratyphus ist eine Infektionskrankheit, die durch Salmonellen hervorgerufen wird und einen typhusartigen Verlauf zeigt, der allerdings im allgemeinen milder ist als Typhus abdominalis.

Erreger

Salmonella paratyphi A, B und C.

Inkubationszeit

Acht bis zwölf Tage.

Übertragung

Die Ansteckung erfolgt durch infizierte Nahrungsmittel und verseuchtes Wasser. Auch Dauerausscheider und Kranke sind durch Schmierinfektion ansteckungsfähig.

Nachweis
Im Blut.

Vorkommen
Weltweit. In Europa kommt es vor allem zu Paratyphus B; Paratyphus A und C kommt hauptsächlich in wärmeren Ländern vor.

Krankheitsverlauf
Der Krankheitsverlauf *ähnelt* dem von *Typhus abdominalis*. Allerdings ist das erste Stadium (Stadium incrementi, Anwachsen, Schwellen) verkürzt. Paratyphus zeigt in dieser Phase ein akuteres Krankheitsbild mit höherem Fieber. Oft tritt gleichzeitig Herpes labialis auf. Es kann aber auch zum Bild einer bakteriellen Nahrungsmittelvergiftung mit Leibschmerzen, Erbrechen und Durchfall kommen.

Nach ein bis drei Wochen kommt es als Zeichen der Organmanifestation zu *Durchfällen*. *Roseolen* treten häufiger auf als bei Typhus.

Die Krankheitsdauer beträgt durchschnittlich ein bis drei Wochen. Sie kann aber auch wesentlich kürzer sein; es kommen auch stumme Verläufe vor.

Komplikationen
Grundsätzlich können die gleichen Komplikationen auftreten wie bei Typhus abdominalis, sie sind allerdings seltener.

Meldepflicht
Meldepflicht besteht bei *Verdacht, Krankheit, Tod* und bei *Dauerausscheidern*.

> Die *Therapie* aller infektiösen Darmerkrankungen muß dem *Arzt* überlassen werden. Für Heilpraktiker besteht Behandlungsverbot bei Cholera, Shigellenruhr, Enteritis infectiosa, Typhus abdominalis, Paratyphus und Botulismus.

9.3.7 Wurmerkrankungen

Die Wurmerkrankungen, von denen es so aussah, als ob sie zurückgedrängt worden seien, haben in den letzten Jahren wieder zugenommen. Bei allen Beschwerden, vornehmlich des Bauchraumes, muß deshalb auch immer an die Möglichkeit einer Wurmerkrankung gedacht werden.

Der besseren Übersichtlichkeit wegen unterscheiden wir die zwei Hauptgruppen *Fadenwürmer* und *Bandwürmer*.

Zu den *Fadenwürmern* (Nematoden) zählen *Spulwürmer, Madenwürmer, Peitschenwürmer* und *Trichinen*.

▶ Spulwürmer (Askariden)

Durch unsachgemäße Kopfdüngung können Gemüse und Obst mit Wurmeiern verunreinigt werden. Die so befallenen Menschen scheiden sehr widerstandsfähige Eier aus. Spulwürmer kommen weltweit vor; die Weibchen werden 30 cm, die Männchen etwa 20 cm lang.

Pathogenese
Nachdem die Wurmeier mit der Nahrung in den Dünndarm gelangt sind, schlüpfen dort die Larven aus. Sie dringen in die Darmvenen ein und lassen sich in die Leber spülen. Von hier aus gelangen sie nach fünf bis zehn Tagen über das rechte Herz in die Lunge. Hier durchwandern sie die Alveolenwand und werden durch Hustenstöße in den Kehlkopf befördert. Von hier aus gelangen sie durch Verschlucken wieder in den Dünndarm, wo sie Geschlechtsreife erlangen. Die Eiablage beginnt ungefähr 70 Tage nach dem Wurmbefall.

Symptome
Hält man sich diese Wanderung der Larven im Körper vor Augen, so werden die Symptome unmittelbar einsichtig:
– **Wanderung der Larven durch die Lunge**
  Reizhusten, evtl. *Fieber*, auch *allergische Reaktionen* auf die Stoffwechselprodukte der Würmer
– **Festsetzung der Würmer im Darm**
  Wechselnde Oberbauchbeschwerden, Durchfälle und Verstopfung können sich ablösen, *Appetitlosigkeit, Nervosität, Schlafstörungen*.

Komplikationen
Gelangen Würmer in den Magen, so werden sie eventuell erbrochen. Dringen sie in den Gallengang, kann es zum Verschlußikterus kommen. Bei Befall des Wurmfortsatzes (Appendix) kann es zu appendizitischen Erscheinungen kommen. Bei Knäuelbildung der Spulwürmer im Dünndarm kann es zum Darmverschluß (Ileus) kommen. Tritt ein plötzliches Absterben der Würmer

ein, z.B. durch eine Wurmkur, kann es zu Krämpfen oder sogar zum Schock kommen.

Diagnose

Im Stuhl können mikroskopisch Wurmeier nachgewiesen werden. Im Blut kann es zum Auftreten einer Eosinophilie kommen. Es kann zum Abgang von Spulwürmern im Stuhl kommen, eventuell zum Erbrechen von Würmern.

Therapie

Die Abtreibung der Spulwürmer gelingt nur schwer. Deshalb müssen hier stärker wirkende und nicht ungefährliche Mittel zum Einsatz kommen. Deshalb bleibt die Therapie dem Arzt überlassen.

Meldepflicht

Keine.

▶ **Madenwürmer** *(Oxyuris vermicularis, Enterobius vermicularis)*

Madenwürmer sind Darmparasiten von ungefähr 0,5 bis 1 cm Länge, von denen in erster Linie *Kinder* befallen werden. Die Würmer halten sich im untersten Dünndarmabschnitt und im Dickdarm auf. Allerdings müssen die Weibchen zur Eiablage den Darm verlassen, da sich die Eier nur in Anwesenheit von Sauerstoff entwickeln können. Deshalb wandern die Weibchen nachts zum After, um in den Analfalten ihre Eier abzulegen. Innerhalb weniger Stunden liegen infektiöse Larven vor.

Ansteckung

Die Ansteckung erfolgt zum einen durch Retroinfektion. Das heißt, die am After ausgeschlüpften Larven wandern in den After zurück. Zum anderen erfolgt aber auch eine Selbstinfektion, und zwar über den After-Finger-Mund-Weg. Die Kinder kratzen sich am juckenden After, die Eier gelangen dabei unter die Fingernägel. Später wird der Finger in den Mund gesteckt und die Eier verschluckt. Außerdem ist eine Ansteckung über verunreinigte Lebensmittel, durch Schmierinfektion über Gegenstände und durch erregerhaltigen Staub möglich.

Symptome

Beschwerden treten nur bei ungefähr 20% der Betroffenen auf. Im Vordergrund der Beschwerden steht der *nächtliche Juckreiz* in der Analgegend, der zu *Schlafstörungen* führen kann. Als Folge der Schlafstörungen kommt es tagsüber zu Unruhe, Nervosität, Konzentrationsstörungen und Leistungsschwäche. Durch das Kratzen kann es zu *Analekzemen* kommen.

> Bei einem Analekzem bei einem Kind immer einen *Madenwurmbefall* in Betracht ziehen!

Diagnose

Manchmal kann die Diagnose schon durch die Beobachtung der Würmer im Stuhl erfolgen. Der Nachweis der Wurmeier kann durch Analabstriche oder durch die Zellophan-Klebestreifen-Methode geführt werden. Dazu wird ein Klebestreifen auf die Analpartie aufgebracht und über Nacht dort belassen. Anschließend wird der Klebestreifen mikroskopiert. Eventuell können die Eier auch im Fingernagelschmutz oder im Nasenschleim gefunden werden.

Therapie

Beim Durchführen einer Wurmkur muß *peinliche Sauberkeit* herrschen. Auf kurze Fingernägel und häufiges Händewaschen ist zu achten. Bett- und Leibwäsche muß oft gewechselt werden (Wäsche kochen!). Bei Kindern muß darauf geachtet werden, daß sie sich nicht kratzen (z.B. dichte Höschen tragen lassen), Finger eventuell mit einer ihnen unangenehmen Lösung bestreichen, um das Fingerlutschen zu verhüten. Oft muß die ganze Familie behandelt werden.

Typische naturheilkundliche Mittel zur Behandlung von Madenwürmern sind *Knoblauch, Kürbiskerne, strahlenlose Kamille* und *Mohrrübe*.

Meldepflicht

Keine.

▶ **Peitschenwürmer** *(Trichuris trichiura)*

Peitschenwürmer treten gehäuft in tropischen und subtropischen Gebieten auf, sie kommen aber auch bei uns regional gehäuft vor. Die Übertragung der Wurmeier ist die gleiche wie bei den Spulwürmern. Die Würmer setzen sich in der Schleimhaut von Blinddarm und Dickdarm fest. Sie erreichen eine Länge von 4 cm.

Symptome
Symptome treten nur bei sehr starkem Wurmbefall auf: Verstopfung, Durchfälle, Oberbauchbeschwerden, allergische Reaktionen.

Diagnose
Die Diagnose erfolgt durch den Einachweis im Stuhl.

Meldepflicht
Keine.

▶ Trichinen
Trichinen sind die Erreger der Trichinose. Hierbei handelt es sich um eine meldepflichtige Wurmerkrankung, von der Menschen und fleischfressende Säugetiere befallen werden können. Eine Infektion des Menschen geht meist von *verseuchtem Schweinefleisch* aus, das nur ungenügend erhitzt wurde. In Deutschland ist die Erkrankung durch die gesetzliche Fleischbeschau selten geworden.

Erreger
Trichinella spiralis.

Inkubationszeit
1 bis 30 Tage.

Übertragung
Im trichinenverseuchten Fleisch befinden sich die Larven eingekapselt im Muskelfleisch. Nach dem Verzehr dieses Fleisches werden die Larven im Dünndarm durch die Verdauungssäfte aus ihrer Einkapselung freigesetzt. Sie wachsen in der Darmschleimhaut heran. Nach der Kopulation sterben die Männchen ab. Die Weibchen setzen innerhalb weniger Tage ungefähr 1000 lebende Larven ab. Diese wandern mit dem Blut- und Lymphstrom in die Muskulatur, wo sie sich einkapseln und bis zu 30 Jahre überdauern können. Bei Aufnahme dieses trichinenhaltigen Fleisches durch Menschen oder Tiere beginnt der Kreislauf von neuem. Schon ungefähr 60 Trichinen-Larven können beim Menschen Krankheitszeichen auslösen.

Nachweis
Die Diagnose wird klinisch durch Muskelbiopsie gestellt. Ein Larvennachweis im Blut ist vom neunten bis 28. Tag möglich.

Vorkommen
Weltweit. In Ländern mit einwandfreier und lückenloser Trichinenschau selten. In Deutschland ist die Trichinenschau seit 1937 gesetzlich vorgeschrieben.

Krankheitsverlauf
Je nach dem Stadium, das die Trichinen gerade durchlaufen, kommt es zu unterschiedlichen Krankheitszeichen:
– **Nach fünf bis sieben Tagen** (Darmtrichinose)
 Die Larven befinden sich im Darm: *Bauchschmerzen, Durchfälle, Übelkeit, Brechreiz.*
– **Nach 30 Tagen** (Muskeltrichinose)
 Nun befinden sich die Larven auf dem Blut- und Lymphweg ins Muskelfleisch: *hohes Fieber, heftige Muskelschmerzen, allergische Reaktionen, Gesichtsödem, Eosinophilie.*

Komplikationen
In schweren Fällen kann es zu Meningoenzephalitis, Thrombose, Myokarditis, Lungenkomplikationen und Kreislaufversagen kommen. Unbehandelt verläuft die Erkrankung in etwa 20% der Fälle tödlich. Gefährlich ist vor allem ein Befall der Interkostal- und der Zwerchfellmuskulatur.

Immunität
Nach durchgestandener Erkrankung besteht keine Immunität.

Vorbeugende Maßnahmen
Gesetzliche Fleischbeschau und ausreichendes Erhitzen von Fleisch vor dem Verzehr.

Meldepflicht
Bei *Erkrankung* und *Tod*.

> Die Trichinose ist bei uns äußerst selten. Es besteht für den Heilpraktiker *Behandlungsverbot*.

▶ Bandwürmer
Die zweite Haupterregergruppe von Wurmerkrankungen sind die Bandwürmer.
 Man unterscheidet je nach Zwischenwirt:
– Rinderbandwurm (Länge ca. 10 m)
– Schweinebandwurm (Länge ca. 3 bis 5 m)
– Fischbandwurm (Länge ca. 10 m)

9.3 Ausgewählte Erkrankungen des Verdauungsapparates

Im Gegensatz zur Echinokokkose (s. S. 551) ist bei der hier geschilderten Bandwurmerkrankung der Mensch Wirt, d.h., er beherbergt in seinem Darm den Wurm. Bei der Echinokokkose dagegen ist der Mensch Zwischenwirt, denn hier leben in ihm die Finnen (Larvenstadium der Würmer). Der Wirt kann bei der Echinokokkose ein Hund, ein Fuchs oder eine Katze sein.

Pathogenese

Der vollentwickelte Bandwurm besteht aus einem Kopf, der sich in der Darmwand festhakt und den Gliedern. In seinen hintersten Gliedern entwickeln sich Eier, die dann einzeln oder in Kettenform ausgeschieden werden.

Gelangen diese Eier in einen Zwischenwirt, so entwickeln sie sich zu Finnen (Larvenstadium). Diese Finnen durchbohren die Darmwand und lassen sich mit dem Blut oder der Lymphe zur quergestreiften Muskulatur treiben, wo sie sich einkapseln. Wenn dieser Zwischenwirt gefressen wird, lösen sich die Kapseln mit den Larven durch die Verdauungssäfte wieder auf, und der Bandwurmkopf hakt sich in der Darmwand fest.

Symptome

Meist machen Bandwürmer keine großen Beschwerden. Der Patient bemerkt den Wurmbefall oft selber aufgrund der sich bewegenden Glieder im Stuhl.

Es können aber auch wechselnde Oberbauchbeschwerden, blasses Aussehen und Gewichtsabnahme bestehen. Kinder haben oft halonierte Augen (von dunklen Ringen und Furchen umgeben).

Bandwurmbefall
- Oberbauchbeschwerden
- Blässe
- Gewichtsabnahme
- halonierte Augen (v.a. bei Kindern)
- oft Beschwerdefreiheit

Therapie

Bekannte pflanzliche Mittel gegen Bandwürmer sind Wurmfarn (verschreibungspflichtig!) und Kürbissamen. Kürbissamen wirken schwächer als Wurmfarn, haben aber den Vorteil der Unschädlichkeit. Da Kürbis den Bandwurm nicht abtötet, sondern ihn nur so lähmt, daß er sich nicht mehr an die Wand anheften kann, muß zwei bis drei Stunden nach der Einnahme Rizinusöl genommen werden, damit der Wurm ausgetrieben wird.

9.4 Fragen

Beantworten Sie die Fragen möglichst knapp! Die richtigen Antworten finden Sie auf der angegebenen Seite entweder **halbfett** oder *kursiv* gedruckt.

Anatomie

- Welche Organe zählt man zum Verdauungstrakt? (S. 213, Kasten)
  Welches sind die zugehörigen Verdauungsdrüsen? (S. 213)
- Welche Aufgaben hat der Verdauungstrakt? (S. 214)
  Welche Aufgaben haben die Verdauungsdrüsen? (S. 214)
- Besteht die Zunge aus glatter oder quergestreifter Muskulatur? (S. 214)
- Kennen Sie unterschiedliche Papillenarten der Zunge? Welche Aufgaben haben sie? (S. 214f.)
- Was ist die Zahnpulpa? (S. 215)
- Welche beiden Anteile unterscheiden wir am Gaumen? (S. 215)
- Was sondern seröse, was muköse Drüsen für ein Sekret ab? (S. 215)
  Wo liegen die Ohrspeicheldrüse, die Unterkieferspeicheldrüse, die Unterzungenspeicheldrüse? (S. 215f.)
- Was ist die Aufgabe des Speichels? (S. 216)
  Welches Verdauungsenzym ist im Speichel enthalten? (S. 216)
- In welche drei Abschnitte wird der Rachenraum unterteilt? (S. 217)
  In welchem Abschnitt kreuzen sich Atem- und Speiseweg? (S. 217)
  Wie schützt sich der Körper vor „Verschlucken"? (S. 217)
  Schildern Sie kurz den Schluckreflex! (S. 217)

- Welchen Durchmesser hat die Speiseröhre? (S. 217)
  Wo befindet sich die Speiseröhre? (S. 217)
  Aus welchen Schichten baut sich die Speiseröhre auf? (S. 217f.)
- Wo liegt der Magen? (S. 218)
  Welche Anteile des Magens kennen Sie? (S. 218)
  Aus welchen Schichten baut sich die Magenwand auf? (S. 219)
  Welche Magendrüsen kennen Sie, und was wird dort produziert? (S. 219)
  Welche Bewegungen führt der Magen durch? (S. 220)
  Wie wird die Magenbewegung gesteuert? (S. 220)
- Wo liegt der Dünndarm, wie lang ist er und welchen Durchmesser hat er? (S. 220)
  In welche Abschnitte wird der Dünndarm unterteilt? (S. 220)
  Wie ist die Dünndarmwand aufgebaut, welche Besonderheit hat sie gegenüber dem Dickdarm? (S. 220f.)
  Kennen Sie Drüsen des Dünndarms, die bei der Verdauung mitwirken? (S. 222)
  Welche beiden Bewegungen führt der Dünndarm aus? (S. 222)
  Wie wird die Bewegung gesteuert? (S. 222)
- Wo liegt der Dickdarm? (S. 223)
  Welche Abschnitte werden unterschieden? (S. 223f.)
  Welche Besonderheiten hat die Dickdarmwand? (S. 224)

Untersuchungsmöglichkeiten

- In welche Quadranten wird der Bauchraum eingeteilt? Wie wird die Einteilung vorgenommen? (S. 224)
- Wie wird das Abdomen palpiert, bzw. was muß dabei beachtet werden? (S. 224f.)
- Wo liegt der McBurney-Punkt? (S. 225) Worauf weist er bei Druckempfindlichkeit hin? (S. 225)
- Kennen Sie wichtige ergänzende Untersuchungsmethoden des Verdauungssystems? (S. 225f.)

Ausgewählte Erkrankungen des Verdauungstraktes

Mundhöhle

- Welche Erkrankungen der Mundhöhle kennen Sie? (S. 226f.)
- Was ist die Stomatitis catarrhalis? (S. 226)
- Wenn Sie bei einem Patienten Mundwinkelrhagaden feststellen, an was denken Sie? (S. 227)

Speiseröhre

- Welche allgemeinen Symptome kennen Sie, die einen ersten Hinweis auf eine Erkrankung der Speiseröhre geben? (S. 227)
- Was für Beschwerden treten bei Sodbrennen auf? (S. 227)
  Was könnte die Ursache sein? (S. 227)
- Worum handelt es sich beim Schluckauf (Singultus)? (S. 228)
  Was kann hier die Ursache sein? (S. 228)
- Wann kommt es zu einer akuten Ösophagitis? (S. 228)
  Was machen Sie bei einer Verätzung der Speiseröhre mit Säuren oder Laugen? (S. 228)
  Ist es ratsam, den Patienten bei einer Verätzung der Speiseröhre zum Erbrechen zu bringen? (S. 228, Kasten)
  Wodurch kann es zu einer chronischen Ösophagitis kommen? (S. 228)
  Wissen Sie, was eine Refluxösophagitis ist? (S. 228)
  Zu welchen Symptomen kommt es bei Refluxösophagitis? (S. 228)
- Worum handelt es sich bei einer Achalasie? (S. 228)
- Was sind Ösophagusdivertikel? (S. 229)
  Welche Beschwerden können sie machen? (S. 229)
- Welcher Art sind die Beschwerden, die ein Speiseröhrenkrebs verursachen kann? (S. 229)
- Was passiert bei einem Zwerchfellbruch? (S. 229)
  Müssen dabei immer Beschwerden auftreten? (S. 229)
  Wann muß operiert werden? (S. 230)

Magen

- Was versteht man unter einem „Reizmagen"? (S. 230)
  Wie würden Sie hier therapieren? (S. 230)
- Zu was für Veränderungen kommt es bei der akuten Gastritis am Magen? (S. 230)
  Was für eine Therapie können Sie hier empfehlen? (S. 230)
  Können Sie sich Ursachen für eine chronische Gastritis denken? (S. 231)
  Gehört Erbrechen zum typischen Erscheinungsbild der chronischen Gastritis? (S. 231)
- Was für eine Schädigung liegt beim Magen- und Duodenumgeschwür vor? (S. 231)
  Welches ist das Leitsymptom bei Magen- und Duodenumgeschwür? (S. 231)
  Zu welchen Komplikationen kann es kommen? (S. 232)
- Wissen Sie, bei welcher Vorerkrankung eine besondere Neigung zum Magenkarzinom besteht? (S. 232)
  Welche Symptome treten im Frühstadium des Magenkarzinoms auf? Welche im fortgeschrittenen Stadium? (S. 232)

Dünndarm

- Was versteht man unter Malabsorption, und wozu führt sie? (S. 232)
  Was können Ursachen für Malabsorption sein? (S. 233)
- Wissen Sie, worum es sich bei Morbus Crohn handelt? (S. 233)
- Haben Sie schon einmal von der Erkrankung „Sprue" gehört? Falls ja, worum handelt es sich dabei? (S. 233)
- Kommen gutartige und bösartige Tumoren häufig im Dünndarm vor? (S. 234)

Dickdarm

- Was sind die wichtigsten Symptome, die auf eine Erkrankung des Dickdarms hinweisen? (S. 234)
- Wie würden Sie einen Durchfall behandeln? (S. 234)
- Was können die Ursachen für eine Verstopfung sein? (S. 234)
  Wie würden Sie behandeln? (S. 235)
- Kennen Sie den Unterschied zwischen einem mechanischen und einem paralytischen Darmverschluß? (S. 235)
  Wie würden Sie in diesem Fall therapieren? (S. 236 und 237, Kasten)
- Woran denken Sie bei Blut im Stuhl? (S. 237)
- Was ist ein Reizkolon? (S. 237)
  Zu welchen Symptomen kann es kommen? (S. 237)
- Wissen Sie, worum es sich bei Colitis ulcerosa handelt? (S. 237)
- In welchem Darmabschnitt entwickelt sich meist Darmkrebs? (S. 238)
  Was sind wichtige Verdachtsmomente auf einen bösartigen Tumor? (S. 238f.)
- Was sind Zeichen einer Bauchfellentzündung? (S. 239)
  Wie würden Sie therapieren? (S. 239, Kasten)

Infektiöse Magen-Darm-Erkrankungen

- Wie heißt der Erreger der Cholera? Wie wird er übertragen? Wie lang ist die Inkubationszeit? Wo wird er nachgewiesen? Was sind die charakteristischen Symptome der Cholera? Wann besteht Meldepflicht? (S. 239f.)
- Wieviel Zeit vergeht zwischen Erregerkontakt und Ausbruch der Shigellenruhr? (S. 240)
  Wie erfolgt die Ansteckung bei dieser Krankheit? (S. 240)
  Wie verläuft sie? (S. 240)
  Besteht nach durchgemachter Erkrankung Immunität? (S. 241)
  Besteht Meldepflicht? (S. 241)
- Welche Erreger rufen die Enteritis infectiosa hervor? (S. 241)
  Wann kommt die Erkrankung hauptsächlich vor? (S. 241)
  Was sind die Symptome? (S. 241)
  Meldepflicht? (S. 241)
- Zählen Sie die wichtigsten Symptome von Typhus abdominalis auf! (S. 242)
  Zu welcher Gruppe gehören die Erreger des Typhus abdominalis? (S. 242)
  Wie lang ist die Inkubationszeit beim Typhus? (S. 242)

Wo können die Erreger nachgewiesen werden? (S. 242)
Welche Stadien durchläuft die Typhuserkrankung? (S. 242f.)
- Was sind die Symptome des Paratyphus? (S. 244)
Wann besteht Meldepflicht? (S. 244)

Wurmerkrankungen
- Welche zwei Hauptgruppen von Würmern verursachen beim Menschen Erkrankungen? (S. 244)
- Welche Untergruppen der Fadenwürmer kennen Sie? (S. 244)
Nennen Sie Symptome bei Spulwurmbefall! (S. 244)
- Welche Patientengruppe ist hauptsächlich von Madenwürmern befallen? Über welche Beschwerden klagen sie? (S. 245)
Welche Therapie kann eingesetzt werden? (S. 245)
- Wie wird die Trichinose übertragen? (S. 246)
Wie lang ist die Inkubationszeit? (S. 246)
Wie wird die Diagnose gestellt? (S. 246)
Welche Krankheitszeichen treten auf? (S. 246)
Wann besteht Meldepflicht? (S. 246)
- Geben Sie Beschwerden bei Bandwurmbefall an! (S. 247)

10 Stoffwechsel

Der Körper benötigt Nahrung zum einen, um sich zu erhalten bzw. um zu wachsen, zum anderen benötigt er Energie, um mechanische und chemische Arbeit leisten zu können. Um dieser Aufgabe gerecht werden zu können, benötigt er Nahrungsstoffe.

Der Körper benötigt folgende Nahrungsstoffe:
- Kohlenhydrate
- Fette
- Eiweiße
- Mineralstoffe und Spurenelemente
- Vitamine
- Wasser

10.1 Nahrungsstoffe

10.1.1 Klärung wichtiger Begriffe

Verdauung (Digestion)
Unter Verdauung verstehen wir die *Umwandlung* der aufgenommenen Nahrungsmittel (Kohlenhydrate, Fette, Eiweiße) in *einfache Bestandteile,* die vom Blut- und Lymphsystem aufgenommen werden können.

Stoffwechsel (Metabolismus)
Unter Stoffwechsel versteht man die *Verwertung* der verdauten Nahrungsmittel *durch die Zelle.*

Im weiteren Sinn versteht man unter Stoffwechsel alle chemischen Reaktionen des Körpers, im engeren Sinn, die Nahrungsmittelverwertung, d.h. Veränderungen, die die Nahrungsmittel in den Zellen erfahren.

Anabolismus (Aufbaustoffwechsel)
Aus *einfachen Stoffen* werden *komplexe aufgebaut* (z.B. das Protoplasma lebender Zellen).

Katabolismus (Abbaustoffwechsel)
Komplexe Stoffe werden in *einfache abgebaut.* So bauen wir die mit der Nahrung aufgenommenen komplex zusammengesetzten Eiweißverbindungen zu den einfacher gebauten Aminosäuren ab.

10.1.2 Kohlenhydrate

Die Kohlenhydrate machen etwa 50% der normalen Ernährung aus. Sie bestehen aus relativ kleinen Molekülen, in denen Kohlenstoff (C) mit Wasser (H_2O) verbunden ist. Die Grundstruktur der Kohlenhydrate ist überwiegend die *Hexose*: $C_6H_{12}O_6$, d.h., sechs Kohlenstoffatome sind mit sechs Wassermolekülen verbunden.

Kohlenhydrate werden fast ausschließlich zur *Energiegewinnung* genutzt. Sie verhindern, daß die wertvollen Eiweiße als Energielieferanten verbrannt werden. Werden jedoch zuviel Kohlenhydrate zugeführt, so können sie als Fett gespeichert werden.

Kohlenhydrate dienen der *Energiegewinnung.*

Je nach ihrem Aufbau werden die Kohlenhydrate eingeteilt in:
Monosaccharide (setzen sich aus einer Hexose zusammen)
- Glukose (Traubenzucker)
- Fruktose (Fruchtzucker)
- Galaktose

Disaccharide (bestehen aus zwei Hexosen)
- Maltose (Malzzucker)
- Saccharose (Rohrzucker)
- Laktose (Milchzucker)

Polysaccharide (bestehen aus vielen Hexosen und sind die Speicherform der Glukose)
- Glykogen (Speicherform bei Mensch und Tier)
- Stärke (Speicherform bei Pflanzen)

Das wichtigste Kohlenhydrat der *tierischen* Nahrung ist das Glykogen. Es wird vor allem in der Leber und in den Muskeln gespeichert. Das wichtigste Kohlenhydrat der *pflanzlichen* Nahrung ist Stärke.

10 Stoffwechsel

10.1.3 Fette (Lipide)

Die Fette sind keine einheitliche Stoffklasse, sondern sie unterscheiden sich in ihrem chemischen Aufbau. Sie haben als Gemeinsamkeit die *Unlöslichkeit* in *Wasser* und die *Löslichkeit* in *organischen Lösungsmitteln*.

Fette (Lipide) und die fettähnlichen Substanzen (Lipoide) enthalten meist als wesentlichen Bestandteil Fettsäuren. Diese können, mit Ausnahme der essentiellen Fettsäuren, im Körper synthetisiert werden.

> Fette dienen als *Reservestoffe*, als *Aufbaustoffe* und als *Energielieferanten*.

Im Blutplasma finden wir folgende Lipide:
- **Glyzeride** (Mono-, Di- und Triglyzeride)
- **Cholesterin** (freies und Estercholesterin)
- **Phosphatide**

Für die Nahrungsaufnahme unterscheiden wir mehrfach ungesättigte, ungesättigte, gesättigte Fettsäuren.

Mehrfach und einfach ungesättigte Fettsäuren

Mehrfach und einfach ungesättigte Fettsäuren sind in Pflanzenölen enthalten, die bei 20 °C flüssig sind. Sie können eine Senkung des Blutfettspiegels bewirken.

Ungesättigte Fettsäuren

Flüssiges Pflanzenfett, das zu fester Konsistenz verarbeitet wird, verliert den größten Teil der ungesättigten Fettsäuren. Es hat keinen Einfluß auf den Blutfettspiegel.

Gesättigte Fettsäuren

Gesättigte Fettsäuren stammen aus tierischen Fetten und sind bei 20 °C von fester Konsistenz. Sie können einen Anstieg des Blutfettspiegels bewirken.

Essentielle Fettsäuren

Essentielle Fettsäuren sind mehrfach ungesättigt. Sie können im Körper nicht hergestellt werden und müssen deshalb mit der Nahrung zugeführt werden. Fehlen sie in der Nahrung, so hat das Mangelerscheinungen zur Folge; es kann zu Hautveränderungen und Wachstumsstörungen kommen.

10.1.4 Eiweiße (Proteine)

Die Eiweiße unterscheiden sich von Kohlenhydraten und Fetten dadurch, daß sie neben Kohlenstoff (C), Wasserstoff (H) und Sauerstoff (O) noch *Stickstoff (N) enthalten*. Daneben können auch noch Schwefel (S), Phosphor (P) und Eisen (Fe) vertreten sein.

> Eiweiße dienen in erster Linie als *Aufbaustoffe*.

Eiweiße sind aus Aminosäuren zusammengesetzt. Je nach der Anzahl der beteiligten Aminosäuren unterscheidet man:
- **Makropeptide** (Proteine), die aus mehr als 100 Aminosäuren bestehen,
- **Polypeptide**, die aus 10 bis 100 Aminosäuren aufgebaut sind und
- **Oligopeptide**, die aus weniger als 10 Aminosäuren bestehen.

Proteide dagegen sind Eiweiße, die noch mit anderen chemischen Stoffen verbunden sind.

10.1.5 Mineralstoffe und Spurenelemente

Spurenelemente werden vom Körper nur in kleinsten „Spuren" benötigt. Aber in diesen kleinsten Mengen erfüllen sie wichtige biologische Funktionen. Bei einigen Elementen kann es bei vermehrter Aufnahme zu schädlicher Wirkung kommen.

Natrium

Das wichtigste Natriumsalz ist das Kochsalz (NaCl, Natriumchlorid). Es befindet sich zu 98% in den *Körperflüssigkeiten*. Seine wichtigsten Aufgaben sind die Aufrechterhaltung des Flüssigkeitsgleichgewichtes und die Mitwirkung bei der Muskel- und Nervenerregbarkeit.

Kalzium

99% des Kalziums sind in *Knochen* und *Zähnen* gespeichert, wo es eine wichtige Aufbaufunktion erfüllt. Außerdem spielt es eine wichtige Rolle bei der Aufrechterhaltung der normalen *Nerven-* und *Muskelerregbarkeit*. Indem es nämlich die Zellmembrandurchlässigkeit herabsetzt, dämpft es die Erregbarkeit von Nerven- und Muskelzellen. Des weiteren ermöglicht Kalzium das Gleiten der Aktin- und Myosinfilamente innerhalb der Muskelzelle und leistet deshalb einen wichtigen Beitrag bei der *Muskelkontraktion*. Darüber hinaus ist Kalzium wesentlich an der *Blutgerinnung* mitbeteiligt (s. S. 183). Der Kalziumspiegel des Blutes wird durch Parathormon und Kalzitonin (Calcitonin) in sehr engen Bereichen konstantgehalten. Kalzium hat eine antiallergische und antientzündliche Wirkung.

Magnesium

Magnesium ist ein Kalziumantagonist. Es wird für zahlreiche Enzymreaktionen benötigt. Es kommt in unterschiedlicher Konzentration in fast allen Körperzellen vor.

Kalium

Kalium kommt zu 98% *innerhalb* der Zelle vor. Es ist ein unentbehrlicher Bestandteil der Zelle, dem wichtige Aufgaben zufallen:
- Steuerung der elektrischen Vorgänge an Muskeln und Nerven (s. Gewebearten, S. 66, Aktionspotential und Membranpotential)
- Aufrechterhaltung des Zellwassergehaltes, d.h. Aufrechterhaltung des osmotischen Druckes in der Zelle
- Mitwirkung beim Eiweißaufbau und bei der Kohlenhydratverwertung
- Erythrozyten sind reich an Kalium.

Phosphor

Phosphor befindet sich zu 90% in *Knochen* und *Zähnen*. Es wird aber auch in der Zelle beim Energiestoffwechsel benötigt. Im Blut wirkt es bei der Aufrechterhaltung des Säure-Basen-Gleichgewichtes mit.

Eisen

Im Körper befinden sich etwa 4 bis 5 g Eisen. Der größte Teil hiervon sitzt im *Hämoglobin* der *Erythrozyten*. Gespeichert werden kann Eisen in der Leber, der Milz und im Knochenmark. Bei Eisenmangel kommt es zur Anämie.

Jod

Fast das gesamte aufgenommene Jod gelangt in die *Schilddrüse*, wo es zur Produktion der Schilddrüsenhormone benötigt wird. Jodmangel bewirkt eine Schilddrüsenunterfunktion.

Selen

Selen ist ein Bestandteil von vielen Enzymen und kann so die Wirkung giftiger Schwermetalle wie Cadmium, Quecksilber und eventuell auch Blei herabsetzen. Da man in Gegenden mit selenreicher Ernährung beobachtete, daß es weniger Fälle von Brustkrebs und Herzinfarkt gab, wird Selen auch eine Schutzwirkung vor Krebs zugeschrieben. Des weiteren wird vermutet, daß es wegen seiner vielfältigen Schutzfunktionen auch den Alterungsprozeß verzögern kann.

Chrom, Mangan, Kobalt, Kupfer, Zink

Neben anderen Aufgaben aktivieren diese Spurenelemente *Enzyme* oder sind ein unentbehrlicher Bestandteil von Enzymen.

10.1.6 Vitamine

Bei den Vitaminen unterscheiden wir die *wasserlöslichen Vitamine B und C*, die im Körper *nicht gespeichert* werden können, von den *fettlöslichen Vitaminen A, D, E und K*, die im Körper *gespeichert* werden können.

Vitamin A *(Retinol)*

Das fettlösliche Vitamin A sichert den Aufbau und das normale Funktionieren der *Haut*. Es beeinflußt das *Sehen*, vor allem in der Dämmerung und bei Nacht.

Vitamin A kommt in Gemüse, Obst, Milch, Eiern und vor allem in Leber vor. Es kann auch in Form seines Provitamins (Betacarotin) aufgenommen werden.

Vitamin A
- Haut
- Auge

Vitamin-B-Komplex

Der Vitamin-B-Komplex besteht aus Thiamin (B_1), Riboflavin (B_2), Nikotinamid, Folsäure, Pantothensäure, Pyridoxin (B_6), Biotin (Vitamin H) und Cobalamin (B_{12}). Diese Vitamine kommen meist gemeinsam vor. Sie sind vor allem in tierischen Lebensmitteln enthalten, in Butter, Milch, Fleisch, Eiern, aber auch in Getreide, Kartoffeln und Grüngemüse.

Die einzelnen Vitamine ähneln sich in ihrer Wirkung, sie bilden *Teile von Stoffwechselenzymen*. Die Vitamine B_1 und B_{12} sind lebenswichtig für ein gutes Funktionieren des *Nervensystems*. Vitamin B_{12} wird zur Bildung der Erythrozyten benötigt. Damit Vitamin B_{12} im Ileum resorbiert werden kann, muß es sich mit dem Intrinsic-Faktor, der in der Magenschleimhaut gebildet wird, verbinden.

Vitamin C (Ascorbinsäure)

Die wichtigsten Aufgaben von Vitamin C sind die Steuerung der *Zellatmung*, die *Steigerung* der *Abwehrbereitschaft* des Körpers und die Förderung der *Aufnahme* von *Eisen*. Vitamin C kommt vor allem in Gemüse und Obst vor.

Vitamin C
- Abwehr
- Zellatmung
- Eisenaufnahme

Vitamin D (Calciferole)

Die beiden wichtigsten Vitamine der D-Gruppe sind Vitamin D_2 und D_3. Sie können sowohl mit der Nahrung aufgenommen als auch aus einem Provitamin in der Haut unter Einwirkung von UV-Strahlen des Sonnenlichts gebildet werden. Da das Provitamin (7-Dehydrocholesterin) in der Leber aus Cholesterin gebildet wird, ist Vitamin D genaugenommen gar kein Vitamin und sollte eher zu den hormonähnlichen Wirkstoffen gerechnet werden.

Die in der Haut produzierte Menge von Vitamin D reicht normalerweise aus, um den Organismus ausreichend zu versorgen, ohne daß das Vitamin noch über die Nahrung zugeführt werden muß. In Zeiten eines erhöhten Bedarfs, beispielsweise während der ersten beiden Lebensjahre oder während Schwangerschaft und Stillzeit, kann es allerdings sein, daß sich doch ein Mangel einstellt. Wichtige Ursachen hierfür sind die hohe UV-Absorption durch die gestiegene Luftverschmutzung und ein zu kurzer Aufenthalt im Freien.

Vitamin D hat die Aufgabe, den *Blutkalziumspiegel konstant* zu halten. Dies bewerkstelligt es einerseits durch die Verbesserung der *Aufnahme* von Kalzium aus dem *Darm* und andererseits durch die Steigerung der *Rückresorption* von Kalzium in den *Nieren*. Durch diese Maßnahmen *erhöht* sich der Blutkalziumspiegel.

Kommt es nun zu einem Vitamin-D-Mangel, so sinkt der Blutkalziumspiegel ab. Da Kalzium aber im Körper wichtige Aufgaben hat, versucht nun das Parathormon der Nebenschilddrüse, den Blutkalziumspiegel konstantzuhalten. Dies geschieht dadurch, daß Kalzium aus den Knochen herausgelöst wird. So kann es zur Demineralisierung der Knochen kommen und damit beim Kind zur Rachitis und beim Erwachsenen zur Osteomalazie.

Vitamin D ist in *tierischen Produkten* enthalten, wie *Leber* (vor allem in der Leber von Fischen, „Fischlebertran") und *tierischem Fettgewebe*, aber in geringen Mengen kommt es auch in Butter, Milch und Eigelb vor.

Vitamin D
- Knochen
- Blutkalziumspiegel

Vitamin E (Tokopherole)

Die biologische Wirkung von Vitamin E ist noch weitgehend ungeklärt. Im Tierversuch konnten Wirkungen auf die *Fruchtbarkeit*, das *Blutbild*, die *Muskulatur* und das *Gehirn* nachgewiesen werden.

Vitamin E ist hitzebeständig und kommt in Pflanzenölen vor (vor allem im Weizenkeimöl).

Vitamin E
- Fruchtbarkeit
- Blutbild
- Muskulatur
- Gehirn

Vitamin K (Phyllochinone)

Das Vitamin K ist essentiell für die *Blutgerinnung*, denn es ist Voraussetzung für die Prothrombinbildung in der Leber. Diese Eigenschaft macht man sich bei Antikoagulanzien vom Typ der Cumarine zunutze (S. 146). Sie werden vom Arzt bei erhöhter Thrombosegefahr verordnet. Durch die Cumarine wird in der Leber das

Vitamin K verdrängt und somit die Bildung von Prothrombin herabgesetzt. Die Folge ist eine Verzögerung der Blutgerinnung.

Vitamin K kommt in allen grünen Pflanzen vor, außerdem in Leber und Blumenkohl. Da es darüber hinaus von der Darmflora synthetisiert werden kann, kommt ein Mangel praktisch nicht vor, es sei denn, es liegt eine Magen-Darm-Störung, ein Gallestau (Störung der Fettverdauung und der fettlöslichen Vitamine) oder eine Schädigung der Vitamin-K-produzierenden Darmflora vor. Letzteres kann beispielsweise eine Folge der Antibiotikatherapie sein.

Vitamin K
- Blutgerinnung

10.1.7 Wasser

Ein Säugling besteht zu 75%, erwachsene Männer zu 60% und erwachsene Frauen zu 50% aus Wasser. Dieses Wasser ist auf zwei Flüssigkeitssysteme verteilt:
- **den Intrazellularraum**, d.h., das Wasser befindet sich innerhalb der Zellen. Das macht ungefähr 40% des Körpergewichtes aus.
- **den Extrazellularraum**, d.h., das Wasser befindet sich außerhalb der Zellen. Das macht ungefähr 15% des Körpergewichtes aus. Bei der extrazellulären Flüssigkeit unterscheidet man die *interzelluläre* Flüssigkeit des Zwischenzellraumes und die *intravasale* Flüssigkeit, die sich im Blutkreislaufsystem befindet und die ungefähr 5% des Körpergewichtes ausmacht.

Beim älteren Menschen sinkt der Wasseranteil durch Zellschrumpfung und Verkalkung ab. Adipöse Menschen haben einen deutlich reduzierten Anteil an freiem Körperwasser, da Fett der wasserärmste Bestandteil des Organismus ist.

Beim gesunden Menschen besteht ein ausgeglichenes Verhältnis zwischen Wasserzufuhr und Wasserausscheidung. Die Flüssigkeitszufuhr erfolgt durch Getränke und Nahrung. Die Wasserabgabe erfolgt über Nieren, Haut (Schweiß), Atmung und Darm. Die wichtigste Rolle bei der Wasserausscheidung spielen die Nieren, die nicht nur durch Wasserabgabe und -retention das Flüssigkeitsgleichgewicht aufrechterhalten, sondern darüber hinaus durch Elektrolytausscheidung bzw. -retention noch indirekt auf den Wasserhaushalt einwirken.

Bei dieser Aufrechterhaltung des Wasser- und Elektrolythaushaltes spielen hormonelle Einflüsse eine wichtige Rolle:
- **ADH** (antidiuretisches Hormon, Adiuretin, Vasopressin)
  Das aus dem Hypophysenhinterlappen stammende ADH bewirkt in den Nieren eine stärkere Wasserretention.
- **Renin-Angiotensin-Aldosteron-System**
  Das Renin-Angiotensin-Aldosteron-System hat eine regelnde Funktion für den Wasser- und Elektrolythaushalt und den Blutdruck (s. Niere, S. 323).

10.2 Abbau und Resorption der Nahrungsstoffe

10.2.1 Kohlenhydratabbau

Mundhöhle

Die Kohlenhydratverdauung wird bereits in der Mundhöhle durch die im Speichel enthaltene *Alphaamylase* (alte Bezeichnung: Ptyalin, Speicheldiastase) eingeleitet. Dadurch werden die Kohlenhydrate in Dextrine („Polysaccharidbruchstücke") und Maltose (Disaccharide) abgebaut.

Magen

Im Magen ist die Kohlenhydratverdauung wegen des niedrigen pH-Wertes unterbrochen.

Dünndarm

Im Duodenum wird die Kohlenhydratverdauung weitergeführt. Durch die *Alphaamylase* des *Pankreas* erfolgt der Abbau zu Maltose, soweit dies noch nicht in der Mundhöhle geschehen ist. Die *Disaccharidase* (Glukosidase), die aus dem Bürstensaum der *Dünndarmschleimhaut* stammt, bewerkstelligt den endgültigen Abbau zu Glukose.

Die Glukose wird von den Dünndarmzotten aufgenommen und ins Blut abgegeben. Über die Pfortader gelangt sie zur Leber, wo sie zu ihrer Speicherform Glykogen verarbeitet wird, sofern sie im Körper momentan nicht benötigt wird.

Kohlenhydratabbau
- im Mund
- im Dünndarm

10.2.2 Fettabbau

Da zur Fettverdauung Galle und Pankreassaft benötigt werden, beginnt sie erst *im Duodenum*. Die *Gallensäure* zerteilt die Fette in feinste Tröpfchen (Emulgieren). Die *Lipase* des *Pankreassaftes* baut die Fette zu Fettsäuren und Glyzerin ab. Dieser Proze wird teilweise auch noch durch die *Darmlipase* in tieferen Darmabschnitten zu Ende geführt.

Die langkettigen Fettsäuren werden über das zentrale Chylusgefäß der Darmzotten in das Lymphsystem und damit auffolgend in das Venensystem, unter Umgehung der Leber, abgegeben. Die kurzkettigen Fettsäuren gelangen dagegen über die Pfortader direkt zur Leber, wo sie entweder verbrannt oder in Triglyzeride umgewandelt werden.

Fettabbau
- nur im Dünndarm

10.2.3 Eiweißabbau

Mundhöhle

In der Mundhöhle findet *keine* Eiweißverdauung statt.

Magen

Die Salzsäure des Magens leistet einen wichtigen Beitrag zur Einleitung der Eiweißverdauung. Zum einen *quellen die Eiweißfasern* unter ihrer Einwirkung auf und werden so für die Enzyme angreifbar. Zum anderen hilft sie mit, daß sich das in inaktiver Form vorliegende eiweißverdauende Enzym *Pepsinogen in die wirksame Form Pepsin* umwandelt. Durch Pepsin werden die Eiweißmoleküle zu Polypeptiden gespalten (Albumosen, Peptone).

Dünndarm

Im Duodenum erfolgt die weitere Aufspaltung der Polypeptide zu Peptiden. Dazu entleert das Pankreas Trypsinogen und Chymotrypsinogen über den Ductus pancreaticus in den Zwölffingerdarm. Hier werden sie durch die Enterokinase (Enteropeptidase) in die wirksamen Formen *Trypsin und Chymotrypsin* gespalten und wirken in dieser Form beim weiteren Eiweißabbau mit.

Die auffolgende Zerlegung der Peptide zu Aminosäuren findet im weiteren Verlauf des Dünndarms statt. Dieser Abbau geht unter der Einwirkung der eiweißabbauenden Peptidasen vor sich. Über die Darmzotten werden die Aminosäuren ins Blut aufgenommen und über die Pfortader zur Leber transportiert, wo eine Verarbeitung zu körpereigenem Eiweiß erfolgt.

Eiweißabbau
- im Magen
- im Dünndarm

10.2.4 Resorption der Nahrungsstoffe

Die Resorption der Nahrungsstoffe ist auf mehrere Arten möglich:

Passiver Transport durch Diffusion

Der passive Transport erfolgt aufgrund eines Konzentrationsgefälles. Dieses wird dadurch aufrechterhalten, daß die resorbierten Stoffe möglichst schnell vom Kapillarsystem der Darmzotten abtransportiert werden.

Aktiver Transport durch Trägermoleküle

Der aktive Transport geht unter Energieverbrauch vor sich. Er kann mit oder gegen ein Konzentrationsgefälle durchgeführt werden. Ein spezielles Trägermolekül schleppt die zu transportierenden Stoffe durch die Zellmembran.

Pinozytose

Kleine Stärke- oder Proteinmoleküle und kleine Fetttröpfchen können „unverdaut" durch Einschluß in die Zelle aufgenommen werden.

10.3 Ausgewählte Stoffwechselerkrankungen

10.3.1 Störungen des Gesamtstoffwechsels

Die Regulierung des Energiebedarfs des Menschen erfolgt durch die Nahrungsaufnahme, die ihrerseits durch das Hunger- und Sättigungsgefühl gesteuert wird. Jedoch üben auch psychische Faktoren, die Situation, in der man sich befindet, Geschmacks- und Geruchsreize, Stimmung, Gewohnheit und Erziehung einen großen Einfluß auf die Nahrungsaufnahme aus.

Broca-Formel

Durch die Broca-Formel kann man schnell zu einer Beurteilung des Körpergewichts im Verhältnis zur Körpergröße kommen:

> Broca-Formel
> - Normalgewicht in kg:
>   Körpergröße in cm minus 100.
> - Idealgewicht in kg:
>   Normalgewicht minus 10 bis 15%.

Body-Maß

Eine neuere Bestimmung ist das „Body-Maß":

$$\frac{\text{Körpergewicht in kg}}{\text{Körpergröße in m}^2}$$

Beispiel: Körpergewicht: 80 kg
Körpergröße: 1,80 m
Berechnung:
$$\frac{80}{1{,}80 \cdot 1{,}80} = 24{,}69$$
Normwerte: Frauen 19–24
Männer 20–25

Handelt es sich bei dem gewählten Beispiel um eine Frau, so liegt sie knapp über dem Normwert. Ein Mann liegt gerade noch innerhalb des Normbereiches.

▶ Magersucht (Anorexia nervosa)

Die Magersucht ist die häufigste Form der Mangelernährung in Friedenszeiten.

Ursachen

Sie tritt fast nur bei *Mädchen im Anschluß an die Pubertät* auf (Postpubertätsmagersucht). Allerdings werden in den letzten Jahren auch zunehmend Erkrankungsfälle von Jungen berichtet. Magersucht entwickelt sich durch eine *psychische Reifungskrise*.

Symptome

Es kommt zu einer Abwehrreaktion gegen das Essen. Die Folge ist eine extreme Abmagerung, der schnell ein Ausbleiben der Regel folgt. Bald läuft der Körper insgesamt auf „Spargang": Blutdruck, Puls und Körpertemperatur sinken ab.

Häufiger als die eben beschriebene reine Magersucht ist die Eß-Brechsucht (Bulimia nervosa). Hier kommt es nach Phasen der Essensverweigerung zu einer unkontrollierten Aufnahme großer Mengen Nahrungsmittel. Nach solchen „Freßphasen" wird meist ein künstliches Erbrechen herbeigeführt, und es werden große Mengen Abführmittel eingenommen.

Die Eß-Brechsucht tritt nicht nur bei jungen Mädchen auf, sondern auch bei Frauen. Der Erkrankungsgipfel liegt zwischen dem 18. bis 35. Lebensjahr.

Therapie

Die Therapie ist äußerst langwierig und muß meist über Jahre erfolgen. Häufig ist sie jedoch zum Scheitern verurteilt. Allerdings kann die Hypnosetherapie auf diesem Gebiet oft gute Erfolge verzeichnen.

▶ Fettsucht (Adipositas)

Von Fettsucht spricht man, wenn das *Normalgewicht um mehr als 10% überschritten* wurde. Frauen, vor allem in der zweiten Lebenshälfte, erkranken häufiger als Männer.

Ursachen

Bei Fettsucht ist die Kalorienzufuhr im Verhältnis zum Bedarf zu groß. Die nicht verbrauchte Kalorienmenge wird als Depotfett abgelagert. Bevorzugte Fettdepots sind das *Unterhautfettgewebe, das Bauchfell* („Fettschürze"), *zwischen den Muskeln* und um die Organe *Niere* und *Herz* herum. Darüber hinaus wird in die Leberzellen Fett eingelagert *(Fettleber)*.

Symptome

Durch die vermehrte Arbeit, die das Herz zu leisten hat, entwickeln sich *Atemnot, Pulsbeschleunigung* und *Ödeme* in der Knöchelgegend. Der *Blutdruck* ist fast immer *erhöht. Gelenke* und *Bänder* sind extrem *belastet,* was oft Schäden nach sich zieht. Der länger bestehenden Fettsucht folgt oft ein *Diabetes mellitus.* Cholesterin und Triglyzeride sind im Blut oft erhöht.

Therapie

Es hat sich die Erkenntnis durchgesetzt, daß eine psychische Betreuung beim Abnehmen fast immer notwendig ist.

Es muß darauf geachtet werden, daß die Energiebilanz negativ wird. Das kann durch zwei Möglichkeiten erreicht werden. Zum einen können weniger Kalorien zugeführt werden als momentan verbraucht werden. Zum anderen muß der Kalorienbedarf erhöht werden (Bewegung, Sport). Daneben muß meist auch eine bestehende Obstipation mit geeigneten Mitteln behandelt werden (s.a. S. 234f.).

10.3.2 Störungen des Fettstoffwechsels

▶ **Hyperlipidämie** (Hyperlipoproteinämie)

Bei der Hyperlipidämie liegt im *Blut ein erhöhter Gehalt an Fetten* vor. Da die Lipide im Blut an bestimmte Eiweißstoffe gebunden transportiert werden, spricht man auch von Hyperlipoproteinämie.

Pathophysiologie

Bei den Blutfetten unterscheidet man *Glyzeride* (Mono-, Di-, Triglyzeride), *Cholesterin* (freies und Estercholesterin) und *Phosphatide*. Diagnostisch am bedeutendsten ist eine Erhöhung der Triglyzeride und des Cholesterins. Eine Erhöhung der Blutfette bedeutet *eine erhöhte Arteriosklerosegefahr*, vor allem der Koronararterien, aber auch der anderen Arterien.

Ursachen

Bei der primären Hyperlipidämie vermutet man eine ererbte Störung des Fettstoffwechsels. Bei der sekundären Hyperlipidämie werden ganz unterschiedliche Faktoren angeschuldigt: Fettsucht, Alkoholmißbrauch, Diabetes mellitus, Gicht, Schilddrüsenunterfunktion und Nierenerkrankungen.

Symptome

Die Störung ist dem Patienten oft schon äußerlich anzusehen, da sich *Xanthome*, lipidhaltige, stecknadelkopf- bis bohnengroße Knötchen, die mehr oder weniger erhaben sind, entwickeln können. Es können sich *Xanthelasmen* ausbilden, plattenartige lipidhaltige Gebilde. Es kann sich ein *Kornealring*, eine ringförmig weißlich-gräuliche Trübung der Hornhaut des Auges, durch Cholesterinablagerungen entwickeln. Meist besteht gleichzeitig noch eine *Fettleber* und *Übergewicht*.

Folgen

Die Hauptgefahr der Hyperlipidämie liegt in der Entwicklung einer *Arteriosklerose*, die wiederum die Risiken eines *Bluthochdruckes*, eines *Herzinfarktes*, einer *Apoplexie*, eines *Nierenschadens* und *peripherer Durchblutungsstörungen* in sich birgt.

Therapie

Eine wirksame Therapie muß in den meisten Fällen eine *Ernährungsumstellung* beinhalten, wobei gesättigte Fettsäuren möglichst gemieden werden sollen. Eine *Normalisierung des Gewichts* ist anzustreben. Alkohol soll möglichst gemieden, Kohlenhydrate reduziert werden. Eine *Drosselung der Cholesterinzufuhr* sollte angestrebt werden. Meist muß auch die *Leber behandelt* werden. Daneben ist auf ausreichende *Bewegung* zu achten.

▶ **Hypolipidämie** (Hypolipoproteinämie)

Hier besteht ein zu geringer Gehalt von Blutfetten. Es handelt sich um einen sehr seltenen genetischen Defekt, der mit verzögertem Wachstum, Muskelschwäche und Nervenstörungen einhergeht.

▶ **10.3.3 Gicht** (Arthritis urica)

Gicht beruht auf einer *Störung des Purinstoffwechsels*. Wenn in der Leber die Zellkerne „geknackt" werden, fallen Purinstoffe an. Diese müssen in *Harnsäure* überführt werden, damit sie für die Niere ausscheidungsfähig sind. Bei der Gicht werden nun diese Harnsäurekristalle an verschiedenen Körperstellen, vornehmlich allerdings in den Gelenken, abgelagert.

Pathophysiologie

Durch die Stoffwechselstörung findet man vermehrt Harnsäure im Blut, was entweder durch eine verminderte Harnsäureausscheidung durch die Nieren oder durch eine vermehrte Harnsäurebildung aufgrund einer erblichen Konstitutionsanomalie verursacht sein kann. Übersteigt der Harnsäurespiegel die Grenze der Löslichkeit, so kommt es zur Ablagerung von Harnsäurekristallen, vor allem in Gelenken, Gewebe und in den Nieren (Steinbildung).

Ursachen

Männer werden von der Krankheit wesentlich häufiger befallen als Frauen, es besteht ein Verhältnis von 10 : 1. Neben der *erblichen Disposition* spielt auch die *Ernährung* eine wichtige Rolle.

Gicht tritt selten allein auf, meist geht sie mit *Adipositas, Diabetes mellitus, Erhöhung der Blutfettwerte* oder *Bluthochdruck* einher.

Symptome

Das erste Stadium der Gicht, die Erhöhung des Harnsäurespiegels im Blut, ist symptomlos.

Gichtanfall

Auslösend für einen Gichtanfall können überreichliches Essen, Alkoholmißbrauch oder körperliche Überbeanspruchung sein. Der Gichtanfall *beginnt meist nachts* mit dem Befall *eines* Gelenkes, und zwar des *Großzehengrundgelenkes* (Podagra). Seltener ist das Daumengrundgelenk oder ein anderes Gelenk betroffen.

Es bestehen über mehrere Stunden hinweg *heftige Schmerzen* mit *Rötung* und *Schwellung* des betroffenen Gelenkes. Daneben kommt es zu *Fieber*, Leukozytose und Störung des Allgemeinbefindens. Unbehandelt kann der Anfall evtl. mehrere Tage bis Wochen anhalten. Das darauffolgende beschwerdefreie Intervall dauert mehrere Monate bis Jahre.

Chronische Gicht

Das chronische Stadium ist durch *fortschreitende Gelenkdeformationen* und *Ablagerung von Harnsäure im Gewebe* gekennzeichnet. Letzteres ist durch die sogenannten „*Gichtperlen*" (Tophi), die an der Ohrmuschel sitzen, äußerlich festzustellen. Gichtknoten können aber auch an Sehnen, Schleimbeuteln und in gelenknahen Knochenbezirken vorkommen.

Durch die Ablagerung von Harnsäure in den Nieren kommt es zur „*Gichtniere*" und zum Ausfällen von Harnsäuresteinen.

Therapie

Bei der Behandlung eines *akuten Gichtanfalles* haben sich die Akupunktur und die Homöopathie bewährt. Unter Umständen wird aber ein Heilpraktiker-Anfänger einen erfahrenen Kollegen zu Rate ziehen oder den Patienten an den Arzt verweisen.

Die Therapie der *chronischen Gicht* muß in erster Linie eine *Ernährungsumstellung* beinhalten. Der Verzehr von purinhaltigen Nahrungsmitteln muß reduziert werden, also vor allem Leber und Niere. Daneben sollte Alkohol möglichst gemieden werden. Bei bestehendem Übergewicht sollte eine *Gewichtsreduzierung* erfolgen. Dies sollte aber *nicht* durch totales Fasten erreicht werden, da es dadurch sonst zu Gichtanfällen kommen kann. Durch den erhöhten Zellabbau kommt es zu einem vermehrten Anfall von Purinstoffen. Meist wird ein *Nierenmittel* (z.B. die Goldrute, Solidago virgaurea) zusätzlich verordnet werden müssen, um die Nieren anzuregen.

10.3.4 Störungen des Knochenstoffwechsels

Der Knochenstoffwechsel wird durch die Hormone *Parathormon, Östrogen* und *Kalzitonin* und durch das *Vitamin D* reguliert. Auch nach Abschluß des Längenwachstums findet ein reger Knochenstoffwechsel (Umbaustoffwechsel) statt. Die *Osteozyten*, die eigentlichen Knochenzellen, regulieren den Knochenstoffwechsel. Die *Osteoblasten*, spezielle Bindegewebszellen, bilden neues Knochengewebe, und die *Osteoklasten*, vielkernige Riesenzellen, sind für den Knochenabbau verantwortlich.

Neben ihrer Hauptaufgabe als Stützfunktion des Körpers haben die Knochen noch eine wichtige Aufgabe in der Regulation des Mineralhaushaltes. Sie speichern Kalzium, Phosphor, Magnesium und Natrium und geben diese bei Bedarf an den Organismus ab.

Man unterscheidet nun Krankheiten, die die Herstellung von Knochengewebe betreffen *(Osteoporose)*, von den Krankheiten, bei denen in erster Linie die Mineralisation gestört ist *(Osteomalazie)*. Handelt es sich um ein ungeordnetes Knochenwachstum, bei dem Zellen und Bindegewebe vom Markraum in die Spongiosabälkchen einwachsen, spricht man von *Osteodystrophie*.

▶ Osteoporose

Bei der Osteoporose kommt es zu einer *mengenmäßigen Verminderung des Knochengewebes* bei erhaltener Knochenstruktur. Die Verminderung des Knochengewebes beruht auf einem vermehrten Knochenabbau und/oder auf einem verminderten Knochenanbau.

Ursachen

Es handelt sich um keine eigenständige Erkrankung, sondern um ein Symptom, das bei verschiedenen Grundkrankheiten auftreten kann.

Folgende Gründe für eine Osteoporose müssen in Betracht gezogen werden:
- **Inaktivitätsosteoporose**
  bei Poliomyelitis, Lähmungen, Bewegungsarmut
- **Altersbedingte Osteoporose**
- **Mangelernährungsosteoporose**
  bei Malabsorption, Alkoholismus
- **Osteoporose bei Cushing-Syndrom**
  nach langdauernder Kortisongabe oder bei Nebennierenrindentumor
- **Osteoporose bei Überfunktion der Nebenschilddrüse** (Hyperparathyreoidismus)
- **Östrogenmangel**
  Mit Beginn des Klimakteriums geht die Östrogenproduktion zurück, und eine Osteoporose kann sich entwickeln. Diese Theorie ist allerdings umstritten, da sich die Krankheit meist über Jahrzehnte hinweg entwickelt.

Kann man keine Ursache finden, so spricht man von *idiopathischer Osteoporose*.

Symptome

Das wichtigste Symptom sind *ziehende Schmerzen in Wirbelsäule und Extremitätenknochen*. Vorsicht: Nicht mit Rheumatismus verwechseln! Die Schmerzen treten *anfangs* nur bei *Belastung* auf, *später* stellt sich *Dauerschmerz* ein.

Da die Knochensubstanz vermindert ist, kommt es leicht zu Knochenbrüchen. Bei schweren Erkrankungen treten häufig *Spontanfrakturen* bzw. Spontanverformungen der Wirbelsäule auf. Bei der Altersosteoporose kommt es oft zu Schenkelhalsbrüchen des Oberschenkelknochens.

Therapie

Die Grundkrankheit muß behandelt werden. Die *Schulmedizin* therapiert mit *Hormonen*, vor allem Östrogenen und Kalzitonin. Ausreichende *Kalzium*- und *Vitamin-D-Zufuhr* ist wichtig. Ein vorsichtiges Bewegungstraining ist anzuraten, da sich bei einer erhöhten Beanspruchung Knochensubstanz wieder aufbauen kann.

▶ Osteomalazie

Bei der Osteoporose haben wir gesehen, daß zu wenig Knochensubstanz vorhanden ist. Bei der *Osteomalazie* besteht eine *Störung in der Mineralisierung* des Knochengewebes, das heißt, es wird zuwenig Kalzium und Phosphor in die Knochensubstanz eingelagert. Dadurch kommt es leicht zu Verbiegungen der Knochen, im Gegensatz zur Osteoporose, wo eher die Neigung zu Knochenbrüchen besteht. Allerdings treten Osteoporose und Osteomalazie oft zusammen auf.

Ursachen

Bei der Ursachensuche muß man einen *Vitamin-D-Mangel* und eine *Vitamin-D-Stoffwechselstörung* in Betracht ziehen. Auch eine Überfunktion der Nebenschilddrüse *(Hyperparathyreoidismus)* kann eine Osteomalazie verursachen.

Symptome

Es kommt zu *starken Knochenschmerzen*, vor allem im Bereich des *Beckengürtels*, und zu einer *Empfindlichkeit des Brustkorbes* bei Husten, Niesen und leichter Kompression.

Bei Fortschreiten der Erkrankung kommt es zu einem *Größenverlust* und, bedingt durch die Schmerzen, zu einer Gehstörung *("Watschelgang")*. Es treten *Deformierungen* von Brustkorb und Becken auf. Zu den Skelettveränderungen stellt sich eine *Muskelschwäche* ein.

Therapie

Hohe Gaben von Vitamin D. Vorsicht: Zu Vitamin-D-Überdosierungserscheinungen siehe auch Seite 262!

▶ Tumoren des Knochens

Jedes Karzinom und jedes Sarkom kann im Knochenskelett Metastasen bilden. Dabei kommt es zu Knochenverdichtungen oder zur Zerstörung des Knochens, mit der Gefahr der Spontanfraktur. Von den *metastatischen Knochentumoren* ist zu ca. 80% die Wirbelsäule befallen. Daneben können auch der Oberschenkelknochen, die Rippen, das Brustbein, der Schädel und das Becken betroffen sein.

Symptome

Es kommt zu *ziehenden Schmerzen* im betroffenen Knochen.

> Die Schmerzen bei Knochentumoren werden häufig als „*rheumatische Schmerzen*" fehlgedeutet!

Im weiteren Verlauf der Erkrankung kann es zu Spontanfrakturen kommen, d.h., schon geringfügige Belastungen führen zu Knochenbrüchen.

10.3.5 Hypovitaminosen und Hypervitaminosen

Mit Hypovitaminosen bezeichnet man Vitaminmangelkrankheiten, mit Hypervitaminosen krankhafte Zustände, die sich durch ein Überangebot an Vitaminen entwickelt haben.

In naturbelassenen Nahrungsmitteln kommen Vitamine so ausreichend und häufig vor, daß sich beim Menschen im Laufe der Entwicklung kein besonderer Steuerungsmechanismus für die Bedarfsdeckung herausgebildet hat, der in etwa mit Hunger und Durst vergleichbar wäre. Für die meisten Vitamine gibt es im Organismus Speichermöglichkeiten, oder sie können sogar im Körper selbst synthetisiert werden, um eine Mangelzeit unbeschadet überstehen zu können. So können die meisten Vitamine des B-Komplexes und das Vitamin K durch die Darmflora synthetisiert werden. Vitamin A und D können bei ausreichender Sonnenbestrahlung aus Provitaminen hergestellt werden. Die *fettlöslichen Vitamine A, D, E, K* werden in erster Linie in der *Leber gespeichert.*

Von Rachitis abgesehen, sind *typische Vitaminmangelkrankheiten* selten. Das darf aber nicht darüber hinwegtäuschen, daß Vitaminmangelzustände heute häufig sind und schwere Funktionsstörungen verursachen können. Sie werden allerdings oft wegen ihrer unspezifischen Symptome nicht erkannt. Als *Ursachen für Vitaminmangel* (Hypovitaminose) sind denkbar:
- Falsche oder ungenügende *Ernährung*
- *Malabsorption* (z.B. Mangel an Intrinsic-Faktor)
- Zerstörung der *Darmflora* (z.B. durch Antibiotika)
- *Leberschaden,* dadurch Stoffwechselstörung und Störung der Fähigkeit, Vitamine zu speichern
- Schwangerschaft, Stillzeit und Streß durch *erhöhten Bedarf*

Störungen des Vitamin-A-Haushaltes

▶ **Vitamin-A-Hypovitaminose**

Zunächst treten *Sehstörungen,* wie *Nachtblindheit,* auf. Später kommt es an *Haut* und *Schleimhaut* zur *Atrophie* und zur vermehrten und gestörten *Verhornung,* wodurch sie von Mikroorganismen leichter angegriffen werden können. Bei Kindern kommt es zu Wachstumsverzögerungen und zu Störungen bei der Knochenbildung. Während der Schwangerschaft kann Vitamin-A-Mangel zu Fehlbildungen des Feten führen.

▶ **Vitamin-A-Hypervitaminose**

In der akuten Form kann es zu Schmerzen, Schwindel und Erbrechen kommen. In chronischen Fällen kommt es zu schmerzhaften Periostschwellungen, Haarausfall und erhöhter Reizbarkeit. Während der Schwangerschaft kann es zur Fruchtschädigung kommen.

Störungen des Vitamin-B-Haushaltes

Mangelerscheinungen *eines* Vitamins dieses Komplexes sind selten, da sie meist als Mischformen vorkommen.

▶ **Vitamin-B-Hypovitaminose**

Es kommt zu *Stoffwechselstörungen,* in deren Folge es bei *Säuglingen zu Krämpfen* kommt. Weitere Mangelsymptome sind *Anämie* (vor allem bei Vitamin-B_{12}-Mangel die perniziöse Anämie), *Hautausschläge, Allergien, Nervenentzündungen.*

Leichtere Mangelerscheinungen, vor allem von Vitamin B_{12}, können bei rein pflanzlicher Ernährung auftreten, da Vitamin B_{12} in tierischen Lebensmitteln vorkommt, wie z.B. in Butter.

Bei Mangel an Vitamin B_1 kommt es zu **Beriberi.** Diese Erkrankung ist in Asien weit verbreitet, wo geschälter Reis Hauptnahrungsmittel ist. Dabei kommt es vor allem zu neurologischen Symptomen.

Ein Mangel an Nikotinsäure und Nikotinamid (wurden früher zum Vitamin-B_2-Komplex gerechnet) führt zu **Pellagra.** Dies ist in Ländern mit Mais und Hirse als Hauptnahrungsmitteln der Fall. Dabei kommt es zu Schäden an Haut, Verdauungstrakt und Nervensystem.

10 Stoffwechsel

▶ Vitamin-B-Hypervitaminose

Eine solche Hypervitaminose ist nicht bekannt, da Vitamin B wasserlöslich und damit nicht speicherbar ist.

Störungen des Vitamin-C-Haushaltes

▶ Vitamin-C-Hypovitaminose

Es kommt zu *erhöhter Infektanfälligkeit, Anämie* und *Skorbut*.

Beim **Skorbut** führt die durch den Vitaminmangel gestörte Bindegewebesynthese zu einer Brüchigkeit der Blutgefäße. In deren Folge kommt es zu allgemeinen Blutungen, zu Zahnfleischentzündungen (Gingivitis) und schließlich zum Ausfallen der Zähne. Bei Kleinkindern kann es außerdem zu Störungen des Knochenwachstums kommen.

▶ Vitamin-C-Hypervitaminose

Es kann zu kurz dauernden Durchfällen kommen, selten auch zu Schlafstörungen und Nervosität.

Störungen des Vitamin-D-Haushaltes

▶ Vitamin-D-Hypovitaminose

Dem Sonnenvitamin D hat die **Rachitis** der Kinder zu einer traurigen Berühmtheit verholfen. Hierbei kommt es zu Wirbelsäulen- und Brustkorbverkrümmungen, zu Bein- und Schädelfehlbildungen. An der Knochen-Knorpel-Grenze der Rippen kommt es zu Auftreibungen, zum rachitischen Rosenkranz. Die Erkrankung zeigt sich meist bereits im 2. bis 3. Lebensmonat mit vermehrtem Schwitzen (v.a. am Kopf), Unruhe und Schreckhaftigkeit. Später treten eine schlaffe Bauchdecke (Froschbauch), Verstopfung, Muskelhypotonie und ein „Quadratschädel" (Caput quadratum) – auf letzteres durch eine abnorme Weichheit des Schädelknochens.

Kommt es bei Erwachsenen zum Vitamin-D-Mangel, entwickelt sich eine **Osteomalazie** (s. S. 260).

▶ Vitamin-D-Hypervitaminose

Schon bei geringen Überdosierungserscheinungen kann es zu toxischen Erscheinungen mit erhöhter Reizbarkeit, Appetitlosigkeit, Verstopfung, Erbrechen und Muskelschwäche kommen. Bei *längerer Dauer der Überdosierung* kommt es zu Kalkeinlagerungen in Nieren *(Nierensteine, irreversible Nierenschäden)* und Gefäßen *(Verkalkung der Blutgefäße)*.

▶ Störungen des Vitamin-E-Haushaltes

Da Vitamin E in pflanzlichen und tierischen Fetten vorkommt und darüber hinaus hitzestabil ist, kommen *Mangelerscheinungen nur bei Fettresorptionsstörungen* vor. Vitamin E sichert die Funktionen von Muskulatur, Blutgefäßen und Fortpflanzungsorganen. Beim Menschen ist *kein sicheres Vitamin-E-Mangel-Symptom bekannt*. In neuester Zeit wurde vermutet, daß es aufgrund von Vitamin-E-Hypervitaminosen zu schwersten *Leberparenchymschäden* kommen kann.

▶ Störungen des Vitamin-K-Haushaltes

Vitamin-K-Hypovitaminose

Die Hauptursache eines Vitamin-K-Mangels ist eine Fettresorptionsstörung. Durch den bestehenden Mangel ist die normale *Blutgerinnung* herabgesetzt.

Vitamin-K-Hypervitaminose

ist nicht bekannt.

10.3.6 Störungen im Elektrolyt- und Wasserhaushalt

Störungen des Natriumhaushaltes

Der Natriumhaushalt ist mit dem Wasserhaushalt eng verknüpft, deshalb wirken sich Störungen des Natriumbestandes unmittelbar auf den *Wasserhaushalt* aus.

▶ Hyponatriämie
(verminderter Natriumgehalt des Blutes)

Natriummangelzustände (weniger als 135 mmol/l) sind wegen der natriumreichen Eßgewohnheiten und dem allgemeinen Rückgang körperlicher Schwerarbeit selten geworden. Allerdings muß bei intensiver sportlicher Betätigung an eine ausreichende Natriumversorgung gedacht werden.

Ursache für Natriummangel können Nierenerkrankungen, starkes Erbrechen, Durchfälle, intensiver Einsatz von Diuretika und Hormonstörungen (M. Addison, s. S. 306) sein. Hyponatriämie verursacht Hypotonie, Tachykardie bis hin zum Kollaps, Muskelschwäche, eventuell Krämpfe und Verwirrtheit.

▶ **Hypernatriämie** (erhöhter Natriumgehalt des Blutes)

Durch übermäßige Kochsalzzufuhr, bei bestehenden Ödemen und bei Niereninsuffizienz kann es zur Erhöhung des Natriumspiegels im Blut (mehr als 150 mmol/l) kommen. Es muß aber nicht immer ein tatsächlicher Natriumüberschuß vorliegen, sondern ein Wasserverlust bei normalem Natriumbestand kann auch zur Hypernatriämie führen.

Die Deutsche Gesellschaft für Ernährung empfiehlt eine tägliche Zufuhr von *2 bis 3 g* Natrium (entsprechend 5 bis 7,5 g Kochsalz). Die mittlere tägliche Zufuhr liegt aber in der Bundesrepublik bei 4 bis 6 g Natrium (entsprechend 10 bis 15 g Kochsalz). Es wird heute als gesichert betrachtet, daß ein enger Zusammenhang zwischen der Höhe des Kochsalzverbrauches und Bluthochdruck besteht. In Ländern mit hohem Kochsalzverbrauch, z.B. Nordjapan, tritt eine Hypertonie häufig auf. In Ländern mit niedrigem Kochsalzverbrauch, z.B. bei den Eskimos, ist die Hypertonie weitgehend unbekannt. Allerdings reagieren nicht alle Menschen auf einen erhöhten Kochsalzverbrauch mit Bluthochdruck, so daß darüber hinaus noch weitere Faktoren berücksichtigt werden müssen.

Störungen des Kalziumhaushaltes

▶ **Hypokaliämie** (Hypokalzämie)
(verminderter Kalziumgehalt des Blutes)

Zu einem verminderten Blutkalziumspiegel (weniger als 2,1 mmol/l Serum) kann es durch eine Unterfunktion der Nebenschilddrüse (Parathormonmangel), durch Vitamin-D-Mangel, durch Nieren- und Pankreaserkrankungen und beim M. Cushing (s. S. 306) kommen. Die Hypokalziämie führt zu einer *gesteigerten Muskelerregbarkeit,* bis hin zu Krämpfen und manifester Tetanie mit meist symmetrischen Muskelkrämpfen, bevorzugt im Bereich der Gliedmaßen, eventuell mit „Pfötchenstellung" der Hand.

▶ **Hyperkalziämie** (Hyperkalzämie)
(erhöhter Kalziumgehalt des Blutes)

Zum erhöhten Kalziumspiegel (mehr als 2,6 mmol/l) des Blutes kann es durch eine vermehrte Aufnahme, eine verminderte Ausscheidung durch die Nieren oder durch eine gesteigerte Kalziumfreisetzung aus den Knochen kommen. Ein ständig erhöhter Kalziumspiegel des Blutes kann zur Bildung von *Nierensteinen* und zu *Arteriosklerose* führen.

Bei schwerer Hyperkalziämie kommt es zu Appetitverlust, vermehrtem Durst und vermehrter Harnausscheidung, Übelkeit und Erbrechen. Die Muskelerregbarkeit ist herabgesetzt, so daß es zu Muskelschwäche und Obstipation bis hin zu schlaffen Lähmungen kommen kann.

Störungen des Magnesiumhaushaltes

▶ **Hypomagnesiämie** (verminderter Magnesiumgehalt des Blutes)

Da die Magnesiumzufuhr meist den Bedarf überschreitet, sind ernährungsbedingte Mangelzustände selten. Sie können aber bei Niereninsuffizienzen, schweren Hungerzuständen, chronischem Alkoholismus und im diabetischen Koma gefunden werden.

Magnesiummangelzustände (weniger als 0,8 mmol/l) führen zu Muskelzuckungen, Zittern, Tetanie, mitunter zu Krämpfen und deliranten Zuständen. Die Magnesiummangeltetanie unterscheidet sich äußerlich nicht von der Kalziummangeltetanie.

▶ **Hypermagnesiämie** (erhöhter Magnesiumgehalt des Blutes)

Eine Hypermagnesiämie (mehr als 1,3 mmol/l) kommt bei Nierenversagen, Urämie und erhöhter Magnesiumaufnahme vor. Sie führt zur Blockade der Nervenendorgane und damit zu Lähmungen.

Störungen des Kaliumhaushaltes

▶ **Hypokaliämie** (verminderter Kaliumgehalt des Blutes)

Bei einer Hypokaliämie sinkt der Serumwert unter 3,5 mmol/l. Kaliummangel kommt häufiger vor als Kaliumüberschuß. Als Ursachen kommen in Betracht: eine ungenügende Zufuhr, gastrointestinale Verluste wie Erbrechen, Durchfälle, Abführmittelmißbrauch (häufig!) und renaler Verlust durch Diuretika und bei Niereninsuffizienz (Kaliumverlustniere).

Die Symptome des Kaliummangels sind Muskelschwäche, Reflexminderung, Obstipation, Apathie und kardiale Symptome wie Herzinsuffizienz, Extrasystolen und Tachykardie. In fortgeschrittenen Fällen kommt es zu Lähmungen, paralytischem Darmverschluß, Bewußtlosigkeit und Koma.

▶ **Hyperkaliämie** (erhöhter Kaliumgehalt des Blutes)

Von Hyperkaliämie spricht man bei Serumwerten, die über 5,0 mmol/l liegen. Ursache eines Kaliumanstieges im Blut kann eine vermehrte exogene Zufuhr sein, ein gehäuftes Zugrundegehen von Erythrozyten, Niereninsuffizienz oder eine Nebennierenrindeninsuffizienz (M. Addison). Als Folge der Hyperkaliämie kommt es zu allgemeiner Schwäche, Verwirrtheit, Parästhesien, schlaffen Lähmungen, *Herzrhythmusstörungen, Bradykardie,* eventuell sogar zum *Herzstillstand.*

10.4 Fragen

Beantworten Sie die Fragen möglichst knapp! Die richtigen Antworten finden Sie auf der angegebenen Seite entweder **halbfett** oder *kursiv* gedruckt.

Nahrungsstoffe, Abbau und Resorption

- Was versteht man unter Verdauung? (S. 251)
  Was versteht man unter Stoffwechsel? (S. 251)
  Was versteht man unter Anabolismus? (S. 251)
  Was versteht man unter Katabolismus? (S. 251)
- Kennen Sie die chemische Grundstruktur der Kohlenhydrate? (S. 251)
  Wozu dienen Kohlenhydrate im Körper fast ausschließlich? (S. 251)
- Was für gemeinsame Merkmale haben die Fette (Lipide), die ja keiner einheitlichen chemischen Stoffklasse angehören? (S. 252)
  Welche Fette finden wir im Blutplasma? (S. 252)
- Eiweiße enthalten, ebenso wie die Kohlenhydrate und Fette, Kohlenstoff (C), Sauerstoff (O) und Wasserstoff (H). Welches chemische Element enthalten sie noch, wodurch sie sich von den Kohlenhydraten und Fetten unterscheiden? (S. 252)
  Wozu dienen Eiweiße im Körper? (S. 252, Kasten)
- Nennen Sie einige Mineralien und Spurenelemente und den Ort, wo sie hauptsächlich vorkommen! (S. 252f.)
- Nennen Sie die wasserlöslichen und die wasserunlöslichen Vitamine! (S. 253)
- Nennen Sie die jeweilige Hauptaufgabe der folgenden Vitamine:
  Vitamin A (Retinol)
  Vitamin-B-Komplex
  Vitamin C (Ascorbinsäure)
  Vitamin D (Calciferole)
  Vitamin E (Tokopherole)
  Vitamin K (Phyllochinone) (S. 253f.)
- Wie heißt das Enzym im Speichel, das bereits im Mund die Kohlenhydratverdauung einleitet? (S. 255)
  Wie heißen die Enzyme des Pankreas und des Dünndarms, die die Kohlenhydratverdauung ab dem Duodenum weiterführen? (S. 255)
- Wo beginnt die Fettverdauung? (S. 256)
  Welche beiden wichtigen Enzyme helfen im Duodenum mit, die Fette abzubauen? (S. 256)
- Schildern Sie den Eiweißabbau in der Mundhöhle! (S. 256)
  Welche Aufgabe kommt der Salzsäure des Magens bei der Eiweißverdauung zu? (S. 256)
  Wie heißen die beiden wichtigsten Enzyme des Pankreas, die im Dünndarm die Polypeptide zu Peptiden aufspalten? (S. 256)
- Wie können Nahrungsstoffe in die Zelle resorbiert werden? Nennen Sie je eine Möglichkeit, die ohne Energieverbrauch, und eine, die unter Energieverbrauch vor sich geht! (S. 256)

Ausgewählte Stoffwechselerkrankungen

- Wie kommt man über die Broca-Formel zu einer Bestimmung des Normal- und Idealgewichtes? (S. 257, Kasten)

Kennen Sie Ursachen der Magersucht? (S. 257)
- Wann spricht man von Fettsucht? (S. 257)
Was sind bevorzugte Fettdepots? (S. 257)
Was sind häufige Symptome bei bestehendem Übergewicht? (S. 257)
- Was versteht man unter Hyperlipidämie? (S. 258)
Welche Fettarten werden im Serum unterschieden? (S. 258)
Wodurch kann man bei einem Patienten eventuell schon rein äußerlich einen Hinweis auf eine bestehende Fettstoffwechselstörung erhalten? (S. 258)
Was betrachtet man als die Hauptgefahr bei erhöhten Blutfetten? (S. 258)
Wie würden Sie einen erhöhten Blutfettspiegel therapieren? (S. 258)
- Was ist Gicht? (S. 258)
Was wissen Sie über die Ursache der Gicht? (S. 258)
Wie sieht ein akuter Gichtanfall aus? (S. 259)
Wodurch ist das chronische Stadium der Gicht gekennzeichnet? (S. 259)
Wie würden Sie einen Patienten mit chronischer Gicht behandeln? (S. 259)
- Welche beiden Hormone und welches Vitamin spielen bei dem Knochenstoffwechsel eine wichtige Rolle? (S. 259)
Wie heißen die Knochenzellen, die den eigentlichen Knochenstoffwechsel regulieren, wie die, die neues Knochengewebe aufbauen, und die, die für den Knochenabbau verantwortlich sind? (S. 259)
Wie heißen die Fachausdrücke folgender Störungen des Knochenstoffwechsels:
  – Störungen, die die Herstellung von Knochengewebe betreffen?
  – Störungen, bei denen vor allem die Mineralisation der Knochen gestört ist?
  – Störungen, bei denen es zu einem ungeordneten Knochenwachstum kommt? (S. 259)
- Zu welcher Störung des Knochengewebes kommt es bei Osteoporose? (S. 259)

Welche Ursachen können Sie sich für eine Osteoporose denken? (S. 260)
Welche Symptome, die auf eine Osteoporose hinweisen, kennen Sie? (S. 260)
Wie therapiert die Schulmedizin bei Osteoporose? (S. 260)
- Zu welcher Störung im Knochengewebe kommt es bei Osteomalazie? (S. 260)
Kennen Sie Ursachen für eine Osteomalazie? (S. 260)
Welche Symptome können auftreten? (S. 260)
Wie würden Sie therapieren? (S. 260)
- Wenn ein Patient „ziehende Schmerzen" in der Wirbelsäule schildert, was für eine schwere Erkrankung müssen Sie neben Osteoporose, Osteomalazie und Rheumatismus noch in Betracht ziehen? (S. 261)
- Welche Gründe können Sie sich für einen Vitaminmangel denken? (S. 261)
- Welches sind die ersten Anzeichen für eine Vitamin-A-Hypovitaminose? (S. 261)
Kennen Sie Symptome einer Vitamin-B-Hypovitaminose? (S. 261)
Mit welchen Symptomen muß man bei einer Vitamin-C-Hypovitaminose rechnen? (S. 262)
Welche wichtige Krankheit ruft ein Vitamin-D-Mangel bei Kindern hervor, welche bei Erwachsenen? (S. 262)
Mit welchen Vitamin-D-Hypervitaminose-Erscheinungen muß man bei längerer Überdosierung rechnen? (S. 262)
Wann muß man mit Vitamin-E-Mangelerscheinungen rechnen? (S. 262)
- Wie äußern sich Störungen im Natriumhaushalt? (S. 262)
Wieviel Gramm Natrium sollte man täglich zu sich nehmen? (S. 263)
- Was ist das Hauptsymptom der Hypokalziämie? (S. 263)
Welche Folgeerscheinungen einer Hyperkaliämie sind besonders gefährlich? (S. 263)

11 Die Leber (Hepar)

11.1 Anatomie

Die Leber ist mit ihrem Gewicht von ca. 1,5 kg die größte Drüse im Körper. Sie zeichnet sich durch ein hohes Regenerationsvermögen aus. Sie kann als die „Stoffwechsel-Fabrik" des Körpers betrachtet werden, da sie neben der Produktion von Gallensaft wichtige Stoffwechselaufgaben für den Eiweiß-, Kohlenhydrat- und Fettstoffwechsel hat.

Lage der Leber

Die Leber liegt im *rechten Oberbauch,* sie reicht aber mit ihrem *linken Lappen* bis vor den *Magen.* Ihre *untere Fläche* ist den *Baucheingeweiden* zugewandt. Nach *oben* schmiegt sie sich dem *Zwerchfell* an, mit dem sie teilweise verwachsen ist.

Nachbarorgane der Leber
Zwerchfell, Magen, Zwölffingerdarm, Gallenblase, rechte Niere, rechte Nebenniere, rechte Dickdarmbiegung, querliegender Dickdarm, Speiseröhre, untere Hohlvene

Aufbau der Leber

Das sichelförmige Leberband (Ligamentum falciforme hepatis) teilt die Leber in einen größeren rechten und einen kleineren linken Lappen (Lobus). An der *Rückseite* unterscheiden wir noch den *quadratischen Leberlappen* (Lobus quadratus) und den *geschwänzten Leberlappen* (Lobus caudatus) (Abb. 11-1).

Die Leberpforte *(Porta hepatis)*

An der Hinterfläche der Leber befinden sich etwa in der Mitte eine Austrittsstelle für den *gemeinsamen Lebergallengang* (Ductus hepaticus communis) sowie eine Eintrittsstelle für die *Pfortader* (Vena portae) und die *Leberarterie* (Arteria hepatica propria).

Blutversorgung der Leber

Leberarterie (Arteria hepatica propria)

Die Leberarterie bringt von der Aorta sauerstoffreiches Blut in die Leber.

Pfortader (Vena portae)

Die Pfortader bringt von den unpaaren Baucheingeweiden (Darm, Magen, Milz, Bauchspeicheldrüse) venöses Blut in die Leber. Es enthält die im Verdauungstrakt aufgenommenen Nährstoffe.

Das Blut der Leberarterie und der Pfortader mischt sich in den Lebersinusoiden (s.u.). Danach sammelt es sich wieder in den Lebervenen, die in die untere Hohlvene münden.

Portokavale Anastomosen

Unter einer portokavalen Anastomose versteht man eine Verbindung zwischen der Pfortader und der unteren oder oberen Hohlvene. Sie dient der Drosselung oder Freigabe des Blutstromes, der die Leber durchfließen soll. Es spielen vor allem portokavale Anastomosen im Bereich des Enddarms, der Speiseröhre und der Bauchdecke eine Rolle.

Bestehen aufgrund eines zirrhotischen Umbaus in der Leber Einflußstörungen (s. S. 275, Leberzirrhose), so kommt es in den portokavalen Anastomosen zu Rückstauungen. Durch diese Rückstauungen können sich Hämorrhoiden, Speiseröhrenkrampfadern oder Erweiterungen der Hautvenen der Bauchdecke (Medusenhaupt) ausbilden.

Der Pfortaderkreislauf

Unter Pfortaderkreislauf versteht man die *Ausbildung* eines *zweiten Kapillarsystems:* Nachdem das venöse Blut von den unpaaren Baucheingeweiden zur Leber gebracht wird, durchläuft es in den Lebersinusoiden ein zweites Kapillarsystem, bevor es der unteren Hohlvene zugeführt wird.

11 Die Leber (Hepar)

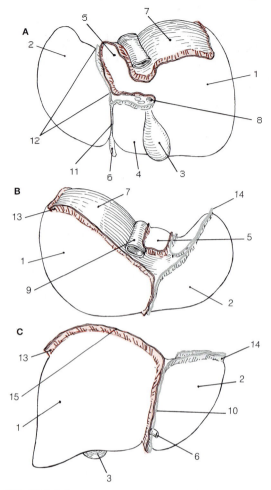

Abb. 11-1 Leber
A. Blick von **hinten** auf die Leber, unterer Leberrand angehoben, B. Blick von **oben** auf die Leber, C. Leber von **vorne**, 1. Rechter Leberlappen (Lobus hepatis dexter), 2. Linker Leberlappen (Lobus hepatis sinister), 3. Gallenblase (Vesica fellea), 4. Quadratischer Leberlappen (Lobus quadratus), 5. Geschwänzter Leberlappen (Lobus caudatus), 6. Rundes Leberband (Ligamentum teres hepatis), 7. Berührungsfläche der Leber mit dem Zwerchfell (Area nuda), 8. Leberpforte (Porta hepatis), 9. Untere Hohlvene (V. cava inferior), 10. Sichelförmiges Leberband (Ligamentum falciforme hepatis), 11. Spalte für das runde Leberband (Fissura ligamenti teretis), 12. Leber-Magen- und Leber-Zwölffingerdarm-Band (Lig. hepatogastricum et hepatoduodenale), 13. Rechtes Dreiecksband (Lig. triangulare dextrum), 14. Linkes Dreiecksband (Lig. triangulare sinistrum), 15. Kranzförmige Umschlagfalte des Leberbauchfells (Lig. coronarium hepatis)

11.2 Physiologie der Leber

Das Lebergewebe besteht aus einer großen Anzahl von *Leberläppchen* (Lobuli hepatis) (Abb. 11-2). Sie erscheinen im Querschnitt sechseckig und haben einen Durchmesser von 1 bis 2 mm. Das Läppchenzentrum wird von einem kleinen Ast der Vena hepatica, der Zentralvene (V. centralis), durchzogen. Beim Leberläppchen handelt es sich um ein räumlich ausgerichtetes Netzwerk von Leberzellbalken. Zwischen den Leberzellbalken liegen die *Lebersinusoide,* in denen sich das Blut der Pfortader und der Leberarterie mischt. Lebersinusoide sind erweiterte Leberkapillaren, deren Wände aus einschichtigem Plattenepithel (Endothel) bestehen. Es handelt sich um ein diskontinuierliches Endothel. Das heißt, daß zwischen den Endothelzellen Lücken klaffen und daß außerdem die Basalmembran fehlt.

Zwischen den einzelnen Leberläppchen liegen die Gallengänge, die Leberarterien und die Äste der Pfortader. Sie werden als Portalkanal (Pfortaderkanal, Trias hepatica) bezeichnet.

Zellarten der Leber

Wir unterscheiden in der Leber die Leberzellen und die Kupffer-Sternzellen.

Leberzellen

Die Leberzellen bauen die Leberzellbalken der Leberläppchen auf, die zum einen die Gallenflüssigkeit ausscheiden und zum anderen noch eine Vielzahl anderer Aufgaben haben (s.u.).

Kupffer-Sternzellen

Zwischen den Leberzellbalken liegen die Sinusoide, in denen Blut der Leberarterie und der Pfortader fließt. An der Wand dieser Sinusoide sitzen als Uferzellen die Kupffer-Sternzellen. Sie sind wichtige *Freßzellen*, die unter anderem überalterte rote Blutkörperchen abbauen. Die Kupffer-Sternzellen gehören zum Monozyten-Makrophagen-System.

Zellarten der Leber
- Leberzellen
- Kupffer-Sternzellen

11.2 Physiologie der Leber

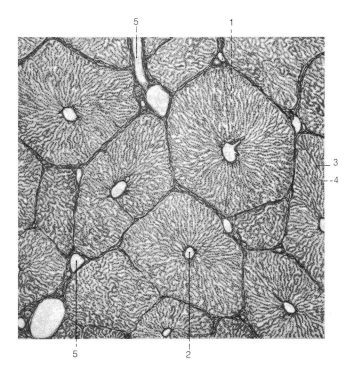

Abb. 11-2 Feinbau der Leber mit Leberläppchen
1. Leberläppchen (Lobulus hepatis), 2. Zentralvene (V. centralis), 3. Leberzellbalken, 4. Lebersinusoid, 5. Zufluß von der Pfortader mittels Zwischenläppchenvene (V. interlobularis)

Weg des Blutes in die Leber

Das Blut der Leberarterie und der Pfortader fließt in die Lebersinusoide, wo es sich vermischt und durch die Kupffer-Sternzellen gereinigt wird. Das Blut fließt dann über die Zentralvene (V. centralis) in der Mitte des Leberläppchens ab, wird in Sammelvenen gesammelt und über die Lebervenen der unteren Hohlvene zugeleitet.

Zu beachten ist, daß sich die Sammelvenen der Leberlappen zu meist drei Lebervenen vereinigen, und zwar zu der rechten, linken und mittleren Lebervene. Diese drei Venen münden dann mit drei Einmündungsstellen, die auf gleicher Höhe liegen, direkt in die untere Hohlvene ein, kurz bevor diese durch das Zwerchfell tritt. Das ist der Grund, weshalb keine Lebervene durch die Leberpforte tritt!

Aufgaben der Leber

Stoffwechselfunktionen

Die Leber spielt beim Ab- und Umbau von Eiweißen, Kohlenhydraten und Fetten eine wichtige Rolle.

Eiweiße

Die *Leber produziert* über 95 % aller *Bluteiweiße* (z.B. Albumin, Globulin, Prothrombin, Fibrinogen, Transferrin, Plasminogen). Damit stellt sie auch *die* Stoffe her, die bei der Blutgerinnung eine wichtige Rolle spielen (Prothrombin und Fibrinogen). Das zur Prothrombinherstellung benötigte Vitamin K speichert sie in ihrem Gewebe.

Einen Teil der Aminosäuren, deren Zufuhr größer ist als der Bedarf, wandelt sie im sogenannten Transaminierungsprozeß in andere Aminosäuren um, und zwar in solche, die im Augenblick mehr benötigt werden. Dazu benützt sie bestimmte Leberenzyme, sogenannte Transaminasen.

Kohlenhydrate

Die im Darm aufgenommene *Glukose* kommt über die Pfortader in die Leber, wo sie in *Glykogen umgewandelt* und *gespeichert* wird. Bei Bedarf baut die Leber das gespeicherte Glykogen wieder zu Glukose ab und entläßt sie ins Blut. Dieser Vorgang wird durch eine Vielzahl von Hormonen gesteuert. So fördern Adrenalin, Glukagon und Kortison den Glykogenabbau, dagegen unterstützt Insulin die Bildung von Glykogen.

Entsteht ein Mangel an Glukose, so ist die Leber in der Lage, auch aus Eiweißen und Fetten Glukose herzustellen (Glukoneogenese).

Fette

Ein großer Teil der *Fette* wird in der Leber *umgebaut*, und das dabei gebildete *Cholesterin* wird zum größten Teil für die *Gallensaftproduktion* genutzt.

Produktion von Gallensaft

Durch die *Herstellung von Gallensaft* und deren Abgabe in den Zwölffingerdarm dient die Leber auch dem *Fettabbau*. Im Duodenum werden die Fette durch die Galle in feinste Fetttröpfchen, die Mizellen, aufgeteilt. Erst dadurch werden die Fette und auch die fettlöslichen Vitamine A, D, E, K der Verdauung und Resorption zugänglich.

Entgiftungsfunktion

Die Leber entgiftet *körpereigene* und *körperfremde* Stoffe und macht sie für die Niere ausscheidungsfähig.
- **Entgiftung körpereigener Giftstoffe**
  Beim *Eiweißabbau* entsteht das *giftige Ammoniak*. Die Leber wandelt es in *Harnstoff* um, damit es von den Nieren ausgeschieden werden kann.
  Darüber hinaus baut die Leber bestimmte Hormone ab, vor allem Östrogene.
- **Entgiftung körperfremder Giftstoffe**
  Die Leber bereitet auch *Medikamente, Farbstoffe* und andere für den Körper schädliche Stoffe so auf, daß sie ausscheidungsfähig werden.

Blutzuckergehalt

Durch den *Auf- und Abbau von Glykogen* wirkt die Leber mit, den Blutzuckergehalt aufrechtzuerhalten.

Eisengehalt des Blutes

Der Körper enthält ca. 5 g Eisen. In den Kupffer-Sternzellen werden *überalterte Erythrozyten abgebaut*. Dabei fällt *Eisen* an, das in der Leber *gespeichert* werden kann. Bei Bedarf wird es wieder ins Blut abgegeben und im Knochenmark zur Bildung neuer Erythrozyten benutzt.

Blutspeicherung

Durch *Verengung und Erweiterung der Lebergefäße* kann die Leber die Menge des durchströmenden Blutes beeinflussen und so den Blutkreislauf den wechselnden Anforderungen des Körpers anpassen.

Körpertemperatur

Durch ihren *regen Stoffwechsel* erzeugt die Leber so viel Wärme, daß ihre Temperatur ca. 1,5 °C höher liegt als die der anderen inneren Organe. Damit leistet sie einen wichtigen Beitrag zur Aufrechterhaltung der Körpertemperatur von 37 °C.

Ort der Blutbildung während der Fetalzeit

Diese Funktion der Blutbildung erlischt allerdings nach dem 5. Fetalmonat.

11.3 Untersuchungsmethoden

Die Untersuchungen der Leber sind auf die Feststellung von Veränderungen des Umfangs, der Form, der Oberflächenbeschaffenheit, der Funktion und möglicher Gewebeveränderungen der Leber gerichtet.

Körperliche Untersuchungsmethoden
Inspektion

Hinweise auf eine Leberstörung sind eine *gelbliche Verfärbung* der *Skleren* oder der *Haut*, Lackzunge, Lacklippen u.a. (s. S. 276, Hautzeichen bei Leberzirrhose).

Beim Mann ist auf die sogenannte „Bauchglatze" (weibliche Schambehaarungsanordnung) zu achten, vor allem, wenn sie gleichzeitig mit einer Gynäkomastie (weibliche Brustbildung beim Mann) auftritt. Diese Erscheinungen können ein Hinweis sein, daß die Leber des betreffenden Mannes nicht mehr ausreichend in der Lage ist, die anfallenden Östrogene abzubauen.

Palpation

Dabei können Vergrößerungen, Verkleinerungen, Verhärtungen und eine höckerige Oberfläche festgestellt werden und somit einen ersten Hinweis auf einen bestehenden Leberschaden geben.

Normalerweise schneidet der untere Leberrand den Rippenbogen in der Medioklavikularlinie. Eine Leber, die normal liegt und nicht vergrößert ist, kann nur mit einer speziellen Technik palpiert werden, da das gesunde Lebergewebe weicher als die Haut ist.

Liegt ein Zwerchfelltiefstand vor (z.B. bei Lungenemphysem), so kann der untere Leberrand erheblich tiefertreten.

Perkussion

Es ist zweckmäßig, die *obere* Lebergrenze durch *starke* Perkussion zu ermitteln, da dabei das Lungengewebe „durchschlagen" wird. Die *untere* Lebergrenze wird dagegen durch eine *leise* Perkussion festgestellt, damit nicht der darunterliegende (gasgefüllte!) Dickdarm „durchschlägt".

Beim Mann beträgt die Höhe der Projektionsfigur der Leber auf die vordere Brust- bzw. Bauchwand in der Medioklavikularlinie durchschnittlich 11 bis 13 cm. Sie kann allerdings bei verschiedenen Konstitutionstypen stark voneinander abweichen.

Perkussion der Leber
- Oberen Leberrand durch *starke* Perkussion ermitteln
- Unteren Leberrand durch *leise* Perkussion feststellen.

Kratz-Auskultation der Leber

Die Kratz-Auskultation dient der Ermittlung des unteren Leberrandes. Dazu wird das Stethoskop im epigastrischen Winkel aufgesetzt. Der Untersucher streicht nun mit seinem Mittelfinger mehrfach Linien, beginnend ca. 3 cm oberhalb des rechten Rippenbogens, nach kaudal. Diese „Kratz-Auskultation" führt er in Abständen von ca. 1 cm aus, bis er die Lebergrenze durch das veränderte Auskultationsgeräusch genau ausmachen kann.

Ergänzende Untersuchungsmethoden

Lebersonographie (Ultraschalldiagnostik)

Die Lebersonographie ergibt Hinweise auf Fettleber, Zysten, Leberzirrhose, Pfortaderhochdruck, Aszites und Lebertumoren. Mit ihr kann man sich einen ersten Eindruck vom Zustand der Leber verschaffen.

Leberwerte

Bei manchen Lebererkrankungen treten vermehrt Enzyme in das Blut über.

- **SGPT**
  (Serum-Glutamat-Pyruvat-Transaminase, neuere Bezeichnung: Alaninaminotransferase, ALT). Dieses Enzym kommt in der Leber, der Niere, dem Herzen und der Skelettmuskulatur vor.
- **SGOT**
  (Serum-Glutamat-Oxalacetat-Transaminase, neuere Bezeichnung: Aspartataminotransferase, AST). Dieses Enzym kommt in der Leber und im Herzen vor, aber auch in der Bauchspeicheldrüse und in der Muskulatur.
- **Gamma-GT**
  Es kommt in der Niere, der Leber und der Bauchspeicheldrüse vor.
- **AP**
  (alkalische Phosphatase). Sie kommt in den Knochen, der Leber, dem Dünndarm und im Gallengangepithel vor.

Sind SGPT und SGOT erhöht, so spricht dies für eine *akute* Hepatitis oder für eine *Leberzirrhose* im akuten Schub. Ist *nur* SGPT erhöht, so liegt nur ein leichterer Leberschaden vor, oder es wurde Salizylat eingenommen, da es bei Konzentrationen von über 25 mg/100 ml im Blut zu einem entsprechenden SGPT-Anstieg kommt. Ist *nur* SGOT erhöht, so besteht die Lebererkrankung schon länger; das ist vor allem bei einer chronischen Hepatitis der Fall. SGOT kann aber auch bei *Herzerkrankungen,* vor allem nach Herzinfarkt erhöht sein, aber auch bei akuter Karditis. Ein Anstieg von Gamma-GT tritt typischerweise beim alkoholbedingten Leberschaden, aber auch bei akuter und chronischer Hepatitis und beim Verschlußikterus auf; aber auch bei degenerativen Nierenerkrankungen, bei Bauchspeicheldrüsenerkrankungen wie akuter und chronischer (selten) Pankreatitis und bei Pankreaskrebs. Auch nach Herzinfarkt kann es zu einem Anstieg von Gamma-GT kommen.

Ein Anstieg der alkalischen Phosphatase kann auf eine Knochenerkrankung mit einer gesteigerten Tätigkeit der Osteoblasten hinweisen, und zwar kann sie bei Knochenbruch, Nebenschilddrüsenüberfunktion, Osteomalazie und Knochenmetastasen erhöht sein. Ein Anstieg kann seine Ursache aber auch in einer Leber- oder Gallenwegserkrankung haben, beispielsweise in einer Hepatitis oder einem Verschlußikterus.

11 Die Leber (Hepar)

Bestimmung der Serumeiweiße

Bei länger dauernder Leberschädigung steigen die Gammaglobuline an und das Serumalbumin nimmt ab.

Quick-Test (Thromboplastinzeit, TPZ, Prothrombinzeit)

Der Quick-Test dient zur Feststellung der Blutgerinnungszeit. Bei Leberzellschädigung und bei Vitamin-K-Mangel findet man eine Verlängerung der Thromboplastinzeit (s. S. 187).

Bestimmung des Eisenspiegels

Der Eisenspiegel ist bei Hepatitis erhöht.

Galaktosetest

Der Galaktosetest dient der Überprüfung des Kohlenhydratstoffwechsels der Leber. Es werden 40 g Galaktose verabreicht und in bestimmten Zeitabständen der Galaktosespiegel im Blut bestimmt. Dabei darf bei einem intakten Kohlenhydratstoffwechsel der Leber ein bestimmter Grenzwert im Blut nicht überschritten werden.

Leberblindpunktion

Es wird ein Stückchen Lebergewebe entnommen, um es histologisch zu untersuchen.

Laparoskopie

Ein optisches Instrument wird durch einen kleinen Schnitt in der Bauchwand in die Bauchhöhle eingeführt. Damit kann Oberfläche, Farbe und Form der Leber und anderer Organe untersucht werden.

Alternative Untersuchungsmethoden

Inspektion

Außer auf die vorstehend genannten Punkte muß noch auf folgende Leberbelastungszeichen geachtet werden:
– Gelblicher Mundhof
– Gelblich belegte Zunge
– Gelbliche bis bräunliche Einlagerungen auf dem weichen Gaumen
– „Leberfinger" (deutlich verbogener Zeigefinger).

Diagnostik nach F. X. Mayr

Durch Vergleich der beiden Thoraxhälften läßt sich feststellen, ob sich ein „Leberbuckel" gebildet hat.

Akupunktur

Testung des Alarmpunktes Le 14 auf der Mamillarlinie im 6. ICR.

11.4 Ausgewählte Erkrankungen der Leber

Bei Erkrankungen der Leber muß man berücksichtigen, daß die Leber oft in einen anderen Krankheitsprozeß mit einbezogen wird, z.B. bei Infektionskrankheiten, Herzerkrankungen, Stoffwechselstörungen, Schwangerschaftsstörungen und Vergiftungen. Die Leberstörung kann dabei so sehr in den Vordergrund treten, daß man leicht übersehen kann, daß sie nur Folge einer anderen zugrundeliegenden Erkrankung ist.

Leberleiden äußern sich oft durch Veränderungen in Größe und Form des Organs. Nur selten verursachen sie Schmerzen. In diesem Fall kommt es zu einem erhöhten Druck auf die bindegewebige Kapsel, die das Lebergewebe umgibt („Kapseldruck"). Oft wird eine Leberkrankheit nicht an der Leberveränderung selbst bemerkt, sondern durch eine *Gelbfärbung* der *Skleren* und der *Haut*. Sie entsteht durch eine Anhäufung von Bilirubin im Blut. Aber nicht jede Leberkrankheit muß zur Gelbsucht führen!

Andere wichtige Symptome, die deutlich auf eine Leberstörung hinweisen, sind *Braunfärbung* des *Urins* und eine *Entfärbung* des *Stuhls*. Ansonsten sind die Symptome, die bei Lebererkrankungen auftreten, meist uncharakteristisch und vieldeutig: Leistungsminderung, Appetitlosigkeit, Fettunverträglichkeit, Übelkeit, Völlegefühl, Juckreiz, Gelenkbeschwerden, Oberbauchschmerzen.

▶ *Virushepatitis*

Bei der Virushepatitis handelt es sich um die häufigste und wichtigste akute Infektionskrankheit der Leber, bei der zahlreiche Allgemeinsymptome auftreten können. Man unterscheidet bei der Erkrankung verschiedene Erreger, die ein-

11.4 Ausgewählte Erkrankungen der Leber

ander ähnliche Krankheitsbilder hervorrufen können.

Erreger
Nach den Erregern werden folgende Hepatitisarten unterschieden:
- **Hepatitis-A-Virus:**
  Hepatitis epidemica, Hepatitis infectiosa, Hepatitis Typ A.
- **Hepatitis-B-Virus:**
  Serumhepatitis, Transfusionshepatitis, Hepatitis Typ B.
- **Hepatitis-C-Virus:**
  Hepatitis Typ C.
- **Hepatitis-D-Virus:**
  Hepatitis Typ D.
- **Hepatitis-E-Virus:**
  Hepatitis Typ E.

Früher faßte man unter dem Begriff Hepatitis-Non-A-Non-B-Virus alle Erreger zusammen, die eine Hepatitis auslösen können, aber noch nicht identifiziert waren.

Inkubationszeit

Hepatitis Typ A	15–50 (10– 50) Tage
Hepatitis Typ B	40–80 (40–180) Tage
Hepatitis Typ C	30–90 (15–160) Tage
Hepatitis Typ D	10–18 (10– 80) Tage
Hepatitis Typ E	30–50 (20– 70) Tage

Übertragung
Hepatitis A
Die Übertragung erfolgt meist durch *Schmierinfektion,* aber es ist in sehr seltenen Fällen auch eine Ansteckung durch Blut oder Serum möglich. Die Übertragung kann auch diaplazentar und perinatal erfolgen. Eine Infektion kann über *ungekochte Meeresfrüchte*, insbesondere *Austern*, erfolgen, da diese das Hepatitis-A-Virus beherbergen können.

Hepatitis B
Die Ansteckung erfolgt durch *Blutaustausch,* vor allem über *unsterile Spritzen,* aber auch diaplazentar und perinatal. Das Virus befindet sich nicht nur im Blut, sondern in fast allen Körperflüssigkeiten (Speichel, Samen). Deshalb kann es auch beim *Geschlechtsverkehr* zur Übertragung kommen. Der Erreger kann dabei über kleinste Hautverletzungen in den Körper eindringen.

Hepatitis C
Die Ansteckung erfolgt wie bei Hepatitis B *parenteral* durch *Blut* oder durch *Geschlechtsverkehr.*

> Wichtigste Übertragungswege
> - Hepatitis A
>   - Schmierinfektion
>   - ungekochte Meeresfrüchte (Austern!)
> - Hepatitis B und C
>   - Blut
>   - Geschlechtsverkehr
>   (Sperma, Vaginalsekret, Blut)

Hepatitis D
Die Übertragung erfolgt wie bei Hepatitis B. Das Hepatitis-D-Virus ist ein unvollständiges RNS-Virus, das für seine Verdoppelung und Übertragung die Hilfe des Hepatitis-B-Virus benötigt. Deshalb kommt diese Hepatitisform nur als Sekundärinfektion bei chronischen Hepatitis-B-Virus-Trägern vor. In unserem Raum ist dieser Hepatitis-Typ sehr selten. Er kommt vor allem bei Blutern und Drogenabhängigen vor.

Hepatitis E
Die Übertragung erfolgt durch Schmierinfektion. Dieser Erkrankungstyp ist besonders häufig in Indien und Mexiko.

Nachweis
Im Blut. Hepatitis-A-Viren können auch im Stuhl nachgewiesen werden.

Vorkommen
Weltweit.

Krankheitsverlauf
Das klassische Krankheitsbild ist die akute Hepatitis mit Gelbsucht (Ikterus). In fast 50% der Fälle verläuft die Hepatitis jedoch ohne Ikterus.
- **Präikterisches Prodromalstadium**
  (Vorläuferstadium)
  Es bestehen *uncharakteristische Beschwerden,* wie unklare Bauchschmerzen, Appetitlosigkeit, Übelkeit, Erbrechen, Widerwillen gegen gebratene und fette Speisen, Alkohol und Nikotin. Daneben kann es zu grippeähnlichen Symptomen kommen mit Fieber von 37,5 bis etwa 38,5 °C, zu Gelenkschmerzen, Juckreiz und gelegentlich zu Exanthemen oder Enanthemen. Dann erfolgt der Übergang in das *ik-*

terische Stadium mit *Dunkelfärbung* des *Urins* (bierbraun) und *Entfärbung* des *Stuhls* (lehmfarben).

- **Ikterisches Stadium**
Dieses Stadium wird an der *Gelbfärbung der Skleren* bemerkt. Dabei bessern sich oft die subjektiven Beschwerden. Die Leber ist meist, die Milz gelegentlich, vergrößert und druckempfindlich. Meist kann man an der Intensität der ablaufenden *Gelbsucht* die Schwere der Erkrankung sehen, aber wie gesagt, es kommen durchaus auch anikterische Verläufe vor! Während dieses Stadiums besteht häufig eine Oligurie. Der *Übergang* in das *postikterische Stadium* wird oft durch eine *Polyurie* angezeigt.
- **Postikterisches Stadium** (Reparationsphase)
Die Gelbsucht klingt ab, die *pathologischen Laborwerte* sind *rückläufig*. Leber und Milz sind noch tastbar.
Aber auch nach Abklingen der Gelbsucht ist der Prozeß in der Leber noch nicht beendet. Der Patient muß noch eine Zeitlang weiter überwacht werden. Dabei wird er schulmedizinisch als geheilt betrachtet, wenn die im Blut gemessenen Bilirubin- und Transaminasenwerte wieder normal sind.

Verlaufsformen und mögliche Komplikationen

- **Virushepatitis A**
Sie tritt meist bei Kindern und Jugendlichen auf und verläuft mild und ohne Komplikationen, oft sogar unbemerkt. Sie wird nur in ganz seltenen Fällen chronisch.
- **Virushepatitis B**
Sie heilt in fast 90% der Fälle nach einigen Wochen aus, manchmal kann sie jedoch Monate andauern. In etwa 10% der Fälle geht sie in eine chronische Hepatitis über (s.u.). Selten verläuft die Krankheit besonders schwer, und es kommt zu Leberkoma und Tod.
- **Virushepatitis C**
Sie verläuft ähnlich, wenn auch eher milder als die Hepatitis B, jedoch ist ihr Verlauf wellenförmiger. Es kommen häufiger chronische Verlaufsformen vor.
- **Virushepatitis D**
Es laufen oft besonders schwere Krankheitsbilder ab.
- **Virushepatitis E**
Diese Erkrankung verläuft oft mild und wird nicht chronisch.

Immunität

Nach überstandener Krankheit besteht jahrelange, wahrscheinlich lebenslange Immunität, allerdings kommt es nicht zur Kreuzimmunität, d.h., wenn ein Patient beispielsweise eine Hepatitis A durchgemacht hat, kann er durchaus noch an einer Hepatitis B erkranken.

Impfung

- **Hepatitis A**
Es ist eine aktive und eine passive Immunisierung möglich.
- **Hepatitis B**
Es ist eine aktive und eine passive Immunisierung möglich. Um bei der aktiven Immunisierung einen ausreichenden Impfschutz zu haben, ist mehrmaliges Impfen notwendig. Diese Impfung wird Personen empfohlen, bei denen eine erhöhte Infektionsgefahr besteht (Ärzte, Krankenschwestern, Heilpraktiker u.a.).
- **Hepatitis C**
Es sind eine aktive und eine passive Immunisierung möglich.

Meldepflicht

Bei Erkrankung und Tod.

▶ Chronische Hepatitis

Die Zeichen einer Hepatitis müssen mindestens sechs Monate lang ohne wesentliche Besserung bestehen, um als chronische Hepatitis bezeichnet zu werden. Es handelt sich um ein uneinheitliches Krankheitsbild.

Ursachen

Die *akute Hepatitis* entwickelt sich in ca. 10% der Fälle zu einer chronischen Verlaufsform. Meist handelt es sich um eine Hepatitis B oder C, äußerst selten um eine Hepatitis A. Darüber hinaus werden auch *medikamentös-toxische Formen* berichtet, hierzu zählt auch die Leberschädigung durch zuviel Alkoholzufuhr.

Beim lebergesunden Menschen mit einem intakten Immunsystem werden virusbefallene Leberzellen abgebaut. Man vermutet nun bei Patienten, die an einer chronischen Hepatitis leiden, einen Immundefekt, weil deren Immunsystem nicht in der Lage ist, die virusbefallenen Leberzellen zu eliminieren. In neuerer Zeit vermutet man auch ein Autoimmungeschehen. In diesem

Fall bildet das körpereigene Abwehrsystem Antikörper gegen die Leberzellen.

Einteilung der chronischen Hepatitisformen

Chronisch-persistierende Form. Bei dieser Verlaufsform bestehen oft jahrelang Hepatitissymptome. In vielen Fällen kommt es zu keiner Verschlimmerung, und es besteht eine gute Ausheilungstendenz. Aber es ist auch möglich, daß sie in die progrediente Form übergeht.

Chronisch-progrediente (aggressive) Form. Es kommt zu fortschreitender, oft schubweiser Verschlimmerung und Zirrhosebildung (s. u.). Damit kann die progrediente Form in eine Leberzirrhose übergehen.

Symptome

Die *Leber* ist *meist vergrößert* und *verhärtet*. Ebenso kann auch die Milz vergrößert sein. Ansonsten bestehen *uncharakteristische Beschwerden:* nachlassende Leistungsfähigkeit, Müdigkeit, Abgeschlagenheit, manchmal Druck im rechten Oberbauch, Übelkeit, Unverträglichkeit schwerer Speisen. Es kann jedoch auch *Beschwerdefreiheit* bestehen.

Therapie

Die Therapie richtet sich nach der Schwere und dem Aktivitätsgrad der Erkrankung. Schulmedizinisch wird die progrediente Form oft mit Kortison behandelt. Diät und Vitaminzufuhr entsprechen der Therapie bei Leberzirrhose (s. S. 276).

Die wichtigsten Mittel der Pflanzenheilkunde sind:
Mariendistel (Carduus marianus, Silybum marianum). Sie ist das Mittel für die eigentliche Parenchymstörung, also für die Hepatitis. Die Mariendistel enthält den Wirkstoff Silymarin, der auch in verschiedenen Fertigpräparaten enthalten ist.
Schöllkraut (Chelidonium majus). Wichtig ist hier vor allem die *frische* Pflanze, da die Wirkung bei längerem Lagern erheblich nachläßt. Sie hat vor allem eine spasmolytische Wirkung, die sich auch auf die Gallenwege und die Bronchien erstreckt.

Mariendistel ist das wichtigste pflanzliche Mittel bei Leberparenchymschaden.

▶ Leberzirrhose

Die Leberzirrhose ist eine chronisch-fortschreitende Lebererkrankung, bei der *Leberzellgewebe* durch *Nekrose* zugrunde geht. Dabei wird die Läppchenstruktur zerstört, und es kommt zur *Bindegewebswucherung.* So verliert die Leber wertvolles Parenchym und verhärtet sich durch das schrumpfende Bindegewebe. Dadurch wird die Durchblutung der Leber behindert, und es kommt zur Stauung und Drucksteigerung im Pfortadersystem.

Pfortaderhochdruck

Der zunehmende bindegewebige Umbau der Leber behindert den Blutdurchfluß. So kommt es vor der Leber zu einem Bluthochdruck. Das Blut sucht nun Umgehungsbahnen, um das Hindernis zu umfließen.

Deshalb können sich *Ösophagusvenen* durch den erhöhten Druck zu Varizen erweitern. Diese Ösophagusvarizen können platzen und zu lebensbedrohlichen Blutungen führen. 30 bis 50% der an Leberzirrhose Erkrankten sterben an Ösophagusvarizenblutungen.

Als weitere Folge kann es auch zu Erweiterungen der Hautvenen der Bauchdecke kommen, zum sogenannten Medusenhaupt *(Caput medusae).*

Auch kann es zur Ausbildung eines *Aszites* (Bauchwassersucht) kommen. Dabei werden durch den erhöhten Pfortaderdruck die flüssigen Bestandteile des Blutes (also vor allem Wasser) in den Bauchraum abgepreßt. Dieses „Bauchwasser" kann bis zu 20 l betragen.

Pfortaderhochdruck
- Aszites
- Ösophagusvarizen
- Medusenhaupt

Ursachen

Die bekannteste Ursache der Leberzirrhose ist der Alkohol. Die Zirrhose entwickelt sich hier aus einer *Alkoholhepatitis* heraus. Wichtige Ursachen sind jedoch auch die *Virushepatitis* (S. 272ff.) und die *chronische Autoimmunhepatitis*.

Seltener spielen *Speicherkrankheiten* als Ursachen eine Rolle, z.B. die Eisenspeicherkrankheit (Hämochromatose), Kupferspeicherkrankheit (M. Wilson) und die Glykogenspeicherkrankheit. Daneben muß man als Ursache auch eine Herzkrankheit in Betracht ziehen (Endzustand einer chronischen Stauungsleber).

Symptome
Als Frühsymptome treten uncharakteristische Beschwerden wie Übelkeit, Appetitlosigkeit, Müdigkeit, Leistungsverlust, Meteorismus, Menstruations- und Potenzstörungen auf. Sie ähneln also denen der chronischen Hepatitis.

Aufgrund des Pfortaderhochdruckes kommt es zu Aszites (Bauchwassersucht), Ösophagusvarizen und Medusenhaupt.

Hauterscheinungen
– **Gefäßsternchen** (Spinnennävi)
  Es handelt sich um eine zentrale Arteriole mit spinnenartig abgehenden Gefäßen. Sie treten meist im Gesicht, an Hals und Brust auf.
– **Lackzunge und Lacklippen**
  Lippen und Zunge sind oft lackartig und glänzend durch eine ausgeprägte Anämie.
– **Palmarerythem**
  Es handelt sich um eine symmetrische Hautrötung an den Handflächen und Fußsohlen, manchmal auch an der Innenseite der Fingerkuppen. Der Grund liegt vermutlich in einer peripheren Hyperzirkulation durch gefäßerweiternde Substanzen, die aufgrund der Pfortaderstauung vermehrt in den Kreislauf gelangt sind.
– **Behaarungsanomalie**
  Durch einen gestörten Sexualhormonstoffwechsel kann es zum Verlust der Achsel- und Bauchhaare („Bauchglatze") kommen.
– **Teleangiektasien**
  In den dem Licht ausgesetzten Körperteilen (Gesicht, Hände) kommt es zur Erweiterung zahlreicher kleiner Gefäße.
– **Nagelanomalie**
  Es kommen gelegentlich Uhrglasnägel und Weißfärbung vor.

Verlauf
– **Kompensierte inaktive Form.** Es bestehen nur wenige Krankheitszeichen. Die Leber ist verhärtet und vergrößert oder verkleinert. Die kompensierte inaktive Form kann in eine dekompensierte aktive übergehen.
– **Dekompensierte aktive Form.** Im Befinden des Patienten kommt es zu Verschlechterungen. Diese können durch körperliche Belastung, Alkoholmißbrauch oder Infekte ausgelöst worden sein. Es können sich Gelbsucht, Aszites und Bewußtseinstrübung, bis hin zu Präkoma und Koma (*Leberkoma,* Coma hepaticum), einstellen. Beim Leberkoma kommt es zum Zusammenbruch aller Leberfunktionen, wodurch sich hirntoxische Substanzen anhäufen. Schläfrigkeit und Müdigkeit nehmen zu.

Therapie
– **Kompensierte inaktive Form.** Es besteht *Alkoholverbot.* Es darf nur noch dosiert körperliche Arbeit geleistet werden. Die *Ernährung* soll *eiweiß-* und *vitaminreich* sein, ansonsten richtet sie sich weitgehend nach dem *Appetit* des Kranken.
– **Dekompensierte aktive Form.** Hier muß ein strenges Alkoholverbot eingehalten werden. Daneben Bettruhe bzw. weitgehende körperliche Schonung. Die Speisen sollen *eiweiß-, vitaminreich* und leicht verdaulich sein. Bei schlechten Ernährungsverhältnissen sollten zusätzlich Vitamin-B-Komplex-Präparate gegeben werden.
Je nach Stadium der Krankheit wird der Arzt Kortison, Antibiotika und eventuell Azathioprin (eine immunsuppressive Substanz) verordnen.

▶ Fettleber

Bei der Fettleber kommt es, meist aufgrund von Diätfehlern, zu Einlagerungen von Neutralfett in das Leberparenchym. Überschreitet der Anteil verfetteter Leberzellen 50%, so spricht man von Fettleber.

Ursachen
Die häufigsten Ursachen sind *chronischer Alkoholismus, Diabetes mellitus* und *Überernährung.*

Symptome
Es kommt zu *Druckgefühl,* gelegentlich auch zu geringen Schmerzen in der Lebergegend. Die *Leber* ist *vergrößert,* aber nicht wesentlich verhärtet.

Prognose
Eine alkoholbedingte Fettleber kann bei Fortsetzung des Alkoholmißbrauchs in eine Zirrhose

übergehen. Eine Fettleber, die sich aufgrund eines Diabetes mellitus oder durch Überernährung gebildet hat, geht im allgemeinen nicht in eine Zirrhose über.

Therapie

Je nach der zugrundeliegenden Erkrankung: *Meiden* von *Alkohol*, Ernährungsumstellung, wobei vor allem der Verzehr von *Kohlenhydraten eingeschränkt* werden sollte. Zu beachten ist, daß auch der Alkoholiker durch den Alkoholkonsum zuviel Kohlenhydrate zu sich nimmt.

Eventuell muß noch ein zugrundeliegender Diabetes mellitus, oft durch Ernährungsfehler verursacht, behandelt werden.

▶ Leberschädigung durch Alkoholmißbrauch

Durch Alkoholmißbrauch kommt es in der Leber zu Fetteinlagerung, Leberzellnekrosen und zu entzündlichen Reaktionen. Charakteristisch ist das Auftreten von *Mallory-Körperchen* (scholligen hyalinen Gebilden in den Leberzellen).

Symptome

Es kommt zu psychischen Störungen (Delirium tremens), manchmal auch zu Fieber, Erbrechen und Durchfällen. Es kann sich eine schwere Gelbsucht entwickeln.

Prognose

Die alkoholbedingte Hepatitis geht bei Fortsetzung des Alkoholmißbrauchs in eine Leberzirrhose über. Kann noch rechtzeitig eine Alkoholentwöhnung erreicht werden, so ist oft ein erstaunliches Regenerationsvermögen der Leber zu beobachten.

Therapie

Sie besteht in erster Linie darin, einen *Alkoholentzug* zu erreichen.

▶ Schwangerschaftsbedingte Leberschäden

Gelbsucht in der Schwangerschaft

Im letzten Drittel der Schwangerschaft kann eine Gelbsucht auftreten. Außer einem bestehenden *Juckreiz* ist das Allgemeinbefinden wenig gestört.

Akute Schwangerschaftsfettleber

Sie stellt eine lebensbedrohliche Komplikation der Schwangerschaft dar, kommt allerdings nur äußerst selten vor. Es entwickelt sich erst eine Gelbsucht, später kommt es zu den Zeichen einer akuten Leberinsuffizienz.

▶ Arzneimittelbedingte Leberschäden

Hier unterscheidet man zwischen obligaten (zwingenden) und fakultativen (möglichen) Schäden.

Obligate Schäden

Sie sind oft vorhersehbar und von der verabreichten Dosis abhängig.

Fakultative Schäden

Sie sind nur bedingt voraussehbar und oftmals nicht von der eingenommenen Dosis abhängig.

▶ Lebertumoren

Primäres Leberzellkarzinom

Ein primäres Leberzellkarzinom entwickelt sich fast immer auf dem Boden einer *Leberzirrhose*. Es kommt zur Lebervergrößerung, bei der meist derbe Knoten zu tasten sind. Des weiteren entwickeln sich Pfortaderhochdruck, Schmerzen, die in den Rücken und die Schulter ausstrahlen, und Fieber.

Lebermetastasen

Häufiger als das primäre Leberzellkarzinom sind Lebermetastasen, da ungefähr ein Drittel der bösartigen Tumoren Lebermetastasen setzt. Sitzt der Primärtumor im Magen-Darm-Trakt, erfolgt die Besiedelung über das *Pfortadersystem*. Beim Lungen-, Brust-, Speiseröhren- und Schilddrüsenkrebs kommt es über die A. hepatica zur Absiedelung von Metastasen. Krebs der Gallenblase und der Gallenwege setzt sehr früh Metastasen in der Leber.

11 Die Leber (Hepar)

11.5 Fragen

Beantworten Sie die Fragen möglichst knapp! Die richtigen Antworten finden Sie auf der angegebenen Seite entweder **halbfett** oder *kursiv* gedruckt.

Anatomie und Physiologie

- Wo liegt die Leber? (S. 267)
- Die Leber ist in einen größeren rechten Lappen und einen kleineren linken Lappen eingeteilt. An der Rückseite können wir noch zwei weitere Leberlappen finden. Welche? (S. 267)
- Wofür bildet die Leberpforte (Porta hepatis) eine Durchtrittsstelle? (S. 267)
- Über welche beiden Gefäße erhält die Leber Blut? (S. 267)
- Was ist der Pfortaderkreislauf? (S. 267)
- Was betrachtet man als Funktionseinheit des Lebergewebes? (S. 268)
- Welches sind die beiden wichtigsten Zellarten in der Leber? (S. 268)
- Was für eine Aufgabe haben die Kupffer-Sternzellen? (S. 268)
- Zählen Sie in kurzen Schlagworten die wichtigsten Aufgaben der Leber auf! (S. 269f.)
- Was sind wichtige Aufgaben der Leber im Hinblick auf den Eiweißstoffwechsel, den Kohlenhydratstoffwechsel und den Fettstoffwechsel? (S. 269f.)
- In welcher Hinsicht dient die Leber dem Fettabbau? (S. 270)
- Die Leber hat eine wichtige Entgiftungsfunktion. Welche beiden Hauptgruppen von Giftstoffen können wir unterscheiden? (S. 270)
- Was für ein körpereigener Giftstoff entsteht beim Eiweißabbau, und in welche Substanzen wird er von der Leber umgewandelt, damit er von der Niere ausgeschieden werden kann? (S. 270)
- Nennen Sie Beispiele für körperfremde Gifte, die in der Leber entsprechend aufbereitet werden, damit sie ausscheidungsfähig werden! (S. 270)
- Wodurch arbeitet die Leber mit, um den Blutzuckergehalt aufrechtzuerhalten? (S. 270)
- Die Kupffer-Sternzellen bauen überalterte Erythrozyten ab. Was macht die Leber mit dem hierbei anfallenden Eisen? (S. 270)
- Wie wird die Leber ihrer Funktion als Blutspeicher gerecht? (S. 270)
- Wie kommt es, daß in der Leber viel Wärme entsteht, und sie deshalb einen wichtigen Beitrag zur Aufrechterhaltung der Körpertemperatur leisten kann? (S. 270)

Untersuchungsmethoden

- Durch welche einfachen allgemeinen Untersuchungstechniken können Sie einen ersten Hinweis auf eine zugrundeliegende Leberstörung erhalten? (S. 270f.)
- Wie wird zweckmäßigerweise der obere und wie der untere Leberrand ermittelt? (S. 271)
- Sind Ihnen klinische Untersuchungstechniken bekannt, die einen Hinweis auf eine Lebererkrankung geben? (S. 271f.)

Ausgewählte Erkrankungen der Leber

- Wie erfolgt die Übertragung der Krankheit bei der Virushepatitis A, B und C? (S. 273)
- Geben Sie die verschiedenen Stadien des Krankheitsverlaufes mit den wichtigsten Symptomen an! (S. 273f.)
- Was für Ursachen können Sie sich für eine chronische Hepatitis denken? (S. 274)
- Welche beiden Verlaufsformen unterscheidet man bei chronischer Hepatitis? (S. 275)
- Welche Symptome würden Sie bei Bestehen einer chronischen Hepatitis erwarten? (S. 275)
- Welche Möglichkeiten haben Sie als Heilpraktiker, eine chronische Hepatitis zu behandeln? (S. 275)
- Welcher Umwandlungsprozeß geht in der Leber bei Leberzirrhose vor sich? (S. 275)
- Welche Folgen des Pfortaderhochdruckes kennen Sie? (S. 275)

11.5 Fragen

- Welche Ursachen sind Ihnen für Leberzirrhose bekannt? (S. 275)
- Kennen Sie Hauterscheinungen, die typischerweise bei Leberzirrhose auftreten können? (S. 276)
- Wie sieht der Endzustand einer Leberzirrhose aus? (S. 276)
- Wie sollte die Ernährung bei Leberzirrhose aussehen? (S. 276)
- Welche Ursachen für eine Fettleber kennen Sie? (S. 276)
- Was für Symptome treten bei Fettleber auf? (S. 276)
- Wie soll die Ernährung bei einer bestehenden Fettleber aussehen? (S. 277)
- Wie heißen die hyalinen Gebilde, die typischerweise in der alkoholgeschädigten Leber auftreten? (S. 277)
- Worin besteht in erster Linie die Therapie bei einer Schädigung der Leber durch Alkoholmißbrauch? (S. 277)
- Im letzten Drittel der Schwangerschaft tritt gelegentlich eine Gelbsucht auf. Welches charakteristische Symptom tritt dabei auf? (S. 277)
- Welche beiden Formen der Leberschädigung unterscheidet man bei arzneimittelbedingten Leberschäden? (S. 277)
- Was ist die häufigste Ursache für ein primäres Leberzellkarzinom? (S. 277)
  Von welchen Primärtumoren können Lebermetastasen herrühren? (S. 277)

12 Gallenblase und Gallenwege

12.1 Anatomie

Wie wir im Kapitel 11 gesehen haben, ist die Bildung der Galle eine wichtige Aufgabe der Leber. Ihrer großen Bedeutung wegen wird sie in einem eigenen Kapitel besprochen. Bei der Gallenflüssigkeit unterscheidet man die gelbe Lebergalle und die grüne bis braungrüne Blasengalle. Die Leber produziert pro Tag ungefähr 1 l Galle. Diese Galle gibt sie außerhalb der Verdauungszeit über die Gallenwege in die Gallenblase ab, wo sie durch Wasserentzug eingedickt wird. Während der Verdauung kann die Galle direkt aus der Leber und aus der Gallenblase in den Zwölffingerdarm abgegeben werden.

Lage der Gallenblase

Die Gallenblase liegt an der *Rückseite der Leber, seitlich der Leberpforte* (s.a. Abb. 11-1). Ihr Fundus ist nach unten gerichtet, der Gallenblasenhals, der in den Ductus cysticus übergeht, erstreckt sich nach oben.

Aufbau der Gallenblase

Bei der Gallenblase handelt es sich um einen birnenförmigen, mit Schleimhaut ausgekleideten „Vorratsbehälter", der ein Fassungsvermögen von ca. 50 ml hat.

Aufgabe der Gallenblase

In der Gallenblase wird die von der Leber produzierte *Galle gespeichert* und durch Wasserentzug auf ein Zehntel ihres ursprünglichen Volumens *eingedickt*. So steht dem Körper bei Bedarf durch Entleerung der Gallenblase sofort eine große Menge Galle zur Verfügung.

Gallenwege

Nachdem die Galle in den Leberzellen gebildet wurde, wird sie in die Gallenkapillaren (Aussparungen zwischen den Leberzellbalken) abgegeben. Danach wird sie in kleinen Gefäßen gesammelt, die zu größeren zusammenfließen. Die Sammelkanäle aller dieser Gallengänge sind der rechte und der linke Lebergallengang (Ductus hepaticus dexter und Ductus hepaticus sinister), die sich dann zum gemeinsamen Lebergallengang (Ductus hepaticus communis) vereinigen (Abb. 12-1). Von diesem führt der Gallenblasengang (Ductus cysticus) zur Gallenblase. Unterhalb dieser Abzweigung führt der gemeinsame

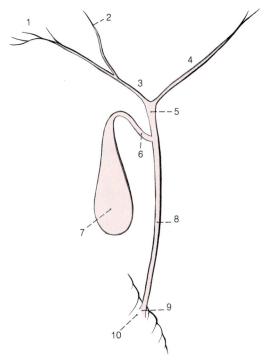

Abb. 12-1 Schematische Darstellung der Gallengänge
1. Aussparungen zwischen den Leberzellbalken (Sinusoide, Vasa sinusoidea), 2. Sammelkanälchen (Ductulus interlobaris), 3. Rechter Lebergallengang (Ductus hepaticus dexter), 4. Linker Lebergallengang (Ductus hepaticus sinister), 5. Gemeinsamer Lebergallengang (Ductus hepaticus communis), 6. Gallenblasengang (Ductus cysticus), 7. Gallenblase (Vesica fellea), 8. Gallengang (Ductus choledochus), 9. Vater-Papille (Papilla duodeni major), 10. Zwölffingerdarm (Duodenum)

12 Gallenblase und Gallenwege

Lebergallengang die Bezeichnung Gallengang (Ductus choledochus). Dieser mündet zusammen mit dem Ausführungsgang der Bauchspeicheldrüse auf der *Vater-Papille* in den Zwölffingerdarm.

12.2 Physiologie

Zusammensetzung der Galle

Die wichtigsten Bestandteile der Galle sind *Wasser*, *Gallensäure*, der Gallenfarbstoff *Bilirubin*, *Cholesterin* und *Schleim*.

Wie wir auf Seite 268 gesehen haben, werden in der Leber überalterte Erythrozyten abgebaut. Dabei fällt Bilirubin an.

Aufgabe der Galle

Die Galle zerteilt im Duodenum die Fette in feinste Kügelchen, zu den sogenannten *Mizellen*, so daß sie dann von der Lipase abgebaut werden können. Ohne Galle ist keine Fettverdauung und damit auch keine Aufnahme der fettlöslichen Vitamine A, D, E und K möglich. Darüber hinaus wirkt Gallensäure *antibakteriell*.

Aktivierung der Galle

In der Duodenalschleimhaut wird bei Kontakt mit Fetten das Gewebshormon *Cholezystokinin* (syn. Pankreozymin) freigesetzt. Es erreicht über den Blutweg die Gallenblase und veranlaßt sie zur Kontraktion, damit sie ihren Inhalt in das Duodenum entleert.

Enterohepatischer Kreislauf

Mit enterohepatischem Kreislauf meint man, daß bestimmte Stoffe mit der Gallenflüssigkeit in den *Darm abgegeben*, in *tieferen Darmabschnitten* wieder *rückresorbiert* werden, um mit dem Pfortaderblut erneut in die *Leber* zu gelangen. Dies betrifft beispielsweise Bilirubin, Gallensäure und bestimmte Medikamente. Es wird nun der enterohepatische Kreislauf am Beispiel des Bilirubins dargestellt.

Beim Abbau des Häms der roten Blutkörperchen in der Milz, dem Knochenmark und der Leber entsteht das grünliche Zwischenprodukt Biliverdin, das dann in das gelbliche *Bilirubin* umgewandelt wird. Bilirubin ist wasserunlöslich und wird deshalb zum Transport an Albumin gebunden und so als freies bzw. primäres (indirektes, unkonjugiertes) Bilirubin in die Leber transportiert. Hier wird es vor Aufnahme in die Leberzelle wieder von dem Bluteiweiß Albumin gelöst. In der Leberzelle wird das Bilirubin nun an *Glucuronsäure gekoppelt* und dann als gebundenes oder sekundäres (direktes, konjugiertes) Bilirubin bezeichnet. Durch diese Bindung an Glucuronsäure wird das Bilirubin besser wasserlöslich. Dieses gebundene Bilirubin wird an die Gallenflüssigkeit abgegeben und gelangt so in den Dünndarm und weiter ins Kolon. Hier wird das Bilirubin im wesentlichen durch Darmbakterien zu *Urobilinogen* (auch zu Urobilin, Sterkobilinogen und Sterkobilin) umgewandelt. Diese Produkte werden zum größeren Teil mit dem Stuhl ausgeschieden. So ist Sterkobilin der Hauptfarbstoff des Stuhls und in erster Linie für die Dunkelfärbung des Stuhls verantwortlich.

Ungefähr 15 bis 20% des Urobilinogens werden im Kolon aber wieder rückresorbiert, über das Pfortadersystem in die Leber transportiert und hier abgebaut, um danach erneut in die Galle abgegeben zu werden (enterohepatischer Kreislauf!). Ein anderer Teil des Urobilinogens wird über das Kreislaufsystem zur Niere transportiert und hier mit dem Harn ausgeschieden.

> Bilirubin wird im Darm durch die Darmbakterien zu Urobilinogen, Urobilin, Sterkobilinogen und Sterkobilin abgebaut.

▶ Gelbsucht (Ikterus)

Wird der enterohepatische Kreislauf des Bilirubins gestört, so häuft es sich vermehrt im Blut an, und es kann sich eine Gelbsucht (Ikterus) entwickeln. Man unterscheidet nach der Lokalisation der Ursachen der Gelbsucht drei Formen: den prähepatischen, den intrahepatischen und den posthepatischen Ikterus.

– **Prähepatischer Ikterus**
(nichthepatischer Ikterus, Produktionsikterus) Es fällt vermehrt Bilirubin an, beispielsweise durch eine hämolytische Anämie.
– **Intrahepatischer Ikterus** (Parenchymikterus)
Die Ursache der intrahepatischen Gelbsucht liegt innerhalb der Leber, beispielsweise in einer Hepatitis oder einer Leberzirrhose.

- **Posthepatischer Ikterus** (Verschlußikterus)
Infolge einer Störung des Gallenabflusses durch eine Verlegung der Gallenwege durch Steine, Tumoren oder Entzündungen wie Cholangitis, kommt es zu einer Rückstauung des Bilirubins und damit zu einer Störung des enterohepatischen Kreislaufs. Zum Verschlußikterus siehe auch Seite 285.

12.3 Untersuchungsmethoden

Inspektion

Hier erfolgt eine Untersuchung auf Gelbfärbung der Skleren und der Haut.

Palpation der Gallenblase

Die Gallenblase liegt normalerweise *verdeckt hinter der Leber,* so daß man sie *nicht palpieren* kann. Nur wenn sie sich vergrößert und verfestigt, wird sie unterhalb des Leberrandes tastbar.

Sonographie (Ultraschall)

Diese Untersuchungsmethode erlaubt Rückschlüsse auf die Größe und die Lage der Gallenblase. Darüber hinaus können Gallenblasensteine und die Weite der Gallengänge festgestellt werden. Da kein Kontrastmittel eingegeben werden muß, handelt es sich um ein für den Patienten schonendes Verfahren.

Röntgen

Beim Röntgen werden Form und Funktion der Gallenblase und der Gallengänge beurteilt. Das Verfahren ist besonders wertvoll für die Darstellung von *Gallensteinen.* Vor der Untersuchung muß ein Kontrastmittel oral oder i.v. verabreicht werden, was immer die Gefahr einer allergischen Reaktion in sich birgt.

12.4 Krankheiten der Gallenwege

Bei den Krankheiten der Gallenwege kann man vier große Gruppen unterscheiden:
– Steinbildungen (Gallensteinleiden)
– Entzündungen (Gallenblasenentzündungen) (Gallenwegsentzündungen)
– Funktionelle Störungen (Dyskinesien)
– Tumoren

▶ 12.4.1 Gallensteinleiden (Cholelithiasis)

Je nachdem, wo die Steine sitzen, unterscheidet man:
- Cholezystolithiasis
  (Steine in der Gallenblase)
- Choledocholithiasis
  (Steine in den Gallenwegen)

Gallensteine kommen sehr häufig vor. Sie treten bei 25% der über 60jährigen auf. Frauen erkranken wesentlich häufiger als Männer.

Ursachen

Zur Steinbildung kommt es, wenn die *normale Zusammensetzung der Gallenflüssigkeit gestört* ist. Es werden dann wasserunlösliche Substanzen wie Cholesterin und Bilirubin ausgefällt. Diese bilden dann unterschiedlich große Steine, vom Gallengrieß bis zu einzelnen großen Solitärsteinen.

Als Grund für die fehlerhafte Zusammensetzung der Gallenflüssigkeit nimmt man Stoffwechselstörungen (Erhöhung des Cholesterinspiegels, Schilddrüsenunterfunktion), Fettsucht und Schwangerschaft an.

Symptome

Etwa 50% der Gallensteinträger haben sogenannte *„stumme Steine",* d.h., die Steine verursachen keine Beschwerden.

Bei den anderen 50% kann es zu *uncharakteristischen Beschwerden* kommen, wie Übelkeit, vor allem morgens, Druckgefühl im rechten Oberbauch, auch leicht ziehende, in den rechten Rücken oder die rechte Schulter ausstrahlende Schmerzen, Unverträglichkeit bestimmter Speisen (Fettgebackenes, Hülsenfrüchte, harte Eier, Kaffee), was oft als Magenerkrankung fehlgedeutet wird.

Gelegentlich wird die Erkrankung erst mit dem Auftreten einer *Gallenkolik* richtig erkannt. Zu einer solchen Kolik kommt es oft durch Diätfehler, durch psychische Belastung oder wenn sich ein Stein im Gallengang eingeklemmt hat. Die Kolik tritt vor allem abends und nachts auf.

Dabei kommt es zu *heftigsten krampfartigen Oberbauchschmerzen*. Diese Schmerzen *strahlen* bis in den *rechten Rücken*, die *rechte Schulter* und manchmal bis in den *rechten Arm* aus. Während des Anfalls kommt es häufig zu *Übelkeit* und *Erbrechen*. Im rechten Oberbauch bildet sich in schweren Fällen eine Abwehrspannung; in leichten Fällen fehlt allerdings nur der rechte Bauchdeckenreflex.

Verschließt der Stein den *Ductus cysticus,* so wird sich *keine Gelbsucht* ausbilden, verschließt er aber den *Ductus choledochus,* so wird sich eine *Gelbsucht* entwickeln, da es nun zum Anstieg von Bilirubin im Blutserum kommt (s. S. 285, Verschlußikterus).

Therapie

Erfahrene Heilpraktiker therapieren mit gutem Erfolg, z.B. mit Neuraltherapie (paravertebraler Novocaininjektion) und Akupunktur. Grundsätzlich müssen schnell wirkende Verfahren und Medikamente eingesetzt werden, die *krampflösend* und *schmerzstillend* wirken.

Im akuten Anfall muß eine Nahrungskarenz eingehalten werden. Grundsätzlich ist bei der Behandlung des Gallensteinleidens die Beachtung einer entsprechenden *Diät* wichtig. Speisen, die zu ihrer Verdauung eine größere Gallenmenge brauchen (z.B. Fettgebackenes), sind zu vermeiden, ebenso schwerverdauliche Nahrungsmittel wie Hülsenfrüchte, aber auch Bohnenkaffee, Alkohol und scharfe Gewürze.

Außerdem muß für eine *geregelte Verdauung* gesorgt werden. Das ist auch ein wichtiger Aspekt der *Trinkkuren* mit Mineralwässern (Mergentheimer, Karlsbader), die sowohl galletreibend als auch etwas abführend wirken.

Daneben kann mit entsprechenden naturheilkundlichen Mitteln, wie sie auch als Komplexpräparate von verschiedenen Firmen angeboten werden, eine *Auflösung der Steine* versucht werden.

Vorsichtige physikalische Maßnahmen erweisen sich als günstig: Wärmeanwendung, Fangopackungen, Kurzwellen.

▶ 12.4.2 Gallenblasenentzündung (Cholecystitis)

Die Gallenblasenentzündung ist fast immer eine *Begleiterscheinung des Gallensteinleidens*. Sie kommt sehr selten aber auch in steinfreien Gallenblasen vor. Die *Infektion* kann vom Duodenum aus oder über den Blutweg erfolgen.

Symptome

Es kommt zu *Fieber, Schmerzen im rechten Oberbauch* und typischen Entzündungszeichen im Blut *(Leukozytose* mit Linksverschiebung und *beschleunigte BKS).*

Treten allerdings Schüttelfrost und stärkere Abwehrspannung auf, muß man mit einer vereiterten Gallenblase rechnen und sofort den Notarzt verständigen (s. S. 239, Peritonitis).

Therapie

Die Therapie hängt vom Ausmaß der Entzündung ab und entspricht in etwa der bei Gallensteinleiden. Darüber hinaus sollte jedoch immer geprüft werden, ob die Verordnung von Antibiotika durch den Arzt erforderlich ist.

▶ Chronische Gallenblasenentzündung

Es kommt zu immer wiederkehrenden Entzündungen der Gallenblase, meist aufgrund von Steinbildungen.

Die Symptome sind ähnlich wie bei der akuten Gallenblasenentzündung, jedoch sind die Schmerzen weniger heftig.

Die Therapie muß auf eine Beseitigung der Gallensteine abzielen. Zu Anfang der Behandlung können entzündungshemmende Mittel gegeben werden.

▶ 12.4.3 Entzündung der Gallenwege (Cholangitis, Cholangiitis)

Bei der Entzündung der Gallenwege handelt es sich um eine bakterielle Infektion, die sich häufig aufgrund einer Gallenblasenentzündung entwickelt. Es besteht fast immer eine Behinderung des Gallenabflusses, entweder durch Steine oder durch Schrumpfung der Vater-Papille.

Symptome

Bei der *akuten Verlaufsform* entwickelt sich ein schweres Krankheitsbild mit *Fieber,* eventuell auch Schüttelfrost, *Schmerzen im rechten Oberbauch, Gelbsucht* und Juckreiz. Daneben bestehen die typischen Entzündungszeichen wie Leukozytose und beschleunigte BKS.

Bei der *chronischen Verlaufsform* kommt es

zu ähnlichen, aber *nicht so stark* ausgeprägten Beschwerden. Eine Gelbsucht kann fehlen.

Therapie

Die Therapie ist ähnlich wie bei Gallensteinleiden und Gallenblasenentzündung (s.o.).

▶ 12.4.4 Störungen der Gallenwegsbewegungen
(Dyskinesie der Gallenwege)

Hier liegt eine *Störung im Bewegungsablauf* zwischen *Gallenblase, Gallenwegen* und *Sphincter Oddi* (Schließmuskel in der Vater-Papille) vor. Frauen sind wesentlich häufiger betroffen als Männer. Die Beschwerden treten oft in Abhängigkeit vom menstruellen Zyklus auf.

Die Diagnose „Dyskinesie" darf nur gestellt werden, wenn organische Veränderungen sicher ausgeschlossen wurden.

Oft dürfte die Dyskinesie das Vorstadium einer Gallenblasenerkrankung mit Organveränderungen, vor allem einer Gallensteinbildung sein.

Symptome

Die Symptome entsprechen den bereits besprochenen Gallenblasenerkrankungen, insbesondere denen bei Gallensteinen.

▶ 12.4.5 Verschlußikterus

Beim Verschlußikterus ist der Gallenabfluß aufgrund eines Abflußhindernisses gestört. Dieses Hindernis kann sich innerhalb der Leber (intrahepatisch) oder außerhalb der Leber (extrahepatisch) befinden. Es handelt sich um ein Symptom einer zugrundeliegenden Krankheit.

Ursache

Ursachen eines *intrahepatischen Verschlusses* können z.B. Metastasen in der Leber sein.

Einen *extrahepatischen Verschluß* können Steine, Entzündungen und Tumoren (v.a. Pankreaskopfkarzinom) im Bereich der abführenden Gallenwege verursachen.

Symptome

Liegt ein intrahepatischer Verschluß vor, so wird sich eine Gelbsucht ausbilden. Bei einem extrahepatischen Verschluß bildet sich nur dann eine Gelbsucht aus, wenn sich das Abflußhindernis im Ductus choledochus befindet. Dann staut sich nämlich die Galle zurück in die Leber, das produzierte Bilirubin wird nicht abtransportiert und liegt in erhöhter Konzentration im Serum vor (Gelbfärbung der Haut).

Beim Sitz des Verschlusses im Ductus cysticus kommt es nicht zur Gelbsucht (s.a. Abb. 12-1). Ansonsten entsprechen die Symptome denen bei Gallensteinleiden.

Therapie

Verschlußikterus ist keine Krankheit, sondern ein Symptom. Es muß immer sorgfältig nach der Ursache geforscht werden, da sich dahinter schwerste Krankheiten verbergen können, wie z.B. ein Pankreaskarzinom.

▶ 12.4.6 Tumoren der Gallenwege

Tumoren, die sich an der Gallenblase, den Gallenwegen oder der Vater-Papille bilden, sind fast immer bösartig.

Symptome

Im Anfangsstadium sind die Symptome so *uncharakteristisch,* daß die Erkrankung meist zu spät erkannt wird. Darüber hinaus entwickelt sich das Gallenblasenkarzinom oft bei Gallensteinleiden durch den chronisch ausgeübten Reiz. Die auftretenden Beschwerden werden dann auf die Steine geschoben und das sich entwickelnde Karzinom bleibt unbeachtet.

Erst wenn weitere tumorverdächtige Zeichen wie *Anämie* und *Gewichtsverlust* hinzukommen und sich eine *Gelbsucht* entwickelt, wird die Erkrankung richtig diagnostiziert.

Da das Gallenblasenkarzinom frühzeitig in die Leber metastasiert, ist die Leber bei der Palpation dann meist schon als vergrößert zu tasten.

12 Gallenblase und Gallenwege

12.5 Fragen

Beantworten Sie die Fragen möglichst knapp! Die richtigen Antworten finden Sie auf der angegebenen Seite entweder **halbfett** oder *kursiv* gedruckt.

Anatomie und Physiologie

- Wo liegt die Gallenblase? (S. 281)
- Worin besteht die Aufgabe der Gallenblase? (S. 281)
- Wie heißt die Papille, auf der der Ductus choledochus ins Duodenum mündet? (S. 282)
- Was sind die wichtigsten Bestandteile der Galle? (S. 282)
- Worin sehen Sie die wichtigste Aufgabe der Galle? (S. 282)
- Wie heißt das Gewebshormon, das im Duodenum freigesetzt wird, um die Gallenblase zur Kontraktion zu veranlassen, damit sie ihren Inhalt ins Duodenum entleert? (S. 282)
- Im „enterohepatischen Kreislauf" nimmt das Bilirubin seinen Weg von der Leber in den Darm. Wozu wird es hier von den Darmbakterien abgebaut? (S. 282)

Untersuchungsmethoden

- Kann man die gesunde Gallenblase tasten? (S. 283)
- Zum Nachweis welcher Gallenkrankheit eignet sich das Röntgen besonders gut? (S. 283)

Ausgewählte Erkrankungen

- Wo können Gallensteine sitzen? (S. 283, Kasten)
- Wann bilden sich Gallensteine aus? (S. 283)
- Müssen Gallensteine immer Beschwerden machen? (S. 283)
- Welche Beschwerden können bei Gallensteinen auftreten? (S. 283)
- Wie sehen die Schmerzen bei einer Gallenkolik aus? (S. 284)
- Wann tritt eine Gelbsucht auf: Wenn der Gallenstein den Ductus choledochus verschließt oder wenn er den Ductus cysticus verschließt? (S. 284)
- Wie könnten Sie ein Gallensteinleiden behandeln? (S. 284)
- Wie kann es zu einer Entzündung der Gallenblase kommen? (S. 284)
- Welche Symptome würden Sie bei Gallenblasenentzündung erwarten? (S. 284)
- Welche Symptome können bei einer akuten Entzündung der Gallenwege auftreten? (S. 284)
- Wie würde dagegen eine chronische Verlaufsform aussehen? (S. 284f.)
- Was versteht man unter einer Dyskinesie der Gallenwege? (S. 285)
- Nennen Sie Ursachen des Verschlußikterus! (S. 285)
- Mit welchen Symptomen äußern sich Tumoren der Gallenwege? (S. 285)

13 Die Bauchspeicheldrüse (Pankreas)

Die Bauchspeicheldrüse ist ein längliches, gelapptes Organ, das einerseits wichtige Verdauungsenzyme für die Kohlenhydrat-, Eiweiß- und Fettverdauung liefert, und andererseits in speziellen Zellgruppen (Langerhans-Inseln) wichtige Hormone herstellt.

13.1 Anatomie

Lage des Pankreas

Das Pankreas, die Bauchspeicheldrüse, liegt in Höhe des ersten und zweiten Lendenwirbelkörpers, *hinter dem Magen*. Die Vorderfläche ist mit Bauchfell überzogen, die Hinterfläche mit der hinteren Bauchwand verwachsen. Der Pankreaskopf liegt in der C-förmigen Duodenumschlinge, der Pankreasschwanz reicht bis zur Milz (Abb. 13-1).

Aufbau des Pankreas

An der Bauchspeicheldrüse werden drei Anteile unterschieden:
- **Kopf** (Caput)
  Er liegt in der C-förmigen Schlinge des Duodenums.
- **Körper** (Corpus)
  Er liegt vor der Wirbelsäule, in Höhe des ersten und zweiten Lendenwirbelkörpers und verschmälert sich zum Schwanz.
- **Schwanz** (Cauda)
  Er reicht bis zum Milzhilum.

Der Hauptausführungsgang der Bauchspeicheldrüse, der Ductus pancreaticus, mündet gemeinsam mit dem Gallenausführungsgang, dem Ductus choledochus, auf der Vater-Papille ins Duodenum. Manchmal münden die beiden Ausführungsgänge jedoch auch auf getrennten Papillen ins Duodenum.

Anteile des Pankreas

Das Pankreas besteht aus zwei voneinander weitgehend unabhängig arbeitenden Anteilen. So unterscheidet man einen *exokrinen* und einen *endokrinen* Anteil.

Exokriner Anteil

Er stellt die Hauptmasse des Pankreas dar. Es handelt sich um ein Drüsengewebe, das die wichtigsten *Verdauungsenzyme* herstellt, innerhalb von 24 Stunden ungefähr einen Liter. Die Steuerung erfolgt nerval (Parasympathikus und Sympathikus) und hormonell (durch Sekretin und Pankreozymin, auch Cholezystokinin genannt).

Endokriner Anteil

Zwischen den exokrinen Zellen eingestreut befinden sich die Langerhans-Inseln *(sog. Inselapparat)*, die den endokrinen Anteil des Pankreas ausmachen. Er befindet sich vor allem im Pankreaskörper und -schwanz. In fünf verschiedenen Zellarten werden lebenswichtige Hormone hergestellt. Die beiden wichtigsten sind *Glucagon* und *Insulin*.

13.2 Physiologie

Aufgabe des Pankreas

Exokriner Anteil

Wie wir gesehen haben, stellt das Pankreas den „Bauchspeichel" (Pankreassaft) her. Diese Enzyme liegen zuerst als inaktive Vorstufen im Pankreas vor und werden erst im Duodenum aktiviert. Sonst würde sich das Pankreas selbst andauen (s.u.). Die wichtigsten hier produzierten Verdauungsenzyme sind:
- **Lipase** zur Fettverdauung

13 Die Bauchspeicheldrüse (Pankreas)

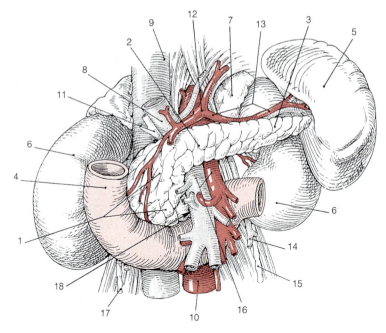

Abb. 13-1 Aufbau des Pankreas
1. Kopf des Pankreas (Caput pancreatis), 2. Körper des Pankreas (Corpus pancreatis), 3. Schwanz des Pankreas (Cauda pancreatis), 4. Zwölffingerdarm (Duodenum), 5. Milz (Lien), 6. Niere (Ren), 7. Nebenniere (Glandula suprarenalis), 8. Pfortader (V. portae), 9. Untere Hohlvene (V. cava inferior), 10. Bauchaorta (Aorta abdominalis), 11. Gallengang (Ductus choledochus), 12. Stamm der Leber-Milz-Magen-Schlagader (Truncus coeliacus), 13. Milzarterie (A. lienalis), 14. Untere Gekrösevene (V. mesenterica inferior), 15. Linker Harnleiter (Ureter), 16. A. und V. mesenterica superior, 17. Rechter Harnleiter, 18. Hakenförmiger Anteil des Pankreaskopfes (Processus uncinatus).

– **Peptidase** (Trypsinogen und Chymotrypsinogen) zur Eiweißverdauung
– **Amylase** zur Kohlenhydratverdauung

Endokriner Anteil

Die beiden wichtigsten Hormone, die im Inselapparat hergestellt werden, sind:
– Das blutzuckersteigernde *Glucagon* in den A-Zellen des Pankreas.
– Das blutzuckersenkende *Insulin* in den B-Zellen des Pankreas.

Der endokrine Anteil des Pankreas wird im Kapitel „Endokrinologie" ausführlich besprochen (s. S. 307ff.).

Aktivierung des exokrinen Anteils des Pankreas

Gelangt Speisebrei (Chymus) ins Duodenum, so werden dadurch die Gewebshormone *Sekretin* und *Pankreozymin* (Cholezystokinin) von der Duodenalschleimhaut ausgesandt. Diese gelangen auf dem Blutweg zum Pankreas und veranlassen dieses, seine Enzyme abzugeben.

Das Pankreas produziert die eiweißspaltenden Verdauungsenzyme Trypsinogen und Chymotrypsinogen in einer inaktiven Vorstufe, um sich vor Selbstverdauung zu schützen. Nachdem das Pankreas diese Enzyme ins Duodenum abgegeben hat, wird hier das *Trypsinogen* in das *wirksame Trypsin* verwandelt. Diese Umwandlung geht durch eine in der Dünndarmschleimhaut gebildete Protease, und zwar durch die Enterokinase (syn. Enteropeptidase) vor sich. Das so entstandene Trypsin veranlaßt nun seinerseits, daß sich das *inaktive Chymotrypsinogen* in *Chymotrypsin* umwandelt.

13.3 Untersuchungsmethoden

Das Pankreas ist wegen seiner Lage den üblichen Untersuchungsverfahren, wie Palpation und Perkussion, nicht zugänglich. Jedoch können durch die Beurteilung des Stuhls mit bloßem Auge erste Hinweise auf eine Bauchspeicheldrüsenerkrankung gewonnen werden (s.u.).

Sonographie (Ultraschall)

Die Ultraschalluntersuchung macht sich die Reflexion von Schallwellen an Grenzflächen unterschiedlich dichter Gewebestrukturen zunutze. Mit ihrer Hilfe können Lage, Größe und Struktur des Pankreas beurteilt werden.

Enzymbestimmung in Blut und Harn

Am gebräuchlichsten ist die Bestimmung der *Amylase* in Blut und Urin, wobei Enzymgleisungen festgestellt werden können.

Endokrine Funktionsdiagnostik

Hierher gehören die Blutzuckerbestimmung und der orale Glukosetoleranztest (s. S. 307f.).

Stuhluntersuchung

Die *Stühle* bei Pankreasinsuffizienz sind *pastenartig* bis *breiig, fettig-glänzend* und von *stechendem Geruch*.

Bei Mangel an Pankreassaft enthält der Stuhl *vermehrt unverdaute Fette* (Steatorrhö) und *unverdautes Eiweiß* (Kreatorrhö). Diese Bestandteile können bei einer chemischen Stuhluntersuchung vermehrt nachgewiesen werden.

Bewährt hat sich der *Chymotrypsintest*, bei dem der Stuhl auf seinen Gehalt an Chymotrypsin untersucht wird.

13.4 Erkrankungen der Bauchspeicheldrüse

▶ 13.4.1 Akute Pankreatitis

Bei der akuten Pankreatitis handelt es sich um eine Entzündung der Bauchspeicheldrüse. Es kommen alle Schweregrade vor, von ganz leichten Verlaufsformen bis hin zu tödlichen.

Ursachen

Der Grund der Pankreatitis liegt meist in Gallenwegserkrankungen oder in Alkoholmißbrauch. Es sind aber noch weitere Ursachen bekannt: Infektionen (z.B. Hepatitis, Mumps u.a.), Stoffwechselstörungen (z.B. Überfunktion der Nebenschilddrüse), Pankreasgangsteine oder Verletzungen.

Organveränderungen

Das Pankreas ist ödematös geschwollen und von Entzündungsherden durchsetzt. Es kommt zu einem Rückstau der aktivierten Verdauungsenzyme, mit darauffolgender *Selbstverdauung* (Autodigestion). In schweren Fällen entsteht eine Pankreasnekrose.

Symptome

Bei den auftretenden Symptomen, die auf eine akute Pankreatitis hinweisen können, müssen wir an die drei „S" denken:
Stoffwechselstörungen, Schmerzen, Schock.
In leichten Fällen einer Pankreatitis kommt es nur zu Enzymgleisungen, in deren Folge es zu Stoffwechselstörungen kommt (evtl. Malabsorption, Massenstühle).

In schweren Fällen kommt es, oft nach überreichlichem Essen, zu plötzlich einsetzenden heftigen Oberbauchschmerzen, die bis in den Rücken ausstrahlen können. Es kann aber auch sein, daß der Schmerz mehr im linken Oberbauch angegen wird oder daß es zu „gürtelförmigen" Schmerzen kommt. Oft gibt jedoch der Betroffene den gesamten Bauchraum als schmerzhaft an. Es treten Brechreiz, Erbrechen und Meteorismus auf. In schwersten Fällen bildet sich ein Schock aus. Es kommt zur Abwehrspannung der Bauchdecke, und zwar zum sogenannten „elastischen Gummibauch". Es handelt sich um einen lebensbedrohlichen Zustand (ca. 25% der Fälle enden tödlich), der eine sofortige Krankenhauseinweisung notwendig macht.

> **Akute Pankreatitis**
> - Stoffwechselstörungen
> - Schmerzen
> - Schock

Therapie

Die Therapie hängt vom Ausprägungsgrad der Erkrankung ab. Bei leichten Störungen können die Pankreasenzyme durch geeignete Medikamente ersetzt werden. Schwerere Erkrankungen gehören auf jeden Fall in die Hand des Arztes. Bei schwersten Erkrankungen, wenn sich schon eine (elastische) Abwehrspannung der Bauchdecke ausbildet, ist sofortige Krankenhauseinweisung notwendig. Der Patient bleibt auf der Untersuchungsliege liegen, da er nicht mehr bewegt werden darf, und wird vom Rettungspersonal abgeholt.

▶ 13.4.2 Chronische Pankreatitis

Bei der chronischen Pankreatitis wird im Laufe der Zeit zunehmend Pankreasgewebe zerstört, in deren Folge die Funktion dieses Organs immer mehr eingeschränkt wird.

Ursachen

Die chronische Pankreatitis kann sich aus einer akuten Form entwickeln. Daneben kann Alkoholmißbrauch eine wichtige Rolle spielen, aber man muß auch ein Abflußhindernis durch Gallensteine vor der Vater-Papille in Betracht ziehen.

Im Dünndarm kommt es zu einem Mangel an Verdauungsenzymen. Die Folge ist Maldigestion. Durch die eingeschränkte Pankreasfunktion kann sich auch ein Diabetes mellitus einstellen.

Symptome

Es treten rezidivierende *Schmerzen* im Oberbauch auf, vor allem nach Nahrungsaufnahme. Es kann sich jedoch auch ein Dauerschmerz entwickeln. Die Schmerzen können in die Flanken und/oder den Rücken ausstrahlen.

Weitere Beschwerden sind Übelkeit, Erbrechen, Völlegefühl, Fettstühle und Überempfindlichkeit gegen bestimmte Speisen (Akohol, Fett, Milch).

Im fortgeschrittenen Stadium kommt es zur Maldigestion und schließlich zu Eiweißmangelödemen und Kachexie.

Therapie

Es gilt, die Ursache zu finden und diese entsprechend zu behandeln. Bis diese ursächliche Therapie wirkt, können die Pankreasenzyme mittels geeigneter Präparate ersetzt werden.

▶ 13.4.3 Pankreaskarzinom

Bei uns ist in den letzten 50 Jahren eine ständige Zunahme des Pankreaskarzinoms zu verzeichnen. Es liegt heute an fünfter Stelle der Krebstodesstatistik.

Pathogenese

Der Tumor sitzt meist im Pankreaskopf und komprimiert durch sein Wachstum den Gallengang (Ductus choledochus). Dadurch entwickelt sich ein Verschlußikterus.

Symptome

Das Pankreaskarzinom wird meist erst spät bemerkt. Die Leitsymptome sind:
– *Dumpfe Oberbauchschmerzen,* die in den Rücken ausstrahlen.
– *Anhaltender Ikterus ohne Fieber*
– *Gewichtsabnahme*

Daneben kommt es zu *allgemeinen Symptomen* wie Völlegefühl, Übelkeit, Abgeschlagenheit, Meteorismus und Durchfällen.

▶ 13.4.4 Endokrine Funktionsstörungen

Die wichtigste Erkrankung des endokrinen Pankreas, der Diabetes mellitus, wird im Kapitel „Endokrinologie" auf Seite 307ff. besprochen.

13.5 Fragen

Beantworten Sie die Fragen möglichst knapp! Die richtigen Antworten finden Sie auf der angegebenen Seite entweder **halbfett** oder *kursiv* gedruckt.

Anatomie

- Wo liegt das Pankreas? (S. 287)
- Welche drei Teile unterscheidet man beim Aufbau des Pankreas? (S. 287)
- Welche beiden unterschiedlich arbeitenden Anteile unterscheidet man am Pankreas? (S. 287)

Physiologie

- Welches sind die drei wichtigsten Verdauungsenzyme, die das Pankreas produziert? (S. 288)
- Welches sind die beiden wichtigsten Hormone, die im Inselapparat hergestellt werden? (S. 288)
- Durch welche Hormone des Duodenums wird das Pankreas veranlaßt, seine Enzyme abzugeben? (S. 288)
- Was versteht man unter „Enterokinase"? (S. 288)

Untersuchung

- Welche makroskopischen Veränderungen des Stuhls können bei Pankreasinsuffizienz festgestellt werden? (S. 289)
- Was ergibt eine mikroskopische Stuhlbetrachtung bei Mangel an Pankreassaft? (S. 289)

Ausgewählte Erkrankungen

- Zu was für einer Schädigung kommt es bei der akuten Pankreatitis an der Bauchspeicheldrüse? (S. 289)
- Welches sind die wichtigsten Symptome bei der akuten Pankreatitis? (S. 289)
- Welche Symptome lassen Sie an ein Pankreaskarzinom denken? (S. 290)

14 Endokrinologie

Das Kapitel „Endokrinologie" schieben viele Heilpraktiker-Anwärter gerne vor sich her, vermutlich aber nur deshalb, weil sich das Thema so kompliziert anhört. Dabei sagt *Endokrinologie* nur aus, daß es sich um *die Lehre von der Funktion endokriner Drüsen und um die Hormone* handelt. Es geht hierbei um ein faszinierendes Gebiet, und wir haben wieder einmal ausreichend Gelegenheit, das Wunder des Lebens zu bestaunen. Hormone werden in verschwindend kleinen Mengen von den Drüsen produziert, und doch üben sie auf den Organismus einen entscheidenden Einfluß aus. Ihr Fehlen oder ihr Zuviel kann schwere Störungen bis hin zur völligen Lebensunfähigkeit des Organismus auslösen. Die Krankheitserscheinungen, die in diesem Kapitel besprochen werden, zeigen deshalb so wichtige Störungen wie Diabetes mellitus (Zuckerkrankheit), Morbus Cushing und Schilddrüsenerkrankungen auf.

14.1 Grundbegriffe der Endokrinologie

Steuerungssysteme des Körpers

Unser Körper verfügt grundsätzlich über zwei Steuerungssysteme, mit deren Hilfe er die einzelnen Vorgänge sinnvoll aufeinander abstimmen kann. Dadurch ist er in der Lage, als geordnetes Ganzes zu reagieren. Bei diesen beiden Steuerungssystemen handelt es sich um das *Nervensystem* und um das *Endokrinium*.

Nervensystem

Das Nervensystem reagiert *schnell und genau*. Es vermittelt beispielsweise rasch eine exakt lokalisierte Tastempfindung des Fingers an eine bestimmte Stelle im Gehirn und löst dadurch ein Zurückziehen der Hand aus. Da die Leitgeschwindigkeit der Nerven 1 bis 100 m pro Sekunde beträgt, dauert diese Meldung nur Millisekunden bis maximal Sekunden.

Endokrinium

Das Endokrinium reagiert vergleichsweise *langsam und allgemein,* indem es Hormone an das Blut abgibt. Die schnellstmögliche Informationsübertragung entspricht deshalb der Strömungsgeschwindigkeit des Blutes und dauert somit Sekunden bis Bruchteile von Minuten. Das Endokrinium beeinflußt vor allem Reifung, Wachstum, Stoffwechsel, Fortpflanzung, physische und psychische Entwicklung.

Das Nervensystem und das Endokrinium arbeiten eng zusammen und beeinflussen sich gegenseitig. Der wichtigste Ort gegenseitiger Einflußnahme sind der Hypothalamus und das Nebennierenmark.

Endokrine und exokrine Drüsen

Es sei hier nochmals ausdrücklich darauf hingewiesen, daß es sich bei den *Hormondrüsen* immer um *endokrine Drüsen* handelt. Das bedeutet, daß diese Drüsen *keine Ausführungsgänge* besitzen, sondern ihr Sekret direkt ins Blut abgeben. Im Gegensatz dazu stehen die *exokrinen Drüsen,* die ihr Sekret mit Hilfe eines *Ausführungsganges* an eine äußere oder innere Oberfläche abgeben (z.B. Schweißdrüsen, Speicheldrüsen u.a.). Damit zählen exokrine Drüsen *nicht* zum Endokrinium.

Hormone

Hormone sind Botenstoffe, die von endokrinen Drüsen direkt an das Blut abgegeben werden und an bestimmten Organen spezifische Reaktionen auslösen.

Hormondrüsen

Wir werden nun in den folgenden Abschnitten die einzelnen Drüsen und die von ihnen produzierten Hormone genau besprechen. Der besseren Übersichtlichkeit wegen wird hier eine kurze Zusammenstellung der zum Endokrinium gehörenden Drüsen gegeben (s.a. Abb. 14-1).
– Hypothalamus
– Hirnanhangdrüse (Hypophyse)
– Zirbeldrüse (Epiphyse, Corpus pineale)

14 Endokrinologie

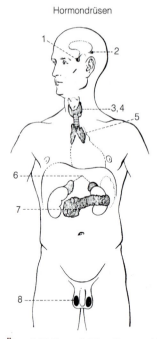

Abb. 14-1 Übersicht über wichtige Hormondrüsen
1. Hirnanhangdrüse (Hypophyse), 2. Zirbeldrüse (Epiphyse, Corpus pineale), 3. Schilddrüse (Glandula thyroidea), 4. Nebenschilddrüsen (Glandulae parathyroideae), die auf der Rückseite der Schilddrüse liegen, 5. Thymus (Bries), 6. Nebennieren (Glandulae suprarenales), 7. Langerhans-Inseln des Pankreas, 8. Männliche Keimdrüsen: Hoden (Testes) bzw. bei der Frau weibliche Keimdrüsen: Eierstöcke (Ovarien)

– Schilddrüse (Glandula thyroidea)
– Nebenschilddrüsen (Glandulae parathyroideae)
– Thymus
– Nebennieren (Glandulae suprarenales)
– Inselapparat des Pankreas
– Männliche Keimdrüsen (Testes)
– Weibliche Keimdrüsen (Ovarien) und Plazenta

14.2 Hypothalamus

Lage

Der Hypothalamus gehört zum Zwischenhirn und liegt *unterhalb* des *Thalamus*. Er stellt eine Verbindung des Zentralnervensystems zum Hormonsystem dar. Der Hypothalamus bildet *Freisetzungs-* und *Hemmhormone,* ferner *Oxytocin* und *Adiuretin.*

Hormone

Freisetzungshormone (Releasing-Hormone)

Die Releasing-Hormone des Hypothalamus regen die Hormonausschüttung im Hypophysenvorderlappen an. Im Jahre 1974 trat eine Kommission zusammen, um Hormonnamen und -abkürzungen zu vereinheitlichen. Seitdem tragen Freisetzungshormone immer die Endung „-liberin" (lat.: befreien).

Hemmhormone (Release-inhibiting-Hormone)

Die Release-inhibiting-Hormone oder einfach Inhibitoren (Hemmhormone) hemmen die Freisetzung der Hormone im Hypophysenvorderlappen. Diese Hemmhormone tragen die Endung „-statin". Sie werden auch als Statine bezeichnet.

Ferner produziert der Hypothalamus die beiden Hormone Oxytocin und Adiuretin. Diese gibt er an den Hypophysenhinterlappen ab, wo sie gespeichert werden und bei Bedarf ins Blut entlassen werden. Diese beiden Hormone werden im nächsten Kapitel, bei den Hormonen des Hypophysenhinterlappens, ausführlich besprochen.

14.3 Hirnanhangdrüse
(Hypophyse, Glandula pituitaria)

14.3.1 Aufbau und Funktion der Hypophyse

Die Hypophyse ist kirschkerngroß und wiegt ca. $1/2$ g. Sie liegt im Türkensattel des Keilbeinkörpers und ist über einen Stiel mit dem Hypothalamus verbunden, mit dem sie eng zusammenarbeitet.

Die Hypophyse setzt sich aus *zwei Teilen* zusammen, die sich sowohl im Aufbau als auch in der Funktion stark voneinander unterscheiden (Abb. 14-2).

Zum einen besteht sie aus dem *Hypophysenvorderlappen,* der allgemein HVL abgekürzt wird. Wegen seines drüsigen Aufbaus trägt er auch die Bezeichnung *Adenohypophyse.* Zum anderen besteht die Hypophyse aus dem *Hypophysenhinterlappen,* HHL, der auch *Neurohypophyse* genannt wird, da er sich während der Embryonalzeit aus Nervengewebe entwickelt hat.

Diese beiden Anteile werden durch den Zwischenlappen voneinander getrennt, der dem HVL zugerechnet wird. Gelegentlich wird die

14.3 Hirnanhangdrüse

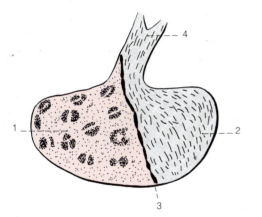

Abb. 14-2 Schematischer Aufbau der Hirnanhangdrüse (Hypophyse)
1. Hypophysenvorderlappen (HVL, Adenohypophyse),
2. Hypophysenhinterlappen (HHL, Neurohypophyse),
3. Zwischenlappen, 4. Hypophysenstiel

Hypophyse auch in Vorder-, Zwischen- und Hinterlappen unterteilt.

> Hypophyse
> - Adenohypophyse
>   Hypophysenvorderlappen, HVL
> - Neurohypophyse
>   Hypophysenhinterlappen, HHL

Aufbau und Funktion des Hypophysenvorderlappens

Der HVL steht über ein kleines verästeltes Gefäßsystem in indirekter Verbindung mit dem Hypothalamus. Anatomisch gliedert man den Vorderlappen in drei Teile: den Stielteil, den Zwischenlappen und den Hauptteil, der den weitaus größten Anteil des Vorderlappens ausmacht.

Hormone des HVL

- **ACTH, adrenokortikotropes Hormon, Kortikotropin**
  beeinflußt die Nebennierenrinde, vor allem die Herstellung der Glukokortikoide.
- **TSH, thyreotropes Hormon, Thyreotropin**
  beeinflußt die Schilddrüse.
- **FSH, follikelstimulierendes Hormon.**
  Bei Frauen bewirkt es im Eierstock die Reifung der Follikel. Bei Männern stimuliert es die Spermienbildung und die Ausreifung der Hodenkanälchen.
- **LH, luteinisierendes Hormon.**
  Bei Frauen bewirkt es den Eisprung (Ovulation) und den Umbau des gesprungenen Graaf-Follikels in den Gelbkörper. Beim Mann regt es das Wachstum der Leydig-Zwischenzellen im Hoden an, die das männliche Testosteron bilden.
- **Prolaktin** (früher: LTH, luteotropes Hormon). Es regt bei Frauen das Wachstum der Brustdrüsen an und setzt in Zusammenarbeit mit Östrogen und Progesteron die Milchproduktion (Laktation) in Gang.
- **STH, somatotropes Hormon, Somatotropin.**
  Es regt das Körperwachstum an.
- **MSH, melanozytenstimulierendes Hormon, Melanotropin.**
  Bei Tieren konnte nachgewiesen werden, daß es auf die pigmentbildenden Zellen der Haut (Melanozyten) einwirkt. Damit wird es als Gegenspieler des Melatonins der Zirbeldrüse betrachtet.

Aufbau und Funktion des Hypophysenhinterlappens

Der HHL steht über den Hypophysenstiel mit dem Hypothalamus in direkter Verbindung. Wie schon erwähnt wurde, erzeugt der Hypothalamus Oxytocin und Adiuretin und gibt sie über den Hypophysenstiel in den HHL ab, wo sie gespeichert und bei Bedarf ins Blut abgegeben werden.

Hormone des HHL

Oxytocin

Oxytocin wirkt auf die glatte Muskulatur der Gebärmutter und der Brustdrüsen ein. Es spielt während der Geburt eine wichtige Rolle, da es die Gebärmutter zur Kontraktion veranlaßt. Aus diesem Grunde wird es von der Schulmedizin zur Geburtseinleitung als auch Wehenverstärkung benutzt. Darüber hinaus veranlaßt es die Brustdrüsen zur Milchausschüttung.

Adiuretin (antidiuretisches Hormon, ADH, Vasopressin)
Die wichtigste Aufgabe dieses antidiuretischen Hormons (ADH) ist die Rückgewinnung von Wasser in den feinen Nierenkanälchen.

14 Endokrinologie

	Hormone	
HVL		HHL
ACTH	Prolaktin	Oxytocin
TSH	STH	ADH
FSH	MSH	
LH		

14.3.2 Erkrankungen der Hypophyse

Erkrankungen des HVL

Bei den HVL-Erkrankungen müssen wir Unterfunktionen (Insuffizienzen) von Überfunktionen abgrenzen.

▶ **Unterfunktion des HVL**
(Hypophysenvorderlappeninsuffizienz)

Gründe für eine Unterfunktion des HVL können eine Gehirnnekrose nach Blutung oder eine Thrombose sein (Simmonds-Syndrom). Es kommen aber auch Tumoren, Granulome und Entzündungen in Betracht. Bei Kindern und Jugendlichen lassen sich allerdings oft gar keine Ursachen feststellen.

▶ **Simmonds-Syndrom** (Hypopituitarismus)
Durch die Schädigung des HVL fallen die hier produzierten Hormone aus. Darum kommt es zu einem Rückgang der Tätigkeit der Schilddrüse, der Nebennierenrinde und der Keimdrüsen. Als Folge davon sinken der Grundumsatz und der Blutdruck. Die körperliche und geistige Aktivität nehmen ab, die Periode bleibt aus. Es kommt zu Blässe, Müdigkeit und Kälteempfindlichkeit.
Kommt es nach der Geburt bei der Mutter zu einer Unterfunktion des HVL, so spricht man von einem Sheehan-Syndrom.

▶ **Hypophysärer Zwergwuchs**
Durch einen Ausfall des Wachstumshormons (STH, somatotropes Hormon) kommt es zum hypophysären Zwergwuchs mit einer Körpergröße von ca. 1,40 m. Ein Wachstumsrückstand ist ungefähr ab dem zweiten Lebensjahr feststellbar. Der Körperbau ist wohlproportioniert, bis auf einen etwas vergrößerten Kopf. Füße und Hände sind klein (Akromikrie), das Gesicht kann puppenhaft wirken. Die Intelligenzentwicklung ist normal. Ist allerdings ein Tumor die Krankheitsursache, ist das Krankheitsbild oft nicht so eindeutig, da noch andere Schäden auftreten können.

▶ **Überfunktion des HVL**

Bei einer Überfunktion des HVL werden ein oder mehrere Hormone verstärkt gebildet. Die Ursache kann in einer Zellvermehrung (Hyperplasie) des HVL bestehen, oder es kann sich eine Geschwulst (Adenom oder Tumor) entwickelt haben. Kommt es zu einer Überproduktion von Wachstumshormonen, so entsteht entweder Riesenwuchs oder Akromegalie.

▶ **Riesenwuchs** (Gigantismus)
Setzt die Überproduktion von Wachstumshormonen *vor der Pubertät* ein, so kommt es zu wohlproportioniertem Riesenwuchs. Besteht die Störung auch später weiter, so entwickelt sich oft eine Akromegalie.

▶ **Akromegalie**
Kommt es *nach der Pubertät* aufgrund einer Überfunktion des HVL zu einer Überproduktion von Wachstumshormonen, so entwickelt sich eine Akromegalie. Dabei kommt es zu einer Vergrößerung der distalen Körperteile wie Hände, Füße, Kopf, Unterkiefer und Nase. Aber es verdicken sich auch innere Organe und die Haut. Durch diese Veränderungen entsteht oft ein grobschlächtiges Aussehen. Daneben kommt es bei Frauen oft zu Oligo- oder Amenorrhö (schwache oder ausbleibende Monatsblutung), bei Männern dagegen zu Potenz- und Libidostörungen. Es kann sich dazu noch ein Diabetes mellitus (Zuckerkrankheit) entwickeln. Treten Kopfschmerzen und Sehstörungen auf, so kann das ein Hinweis auf einen Hypophysentumor sein.

Erkrankungen des HHL

Die Erkrankungen des HHL sind in erster Linie Störungen in der Produktion von *Adiuretin,* was eine Fehlsteuerung der Wasserrückresorption in den Nierenkanälchen nach sich zieht. Wie wir gesehen haben, wirkt Adiuretin als antidiuretisches Hormon auf die Nieren ein und veranlaßt sie, Wasser wieder dem Körper zuzuführen, damit es nicht mit dem Harn ausgeschieden wird. Auch hier kann es zu einer Über- oder Unterproduktion des Hormons kommen. Als Ursache sind wieder Hyperplasien (Zellvermehrung), ein Adenom und ein Tumor in Betracht zu ziehen. Da die Überproduktion von Adiuretin sehr selten ist, wird sie hier nicht gesondert besprochen. Erwähnt sei nur, daß dabei von den Nieren vermehrt Wasser rückresorbiert wird, so daß es zu einer Überwässerung – vor allem der Lungen – und damit auch zur Verdünnung von Körpersäften kommt („Wasservergiftung").

▶ **Diabetes insipidus** (Wasserharnruhr)

Wird zuwenig Adiuretin produziert, so kommt es zum Diabetes insipidus (nicht mit Diabetes mellitus verwechseln). Die Erkrankung kann als Erbleiden, nach einem Schädeltrauma oder nach Operation in der Nähe der Hypophyse auftreten. Darüber hinaus kann sie jedoch auch idiopathisch (ohne erkennbare Ursache) bestehen.

Durch den Mangel an antidiuretischem Hormon kommt es zu einer mangelhaften Rückresorption von Wasser, d.h., daß die Nieren zuviel Wasser ausscheiden. Da der Körper das verlorene Wasser ersetzen möchte, kommt es zu außergewöhnlichem Durstgefühl. Es können Harnmengen von 4 bis 10 Liter (in seltenen Fällen bis 30 l!) pro Tag auftreten. Der wasserhelle Harn hat ein erniedrigtes spezifisches Gewicht.

14.4 Zirbeldrüse (Epiphyse, Corpus pineale)

Die Zirbeldrüse liegt etwa in der Schädelmitte. Wer sich mit Yoga beschäftigt, weiß vielleicht, daß sie hier als Chakra eine wichtige Bedeutung hat. Früher galt sie bei uns als „Sitz der Seele".

Die Zirbeldrüse produziert Melatonin. Über die Wirkung dieser Substanz beim Menschen gibt es noch wenig gesicherte Erkenntnisse, da das meiste Wissen auf Tierversuchen beruht. Melatonin gilt als „Schlafhormon". Seine Konzentration im Blut nimmt bei Nacht stark zu. Deshalb wird es vor allem bei Zeitverschiebungsproblemen (Jetlag) bei Interkontinentalflügen, und hier besonders bei Flügen von West nach Ost, eingesetzt.

Des weiteren vermutet man, daß Melatonin vor der Pubertät eine Hemmung der Geschlechtsentwicklung bewirkt, da es bei Tumoren der Zirbeldrüse im Kindesalter zu einer vorzeitigen Geschlechtsentwicklung kommen kann (Pubertas praecox). Bei Tierversuchen mit Reptilien hat man festgestellt, daß Melatonin eine Aufhellung der Hautfarbe bewirkt. In letzter Zeit wird diskutiert, ob Melatonin das Altern verlangsamt, da es vermutlich freie Radikale abfängt und somit die Zellen widerstandsfähiger gegen Krebs und andere Krankheiten macht.

Genauere Erkenntnisse zum Melatonin können nur durch Langzeitstudien am Menschen erbracht werden. Einzelne Untersuchungen bringen Melatonin mit Augenschäden und sogar mit Tumorwachstum in Verbindung. Allerdings handelt es sich auch hierbei nicht um gesicherte Erkenntnisse.

14.5 Schilddrüse (Glandula thyroidea, früher: Glandula thyreoidea)

14.5.1 Aufbau und Funktion

Lage und Aussehen

Die Schilddrüse liegt *vorne am Hals, unterhalb des Kehlkopfes* und umfaßt die *Luftröhre halbkreisartig* (Abb. 14-3). Sie ist schmetterlingsförmig und besteht aus einem rechten und einem linken Lappen, die durch eine Brücke (Isthmus)

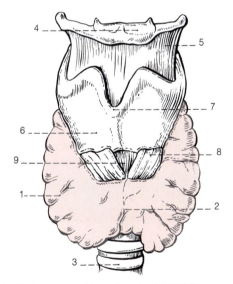

Abb. 14-3 Lage und Aussehen der Schilddrüse
1. Schilddrüse (Glandula thyroidea), 2. Isthmus der Schilddrüse (Isthmus glandulae thyroideae), 3. Luftröhre (Trachea), 4. Zungenbein (Os hyoideum), 5. Membran zwischen Zungenbein und Schildknorpel (Membrana thyrohyoidea), 6. Schildknorpel (Cartilago thyroidea), 7. „Adamsapfel" (Prominentia laryngea), 8. Ringknorpel-Schildknorpel-Muskel (M. cricothyroideus), 9. Band zwischen Ringknorpel und Schildknorpel (Lig. cricothyroideum)

miteinander verbunden sind. An ihrer Rückseite liegen vier Epithelkörperchen (Nebenschilddrüsen), die im nächsten Abschnitt besprochen werden. Die Schilddrüse ist das, im Verhältnis zum Gewicht, am stärksten durchblutete Organ des Körpers.

Hormone

Trijodthyronin: $T\,3$ (3 Jodatome im Molekül)
Thyroxin: $T\,4$ (4 Jodatome im Molekül)
Calcitonin: (s. Nebenschilddrüse, S. 303)

Um T 3 und T 4 herstellen zu können, benötigt die Schilddrüse *Jod*. Dieses Jod muß der Mensch mit dem Wasser und der Nahrung aufnehmen. 98% hiervon werden in der Schilddrüse gespeichert.

Wie wir im Kapitel 14.3.1 gesehen haben, ist der Hypophysenvorderlappen der Schilddrüse übergeordnet und erzeugt ein thyrotropes Hormon, und zwar das Thyrotropin (Thyreotropin, TSH), das die Tätigkeit der Schilddrüse anregt (s. S. 295).

Wirkungen der Schilddrüsenhormone T3 und T4

- *Steigerung* des *Grundumsatzes,* d.h., sie steigern die Verbrennungsvorgänge von Kohlenhydraten, Fetten und Eiweißen. Als Folge davon kommt es zu einer Mobilisierung der Fett- und Glykogendepots mit Gewichtsabnahme und Steigerung der Stickstoff-Ausscheidung im Harn.
- *Förderung* von *Wachstum* und *Skelettreife*
- *Beschleunigung* der *Herztätigkeit*
- *Erhöhung* der *Reaktionsfähigkeit* von *Nerven-* und *Muskelgewebe.*

14.5.2 Untersuchungsmethoden

Palpation der Schilddrüse

Bei der Palpation umfaßt der Behandler von hinten den Hals des Patienten und tastet mit den Fingerspitzen die Schilddrüse ab. Damit kann festgestellt werden, ob die Schilddrüse insgesamt oder an einzelnen Stellen vergrößert ist, wie ihre Beschaffenheit ist, d.h. ob sie weich, derb, hart oder normal ist, und ob Druckschmerzen auftreten. Sehr wichtig ist die Palpation im Hinblick darauf, ob *Knoten* vorhanden sind. Falls ja, muß geprüft werden, ob sie *derb* beschaffen sind und ob sie sich *schlecht verschieben* lassen, da das ein *Hinweis* auf *Bösartigkeit* ist.

Jeder Knoten in der Schilddrüse muß klinisch sorgfältig abgeklärt werden.

Weiterhin prüfen wir, ob man über der Schilddrüse ein „Schwirren" tasten oder auskultieren kann. Wenn ja, so ist das ein Hinweis auf Schilddrüsenüberfunktion. Es besteht dann nicht nur eine Schilddrusenvergrößerung, sondern auch eine Vergrößerung der zuführenden Gefäße. Wird hierbei ein kritischer Punkt überschritten, kommt es in den Arterien zu Turbulenzen, die dann als „Schwirren" fühlbar sind.

Bestimmung des Grundumsatzes

Unter dem Grundumsatz versteht man die Kalorienmenge, die der nüchterne ruhende Körper verbraucht, um seine Grundfunktionen wie Atmung und Herztätigkeit aufrechtzuerhalten. Dieser Energieumsatz ist abhängig von Alter, Geschlecht, Körperoberfläche und den Hormonfunktionen, vor allem der Schilddrüsenhormone, weshalb er auch als eine ungefähre Einschätzung der Funktion dieses Organs benutzt werden kann. Da der Grundumsatz auch von anderen Leistungen wie körperlicher Tätigkeit, Verdauung und Wärmeregulation abhängt, muß die Bestimmung am ruhenden, nüchternen (12 bis 14 Stunden nach der letzten Nahrungsaufnahme) Patienten in einem wohltemperierten Raum stattfinden.

Bei der Bestimmung des Grundumsatzes geht man davon aus, daß letztendlich in Ruhe alle Energie als Wärme frei wird. Um diese freiwerdende Wärmemenge zu bestimmen, werden in Speziallabors Kalorimeter benutzt. Diese bestimmen direkt die abgegebene Wärmemenge. Der Grundumsatz kann aber auch indirekt aus dem Verhältnis von aufgenommenem Sauerstoff und abgegebenem Kohlendioxid bestimmt werden. Dieses Verfahren wird auch in allgemeinen Praxen mit Hilfe des *Spirometers* und einer Gasanalyse der Atemluft durchgeführt.

Zu beachten ist, daß der Grundumsatz nicht nur bei Schilddrüsenüberfunktion erhöht ist, sondern auch bei Schwangerschaft, Fieber, Tumoren und Hunger.

Ein grobes Maß für die Bestimmung des Grundumsatzes ist mit Hilfe der *Read-Formel* möglich.

Read-Formel
Grundumsatz = 0,75 (P + 0,74a) – 72

Zur Berechnung setzen wir für
P = Anzahl der Pulsschläge pro Minute
a = Blutdruckamplitude (Differenz zwischen systolischem und diastolischem Wert). Ein Blutdruck von RR 120/80 ergibt die Blutdruckamplitude a = 40.
Das Ergebnis gibt die Grundumsatzsteigerung in Prozent der Norm an.

Da es mittlerweile spezifischere und einfacher durchzuführende Untersuchungsmethoden der Schilddrüse gibt, ist die Grundumsatzmessung in den Hintergrund getreten.

Nun sollen kurz die wichtigsten ergänzenden Untersuchungsmethoden vorgestellt werden.

Schilddrüsenhormonmessung im Blut

Im Blut werden T3 und T4 bestimmt (oft auch gleichzeitig das TSH des HVL).

Szintigramm

Durch das Szintigramm kann man die Verteilung der Jodspeicherung in der Schilddrüse feststellen. Dem zu untersuchenden Patienten wird radioaktives Jod zugeführt. Da der Körper fast alles aufgenommene Jod in der Schilddrüse speichert, werden von hier aus nun Strahlenimpulse ausgesandt, die durch das Szintigramm aufgezeichnet werden. Die Aufnahme ermöglicht dann eine Beurteilung der *Aktivitätsverteilung* innerhalb der Schilddrüse. Nun kann man vor allem sogenannte *heiße* (Gebiete mit vermehrter Aktivität) und *kalte* (Gebiete mit verminderter Aktivität) *Knoten* feststellen, die wiederum ein Hinweis auf bestehende Malignität sein können.

Sonographie (Ultraschall)

Während man beim Szintigramm Auskunft über die Aktivität der einzelnen Bezirke der Schilddrüse bekommt, zeigt die Sonographie Größe, Form und Struktur des Schilddrüsengewebes (Zysten, Knoten) auf, ohne einen Hinweis auf die Hormonbildung der einzelnen Anteile zu geben. Sonographie und Szintigramm ergänzen sich also in ihrer Aussage.

Röntgen

Im Röntgenbild sind retrosternale (hinter dem Brustbein gelegene) Kropfbildungen und Verdrängungen mit Einengung der Luft- und Speiseröhre gut festzustellen.

14.5.3 Erkrankungen der Schilddrüse

Da wir in Kapitel 14.5.1 gesehen haben, welche Wirkungen die Schilddrüsenhormone haben, können wir daraus die Krankheiten ableiten, die entstehen, wenn die Schilddrüse zuviel oder zuwenig Hormone produziert.

▶ Schilddrüsenüberfunktion (Hyperthyreose)

Eine Schilddrüsenüberfunktion kann sich aufgrund einer Überfunktion der *ganzen Schilddrüse* oder aufgrund einer Überfunktion *eines Teils* entwickeln (toxisches Adenom). Zwar handelt es sich meist um ein gutartiges Adenom, es kommen aber auch bösartige Formen vor, deshalb muß grundsätzlich auch immer ein Schilddrüsenkrebs mit in Erwägung gezogen werden.

Die Überproduktion der Hormone erfolgt meist *autonom* durch die Schilddrüse, d.h. ohne Beteiligung der übergeordneten Zentren. Es ist aber auch möglich, daß durch die vermehrte Einnahme von Schilddrüsenhormonen eine Hyperthyreose verursacht wird.

Eine Schilddrüsenüberfunktion tritt häufig in hormonellen Umstellungszeiten auf, wie Pubertät, Schwangerschaft und Klimakterium.

Symptome
– *Struma* (Kropf, s. S. 301f.)
– *Tachykardie*
– *Exophthalmus* (Hervortreten der Augäpfel, Glanzaugen, weite Lidspalte)
– *Gesteigerte nervöse Erregbarkeit* mit feinschlägigem Fingertremor, Schwitzen, Wärmeintoleranz, Nervosität,
– *Kreislaufsymptome:* neben Tachykardie oft große Blutdruckamplitude und Arrhythmien,

- *Stoffwechselstörungen:* oft Gewichtsabnahme trotz gesteigerten Appetits
- *Lebhafte Reflexe*

Formen

Bei den Schilddrüsenüberfunktionen unterscheidet man *immunogene* und *nicht-immunogene* Formen.

- **Nicht-immunogene Form**
  Bei der nicht-immunogenen Form liegen ein (unifokale Autonomie, autonomes toxisches Adenom) oder mehrere Bereiche (multifokale Autonomie) in der Schilddrüse vor, die gesteigert Schilddrüsenhormone produzieren. Im Szintigramm sind ein oder mehrere heiße Knoten nachweisbar. Diese Teile unterliegen nicht mehr der Steuerung durch das TSH der Hypophyse. Bei dieser Verlaufsform fehlt ein Exophthalmus im allgemeinen.
- **Immunogene Form** (Immunthyroiditis)
  Bei den immunogenen Formen kommt es zu einer diffusen Vergrößerung der Schilddrüse (diffuse toxische Struma).

▶ Morbus Basedow

Vom Morbus Basedow spricht man, wenn es sich bei der Schilddrüsenüberfunktion um eine *Autoimmunreaktion* handelt. Als Auslöser der Erkrankung konnte ein Stoff ermittelt werden, der von B-Lymphozyten gebildet wird. Es handelt sich hierbei um thyroidea-stimulierende Immunglobuline (TSI). Dieses TSI verdrängt das TSH von seinen Bindungsstellen an der Oberfläche der Schilddrüsenzellen. Die Folge ist eine langanhaltende Schilddrüsenhormonstimulation.

In diesen Fällen kommt es häufig zum Auftreten der *Merseburger Trias*: Struma, Tachykardie und Exophthalmus.

Morbus Basedow (*Merseburger Trias*)
• Struma
• Tachykardie
• Exophthalmus

Erwähnt werden soll noch, daß es beim Morbus Basedow nicht nur zum Anstieg der TSI-Antikörper kommt, sondern oft auch zum Anstieg der mikrosomalen Antikörper (MAK) und der Thyreoglobulinantikörper (TAK).

Ein MAK-Anstieg bedeutet, daß Antikörper gegen Mikrosomen, also Bruchstücke des endoplasmatischen Retikulums, produziert wurden. Ein TAK-Anstieg zeigt, daß Antikörper gegen Thyreoglobulin vorhanden sind. Thyreoglobulin ist die Speicherform der Schilddrüsenhormone.

In ungefähr der Hälfte der Fälle von Morbus Basedow kommt es zu Spontanremissionen, d.h., zum Rückgang von Krankheitserscheinungen. Allerdings kann es nach Monaten oder auch nach Jahren zu einem Wiederaufleben des Krankheitsbildes kommen.

Eine weitere Autoimmunkrankheit der Schilddrüse, die Hashimoto-Thyroiditis wird auf Seite 302 bei den Schilddrüsenentzündungen besprochen.

Naturheilkundliche Therapie

Leichte Formen von Schilddrüsenüberfunktion können vom Heilpraktiker gut behandelt werden. Neben allgemein entspannenden und beruhigenden Maßnahmen wie beispielsweise autogenem Training und Meditation haben sich hier auch die Homöopathie, die Neuraltherapie und die Akupunktur bewährt. An pflanzlichen Mitteln kommt vor allem Wolfstrapp (Lycopus virginicus und Lycopus europaeus) in Betracht. Aber auch weitere beruhigend wirkende Pflanzen wie beispielsweise Herzgespann, Baldrian, Hopfen und Melisse können eingesetzt werden.

Therapie

- **Allgemeine Verhaltensmaßregeln**
  Der Patient soll Streß, Aufregung und Ärger meiden. Vom Aufenthalt in jodhaltiger Meeresluft, im Hochgebirge und in sehr heißen Gegenden ist abzuraten.
- **Medikamentöse Therapie durch den Arzt**
  Durch *Thyreostatika* (Thiamazol und Carbimazol) wird eine zeitweilige *Blockierung der Schilddrüsenhormonherstellung* angestrebt.
- **Radiojodtherapie mit J 131**
  Die Radiojodtherapie wird frühestens ab dem 35. Lebensjahr in speziellen nuklearmedizinischen Abteilungen durchgeführt. Sie ist eine neue Form der Strahlenbehandlung mit radioaktivem Jod (J 131). Das Jod (J 131) wird dem Patienten oral verabreicht. Da Jod grundsätzlich in der Schilddrüse gespeichert wird, kommt es hier zu einer intensiven lokalen Bestrahlung, mit der eine Schädigung des überfunktionierenden Parenchyms erreicht werden soll. Die Gefahr bei dieser Therapie liegt

vor allem in einer darauffolgenden Hypothyreose.
- **Operation**
Operiert werden vor allem die krebsverdächtige Knotenstruma und autonome Adenome. Gefahren der Operation sind später auftretende Tetanie (durch irrtümliche Entfernung der Nebenschilddrüsen), Sprachstörungen, Heiserkeit (durch Verletzung des Kehlkopfnervs „Rekurrens") und Späthypothyreose.

▶ Schilddrüsenunterfunktion (Hypothyreose)

Bei der Schilddrüsenunterfunktion, der Hypothyreose, besteht ein Mangel an Schilddrüsenhormonen. Dieses Defizit kann angeboren oder erworben sein, und es kann mit oder ohne Struma (Kropf) einhergehen.

▶ Kretinismus (angeborene Hypothyreose)

Der Kretinismus tritt besonders in *Jodmangelgebieten* auf, so daß als Ursache ein Jodmangel *vor der Geburt* in Betracht kommt. Andere mögliche Gründe können auch eine *Jodfehlverwertung* oder eine unzureichende Anlage der Schilddrüse sein.

Beim Kretinismus kommt es zu *disproportioniertem Minderwuchs mit schweren Intelligenzdefekten*. Des weiteren kann es zu Sattelnase, genitaler Überentwicklung und Struma kommen.

Kretinismus wird schulmedizinisch durch Substitution von Schilddrüsenhormonen therapiert. Dadurch kann eine weiter fortschreitende Schädigung meist verhindert werden. Die bereits bestehenden Defekte können damit allerdings nicht behoben werden, ausgenommen, daß ein besseres Wachstum erzielt wird.

Erworbene Hypothyreose

Bei der erworbenen Hypothyreose sind alle Verlaufsformen von ganz *leichten* Fällen bis hin zu *schwersten* Krankheitsbildern vertreten. Mit zunehmendem Lebensalter tritt die Hypothyreose vermehrt auf, sie wird aber manchmal übersehen, wenn kaum Beschwerden bestehen.

Primäre Hypothyreose

Die Ursache der Unterfunktion liegt in der Schilddrüse, da diese zuwenig Hormon produziert. Ein möglicher Grund hierfür ist Jodmangel.

Sekundäre Hypothyreose

Die Ursache der Unterfunktion liegt außerhalb der Schilddrüse. Die Störung kann durch einen HVL-Tumor oder durch ein Schädeltrauma bedingt sein.

Symptome

- Apathien und andere *psychische Störungen* (z.B. Neigung zu Depressionen)
- *Herabsetzung* der körperlichen und geistigen *Leistungsfähigkeit*
- *Kälteintoleranz,* d.h., der Patient friert leicht
- *Mimische Starre*
- Oft extreme *Stuhlverstopfung*
- *Verlangsamter Stoffwechsel* mit erniedrigtem Blutzuckerspiegel, Anämie (durch Resorptionsstörung von Eisen und/oder Vitamin B_{12})
- *Gewichtszunahme*
- *Verlangsamte Reflexe*

Bei schweren Verlaufsformen bildet sich ein *Myxödem:* Hierbei kommt es zum Bild des „aufgeschwemmten Patienten". Durch eine allgemeine Gewebsschwellung ist die Haut, aber auch die Unterhaut und das Muskelgewebe *teigig geschwollen.* Ist das Herz noch allseits vergrößert, so spricht man vom „Myxödemherz".

> Ein Myxödem ist eine schwere Hypothyreose. Es kommt zum „aufgeschwemmten Patienten".

Therapie

Der Arzt verabreicht Schilddrüsenhormone in synthetischer Form, als L-Thyroxin (T4) oder als T3/T4-Kombinationspräparate. Die Einnahme muß regelmäßig und oft lebenslang erfolgen. Es wird mit niedrigen Dosen begonnen und langsam über einen Zeitraum von ca. drei Monaten bis zur vollen Erhaltungsdosis gesteigert.

Unterstützend zu dieser Therapie kann der Heilpraktiker den Stoffwechsel anregen, eine eventuell bestehende Obstipation behandeln und eine psychische Betreuung durchführen.

▶ Struma (Kropf, Drüsenschwellung)

Mit Struma (Kropf) bezeichnet man *jede Vergrößerung der Schilddrüse*. Sie kann mit Funktionsstörungen wie Hyper- und Hypothyreose einhergehen, aber es kann auch eine unveränderte Stoffwechsellage bestehen (blande Struma, euthyreote Struma).

Der Kropf kann gut- oder bösartig sein. Obwohl bösartige Formen selten sind (ca. 1% aller Schilddrüsenneubildungen), muß hier eine sorgfältige Abklärung erfolgen. Hinweise auf Bösartigkeit bei Schilddrüsenknoten sind: schnelles und invasives (eindringendes) Wachstum, derbe Beschaffenheit, schlechte Verschieblichkeit des Knotens, Verwachsungen mit der Haut, schmerzlose Lymphknotenvergrößerungen im Halsbereich.

Die WHO (Weltgesundheitsorganisation) hat folgende Größeneinteilung des Kropfes festgelegt:

Stadieneinteilung des Kropfes

0   keine Struma
I   soeben sichtbare und tastbare Vergrößerung der Schilddrüse
II gut sichtbare und tastbare Vergrößerung der Schilddrüse
III Struma bereits aus größerer Entfernung sichtbar, es kommt zu lokalen Komplikationen wie Behinderung der Luft- und Speiseröhre oder Ausbreitung der Schilddrüse hinter dem Brustbein.

Therapie

Der Kropf wird vom Arzt je nach der Ursache, die ihm zugrunde liegt, unterschiedlich behandelt. Besteht ein Jodmangelkropf, werden Jod und Schilddrüsenhormone verordnet. Bei Hyperthyreose werden dagegen Thyreostatika verabreicht, also Mittel, die die Funktion der Schilddrüse hemmen. Operiert wird eine Struma, bei der es zu Komplikationen gekommen ist, und bei bösartigen Formen. Die Radiojodtherapie kommt bei nicht operationsfähigen oder nicht operationswilligen Patienten zur Anwendung.

Der Heilpraktiker kann begleitend zur ärztlichen Therapie behandeln. Aber auch in Fällen, in denen noch kein Einsatz von Thyreostatika oder von Schilddrüsenhormonen notwendig ist, kann der Heilpraktiker tätig werden. Es gibt eine Vielzahl guter phytotherapeutischer und homöopathischer Präparate, die gute Erfolge bei noch nicht zu lange bestehenden Strumen haben. Bewährt haben sich auch Akupunktur und Neuraltherapie.

▶ *Entzündungen der Schilddrüse*
(Thyroiditis, Thyreoiditis)

Bei den Schilddrüsenentzündungen unterscheidet man eine akute, eine subakute und eine chronische Form.

▶ **Akute Schilddrüsenentzündung**

Verursacher dieser seltenen Entzündung sind Bakterien. In diesem Fall kommt es im Bereich der Schilddrüse zu starker Rötung und Schwellung, die mit starken Schmerzen, Druckempfindlichkeit und Schluckbeschwerden einhergeht. Es kann zu Fieber kommen. Es treten eine beschleunigte BSG und eine Leukozytose mit Linksverschiebung auf.

▶ **Subakute Schilddrüsenentzündung**
(akut-subakute Thyreoiditis de Quervain)

Die Beschwerden dieser ebenfalls seltenen Form entwickeln sich langsam und sind nicht so heftig wie bei der akuten Form, dafür bestehen sie aber länger, häufig über einen Zeitraum von ungefähr einem halben Jahr. Als auslösende Ursache vermutet man Viren. Die BSG ist meist deutlich beschleunigt.

▶ **Chronische Schilddrüsenentzündung**
(Hashimoto-Thyreoiditis)

Die chronische Schilddrüsenentzündung verläuft vom Patienten oft unbemerkt. Sie wird meist erst festgestellt, wenn sich deutliche Zeichen einer Hypothyreose entwickeln. Zu diesem Zeitpunkt ist aber oft schon ein großer Teil des Schilddrüsengewebes zerstört. Es kommt zu einem deutlichen Anstieg des Antikörpers TAK (s. S. 300), aber auch MAK kann ansteigen. Betroffen sind meist Frauen über 40 Jahre.

14.6 Nebenschilddrüse
(Parathyroidea, Parathyreoidea)

14.6.1 Aufbau und Funktion

Lage und Aussehen

Bei der Nebenschilddrüse handelt es sich um *vier helle, linsengroße Epithelkörperchen,* die der *Schilddrüse von hinten,* an den oberen und unteren Polen, aufliegen. Es ist oft nicht leicht, sie von den Schilddrüsenläppchen zu unterscheiden.

Aufgabe der Nebenschilddrüse

Die Nebenschilddrüse erzeugt *Parathormon*, das auf den Kalziumstoffwechsel einwirkt.

Die Nebenschilddrüse produziert ihr Parathormon autonom, d.h., sie wird nicht von der Hypophyse gesteuert. Die Regelung erfolgt über den Kalziumgehalt des Blutes. Ein niedriger Kalziumspiegel wirkt anregend auf die Parathormonproduktion. Ein erhöhter Kalziumspiegel stoppt die Parathormonproduktion und regt die Calcitoninbildung an.

Kalziumstoffwechsel

Kalzium ist für zahlreiche Lebensvorgänge wichtig, beispielsweise für die Blutgerinnung und für die normale Erregung des Nerven- und Muskelgewebes. Kalzium hat eine antientzündliche, antiallergische und eine gefäßabdichtende Wirkung. Im Körper eines Erwachsenen befinden sich ungefähr ein bis zwei Kilogramm Kalzium. Als Kalziumspeicher dient das Skelett. Hier wird das zur Zeit im Blut nicht benötigte Kalzium deponiert und bei Bedarf abgebaut. Nur 1% des im Körper vorhandenen Kalziums befindet sich im Blut.

Der Blutkalziumspiegel wird im Körper sorgfältig konstantgehalten, und zwar auf 2,5 mmol/l. Sinkt der Blutkalziumspiegel unter 2 mmol/l, so treten Krämpfe auf. Steigt er über 3 mmol/l, so kann Kalzium in den Gefäßen (Arteriosklerose) oder in Form von Steinen in der Niere deponiert werden. Bei der Aufrechterhaltung des Blutkalziumspiegels spielen aber nicht nur das Parathormon sondern auch Calcitonin und Vitamin D eine wichtige Rolle.

– **Parathormon** aus der Nebenschilddrüse. Parathormon hebt den Blutkalziumspiegel an. Es sorgt für die Resorption des Kalziums aus der Nahrung, steigert die Rückresorption von Kalzium in den Nieren und fördert den Abbau des im Skelett gespeicherten Kalziums.
– **Calcitonin** aus der Schilddrüse. Calcitonin wird hauptsächlich in der Schilddrüse produziert. Es senkt den Blutkalziumspiegel, indem es dafür sorgt, daß Kalzium in den Knochen eingelagert wird.
– **Vitamin D** (Knochenvitamin). Vitamin D spielt beim Einbau von Kalzium, Phosphor und anderen Mineralien in den Knochen eine Rolle. Bei Vitamin-D-Mangel ist die Kalziumeinlagerung in den Knochen gestört. Die Knochen sind zu weich und verbiegen sich. In diesem Fall kommt es beim Kind zu Rachitis und beim Erwachsenen zu Osteomalazie.

Mitwirkung beim Blutkalziumspiegel
- Parathormon (Nebenschilddrüse)
- Calcitonin (Schilddrüse)
- Vitamin D (Knochenvitamin)

14.6.2 Untersuchungsmethoden

Untersucht werden kann der Kalziumspiegel im Blut und Urin. Daneben gibt es für die jeweiligen Knochenerkrankungen bestimmte Untersuchungsmöglichkeiten wie Röntgen, Computertomographie und Biopsie (Probeentnahme von Gewebe).

14.6.3 Erkrankungen der Nebenschilddrüse

Bei den Erkrankungen der Nebenschilddrüse unterscheidet man Über- und Unterfunktion (Hyper- und Hypoparathyr(e)oidismus).

▶ **Überfunktion der Nebenschilddrüse** *(Hyperparathyroidismus)*

Die Überfunktion kann ihre Ursache in einem Adenom, einer Hyperplasie oder – sehr selten – in einem Karzinom der Nebenschilddrüse haben. Da bei einer Überfunktion zuviel Parathormon ins Blut gelangt, wird aus den Knochen *zuviel Kalzium ausgeschwemmt*, und es kommt zu einem *allgemeinen Knochenabbau*. Durch diese Kalkstoffwechselstörung kann es nicht nur zu umschriebenem oder diffusem Knochenabbau kommen, sondern es können sich auch Knochenzysten bilden. Durch die allgemeine Knochenentkalkung kommt es leicht zu *Knochenbrüchen*. Die Nieren versuchen nun, das überschüssige Kalzium, das sich im Blut befindet, auszuscheiden. Dabei kann es im Laufe der Zeit zu Kalkablagerungen im Nierengewebe und zur Bildung von *Nierensteinen* kommen. Des weiteren kann das Kalzium in der Wand der Blutgefäße deponiert werden, wodurch es zu Arteriosklerose kommt. Der erhöhte Kalziumspiegel des Blutes bewirkt auch, daß die Erregbarkeit der Nerven und Muskeln herabgesetzt wird. Als Folge davon kommt es zu *Leistungsminderung* und Müdigkeit.

▶ Unterfunktion der Nebenschilddrüse
(Hypoparathyroidismus)

Die Unterfunktion der Nebenschilddrüse ist häufig eine Folge der Schilddrüsenoperation, wenn die Epithelkörperchen irrtümlich verletzt oder entfernt wurden. Aber es treten auch Fälle von Insuffizienz bei Schwangerschaft, während der Stillzeit und bei Infektionen auf. Selten besteht sie angeborenermaßen.

Beim Hypoparathyroidismus wird zuwenig Parathormon gebildet, demzufolge sinkt der Kalziumspiegel des Blutes ab. Der erniedrigte Kalziumspiegel bewirkt eine *gesteigerte neuromuskuläre Erregbarkeit*, wodurch es zu tetanischen Zuständen kommen kann. In leichten Fällen treten *Parästhesien* (Prickeln, Ameisenlaufen), besonders um den Mund herum und an Fingern und Zehen, auf. Es kann aber auch zu schmerzhaften *Krämpfen* kommen, bis hin zum *epileptischen Anfall*.

Ob eine *latente Tetanie* besteht, kann durch das *Chvostek-Zeichen* geprüft werden. Dazu beklopft man mit dem Reflexhammer den Gesichtsnerv (N. facialis) vor dem Ohr und beobachtet, ob im Bereich des Fazialisgebietes zwischen Mundwinkel und Ohr Zuckungen auftreten.

14.7 Thymus

Lage und Aussehen

Die Thymusdrüse liegt im vorderen Mediastinum, hinter dem Brustbein und vor dem Herzbeutel (s.a. Abb. 8-4). Sie besteht aus zwei verschieden geformten Lappen, die bis zur Pubertät an Größe zunehmen und sich dann zurückbilden.

Hormone

Die endokrinologische Bedeutung der Thymusdrüse ist noch weitgehend unklar. Als gesichert kann bis heute nur das *Thymosin* betrachtet werden, ein hormonähnlicher Wirkstoff, der auf die *Differenzierung* der *T-Lymphozyten* einwirkt. Es wird von der Schulmedizin versuchsweise bei der Behandlung von Kindern mit angeborenem Immundefekt und bei Krebspatienten eingesetzt.

14.8 Nebennieren
(Glandulae suprarenales)

14.8.1 Aufbau und Funktion

Lage und Aussehen

Die beiden Nebennieren bedecken die *oberen Pole* der beiden *Nieren*. Sie liegen *retroperitoneal*, d.h. hinter dem Bauchfell. Die linke Nebenniere ist ungefähr halbmondförmig, die rechte hat dreieckige bzw. bischofsmützenförmige Gestalt (Abb. 14-4).

Wie wir im Kapitel 14.3.1 gesehen haben, steuert der HVL die Tätigkeit der Nebenniere durch das adrenokortikotrope Hormon ACTH (s. S. 295).

Sowohl vom Aussehen als auch von der Funktion her unterscheidet man die *helle Nebennierenrinde* (NNR) und das *dunkle Nebennierenmark* (NNM). Diese beiden Anteile sind entwicklungsgeschichtlich von verschiedener Herkunft. Die NNR entwickelte sich aus dem Bauchfell, das NNM aus Nervengewebe.

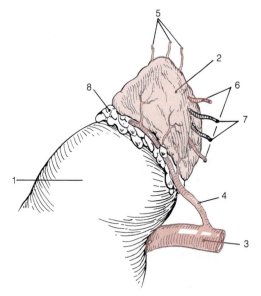

Abb. 14-4 Teil der rechten Niere mit der aufsitzenden dreieckigen (bischofsmützenförmigen) Nebenniere
1. Rechte Niere (Ren dexter), 2. Rechte Nebenniere (Glandula suprarenalis dextra), 3. Nierenarterie (A. renalis), 4. Untere Nebennierenarterie (A. suprarenalis inferior), 5. Obere Nebennierenarterien (Aa. suprarenales superiores), 6. Mittlere Nebennierenarterien (Aa. suprarenales mediae), 7. Nebennierenvenen, 8. Fettgewebe

Aufbau und Funktion der Nebennierenrinde

Morphologisch und funktionell kann man in der NNR drei Zonen unterscheiden, in denen etwa 50 verschiedene Hormone produziert werden. In diesen Zonen, nämlich der Außen-, Mittel- und Innenschicht, werden von außen nach innen die folgenden Hormone erzeugt:

Hormone der NNR

Mineralokortikoide (Mineralstoffwechselhormone)
Der wichtigste Vertreter der Mineralokortikoide ist das *Aldosteron*. Seine Aufgabe ist es, den Salz- und Wasserhaushalt des Körpers im Gleichgewicht zu halten. Dazu bewirkt es in der *Niere* eine *Natrium-Retention*(-Zurückhaltung) und eine *Kalium-Abgabe*.

Glukokortikoide (Zuckerstoffwechselhormone)
Die Hauptvertreter sind *Kortisol* und *Kortison*. Sie bewirken einen *Anstieg* des *Blutzuckers*, indem sie die Umwandlung von Glykogen in Glukose und den Umbau von Fett und Eiweiß in Zucker fördern (Glukoneogenese). Damit sind die Glukokortikoide Gegenspieler des Insulins.

Da die Glukokortikoide (Kortison) in der Therapie der Schulmedizin wegen ihrer antientzündlichen und antiallergischen Eigenschaften eine große Rolle spielen, sollen ihre wichtigsten Wirkungen und die sich daraus ergebenden Nebenwirkungen kurz dargestellt werden:

- **Anstieg des Blutzuckers**
  Ein Diabetes mellitus kann sich verschlimmern
- **Steigerung der Magensaftproduktion**
  Magen- und Zwölffingerdarmgeschwüre
- **Steigerung des Blutdruckes**
  Gefahr bei bestehendem erhöhtem Blutdruck
- **Herabsetzung der Eosinophilen im Blut**
  Abwehrfähigkeit gegen Krankheitserreger herabgesetzt.
  Durch Kortikoide können auch Psychosen zum Ausbruch kommen oder ein Morbus Cushing ausgelöst werden. Dieses wichtige Krankheitsbild wird im Kapitel 14.8.2 beschrieben (s. S. 306).

Androgene (vermännlichende Hormone)
Die androgenen Hormone wirken *vermännlichend* auf die *sekundären Geschlechtsmerkmale* ein (Körperbau, Stimme, Behaarung). Sind sie bei der Frau vermehrt vorhanden, kommt es zur Virilisierung, d.h., es entwickelt sich eine tiefe Stimme, männliche Körperbehaarung (Hirsutismus) und bei Mädchen evtl. Klitoriswachstum.

Hormone der NNR	
• Mineralokortikoide	Aldosteron
• Glukokortikoide	Kortison
• Androgene	Testosteron

Aufbau und Funktion des Nebennierenmarks

Das dunkle Nebennierenmark (NNM) ist von weicher Beschaffenheit und bildet die Hormone *Adrenalin* und *Noradrenalin*, die zu den Katecholaminen gehören. Sie unterstützen das sympathische Nervensystem in seiner Wirkung, wobei Adrenalin rascher wirkt als Noradrenalin, weshalb es auch als Notfallmedikament verwendet wird.

Hormone des Nebennierenmarks

Adrenalin

Adrenalin wirkt *blutdrucksteigernd*, und zwar durch Verengung der peripheren Arterien. Es beschleunigt den *Herzschlag* und erhöht den *Blutzucker*.

Noradrenalin

Noradrenalin wirkt auch *blutdrucksteigernd*, und zwar ebenfalls durch Verengung der peripheren Arterien. Es beschleunigt allerdings nicht den Herzschlag, sondern senkt die Herzschlagfolge (bradykarde Wirkung).

Hormone des NNM
• Adrenalin
• Noradrenalin

14.8.2 Erkrankungen der Nebenniere

Bei den Erkrankungen der Nebenniere gibt es Über- und Unterfunktionen der Rinde und des Markes. Nachstehend werden bekannte dazugehörende Krankheitsbilder beschrieben. Das wichtigste und häufigste davon ist der Morbus Cushing, den Sie auf jeden Fall gut beherrschen sollten. Diese Erkrankung tritt in letzter Zeit relativ häufig auf, gerade durch Langzeit-Kortisonbehandlung. Die weiteren aufgeführten Krankheitsbilder sind vielleicht nicht gerade prüfungsrelevant, man sollte aber zumindest schon einmal etwas von ihnen gehört haben.

▶ Morbus Cushing

Das Cushing-Syndrom wird, wie gesagt, meist durch *Kortison-Zufuhr über lange Zeit hinweg* ausgelöst. Eine Erkrankung, die durch körpereigene Überproduktion von Glukokortikoiden hervorgerufen wird, kommt relativ selten vor. Ursachen können hier Adenome, Tumoren und Hyperplasien der NNR, des Hypothalamus und des HVL sein.

Die Patienten bemerken anfangs meist eine *rasche Gewichtszunahme,* die sich von der normalen Adipositas (Fettleibigkeit) dadurch unterscheidet, daß eine Fettverteilungsstörung vorliegt. Es kommt dabei zu vermehrtem Fettansatz im Gesicht, am Nacken (sog. *Büffelhöcker* am Nacken) und am Körperstamm. Die Extremitäten bleiben oft relativ schlank. In 90% der Fälle entwickelt sich ein *Bluthochdruck*. Bei Frauen kommt es oft zu *Hirsutismus* (männlicher Behaarungstyp) und Ausbleiben der *Regelblutung*. Männer klagen über *Potenzstörungen*. Bei Kindern treten *Wachstumshemmungen* auf. An der Bauchhaut kann es zu Dehnungsstreifen *(blauroten Striae)* kommen. Außerdem kann es zu Knochenentkalkung *(Osteoporose)* und zu Muskelschwäche kommen, darüber hinaus kann sich ein *Diabetes mellitus* einstellen.

Leitsymptome des Morbus Cushing
- Vollmondgesicht
- Stammfettsucht
- Büffelnacken
- blaurote Striae
- Hirsutismus und Amenorrhö
- Potenzstörungen
- Bluthochdruck
- Diabetes mellitus
- Osteoporose
- Muskelschwäche
- bei Kindern Wachstumshemmung
- Glaukom
- Eosinopenie

▶ Morbus Addison

Beim M. Addison besteht ein *Mangel an NNR-Hormonen,* vor allem an Kortisol und Aldosteron. Die Ursache liegt meist in einer Zerstörung der NNR, z.B. durch Krebs oder Tuberkulose, es kann aber auch eine angeborene Fehlbildung der NNR bestehen. Man muß jedoch als Ursache auch eine HVL-Insuffizienz mit unzureichender ACTH-Ausschüttung in Betracht ziehen.

Leitsymptome des M. Addison

Die Krankheit ist am Patienten häufig schon rein äußerlich an einer Zunahme der Pigmentierung der Haut und der Schleimhaut festzustellen. Daneben kommt es zu Schwäche mit Antriebsmangel und niedrigem Blutdruck. Durch eine verminderte Magensaftproduktion können gastrointestinale Störungen wie Übelkeit, Erbrechen, Verstopfung und Durchfälle auftreten.

▶ Conn-Syndrom (Hyperaldosteronismus)

Dem Conn-Syndrom liegt eine *vermehrte Aldosteronbildung* zugrunde. Wie wir in Kapitel 14.8.1 gesehen haben, bewirkt Aldosteron Natrium-Retention und Kalium-Abgabe (s. S. 305). Daraus kann man leicht das entstehende Krankheitsbild ableiten. Die erhöhte Natrium-Retention fördert die Entstehung eines Bluthochdrucks und ein vermehrtes Durstgefühl mit großen Trinkmengen. Die vermehrte Kalium-Abgabe führt zu Muskelschwäche und Verstopfung.

▶ Adrenogenitales Syndrom (AGS)

Beim AGS liegt eine *vermehrte Bildung von Androgenen* zugrunde. Da es sich bei den Androgenen um männliche Sexualhormone handelt, kommt es bei Jungen zu vorzeitiger Geschlechtsentwicklung, bei Mädchen zu Zwitterbildung und bei Frauen zur Vermännlichung.

▶ Phäochromozytom

Beim Phäochromozytom liegt eine Überfunktion des NNM mit einer *vermehrten Adrenalin- und Noradrenalinausschüttung* vor. Dadurch kommt es zu anfallsweise auftretendem oder auch zu anhaltendem Bluthochdruck. Es können auch Herzklopfen, Schwindelanfälle und Schweißausbrüche auftreten.

14.9 Inselapparat des Pankreas

14.9.1 Aufbau und Funktion des Inselapparates

Die Bauchspeicheldrüse (Pankreas) ist eine ca. 15 bis 20 cm lange Drüse, die aus Kopf, Körper und Schwanz besteht. Sie befindet sich hinter dem Magen. Ihr Kopf liegt rechts in einer halbkreisförmigen Duodenalschlinge, und sie reicht mit ihrem Schwanz bis zur Milz. Die Hauptmasse des Pankreas besteht aus Drüsengewebe, das wichtige Verdauungsenzyme herstellt. Dieser Anteil wird dem Verdauungstrakt zugerechnet, da die Enzyme über Ausführungsgänge dem Zwölffingerdarm zugeleitet werden. Er wurde auf Seite 309ff. ausführlich besprochen. Zwischen diesen exokrinen Drüsen eingestreut befinden sich die *Langerhans-Inseln*. Diese machen ca. 2% des Gesamtgewebes aus und gehören zum *Endokrinium,* da hier Hormone erzeugt werden, die vor allem für den Kohlenhydratstoffwechsel eine wichtige Rolle spielen. Die wichtigsten Zellen der Langerhans-Inseln sind die A- und die B-Zellen.

Hormone des Inselapparates

Die *B-Zellen* erzeugen das *Insulin.* Die *A-Zellen* erzeugen das *Glukagon.* Insulin und Glukagon sind Antagonisten (Gegenspieler).

> Inselapparat des Pankreas
> - A-Zellen
>   *Glukagon* → Blutzuckeranstieg
> - B-Zellen
>   *Insulin* → Blutzuckersenkung

Insulin

Insulin *senkt* den *Blutzuckerspiegel,* indem es dafür sorgt, daß Glukose zu Glykogen aufgebaut wird, das dann vor allem in Leber und Muskeln gespeichert wird. Weiterhin steigert Insulin die Fähigkeit aller Gewebe, Blutzucker aufzunehmen, vermutlich indem es die Zellwände für Glukose durchgängig macht. Der genaue Mechanismus konnte noch nicht erforscht werden. Außerdem verhindert es in der Leber den Abbau von Glykogen zu Glukose. Der Abbau des Insulins erfolgt in Leber und Niere.

Glukagon (Glucagon)

Glukagon *hebt* den *Blutzuckerspiegel* an, indem es in der Leber für den Abbau von Glykogen zu Glukose sorgt. Ein weiterer Anstieg des Blutzuckers erfolgt durch die Glukoneogenese, d.h. durch die Umwandlung von Nicht-Zuckern wie Aminosäuren und Fette in Glukose. Darüber hinaus verhindert es in der Leber den Umbau von Glukose zu Glykogen.

14.9.2 Untersuchungsmethoden des Inselapparates

Hier sollen die wichtigsten Untersuchungsmethoden zur Diabetes-mellitus-Früherkennung und zur Diabetesüberwachung kurz beschrieben werden. Hierzu gehören vor allem Harn- und Blutuntersuchungen.

Harnuntersuchung

Der Urin wird mittels Teststreifen auf Zucker und Ketonkörper untersucht. Der Körper scheidet Glukose aus, wenn sich im Blut ein erhöhter Zuckerspiegel befindet und so über die Nieren eine Normalisierung angestrebt wird. Ketonkörper sind Substanzen in Blut und Harn, die bei einem gesteigerten Fettabbau auftreten. Kommen sie beim Diabetiker vor, so weisen sie auf einen gestörten oder unzureichenden Kohlenhydratabbau hin.

Harnuntersuchungen allein sind bei Diabetes mellitus unzureichend, sie müssen durch Blutuntersuchungen ergänzt werden.

Blutuntersuchung

Postprandiale Blutzuckerbestimmung

Die Messung findet eine Stunde nach dem Frühstück statt.

Nüchternblutzuckerbestimmung

Als normal gelten Blutzuckerwerte, die morgens nüchtern gemessen, zwischen 60–100 mg% liegen. Der Nüchternblutzucker ist für die Feststellung eines Diabetes mellitus weniger geeignet, da

14 Endokrinologie

Tabelle 14-1 Glukosetoleranztest vor und nach oraler Gabe von 100 g Glukose innerhalb von 5 Minuten. Angabe in mg%

	Nüchtern	nach 1 Stunde
Normale Glukosetoleranz	< 100	< 120
Pathologische Glukosetoleranz	100–130	120–140
Diabetes mellitus	> 130	> 140

er normal ausfallen kann, obwohl die Langerhans-Inseln bei Belastung durch Essen nicht mehr in der Lage sind, genügend Insulin zu produzieren.

Glukosetoleranztest

Zuerst wird der Nüchternblutzucker bestimmt. Dann wird der Patient aufgefordert, innerhalb einer bestimmten Zeit eine genau festgelegte Menge Glukose zu trinken. Dann wird der Blutzucker nach vorgegebenen Zeitpunkten erneut bestimmt und anhand einer Tabelle geprüft, ob er sich noch im Normbereich befindet (Tab. 14-1).

Blutzuckertagesprofil

Hier werden über den Tag verteilt bestimmte Blutzuckermessungen vorgenommen.

14.9.3 Erkrankungen des Inselapparates

Wie bei allen anderen Hormondrüsen kann es auch bei den Langerhans-Inseln zu Über- und Unterfunktionen kommen, die dann Krankheitsbilder nach sich ziehen.

Produzieren die B-Zellen des Inselapparates zuviel Insulin, sinkt der Blutzuckerspiegel zu stark ab. Dabei kann es zum hypoglykämischen Schock (s.u.) kommen. Produzieren sie zuwenig, kommt es zum Diabetes mellitus (Zuckerkrankheit).

▶ Diabetes mellitus *(Zuckerkrankheit)*

Diabetes mellitus ist eine chronisch verlaufende Stoffwechselkrankheit, bei der ein absoluter oder relativer *Insulinmangel* besteht. Die Folge sind vor allem Störungen im Kohlenhydratstoffwechsel, aber auch im Fett- und Eiweißstoffwechsel kommt es zu Entgleisungen.

Man schätzt die Zahl der Erkrankungen heute auf 2% der Bevölkerung. Die Anzahl der latenten und unbehandelten Diabetiker ist dabei noch nicht erfaßt. Die Erkrankung kommt überwiegend im höheren Lebensalter zum Ausbruch, meist tritt sie zwischen dem 50. und 65. Lebensjahr auf. Frauen erkranken häufiger als Männer.

Einteilung des Diabetes mellitus

Es wird zwischen einem primären und einem sekundären Diabetes mellitus unterschieden.

– **Primärer Diabetes mellitus**
Die Krankheit kommt aufgrund einer erblichen Disposition zum Ausbruch. Man unterscheidet hier einen jugendlichen (juvenilen) oder Typ I von einem Altersdiabetes oder Typ II. Bei der *juvenilen Form* tritt die Erkrankung meist akut oder subakut zwischen dem 15. und 20. Lebensjahr auf. Die Patienten sind meist schlank, im Blut ist Insulin nur gering vorhanden oder fehlt ganz. Beim *Altersdiabetes* liegt das vorwiegende Manifestationsalter zwischen dem 50. und 65. Lebensjahr. Die Patienten sind häufig übergewichtig, im Blut ist Insulin oft ausreichend vorhanden, so daß man hier als Krankheitsursache eine Insulin-Fehlverwertung vermutet.

– **Sekundärer Diabetes mellitus**
Hier tritt Diabetes mellitus als ein Symptom einer übergeordneten Krankheit auf wie Pankreaserkrankungen oder Pankreasentfernungen, Schilddrüsenüberfunktion, Akromegalie, Morbus Cushing und Phäochromozytom. Die Ursache kann jedoch auch in der Einnahme bestimmter Medikamente liegen. Zu nennen sind hier Ovulationshemmer (die „Pille"), Glukokortikoide (Kortison) und Thiazide (Diuretika, also Medikamente, die entwässernd wirken).

Stadieneinteilung des Diabetes mellitus

Aufgrund des Vorschlages der WHO (Weltgesundheitsorganisation) wird der Krankheitsverlauf in vier Stadien eingeteilt:

– **Potentieller Diabetes mellitus**
Darunter versteht man die Zeit von der Geburt bis zum ersten Auftreten der Erkrankung. Eine Verdachtsdiagnose kann gestellt werden bei besonderer erblicher Belastung (beide El-

ternteile Diabetiker), bei Müttern, die von einem Kind mit mehr als 4,5 kg Gewicht entbunden wurden, oder bei Frauen, die mehrere Totgeburten hatten.
- **Latenter Diabetes mellitus**
Der orale Glukosetoleranztest ergibt normale Werte. Nur unter besonderen Belastungssituationen wie Schwangerschaft, Fettleibigkeit, Streß oder nach Infektionskrankheiten treten pathologische Werte auf.
- **Verminderte Glukosetoleranz, Glukosetoleranzstörung** (früher: subklinischer Diabetes) Der Nüchternblutzucker ist normal. Der Glukosetoleranztest fällt pathologisch aus.
- **Klinisch-manifester Diabetes mellitus**
Der Nüchternblutzucker ist erhöht (über 120 mg/dl) und ebenso der Glukosetoleranztest.

Mögliche Ursachen des Diabetes mellitus

- **Insulinmangel**
Der Insulinmangel kann absolut oder relativ sein. Vor allem beim juvenilen Diabetes mellitus (Typ I) liegt ein absoluter Mangel vor, d.h., eine Blutuntersuchung zeigt eine zu geringe Menge oder sogar ein völliges Fehlen von Insulin an. Beim Altersdiabetes (Typ II) dagegen ergibt eine Blutuntersuchung oft normale Werte, aber diese Insulinmenge reicht trotzdem nicht aus, damit die Zellen ausreichend Glukose aufnehmen (relativer Insulinmangel).
- **Insulin-Antagonisten sind vermehrt vorhanden**
In diesen Fällen ist Insulin normal im Blut vorhanden, aber es treten vermehrt Antagonisten auf: vor allem Glukagon, aber auch Kortison, Adrenalin und somatotropes Hormon (STH).
- **Insulinantikörper**
Im Organismus bilden sich Antikörper, die die Insulinwirkung blockieren (Autoimmunerkrankung).
- **Ansprechbarkeit der Organe**
Die Organe, die die Glukose des Blutes als Glykogen speichern, also vor allem Leber, Muskeln und Fettgewebe, sprechen nicht mehr ausreichend auf Insulin an.

Entstehung des absoluten und relativen Insulinmangels

Wenn das Insulin nicht ausreicht, um den Erfordernissen gerecht zu werden, versucht der Körper zuerst kompensatorisch mehr Insulin zu produzieren. Früher oder später kommt es jedoch durch diese Mehrbelastung zu einer völligen oder teilweisen Erschöpfung der B-Zellen des Inselapparates. Als Folge davon kommt es zu einem *absoluten* Insulinmangel.

Tabelle 14-2

Wirkung des Insulinmangels	Folge
Verminderte Glykogenese (Aufbau von Glykogen aus Glukose)	Anstieg des Blutzuckerspiegels (Hyperglykämie)
Steigerung der Glukoneogenese (Umbau von Eiweiß und Fett zu Glukose)	Anstieg des Blutzuckerspiegels (Hyperglykämie)
Steigerung der Lipolyse (Fettabbau)	Bildung von Azeton, Fettleber
Steigerung der Proteolyse (Proteinabbau)	Gewichtsverlust

Auswirkungen des Insulinmangels

Wie wir gesehen haben, ist die Folge des Insulinmangels eine Blutzuckererhöhung *(Hyperglykämie)*. Dieser erhöhte Blutzuckerspiegel verursacht nun wieder eine *Glukosurie,* d.h., im Harn tritt Glukose auf, da der Körper auf diese Weise versucht, den erhöhten Glukosegehalt des Blutes auszuscheiden. Die Folge davon ist Polyurie, also eine vermehrte Harnmenge, da der Organismus eine vermehrte Ausscheidungsaufgabe zu bewältigen hat. Es tritt nun vermehrtes Durstgefühl auf, um das verlorene Wasser zu ersetzen. Wenn dies nicht vollständig gelingt, kommt es zur Exsikkose, d.h. Austrocknung.

Zusammenfassend kommt es also zu dem folgenden *Ablauf:*

Hyperglykämie (erhöhter Blutzuckerspiegel)
↓
Glukosurie (Auftreten von Glukose im Urin)
↓
Polyurie (vermehrte Harnmenge)
↓
Polydipsie (vermehrter Durst)
↓
evtl. Exsikkose (Austrocknung)

14 Endokrinologie

Frühsymptome

Von diesem Ablauf her werden die Frühsymptome des Diabetes mellitus verständlich:
- *Große Harnmenge* (Harnflut)
- *Vermehrter Durst*

Da dem Organismus Zucker verlorengeht, fehlt dieser als Energielieferant. Die Folge sind
- *Müdigkeit*
- *Leistungsminderung*
- *Gewichtsabnahme*

Ferner können auftreten:
- *Sehstörungen*
- *Juckreiz,* besonders Genital- und Analgegend
- *Furunkel* oder Karbunkel, vor allem im Nacken.

Wird der Diabetes mellitus nicht rechtzeitig erkannt, bzw. gelingt es nicht, den Erkrankten auf einen tolerierbaren Blutzuckerwert einzustellen (s. Therapie), so muß mit schwerwiegenden Spätfolgen gerechnet werden.

Spätfolgen

Die wichtigsten Spätschäden, die beim Diabetes auftreten, sind Gefäßschäden (Angiopathien). Hierbei unterscheidet man Makro- und Mikroangiopathien:

- **Makroangiopathien**
  Unter Makroangiopathien versteht man die Vorgänge, die in den Gefäßen zu Arteriosklerose führen. Wie groß hier das Ausmaß der Schädigung ist, hängt davon ab, wie gut der Diabetiker eingestellt ist. Bei schlechter Einstellung sind starke Gefäßschäden schon nach fünf bis zehn Jahren zu erwarten. Bei guter Einstellung treten meist noch nicht einmal nach 20 Jahren große Schäden auf. Die Gefäße, die am häufigsten von den schädigenden Veränderungen betroffen sind, sind die Herzkranz-, Nieren- und Gehirngefäße und die Gefäße der Beine (Gangränbildung!). So kommt es, daß ca. 80% der Diabetiker an *Komplikationen* des *Gefäßsystems* wie *Herzinfarkt* und *Apoplexie* sterben.
- **Mikroangiopathie**
  Unter den Mikroangiopathien versteht man Schäden, die sich im Kapillarsystem abspielen. Vornehmlich auftretende Erkrankungen:
  Retinopathien *(Netzhauterkrankungen)*
  Nephropathien *(Nierenerkrankungen)*
  Neuropathien *(Nervenerkrankungen)*

Durch eine Ernährungsstörung der Linse kann es auch zur *Linsentrübung* (Katarakt, grauer Star) kommen. Darüber hinaus besteht beim Diabetes mellitus auch eine verminderte Abwehrkraft gegen Erreger:
- *Infektanfälligkeit*
- *Schlechte Wundheilung*
- *Häufige Pilzinfektionen*

Therapie

Je nach Stadium und Ausprägungsgrad der Erkrankung werden von der Schulmedizin verschiedene Therapien durchgeführt.
- **Bei leichteren Störungen**
  Regelung der Lebensweise und eine *Diät,* die speziell auf den Erkrankten abgestimmt ist.
- **Bei schwereren Störungen,** solange noch Teile eines funktionsfähigen Inselapparates vorhanden sind:
  Als Medikamente werden *Sulfonylharnstoffderivate* verordnet. Diese sollen den Inselapparat zu vermehrter Insulinproduktion anregen. Dies gelingt nur beim Typ-II-Diabetes.
- **Bei schweren Störungen,** wenn durch Sulfonylharnstoff kein Ausgleich mehr erreicht werden kann:
  Es wird *Insulin* substituiert. Der juvenile Diabetes mellitus (Typ I) wird von Anfang an mit Insulin behandelt.

Der Heilpraktiker kann leichtere Formen von Diabetes mellitus, die kein Insulin und keine Sulfonylharnstoffderivate benötigen, behandeln. Er benötigt hierzu genaue Kenntnisse der Diätetik. Blutzuckersenkende Pflanzen sind Bohnenschale, Habichtskraut, Klette u.a. Es muß ganzheitlich behandelt werden. Bestehendes Übergewicht muß langsam reduziert, eine eventuell bestehende Obstipation bekämpft werden.

Akute Komplikationen des Diabetes mellitus

Die beiden wichtigen akuten Komplikationen, die beim Diabetes auftreten können, sind der hypoglykämische Schock und das Coma diabeticum.

▶ Hypoglykämischer Schock

Beim hypoglykämischen Schock kommt es zu einem Absinken des Blutzuckerspiegels unter 40 mg%.

Mögliche auslösende Faktoren:
- **Insulinüberdosierung**
  Das überschüssige Insulin verursacht ein zu starkes Absinken des Blutzuckerspiegels.
- **Ungenügende Nahrungsaufnahme, Erbrechen, Durchfälle**
  Dadurch steht dem Körper zuwenig Glukose zur Verfügung.
- **Übermäßige Muskelarbeit**
  Durch die vermehrte Arbeit wird zuviel Glukose verbraucht, die aufgrund der bestehenden Stoffwechselstörung nicht rasch genug aufgefüllt werden kann.
- **Massiver Alkoholmißbrauch**

Hauptsymptome
- Heißhunger
- Schwitzen, motorische Unruhe, Zittern, Krämpfe
- Schwäche, Müdigkeit
- Verwirrtheit, Bewußtseinsverlust.

Kennzeichen des hypoglykämischen Schocks beim Bewußtlosen
- Schneller Puls
- Normaler Blutdruck
- Unauffällige Atmung
- Pupillen weit
- Haut feucht, schwitzend
- Eventuell kann man Einstichstellen nach Insulininjektionen finden.

Maßnahmen bei Anzeichen eines hypoglykämischen Schocks:
- **Bei erhaltenem Bewußtsein**
  Schnell *Zuckerlösung zu trinken geben* oder ein Stück Zucker/Schokolade essen lassen. Diabetiker sollen immer ein Stück Zucker bei sich tragen. Neuerdings kann auch Glukagon (verschreibungspflichtig) i.c., i.m. oder i.v. verabreicht werden.
- **Bei Bewußtlosigkeit**
  Sofort den *Notarzt* verständigen, *Glukose* oder *Glukagon* (s.o.) spritzen.

> Beim hypoglykämischen Schock niemals Insulin spritzen, da dadurch der Schock verstärkt würde!!!

▶ **Coma diabeticum**

Beim Coma diabeticum kommt es zu einem Anstieg des Blutzuckerspiegels auf über 400 bis 600 mg%, evtl. auch über 1000 mg%. Diese Schockart entwickelt sich *meist langsam*. Vorboten sind *großer Durst, vermehrte Urinmenge, Appetitlosigkeit* und *Müdigkeit*. Manchmal treten *starke Bauchschmerzen* und *Erbrechen* auf, so daß eine Verwechslung mit akutem Abdomen möglich ist. Entwickelt sich ein ausgeprägtes Coma diabeticum, so kommt es zu tiefer Bewußtlosigkeit. Dabei tritt die sogenannte *Kussmaul-Atmung*, mit gleichmäßig tiefen Atemzügen auf. Da die ausgeatmete Luft *Azeton* enthält, riecht sie *obstartig*. Da der Körper im Verlauf dieser Schockform viel Wasser verliert, denn er versucht, durch vermehrte Ausscheidung Glukose und Azeton auszuschwemmen, entwickelt sich eine *Exsikkose*. Dadurch kommt es zu trockener Haut und niedrigem Blutdruck. Im Urin befinden sich Zucker und Azeton.

Therapie
Die Therapie sollte durch den Arzt erfolgen: Flüssigkeitssubstitution und Insulingabe.

> Im Zweifelsfall einem bewußtlosen Diabetiker immer Glukose verabreichen, da die Hypoglykämie der akut lebensbedrohlichere Zustand ist. Die Glukosezufuhr im Coma diabeticum ist weit ungefährlicher als die Insulingabe im hypoglykämischen Schock.

Tabelle 14-3 Differentialdiagnose hypoglykämischer Schock und Coma diabeticum

	Hypoglykämischer Schock	Coma diabeticum
Beginn	schnell	langsam
Puls	schnell	kaum tastbar
Blutdruck	normal	niedrig
Haut	feucht	trocken
Atmung	normal	Kussmaul
Atemluft	unauffällig	obstartig
Urinbefund	keine Glukose kein Azeton	Glukose Azeton
Exsikkosezeichen	nein	ja
Schockbekämpfung	Glukose oral oder i.v., Glukagon i.c., i.m., i.v.	Insulingabe, Flüssigkeitssubstitution

14.10 Fragen

Beantworten Sie die Fragen möglichst knapp! Die richtigen Antworten finden Sie auf der angegebenen Seite entweder **halbfett** oder *kursiv* gedruckt.

Grundlagen

- Welches Gebiet behandelt die Endokrinologie? (S. 293)
- Wodurch unterscheiden sich exokrine Drüsen von endokrinen? (S. 293)
- Welches sind die wichtigsten Hormondrüsen? (S. 293f.)

Hypothalamus

- Wo liegt der Hypothalamus? (S.294)
- Welche Hormone bildet er? (S. 294)

Hirnanhangdrüse (Hypophyse)

- Welche beiden Anteile unterscheidet man bei der Hypophyse? (S. 294)
- Geben Sie die wichtigsten Hormone an, die der HVL erzeugt! (S. 295)
- Geben Sie die wichtigsten Hormone an, die der HHL an das Blut abgibt! (S. 295)
- Zu welchen Erkrankungen kann es bei einer Unterfunktion des HVL kommen? (S. 296)
- Welche Erkrankungen können sich bei einer Überfunktion des HVL einstellen? (S. 296)

Schilddrüse

- Wo liegt die Schilddrüse? (S. 297)
- Welche Hormone produziert die Schilddrüse, und welches Spurenelement benötigt sie hierzu? (S. 298)
- Welche Wirkungen haben die Schilddrüsenhormone auf den Organismus? (S. 298)
- Wenn Sie beim Abtasten der Schilddrüse einen Knoten feststellen, worauf würden Sie vor allem achten, um eine eventuelle Bösartigkeit festzustellen? (S. 298)
- Welches einfache Verfahren kennen Sie, um den Grundumsatz zu bestimmen? (S. 299)
- Kennen Sie Symptome der Schilddrüsenüberfunktion? (S. 299f.)
- Welche Ursachen können Sie sich für eine schwere angeborene Schilddrüsenunterfunktion denken? (S. 301)
- Zu welchen Symptomen kommt es in diesem Fall? (S. 301)
- Wie könnte sich eine erworbene Hypothyreose bemerkbar machen? (S. 301)
- Was bezeichnet man mit Struma? (S. 301)

Nebenschilddrüse

- Beschreiben Sie Lage und Aussehen der Nebenschilddrüse! (S. 302)
- Welches ist das wichtigste Hormon, das die Nebenschilddrüse erzeugt? (S. 303)
- Was passiert bei einer Überfunktion der Nebenschilddrüse im Körper? (S. 303)
- Wie wirkt sich eine Unterfunktion der Nebenschilddrüse aus? (S. 304)

Thymus

- Welches Hormon erzeugt der Thymus? (S. 304)
- Worin liegt die Hauptaufgabe dieses Hormons? (S. 304)

Nebenniere

- Geben Sie die Lage der beiden Nebennieren an! (S. 304)
- Welche beiden Anteile werden bei der Nebenniere sowohl vom Aussehen als auch von der Funktion her unterschieden? (S. 304)
- Geben Sie den Hauptvertreter der Mineralokortikoide an! Welche Hauptaufgabe hat er? (S. 305)
  Welches sind die wichtigsten Vertreter der Glukokortikoide? Geben Sie die wichtigsten Wirkungen an! (S. 305)
- Was haben die Androgene für eine Aufgabe? (S. 305)
- Wie wirkt Adrenalin? (S. 305)
  Wie wirkt Noradrenalin? (S. 305)
- Was ist meist die Ursache für die Entwicklung eines Morbus Cushing? (S. 306)

- Welche Erscheinungen können bei dieser Krankheit auftreten? (S. 306)

Inselapparat des Pankreas

- Wie wird der Inselapparat des Pankreas noch bezeichnet? (S. 307)
- Welche Hormone werden hier erzeugt? (S. 307)
- Geben Sie die Hauptaufgabe des Insulins an! (S. 307)
- Geben Sie die Hauptaufgabe des Glukagons an! (S. 307)
- Welche Blutuntersuchungen zur Früherkennung eines Diabetes mellitus kennen Sie? (S. 307f.)
- Welche beiden Formen des Diabetes mellitus unterscheidet man beim primären Diabetes? (S. 308)
- Geben Sie die Stadieneinteilung des Diabetes mellitus an! (S. 308f.)
- Welche Ursachen können Sie sich für die Entstehung dieser Krankheit denken? (S. 309)
- Geben Sie Frühsymptome der Erkrankung an! (S. 310)
- Welche Spätfolgen kennen Sie? (S. 310)
- Welche Ursachen können einen hypoglykämischen Schock auslösen? (S. 311)
- Welche Hauptsymptome treten hierbei auf? (S. 311)
- Was führen Sie in diesem Fall für Erste-Hilfe-Maßnahmen durch, wenn das Bewußtsein erhalten ist? Welche bei Bewußtlosigkeit? (S. 311)
- Dürfen Sie in diesem Fall Insulin spritzen? (S. 311)
- Ein hypoglykämischer Schock entwickelt sich meist schnell. Wie sieht es in dieser Hinsicht beim Coma diabeticum aus? (S. 311)
- Kennen Sie Vorboten dieser Schockart? (S. 311)
- Was für eine charakteristische Atmung tritt in diesem Fall auf? (S. 311)
- Welche Gefahr besteht bei dieser Erkrankung durch den Versuch des Körpers, die vermehrt anfallende Glukose und das Azeton auszuschwemmen? (S. 311)

15 Der Harnapparat

Die Hauptaufgabe des Harnapparates liegt in der Bildung und Ausscheidung des Urins. Damit dient er der Aufrechterhaltung der Homöostase (Zusammensetzung der Körperflüssigkeit) und der Ausscheidung giftiger Stoffwechselendprodukte. Die Nieren bilden den Urin, die Harnleiter transportieren ihn in die Blase, wo er gesammelt und dann über die Harnröhre ausgeschieden wird. Diese einzelnen Stationen sollen nun zunächst von ihrer Lage und ihrem Aufbau her betrachtet werden.

15.1 Anatomie

15.1.1 Abschnitte des Harnapparates

Abschnitte des Harnapparates (Abb. 15-1):
- Zwei Nieren (Renes)
- Zwei Nierenbecken (Pyelon, Pelvis renalis) mit ihren Kelchen (Calices renales)
- Zwei Harnleiter (Ureter)
- Eine Harnblase (Vesica urinaria)
- Eine Harnröhre (Urethra)

15.1.2 Die Nieren (Renes)

Lage

Die Nieren liegen *rechts* und *links* in Höhe der *Lendenwirbelsäule* und *unterhalb* des *Zwerchfells*. Der obere Nierenpol kann die 11. Rippe erreichen, nach unten sollen die Nieren nicht unter den Beckenkamm absinken. Die *linke* Niere liegt *unterhalb* der *Milz,* die *rechte unterhalb* der *Leber,* wodurch letztere etwas tiefer steht. Je eine Nebenniere sitzt dem oberen Pol der Niere auf (s.a. Abb. 14-4).

Die Nieren sind von einer Fettkapsel (Stützfett) umgeben, wodurch die Nieren in ihrer Lage gehalten werden. Bei starker Abmagerung (z.B. bei Magersucht) wird dieses Baufett eingeschmolzen und es kommt zu einer abnormen Verschieblichkeit der Nieren (Ren mobilis). Dabei kann es zum Absinken der Nieren kommen (Senknieren, Wandernieren), wodurch eine Behinderung des Harnabflusses eintreten kann.

Die Nieren sind nicht vom Bauchfell (Peritoneum) umgeben. Deshalb liegen sie außerhalb der Bauchhöhle. In diesem Zusammenhang spricht man von der *retroperitonealen Lage* der Nieren.

Form der Nieren

Die Nieren sind bohnenförmig. Der innere Rand der Niere ist konkav gewölbt, in seiner Mitte befindet sich der Hilum. Dieser Nierenhilum ist die Durchtrittsstelle der Nieren*arterien*, der Nieren*venen* und des *Harnleiters* (Abb. 15-2).

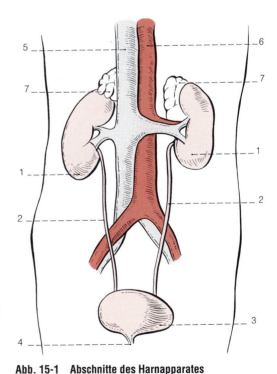

Abb. 15-1 Abschnitte des Harnapparates
1. Niere (Ren), 2. Harnleiter (Ureter), 3. Harnblase (Vesica urinaria), 4. Harnröhre (Urethra), 5. Untere Hohlvene (V. cava inferior), 6. Bauchaorta (Aorta abdominalis), 7. Nebenniere (Glandula suprarenalis)

15 Der Harnapparat

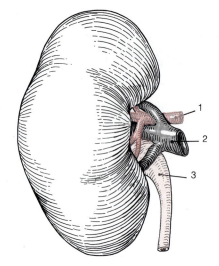

Abb. 15-2 Rechte Niere mit dem Nierenhilum
Der Nierenhilum ist die Durchtrittsstelle für: 1. Nierenarterie (A. renalis), 2. Nierenvene (V. renalis), 3. Harnleiter (Ureter).

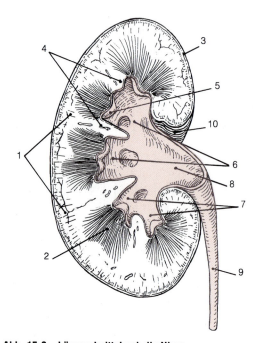

Abb. 15-3 Längsschnitt durch die Niere
1. Nierenrinde (Cortex renalis), 2. Nierenmark (Medulla renalis), gebildet von den Nierenpyramiden (Pyramides renales), 3. Bindegewebige Kapsel (Capsula fibrosa), 4. Nierensäulen (Columnae renales), 5. Nierenpapille (Papilla renalis), die die Spitze der Nierenpyramide darstellt, 6. + 7. Nierenkelche (Calices renales), stellen einen Teil des Nierenbeckens dar, 8. Nierenbecken (Pyelon, Pelvis renalis), 9. Harnleiter (Ureter), 10. Nierensinus

Längsschnitt durch die Nieren

Schneidet man eine Niere auf, so kann man schon mit bloßem Auge zwei verschiedene Gewebeanteile unterscheiden, nämlich die *Nierenrinde* und das *Nierenmark* (Abb. 15-3).

Nierenrinde

Die *feinkörnige, hellere* äußere Zone enthält die *Nierenkörperchen* und die *gewundenen Abschnitte* der *Harnkanälchen.* Diese hellere Schicht senkt sich in Form von Nierensäulen (Columnae renales) in die dunklere Markschicht.

Nierenmark

Das *dunklere* Nierenmark enthält die *geraden Anteile* der *Nierenkanälchen* (Henle-Schleifen) und die Sammelrohre. Es bildet keine zusammenhängende Schicht, sondern ist in einzelne Abschnitte, die *Pyramiden,* gegliedert. Jede Niere enthält 10 bis 20 dieser Pyramiden, deren Spitzen zum Zentrum hin ausgerichtet sind. Diese Spitzen werden Nierenpapillen genannt. Sie reichen bis in die Hohlräume des Nierenbeckens, die Kelche, hinein.

Außen sind die Nieren von einer bindegewebigen (fibrösen) Kapsel umgeben.

Blutversorgung der Nieren

Die beiden Nierenarterien (Aa. renales) erhalten ihr Blut direkt von der Aorta. Den Nieren wird ungefähr ein Drittel der Gesamtblutmenge des großen Kreislaufes zugeführt. Die Nierenarterie teilt sich i.d.R. in zwei Hauptäste, die sich wiederum in meist fünf bis sieben (auch zwei bis zehn) Segmentarterien aufzweigen. Diese Segmentarterien treten in die Niere ein. Hier spalten sie sich in die Zwischenlappenarterien (Aa. interlobares) auf, die an den Lappengrenzen verlaufen. Aus diesen Zwischenlappenarterien gehen die Bogenarterien (Aa. arcuatae) hervor. Hierbei handelt es sich um bogenförmige, querverlaufende Gefäße zwischen Rinde und Mark. Aus diesen Bogenarterien zweigen die Zwischenläppchenarterien (A. interlobulares) radiär zur Nierenoberfläche ab. Aus den Zwischenläppchenarterien gehen in regelmäßigen Abständen die zuführenden Arteriolen (Vasa afferentia) hervor, die zum Nierenkörperchen laufen. Die zuführenden Arteriolen werden zu den Glomerulusschlingen des Nierenkörperchens.

15.1 Anatomie

rechte und linke Nierenvene wird das Blut der unteren Hohlvene zugeleitet (Abb. 15-4).

> Das Blut durchfließt in der Niere also *zwei Kapillarnetze:* das erste im Nierenkörperchen (im *Glomerulus*), das zweite *um die Kanälchen* (Tubuli) herum.

15.1.3 Nierenkelche und Nierenbecken
(Calices renales und Pyelon)

Jede Nierenpapille mündet in einen Nierenkelch, in den sie den fertigen Harn abgibt. Die Kelche leiten den Harn zum Nierenbecken, von wo er an die Harnleiter abgegeben wird.

Das Nierenbecken kann verschiedene Formen haben. Man unterscheidet einen ampullären Typ des Nierenbeckens mit kurzen Nierenkelchen, die in einen weiten Sack münden, von einem dendritischen Typ mit langen Nierenkelchen und baumartig verzweigten Nierenbecken (griech.: dendron = Baum).

15.1.4 Harnleiter (Ureter)

Die Harnleiter sind *25 bis 30 cm* lange muskulöse Schläuche, die das Nierenbecken mit der Harnblase verbinden. Sie bestehen aus längs- und zirkulärverlaufenden glatten Muskelfaserschichten. Diese Muskulatur wird vom vegetativen Nervensystem versorgt. Sie führt zur Beförderung des Urins eine *peristaltische Bewegung* aus, denn der Urintransport kann nicht einfach der Schwerkraft überlassen werden, da sich sonst der Harn im Liegen im Nierenbecken anstauen würde. Die innerste Schicht der Harnleiter wird vom Übergangsepithel gebildet, wodurch eine gute Anpassung an die verschiedenen Füllungszustände möglich ist. Es können am Harnleiter folgende Wandschichten unterschieden werden: eine innere Schleimhautschicht (Übergangsepithel mit etwas darunterliegendem Bindegewebe), eine Muskelschicht (mit einer inneren Längsmuskelfaserschicht, einer mittleren Ringmuskelschicht und einer äußeren Längsmuskelfaserschicht) und eine äußere bindegewebige Hülle.

Die Harnleiter münden seitlich von hinten in die Harnblase ein. Da sie *schräg* durch die Blasenmuskulatur durchtreten, entsteht eine Art *Druckverschluß.* Dieser öffnet und schließt sich, um den Urin in die Blase einfließen zu lassen, aber er ver-

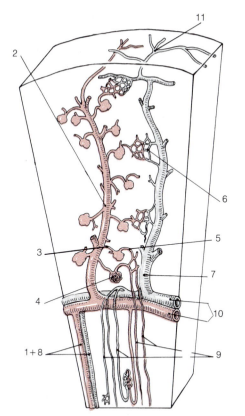

Abb. 15-4 Darstellung der Aufzweigung der Nierenschlagader
1. Interlobäre Arterie (Zwischenlappenschlagader, A. interlobaris), 2. Radiärarterie (Zwischenläppchenschlagader, A. interlobularis), 3. Zuführende Arteriole (Vas afferens), 4. Nierenkörperchen (Malpighi-Körperchen, Corpusculum renale), 5. Wegführende Arteriole (Vas efferens), 6. Kapillarnetz, 7. Radiärvene (Zwischenläppchenvene, V. interlobularis), 8. Zwischenlappenvene (V. interlobaris), 9. Aufrechte Arterien und Venen (Arteriolae und Venulae rectae), 10. Bogenarterie und Bogenvene (A. und V. arcuata), 11. Sternvenen (Venulae stellatae)

Bei den Glomerulusschlingen handelt es sich um ein verknäueltes Kapillarnetz, in welchem der Primärharn abgepreßt wird. Das hieraus wegführende Gefäß wird wegführende Arteriole (Vas efferens) bezeichnet. Dieses wegführende Gefäß zweigt sich nun in ein zweites Kapillarnetz auf, das um die Nierenkanälchen herum liegt.

Diese Kapillarnetze laufen zu Zwischenläppchenvenen (Vv. interlobulares) zusammen, die sich ihrerseits zu den Bogenvenen (Vv. arcuatae), dann zu Zwischenlappenvenen (Vv. interlobares) vereinigen, die ihrerseits letztendlich zu den Nierenvenen zusammenlaufen. Über die

hindert gleichzeitig ein Zurückströmen des Urins. Pro Minute laufen durchschnittlich zwei bis drei peristaltische Wellen über den Harnleiter.

Engpässe des Harnleiters

Der Harnleiter ist an drei Stellen eingeengt:
- kurz unterhalb des Nierenbeckens,
- an der Stelle, wo er die großen Blutgefäße des Beckens kreuzt (Abb. 15-1),
- am Eintritt in die Blase.

An diesen Stellen können sich Nierensteine leicht einklemmen. Die Muskulatur der Harnleiter bemüht sich dann „krampfartig", den Stein weiterzutransportieren. Diese Muskelkrämpfe verursachen die kolikartigen Schmerzen.

15.1.5 Harnblase (Vesica urinaria)

Die Harnblase ist ein Sammelgefäß für den Urin, der von den Nieren ausgeschieden wird. Im gefüllten Zustand hat sie annähernd kugelförmige Gestalt. Entleert liegt sie als schlaffer Sack im kleinen Becken und wird vom herabhängenden Dünndarm zusammengepreßt.

Lage der Harnblase

Die Harnblase liegt unterhalb des Bauchraumes im *kleinen Becken,* hinter der *Schambeinfuge* und unterhalb des *Dünndarms.* Bei der *Frau* liegt sie *vor* der *Scheide* und *vor* und *unterhalb* der *Gebärmutter.* Beim Mann liegt sie *vor* dem *Mastdarm* und *über* der *Prostata.*

Die Harnblase hat meist ein Fassungsvermögen von *300* bis *500 ml.* Ab einer Blasenfüllung von 200 ml kommt es zu Harndrang, der im allgemeinen ab 400 ml sehr heftig wird. Das größtmögliche Fassungsvermögen ab dem eine Entleerung willkürlich nicht mehr unterdrückt werden kann, hängt entscheidend vom Trainingszustand der Blase ab.

Wandaufbau der Harnblase

Der Aufbau der Harnblasenwand zeigt die gleichen Schichten wie die Darmwand.

Schleimhaut (Mukosa, Tunica mucosa)

Im gefüllten Zustand erscheint die Schleimhaut glatt. Im entleerten Zustand ist sie, mit Ausnahme des Blasendreiecks, in Falten gelegt.

Typisch für die Blasenschleimhaut ist der Überzug aus Übergangsepithel. Hierbei handelt es sich um ein mehrreihiges Epithel, in dessen oberflächlicher Lage schleimabsondernde Zellen sitzen, die die darunterliegenden Zellen vor dem konzentrierten Harn schützen. Ein weiteres Kennzeichen des Übergangsepithels ist seine Fähigkeit, sich unterschiedlichen Füllungszuständen anzupassen. Dabei geht es von einer mehrreihigen in eine zweireihige Form über.

Verschiebeschicht (Submukosa, Tela submucosa)

Es handelt sich um eine Verschiebeschicht aus Bindegewebe.

Muskelwand (Muskularis, Tunica muscularis)

Es handelt sich um glatte Muskulatur, an der man drei Verlaufsrichtungen der Muskelfasern unterscheiden kann, und zwar eine innere Längsschicht, eine mittlere, zirkulär verlaufende Schicht und eine äußere Längsmuskelschicht.

Hüllschicht (Adventitia, Tunica adventitia)

Es handelt sich um eine Hüllschicht aus Bindegewebe. An den Anteilen der Blase, die nicht vom Bauchfell umgeben sind, stellt sie die äußerste Begrenzung der Harnblase dar.

Bauchfell (Peritoneum)

Der obere, der hintere und der seitliche Anteil der Harnblase sind mit Bauchfell überzogen. Füllt sich die Harnblase, so wird das Bauchfell mit nach oben gehoben, so daß die volle Harnblase der vorderen Bauchwand ohne Zwischenschaltung von Bauchfell anliegt. Deshalb ist es möglich, die gefüllte Blase durch die Bauchwand oberhalb der Schambeinfuge zu punktieren, ohne dabei das Bauchfell zu verletzen. Dies macht man sich bei der Harnblasenpunktion zunutze.

Wandaufbau der Harnblase
- Mukosa   (Schleimhaut)
- Submukosa   (Verschiebeschicht)
- Muskularis   (Muskelwand)
- Adventitia   (Hüllschicht)
- Peritoneum   (Bauchfell)
  (nur oberer, hinterer und seitlicher Anteil)

15.1 Anatomie

Blasendreieck (Trigonum vesicae)

An ihrem unteren Anteil besitzt die Harnblase *drei Öffnungen:* zwei Öffnungen der *Mündungsstellen* der *Harnleiter* und eine Öffnung für die *Harnröhre.* Diese drei Öffnungen, die am unteren Teil, dem Blasengrund, sitzen, bilden das Blasendreieck (Trigonum vesicae). Hier ist die Schleimhaut fest mit der Muskulatur verbunden und weist keine Falten auf.

Schließmuskeln der Blase

Wie schon erwähnt wurde, durchstoßen die Harnleiter die Blasenwand nicht rechtwinkelig, sondern schräg. Dadurch wird verhindert, daß Harn in die Harnleiter zurückfließen kann, denn durch den Innendruck der Blase wird der in der Blasenwand gelegene Teil der Harnleiter zusammengepreßt (Abb. 15-5).

Bis vor kurzem hat man angenommen, daß Blase und Harnröhre von zwei Ringmuskeln verschlossen werden, und zwar von einem oberen und einem unteren Ringmuskel.

Oberer Ringmuskel (Sphincter internus, M. sphincter urethrae superior)

Man nahm an, daß dieser Ringmuskel am Beginn der Harnröhre liege und aus einer Verstärkung der zirkulär verlaufenden Muskelfasern der Harnblase gebildet würde. Neuere Untersuchungen zeigen jedoch, daß es sich nicht um einen Ringmuskel im engeren Sinn handelt, sondern daß der Verschluß durch elastische Netze und durch ein Erschlaffen des Austreibungsmechanismus bewerkstelligt wird. Aber auch Muskelschlingen, die am Schambein entspringen und den inneren Harnröhrenmund umrunden, spielen eine Rolle. Dieser Mechanismus arbeitet selbsttätig und ist *nicht* dem *bewußten Willen* unterworfen.

Unterer Ringmuskel (Sphincter externus, M. sphincter urethrae inferior)

Der untere Ringmuskel wird von der quergestreiften Muskulatur des Beckenbodens gebildet. Durch ihn ist eine *willkürliche* Harnentleerung möglich.

Ist die Harnblase stark gefüllt, so wird der elastische Verschlußapparat gedehnt. Je stärker der Harndrang wird, desto stärker wird die willentliche Anstrengung, die Blasenentleerung zu vermeiden. Wenn schließlich die Kraft des Schließmuskels überschritten wird, erfolgt eine unwillkürliche Harnentleerung. Liegt jedoch eine Lähmung des unteren Ringmuskels vor, so kommt es zur Harninkontinenz, zur Unfähigkeit, den Harn willkürlich zurückzuhalten.

15.1.6 Harnröhre (Urethra)

Die Harnröhre ist ein röhrenförmiges Gebilde, das den Urin aus der Harnblase nach außen bringt. Innen ist sie mit Schleimhaut, in die kleine Schleimdrüsen eingelagert sind, ausgestattet.

Wegen ihrer unterschiedlichen anatomischen Lage werden die männliche und weibliche Harnröhre getrennt besprochen.

Harnröhre der Frau

Die Harnröhre der Frau ist gerade und etwa 5 cm lang. Sie mündet *zwischen Klitoris* und *Scheidenöffnung* im *Scheidenvorhof.* Die Auskleidung der weiblichen Harnröhre ist, ebenso wie die Scheidenschleimhaut, hormonellen Einflüssen unterworfen. Die Harnröhrenöffnung ist nur unzureichend gegen Verunreinigungen aus Scheide und Rektum geschützt, wodurch es bei Frauen oft zu mikrobiellen Kontaminationen mit entzündlichen Reizungen kommt.

Harnröhre des Mannes

Die Harnröhre des Mannes ist etwa 20 bis 25 cm lang. Sie zeigt bei schlaff herunterhängendem

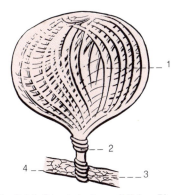

Abb. 15-5 Schließmuskeln der weiblichen Blase
1. Harnblase (Vesica urinaria), 2. Oberer Ringmuskel (Sphincter internus, M. sphincter urethrae superior), 3. Unterer Ringmuskel (Sphincter externus, M. sphincter urethrae inferior), 4. Beckenbodenmuskulatur

Glied zwei typische Krümmungen. Sie wird in drei Abschnitte unterteilt:
- **Pars prostatica** (Vorsteherdrüsenteil)
  Der Anfangsteil der ungefähr drei bis vier Zentimeter langen Harnröhre durchläuft die Prostata.
- **Pars membranacea** (membranöser Teil)
  Der ungefähr ein Zentimeter lange mittlere Anteil durchsetzt den bindegewebigen Beckenboden. Er wird vom äußeren Ringmuskel (M. sphincter urethrae inferior) umschlossen.
- **Pars spongiosa** (Schwellkörperteil)
  Der letzte Abschnitt verläuft im Innern des Harnröhrenschwellkörpers des Gliedes.

Da die männliche Harnröhre ab der Einmündungsstelle der beiden Ausspritzgänge *gleichzeitig als Samenweg* dient, handelt es sich ab dieser Stelle um die kombinierte Harn-Samen-Röhre.

15.2 Physiologie des Harnapparates

15.2.1 Aufgaben des Harnapparates

Der Harnapparat hat zwei wichtige Aufgaben: Zum einen *scheidet* er *schädliche Stoffwechselprodukte aus,* und zum anderen regelt er den Flüssigkeitshaushalt des Körpers *(Aufrechterhaltung der Homöostase).*

Ausscheidung von Stoffwechselprodukten

Ausscheidung von Harnstoff, Harnsäure und Kreatinin

Harnstoff ist ein Abbauprodukt des Eiweißstoffwechsels, *Harnsäure* ist ein Endprodukt des Purinstoffwechsels, und *Kreatinin* fällt als Produkt des Muskelstoffwechsels an. Damit die sauren Stoffwechselprodukte sich nicht mit Natrium zu Salzen verbinden und so dem Körper das lebenswichtige Mineral entziehen, bilden die Nieren Ammoniak, das sich nun statt des Natriums mit den Säuren zu Ammoniumsalzen verbindet.

Ausscheidung giftiger Substanzen

Medikamente und Giftstoffe werden in der Leber in chemisch unwirksame Formen umgebaut und dann durch die Nieren ausgeschieden.

Aufrechterhaltung der Homöostase

Unter der Aufrechterhaltung der Homöostase versteht man die Regelung des *Wasserhaushaltes,* des *Salzhaushaltes* (Natrium-Kalium-Bilanz), des *Säure-Basen-Gleichgewichtes* und des *osmotischen Druckes* durch die Ausscheidung von Salzen.

Endokrine Funktion

Reninbildung

Die Reninbildung für das Renin-Angiotensin-Aldosteron-System dient der Blutdruckregulation (s. S. 323).

Erythropoetinbildung

Erythropoetin regt die Erythrozytenbildung an. Die Erythropoetinbildung kann bei renaler Insuffizienz erniedrigt sein (renale Anämie!), bei Zystennieren und Nierenadenomen kann sie vermehrt sein (renale Polyglobulie).

15.2.2 Das Nephron

Die *kleinste Funktionseinheit* der Niere ist das *Nephron.* Man versteht darunter das Nierenkörperchen (Glomerulus und Bowman-Kapsel) und das Tubulussystem (Nierenkanälchen). In jeder Niere befinden sich ungefähr eine Million Nierenkörperchen mit etwa 10 km Nierenkanälchen.

Aufbau einer Arbeitseinheit

Eine Arbeitseinheit setzt sich aus den folgenden Anteilen zusammen: aus der zuführenden Arteriole *(Vas afferens),* die das Blut zum Nierenkörperchen (Malpighi-Körperchen) bringt, dem *Glomerulus* (Gefäßknäuel des Nierenkörperchens), der von der Bowman-Kapsel umgeben ist, dem *proximalen Tubulusanteil,* der *Henle-Schleife,* dem *distalen Tubulusanteil* und den *Sammelrohren* (Abb. 15-6).

Der Glomerulus mit der Bowman-Kapsel liegt zusammen mit den gewundenen Anteilen des Tubulus in der Nierenrinde, wodurch diese ein feines, gekörntes Aussehen erhält. Die geraden, zur Henle-Schleife gehörenden Anteile des Tubulus liegen im Nierenmark, wodurch dieses ein gestreiftes Aussehen erhält. Die Nieren-

15.2 Physiologie des Harnapparates

Glomeruläre Filtration

Das Blut gelangt über die zuführende Arteriole in den Glomerulus. Hier zweigen sich die Arteriolen zu einem Kapillarknäuel auf. Die Wand dieser Kapillaren wirkt nun wie ein Filter, durch den Wasser, Salze und Glukose hindurchtreten können. Dagegen werden Erythrozyten und die Bluteiweiße aufgrund ihrer Größe zurückgehalten und können so den Filter nicht passieren. Die abgepreßte Flüssigkeit heißt *Primärharn*. Sie gelangt in die Bowman-Kapsel und von hier aus in den proximalen Tubulusanteil.

Aus den *1500 l* Blut, die die Nieren in 24 Stunden durchfließen, bilden sie ungefähr *180 l* Primärharn. Von diesem Primärharn wird dann *1,5 l* Urin gebildet, der über die Harnblase ausgeschieden wird.

Nun bleibt noch zu klären, wodurch es zu dem notwendigen Druck im Glomerulus kommt, damit der benötigte Filtrationsdruck entsteht.

Filtrationsdruck

Der *notwendige Filtrationsdruck* ergibt sich
– aus dem *Blutdruck*
– aus der Tatsache, daß die *zuführenden Gefäße* (Vasa afferentia) einen *größeren Durchmesser* als die *abführenden* haben.

Die große Anzahl Poren in der Kapillarwand der Glomeruli erleichtern die Filtration.

Resorptionsdruck

Dem Filtrationsdruck wirkt der Resorptionsdruck entgegen. Der *Resorptionsdruck* ist bestrebt, die Flüssigkeit am Verlassen des Glomerulus zu hindern. Er wird gebildet durch den kolloidosmotischen und den kapsulären Druck.

– **Kolloidosmotischer Druck.** Wie wir gesehen haben, können die Bluteiweiße aufgrund ihrer Größe nicht durch die Poren der Glomeruluskapillaren treten. Diese zurückgehaltenen Eiweiße wirken wasserhaltend. Damit Bluteiweiße zurückgehalten werden, müssen sie ein Molekulargewicht von 70 000 überschreiten. Fibrinogen hat ein Molekulargewicht von 340 000 und Globulin von 165 000. Dagegen hat Albumin nur ein Molekulargewicht von 70 000. So kommt es, daß die Albumine bei manchen Nierenerkrankungen die Glomerulusmembran passieren können. Es kommt

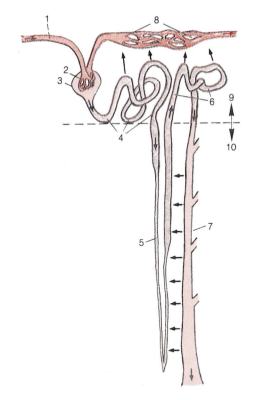

Abb. 15-6 Das Nephron (funktionelle Einheit aus Glomerulus, Bowman-Kapsel und Harnkanälchen)
Die Pfeile zeigen die jeweilige Richtung der Flüssigkeitsverschiebung während der Harnfiltration
1. Zuführende Arteriole (Vas afferens), 2. Gefäßknäuel des Nierenkörperchens (Glomerulus), 3. Bowman-Kapsel, 4. Proximaler Tubulusanteil, 5. Henle-Schleife, 6. Distaler Tubulusanteil, 7. Sammelrohr, 8. Kapillarnetz um die Nierenkanälchen, 9. Nierenrinde, 10. Nierenmark

kanälchen, Tubuli, sind von einem Netzwerk von Kapillaren umgeben, mit deren Hilfe die tubuläre Rückresorption und Sekretion stattfinden (s.u.).

15.2.3 Harnbereitung

> Die Harnbereitung kann in drei Arbeitsschritte unterteilt werden:
> - *Glomeruläre Filtration*
> - *Tubuläre Rückresorption*
> - *Tubuläre Sekretion*

Diese Arbeitsvorgänge werden nun im einzelnen vorgestellt, um die eigentliche Arbeit der Nieren zu verdeutlichen.

dann zur „Albuminurie", d.h., es befindet sich Albumin im Urin.
- **Kapsulärer Druck**. Die Kapsel, die den Glomerulus umgibt, wirkt ebenfalls dem Filtrationsdruck entgegen.

Effektiver Filtrationsdruck (Arbeitsdruck)

Der Filtrationsdruck abzüglich des Resorptionsdruckes ergibt den effektiven Filtrations- bzw. Arbeitsdruck. Das ist also *der* Druck, der der Niere tatsächlich für ihre Arbeit zur Verfügung steht.

> Effektiver Filtrations- bzw. Arbeitsdruck:
> Filtrationsdruck ./. Resorptionsdruck

Tubuläre Rückresorption

Aufgrund der glomerulären Filtration gelangen pro Minute ungefähr 125 ml Primärharn in die Nierenkanälchen. Der Körper kann sich einen so großen Verlust an Wasser und Nährstoffen nicht leisten, weshalb es zur Rückresorption der *noch benötigten Nährstoffe* und von *Wasser* kommt. So bleibt von den pro Minute gebildeten 125 ml Primärharn nur 1 ml in den Tubuli zurück. Die restlichen 124 ml werden ins Blut zurückgeholt. Die Rückresorption geschieht aktiv und passiv.

Aktiver Transport. Nährstoffe und Elektrolyte werden durch aktiven Transport rückresorbiert. Dazu wird zusätzliche Energie benötigt.
Passiver Transport. Die Rückresorption erfolgt einfach durch physikalische Diffusion. Dazu wird keine zusätzliche Energie benötigt.

Abbauprodukte wie Harnstoff, Harnsäure und Kreatinin werden *nicht* resorbiert, sie verbleiben in den Nierenkanälchen, da sie ausgeschieden werden sollen.

Tubuläre Sekretion

Die Membran der Nierenkanälchen resorbiert nicht nur Stoffe, sondern zusätzlich werden noch *Bestandteile aktiv* in den *Primärharn sezerniert*. Hierzu gehören Medikamente, Farbstoffe, Gifte, Kreatinin und verschiedene Sulfate. Diese Stoffe werden also aus dem Blut absorbiert und aktiv in den Primärharn abgegeben.

Abbauprodukte können also entweder über die Bowman-Kapsel oder über die tubuläre Sekretion in den Harn gelangen.

15.2.4 Selbstregulation der Niere

Wie wir gesehen haben, spielt der Blutdruck eine wesentliche Rolle für den glomerulären Filtrationsdruck. Dazu muß man aber noch wissen, daß eine Änderung des systolischen Blutdruckwertes zwischen *90* und *190 mmHg* keinen Einfluß auf den effektiven Filtrationsdruck der Nieren hat. Die afferenten Arteriolen können nämlich ihren Durchmesser genau regulieren. Dazu erweitern sie bei einem erniedrigten Blutdruckwert ihr Lumen und bei einem erhöhten Blutdruckwert verengen sie sich. So bleibt der *hydrostatische Druck* in den Glomeruluskapillaren *konstant*. Diese besondere Fähigkeit der afferenten Arteriolen in der Niere wird als Autoregulation (Selbstregulation) bezeichnet.

15.2.5 Steuerung der Nierentätigkeit

Der Wasserhaushalt des Körpers wird vor allem durch zwei Hormone geregelt: durch das ADH und das Aldosteron.

ADH (antidiuretisches Hormon, Adiuretin, Vasopressin)
ADH wird im Hypothalamus hergestellt und über den Hypophysenstiel an den Hypophysenhinterlappen abgegeben. Von hier aus wird es bei Bedarf an den Organismus weitergeleitet.

Kommt es nun im Körper zum Wasserverlust, z. B. durch starkes Schwitzen oder aufgrund einer Durchfallerkrankung, schüttet der Hypophysenhinterlappen das Hormon ADH aus, das zur Niere gelangt und dort eine verminderte Wasserausscheidung bewirkt. Gleichzeitig kommt es zu „Durst", wodurch das Körperwasser aufgefüllt werden soll. Ist dagegen zuviel Wasser im Körper vorhanden, wird die Ausschüttung von ADH eingestellt und die Nieren scheiden vermehrt Wasser aus.

Besteht ein ADH-Mangel, kommt es zum *Diabetes insipidus* (Wasserharnruhr). Dabei kann es in Extremfällen vorkommen, daß am Tag bis zu 30 l Urin abgegeben werden. Durch den großen Wasserverlust haben diese Patienten einen quälenden Durst (s.a. S. 297).

Renin-Angiotensin-Aldosteron-System

Renin ist ein Wirkstoff, der vor allem in der Niere, aber auch im Uterus, in der Leber und in den Gefäßwänden gebildet wird. Von den Nieren wird es ausgeschüttet, wenn es hier zu einer *Minderdurchblutung* kommt.

Angiotensin ist ein Wirkstoff, der im Blutplasma unter dem Einfluß von Renin aus Angiotensinogen gebildet wird. Es wirkt blutdrucksteigernd, indem es eine Engerstellung der Gefäße bewerkstelligt.

Aldosteron ist ein Hormon, das in der Nebennierenrinde gebildet wird und auf den Mineralstoffwechsel einwirkt. Damit hat es einen wesentlichen Einfluß auf den Wasser-, Natrium- und Kaliumhaushalt. Aldosteron bewirkt eine *erhöhte Natrium-Rückresorption* und eine *vermehrte Kalium-Ausscheidung*.

Zwischen Renin, Angiotensin und Aldosteron bestehen enge Wechselbeziehungen: Sinkt der Blutdruck in der Niere, wird Renin freigesetzt, das nun seinerseits die Bildung von Angiotensin aus Angiotensinogen im Blutplasma anregt. Angiotensin wirkt einerseits verengend auf die Gefäße, wodurch es zu einer Blutdrucksteigerung kommt. Andererseits wirkt Angiotensin noch auf die Aldosteron-Ausschüttung in der Nebennierenrinde ein. Durch Aldosteron wiederum wird die Wasser- und Salzausscheidung eingeschränkt, wodurch der Blutdruck noch weiter ansteigt. Hat sich der Blutdruck normalisiert, so wird die Reninfreisetzung gehemmt (s. Schema 15-1).

15.3 Untersuchungsmethoden

15.3.1 Körperliche Untersuchungsmethoden

Anamnese

Typische Beschwerden, die auf Blasen- oder Nierenschädigung hinweisen, sind:
- *häufiges* und *schmerzhaftes Wasserlassen* mit *schmerzhaftem Harndrang* (Zystitis, Prostataerkrankung)
- *erhöhte Harnmenge* und *vermehrter Durst* (chronische Niereninsuffizienz, aber auch Diabetes mellitus, Diabetes insipidus, erhöhter Blutkalziumspiegel oder psychische Ursachen)
- *verminderte* oder *fehlende Harnausscheidung* (akute oder chronische Niereninsuffienz im Endstadium)
- *Rotfärbung des Urins* (durch Erythrozyten, aber auch durch Nahrungsmittel, Medikamente, Farbstoffe)
- *Druckgefühl* oder *Schmerzen* in der *Nierengegend* (Pyelonephritis, Glomerulonephritis, Harnstau)
- *Ödeme* (Niereninsuffizienz)
- *Kopfschmerz* (Blutdruck kontrollieren, evtl. liegt ein „weißer Hochdruck" vor)
- *Müdigkeit, Abgeschlagenheit* (chronische Nierenerkrankung)
- *Übelkeit, Erbrechen* (Endstadium der chronischen Niereninsuffizienz)

Inspektion

Bei einem vorliegenden Nierenschaden fällt beim Patienten häufig eine *Blässe* auf. Daneben macht das Gesicht oft einen *gedunsenen Eindruck*. Es können *Ober- und Unterlidödeme* be-

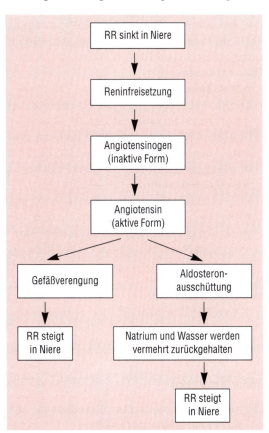

Schema 15-1 Renin-Angiotensin-Aldosteron-System

stehen, daneben liefern *Ödeme* von *Händen* und *Füßen,* die sich vor allem *morgens verschlimmern,* wichtige diagnostische Hinweise.

Perkussion

Durch das *Abklopfen* der *Nierenlager* erhält man Informationen über die Empfindlichkeit der Nierenbecken. Der Patient setzt sich mit leicht nach vorne gebeugtem Oberkörper auf die Untersuchungsliege, während der Untersucher die Nierenlager mit lockerer Faust großflächig und seitenvergleichend perkutiert. Dabei wird der Patient aufgefordert, jede Schmerzempfindung sofort zu melden. Sind die Nierenlager klopfempfindlich, muß der Patient an einen Facharzt verwiesen werden.

15.3.2 Ergänzende Untersuchungsmethoden

Harnuntersuchung

Der Harnuntersuchung kommt eine große diagnostische Bedeutung bei der Aufdeckung von Nierenerkrankungen zu, da praktisch jede Harnwegserkrankung den Urin in irgendeiner Weise verändert.

Mehrfach-Teststreifen

Mehrfach-Teststreifen haben sich als einfaches Mittel der *Vorfeld-Diagnostik* und des *Krankheitsverlaufs* bewährt. Diese Schnellteststreifen erlauben eine Bestimmung von Leukozyten, Nitrit, pH-Wert, Eiweiß, Glukose, Ketonkörper, Urobilinogen, Bilirubin und Blut im Harn. Damit können sie Hinweise auf eventuell vorliegende Erkrankungen des Urogenitaltraktes, der Leber, der Galle und auf Diabetes mellitus geben.

Zur Harnuntersuchung muß lediglich der Teststreifen kurz in den zu untersuchenden Urin eingetaucht werden und darauffolgend müssen die einzelnen Testfelder mit einer Farbskala verglichen werden.

Spezifisches Gewicht

Das spezifische Gewicht wurde mit dem *Urometer* gemessen. Seit neuerer Zeit gibt es zur Feststellung des spezifischen Gewichtes auch Teststreifen. Beim *Gesunden* schwankt das spezifische Gewicht zwischen *1,010–1,025* (1,001–1,035). Ein erhöhtes spezifisches Gewicht finden wir z.B. bei herabgesetzter Flüssigkeitsaufnahme und bei Fieber, ein erniedrigtes bei erhöhter Flüssigkeitszufuhr, bei Einnahme von Diuretika, Hypokaliämie und Hyperkalziämie.

Becher-Zahl

In diesem Zusammenhang sei auf eine einfache Nierenfunktionsprüfung hingewiesen, die jeder Heilpraktiker leicht durchführen kann. Der Patient sammelt zu Hause den Urin von 24 Stunden und bringt ihn mit. Gemessen wird das spezifische Gewicht und die Menge des Harns. Nun wird hieraus die Becher-Zahl ermittelt. Dazu werden die beiden letzten Ziffern des spezifischen Gewichtes und die beiden ersten Ziffern der Menge des Urins zusammengezählt. Erhält man dabei einen Wert unter 30, so muß dies als Krankheitszeichen gewertet werden.

Beispiel:
Spezifisches Gewicht des Harns   10<u>21</u>
Mitgebrachte Menge   <u>13</u>00 ml
21 + 13 = <u>34</u>

Zweigläserprobe

Die Zweigläserprobe wird bei Blutbeimengung im Urin durchgeführt. Dabei wird der Patient aufgefordert, seinen Harn nacheinander in zwei Gläser zu entleeren:

– **Initiale Hämaturie**
 Die Blutbeimengung befindet sich nur in der ersten Portion, die zweite ist klar. In diesem Fall liegt beim Mann oft eine Urethritis, ein Prostata-Adenom oder -Karzinom vor; bei der Frau ist häufig ein Harnröhrenpolyp die Ursache.

– **Absolute Hämaturie**
 Die Blutbeimengung befindet sich gleichmäßig in beiden Portionen. In diesem Fall spielt sich ein Prozeß in der Blase, dem Harnleiter, dem Nierenbecken oder in der Niere ab.

Blutungsquelle
- Initiale Hämaturie
  Harnröhre, Prostata
- Absolute Hämaturie
  Blase, Harnleiter, Nierenbecken, Niere

Blutuntersuchung

Bei jeder chronischen Niereninsuffizienz, mit Ausnahme der Zystenniere, kommt es zur „renalen Anämie". Weitere Hinweise im Blut auf eine

Nierenerkrankung können folgende erniedrigte Werte sein: *erniedrigter Blut-pH-Wert*, erniedrigte *Kalium-, Natrium-* oder *Kalziumwerte*. Dagegen *steigen* im Blut die Werte des *Kreatinins* und des *Harnstoffs* an.

Clearance-Untersuchung

Die Clearance-Untersuchung (sprich: kl*i*renß) erlaubt es, bereits leichte Funktionseinschränkungen der Niere zu erkennen. Clearance bedeutet Klärung und meint entweder die *Entfernung* bekannter *körpereigener* Stoffe, wie beispielsweise des Kreatinins, *oder* die Entfernung *künstlich* in die Blutbahn eingebrachter *Stoffe* aus dem Blut. Für letzteres kommen verschiedene Substanzen zur Anwendung, so werden z.B. seit einigen Jahren in Kliniken auch radioaktive Substanzen hierfür verwendet.

Ultraschall-Verfahren

Das Ultraschall-Verfahren eignet sich, um Lage, Größe und Form der Nieren zu bestimmen. Es kann auch zum Nachweis von Zysten und Steinen dienen.

Röntgenuntersuchung

Durch das Röntgenverfahren können die Nierengröße und eventuelle Verkalkungen festgestellt werden. Wird vorher ein Kontrastmittel gespritzt, können darüber hinaus Anomalien der Harnwege und Harnsteine erkannt werden.

Urographie

Eine Urographie ist die röntgenologische Darstellung der Nierenkelche, des Nierenbeckens, der Harnleiter und der Blase, nachdem ein Röntgenkonstrastmittel eingebracht wurde.

Zystoskopie *(Blasenspiegelung)*

Ein Blasenspiegel wird durch die Harnröhre in die mit sterilem Wasser gefüllte Harnblase geschoben, um die Blasenwand zu betrachten. Dünne Katheter (Ureterkatheter) können sogar bis in das Nierenbecken hochgeschoben werden, um Nierenbeckenurin aufzufangen oder um Konstrastmittel für die Urographie einzubringen.

Isotopennephrogramm

Der Patient bekommt ein radioaktives Mittel intravenös gespritzt. Darauffolgend wird der Ablauf der Radioaktivität mit Meßsonden registriert und aufgezeichnet. Dieses Verfahren wird bei Fragen nach Harnabflußstörungen und bei Veränderungen der tubulären Sekretion eingesetzt.

Nierenszintigramm

Das Nierenszintigramm wird auch mit Hilfe von radioaktiven Stoffen durchgeführt. Hierbei erhält man Auskunft über Lage, Form, Größe und funktionelle Aktivität der Niere.

Nierenbiopsie

Bei der Biopsie wird mittels einer *Punktion Gewebe* am Lebenden *entnommen*.

15.3.3 Alternative Untersuchungsmethoden des Harnapparates

Physiognomische Zeichen

Wie wir schon gehört haben, hat ein nierengeschädigter Patient oft ein blasses, gedunsenes Gesicht. Vor allem die Ober- und Unterlider können ödematös geschwollen und lila-bläulich verfärbt sein. Sind die Schläfenarterien geschlängelt und treten deutlich hervor, so muß an einen renalen Hochdruck mit beginnender Arteriosklerose gedacht werden. Eine andere Möglichkeit sind aber eine Hirnarteriosklerose oder eine Endangitis obliterans der Temporalarterien. Ohrenfehlbildungen oder verkrüppelte, abnorm eingerollte Ohren können ein Hinweis auf Fehlbildungen der Nieren oder der Harnwege sein. Treten im Bereich der Milchleiste überzählige Brustwarzen auf, so liegen bei den Betroffenen oft angeborene Fehlbildungen der Nieren und der ableitenden Harnwege vor (mammo-renales Syndrom).

Akupunktur

Der Alarmpunkt der Niere ist Ga 25. Er befindet sich am freien Ende der 12. Rippe.

Head-Zonen

Im Bereich des Wirbelsäulenabschnittes Th9 bis Th12 muß paravertebral auf oberflächliche und tiefe Veränderungen in Haut, Unterhaut und Muskulatur geachtet werden, die ein Hinweis auf Nierenbelastung sind.

15.4 Ausgewählte Erkrankungen des Harnapparates

▶ 15.4.1 Asymptomatische Bakteriurie (symptomlose Bakterienausscheidung im Urin)

Bei der asymptomatischen Bakteriurie können im Urin Keime nachgewiesen werden. Die *Anamnese*, das *Beschwerdebild* und die Untersuchung des Patienten geben jedoch *keinen Hinweis* auf eine *Harnwegserkrankung*.

Nun muß man wissen, daß die Nierenbecken, die Harnleiter und die Blase steril sind, dagegen ist die Harnröhre mit Keimen besiedelt. Deshalb bedeutet ein bakteriologischer Nachweis von Keimen im Harn nicht automatisch, daß ein Harnwegsinfekt vorliegt. Von einer *Infektion* spricht man erst, wenn die festgestellte *Keimzahl* höher liegt, als sie bei bloßer *Kontamination* (Verunreinigung) durch die Harnröhre sein dürfte.

▶ 15.4.2 Harnblasenentzündung (akute Zystitis)

Bei der Blasenentzündung kommt es zu einer Entzündung der Blasenschleimhaut, in schweren Fällen zur Entzündung der ganzen Blasenwand. Solche Harnblasenentzündungen treten sehr häufig auf. Betroffen sind vor allem Frauen im geschlechtsreifen Alter und Kinder.

Ursachen

Beim Auftreten einer Blasenentzündung muß man nach begünstigenden Faktoren forschen.
- **Abflußhindernisse**
  Prostataadenom (s. S. 339), Sphinktersklerose, Stenosen oder Klappenbildung im Bereich der äußeren Harnröhrenöffnung, Blasensenkung durch Gebärmuttersenkung (s. S. 344), Fehlbildungen der ableitenden Harnwege, z.B. Verengung der Harnröhre
- **Katheterismus**
- **Urologische Untersuchung** mit unsterilen Instrumenten.

Urinbefund

Im Urin können Bakterien, Leukozyten, evtl. Erythrozyten und geringfügig Albumine nachgewiesen werden.

Reizblase

Eine Sonderstellung nimmt die Reizblase ein, die bevorzugt bei Frauen auftritt. Es handelt sich hierbei um einen chronischen Reizzustand des unteren Harntraktes, ohne daß Erreger nachgewiesen werden können. Man vermutet, daß die oft erheblichen Beschwerden Dysurie (s.u.) und Harndrang auf psychovegetativen Störungen beruhen.

Symptome

Die wichtigsten Symptome sind Störungen beim Wasserlassen *(Dysurie):* Nachbrennen und tropfenweises, gehäuftes, evtl. auch nächtliches Wasserlassen. Meist kommt es auch zu *Blasentenesmen*, einem andauernden, schmerzhaften Harndrang.

Liegt nur eine Blasenentzündung ohne Beteiligung des Nierenbeckens vor, so tritt *kein Fieber* und *kein Flankenschmerz* auf.

Leitsymptome der Zystitis
- Dysurie
- Blasentenesmen

Therapie

Lokale Wärmeanwendung mit *entkrampfenden Maßnahmen*. Die tägliche Trinkmenge soll auf *über 2 l* pro Tag gesteigert werden. Wichtige pflanzliche Mittel sind *Goldrute, Bärentraubenblätter* und Petersilienfrüchte. Es stehen auch viele gute *Fertigpräparate* von verschiedenen Firmen zur Verfügung, die pflanzliche und/oder homöopathische Wirkstoffe enthalten.

In jedem Fall muß geprüft werden, ob eine Antibiotikagabe durch den Arzt erforderlich ist.

▶ 15.4.3 Pyelonephritis

▶ Akute Pyelonephritis

Bei der Pyelonephritis handelt es sich um eine *bakteriell bedingte Entzündung des Nierenbeckens* und des *Nierenzwischengewebes* (Interstitiums) mit oder ohne begleitende Entzündung des Nierenmarks.

Ursachen

Die Bakterien können über die ableitenden Harnwege, das Blut oder die Lymphbahnen in das Nierenbecken eindringen. Damit es allerdings zur bakteriellen Absiedelung von Bakterien kommen kann, spielen begünstigende Faktoren eine wichtige Rolle:
- **Behinderungen des Harnabflusses**
  Form- und Lageanomalien der Niere, Fehlbildungen der Harnwege, Steine, Prostatahypertrophie, Tumoren
- **Schwangerschaft**
  Meist handelt es sich um das letzte Schwangerschaftsdrittel mit einer rechtsseitigen Pyelonephritis.
- **Diabetes mellitus**
- **Phenazetin- bzw. Analgetikamißbrauch** (s.u.)
- **Gicht** (s.u.)

Symptome

Häufig besteht *zuerst eine Blasenentzündung* mit Harndrang, häufigem Wasserlassen und Blasentenesmen. Als Zeichen der akuten Pyelonephritis treten nun hinzu: *Fieber, Flankenschmerz* und *Klopfempfindlichkeit der Nierenlager* (meist einseitig).

Diagnose

Im *Urin* kommt es zum Auftreten von Bakterien *(Bakteriurie)*, Leukozyten *(Leukozyturie)* und eventuell vom Eiweiß *(Albuminurie)*. Im *Blut* findet man eine *Leukozytose mit Linksverschiebung* und eine *beschleunigte BSG*.

Prognose

Meist heilt die Krankheit gut aus, sie kann jedoch in eine chronische Verlaufsform übergehen.

Therapie

Die akute Pyelonephritis muß vom *Arzt mit Antibiotika* behandelt werden. Sie erfordert strenge Bettruhe. Oft werden örtliche Wärmeanwendungen als wohltuend empfunden.

▶ *Chronische Pyelonephritis*

Die chronische Pyelonephritis kann als Folge einer nicht ausgeheilten akuten Pyelonephritis oder als Folge von rezidivierenden Pyelonephritiden auftreten. Sie spielt sich, wie die akute Pyelonephritis, im Nierenbecken und im Niereninterstitium, manchmal auch im Nierenmark ab. Sie führt zu einer mehr oder weniger starken Schädigung der Harnkanälchen und der Nierenkörperchen.

Symptome

Es können lange Zeit *uncharakteristische Beschwerden* bestehen: *Kopfschmerzen*, leichte *Ermüdbarkeit, unklare Fieberanfälle, Leukozytose*, leichte *Anämie* und *beschleunigte BSG*.

Diagnose

Bei akuten Schüben kann man im Urin Leukozyten und Bakterien finden. Ein wichtiger diagnostischer Hinweis ist die Trias:
- *Eiterbeimischung* im *Harn*
- *Bakterien* im *Harn*
- *Erhöhte BSG*

Es kommen aber *auch unbemerkte Verläufe* vor, die dann zur schweren Niereninsuffizienz führen und eine Dauerdialysebehandlung (künstliche Niere) notwendig machen. Während der beschwerdefreien Intervalle ist eine Leukozyturie oft der einzige Hinweis auf die vorliegende Erkrankung.

Therapie

Es müssen die begünstigenden Faktoren ausgeschaltet werden. Die Infektion muß durch den *Arzt mit Antibiotika* behandelt werden.

▶ 15.4.4 Glomerulonephritis

Glomerulonephritis ist ein Sammelbegriff für verschiedenartige Nierenerkrankungen, bei denen es *in den Nierenkörperchen,* den Glomeruli, *zu entzündlichen Veränderungen* kommt. Die Glomerulonephritis kann akut mit guter Prognose und chronisch mit schlechter Prognose auftreten. Von diesen beiden Formen muß die schnell fortschreitende (rapid progressive) Glomerulonephritis unterschieden werden, bei der es zur rasch fortschreitender Zerstörung beider Nieren kommt.

▶ Akute Glomerulonephritis

Die akute Glomerulonephritis ist die *Folgekrankheit einer Streptokokkeninfektion*. Dabei kommt es *ein bis drei Wochen* nach einer Streptokokkeninfektion der Mandeln, der Nasennebenhöhlen, der oberen Luftwege, der Ohren oder der Zahnwurzeln durch die Giftstoffe der Erreger *in den Glomeruli* zu einer *Antigen-Antikörper-Reaktion*. Gelegentlich können auch Staphylokokken, Pneumokokken und Viren eine Glomerulonephritis auslösen (sehr selten).

Ursache
Der Entzündung der Glomeruli liegt ein *immunologischer Mechanismus* zugrunde.

Symptome
Es können sehr unterschiedliche Symptome auftreten. Das gilt sowohl für den Zeitpunkt des Auftretens von Beschwerden als auch für den Ausprägungsgrad. Typisch sind: *Müdigkeit, Kopfschmerzen* und *Fieber*. Die wichtigsten Symptome sind:
- **Blutdruckerhöhung**
  Charakteristisch ist ein Anstieg des diastolischen Blutdruckwertes auf über 95 mmHg.
- **Ödeme**
  Sie fallen vor allem im Gesicht, um die Augenlider herum, auf. Ihre Ursache liegt in einer Schädigung der Kapillaren, die zu einer gesteigerten Kapillardurchlässigkeit führt. In deren Gefolge kommt es zu Flüssigkeits- und Eiweißaustritt aus dem Blut ins Gewebe. Dieser Flüssigkeitsaustritt macht sich in dem weichen Bindegewebe um die Augen besonders bemerkbar. Eine weitere Ursache der Ödeme ist, daß die Niere Natrium und Wasser zurückhält und Eiweiße vermehrt ausscheidet.
- **Eiweiß** und **Blut** im **Harn**
  Durch die erhöhte Durchlässigkeit der Glomerulusschlingen können Eiweiße und Erythrozyten aus der Blutbahn in den Urin gelangen.

Prognose
Während des akuten Stadiums beträgt die Letalität 2 bis 5 %. Bei Erwachsenen heilt die Glomerulonephritis in ca. 70 % der Fälle aus, wobei auch Defektheilungen vorkommen können. Ungefähr 20 bis 30 % gehen oft nach jahrelangen Latenzstadien in eine chronische Verlaufsform über. Ungefähr 5 bis 7 % entwickeln sich zu einer schnell fortschreitenden Glomerulonephritis, die nach wenigen Wochen oder Monaten in eine Niereninsuffizienz mündet.

Therapie
In den ersten Wochen strengste Bettruhe, um Herz und Kreislauf zu entlasten. Bei eingeschränkter Nierenfunktion muß die Zufuhr von Kochsalz, Flüssigkeit und Eiweiß eingeschränkt werden. Hohe *Antibiotikagabe ist unerläßlich!*

> **Akute Glomerulonephritis**
> Ärztliche Antibiotikagabe ist unverzichtbar.

▶ Chronische Glomerulonephritis

Ist eine akute Glomerulonephritis nach zwei bis drei Monaten nicht ausgeheilt, spricht man von einer chronischen Verlaufsform. Aber nicht bei jeder chronischen Glomerulonephritis kann man in der Anamnese ein vorausgegangenes akutes Stadium ermitteln. Man vermutet dann, daß entweder eine symptomlose akute Glomerulonephritis vorausgegangen ist oder daß ein Autoimmungeschehen abläuft.

Verlaufsform
Man unterscheidet zwei Verlaufsformen. Bei der einen Form (vaskulär-hypertone Verlaufsform) sind die Blutgefäßschlingen in den Glomeruli verändert und behindern den Blutdurchfluß. Die Folge ist eine *Blutdruckerhöhung,* wobei vor allem der *diastolische Wert* erhöht ist.
  Bei der zweiten Verlaufsform (nephrotische Verlaufsform) steht die Durchlässigkeit der Glomeruli für Eiweiß im Vordergrund. Es kommt zu einer ausgeprägten Eiweißausscheidung im Urin (*Albuminurie*). Folge davon ist eine Verringerung der Bluteiweiße, vor allem der Albumine. Der Blutdruck ist bei dieser Verlaufsform nicht erhöht.

Therapie
Die Therapie erfolgt symptomatisch *durch den Arzt:* bei bestehendem Infekt mittels Antibiotika. Versuche werden auch mit Kortison und Immunsuppressiva unternommen.

Fortgeschrittene oder komplizierte Fälle müssen wie eine Niereninsuffizienz behandelt werden.

▶ 15.4.5 Nephrotisches Syndrom (Eiweißverlustniere)

Unter dem nephrotischen Syndrom faßt man Nierenerkrankungen zusammen, die die folgenden Symptome haben:
- **Eiweiß und Fett im Urin**
  (Proteinurie, Lipidurie)
- **Verringerung der Bluteiweiße**
  (Hypoproteinämie)
- **Erhöhte Fett- bzw. Cholesterinwerte im Blut**
  (Hyperlipidämie, Hypercholesterinämie)
- **Massive Ödeme**
  Vor allem im Bereich der Augenlider und der unteren Extremitäten kommt es zu massiven Ödemen. Durch die mangelhafte Wasserausscheidung kann es zu einer Gewichtszunahme von mehr als 20% des normalen Körpergewichts kommen.

Die Ursache der Erkrankung liegt in einer veränderten Durchlässigkeit der Glomeruli aufgrund entzündlicher oder degenerativer Nierenerkrankungen.

Der Verlauf des nephrotischen Syndroms hängt von der zugrundeliegenden Erkrankung ab. Betroffen sind oft Diabetiker im Rahmen eines Kimmelstiel-Wilson-Syndroms (= Nieren- und Netzhauterkrankung, auch Bluthochdruck).

▶ 15.4.6 Gichtniere

Bei der Gichtniere kommt es zu *Uratablagerungen* im Nierenparenchym, in deren Folge es *häufig* zu *Pyelonephritiden* kommt. Außerdem entwickeln Gichtpatienten oft *Nierensteine*. Bei diesen Patienten müssen gleichzeitig die Gicht und die Nierenerkrankung behandelt werden.

▶ 15.4.7 Phenazetinniere (Analgetikaniere)

Die Phenazetinniere entwickelte sich durch *langjährige Einnahme* von *Phenazetin*, einer Substanz, die in einigen *Schmerzmitteln* enthalten war und inzwischen nicht mehr im Handel ist. Es handelte sich häufig um Frauen, die mit schweren Kopfschmerzen behaftet waren, oder um Personen, die unter schwerer Arthritis litten und deshalb große Mengen phenazetinhaltiger Schmerzmittel einnahmen.

Als erstes Symptom trat häufig Blut im Urin (Hämaturie) auf. Daneben kam es oft zu Pyelonephritiden. Die Patienten waren durch eine renale Anämie oft auffallend blaß. Eine gefürchtete Komplikation war die Papillennekrose, bei der es unter kolikartigen Schmerzen zum Abstoßen der Papillenspitzen in das Nierenbecken kam. Später kam es zur Schrumpfniere mit chronischem Nierenversagen.

▶ 15.4.8 Nierensteine (Nephrolithiasis)

Nierensteine kommen bei 1 bis 2% der Bevölkerung vor. Männer sind häufiger betroffen als Frauen. Die Steine können in der Niere, im Nierenbecken, im Harnleiter, der Blase oder der Harnröhre vorkommen. Sie können unterschiedliche Größe haben: sie reicht von Reiskorngröße bis zu den sogenannten Ausgußsteinen, die die ganze Lichtung des Nierenbeckens ausfüllen können, und den Korallensteinen, die das ganze Hohlraumsystem bis in die Kelche ausfüllen.

Pathogenese

Steine bilden sich, wenn aus übersättigten Lösungen Salze ausgefällt werden.

Zusammensetzung der Steine

Aufgrund ihrer chemischen Zusammensetzung unterscheidet man verschiedene Steinarten (Tab. 15-1).

Begünstigende Faktoren

- **Erhöhte Konzentration von Stoffen im Urin**
  Bei Patienten, die zuwenig trinken, aber auch bei erhöhter Oxalat-, Kalzium- oder Harnsäurekonzentration im Urin.

Tabelle 15-1

Steinart	Röntgendarstellung
Calciumoxalat	gut sichtbar
Calciumphosphat	gut sichtbar
Triplephosphat	gut sichtbar
Magnesium-Ammonium-Phosphat (Infektstein)	noch sichtbar
Harnsäure	nicht sichtbar
Urat (häufig bei Gicht)	Umfließungsfigur
Zystin (häufig bei Kindern)	noch sichtbar

15 Der Harnapparat

- **Veränderungen des Urin-pH-Wertes**
  Alkalischer Urin verursacht Phosphatsteine, saurer Urin Harnsäuresteine.
- **Inhibitorenmangel**
  Im Normalharn ist eine Substanz nachweisbar, welche das Ausfällen von Calciumoxalat aus übersättigten Lösungen verhindert. Bei Patienten, die unter immer wieder auftretenden Oxalatsteinen leiden, fehlt dieser Inhibitor häufig.
- **Harnstau**
  Ein Harnstau begünstigt Infekte und Steinbildung.
- **Ernährung**
  Zu fett- und eiweißreiche Ernährung.
- **Endokrine Funktionen**
  Überfunktion der Nebenschilddrüse (Hyperparathyreoidismus).
- **Störungen des Harnsäurestoffwechsels**
  z.B. bei Gicht.

Symptome

Nicht jeder Stein macht Beschwerden. Kommt es zu Schmerzen, so handelt es sich um *ziehende oder stechende Schmerzen* in der *Nierengegend*, die in die *Leiste* ausstrahlen.

Zu *kolikartigen Schmerzen* kommt es, wenn ein Stein zu wandern beginnt und sich dabei im Kelchhals oder an einer physiologischen Enge im Harnleiter festklemmt. Diese heftigen Schmerzen werden fast immer durch kleine Steine verursacht, da nur sie noch in den Harnleiter, die Blase oder die Harnröhre gelangen können. Geraten die Steine in die Blase, kann durch Blockierung der Harnröhre das Wasserlassen plötzlich unterbrochen werden. Größere Steine verursachen zwar keine Koliken, reizen aber die Nierenbeckenschleimhaut und begünstigen damit die Entstehung von Pyelonephritiden. Außerdem können sie ab einer bestimmten Größe den Harnabfluß behindern.

▶ Akute Nierensteinkolik

Die akute Nierensteinkolik beginnt ohne Vorboten mit heftigsten krampfartigen Schmerzen. Je nachdem, wo der Stein sitzt, treten die Schmerzen in der Lendengegend (evtl. auch auf der gesunden Seite!), dem Rücken oder in der Gegend der Harnblase auf. Diese Anfälle können Minuten bis Stunden dauern. Sie können einmalig sein oder häufig wiederkehren. Gelegentlich können Übelkeit und Erbrechen die Kolik begleiten und den Verdacht fälschlicherweise auf eine Magen-Darm-Galle-Erkrankung lenken. Meist besteht Druck- und Klopfschmerzhaftigkeit des Nierenlagers. Im Urin findet man Erythrozyten (Hämaturie).

Therapie

Im Vordergrund der Therapie steht das Bemühen um einen spontanen Steinabgang. Der Patient soll sich bewegen und viel trinken. Lokale Wärmeanwendungen sind zweckmäßig, evtl. müssen entkrampfende Maßnahmen eingeleitet werden.

Kann kein spontaner Steinabgang erreicht werden, oder kommt es zu Harnstauungen und immer wiederkehrenden Infektionen, so kommen eine Steinzertrümmerung oder eine Operation in Frage.

Um einer weiteren Steinbildung entgegenzuwirken, müssen die Ursachen erkannt und, soweit möglich, ausgeschaltet werden.

Prophylaktische Maßnahmen

- Erhöhung des Harnvolumens durch *reichliche Flüssigkeitszufuhr*
- Schaffung eines *günstigeren pH-Wertes* des Urins
- Senkung der *steinbildenden Substanzen* im *Blut* (z.B. Senkung des Blutkalziumspiegels oder Senkung der Harnsäurewerte des Blutes durch entsprechende diätetische oder medikamentöse Maßnahmen)
- *Behandlung* evtl. bestehender *Harnwegsinfektionen*.

▶ 15.4.9 Nierentumoren und Blasenkrebs

Gutartige Nierentumoren sind selten (Adenome, Lipome, Fibrome). Meist handelt es sich um bösartige Geschwülste (Nierenkarzinom, Nierensarkom). Blasenkrebs tritt meist jenseits des 50. Lebensjahres auf.

> *Leitsymptom:*
> Blut im Urin (Hämaturie), tritt bei Nierentumoren in 90% der Fälle auf!

Da jedes Auftreten von Blut im Urin das Zeichen eines vorliegenden Blasen- oder Nierentumors

15.4 Ausgewählte Erkrankungen des Harnapparates

sein kann, muß dieser Befund in jedem Fall sorgfältig abgeklärt werden.

15.4.10 Nierenversagen

▶ Akutes Nierenversagen (Schockniere)

Beim akuten Nierenversagen handelt es sich um eine *plötzliche Einschränkung der Nierenfunktion,* die mit einer *verminderten Harnausscheidung* (Oligurie, unter 500 ml/Tag) oder einer fast erloschenen Harnproduktion (Anurie, unter 100 ml/Tag) einhergeht. Gleichzeitig nehmen *im Blut* die *harnpflichtigen Substanzen* zu (Rest-Stickstoff, Harnstoff, Harnsäure, Kreatinin).

Ursachen

– **Schock**
  z.B. durch Blutdruckabfall oder durch Flüssigkeits- oder Blutverlust
– **Vergiftungen**
  z.B. durch Schwermetalle wie Blei oder durch Pilze (Knollenblätterpilze!)
– **Verlegung des Blasenausganges**
  z.B. bei Blasensteinen oder Prostatahypertrophie.

Therapie

Bei Verdacht auf akutes Nierenversagen muß sofortige Krankenhauseinweisung erfolgen (Letalität 40%!).

▶ Chronisches Nierenversagen

Beim chronischen Nierenversagen kommt es zu einer irreversiblen, über Jahre sich verschlimmernden Einschränkung der Nierenfunktion, die schließlich zur Urämie (s.u.) führt.

Ursachen

Die *chronische Pyelonephritis* und die *chronische Glomerulonephritis* sind die häufigsten Ursachen eines chronischen Nierenversagens. Daneben spielen die Zystenniere, die diabetischen Nierenerkrankungen, der bösartige Bluthochdruck, die Phenazetinniere und die Gichtniere eine Rolle.

Symptome

Durch die eingeschränkte Nierenfunktion werden nahezu alle Funktionskreise des Organismus betroffen. Am Ende der Erkrankung steht die Dialysebehandlung („künstliche Niere") oder das Nierentransplantat.

▶ Urämie (Harnvergiftung)

Die Urämie ist das *Endstadium* der *Niereninsuffizienz,* bei der es zur bedrohlichen *Zunahme* der *harnpflichtigen Substanzen* im Blut kommt. Daneben entwickeln sich durch die eingeschränkte Ausscheidung *Ödeme.* Es kommt zur *Anämie,* zu *Blutungsneigungen,* zu allgemeiner *Mattigkeit* und *Schwäche,* die letztendlich im *Coma uraemicum* enden kann.

▶ 15.4.11 Angeborene Nierenerkrankungen

Agenesie

Eine Niere, meist die linke, fehlt völlig. Die verbleibende Niere hypertrophiert und übernimmt die Arbeit der fehlenden mit.

Hufeisenniere (Verschmelzungsniere)

Beide Nieren sind miteinander verwachsen. Meist bestehen gleichzeitig Fehlbildungen des Harnleiters und des Nierenbeckens.

Lageanomalie der Niere

Die Niere ist ins Becken verlegt, der Harnleiter oft verkürzt: ein Harnstau kann die Folge sein.

Wanderniere (Nephroptose)

Je nach Körperlage verändert die Niere im Körper ihre Position. Bei aufrechtem Stehen sinkt sie in das kleine Becken ab. Es besteht die Gefahr der Harnleiterabknickung.

Zystenniere

Bei der Zystenniere handelt es sich um eine angeborene Fehlbildung. Hierbei ist die Niere mit mehreren Zysten durchsetzt, und es besteht eine oft erhebliche Organvergrößerung. Bei diesen Patienten befinden sich Zysten häufig auch in der Leber, im Pankreas und in der Schilddrüse.

15.5 Fragen

Beantworten Sie die Fragen möglichst knapp! Die richtigen Antworten finden Sie auf der angegebenen Seite entweder **halbfett** oder *kursiv* gedruckt.

Anatomie

- Aus welchen Abschnitten setzt sich der Harnapparat zusammen? (S. 315, Kasten)
- Wo liegen die Nieren? (S. 315)
  Welches Organ berührt die linke Niere von oben, welches die rechte? (S. 315)
  Warum spricht man bei den Nieren von einer retroperitonealen Lage? (S. 315)
- Was tritt am Nierenhilum in die Niere ein, bzw. was tritt hier aus? (S. 315)
- Welche beiden verschiedenen Anteile kann man in den Nieren schon mit bloßem Auge wahrnehmen, wenn man sie aufschneidet? (S. 316)
  Wie sieht die Nierenrinde aus, und was enthält sie? (S. 316)
  Wie sieht das Nierenmark aus, und was enthält es? (S. 316)
- Welche beiden Kapillarnetze durchfließt das Blut in den Nieren? (S. 317, Kasten)
- Welche Länge haben die Harnleiter? (S. 317)
  Wie erfolgt der Transport des Urins durch die Harnleiter? (S. 317)
  Wodurch kommt es zu einer Art „Druckverschluß" zwischen Harnleiter und Harnblase? (S. 318)
  Welches sind die drei Engpässe des Harnleiters? (S. 318)
- Wo liegt die Harnblase bei der Frau, wo beim Mann? (S. 318)
  Welches Fassungsvermögen hat die Blase normalerweise? (S. 318)
  Geben Sie den Wandaufbau der Blase an! (S. 318)
  Was versteht man unter dem Blasendreieck (Trigonum vesicae)? (S. 319)
  Welche beiden Schließmuskeln der Blase unterscheidet man? (S. 319)
  Geben Sie jeweils an, ob er dem bewußten oder dem unbewußten Willen unterliegt! (S. 319)
- Wo liegt die Mündungsstelle der Harnröhre bei der Frau? (S. 319)
  Welche Anteile der Harnröhre unterscheidet man beim Mann? (S. 320)
  Warum spricht man beim Mann von einer kombinierten Harn-Samen-Röhre? (S. 320)

Physiologie

- Welche Hauptaufgaben hat der Harnapparat? (S. 320)
  Welche harnpflichtigen Substanzen kennen Sie, d.h., welche Stoffwechselendprodukte müssen zwingend über die Niere ausgeschieden werden? (S. 320)
  Was versteht man unter „Aufrechterhaltung der Homöostase"? (S. 320)
  Welche beiden wichtigen Wirkstoffe werden in den Nieren hergestellt? (S. 320)
- Was ist ein Nephron? (S. 320)
  Aus welchen Anteilen setzt sich eine „Arbeitseinheit" in den Nieren zusammen? (S. 320)
- In welche drei Hauptschritte kann die Harnbereitung eingeteilt werden? (S. 321, Kasten)
  Wieviel Liter Blut durchfließen die Niere in 24 Stunden? (S. 321)
  Wieviel Liter Primärharn bildet die Niere daraus? (S. 321)
  Wieviel Liter Urin werden aus diesem Primärharn gebildet? (S. 321)
  Wodurch kommt es zu dem notwendigen Filtrationsdruck? (S. 321)
  Woraus setzt sich der Resorptionsdruck zusammen? (S. 321f.)
- Welche Stoffe werden von den Nierenkanälchen aus dem Primärharn durch tubuläre Rückresorption zurückgeholt? (S. 322)
- Was ist die tubuläre Sekretion? (S. 322)
- In welchen Bereichen kann eine systolische Blutdruckänderung von den afferenten Arteriolen durch Veränderung ihres Lumens ausgeglichen werden? (S. 322)
- Welche beiden Hormone sind in erster Linie für den Wasserhaushalt des Körpers verantwortlich? (S. 322f.)

15.5 Fragen

Zu welcher Krankheit kann es bei ADH-Mangel kommen? (S. 322)
Wann schütten die Nieren Renin aus? (S. 323)
Was bewirkt das in der Nebennierenrinde gebildete Aldosteron? (S. 323)

Untersuchungsmethoden

- Welche typischen Beschwerden eines Patienten können bei der Anamneseerhebung das Augenmerk auf den Harnapparat lenken? (S. 323)
  Welche Merkmale können bei einem Patienten schon bei der Inspektion eine Schädigung der Niere vermuten lassen? (S. 323f.)
  Mit welcher *einfachen* Untersuchungsmöglichkeit kann man eine Schmerzempfindlichkeit des Nierenbeckens feststellen? (S. 324)
  Auf welchem Gebiet haben sich Mehrfach-Teststreifen bewährt? (S. 324)
  Mit welcher Gerätschaft wird das spezifische Gewicht des Harns ermittelt, und in welchen Bereichen schwankt das spezifische Gewicht des Urins beim Gesunden? (S. 324)
- Welche klinischen Untersuchungsmethoden des Harnapparates kennen Sie? (S. 325)
  Was ist das Clearance-Verfahren? (S. 325)

Ausgewählte Erkrankungen des Harnapparates

- Was wissen Sie über die symptomlose Bakterienausscheidung im Urin? (S. 326)
- Welche Faktoren können das Auftreten von Blasenentzündungen begünstigen? (S. 326)
  Welches sind die wichtigsten Symptome einer Blasenentzündung? (S. 326)
  Wie therapieren Sie in diesem Fall? (S. 326)
- Was ist die akute Pyelonephritis? (S. 326)
  Was begünstigt ihre Entstehung? (S. 327)
  Was ergibt in diesem Fall die Urinuntersuchung, was die Blutuntersuchung? (S. 327)
  Wie wird therapiert? (S. 327)
- Welche Symptome können bei einer chronischen Pyelonephritis auftreten? (S. 327)
  Bei welchem Befund würden Sie beim Patienten an eine chronische Pyelonephritis denken? (S. 327)
- Was geht bei einer Glomerulonephritis vor sich? (S. 327)
- Wann kann es zur akuten Glomerulonephritis kommen? (S. 328)
  Was für ein Beschwerdebild kann diese Erkrankung zeigen? (S. 328)
  Wie wird therapiert? (S. 328)
- Welche wichtigen Symptome einer chronischen Glomerulonephritis kennen Sie? (S. 328)
- Welches Geschehen spielt sich häufig bei Gichtpatienten in den Nieren ab? (S. 329)
- Wann kann es zur „Phenazetinniere" kommen? (S. 329)
- Welche Gegebenheiten können die Entstehung von Nierensteinen begünstigen? (S. 329f.)
  Welche Beschwerden können Nierensteine machen? Wann verursachen sie kolikartige Schmerzen? (S. 330)
  Welche Maßnahmen würden Sie einem Patienten anraten, damit sich bei ihm nicht erneut Nierensteine bilden? (S. 330)
- Bei der Untersuchung des Urins eines Patienten stellen Sie fest, daß er Blut enthält. Auf Befragen gibt der Patient keine typischen Symptome für einen Harnwegsinfekt an. Woran müssen Sie in einem solchen Fall immer denken? (S. 330, Kasten)
- Was versteht man unter einer Schockniere? (S. 331)
  Welche Ursachen sind hierfür denkbar? (S. 331)
- Welche Ursachen für chronisches Nierenversagen kennen Sie? (S. 331)
- Was ist eine Urämie? (S. 331)
  Was für Krankheitserscheinungen hat sie? (S. 331)
- Geben Sie angeborene Nierenerkrankungen an! (S. 331)

16 Die Fortpflanzungsorgane

Zwar ist dem Heilpraktiker aufgrund § 9 des Gesetzes zur Bekämpfung der Geschlechtskrankheiten jegliche „Untersuchung auf Geschlechtskrankheiten und Krankheiten oder Leiden der Geschlechtsorgane sowie ihre Behandlung" verboten, trotzdem muß er auch hier Bescheid wissen. Zum einen gehört zur Ganzheitsmedizin auch das Wissen um die Fortpflanzungsorgane, zum anderen muß der Heilpraktiker die Symptome kennen, die auf ein Leiden der Fortpflanzungsorgane hinweisen, um zu wissen, daß er in diesem Fall *nicht* behandeln darf. Es ist nun keineswegs so, daß sich Krankheiten der Fortpflanzungsorgane immer lokal abspielen müssen und daß es deshalb von vornherein klar ist, daß hier ein Behandlungsverbot besteht. Denken wir nur an Lues II, die als auffälligstes Symptom Hautveränderungen haben kann, oder denken wir an die Prostatahypertrophie, die Harnträufeln verursachen kann – beides Fälle, die der Heilpraktiker nicht behandeln darf.

Um es noch einmal ganz klar herauszustellen:

Der Heilpraktiker darf nicht
- die Geschlechtsorgane untersuchen,
- die Geschlechtsorgane behandeln,
- auf Geschlechtskrankheiten untersuchen,
- Geschlechtskrankheiten behandeln
  (s.a. S. 15f., Gesetzeskunde).

Der Heilpraktiker *darf* aber einen Patienten, der beispielsweise vom Arzt wegen einer bestehenden Impotenz untersucht wurde und bei dem keine organischen Veränderungen gefunden wurden, psychisch betreuen, um die tieferliegenden Gründe der Erkrankung herauszufinden.

Ebenso dürfte er eine Frau, die unter heftigen Menstruationsbeschwerden leidet, mit allgemeinen entkrampfenden Maßnahmen behandeln, wenn die Ursache der Erkrankung ärztlich abgeklärt ist. Nicht behandeln darf er die Verkrampfung der Gebärmutter isoliert, sondern nur den Zustand der *allgemeinen* Verkrampfung.

Durchführen darf er auch eine Empfängnisverhütungsberatung oder eine Beratung bei Kinderwunsch auf der Grundlage der natürlichen Geburtenkontrolle.

Wegen des bestehenden Behandlungsverbotes wird auf eine gesonderte Darstellung der Erkrankungen der Fortpflanzungsorgane verzichtet. Es wird aber bei der Darstellung der Anatomie und Physiologie auf jeweilige wichtige Erkrankungen dieser Organe hingewiesen.

16.1 Allgemeines

Unter dem Fortpflanzungssystem versteht man diejenigen Organe, die dazu dienen, ein neues Lebewesen hervorzubringen und damit den Fortbestand der Art sichern. Damit sind sowohl die inneren als auch die äußeren Organe der Fortpflanzung betroffen.

Geschlechtsmerkmale
Man unterscheidet primäre und sekundäre Geschlechtsmerkmale:
- **Primäre Geschlechtsmerkmale**
  Sie dienen *direkt* der *Fortpflanzung*. Sie sind schon bei der *Geburt vorhanden*.
  Beim Mann: Hoden, Nebenhoden, Samenwege, Penis, Geschlechtsdrüsen.
  Bei der Frau: Eierstöcke, Eileiter, Gebärmutter, Scheide, Vulva (s. S. 346).
- **Sekundäre Geschlechtsmerkmale**
  Sie dienen *nicht* direkt der Fortpflanzung, sondern prägen das geschlechtliche äußere Erscheinungsbild. Sie sind zum Zeitpunkt der Geburt noch nicht vorhanden, sondern entwickeln sich erst in der *Pubertät*.
  Beim Mann: Körperbehaarung, Bart, tiefe Stimme.

16 Die Fortpflanzungsorgane

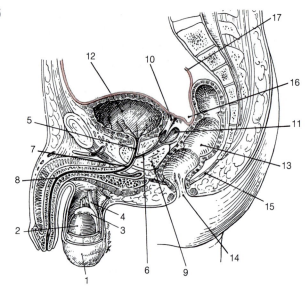

Abb. 16-1 Übersicht über die männlichen Geschlechtsorgane
1. Hodensack (Scrotum), 2. Hoden (Testis), 3. Nebenhoden (Epididymis), 4. Samenleiter (Ductus deferens), 5. Harnröhre (Urethra – Pars prostatica), 6. Ausspritzgang (Ductus ejaculatorius), 7. Kombinierte Harn-Samen-Röhre (Urethra – Pars membranacea), 8. Kombinierte Harn-Samen-Röhre (Urethra – Pars spongiosa), 9. Vorsteherdrüse (Prostata), 10. Samenleiter (Ductus deferens), 11. Samenbläschen (Glandula seminalis), 12. Harnblase (Vesicula urinaria), 13. Mastdarm (Rectum), 14. Analkanal (Canalis analis), 15. Afterhebermuskel (M. levator ani), 16. Bauchhöhle, 17. Bauchfell (Peritoneum)

Bei der Frau: Brüste, Art der Behaarung, hohe Stimme, Fettverteilung.

16.2 Die männlichen Geschlechtsorgane

Der männliche Geschlechtsapparat (Abb. 16-1) setzt sich zusammen aus
- **den äußeren Geschlechtsorganen**
  Penis und Hodensack,
- **den Geschlechtsdrüsen**
  Hoden, Bläschendrüse, Cowper-Drüse, Prostata,
- **den ableitenden Ausführungsgängen**
  Nebenhoden, Samenleiter, Ausspritzgang, Harn-Samen-Röhre.

16.2.1 Hoden (Testis)

Die eiförmigen Hoden liegen im taschenartigen Hodensack (Scrotum). Es handelt sich hier sowohl um eine endokrine als auch um eine exokrine Drüse.

Aufbau

Der Hoden ist von einer bindegewebigen Hülle umgeben, von der aus Trennwände (Septen) in die Mitte ziehen und jeden Hoden in ca. 250 Läppchen (Lobuli) unterteilen (Abb. 16-2). In jedem Läppchen befinden sich zwei bis drei gewundene Hodenkanälchen. Hier entwickeln sich in einem bestimmten Reifungsablauf die *Spermien* (Samenfäden). Es handelt sich hierbei um den *exokrinen Teil* der Hoden. Den *endokrinen Teil* dagegen bilden die *Leydig-Zwischenzellen*, die das männliche Geschlechtshormon *Testosteron* produzieren. Sie liegen als Zellhäufchen zwischen den Samenkanälchen im interstitiellen

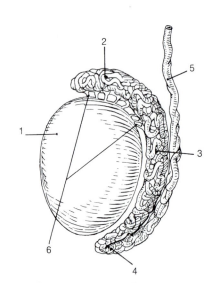

Abb. 16-2 Schematische Darstellung von Hoden und Nebenhoden
1. Hoden (Testis), 2. Kopf des Nebenhodens, 3. Körper des Nebenhodens, 4. Schwanz des Nebenhodens, 5. Samenleiter (Ductus deferens), 6. Kanälchennetz zwischen Hodenkanälchen und Ausführungsgängen (Rete testis)

16.2 Die männlichen Geschlechtsorgane

Bindegewebe des Hodens. Das Testosteron ist das wichtigste männliche Hormon. Es ist für die Entwicklung der männlichen sekundären Geschlechtsmerkmale von ausschlaggebender Bedeutung.

Hoden
- Exokriner Anteil → Spermien
- Endokriner Anteil → Testosteron

Hodenkanälchen

Wie wir gehört haben, findet in den Hodenkanälchen die *Bildung* und *Reifung* der *Spermien* statt. Am Rande des Kanälchens liegen die unreifesten Vorstufen, die sich immer weiter entwickeln und dabei immer mehr zur Mitte der Hodenkanälchen wandern. Die *reifen Geschlechtszellen* werden dann in Richtung *Nebenhoden* abtransportiert. Während der Entwicklung der Spermien finden auch die beiden Reifeteilungen statt, bei denen der diploide Chromosomensatz auf den einfachen (haploiden) Satz reduziert wird.

Spermien (Samenfäden)

Die Spermien, die in den Hodenkanälchen gebildet werden, bestehen aus einem Kopf, einem Mittelstück und einem Schwanz (Abb. 16-3). Der *Kopf* enthält den *Zellkern* mit den Chromosomen. Damit ist dieser Teil der eigentliche väterliche *Erbträger*. Der vordere Teil des Kopfes ist mit einer dünnen Kopfkappe überzogen, die ein Enzym enthält, das die Samenzelle zur Durchdringung des Schleimpfropfes im Gebärmutterhals benötigt. Das *Mittelstück* liefert die *Bewegungskraft*. Der *Schwanz* bewegt das Spermium durch schlängelnde Bewegungen *vorwärts*.

Die Samenzelle bewegt sich pro Minute um ca. 3 mm vorwärts. So kann sie den Weg aus der Scheide zum Eileiter, wo meist die Befruchtung stattfindet, in ein bis zwei Stunden zurücklegen.

16.2.2 Nebenhoden (Epididymis)

Die Nebenhoden liegen dem *oberen* und *hinteren Teil* der *Hoden* an (s. Abb. 16-2). Es handelt sich um eine Zusammenfassung zahlreicher gewundener Kanalabschnitte, an denen man Kopf, Körper und Schwanz unterscheidet. Die Nebenhoden dienen als *Speicher* der *Spermien*. Die Spermien sind hier noch unbeweglich, da im Nebenhoden ein saures Milieu herrscht. Von den Nebenhoden aus werden sie beim Samenerguß (Ejakulation) durch die Zusammenziehung der glatten Muskulatur des Nebenhodenganges in den Samenleiter ausgetrieben.

Hoden und Nebenhoden liegen außerhalb der Bauchhöhle, weil innerhalb der Bauchhöhle die Temperatur für die Samenproduktion zu hoch ist.

16.2.3 Samenleiter (Ductus deferens)

Der 50 bis 60 cm lange Samenleiter stellt die *Fortsetzung* des *Nebenhodens* dar. Er steigt vom Hoden durch den *Leistenkanal* in die Bauchhöhle. Er läuft seitlich an der *Harnblase* vorbei und kommt zwischen Harnblase und Harnleiter zu liegen (Abb. 16-4). Bevor er in die *Prostata einmündet*, erweitert er sich zur Ampulle. Er nimmt den Ausführungsgang der Bläschendrüse innerhalb der Prostata auf. Danach heißt er, bis zu seiner Einmündungsstelle in die Harnröhre, Ausspritzgang (Ductus ejaculatorius).

Als **Samenstrang** bezeichnet man einen bestimmten Abschnitt des Samenleiters, zusammen mit seinen Hüllen aus Bindegewebe, Muskulatur, Nerven, Blut- und Lymphgefäßen. Der Samenstrang erstreckt sich vom oberen Pol des Hoden

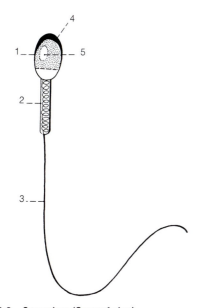

Abb. 16-3 Spermium (Samenfaden)
1. Kopf, 2. Mittelstück, 3. Schwanz, 4. Kopfkappe mit Enzym, 5. Vakuole

16 Die Fortpflanzungsorgane

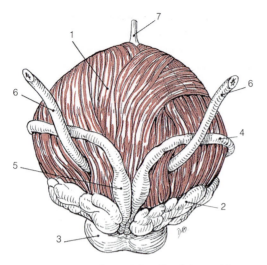

Abb. 16-4 Lage von Samenleiter, Harnleiter und Samenbläschen
1. Harnblase (Vesica urinaria), 2. Samenbläschen (Vesicula seminalis), 3. Vorsteherdrüse (Prostata), 4. Samenleiter (Ductus deferens), 5. Erweiterung des Samenleiters zur Ampulle (Ampulla ductus deferentis), 6. Harnleiter (Ureter), 7. Mittleres Nabelband (Ligamentum umbilicale medianum)

bis zum oberen Leistenring. Er ist ungefähr bleistiftdick und 10 cm lang.

16.2.4 Ausspritzgang (Ductus ejaculatorius)

Bei dem Ausspritzgang handelt es sich um die *Fortsetzung* des *Samenleiters* im *Inneren* der *Prostata*, nachdem er sich mit den *Ausführungsgängen* der *Bläschendrüsen* vereinigt hat. Er endet an der Stelle, an der sich der Ausspritzgang mit der *Harnröhre vereinigt* und zur kombinierten Harn-Samen-Röhre wird. Der Ausspritzgang spritzt also sowohl Spermien als auch das Sekret der Bläschendrüse in die Harn-Samen-Röhre.

16.2.5 Harn-Samen-Röhre (Urethra)

Die beiden Ausspritzgänge münden also innerhalb der Prostata in die Harnröhre ein, so daß sie von nun an als kombinierte Harn-Samen-Röhre dient. Sie hat bis zur Spitze der Eichel eine Länge von etwa 20–25 cm.

Wie wir schon im Kapitel Harnapparat auf Seite 320 gesehen haben, wird die Urethra in *drei Abschnitte* unterteilt: Pars prostatica, Pars membranacea und Pars spongiosa.

16.2.6 Bläschendrüse (Samenbläschen, Glandula vesiculosa, Vesicula seminalis)

Am *Blasengrund* finden wir zwei paarige, gewundene Drüsenschläuche, die Bläschendrüsen, die ein *alkalisches, fruktosereiches Sekret* abgeben. Das alkalische Sekret ermöglicht die Bewegungsfähigkeit der Spermien, die im sauren Milieu unbeweglich sind. Die Fruktose dient der Ernährung der Spermien.

16.2.7 Vorsteherdrüse (Prostata)

Die Prostata liegt als kastanienförmiges derbes Organ *direkt unterhalb* der *Blase*, wobei sie die *Harnröhre ringförmig umgibt*. Sie sezerniert ein *dünnflüssiges, alkalisches Sekret*, das die Aufgabe hat, die Bewegungsfähigkeit der Spermien zu ermöglichen. Darüber hinaus hat das Sekret noch die Aufgabe, die *Spermien* vor dem *sauren* Milieu in der männlichen Harnröhre und der weiblichen Scheide zu *schützen*, denn im sauren Milieu sind die Spermien bewegungsunfähig, ein stärkeres saures Milieu zerstört sie sogar.

Erkrankungen der Prostata

Erkrankungen der Prostata sind häufig!

▶ **Prostatitis**

Bei der Prostatitis, also der Vorsteherdrüsenentzündung, kommt es zu *Beschwerden beim Wasserlassen*: häufiger Harndrang, abgeschwächter Strahl, Harnträufeln und Schmerzen beim Wasserlassen. Aber es kann auch zu *Beschwerden* beim *Absetzen* des *Stuhls* kommen, nämlich zu schmerzhaftem Stuhldrang und zu Druck- und Spannungsschmerzen. Liegt eine akute Prostatitis vor, so können sich *Fieber* und *Schüttelfrost* einstellen. Die Ursache der Entzündung kann in einer Keimbesiedelung liegen, die über den Blut-, Lymph- oder auf dem urogenen Weg erfolgt ist. Sie kann jedoch auch durch Übergreifen einer Entzündung eines Nachbarorgans entstanden sein.

▶ **Prostataabszeß**

Ein Prostataabszeß kann die Folge einer eitrigen Einschmelzung sein, die sich aus einer akuten

Prostatitis entwickelt hat. Es handelt sich um eine *lebensgefährliche Erkrankung*.

▶ Prostataadenom

Beim Prostataadenom, das bei 60% der Männer über 50 Jahre auftritt, ist es zu einer *Vergrößerung* der *Vorsteherdrüse* gekommen. Als Beschwerden stellen sich häufiger Harndrang, Nykturie und zu geringer Druck beim Wasserlassen ein. Typisch ist die, vor allem *nachts*, erst *nach längerem Warten*, erfolgende *Harnentleerung* mit einem *abgeschwächten* und *verdünnten Strahl*. Im *fortgeschrittenen Stadium* ist dann *keine vollständige Blasenentleerung* mehr möglich. Es kann zur Blutdrucksteigerung kommen. Gefürchtet ist die sich eventuell einstellende Niereninsuffizienz mit einer sich *schleichend entwickelnden Urämie*.

▶ Prostatakarzinom

Das Prostatakarzinom (Prostatakrebs) ist die dritthäufigste Krebsart des Mannes (an erster Stelle steht der Lungenkrebs, gefolgt vom Magen-Darm-Krebs). Frühsymptome eines Prostatakrebses gibt es nicht. Eine *Früherkennung* ist *nur* durch eine *Vorsorgeuntersuchung* möglich. Im fortgeschrittenen Stadium kommt es zu Blasenentleerungsstörungen, die denen des *Prostataadenoms ähneln*. Daneben können Schmerzen bei der Stuhlentleerung auftreten und evtl. Blutungen. Kreuzschmerzen älterer Männer können ein Hinweis auf Knochenmetastasen sein, da das Prostatakarzinom frühzeitig zu einer Metastasierung des Skelettsystems neigt.

> Ein *Prostatakrebs* kann ähnliche Beschwerden wie ein *Prostataadenom* machen.

16.2.8 Cowper-Drüse
(Glandula bulbourethralis)

Die paarig angelegten Cowper-Drüsen (sprich: kauper) sind erbsgroß und liegen im *bindegewebigen Beckenboden*. Bei sexueller Erregung geben sie ein *schleimiges Sekret* in die Harn-Samen-Röhre ab. Dadurch bewirken sie während des Geschlechtsverkehrs (Koitus) *Gleitfähigkeit*. Darüber hinaus macht das Drüsensekret die Urinreste in der Harn-Samen-Röhre unwirksam.

Nachdem wir nun die inneren männlichen Geschlechtsorgane durchgesprochen haben, wollen wir uns den äußeren zuwenden: dem Hodensack und dem Penis.

16.2.9 Der Hodensack (Scrotum)

Beim Hodensack handelt es sich um eine *Ausstülpung* der *Bauchwand*. Er besitzt eine gerunzelte, von Unterhautfettgewebe freie Haut mit glatter Muskulatur. Bei Wärme erschlafft die Muskulatur, infolgedessen entfernen sich die Hoden vom Körper. Bei Kälte dagegen zieht das Skrotum die Hoden näher an den Körper heran. Normalerweise liegt die Temperatur im Hodensack ungefähr 3 °C unter der der Bauchhöhle. Diese *erniedrigte Temperatur* ist für die *Bildung* und *Reifung* der *Spermien* notwendig.

Der Hoden wird während der Embryonalzeit an der hinteren Bauchwand gebildet (entwicklungsgeschichtlich ist er mit den Eierstöcken vergleichbar). Kurz vor der Geburt senken sich die Hoden durch den Leistenkanal in den Hodensack ab, wobei sie alle Schichten der Bauchwand, einschließlich des Bauchfells, in den Leistenkanal ausstülpen. Dabei liegen die Hoden nicht *in* dem Bauchfellsack, sondern *neben* ihm! Die einzelnen Schichten entwickeln sich dann zu Hodenhüllen. Bleibt der Hoden im Leistenkanal stecken, spricht man vom „Leistenhoden". Der Abstieg wird dann meist während der Kleinkinderzeit nachgeholt. Bleibt er allerdings aus, so ist ein ärztlicher Eingriff notwendig, da dies sonst Unfruchtbarkeit zur Folge hat.

Ist der Hoden in das Skrotum abgesunken, schließt sich der Sack weitgehend, es bleibt nur eine Durchtrittsstelle für den Samenstrang und den M. cremaster (Hodenheber). Bleibt dieser Verschluß aus, so besteht zeitlebens eine offene Verbindung zwischen Bauchhöhle und Hodensack. Durch diesen Kanal können Baucheingeweide absinken, meist tritt zuerst das große Netz durch, bei zunehmender Erweiterung können Darmteile folgen. Es handelt sich um einen angeborenen „Leistenbruch". Leistenbrüche können auch erworbenermaßen entstehen. Das Bauchwandgefüge ist in diesen Fällen durch den Leistenkanal so gestört, daß es zum *Durchbruch* von *Baucheingeweiden* in den *Hodensack* kommt. Die Darmpassage wird unter Schmerzen behindert. Es kann zum Darmverschluß kommen.

16.2.10 Das männliche Glied (Penis)

Der Penis ist das Begattungsorgan, das die Aufgabe hat, den Samen tief in die Scheide, möglichst bis unmittelbar vor die äußere Öffnung der Gebärmutter einzubringen. Um diesem Zweck gerecht werden zu können, besitzt er die Fähigkeit zur Erektion, also zur Versteifung, Verlängerung und Verdickung.

Am distalen Ende des Penis kann man die Eichel (Glans penis) als leicht hervorgewölbtes Gebilde ausmachen. Sie wird von der Vorhaut (Praeputium), der losen kapuzenförmigen Hautfalte, fast vollständig umgeben. Diese ist am proximalen Ende der Eichel angewachsen.

Schwellkörper des Gliedes

Im Glied befinden sich drei längliche Schwellkörper, die von bindegewebigen Hüllen und von einer äußeren, besonders glatten und dünnen Haut umgeben sind. Das *Schwellkörpergewebe* wird aus unregelmäßig großen, untereinander in Verbindung stehenden *Bluträumen* gebildet. In ihrer Wand enthalten sie ein Netzwerk von glatter Muskulatur und Bindegewebe. Bei sexueller Erregung stellen sich die zuführenden Arterien weit, so daß das Blut in die Bluträume fließt und sie ausdehnt. Die Bindegewebshülle, die die Schwellkörper umgibt, wird angespannt und wirkt so einer weiteren Ausdehnung entgegen. Die abführenden Venen werden komprimiert, so daß der größte Teil des eingeflossenen Blutes in den Bluträumen zurückgehalten wird. Die Erektion des Penis kommt also durch das gestaute Blut zustande. Klingt die sexuelle Erregung ab, ziehen sich die Arterien zusammen, die Stauung des Abflusses läßt nach, so daß wieder mehr Blut abfließen kann. Das Glied kehrt wieder zu seinem normalen schlaffen Zustand zurück. Dieser Erektionsreflex wird vom Parasympathikus gesteuert und hat sein Zentrum im Kreuzbeinteil des Rückenmarks.

Warum wird nun durch die Versteifung die Harn-Samen-Röhre nicht zugedrückt? Die Harn-Samen-Röhre verläuft unterhalb der paarigen Schwellkörper im Schwammgewebe des Schwellkörpers der Urethra. Dieser Schwellkörper ist nur zu einer sogenannten „weichen" Anschwellung fähig, wodurch ein Zusammenpressen der Harn-Samen-Röhre verhindert wird. Dieser Harnröhrenschwellkörper endet in der Eichel, die ebenfalls nicht zu einer harten Erektion, sondern nur zu einer weichen Schwellung fähig ist.

Beschneidung (Zirkumzision)

Bei der Beschneidung kommt es aus ärztlichen oder aus rituellen Gründen zur *Kürzung* oder völligen *Entfernung* der *Vorhaut*. Medizinisch wird sie aus hygienischen Gründen oder zur Krebsprophylaxe durchgeführt. Dabei wird angeführt, daß die Absonderung der Eichel- und Vorhautdrüsen (Smegma), die beim Geschlechtsverkehr mit dem Gebärmutterhals in Berührung kommt, krebsbegünstigend sei (Peniskarzinom, Gebärmutterhalskrebs).

Vorhautverengung (Phimose)

Von einer *vollständigen* Vorhautverengung (Phimose) spricht man, wenn sich die Vorhaut schon im schlaffen Zustand nicht über die Eichel zurückbringen läßt. Dagegen macht bei der *unvollständigen* Phimose das Zurückziehen der Vorhaut nur bei der Erektion Schwierigkeiten.

> Eine *Phimose* kann die Entstehung eines Peniskarzinoms fördern.

16.2.11 Die Samenflüssigkeit (Sperma)

Unter der Bezeichnung Samenflüssigkeit faßt man alle Bestandteile des Samenergusses (Ejakulat) des Mannes zusammen. Es handelt sich um eine alkalische, weißliche Flüssigkeit von zähkleberiger Konsistenz und charakteristischem Geruch. Der Samenerguß wird vom Sympathikus gesteuert, im Gegensatz zur Erektion, die, wie gesagt, vom Parasympathikus ausgeht. Das Zentrum dieses Sympathikusanteils liegt im Lendenmark.

Zusammensetzung des Spermas

Sperma setzt sich aus *Spermien* und *Sekret* zusammen.

Spermien

Die Spermien machen ca. 20% des Gesamtvolumens der Samenflüssigkeit aus. Auch bei gesunden Männern findet man bis zu 30% abnorm gestaltete Samenzellen, z.B. Zwerg- oder Riesenformen, mehrköpfige und mehrschwänzige Gestalten. Nehmen diese abnormen Spermien überhand, so besteht keine Zeugungsfähigkeit mehr. Im normalen Sperma von 3 bis 5 ml sind pro ml 60 bis 300 Millionen Spermien enthalten. Sinkt ihre Anzahl unter 10 Millionen, so besteht Unfruchtbarkeit.

Beim Samenerguß (Ejakulation) entleert sich der Samenspeicher des Nebenhodenschweifes. Kommt es zu einem weiteren Erguß, so enthält dieser deutlich weniger Spermien als der erste. Bei einem dritten Erguß fehlen die Spermien in der Regel völlig.

Sekret

Das Sekret des Samenergusses setzt sich aus den Absonderungen der Cowper-Drüse, der Prostata und der Bläschendrüse zusammen.
- **Sekret der Cowper-Drüse**
  ermöglicht die *Gleitfähigkeit* beim Geschlechtsakt (Koitus) und schützt die Spermien vor dem sauren Milieu in der Harn-Samen-Röhre und der Scheide.
- **Sekret der Prostata**
  hat ebenfalls *alkalischen Charakter* und *schützt* somit die *Spermien*.
- **Sekret der Bläschendrüse**
  enthält als wichtigsten Bestandteil *Fruktose*, die der *Ernährung der Spermien* dient.

Sperma
- Spermien
- Sekret
  - Cowper-Drüse
  - Prostata
  - Bläschendrüse

16.3 Die weiblichen Geschlechtsorgane

Beim weiblichen Geschlechtsapparat können innere und äußere Geschlechtsorgane unterschieden werden (Abb. 16-5).
– **Innere Geschlechtsorgane**
  Eierstöcke (Ovarien)
  Eileiter (Tuben)
  Gebärmutter (Uterus)
  Scheide (Vagina)
– **Äußere Geschlechtsorgane** (Vulva)
  Große Schamlippen (Labia majora pudendi)
  Kleine Schamlippen (Labia minora pudendi)
  Scheidenvorhof (Vestibulum vaginae)
  Kitzler (Klitoris)

Dazu kommen noch als zusätzliche Organe die Milchdrüsen (Brüste, Mammae).

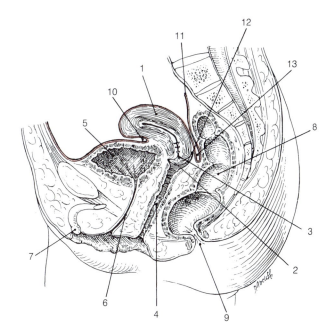

Abb. 16-5 Übersicht über die weiblichen Geschlechtsorgane
1. Gebärmutter (Uterus), 2. Portio, 3. Muttermund (Ostium uteri), 4. Scheide (Vagina), 5. Blase (Vesica urinaria), 6. Harnröhre (Urethra), 7. Kitzler (Klitoris), 8. Mastdarm (Rectum), 9. Analkanal (Canalis analis), 10. Blasen-Gebärmutter-Zwischenraum (Excavatio vesico-uterina), 11. Bauchfell (Peritoneum), 12. Hinteres Scheidengewölbe, 13. Mastdarm-Gebärmutter-Zwischenraum (Excavatio recto-uterina)

16 Die Fortpflanzungsorgane

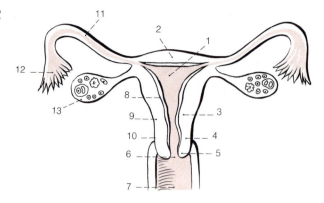

Abb. 16-6 **Innere Geschlechtsorgane der Frau**
1. Gebärmutterhöhle (Cavum uteri), 2. Gebärmuttergrund (Kuppel, Fundus uteri), 3. Gebärmutterkörper (Corpus uteri), 4. Gebärmutterhals (Cervix), 5. Portio, 6. Gebärmuttermund (Ostium uteri), 7. Scheide (Vagina), 8. Innere Schleimhautschicht (Endometrium), 9. Mittlere Muskelschicht (Myometrium), 10. Äußerer Überzug aus Bauchfell (Perimetrium), 11. Eileiter (Tuba uterina), 12. Fransentrichter des Eileiters, 13. Eierstock (Ovarium)

16.3.1 Eierstöcke (Ovarien)

Die weiblichen Eierstöcke sind Drüsen, die, wie die männlichen Hoden, sowohl einen endokrinen als auch einen exokrinen Anteil haben. Der exokrine Anteil produziert das Ei, der endokrine die Hormone Östrogen und Progesteron.

Lage

Bei den Eierstöcken handelt es sich um paarig aufgehängte Organe, die sich unterhalb und hinter den Eileitern befinden. Sie sind etwa pflaumengroß und mandelförmig. Sie liegen an der Seitenwand des kleinen Beckens und sind mit Bändern zwischen Gebärmutter und Beckenwand aufgehängt (Abb. 16-6).

Aufbau

An den Eierstöcken können wir eine Rinden- und eine Markschicht unterscheiden. In der inneren Markschicht findet man vor allem Bindegewebe und Gefäße. In der *äußeren Rindenschicht* liegen in jedem Eierstock fast *200 000 Primärfollikel* (Abb. 16-7). In jedem Primärfollikel liegt *je eine Eizelle*. Die Eizellen liegen also nicht isoliert im Eierstock, sondern sind von Hüllzellen (Follikelzellen) umgeben. Man vermutet, daß sie für die Ernährung der Eizelle von Bedeutung sind. Die Eizelle hat sich bereits während der Embryonalzeit gebildet. Nach der Geburt werden keine neuen Eizellen mehr erzeugt, sondern es finden nur noch Reifungs- und Wachstumsvorgänge statt – im Gegensatz zum Mann, der vom Erreichen der Pubertät bis zum Tod eine große Menge Spermien neu ausbilden kann. Bei der Frau reifen nun während der Zeitspanne vom Beginn der Pubertät bis zur Menopause *400 bis 500* der Primärfollikel *zur reifen Eizelle* heran; der andere Teil geht zugrunde.

In der äußersten Schicht des Eierstocks befinden sich also die Primärfollikel. Ein Teil dieser Primärfollikel entwickelt sich weiter zu Sekundär- und Tertiärfollikeln (Bläschenfollikeln). Zu Beginn dieser Ausreifungsphase wandern die Follikel zur Mitte des Eierstocks hin, später wieder auf die Rinde zu. Pro Zyklus reift ein Bläschenfollikel zum Graaf-Follikel (s.u.) heran, der das voll entwickelte Ei enthält. Der Graaf-Follikel bewegt sich zur Oberfläche des Eierstockes, von wo aus dann der Eisprung erfolgt. Bis zu diesem Zeitpunkt hat der Graaf-Follikel einen Durchmesser von 2 cm erreicht.

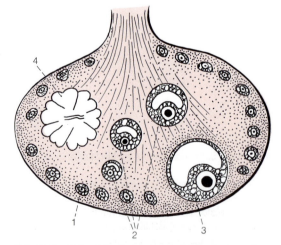

Abb. 16-7 Schematischer Querschnitt durch einen Eierstock
1. Primärfollikel mit Eizelle, 2. Bläschenfollikel mit Eizelle, 3. Graaf-Follikel, 4. Gelbkörper

16.3 Die weiblichen Geschlechtsorgane

Gelbkörper (Corpus luteum)

Der Gelbkörper hat sich im Eierstock *nach dem Eisprung* aus dem *Graaf-Follikel* gebildet. Er stellt den Produktionsort vor allem von *Progesteron* aber auch von Östrogen dar.

Eizelle

Wie wir gehört haben, liegen alle Eizellen schon bei der Geburt in der äußeren Rindenschicht der Eierstöcke vor. Jedes Ei wird dabei von einer anderen Gruppe von Zellen umgeben, den Follikelzellen. Die Eizelle zusammen mit den sie umgebenden Follikelzellen wird als Eierstockfollikel oder Follikel bezeichnet. In der Zellschicht, die das Ei umgibt, wird das weibliche Geschlechtshormon Östrogen gebildet. Bis zur Pubertät verändern sich diese Follikel nicht, und es werden nur sehr geringe Mengen Östrogen gebildet. Ab der Pubertät kommt es unter dem Einfluß des Hypophysenhormons FSH (follikelstimulierendes Hormon) zur monatlichen Heranreifung eines Eies in einem Eierstock. Dabei beginnt die umgebende Zellschicht zu wachsen und Hormone zu produzieren. Gleichzeitig bildet sich zwischen den Zellen, die das heranreifende Ei umgeben, eine Flüssigkeitshöhle aus. So entsteht also während des *Reifungsvorganges* ein mit *Flüssigkeit gefülltes Bläschen*, in dem das *Ei von einer Zellschicht umgeben* ist und gegen die Bläschenwand gedrückt wird. Man spricht dann vom *Graaf-Follikel*.

> Der *Graaf-Follikel* ist der sprungreife Follikel.

Während der Ausreifungszeit wandert der Graaf-Follikel zur Oberfläche des Eierstockes, wo er eine sichtbare Auswölbung hervorruft. Durch die Ausschüttung des Hypophysenhormons LH (luteinisierendes Hormon), kommt es dann zum Eisprung.

Eisprung (Ovulation)

Beim Eisprung *platzt der Graaf-Follikel auf* und *gibt das Ei frei*, das vom Fransentrichter des *Eileiters aufgefangen* wird. Dieses Ei kann nun innerhalb einiger Stunden, während es den Eileiter entlangwandert, befruchtet werden. Die im Eierstock zurückbleibenden Follikelreste werden zum Gelbkörper umgebaut. Dieser Gelbkörper sondert normalerweise zwei Wochen lang das Gelbkörperhormon Progesteron aber auch Östrogen ab.

Erkrankungen der Eierstöcke

▶ **Eierstockentzündung** (Oophoritis)

Die Eierstöcke entzünden sich fast nie allein, sondern meist infolge einer Eileiterentzündung (s.u.).

▶ **Eierstockzyste**

Die häufigste Ursache für eine Eierstockzyste ist ein Graaf-Follikel, der beim Eisprung nicht wie normal geplatzt ist (Follikelzyste). Ursache ist oft eine Hormonschwäche.

Allerdings können Zysten auch durch wucherndes Eierstockgewebe heranwachsen. Sie können faustgroß werden. Die meisten dieser Zysten sind gutartig. Die Diagnosestellung erfolgt im allgemeinen durch Tastuntersuchung und durch Ultraschall. Gelegentlich kann aber von außen nicht mit absoluter Gewißheit gesagt werden, ob die betreffende Zyste gutartig ist.

Meist verursachen Zysten keine Beschwerden, sondern werden bei einer Routineuntersuchung entdeckt. Gelegentlich können sie aber Störungen im Monatszyklus, ein unangenehmes Druckgefühl oder sogar Schmerzen im Unterbauch verursachen.

Gutartige Zysten können sich spontan oder durch eine entsprechende ärztliche Behandlung zurückbilden.

16.3.2 Eileiter (Tubae uterinae)

Die Eileiter sind zwei etwa bleistiftdicke Schläuche, die vom Eierstock bis zum Tubenwinkel der Gebärmutter reichen. Sie haben eine Länge von 12 bis 15 cm. Ihre Aufgabe ist es, die Eizelle nach dem Eisprung vom Eierstock zur Gebärmutter zu transportieren. Um das Ei auffangen zu können, besteht das freie Ende des Eileiters aus einem Fransentrichter. Dieser legt sich an die Stelle des Eierstocks, wo der Eisprung erfolgen wird. Wird das Ei von dem Fransentrichter einmal *nicht* aufgefangen und erfolgt eine *Befruchtung* oder „fällt" ein befruchtetes Ei aus dem Eileiter (z.B. nach einer abgelaufenen Eileiterentzündung), so kommt es zur gefürchteten *Bauchhöhlenschwangerschaft*.

Die Eileiterwand ist aus drei Schichten aufgebaut: einer inneren, reich gefalteten Schleimhautschicht mit Flimmerzellen, einer glatten Muskelschicht und einem Bauchfellüberzug. Die Flimmerzellen der Schleimhautschicht haben die Aufgabe, das Ei in Richtung Gebärmutter weiterzutransportieren.

Im Eileiter findet normalerweise die Befruchtung (Vereinigung von Eizelle und Spermium) statt. Wird ein befruchtetes Ei nicht aus dem Eileiter in die Gebärmutter transportiert, kommt es zur *Eileiterschwangerschaft*, was meist innerhalb der ersten vier Monate zum *Platzen des Eileiters* führt und zur Entwicklung einer *lebensbedrohlichen Blutung*, durch das nun reichlich mit Blut versorgte Gewebe.

▶ *Eileiterentzündung (Salpingitis)*

Zur Eileiterentzündung kann es durch aufsteigende Infektionen aus der Gebärmutter kommen. Aber die Infektion kann auch über den Blut- und Lymphweg erfolgen.

Es kommt bei der *akuten Eileiterentzündung* im Unterbauch plötzlich zu Schmerzen, zu Temperaturerhöhungen, Übelkeit, Verstopfung (selten zu Durchfällen), verstärkter Regelblutung und zu Druckschmerzhaftigkeit im rechten und linken Unterbauch. Mögliche Komplikationen sind Dickdarm- und Blasenentzündungen und Perforationen.

Die *chronische Eileiterentzündung* verläuft mit Druck- und Schweregefühl im Unterleib. Es kann zu Fieberschüben oder subfebrilen Temperaturen kommen. Die BSG ist erhöht.

Eine *häufige Folge* der Eileiterentzündung ist eine *dauernde Sterilität* durch eine Verklebung der Eileiter. Daneben besteht eine Neigung zu *Eileiterschwangerschaften*.

Liegt eine kombinierte Eileiter- und Eierstockentzündung vor, spricht man von Adnexitis.

16.3.3 Gebärmutter (Uterus)

Die birnenförmige Gebärmutter liegt zwischen Blase und Mastdarm. Ihr oberer Teil heißt Kuppel oder *Gebärmuttergrund* (Fundus uteri), diesem schließt sich der *Körper* (Corpus uteri) an, gefolgt vom *Gebärmutterhals* (Cervix uteri). Der Teil des Gebärmutterhalses, der in die Scheide hineinreicht, wird als *Portio* bezeichnet. Der *Muttermund* ist die Öffnung der Portio in die Gebärmutterhöhle (Abb. 16-6).

Wandaufbau der Gebärmutter

Die Gebärmutterwand setzt sich aus drei Schichten zusammen (s.a. Abb. 16-6):
– **Innere Schleimhautschicht** (Endometrium) in die sich das befruchtete Ei einnistet. Diese Schleimhaut unterliegt einem hormonal gesteuerten monatlichen Auf- und Abbau. Deshalb hat diese Schleimhautschicht nicht immer die gleiche Höhe (s.a. S. 349, Geschlechtszyklus).
– **Mittlere Muskelschicht** (Myometrium) Diese glatte Muskulatur kann sich während der Schwangerschaft beträchtlich ausdehnen. Ihre Kontraktionen verursachen am Ende der Schwangerschaft die Geburtswehen.
– **Äußerer Überzug aus Bauchfell** (Perimetrium) Außen ist die Gebärmutter vom Bauchfell umgeben.

Die Gebärmutter wird von den breiten und den runden *Mutterbändern* in ihrer Lage gehalten. Das breite Mutterband (Lig. latum uteri) ist eine Bauchfellduplikatur, die von der Seitenkante des Uterus zur seitlichen Beckenwand läuft. Das runde Mutterband (Lig. teres uteri) verläuft vom Gebärmutter-Eileiter-Winkel in der Vorderwand des breiten Mutterbandes durch den Leistenkanal in das Bindegewebe der großen Schamlippe.

Erkrankungen der Gebärmutter

▶ **Gebärmuttersenkung**

Bei der Gebärmuttersenkung kommt es zum *Tiefertreten von Uterus und Scheide*. Handelt es sich um eine stärkere Senkung, so daß ein Teil von Uterus und Scheide *vor die Vulva* (äußere Geschlechtsteile) fällt, spricht man vom *Vorfall*. Bei einem „Totalprolaps" ist das ganze Scheidenrohr nach außen herausgestülpt und liegt vor der Vulva. In ihm fühlt man die Gebärmutter wie in einem Sack.

▶ **Gebärmuttermyom** (Myoma uteri)

Beim Gebärmuttermyom handelt es sich um eine *Muskelgeschwulst* des *Uterus*, eine häufige, gutartige Neubildung. Mit dem Nachlassen der Östrogenproduktion im Klimakterium hört das Wachstum der Myome auf. Es kommt meist zu einer langsamen Rückbildung.

Hauptsymptom des Gebärmuttermyoms ist die *verlängerte* und *verstärkte Regelblutung,* die sich zur Dauerblutung verstärken kann, mit der Folge der sekundären Anämie. Weitere Beschwerden können sich durch Druck auf die Nachbarorgane einstellen: Blase (Miktionsbeschwerden), Darm (Obstipation), Kreuzbein (Kreuzbeinschmerzen).

▶ Endometriose

Bei der Endometriose wächst Gebärmutterschleimhaut (Endometrium) auch außerhalb der Gebärmutter, beispielsweise im Bereich der Eierstöcke, der Eileiter, der Gebärmuttermuskulatur, aber auch auf anderen Organen wie Harnblase oder Darm. Diese versprengte Gebärmutterschleimhaut baut sich im Verlauf des Zyklus genauso auf und ab wie die normale Gebärmutterschleimhaut.

Ein bis zwei Tage vor Beginn der Menstruation kommt es zu starken, krampfartigen Schmerzen, die meistens entweder einige Stunden vor oder aber mit Eintritt der Monatsblutung nachlassen. Bei manchen Frauen treten allerdings auch noch während der Menstruation starke Schmerzen auf. Die Monatsblutung kann verstärkt sein, manchmal ist sie auch verlängert. Gelegentlich kommt es aufgrund der Endometriose zu Schmerzen oder Blutungen beim Geschlechtsverkehr.

Die Diagnose wird ärztlicherseits meist durch Palpation und Ultraschall, manchmal auch durch eine Zysto- und Rektoskopie gestellt. Zur Behandlung wird ärztlicherseits meist eine Hormonbehandlung durchgeführt, um die Endometriose zu verlangsamen oder aufzuhalten. Bestehen die Beschwerden trotzdem weiter, so wird oft eine Bauchspiegelung durchgeführt. Dabei wird ein kleiner Schnitt in die Bauchdecke gemacht und ein optisches Gerät eingeschoben. So kann das Ausmaß der Erkrankung abgeschätzt werden, und ein Teil der Endometriose kann gleich entfernt werden. Nur bei großen Schleimhautinseln wird eine größere Operation durchgeführt. Nur in seltenen Fällen müssen dabei auch die Eierstöcke und die Gebärmutter entfernt werden.

Die Endometriose tritt nur in den Jahren auf, in denen es bei der Frau zur Monatsblutung kommt. Mit der letzten Blutung in den Wechseljahren verschwinden die Beschwerden. Auch während einer Schwangerschaft bleiben die Symptome aus, sie können allerdings mit der ersten Monatsblutung nach der Entbindung wieder zurückkehren.

▶ Gebärmutterkrebs

Gebärmutterkrebs kann als Gebärmutterkörperkarzinom (Korpuskarzinom) oder als Gebärmutterhalskarzinom (Zervixkarzinom) auftreten. Das Korpuskarzinom ist seltener als das Zervixkarzinom und hat eine günstigere Prognose.

Blutungen, vor allem bei Frauen *über 40 Jahren,* die *außerhalb der Regel* auftreten, aber auch *Blutungen* nach dem *Geschlechtsverkehr,* vor allem aber Blutungen bei Frauen *jenseits* des Klimakteriums sind in jedem Fall als *krebsverdächtig* anzusehen, auch wenn es sich nur um *Spuren* oder *Tropfen* handelt.

> *Jede Blutung* außerhalb der Regel ist *krebsverdächtig,* auch wenn es sich nur um Spuren oder Tropfen handelt. Sie muß deshalb in jedem Fall sorgfältig abgeklärt werden!

Das Zervixkarzinom ist das häufigste Genitalkarzinom der Frau. Jedem Zervixkarzinom geht ein präkanzeröses Stadium voraus, in dem es zu einem Oberflächenkarzinom kommt (Carcinoma in situ), d.h., zu einem noch nicht invasiven Karzinom. In diesem Stadium bestehen keine oder nur sehr geringe Symptome. Damit gibt es also *keine direkten Frühsymptome,* die als Warnsignale dienen könnten. Die verhältnismäßig spät in Erscheinung tretenden Erstsymptome sind: *unregelmäßige Blutungen,* fleischwasserfarbener blutiger *Ausfluß,* vor allem nach dem Geschlechtsverkehr und nach Absetzen des Stuhls. Schmerzen treten erst sehr spät auf. Symptomenreich ist allein das Spätstadium, wenn der Krebs auf die Nachbarorgane (Blase, Harnleiter, Rektum, Ischias) übergreift. Todesursache ist meist *Urämie,* infolge einer Ureterumklammerung.

Die *Vorsorgeuntersuchungen* mit einem Abstrich der Zervixschleimhaut sind hier von ganz entscheidender Bedeutung.

Operationsmethoden der Gebärmutter

Ausschabung (Kürettage)

Bei einer Ausschabung wird eine Kürette, ein löffelartiges Instrument, in die Gebärmutter eingeführt und die Gebärmutterschleimhaut herausgeschabt. Das entfernte Gewebe wird im Labor untersucht. Diese Methode wird angewandt, wenn verdächtige oder zweifelhafte Abstriche bei der Krebsfrüherkennung angefallen sind, aber auch bei Entzündungen der Gebärmutterschleimhaut, nach Fehlgeburten oder nach einem Schwangerschaftsabbruch.

Konisation

Bei einer Konisation wird aus der Portio ein kegelförmiges Gewebestück (Konus) entfernt. Diese Methode wird durchgeführt, um krebsverdächtiges Material endgültig abzuklären. Es handelt sich aber nicht nur um eine Diagnosemethode, sondern, da das krebsverdächtige Material auch gleich entfernt wird, um eine operative Therapie.

Gebärmutterentfernung (Hysterektomie)

Die Gebärmutterentfernung ist sicher die am häufigsten diskutierte Operationsmethode. Sie wird vor allem bei Gebärmutterkrebs und bei besonders großen Myomen, die Beschwerden verursachen, durchgeführt, aber auch bei starker Gebärmuttersenkung und bei anders nicht stillbaren, schweren Blutungen.

Die Gebärmutterentfernung wird entweder durch die Scheide oder mit Hilfe eines Bauchdeckenschnittes durchgeführt. Normalerweise werden die Eierstöcke nicht mit entfernt, da diese eine wichtige Aufgabe bei der Hormonproduktion haben.

16.3.4 Scheide (Vagina)

Die Scheide ist ein etwa 10 cm langer Kanal, der oben zum Gebärmutterhals führt und unten im Scheidenvorhof endet. Ihre Wand ist aus glatter Muskulatur aufgebaut und innen mit Schleimhaut ausgekleidet. Sie dient als Begattungsorgan. Dazu nimmt sie beim Geschlechtsverkehr das männliche Glied auf, das die Samenflüssigkeit in der Nähe des Muttermundes ablagert. Die Spermien wandern dann durch den Schleimpfropf des Gebärmutterhalses in die Uterushöhle und von hier aus in den Eileiter.

Jungfernhäutchen (Hymen)

Das Jungfernhäutchen ist eine *ringförmige Schleimhautfalte*, die die äußere Scheidenöffnung ringsum begrenzt. Auch das unversehrte Hymen muß eine Öffnung haben, damit das Blut während der Menses abfließen kann. Fehlt ausnahmsweise die Öffnung, so entsteht mit Einsetzen der ersten Monatsblutung ein Rückstau des Blutes. In diesem Fall ist eine ärztliche Eröffnung des Jungfernhäutchens nötig.

16.3.5 Die äußeren Geschlechtsorgane (Vulva)

Zu den äußeren Geschlechtsorganen gehören der Schamberg, die Schamlippen und der Scheidenvorhof.

Schamberg (Venusberg, Mons pubis, Mons veneris)

Der Schamberg ist ein hautbedecktes Fettpolster über der Schambeinfuge (Verbindung zwischen den beiden Schambeinen). Mit Eintritt der Geschlechtsreife bildet sich hier eine Behaarung aus.

Große und kleine Schamlippen
(Labia majora pudendi und Labia minora pudendi)

Man unterscheidet die großen und die kleinen Schamlippen. Die großen Schamlippen sind zwei von Fettgewebe unterpolsterte Hautfalten, die entwicklungsgeschichtlich betrachtet dem Hodensack des Mannes entsprechen. Die kleinen Schamlippen sind reichlich mit Nerven und Schwellkörpern versorgt.

Scheidenvorhof und Kitzler
(Vestibulum vaginae und Klitoris)

Der Scheidenvorhof ist das Gebiet, das von den *kleinen Schamlippen umfaßt* wird, dagegen bezeichnet man den Raum, der von den großen Schamlippen umgeben wird, als Schamspalte. Am vorderen Ende der kleinen Schamlippen liegt am Scheidenvorhof der Kitzler (Klitoris), ein erbsenförmiges Organ, das von Schwellkörpern gebildet wird. Er ist *hochempfindlich gegen Berührungsreize* und hat deshalb große Bedeutung für die sexuelle Erregung der Frau. Er wird teilweise von den vorderen Enden der kleinen Schamlippen bedeckt. Entwicklungsgeschichtlich entspricht der Kitzler dem Penis des Mannes.

Unterhalb der Klitoris mündet die Harnröhre in den Scheidenvorhof. Darunter wiederum befindet sich die Scheidenöffnung.

16.3 Die weiblichen Geschlechtsorgane

16.3.6 Die Bartholin-Drüsen

Die Bartholin-Drüsen sind zwei kleine muköse Drüsen, die im unteren Drittel der großen Schamlippen eingebettet liegen. Ihre Ausführungsgänge münden im unteren Drittel der kleinen Schamlippen.

Entwicklungsgeschichtlich entsprechen die Bartholin-Drüsen den männlichen Cowper-Drüsen. Sie sezernieren eine *präkoitale, gleitfähigmachende Flüssigkeit*.

16.3.7 Der Damm (Perineum)

Mit Damm bezeichnet man das Gebiet *zwischen Scheidenöffnung und After*. Diese Muskelregion reißt manchmal bei der Gebärenden während des Geburtsvorganges ein. Im ungünstigsten Fall kann sich der Riß bis zum äußeren Afterschließmuskel erstrecken. Besteht die Gefahr eines solchen Dammrisses, kann unmittelbar vor dem Durchtritt des Feten durch die Vagina ein entsprechender Dammschnitt durch den Arzt vorgenommen werden. Dadurch wird die Durchtrittsöffnung für den Kopf des Kindes vergrößert. Von vielen Kliniken wird ein solcher Dammschnitt prophylaktisch bei jeder Geburt durchgeführt.

16.3.8 Die Brustdrüsen (Mammae)

Die Brust- oder Milchdrüsen sind paarige Organe, die über dem Brustmuskel (M. pectoralis) liegen und durch Faszien mit ihm verbunden sind (Abb. 16-8). Die Brustdrüsen gehören, wie Talg- oder Schweißdrüsen, zu den Hautdrüsen, denn das sezernierende Drüsengewebe liegt im Unterhautgewebe und das Sekret wird mittels Ausführungsgänge an die Außenhaut abgegeben.

Eine Brustdrüse besteht aus *12–15 Einzeldrüsen*, deren Ausführungsgänge („Milchgänge") an der Brustwarze münden. Die äußere Form und die Größe der Brust wird allerdings weitgehend durch das *eingelagerte Fettgewebe* bestimmt und nicht durch Drüsengewebe. Damit steht die Brustgröße nicht in unmittelbarer Beziehung zu ihrer Funktionstüchtigkeit, also zur Milchbildung. Die jugendliche Brust wird weitgehend durch das *eingelagerte Bindegewebe* in Form gehalten. Mit zunehmender Bindegewebserschlaffung sinkt die Brustdrüse immer tiefer („Hängebrust").

Die Entwicklung der Brustdrüsen während der Pubertät wird durch die Hormone *Östrogen* und *Progesteron* geregelt.

Das Drüsengewebe ist aus einzelnen Drüsenlappen aufgebaut, die ihr Sekret in die einzelnen Ausführungsgänge abgeben. Diese Milchgänge erweitern sich, kurz bevor sie die Warze erreichen, zu Ampullen (Milchsäckchen). Diese Ampullen dienen als Reservoir für die in den Drüsenläppchen erzeugte Milch. Ihre Ausführungsgänge enden in winzigen Öffnungen an der Oberfläche der Brustwarze.

Warzenhof

Die Warze ist von einem kreisrunden, pigmentierten Warzenhof umgeben. Die kleinen Höckerchen, die hier auftreten, sind durch Talg- und Schweißdrüsen bedingt, die die Haut vorwölben. Sie dienen dem Einfetten und Anfeuchten des Warzenhofes, um einen besseren Kontakt mit dem Mund des Säuglings zu gewährleisten. Die Brustwarze enthält ein schraubenförmig angeordnetes Netz von Muskelfasern. Dieses schiebt die Brustwarze bei einem Berührungsreiz aus dem Warzenhof heraus, wobei sie länger wird. Der biologische Sinn ist eindeutig: Auf den

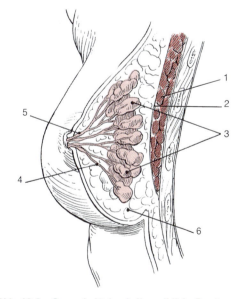

Abb. 16-8 Querschnitt durch die weibliche Brust
1. Großer Brustmuskel (M. pectoralis major), 2. Muskelfaszie (Fascia pectoralis), 3. Milchdrüsenlappen, 4. Milchgang (Ductus lactifer), 5. Milchsäckchen (Ampulle, Sinus lactifer), 6. Fettgewebe

Berührungsreiz hin schiebt sich die Brustwarze geradezu in den Mund des Säuglings.

Untersuchung der Brustdrüse

Der Heilpraktiker darf die weibliche Brust auf Knoten abtasten, da die Brustdrüsen nicht zu den primären Fortpflanzungsorganen gehören, sondern postnatal der Ernährung des Säuglings dienen.

Inspektion

Bestehen auffällige Größenunterschiede der Mammae, bestehen Hauteinziehungen, Orangenhaut (großporige Haut als Folge eines Lymphödems), Einziehung der Brustwarze, pathologische Sekretion oder Ekzeme?

Palpation

Abgetastet werden müssen alle vier Quadranten der Brust auf Knoten und sonstige Veränderungen, die Achselhöhlen und die Supraklavikulargruben auf vergrößerte Lymphknoten. Zu beachten ist hierbei, daß sich die Krebserkrankung in 50 bis 60% der Fälle im *oberen äußeren Quadranten* befindet. Bei verdächtigen und unklaren Befunden muß die Patientin sofort an den Facharzt zur weiteren diagnostischen Abklärung verwiesen werden (Mammographie, Ultraschall, Röntgen, Thermographie, Mamma-Zytologie).

▶ **Brustkrebs** *(Mammakarzinom)*

Der Brustkrebs ist heute die häufigste bösartige Geschwulstkrankheit der Frau. Etwa 6%, das ist also jede 16. Frau, erkrankt an Brustkrebs. Der Befall tritt bevorzugt zwischen dem 45. und dem 70. Lebensjahr auf.

> *Leitsymptom:*
> Einseitiger *Knoten* in der Brust, vor allem, wenn er sich derb und höckerig anfühlt. Der Knoten ist häufig mit der Haut verwachsen.

Der Knoten ist in 75% der Fälle schmerzlos. Weitere Hinweise auf Brustkrebs können eine *sezernierende Mamille, lokales Ödem, Einziehungen der Brustwarze, Einziehungen der Haut, Orangenhautphänomen, Unverschieblichkeit über einer Verhärtung* und *offene Ulzerationen* sein.

Bei den genannten Erscheinungen handelt es sich *nicht* um Frühsymptome, sondern um die Erstsymptome eines schon fortgeschrittenen Karzinoms.

Die *Metastasierung* erfolgt zunächst in die *regionären Lymphknoten*. Hat der Brustkrebsknoten einen Durchmesser bis 2 cm, so findet man in 60% der Fälle in den Achsellymphknoten bereits nachweisbare Lymphknotenmetastasen. Fernmetastasen bilden sich bevorzugt in der Wirbelsäule, dem Becken, der Leber, der Lunge, der Pleura und in den Ovarien.

> *Jeder* Knoten in der Brust muß klinisch sorgfältig abgeklärt werden!

16.3.9 Der Geschlechtszyklus

Nach dem Eintritt der ersten Blutung (Menarche) bis zum Aufhören der Blutungen (Menopause) kommt es bei der Frau zu periodischen Veränderungen. Dieser Geschlechtszyklus umfaßt die Menstruation, die Hormonsekretion, Veränderungen in den Eierstöcken und der Gebärmutter, aber auch Veränderungen in Stimmungs- und Gefühlslage.

Im Eierstock reifen rhythmisch Follikel heran, und ungefähr 14 Tage vor Beginn der nächsten Monatsblutung kommt es zum Eisprung. Die im Eierstock verbleibenden Reste des gesprungenen Follikels bilden sich zum Gelbkörper um, der nun das Gelbkörperhormon Progesteron, aber auch Östrogen erzeugt. Die Gebärmutter wird auf eine mögliche Schwangerschaft vorbereitet. Kommt es nicht zur Befruchtung, so bildet sich der Gelbkörper nach 14 Tagen zurück. Die Progesteronproduktion erlischt, an der Gebärmutterschleimhaut wird die Monatsblutung ausgelöst, d.h., es werden Teile der sich zurückbildenden Gebärmutterschleimhaut ausgestoßen, wodurch große blutende Flächen hinterlassen werden. Kommt es allerdings zur Schwangerschaft, so vergrößert sich der Gelbkörper und setzt seine Hormonproduktion bis etwa zum vierten Schwangerschaftsmonat fort. Dann wird die Progesteronproduktion von der Plazenta übernommen.

Aus der Abbildung 16-9 kann der Zusammenhang zwischen Follikelreifung, Eisprung, Gebärmutterschleimhaut und Hormonproduktion entnommen werden.

16.3 Die weiblichen Geschlechtsorgane

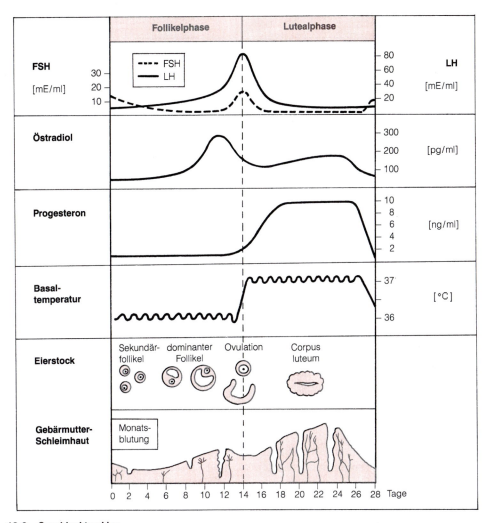

Abb. 16-9 Geschlechtszyklus
Hormonprofile, Basaltemperatur sowie Veränderungen am Eierstock und an der Gebärmutterschleimhaut. Östradiol gehört zu den wichtigsten natürlichen Östrogenen

Hormonale Steuerung des Geschlechtszyklus

Im *Eierstock* werden die sogenannten Eierstockhormone Östrogen und Progesteron hergestellt.

– **Östrogen** (Follikelhormon)
Das Östrogen, das sogenannte Follikelhormon, wird in den Follikeln, im Graaf-Follikel und im Gelbkörper gebildet; während der Schwangerschaft auch in der Plazenta. Östrogen wirkt auf die Reifung des Follikels, veranlaßt die LH-Ausschüttung (Regelkreis!), das Schleimhautwachstum in der Gebärmutter und wirkt auf den Eitransport, indem es die Bewegung der Eileiter erhöht. Des weiteren fördert Östrogen die Knochenreifung, verbessert die Resorption von Kalzium, Natrium und Phosphor und bewirkt eine Wasserretention.

– **Progesteron** (Gelbkörperhormon)
Progesteron wird im Gelbkörper und zu geringen Teilen auch in der Nebenniere gebildet. Kommt es zur Schwangerschaft, so produziert die Plazenta ab dem vierten Schwangerschaftsmonat Progesteron. Progesteron hat eine schwangerschaftserhaltende Wirkung. Es bereitet den Organismus auf eine Schwangerschaft vor, indem es die Gebärmutterschleimhaut für die Einnistung des befruchteten Eies vorbereitet. Zusammen mit dem Östrogen wirkt es auf die Zusammensetzung des Schleimpfropfes des Gebärmutterhalskanals ein (s.u.).

Die Hormonproduktion des Eierstocks wird durch die gonadotropen Hormone des Hypophysenvorderlappens (HVL) geregelt. Die wichtigsten gonadotropen Hormone sind:
- **FSH** (follikelstimulierendes Hormon),
  das das Wachstum der Follikel veranlaßt.
- **LH** (luteinisierendes Hormon),
  das bei der Follikelreifung mitwirkt, den Eisprung auslöst und auf die Entwicklung und Funktion des Gelbkörpers einwirkt.

Der HVL selbst unterliegt der Steuerung durch den Hypothalamus, der durch seine Freisetzungs- und Hemmhormone den HVL steuert.

Der Menstruationszyklus wird durch einen hormonalen Regelkreis gesteuert: Sinkt beispielsweise die Produktion von Östrogen beim Auflösen des Gelbkörpers ab, so veranlaßt dies den Hypophysenvorderlappen, FSH auszusenden, um einen neuen Follikel zur Ausreifung anzuregen. Dadurch steigt die Östrogenproduktion im Eierstock wieder an, was den HVL veranlaßt, seine Tätigkeit herabzusetzen. Nun haben wir aber schon gesehen, daß der Gelbkörper weiter Hormone produziert, wenn es zu einer Schwangerschaft kommt. Dies verhindert nun im HVL die Ausschüttung von FSH, dem follikelstimulierenden Hormon, wodurch während der Schwangerschaft kein Follikel heranreift und deshalb keine weitere Eizelle befruchtet werden kann.

„Pille" (Ovulationshemmer)

Führt man nun dem Körper künstlich Eierstockhormone zu, so reagiert der HVL, als ob eine Schwangerschaft vorläge, und veranlaßt keine Follikelreifung. Wenn aber kein Follikel reift, kann auch keine Befruchtung erfolgen. Auf diesem Prinzip beruhen die Ovulationshemmer („Pille"). Grundvoraussetzung ist dabei die regelmäßige Einnahme, da der HVL auf ein Absinken des künstlich zugeführten Hormons sofort mit der Ausschüttung von gonadotropen Hormonen reagiert und damit eine Follikelreifung veranlaßt.

Der Schleimpfropf des Gebärmutterhalskanals spielt eine wichtige Rolle für das funktionieren der „*Minipille*". Dieser Schleimpfropf hat die Aufgabe, die Gebärmutterhöhle gegen die Einwanderung von Bakterien zu sichern, aber auch für die Samenzellen ist er nur einige Tage vor dem Eisprung durchlässig. Der Schleimpfropf wird dann dünnflüssiger und fadenziehend. Wird nun regelmäßig die Minipille eingenommen, so bleibt diese Verflüssigung aus. Kommt es nun trotz Einnahme der Minipille gelegentlich zu einem Eisprung, so verhindert der undurchlässige Schleimpfropf die Befruchtung. Damit ist die Minipille jedoch ein nicht ganz so sicheres Empfängnisverhütungsmittel wie die anderen Ovulationshemmer. Die Statistik zeigt hier bei 100 Anwendungsjahren drei Schwangerschaften.

Störungen im Geschlechtszyklus

Wichtige Störungen des Geschlechtszyklus im Hinblick auf die monatliche Regelblutung sind:
- **Amenorrhö**
  Ausbleiben der monatlichen Regel
- **Oligomenorrhö**
  Menstruationsblutung von normaler Dauer und Stärke mit einem Intervall von mehr als 35 bis max. 45 Tagen
- **Menorrhagie**
  zu lange dauernde, verlängerte Regelblutung
- **Metrorrhagie**
  langdauernde Gebärmutterblutung, außerhalb der Regel
- **Dysmenorrhö**
  schmerzhafte Regelblutung, wobei die Schmerzen schon vor dem eigentlichen Blutungsbeginn einsetzen können. Der Schmerz ist unabhängig von der Blutungsstärke. Oft kommt es auch zu Allgemeinbeschwerden und Rückenschmerzen.

16.4 Fragen

Beantworten Sie die Fragen möglichst knapp! Die richtigen Antworten finden Sie auf der angegebenen Seite entweder **halbfett** oder *kursiv* gedruckt.

Allgemeines

- Was versteht man unter den primären Geschlechtsmerkmalen des Mannes? (S. 335)
  Was zählt man im einzelnen dazu? (S. 335)
  Zählen Sie die primären Geschlechtsmerkmale der Frau auf! (S. 335)
  Was sind im Gegensatz dazu die sekundären Geschlechtsmerkmale? (S. 335)
  Geben Sie einige Beispiele an? (S. 335f.)

Männliche Geschlechtsorgane

- Geben Sie die äußeren männlichen Geschlechtsorgane an! (S. 336)
  Zählen Sie die männlichen Geschlechtsdrüsen auf! (S. 336)
  Welche ableitenden Ausführungsgänge des männlichen Geschlechtsapparates kennen Sie? (S. 336)
- Was sind die Aufgaben des exokrinen Anteils der Hoden, was die des endokrinen? (S. 336)
  Was findet in den Hodenkanälchen statt? (S. 337)
  Wohin werden die reifen Geschlechtszellen abtransportiert? (S. 337)
  Welche Anteile werden beim Spermium unterschieden, und was haben diese Anteile für Funktionen? (S. 337)
- Wo liegen die Nebenhoden? Was ist ihre Hauptaufgabe? (S. 337)
- Wo beginnt der Samenleiter? (S. 337)
  Geben Sie stichwortartig den weiteren Verlauf an! (S. 337)
- Was ist der Ductus ejaculatorius? Wo beginnt er? Wo endet er? (S. 338)
- In wie viele Abschnitte wird die Urethra eingeteilt? (S. 338)
- Wo sitzen die paarigen Bläschendrüsen? Was sezernieren sie? (S. 338)
- Wo liegt die Prostata? (S. 338)
  Was sezerniert sie und wozu wird dieses Sekret benötigt? (S. 338)

Über welche Beschwerden könnte ein Patient klagen, der an einer akuten Prostatitis erkrankt ist? (S. 338)
Was ist ein Prostataadenom? (S. 339)
Wie sehen die typischen Beschwerden aus? (S. 339)
Wie kann sich die Erkrankung weiterentwickeln? (S. 339)
Wie kann sie enden? (S. 339)
Woran kann man ein Prostatakarzinom im Frühstadium erkennen? (S. 339)
Mit welcher anderen Prostataerkrankung kann man einen Prostatakrebs leicht verwechseln, da sich die Symptome fast gleichen? (S. 339, Kasten)

- Wo liegen die Cowper-Drüsen? Was sezernieren sie? (S. 339)
- Woraus hat sich der Hodensack entwickelt? (S. 339)
  Warum befinden sich die Hoden im Skrotum und liegen nicht in der Bauchhöhle? (S. 339)
  Was ist bei einem Leistenbruch vor sich gegangen? (S. 339)
- Was ist der wesentliche Bestandteil des Schwellkörpergewebes im Glied? (S. 340)
- Was wird bei einer Beschneidung gemacht? (S. 340)
  Woran muß man bei einer Phimose denken? (S. 340, Kasten)
- Aus welchen beiden Hauptbestandteilen setzt sich das Sperma (Samenflüssigkeit) des Mannes zusammen? (S. 340)
- Welche Drüsen geben Sekret in das Ejakulat (Samenerguß) ab? (S. 341)
- Geben Sie zu diesen Drüsen die jeweilige Hauptaufgabe an! (S. 341)

Weibliche Geschlechtsorgane

- Zählen Sie die Organe auf, die zum weiblichen Geschlechtsapparat gehören! (S. 341)
- Was findet man in der äußeren Rindenschicht der Eierstöcke? (S. 342)
- Was befindet sich im Inneren eines Primärfollikels? (S. 342)
- Wie viele befruchtungsfähige Eier bilden sich durchschnittlich im Laufe des Lebens

- einer Frau aus den insgesamt 400 000 Primärfollikeln? (S. 342)
- Woraus ist der Gelbkörper entstanden? Was ist seine Aufgabe? (S. 343)
- Was ist der Graaf-Follikel? (S. 343, Kasten)
- Was geht beim Eisprung vor sich? (S. 343)
- Was kann geschehen, wenn das gesprungene Ei einmal nicht vom Fransentrichter des Eileiters aufgefangen wird und es zur Befruchtung dieses Eies kommt? (S. 343)
- Was kann geschehen, wenn ein befruchtetes Ei im Eileiter verbleibt und nicht zur Gebärmutter transportiert wird? (S. 344)
- Mit welchen Folgen muß bei einer chronischen Eileiterentzündung gerechnet werden? (S. 344)
- Welche Anteile unterscheidet man an der Gebärmutter? (S. 344)
- Wie ist der Wandaufbau des Uterus? (S. 344)
- Wodurch wird die Gebärmutter in ihrer Lage gehalten? (S. 344)
- Was ist eine Gebärmuttersenkung? Was ist ein Vorfall in diesem Zusammenhang? (S. 344)
- Zu welcher Veränderung in der Gebärmutterwand kommt es beim Gebärmuttermyom? (S. 344)
- Wodurch kann man einen Hinweis auf ein Gebärmuttermyom erhalten? (S. 345)
- Bei welchen Beschwerden, die Ihnen eine Patientin schildert, würden Sie die Möglichkeit eines Gebärmutterkrebses in Betracht ziehen? (S. 345)
- Kennen Sie Frühsymptome des Gebärmutterhalskrebses? (S. 345)
- Wodurch kommt es in diesem Fall häufig zum Tod? (S. 345)
- Was ist das Jungfernhäutchen (Hymen)? (S. 346)
- Was gehört zu den äußeren Geschlechtsorganen? (S. 346)
- Was ist der Scheidenvorhof? (S. 346)
- Worauf reagiert die Klitoris besonders sensibel? (S. 346)
- Was sezernieren die Bartholin-Drüsen? (S. 347)
- Welche Körperregion bezeichnet man als Damm? (S. 347)
- Woraus besteht im wesentlichen die weibliche Brust? (S. 347)
- Durch welche Hormone wird die Brustentwicklung während der Pubertät geregelt? (S. 347)
- Was ist das Leitsymptom für Brustkrebs? (S. 348)
- Was können noch Hinweise auf Brustkrebs sein? (S. 348)
- Handelt es sich dabei um Frühsymptome? (S. 348)
- Wohin erfolgt zuerst die Metastasierung? (S. 348)
- Wie heißen die beiden wichtigsten Eierstockhormone? Wie die beiden wichtigsten gonadotropen Hormone des HVL, die bei der hormonalen Steuerung des Geschlechtszyklus eine wichtige Rolle spielen? (S. 349)
- Welche Störungen im Geschlechtszyklus kennen Sie bezüglich der Regelblutung? (S. 350)

17 Das Atmungssystem

Das Atmungssystem befähigt einen Organismus zum *Gasaustausch,* d.h. Sauerstoff aus der Luft aufzunehmen und Kohlendioxid abzugeben. Den Gasaustausch *zwischen Luft und Blut* bezeichnet man als *„äußere Atmung"* (Lungenatmung), obwohl er innerhalb der Brusthöhle stattfindet. Dagegen wird der Gasaustausch *zwischen Blut und Gewebe* als *„innere Atmung"* (Zellatmung) bezeichnet.

Nur wenn die Körperzellen Sauerstoff aufnehmen, sind sie in der Lage, die vorhandenen Nährstoffe zu verbrennen (zu oxidieren) und so die notwendige Energie für die Aufrechterhaltung des Lebens herzustellen.

Um besser verstehen zu können, was im Atmungssystem im einzelnen vor sich geht, werden wir uns zunächst mit der Anatomie der Atmungsorgane beschäftigen. Dabei unterscheiden wir zunächst die oberen Atemwege (Nase, Nebenhöhlen, Rachen) und die unteren Atemwege (Luftröhre, Bronchien). Zwischen den oberen und unteren Luftwegen liegt der Kehlkopf. Der eigentliche Gasaustausch erfolgt nicht in den Atemwegen, sondern in der Lunge, genauer in den Lungenbläschen (Alveolen).

17.1 Anatomie

17.1.1 Die Nase (Nasus)

Lage und Bau

Bei der Nase unterscheiden wir einen äußeren und einen inneren Anteil. Der äußere Teil, der als Vorsprung im Gesicht liegt, ist wesentlich kleiner als der innere Teil. Letzterer liegt über dem harten und weichen Gaumen des Mundhöhlendaches.

Die rechte und linke Nasenhöhle werden durch die Nasenscheidewand voneinander getrennt. Dabei handelt es sich um eine teils knöcherne, teils knorpelige Unterteilung, die vom Siebbein und vom Pflugscharbein gebildet wird. Das Dach der Nasenhöhle wird von den Siebplatten des Siebbeins gebildet. Hier ziehen die Riechfäden (Nn. olfactorii) durch, die in der Riechregion der Nasenhöhle entspringen und von hier aus zum Riechhirn ziehen. Die seitliche Wand der Nasenhöhle ist durch drei *Nasenmuscheln* (Conchae) vergrößert, die *jede Nasenhöhle* in *drei Gänge* unterteilen, und zwar in einen oberen, einen mittleren und einen unteren Nasengang. Nach außen gehen die Nasenhöhlen in die beiden Nasenlöcher (Nares anteriores) über (Abb. 17-1).

Die Nasenhöhlen stehen in Verbindung mit der Stirnbeinhöhle (Sinus frontalis), der Kieferhöhle (Sinus maxillaris), der Keilbeinhöhle (Sinus sphenoidalis), den Siebbeinzellen (Cellulae ethmoidales), dem Tränennasengang (Ductus nasolacrimalis), dem Nasen-Rachen-Raum und über die hier endigende Ohrtrompete mit dem Mittelohr (Cavum tympani). Über den Rachen stehen sie mit den unteren Atemwegen in Verbindung. Diese vielfachen Verbindungswege erklären die Infektionsanfälligkeit dieses Gebietes.

Die Nasenhöhlen stehen in Verbindung mit den
- Stirnbeinhöhlen,
- Kieferhöhlen,
- Keilbeinhöhlen,
- Siebbeinzellen,
- Tränennasengängen,
- Ohrtrompeten und dem
- Rachen.

Aufgaben

In der Nasenhöhle befinden sich Härchen, die die Aufgabe haben, *Schmutzteile zurückzuhalten*. Darüber hinaus wird die Atemluft hier durch den Kontakt mit den feuchten Schleimhäuten *angefeuchtet* und *angewärmt*. Wie wir schon gehört haben, liegt im Dach der Nasenhöhle die Riechschleimhaut (Regio olfactoria). Hier findet in gewissen Ausmaßen eine *Prüfung der Atemluft* statt. Einige schädliche Gase können wir an ihrem unangenehmen Geruch erkennen. Werden die Riechrezeptoren andererseits durch den Ge-

17 Das Atmungssystem

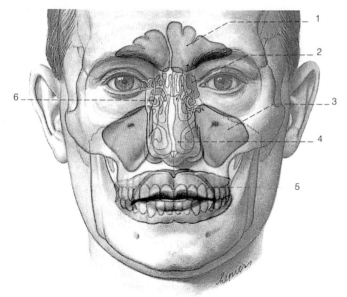

Abb. 17-1 Nasennebenhöhlen und sonstige Hohlräume des Gesichtsschädels
1. Stirnhöhle (Sinus frontalis), 2. Siebbeinzellen (Cellulae ethmoidales), 3. Kieferhöhle (Sinus maxillaris), 4. Nasenhöhle (Cavitas nasi), 5. Mundhöhle (Cavitas oris), 6. Tränennasengang (Ductus nasolacrimalis)

ruch von leckerer Speise gereizt, so führt dies reflektorisch im Magen zur Produktion von Verdauungssäften.

Feinstruktur der Nasenschleimhaut

Die Nasenschleimhaut besteht aus zilientragendem Epithelgewebe, in das reichlich schleimproduzierende Becherzellen eingelagert sind. Der bindegewebige Anteil der Schleimhaut ist gut mit Blutgefäßen versorgt, vor allem mit Venen, die die Schleimhaut schnell zum Anschwellen bringen können.

Nasennebenhöhlen

Zu den Nasennebenhöhlen zählt man die paarig angelegten
– *Stirnhöhlen* (Sinus frontales),
– *Kieferhöhlen* (Sinus maxillares),
– *Keilbeinhöhlen* (Sinus sphenoidales).
 Außerdem die
– *Siebbeinzellen* (Cellulae ethmoidales). Hierbei handelt es sich um Hohlräume des Siebbeins, die auch als Siebbeinlabyrinth bezeichnet werden.

Die Nebenhöhlen stellen eine Erweiterung der Nasenhöhlen dar, denn ihr Schleimhautaufbau entspricht dem der Nasenhöhle. So haben auch sie die Aufgabe, die *Atemluft* zu *säubern, anzufeuchten* und *anzuwärmen*. Daneben haben sie aber noch die Funktion, das *Gewicht* des knöchernen Schädels zu *vermindern* und (vermutlich) als *Resonanzorgan* beim Sprechen mitzuwirken.

17.1.2 Der Rachen (Pharynx)

Lage und Bau

Der Rachen erstreckt sich von der Schädelbasis bis zur Speiseröhre in Höhe des Ringknorpels des Kehlkopfes. Er verläuft vor der Halswirbelsäule und gliedert sich in drei Abschnitte.
– **Nasenrachenraum**
 (Pars nasalis, früher: Epipharynx)
 Der Nasenrachenraum erstreckt sich von den Nasenmuscheln bis zum weichen Gaumen. An seinem Dach liegt die Rachenmandel (Tonsilla pharyngea). Er hat zwei Öffnungen zur Nasenhöhle und zwei Öffnungen, die in die Ohrtrompete (Eustachische Röhre) führen. Die Ohrtrompete verbindet Rachen und Mittelohr. Sie dient dem Druckausgleich im Mittelohr, indem sie sich beim Schlucken öffnet.
– **Mundrachenraum**
 (Pars oralis, früher Mesopharynx)
 Der Mundrachenraum steht mit der Mundhöhle in Verbindung und erstreckt sich vom weichen Gaumen bis zum Kehldeckel. Zwischen dem vorderen und dem hinteren Gaumenbogen befinden sich in einer Nische die Gaumenmandeln (Tonsillac palatinac).

– **Kehlkopfrachenraum**
(Pars laryngea, früher: Hypopharynx)
Der Kehlkopfrachenraum verläuft hinter dem Kehlkopf bis zur Speiseröhre. Damit steht er also mit Kehlkopf und Speiseröhre in Verbindung.

Aufgaben

Der Nasenrachenraum gehört zum Luftweg; der Mundrachenraum zählt sowohl zum Luft- als auch zum Speiseweg, der Kehlkopfrachenraum wird zum Speiseweg gerechnet. Im mittleren Teil, dem *Pars oralis*, kreuzen sich der *Luft- und Speiseweg*. Beim Schlucken wird mit Hilfe des Gaumensegels, des Zungengrundes und des Kehldeckels der Luftweg verschlossen, damit es nicht zum „Verschlucken" kommen kann (s.a. „Schluckakt", S. 217).

Daneben ist der Rachen auch für das Sprechen bedeutsam, da durch seine Formveränderungen verschiedene Vokallaute gebildet werden.

- Rachen   Pharynx
- Kehlkopf Larynx

17.1.3 Der Kehlkopf (Larynx)

Lage und Bau

Der Kehlkopf erstreckt sich vom Zungengrund bis zur Luftröhre. Er verläuft vor dem Kehlkopfrachenraum. Er besteht aus neun Knorpeln, die durch Gelenke, Bänder und Membranen beweglich miteinander verbunden sind (Abb. 17-2).
Die drei größten Knorpel sind:

– **Schildknorpel** (Cartilago thyroidea)
Er bildet die vordere und seitliche Wand des Kehlkopfes. Vor allem beim Mann ist die Vorwölbung des Schildknorpels als „Adamsapfel" deutlich sichtbar.

– **Kehldeckel** (Epiglottis)
Der Kehldeckel ist am Schildknorpel wie ein Scharniergelenk befestigt. Beim Schluckakt legt er sich über den Kehlkopfeingang und verhindert so das Eindringen von Speise in den Luftweg.

– **Ringknorpel** (Cartilago cricoidea)
Er hat die Form eines Ringes, der vorne schmal und hinten breit ist. Er bildet die Basis, auf der die anderen Knorpel ruhen. Auf seinem Hinterrand sitzen die beiden *Stellknorpel* (Aryknorpel) für die Stimmbänder.

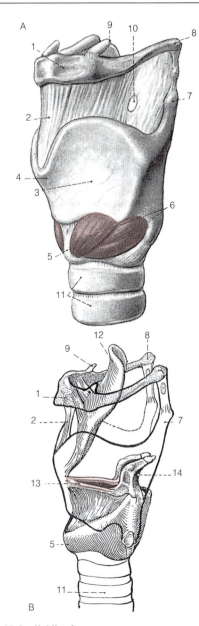

Abb. 17-2 Kehlkopf
A. Kehlkopf von links vorne, B. Darstellung des Kehlkopfgerüstes von links. Der Schildknorpel ist nur in Umrissen dargestellt, so daß die Stimmbänder sichtbar sind. 1. Zungenbein (Os hyoideum), 2. Membran zwischen Zungenbein und Schildknorpel (Membrana thyrohyoideum), 3. Schildknorpel (Cartilago thyroidea), 4. „Adamsapfel" (Prominentia laryngea), 5. Ringknorpel (Cartilago cricoidea), 6. Ringknorpel-Schildknorpel-Muskel (M. cricothyroideus), 7. Oberes Horn des Schildknorpels (Cornu superius), 8. Großes Horn des Zungenbeins (Cornu majus), 9. Kleines Horn des Zungenbeins (Cornu minus), 10. Loch für den Durchtritt des Kehlkopfnervs, 11. Knorpelringe der Luftröhre (Cartilagines tracheales), 12. Kehldeckel (Epiglottis), 13. Stimmband (Lig. vocale), 14. Stellknorpel (Aryknorpel)

Innen ist der Kehlkopf mit Schleimhaut ausgekleidet. Schleimhautfalten bilden die *Stimmbänder* (Ligamenta vocalia). Unter der Schleimhautschicht sind elastische Fasern und Muskeln zu finden. Der Spalt zwischen den Stimmbändern heißt Stimmritze. Laute werden durch einen Verschlußmechanismus erzeugt. Dabei geraten die Stimmlippen durch den Luftstrom in Schwingung, wobei, ähnlich wie bei einem Blasinstrument, Töne entstehen. Der erzeugte Ton ist um so höher, je höher die Spannung und je kürzer und dünner die schwingenden Lippen sind. Während der Pubertät der Knaben kommt es zu einem starken Wachstum des Kehlkopfes, wobei die Stimmbänder länger werden. Als Folge davon kommt es zu einer tieferen Tonlage.

Aufgabe

Der Kehlkopf hat zwei Hauptaufgaben: zum einen *verschließt* er beim *Schluckakt* den *Luftweg* gegen den *Speiseweg,* um „Verschlucken" zu verhindern, zum andern ist er an der *Tonbildung* beteiligt. Dabei hängt die Tonhöhe von der Länge und Spannung der Stimmbänder ab.

17.1.4 Die Luftröhre (Trachea)

Lage und Bau

Die Luftröhre ist ein ca. 10–12 cm langer Schlauch, der unterhalb des Ringknorpels des Kehlkopfes beginnt und mit der Aufzweigung in die beiden Stammbronchien endet (Abb. 17-3). Sie verläuft zum Teil im Hals und zum Teil im Brustkorb. Sie liegt hinter der Schilddrüse und vor der Speiseröhre. Die Aufteilung in die beiden Stammbronchien liegt in Höhe des vierten Brustwirbels.

An der Luftröhre unterscheidet man verschiedene Schichten:
- **Schleimhaut** (Mukosa, Tunica mucosa)
  Sie bildet die Innenauskleidung der Luftröhre. An der inneren Oberfläche der Schleimhaut befindet sich Flimmerepithel, das die Aufgabe hat, Fremdkörperchen und Schleim in den Rachen zu befördern. In diese Epithelschicht sind viele schleimproduzierende Becherzellen eingelagert.
- **Verschiebeschicht** (Submukosa, Tela submucosa)
  Es handelt sich um eine Verschiebeschicht aus Bindegewebe.
- **Knorpelspangen** (Cartilago trachealis)
  Hufeisenförmige Knorpelspangen verstärken die Wand der Luftröhre. Diese Spangen sind nicht zu Ringen geschlossen, sondern ihre Hinterwand wird von elastischem und kollagenem Bindegewebe gebildet, in das glatte Muskelfasern eingelagert sind. Die Knorpelspangen bestimmen die charakteristische Form der Luftröhre, die im Querschnitt vorne rund und rückwärts gerade erscheint.
- **Hüllschicht** (Adventitia, Tunica adventitia)
  Es handelt sich um eine äußere lockere Bindegewebsschicht aus kollagenen Fasern, die dem Einbau der Luftröhre gegenüber ihren Nachbarorganen dient.

Die *Luftröhre* ist durch *Knorpelspangen* versteift.

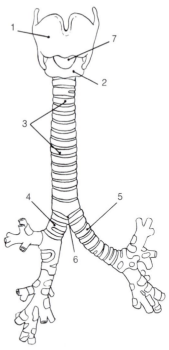

Abb. 17-3 Luftröhre mit Kehlkopf und angedeutetem Bronchialbaum
1. Schildknorpel (Cartilago thyroidea), 2. Ringknorpel (Cartilago cricoidea), 3. Knorpelspangen der Luftröhre (Cartilagines tracheales), 4. Rechter Stammbronchus (Bronchus principalis dexter), 5. Linker Stammbronchus (Bronchus principalis sinister), 6. Teilungsstelle der Luftröhre (Bifurcatio tracheae), 7. Band zwischen Ringknorpel und Schildknorpel (Ligamentum cricothyroideum)

Warum hat nun die Luftröhre Knorpelspangen? Würde die Luftröhre, wie die Speiseröhre, nur als einfacher Muskelschlauch bestehen, so könnte hier die Luft nach dem Unterdruck-Überdruck-System nicht schnell genug bewegt werden. Bei einer Druckerhöhung würde sich das Rohr zwar ausweiten, bei einem Sog dagegen würde es zusammenfallen und keine Luft passieren lassen. Die *Knorpelspangen versteifen* die *Luftröhre* und garantieren so ihre ständige *Durchgängigkeit*. Andererseits darf die Luftröhre nicht aus einer völlig starren Röhre bestehen, sondern sie muß ständig ihre Lage, entsprechend der Vor- und Rückwärtsbewegung des Kopfes, der Größenveränderungen der Lunge bei der Ein- und Ausatembewegung und beim Schluckakt, anpassen können. Um diesen beiden gegensätzlichen Anforderungen gerecht zu werden, muß die Luftröhre, ähnlich wie die Wirbelsäule, aus starren und beweglichen Elementen zusammengesetzt sein.

17.1.5 Bronchien

Lage und Bau

Die Luftröhre teilt sich in Höhe des vierten Brustwirbels in den *rechten* und *linken Stammbronchus* auf. Diese Stammbronchien verzweigen sich entsprechend den Lungenlappen *rechts* in *drei* und *links* in *zwei Lappenbronchien*. Entsprechend der Zahl der Lungensegmente spalten sich diese Lappenbronchien in *Segmentbronchien* auf, das sind rechts zehn und links zwischen acht bis zehn Segmentbronchien. Die Segmentbronchien verzweigen sich zu *Bronchiolen,* diese zu den *Alveolargängen,* die in die *Alveolarsäckchen* münden, deren Wände von den dicht stehenden Alveolen gebildet werden, in denen der eigentliche Gasaustausch stattfindet (s.a. Abb. 17-3 und 17-5).

Dieses System immer feinerer Verzweigung kann mit einem Baum verglichen werden. Der Stamm wird von der Luftröhre gebildet, dann folgt die Verzweigung in immer feinere Äste, bis die Lungenbläschen erreicht werden, die in unserem Vergleich den Blättern entsprechen würden.

Die Aufzweigung der Bronchien entspricht der Aufzweigung der Lungenschlagadern. Dadurch kommt es zu selbständig arbeitenden Einheiten, die darüber hinaus noch durch Bindegewebe gegeneinander abgegrenzt sind. So kann bei einer evtl. notwendigen Operation ein Lappen oder ein einzelnes Segment isoliert entfernt werden.

Aufbau der Bronchien und Bronchiolen

Der rechte Stammbronchus hat ein größeres Lumen und verläuft steiler nach abwärts als der linke. Deshalb geraten Fremdkörper meist in den rechten Stammbronchus.

Die *Bronchienwand* ist ähnlich wie die der Luftröhre aufgebaut. Außen werden die Bronchien von *Knorpelspangen* in ihrer Form gehalten. Innen sind sie mit *Flimmerepithel* ausgestattet. Die *Bronchiolen* allerdings weisen keinen Knorpel mehr auf, sondern sie bestehen aus *glatter Muskulatur*. Kommt es hier zur Verkrampfung, so entsteht Asthma bronchiale (s. S. 374).

Blutversorgung der Bronchien

Die Blutgefäße der Bronchien können nicht vom Lungenkreislauf aus versorgt werden, da Lungenarterien sauerstoffarmes Blut führen und Lungenvenen zwar sauerstoffreiches Blut haben, aber hier der niedrige Druck nicht zur Versorgung der Bronchien ausreicht.

Deshalb entspringen die Arterien der Bronchien aus der *Brustaorta*, verlaufen in der Bronchialwand und teilen sich mit dem Bronchialbaum auf.

17.1.6 Lungen (Pulmones)

Lage und Bau

Die Lungen liegen in der Brusthöhle und passen sich mit ihrer Form den umliegenden Organen an. Die Lungenspitzen überragen geringfügig die Schlüsselbeine. Nach unten sitzen sie dem Zwerchfell auf, weshalb die Lungenbasis konkav gewölbt ist. Im dorsalen und ventralen Bereich liegen sie den Rippen an. Die medialen Seiten der Lungen sind konkav eingewölbt und passen sich so den Organen des Mediastinums an, also vor allem dem Herzbeutel und den größeren Gefäßen.

Die *rechte Lunge* wird durch zwei tief einschneidende Spalten (Fissuren) in *drei Lappen* unterteilt (Abb. 17-4):
– Oberlappen (mit drei Segmenten)
– Mittellappen (mit zwei Segmenten)
– Unterlappen (mit fünf Segmenten)
Die *linke Lunge* ist in *zwei Lappen* unterteilt:

17 Das Atmungssystem

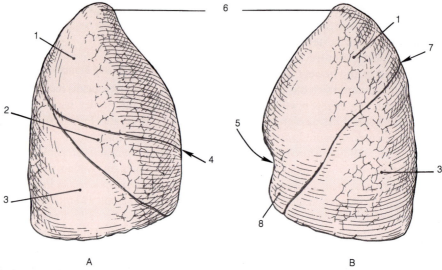

Abb. 17-4 Lungen
A. Rechte Lunge. Ansicht von lateral. B. Linke Lunge. Ansicht von lateral. 1. Oberlappen (Lobus superior), 2. Mittellappen (Lobus medius), 3. Unterlappen (Lobus inferior), 4. Spalte zwischen Ober- und Mittellappen (Fissura horizontalis), 5. Herzbedingte Einbuchtung des Vorderrandes der linken Lunge (Incisura cardiaca pulmonis), 6. Lungenspitze (Apex pulmonis), 7. Spalte zwischen Ober- und Unterlappen (Fissura obliqua), 8. Züngelchen am unteren Lungenrand (Lingula pulmonis)

- Oberlappen (mit vier bis fünf Segmenten)
- Unterlappen (mit vier bis fünf Segmenten)

Ober- und Mittellappen befinden sich größtenteils an der Lungenvorderseite, wogegen der Unterlappen den größten Anteil der Rückfläche der Lungen ausmacht.

- **Rechte Lunge**
  - 3 Lappen (10 Segmente)
- **Linke Lunge**
  - 2 Lappen (8–10 Segmente)

Lungenhilum (Lungenhilus)

An der medialen Seite der Lunge befindet sich der Lungenhilum. Hier treten *Bronchien, Arterien, Venen, Lymphgefäße* und *Nerven* in das Organ ein bzw. aus.

Lungenbläschen (Alveoli pulmonis, Alveolen)

In der Lunge verzweigen sich die Bronchiolen zu den Endbronchiolen, die zum Alveolargang werden, der in die Lungenbläschen (Alveolen) mündet (Abb. 17-5).

Lungenläppchen (Lobus pulmonis)

Die *Funktionseinheit* der Lunge ist das *Lungenläppchen*. Es hat einen Durchmesser von ca. 1 cm und wird von allen Alveolen gebildet, die aus einer Bronchiole hervorgehen. Der Blut- und Lymphabfluß erfolgt an der Außenseite des Läppchens. Zwischen den Alveolen liegt ein verzweigtes Kapillarnetz, wo der eigentliche Gasaustausch durch die Alveolarwand stattfindet.

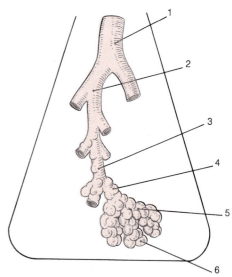

Abb. 17-5 Darstellung der Endaufzweigung einer Bronchiole
1. Bronchiole (Bronchiolus), 2. + 3. Endbronchiole (Bronchiolus respiratorius), 4. Alveolargang (Ductus alveolaris), 5. + 6. Lungenbläschen (Alveolen, Alveoli pulmonis)

Pleura (Brustfell)

Die Lungen werden vom Brustfell überzogen. Es handelt sich hierbei um glatte Häute, die aus zwei Anteilen bestehen:
- **Pleura parietalis** (Rippenfell)
  Das Rippenfell kleidet die Brusthöhle von innen her aus und liegt den Rippen, dem Zwerchfell und der Mediastinalwand an.
- **Pleura visceralis** (Pleura pulmonalis, Lungenfell)
  Das Lungenfell hüllt die Lungen ein.

Das Brustfell (Pleura) besteht aus einschichtigem Epithelgewebe und aus Bindegewebe. Es besteht aus *zwei Blättern,* der Pleura parietalis und der Pleura visceralis. Zwischen diesen beiden Blättern befindet sich ein schmaler, mit Flüssigkeit gefüllter Spalt, der das reibungslose Gleiten der beiden Blätter bei der Atembewegung ermöglicht.

Dank dieses *Gleitspaltes* kann sich die Lunge nicht von der Brustwand abheben, sondern gleitet an ihr entlang. Wird Luft in diesen Spalt eingebracht, kommt es zum teilweisen oder vollständigen Lungenkollaps (Pneumothorax).

17.2 Physiologie

17.2.1 Der Gasaustausch in den Alveolen („äußere Atmung")

Unter Gasaustausch versteht man den Übertritt von Sauerstoff aus der Luft ins Blut und die Abgabe von Kohlendioxid aus dem Blut in die Luft. Dieser Gasaustausch findet an der Wand der Alveolen statt, die von einem dichten Kapillarnetz umgeben sind. Die Gesamtoberfläche aller Lungenbläschen zusammen beträgt ca. 100 m². Diese Oberfläche wird pro Tag von ungefähr 7000 l Blut durchspült.

Der Sauerstoff gelangt mit der Atemluft durch die Atemwege in die Alveolen und diffundiert von hier aus ins Blut. Das Kohlendioxid nimmt den umgekehrten Weg: vom Blut diffundiert es durch die Alveolarwand in die Atemwege, von wo aus es in die Luft abgegeben wird.

17.2.2 Der Gastransport

Der aufgenommene *Sauerstoff* wird zu 98% chemisch an das *Hämoglobin* der Erythrozyten gebunden und so im Blut zu seinem Bestimmungsort transportiert. Die restlichen 2% kommen als O_2 im Plasma gelöst vor.

Das Kohlendioxid wird zu 60% im Plasma als *Hydrogencarbonat* (Bicarbonat) transportiert, ca. 25% sind chemisch an das *Hämoglobin* gebunden, und ein kleiner Teil kommt als CO_2 frei im Plasma vor.

17.2.3 Die Atembewegung

Die Brusthöhle besitzt eine starke Wand, die von Rippen, Brustbein, Wirbelsäule und Muskulatur gebildet wird. Die untere Begrenzung stellt das Zwerchfell dar. Die Atembewegung vergrößert beziehungsweise verkleinert die Ausdehnung der Brusthöhle. Man unterscheidet die Einatmung (Inspiration) von der Ausatmung (Exspiration) (Abb. 17-6).

Bei der *Einatmung* werden durch Kontraktion der Zwischenrippenmuskulatur die *Rippen angehoben* und dadurch das *Volumen* der Brusthöhle *vergrößert* (Brustatmung). Gleichzeitig *kontrahiert* sich das *Zwerchfell,* das dabei *nach unten* bewegt wird und seinerseits auch das Volumen des Brustkorbes vergrößert (Bauchatmung).

Als *Folge* dieser *Volumenzunahme* der Brusthöhle strömt *Luft in die Lunge.* Dieser Vorgang beruht auf der gleichen Wirkungsweise wie ein Blasebalg: wird er geöffnet, vergrößert er also sein Volumen, strömt Luft ein (Inspiration). Wird er dagegen komprimiert, wird die Luft aufgrund der Volumenverkleinerung herausgepreßt (Exspiration).

Diese Atembewegung erfolgt beim gesunden Erwachsenen ungefähr *16–20mal pro Minute.*

> Ein Erwachsener atmet ungefähr 16–20mal pro Minute.

17.2.4 Steuerung der Atembewegung

Die Steuerung der Atembewegung erfolgt vom verlängerten Mark *(Medulla oblongata)* aus. Das hier liegende Atemzentrum erhält nun auf dreierlei Wegen Meldungen, um die Atemtätigkeit zu steuern.

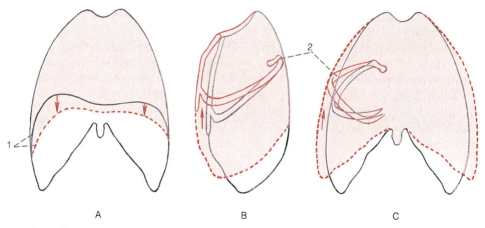

Abb. 17-6 Darstellung der Atembewegung
A. Zur Einatmung kontrahiert sich das Zwerchfell, d.h., es bewegt sich nach unten, wodurch das Volumen des Brustkorbes vergrößert wird. B. + C. Gleichzeitig werden die Rippen durch die Zwischenrippenmuskulatur angehoben, was zu einer weiteren Vergrößerung des Volumens des Brustkorbes führt. 1. Zwerchfell (Diaphragma), 2. Rippe (Costa)

- **Nervale Steuerung**
  Sie geht von den feinen Ästen des *N. vagus* in den *Lungenalveolen* aus. Der N. vagus meldet den jeweiligen Dehnungszustand an das Atemzentrum. Eine zunehmende Dehnung der Lungen bewirkt dann eine Hemmung der Einatmung (Hering-Breuer-Reflex).
- **Periphere arterielle Chemorezeptoren**
  Diese Chemorezeptoren sitzen im *Aortenbogen* und an der Teilungsstelle der *A. carotis*. Sie melden ein Absinken des arteriellen Sauerstoffdruckes (Hypoxie), bzw. einen Anstieg des arteriellen Kohlendioxiddruckes im Blut. Von den Chemorezeptoren des Aortenbogens ziehen die Depressornerven zum Atemzentrum; von den Chemorezeptoren der Karotis führen die Sinusnerven zum Atemzentrum.
- **Zentrale Chemorezeptoren**
  Die zentralen Chemorezeptoren sitzen *im verlängerten Mark,* in der Nähe des Atemzentrums, und registrieren hier Veränderungen in der Zusammensetzung des Liquors und beeinflussen reflektorisch die Atmung.

Das Atemzentrum seinerseits gibt über den N. phrenicus den Befehl zur Kontraktion ans Zwerchfell und über die Zwischenrippennerven die entsprechenden Befehle an die Zwischenrippenmuskulatur.

17.2.5 Wichtige Atemgrößen

Mit jeder Einatmung gelangen ca. 500 ml Luft in den Atemtrakt. Von diesen 500 ml gelangen jedoch nur zwei Drittel in die Alveolen und nehmen am Gasaustausch teil. Das restliche Drittel verbleibt in den Atemwegen.

Die im folgenden angegebenen Größen sind nur als ungefähre Werte zu betrachten. Sie hängen entscheidend vom Geschlecht, dem Alter und der Lebensweise ab und sind deshalb zum Teil beträchtlichen Schwankungen unterworfen.
- **Atemzugvolumen** (Atemvolumen, Respirationsluft)
  Unter dem Atemzugvolumen versteht man die Luftmenge, die pro Atemzug eingeatmet wird. Beim Erwachsenen in Ruhe ca. *500 ml*.
- **Inspiratorisches Reservevolumen** (Komplementärluft)
  Die Luftmenge, die man *nach* einer *normalen Einatmung* noch *maximal einatmen* kann, bezeichnet man als inspiratorisches Reservevolumen. Es beträgt ungefähr *2,5 l*.
- **Exspiratorisches Reservevolumen** (Reserveluft)
  Die Luftmenge, die man *nach* einer *normalen Ausatmung* noch *maximal ausatmen* kann, wird als exspiratorisches Reservevolumen bezeichnet. Es beträgt ungefähr *1,5 l*.
- **Residualluft** (Restluft)
  Auch *nach* der *tiefsten Ausatmung* bleibt noch

Luft in der *Lunge* und den *Atemwegen zurück*. Sie wird als Residualluft bezeichnet. Sie kann nicht direkt, sondern nur indirekt gemessen werden. Diese Restluft beträgt ca. *1,2 l.*
- **Vitalkapazität** (maximales Atemzugvolumen) Unter Vitalkapazität versteht man das Volumen Luft, das *nach tiefster Einatmung* vollständig *ausgeatmet werden kann*. Die Vitalkapazität beträgt ungefähr 4,5 l. Sie hängt jedoch stark vom *Alter*, vom *Geschlecht* und von der *Körpergröße* ab. So können sich Werte zwischen 2,5–7 l durchaus noch im Normbereich bewegen. Sportler und Sänger können eine beachtliche Vitalkapazität erreichen.
- **Totalkapazität**
  Die Totalkapazität besteht aus *Vitalkapazität plus Residualluft*. Sie beträgt ungefähr 6 Liter.
- **Atemminutenvolumen**
  Das Volumen des normalen Atemzugs, ca. 500 ml, wird mit der Anzahl der Atemzüge pro Minute, ca. 16 bis 20, multipliziert.
  Beispiel: 500 ml Atemzugvolumen × 20 Atemzüge/min = 10 Liter
  Das Atemminutenvolumen beträgt in diesem Fall 10 Liter.

> Vitalkapazität (maximales Atemzugvolumen) ist die Luftmenge, die nach tiefster Einatmung maximal ausgeatmet werden kann.

17.3 Untersuchungsmethoden des Atmungssystems

17.3.1 Körperliche Untersuchungsmethoden

Anamnese

In der Anamnese werden die wichtigsten Symptome für Atemwegserkrankungen erfragt: *Husten, Auswurf, Atemnot* und ob *häufig Bronchitiden* auftreten.

Inspektion

Zuerst wird die Thoraxform des Patienten betrachtet. Gewisse Asymmetrien und Unregelmäßigkeiten des Thorax kommen auch beim Gesunden vor. So kann beispielsweise bei *Rechtshändern* der rechte Brustmuskel stärker ausgeprägt sein, was eine scheinbare Vorwölbung der rechten Thoraxseite vorspiegelt. Thoraxvorwölbungen können auch nach *Rippenbrüchen*, bei *Herzvergrößerungen*, evtl. auch durch *Tumoren*, vor allem aber durch *Skoliosen* oder *Kyphoskoliosen* (Wirbelsäulenverkrümmungen) bestehen.

Zu den häufigsten Abweichungen von der normalen Thoraxform gehört der *Faßthorax*, wie er beim *Emphysem* auftritt. Ein Querschnitt durch einen Faßthorax ergibt fast einen Kreis. Damit steht diese Brusthöhle gewissermaßen dauernd in einer Einatmungsstellung. Die *Trichter- und die Hühnerbrust* treten *familiär gehäuft* auf. Sie können aber auch in seltenen Fällen *rachitisch* bedingt sein.

Beobachtung der Atmung

Möglichst ohne Wissen des Patienten beobachtet der Untersucher die Atmung des Patienten und beurteilt diese hinsichtlich ihrer Frequenz, Tiefe und Regelmäßigkeit. Wird eine *Thoraxseite* bei der Atmung *nachgeschleppt*, muß man an *Pneumonie, Pneumothorax, Pleuraerguß* und *Pleuraschwarte* denken.

Atemtypen bei bestimmten Krankheitsbildern

Bei bestimmten Krankheitsbildern ist der Atemtypus in charakteristischer Weise verändert.

Cheyne-Stokes-Atmung

Sie ist Ausdruck einer schweren Schädigung des Atemzentrums. Es kommt zu *langen Atempausen*, nach denen die Atmung erst in ganz *kleinen, dann wieder größer werdenden Atemzügen* einsetzt, bis sie sich zu ganz *tiefen angestrengten Atemzügen* steigert. Die Ursache liegt im Atemzentrum, das nur noch auf verstärkte Reize anspricht: während des Atemstillstandes steigt der CO_2-Gehalt des Blutes an, wodurch die Atmung ausgelöst wird. Sinkt der CO_2-Gehalt wieder ab, hört die Atmung auf. Mögliche zugrundeliegende Erkrankungen können schwerste *Herzinsuffizienzen, Gehirnleiden* und *Vergiftungen* sein.

Biot-Atmung

Bei der Biot-Atmung handelt es sich um *kräftige, gleichmäßige Atemzüge,* die von plötzlichen

Atempausen unterbrochen werden. Das Atemzentrum reagiert nur noch auf O_2-Mangel. Sobald der Mangel ausgeglichen ist, setzt die Atmung wieder aus. Dieser Atemtyp kommt bei *Verletzungen* des Atemzentrums, bei *intrakraniellen Blutungen, Hirnödem* und *Meningoenzephalitis* vor.

Kussmaul-Atmung

Bei der Kussmaul-Atmung kommt es zu *regelmäßigen*, besonders *tiefen Atemzügen*. Dieser Atemtyp entwickelt sich durch eine Reizung des Atemzentrums, durch *Azidose* (Senkung des pH-Wertes unter 7,38 bzw. Steigerung der Wasserstoffionenkonzentration im Blut). Sie tritt vor allem im Coma diabeticum auf und stellt den Versuch des Körpers dar, die aufgetretene Azidose durch eine vertiefte Atmung abzubauen.

> Bekannte Atemtypen
> - Cheyne-Stokes-Atmung
> - Biot-Atmung
> - Kussmaul-Atmung

Perkussion

Über der *gesunden Lunge* findet man einen *sonoren* Perkussionsschall, d.h., der Klopfschall ist laut, anhaltend und tief. Beim *Emphysematiker* dagegen ist er *hypersonor*, also ungewöhnlich laut, sehr lang anhaltend und mit übergroßer Amplitude. Bei *Pleuraschwarten* und *Pneumonien* kommt es zum *Schenkelschall* bzw. zur *Dämpfung*, einem hohen, leisen Klopfschall. Dämpfung tritt über luftleeren Geweben auf, wie man sie beispielsweise durch Perkussion des Oberschenkels erzeugen kann. Über *Lungenkavernen* (wie über gasgeblähten Darmschlingen oder dem Magen) kommt es zum *tympanitischen* Klopfschall, der einem Paukenschlag ähnelt und durch regelmäßige Schwingungen charakterisiert ist.

Bei der Perkussion geht man seitenvergleichend vor. Es muß berücksichtigt werden, daß der Perkussionsschall nur ca. 5 cm tief eindringt, deshalb können tieferliegende, pathologische Prozesse damit nicht erfaßt werden. Auch kann ein normaler sonorer Klopfschall durch Muskulatur- oder durch Fettüberlagerungen gedämpft werden.

Zwerchfellstand und Zwerchfellverschieblichkeit

Ermitteln Sie bei der Perkussion zunächst den *Zwerchfellstand*. Der Patient soll dabei ruhig und flach atmen. Legen Sie dazu Ihren Zeigefinger (Plessimeterfinger) auf die vermutete Zwerchfellgrenze auf. Perkutieren Sie schrittweise abwärts. Ermitteln Sie den Zwerchfellstand, indem Sie feststellen, wo der sonore Klopfschall der Lunge in die Dämpfung übergeht, die durch das feste Gewebe unterhalb des Zwerchfells verursacht wird. Beachten Sie, daß das Zwerchfell rechts etwas höher steht als links.

Das Zwerchfell tritt bei luftüberfüllten Lungen nach *unten*. Dies ist der Fall bei Asthma bronchiale, Lungenemphysem und Spannungspneumothorax. Kommt es bei einer Lungenvergrößerung zu einem Zwerchfelltiefstand, so wird die Leber nach unten gedrückt. Wird in einem solchen Fall nur der untere Leberrand ermittelt, so kann das zur Fehldiagnose „Lebervergrößerung" führen.

Das Zwerchfell steht auffallend *hoch* bei Erkrankungen der Lungen, wie Pneumonie, Atelektasen und Pleuritis. Die Ursache eines Zwerchfellhochstandes kann aber auch außerhalb der Lunge liegen, beispielsweise in Meteorismus, Lebervergrößerung durch Zirrhose, Tumoren oder

Tabelle 17-1 Auskultation

Perkussionsschall	Klangqualität	zu hören
sonorer Klopfschall	laut, anhaltend, tief	über der gesunden Lunge
hypersonorer Klopfschall	ungewöhnlich laut, sehr lang anhaltend	beim Emphysematiker
tympanitischer Klopfschall	lauter „Trommelschall"	über der Magenkuppel, gasgeblähten Darmteilen und über Lungenkavernen
Schenkelschall	leise, hoch	über luftleerem Gewebe (Pneumonie, Pleuraschwarte)

Abszesse, außerdem in intraabdominellen raumfordernden Prozessen, wie Schwangerschaft, Aszites, Tumoren, Milzvergrößerungen oder in einem übermäßigen Gasgehalt des Magens.

Prüfen Sie nach Festlegung der Zwerchfellgrenze die *Zwerchfellverschieblichkeit*. Fordern Sie dazu den Patienten auf, maximal ein- und auszuatmen. Die atmungsabhängige maximale Verschieblichkeit des Zwerchfells beträgt normalerweise 5–6 cm. Beim Emphysematiker beispielsweise kann sie auf 1–2 cm eingeschränkt sein.

Auskultation

Vorgehen

Legen Sie das Stethoskop so auf den Brustkorb auf, so daß der Membranteil guten Kontakt mit der Haut hat. Vergleichen Sie nun symmetrische Lungenabschnitte. Gehen Sie dabei von oben nach unten vor.

Fordern Sie Ihren Patienten auf, mit geöffnetem Mund und etwas tiefer als normal ein- und auszuatmen. Lassen Sie diese verstärkte Atemtechnik aber nicht öfter als acht bis zehn Atemzüge lang durchführen, damit es nicht zu einer Hyperventilation kommt, so daß es Ihrem Patienten schwindelig wird.

Achten Sie bei der Auskultation auf die *normalen Atemgeräusche* und etwaige *krankhafte Nebengeräusche* (s.u.).

> Es gibt normale Atemgeräusche und krankhafte Nebengeräusche.

In den letzten Jahren wurde aufgrund neuer Erkenntnisse über die Entstehung der Geräuschphänomene die Nomenklatur überarbeitet und vereinfacht. Bis dahin wurden die Bezeichnungen der Geräuschphänomene häufig abgewandelt, was zu einiger Verwirrung auf diesem Gebiet geführt hat.

Veraltete Termini sind beispielsweise das Entfaltungsknistern der Lungenalveolen und die Unterscheidung der diskontinuierlichen Nebengeräusche in fein-, mittel- und grobblasige Rasselgeräusche. Sie wurden durch die Begriffe feines und grobes Rasseln ersetzt. Die Unterscheidung der kontinuierlichen Nebengeräusche Giemen, Pfeifen und Brummen wurde in Pfeifen und Brummen vereinfacht.

Die folgenden Erklärungen beziehen sich nur noch auf die vereinfachte und aktualisierte Nomenklatur.

Atemgeräusche

Atemgeräusche kommen durch vier Faktoren zustande:
- durch Luftverwirbelungen innerhalb den Bronchien,
- durch Schwingungen der Bronchialwand,
- durch explosionsartige Druckausgleiche an Grenzflächen (wie es beispielsweise beim Hineinblasen von Luft in eine verbeulte Plastikflasche vorkommt),
- durch Durchtritt von Luft durch Flüssigkeit. Dies ist beispielsweise bei einem Lungenödem der Fall.

> Lungenauskultationsphänomene
> Normale Atemgeräusche
> 1. Bläschenatmen (Vesikuläratmen)
> 2. Röhrenatmen
>   (Bronchial- und Trachealatmen)
> Krankhafte Nebengeräusche
> 1. Kontinuierliche Nebengeräusche
>   *früher: trockene Rasselgeräusche*
>   (Pfeifen und Brummen)
>   Während der Ein- und Ausatmung zu hören.
> 2. Diskontinuierliche Nebengeräusche
>   *früher: feuchte Rasselgeräusche*
>   (grobes und feines Rasseln)
>   Nur während der Einatmung zu hören.

Normale Atemgeräusche

Bei den normalen Atemgeräuschen unterscheidet man Bläschen- und Bronchialatmen.

Bläschenatmen (Vesikuläratmen)

Über *gesundem* Lungengewebe ist vesikuläres Atmen zu hören. Es kommt durch Turbulenzen zustande, die in den Lappen- und Segmentbronchien liegen. Der Schalltransport erfolgt bis in die kleinsten Atemwege hinein. Hier erfolgt die Umsetzung in Gewebeschwingungen.

Früher dachte man, das vesikuläre Atmen käme durch eine Auffaltung der Alveolarwände zustande. Heute weiß man, daß hier keine tongebenden Turbulenzen entstehen, weil die Strömungsgeschwindigkeit der Luft in den Alveolen zu gering ist. Damit ist aber strenggenommen die Bezeichnung vesikuläres Atmen (Bläschenatmen) nicht mehr korrekt.

Wichtigstes Kennzeichen des Vesikuläratmens ist sein Verhalten bei der Ein- und Ausatmung: Es ist während der *gesamten Einatmungsphase* zu hören, aber *nur* im *ersten* Abschnitt der Ausatmungsphase.

> Bläschenatmen ist während der *gesamten Ein*atmung, aber nur im *ersten Abschnitt* der *Aus*atmung zu hören.

Beim vesikulären Atmen handelt es sich um ein *leises, tiefes, hauchartiges Geräusch*. Es kommt dadurch zustande, daß das Lungengewebe die hohen Frequenzanteile herausfiltert.

Röhrenatmen (Bronchial- und Trachealatmen)

Röhrenatmung ist über den *großen Röhren*, also über den *großen Bronchien* (Bronchialatmen) und über der *Luftröhre* (Trachealatmen) zu hören. Es tritt bei der Auskultation typischerweise im Bereich des oberen Brustbeins und zwischen den Schulterblättern auf.

Röhrenatmen ist *lauter* und besitzt *höhere Frequenzanteile* als das Bläschenatmen. Es ist während der *gesamten Ein-* und *Aus*atmungsphase zu hören.

Daß Röhrenatmen länger und deutlicher wahrnehmbar ist, hat seine Ursache darin, daß der „Frequenz-Filter" Lungengewebe fehlt, da die großen Röhren nahe an der Brustwand liegen und so das Atemgeräusch ohne Dämpfung übertragen werden kann. Erkrankt die Lunge, so verliert sie ihre Filtereigenschaft. In diesem Fall ist über dem erkrankten Lungenabschnitt kein vesikuläres, sondern ein Röhrenatmen zu hören. Dies ist beispielsweise bei Pneumonien, bei Lungenfibrosen und bei Atelektasen im Oberlappen der Fall.

> Röhrenatmen ist während der *gesamten Ein-* und *Aus*atmungsphase über der Luftröhre und den großen Bronchien zu hören.
> Da die Dämpfung durch das Lungengewebe fehlt, ist das Geräusch *deutlicher* und *lauter* als beim Bläschenatmen. Tritt Röhrenatmen über dem Lungengewebe auf, so weist dies auf eine Lungenerkrankung (z.B. Pneumonie) hin.

Krankhafte Nebengeräusche

Bei den krankhaften Nebengeräuschen unterscheidet man

1. Kontinuierliche Nebengeräusche
Pfeifen (hohes Geräusch) und Brummen (tiefes Geräusch)
(alte Bezeichnung: trockene Rasselgeräusche, Giemen, Pfeifen, Brummen)

2. Diskontinuierliche Nebengeräusche
grobes und feines Rasseln
(alte Bezeichnung: feuchte Rasselgeräusche)

Kontinuierliche Nebengeräusche

Kontinuierliche Nebengeräusche sind typischerweise in der *Ein-* und der *Aus*atmungsphase als Pfeifen oder Brummen zu hören. Sie werden durch eine *Verengung* der *Atemwege* hervorgerufen. Liegt in den Bronchien eine Stenose durch Sekretmassen, durch Schleimhautschwellung, durch Spasmen oder durch einen Tumor vor, so kommt es durch den durchströmenden Luftstrom zu einer Sogwirkung. Dadurch kollabieren die Bronchialwände und verschließen die betreffenden Bronchien kurzzeitig. Allerdings springen sie sofort nach Aufhören der Sogwirkung wieder auf. Dieser Vorgang wiederholt sich ständig und ruft das kontinuierliche Nebengeräusch hervor.

Kontinuierliche Nebengeräusche treten vor allem bei den folgenden Erkrankungen auf: bei *Asthma bronchiale*, bei *chronischer Bronchitis* (hier allerdings manchmal auch diskontinuierliche Nebengeräusche), bei *Raucherbronchitis* und bei *Bronchialwandtumoren*, die die Bronchialwege verlegen.

> Kontinuierliche Nebengeräusche (Pfeifen und Brummen) sind typischerweise bei der Ein- und Ausatmung zu hören.
> Sie treten vor allem bei *Asthma bronchiale*, *chronischer Bronchitis* und bei *Bronchialwandtumoren* auf, die die Bronchialwand einengen.

Zu den kontinuierlichen Nebengeräuschen gehört auch der Stridor.

Stridor. Beim Stridor handelt es sich um ein einklängig *pfeifendes Atemgeräusch*, das am *Mund* zu hören ist. Es kommt durch eine *Verengung* oder *Verlegung* der *oberen Luftwege* zustande. Ein Stridor kann während der Ein- oder der Ausatmung auftreten.

– **Inspiratorischer Stridor.** Ein inspiratorischer Stridor deutet auf eine Erkrankung *außerhalb* des Brustkorbes hin, beispielsweise auf eine Schilddrüsenvergrößerung oder auf eine Kehlkopferkrankung wie Pseudokrupp, Laryngospasmus oder Stimmbandlähmung.

– **Exspiratorischer Stridor.** Ein exspiratorischer Stridor deutet auf eine Erkrankung *innerhalb* des Brustkorbes hin, beispielsweise auf Asthma bronchiale, Fremdkörper oder ein Bronchialkarzinom.

Diskontinuierliche Nebengeräusche

Die diskontinuierlichen Nebengeräusche sind nur während der *Einatmungsphase* zu hören. Es handelt sich um Rasselgeräusche, die sich aus „Lautgemischen" aus kurzen Geräuschen zusammensetzen. Heute unterscheidet man nur noch *feines* und *grobes Rasseln*.

Die alte Bezeichnung feuchte Rasselgeräusche wird heute nicht mehr verwendet, weil Rasselgeräusche nicht ausschließlich bei Erkrankungen auftreten, bei denen es zu einer Sekretvermehrung gekommen ist. So sind sie beispielsweise auch bei einer Lungenfibrose zu hören.

Man nimmt als Ursache der diskontinuierlichen Nebengeräusche ein plötzliches Öffnen der Luftwege an. Dabei kommt es während der Einatmungsphase durch den erhöhten Druck zu einem plötzlichen Öffnen der während der Ausatmung vorzeitig geschlossenen Atemwege.

Diese Geräusche wurden früher als *Entfaltungsknistern* bezeichnet, da man sich vorstellte, daß das Geräuschphänomen durch das Entfalten der Lungenalveolen entstände.

Zu einem explosionsartigen Öffnen kollabierter Lungenareale kommt es auch beim tiefen Durchatmen nach längerem Liegen. Deshalb ist in diesem Fall auch beim Gesunden einige Atemzüge lang ein spätinspiratorisches diskontinuierliches feines Rassel zu hören. Dies hat keinen Krankheitswert. Dieses Geräusch tritt typischerweise auch bei Bettlägerigen auf, da hier durch eine oberflächliche Atmung die basalen Lungenabschnitte nicht ausreichend belüftet werden.

Früher wurden die feuchten Rasselgeräusche noch in klingende und nicht-klingende Rasselgeräusche unterteilt. Der Vollständigkeit halber werden diese Geräuschphänomene nachstehend kurz beschrieben.
Klingende (feinblasige) **Rasselgeräusche.** Die klingenden bzw. feinblasigen Rasselgeräusche sind hell und hoch. Sie klingen „ohrnah", sind also besonders deutlich zu hören. Sie treten bei einer Infiltration der Lunge (Pneumonie) auf, da hier die Dämpfung durch das Lungengewebe fehlt, so daß die Schalleitung von den Bronchien zum Stethoskop verbessert wird.
Nicht-klingende (grobblasige) **Rasselgeräusche.** Nicht-klingende Rasselgeräusche werden durch lufthaltiges normales Lungengewebe gedämpft. Sie klingen tiefer und ohrferner. Sie können bei Bronchitis auftreten.

Wie bereits erwähnt, unterscheidet man feines und grobes Rasseln:

- **Feines Rasseln.** Feines Rasseln hört sich an, wie das Reiben von einigen Haaren in Ohrnähe zwischen den Fingern. Es handelt sich bei diesem Geräuschphänomen um ein leises Geräusch, das aus einem Gemisch von kurzen Geräuschen besteht, die vor allem höhere Frequenzen enthalten.
- **Grobes Rasseln.** Grobes Rassel wird gerne mit dem Rascheln von zerknülltem Papier oder mit dem blubbernden Geräusch verglichen, das beim Durchtritt von Luft durch Wasser entsteht. Dieses Geräuschphänomen tritt deshalb beim Lungenödem auf.

Treten Rasselgeräusche in der *frühen* Phase der Einatmung auf, so ist dies ein Hinweis auf *chronische Bronchitis* oder auf *Bronchiektasen*, die mit einer Bronchitis einhergehen. Treten die Rasselgeräusche dagegen erst in der *späten* Phase der Einatmung auf, so weist dies auf *Pneumonie, Lungenödem, Lungenfibrose* oder *Linksherzinsuffizienz* mit Rückstauung hin. Die Ursache liegt darin, daß die Luft zuerst durch die Bronchien strömt und dann in die Alveolen. Deshalb treten bei Krankheiten, die sich in den Bronchien abspielen, frühinspiratorische Rasselgeräusche auf, bei Krankheiten, die sich in den Alveolen abspielen, dagegen spätinspiratorische.

> Diskontinuierliche Nebengeräusche (feines und grobes Rasseln), die in der *frühen* Einatmungsphase auftreten, weisen auf eine chronische *Bronchitis* oder auf *Bronchiektasen* hin.
> Treten Rasselgeräusche dagegen erst gegen *Ende* der Einatmungsphase auf, so kann es sich um eine *Pneumonie*, ein *Lungenödem*, eine *Linksherzinsuffizienz* oder um eine *Lungenfibrose* handeln.

Wie aus dem vorstehend Gesagten deutlich wird, können bei Bronchitis also kontinuierliche und diskontinuierliche Nebengeräusche auftreten. Welcher Art das Geräuschphänomen ist, hängt von der Sekretbeschaffenheit (zäh – feucht) und der Sekretmenge ab. Erscheinen die Geräusche besonders deutlich, klingend, ohrnah, feinblasig, so muß man davon ausgehen, daß zu der Bronchitis ein Infiltrat, typischerweise eine Bronchopneumonie, gekommen ist.

Vermindertes Atemgeräusch

Zu einem verminderten Atemgeräusch kommt es, wenn das Lungengewebe nur vermindert belüftet wird oder wenn das Lungengewebe von der Thoraxwand abgedrängt wurde. Dies kann bei *Lungenemphysem,* bei *Pleuraschwarten* und beim *Pleuraerguß* der Fall sein.

Beim Emphysematiker ist das abgeschwächte Atemgeräusch typischerweise beidseitig wahrnehmbar. Ist die Verminderung nur einseitig zu hören, so kann es sich um eine Pleuraschwarte, um einen Pneumothorax oder um einen Bronchusverschluß handeln. Bei *Atelektasen* kann das Atemgeräusch über dem betroffenen Bereich *völlig verschwinden.*

> Beachten Sie bitte, daß auch bei Überlagerung von erheblichen Fett- oder Muskelmassen das Atemgeräusch vermindert sein kann.

Pleurareiben

Beim Gesunden bewegen sich die beiden Pleurablätter dank des Gleitspalts geschmeidig und geräuschlos gegeneinander. Liegt eine *trockene Brustfellentzündung* vor, kommt es zu atemabhängigen Thoraxschmerzen, die sich durch tiefes Atmen verstärken. Durch die Entzündung der Pleurablätter reiben diese bei jeder Atembewegung aneinander, wodurch Geräusche ähnlich dem Knarren von Leder (Gehen in neuen Lederschuhen!) entsteht. Diese Geräusche sind meist laut. Allerdings sind sie nur auf einen kleinen Bereich der Brustwand beschränkt, und zwar typischerweise auf *den* Bezirk, der vom Patienten als *schmerzhaft* bei der *Atmung* angegeben wird. Der Patient muß während der Auskultation aufgefordert werden, trotz der Schmerzen tief zu atmen, da bei zu flacher Atmung das Geräusch oft nicht wahrgenommen werden kann.

Kommt es jedoch im Verlauf der Brustfellentzündung zur Ergußbildung, so verschwindet das Pleurareiben. Manchmal kann es allerdings sein, daß es weiterhin *oberhalb* des Ergusses gehört werden kann.

Pleurareiben wird meist in der Ein- und Ausatmungsphase gehört. Manchmal ist es aber auf die Einatmungsphase beschränkt. Gerade wenn Pleurareiben nur diskret ausgebildet und auf die Einatmungsphase beschränkt ist, kann es leicht mit Rasselgeräuschen verwechselt werden (Tab. 7-2).

Prüfung des Stimmfremitus

Als Stimmfremitus bezeichnet man die *tastbaren Schwingungen* der *Brusthöhle* beim *Sprechen* mit *tiefer Stimme.* Allerdings kann bei manchen Frauen und Kindern diese Untersuchung nicht durchgeführt werden, wenn die Stimmlage so hoch ist, daß die Eigenschwingung des Thorax nicht erregt wird.

Zur Durchführung wird der Patient aufgefordert, mehrmals die Zahl 99 so tief wie möglich zu sprechen. Dabei legt der Untersucher seine Hände auf den Brustkorb des Patienten. Die Schwingungen kann man besonders gut fühlen, wenn man die Fingergrundgelenke der Handflächen auf die Zwischenrippenräume legt. An den Fingergrundgelenken ist der Vibrationssinn besonders gut ausgeprägt. Mit jeweiligem neuem Sprechen des Patienten werden verschiedene Partien des Thorax hinten und vorne abgetastet. Wichtig ist auch hier der Seitenvergleich.

- **Verstärkter Stimmfremitus:**
  Pneumonie, bindegewebig verhärtete Lunge
- **Abgeschwächter Stimmfremitus:**
  Pleuraerguß, Pneumothorax, Pleuraschwarte, Verlegung eines Bronchus durch ein Karzinom, wenn der nachgeschaltete Lungenabschnitt nicht mehr mit Luft gefüllt ist (Atelektase).

Die Tastbefunde stehen relativ zueinander. So ist es oft schwierig zu entscheiden, ob nun die linke Seite abgeschwächt oder die rechte Seite verstärkt ist. Zu beachten ist noch, daß im allgemeinen auf der rechten Thoraxseite und den höheren Abschnitten der Fremitus etwas verstärkt ist.

17.3.2 Ergänzende Untersuchungsmethoden

Röntgen

Das Röntgen nimmt noch immer bei Lungen- und Rippenfellerkrankungen eine überragende diagnostische Stellung ein. Sie wird evtl. durch die Computertomographie ergänzt. Seltener wird eine Bronchographie durchgeführt (s.u.).

17.3 Untersuchungsmethoden des Atmungssystems

Tabelle 7-2 Atemgeräusche

Normales Atemgeräusch		Krankhaftes Nebengeräusch	
Bläschenatmen (Vesikuläratmen)	**Röhrenatmen (Bronchial- und Trachealatmen)**	**Kontinuierliche Nebengeräusche** Pfeifen und Brummen (alte Bezeichnung: trockene Rasselgeräusche)	**Diskontinuierliche Nebengeräusche** feines und grobes Rasseln (alte Bezeichnung: feuchte Rasselgeräusche)
zu hören: über den gesunden Lungen	**zu hören:** über der Trachea, im Bereich des oberen Brustbeins, zwischen den Schulterblättern	**zu hören:** bei Einengung der Atemwege durch zähe Sekretmassen, Spasmus, Schleimhautschwellung, Tumor	**zu hören:** beim plötzlichen Öffnen der Luftwege, die bei der Ausatmung vorzeitig geschlossen wurden. Früher: „Entfaltungsknistern" der Alveolen
Geräusche wahrnehmbar: während der gesamten Inspiration; während der Exspiration nur in 1. Abschnitt	**Geräusche wahrnehmbar:** während der Ein- und der *gesamten* Ausatmungsphase	**Geräusche wahrnehmbar:** während der Ein- und Ausatmungsphase	**Geräusche wahrnehmbar:** in der Einatmungsphase
Geräuschphänomen: leiser, tiefer, hauchartig	**Geräuschphänomen:** lauter und höher	**Geräuschphänomen:** Pfeifen und Brummen	**Geräuschphänomen: Feines Rasseln:** Reiben von Haaren **Grobes Rasseln:** Rascheln von Papier; blubbernder Durchtritt von Luft durch Wasser
Ursache: Lungengewebe filtert die hohen Frequenzanteile heraus. **abgeschwächt bei:** *Asthma, Emphysem, Tumor*	**Ursache:** Über Lunge zu hören bei *Pneumonie* (Fibrosen, Oberlappen-Atelektasen, Pleuraerguß)	**Ursache:** *Asthma bronchiale* chronische (Raucher-) Bronchitis, Bronchialwandtumoren, bei denen es zu einer Einengung der Atemwege kommt	**Ursache: Frühinspiratorisch:** akute und chronische Bronchitis und Bronchiektasen **Spätinspiratorisch:** beim Gesunden nach längerem Liegen Pneumonie, Lungenödem, Fibrosen und Linksherzinsuffizienz mit Rückstauung

Blutgasanalyse

Im arteriellen Blut wird der Gehalt an Atmungsgasen, die in gelöster und gebundener Form vorkommen, und die Pufferkapazität ermittelt. Blutgasanalysen werden z.B. zur Kontrolle von Beatmungspatienten durchgeführt, um Einblick in das Krankheitsgeschehen bei Lungenerkrankungen zu erhalten.

Spirometrie

Mit einem Spirometer können verschiedene Atemgrößen gemessen werden, wie beispielsweise die Vitalkapazität. Damit kann zwar keine krankheitsspezifische Diagnose gestellt werden, aber es werden Auskünfte über eventuelle Leistungseinschränkungen der Lunge gewonnen.

Bronchoskopie

Bei der Bronchoskopie wird mittels eines Bronchoskops das Bronchialsystem von innen betrachtet, gegebenenfalls kann gleich eine Gewebeprobe entnommen werden. Ein Bronchoskop ist ein röhrenförmiges Instrument, das mit einem optischen System, einer Lichtquelle und meist mit Kanälen zum Einführen von benötigten Instrumenten, z.B. Biopsiezange, ausgestattet ist. Diese Methode wird vor allem bei Verdacht auf Bronchialkarzinom durchgeführt und zur Fremdkörperentfernung.

Bronchographie

In den Bronchialbaum wird mittels eines Katheters oder eines Bronchoskops ein Kontrastmittel in den zu untersuchenden Bereich eingebracht. Daraufhin wird geröntgt.

Angiographie

Nach Injektion eines Kontrastmittels erfolgt eine röntgenologische Darstellung der Gefäße (Arterien, Venen, Lymphgefäße). Diese Methode wird angewandt, um eine Lungenembolie nachzuweisen. Außerdem wird sie vor bestimmten chirurgischen Eingriffen, wie Embolusentfernung, durchgeführt.

Szintigramm

Eine radioaktiv markierte Substanz, die vorübergehend in Arteriolen und Kapillaren der Lungenstrombahn Mikroembolien setzt, wird i.v. injiziert. Ist ein Lungenteil minderbelüftet, beispielsweise durch ein Karzinom, kommt es hier zum Aktivitätsausfall.

17.4 Ausgewählte Erkrankungen des Atmungssystems

▶ 17.4.1 Rhinitis (Schnupfen)

Beim Schnupfen kommt es zu einer katarrhalischen Entzündung der Nasenschleimhaut, wobei diese anschwillt und vermehrt Schleim und ein seröses Exsudat, also eine entzündungsbedingte „Ausschwitzung" von Blutplasma bildet. Typische Ursache des *akuten Schnupfens* sind *Schnupfenviren* (Rhinoviren). Durch eine sekundäre Bakterienbesiedlung kann es zum eitrigen Schnupfen kommen.

Ursachen unterschiedlicher Schnupfenarten

Rhinitis acuta (akuter Schnupfen)

Schnupfenviren (Rhinoviren). Bisher sind über 110 *verschiedene Typen* bekanntgeworden, die sich untereinander so stark unterscheiden, daß die Infektion mit dem einen Schnupfenvirus keine Immunität gegen andere Schnupfenviren hinterläßt. Deshalb kann man mehrmals hintereinander an Schnupfen erkranken. Kommt es anschließend an den Virenbefall noch zu einer sekundären Bakterienbesiedlung, so führt dies häufig zu einem eitrigen Schnupfen.

Die Übertragung erfolgt durch *Tröpfcheninfektion* oder durch *direkten Kontakt* (z.B. Händeschütteln).

Es ist zu beachten, daß ein Schnupfen jedoch auch das erste Symptom einer anderen beginnenden (meldepflichtigen!) Infektionskrankheit sein kann, beispielsweise Poliomyelitis, Masern oder Keuchhusten.

Rhinitis chronica (chronischer Schnupfen)

Die chronische Entzündung der Nasenschleimhaut kann bei *Abwehrschwäche* auftreten. Es müssen jedoch auch *schädigende* chemische oder physikalische *Reize* und *Nasenfremdkörper* in Betracht gezogen werden.

Es kann zur trockenen Nasenschleimhautentzündung (Rhinitis sicca) mit Ekzem- und Borkenbildung an der Schleimhaut des Naseneinganges und der Innenfläche der Nasenflügel kommen.

Rhinitis allergica (allergischer Schnupfen)

Der allergische Schnupfen ist eine IgE-vermittelte Entzündung der Nasenschleimhaut. Man unterscheidet den saisonalen, den vor allem durch Blütenpollen verursachten, vom nicht-saisonal auftretenden allergischen Schnupfen, der beispielsweise durch Hausstaubmilben, Haustierepithelien, aber auch durch Arbeitsplatzallergene wie Mehlstäube hervorgerufen werden kann.

Rhinitis vasomotorica (medikamentöser Schnupfen)

Er wird durch die häufige Anwendung von abschwellenden Nasentropfen (s.u.) und von Rauwolfia-Präparaten ausgelöst.

Symptome

Die Symptome des Schnupfens dürften jedem bekannt sein: Niesen, vermehrtes Nasensekret, Be-

17.4 Ausgewählte Erkrankungen des Atmungssystems

Tabelle 7-3 Übersicht über wichtige Atemwegserkrankungen

Krankheit	Veränderung	Klopfschall	Auskultationsbefund
Akute Bronchitis	Einengung der Atemwege durch Schleimhautschwellung und Sekret	sonor	Röhrenatmen. Kontinuierliche und diskontinuierliche Nebengeräusche (Pfeifen, Brummen, Rasseln) je nach Sekretbeschaffenheit und Sekretmenge
Chronische Bronchitis, Raucherbronchitis	Einengung der Atemwege durch zähe Sekretmassen	sonor	Meist kontinuierliche Nebengeräusche wie Pfeifen und Brummen in der frühen Ein- und während der gesamten Ausatmungsphase oder evtl. diskontinuierliche Geräusche nur während der Einatmung (je nach Sekretmenge und -beschaffenheit)
Asthma bronchiale	Einengung der Atemwege durch Schleimhautschwellung, Sekretmassen und Bronchialspasmus	sonor	Kontinuierliche Nebengeräusche wie Pfeifen und Brummen bei der Ein- und/oder Ausatmung, je nach Schwere des Krankheitsbildes
Lungenemphysem	Lungenüberblähung. Die überreichliche Luft dämpft die Atemgeräusche	hypersonor	Leises Atemgeräusch! Nebengeräusche können fehlen, oder es können Zeichen einer Bronchitis bestehen
Pneumonie	Lungengewebe durch Exsudat verdichtet (Lungenverdichtung)	Dämpfung	Bronchialatmen (verschärftes Atemgeräusch!) evtl. mit einem feinen, ohrnahen Rasseln. (Bei gleichzeitiger Pleuritis auch Pleurareiben)
Bronchiektasen (gehen oft mit Bronchitis einher)	Aussackungen der Bronchialwände	sonor	Während der frühen Einatmung grobes Rasseln, während der Ausatmung kontinuierliche Geräusche
Cor pulmonale, Asthma cardiale, Linksherzinsuffizienz mit Rückstau in die Lunge	Lungeninterstitium ist blutüberfüllt	Dämpfung oder Verkürzung	Bläschenatmen, manchmal mit verlängerter Ausatmungsphase und spätinspiratorischem Rasseln über der Lungenbasis, evtl. Pfeifen
Lungenödem	Übertritt von Flüssigkeit in die Alveolen	gedämpft	Anfangs evtl. nur feines Rasseln bei der Ein- und Ausatmung. Später grobes Rasseln (brodelndes Atemgeräusch) bis hin zum „Todesröcheln"

hinderung der Nasenatmung, evtl. Hüsteln und Kratzen im Hals. Der *allergische* Schnupfen geht oft mit einer *Augenbindehautentzündung* einher.

Diagnose

Es wird eine Inspektion von Nase und Rachen durchgeführt. Es müssen andere Infektionskrankheiten, vor allem die meldepflichtigen, ausgeschlossen werden.

Komplikationen

Durch an der Rachenwand herablaufendes, erregerhaltiges Sekret kann es zur *Rachen-* und *Kehlkopfentzündung* kommen. Vor allem bei abwehrgeschwächten Menschen, bei Säuglingen, älteren Menschen und unter einer immunsuppressiven Therapie, kann es zur *sekundären bakteriellen Besiedelung* des Areals kommen.

Therapie

Gerade bei einem beginnenden akuten Schnupfen haben sich ansteigende Fußbäder, Wechselfußbäder, Ganzkörperwaschungen, Trockenbürstungen und Anwendung von Rotlicht bewährt. Ist die Nasenatmung stark behindert, können abschwellende Nasentropfen verabreicht werden.

Sie müssen jedoch mit Vorsicht und nur kurzfristig eingesetzt werden, da sie gefäßzusammenziehend wirken und so zur Austrocknung der Nasenschleimhaut führen können. Die Folge der Austrocknung ist eine vermehrte Durchblutung der Schleimhaut, die wiederum zur Behinderung der Nasenatmung führen kann (medikamentöser Schnupfen).

Beim allergisch bedingten Schnupfen hat sich vor allem die Eigenbluttherapie bewährt.

Prognose

Ein akuter Schnupfen heilt im allgemeinen nach einer Woche aus.

▶ **17.4.2 Sinusitis** (Nasennebenhöhlenentzündung)

Es kommt zur *akuten* oder *chronischen Entzündung* der *Schleimhaut* der *Nasennebenhöhlen*. Beim Erwachsenen sind vor allem die Kieferhöhlen betroffen, bei Kindern die Siebbeinzellen.

Ursache

Als Erreger kommen *Viren*, Bakterien (beispielsweise Strepto-, Staphylo-, Pneumokokken) und selten auch Pilze in Betracht.

Pathogenese

Eine Entzündung der Nebenhöhlen entwickelt sich typischerweise in *Folge* eines *Schnupfens*. Hierbei werden durch die Anschwellung der Nasenschleimhaut die Ausführungsgänge der Nebenhöhlen verlegt. Die Luft in den Nebenhöhlen wird resorbiert, wodurch ein schmerzhafter Unterdruck in der betroffenen Nebenhöhle entsteht. Der Unterdruck reizt die Schleimhaut, die mit Anschwellung, Ödembildung und Sekretion reagiert. Gerade die Sekretbildung bietet nun Bakterien den besten Nährboden. Durch den gestörten Sekretabfluß entsteht nun ein Überdruck, der zu pochenden Kopfschmerzen führt.

Symptome

Das wichtigste Symptom ist der *Kopfschmerz*.
- **Kieferhöhlenentzündung.** Es kommt zu Schmerzen über der betroffenen Kieferhöhle. Der Austrittspunkt des Unteraugenhöhlennervs (N. infraorbitalis) ist druckschmerzhaft.
- **Siebbeinzellenentzündung.** Der Kopfschmerz tritt vor allem hinter den Augen auf. Er kann in die Stirn ausstrahlen.
- **Stirnhöhlenentzündung.** Es kommt zu einem starken Stirnkopfschmerz. Die Stirnhöhle ist druck- und klopfempfindlich.
- **Keilbeinhöhlenentzündung.** Der Schmerz tritt in der Kopfmitte auf, er kann in den Hinterkopf ausstrahlen.

Diagnose

Untersucht man die Nasenschleimhaut mit einem Rhinoskop (Nasenspiegel), so findet man sie geschwollen und gerötet. Im mittleren Nasengang sitzt typischerweise ein dickliches, gelbliches Sekret. Ein Röntgenbild zeigt durch die Schleimhautschwellung und das Sekret eine Verschattung der betroffenen Nebenhöhle. Weitere Untersuchungsmöglichkeiten sind Diaphanoskopie (Durchleuchtung mit einer Lichtquelle), Ultraschalldiagnostik, Probepunktion und Sinuskopie (endoskopische Untersuchung).

Differentialdiagnose

Es müssen Kopfschmerzen anderen Ursprungs ausgeschlossen werden, beispielsweise Migräne, Hirntumoren, Augenerkrankungen und Meningitis.

Komplikation

Nebenhöhlenentzündungen treten oft zusammen mit einer chronischen Bronchitis auf. Gerade bei der akuten Sinusitis ist ein *Übergreifen* auf die *Hirnhäute*, den *Knochen* (Osteomyelitis) oder die *Augenhöhle* (Lidödem) möglich. Geht die Entzündung auf die venösen Blutleiter (Hirnsinus) über, so kann es zur *Sinusthrombose* kommen.

Therapie

Es muß geprüft werden, ob Antibiotikagabe notwendig ist, was vor allem bei der akuten Sinusitis der Fall sein kann. Bei der chronischen Sinusitis ist eine Ernährungsumstellung anzuraten, bewährt haben sich hier Fasten, Rohkost und die Mayr-Kur. An Heilpflanzen kommen vor allem die Kegelblume und Kamillenblüten in Betracht. Gut bewährt haben sich Senfmehlpackungen über den Nasennebenhöhlen. Aber Vorsicht, die Augen müssen gut abgedeckt werden! An hydrotherapeutischen Maßnahmen sind ansteigende Fußbäder und Kamillendampfbäder anzuraten.

17.4 Ausgewählte Erkrankungen des Atmungssystems

Besteht eine mangelhafte Luftdurchlässigkeit der Nase durch Verkrümmung der Nasenscheidewand oder durch Schleimhautwucherungen, müssen operative Maßnahmen erwogen werden.

▶ 17.4.3 Pharyngitis (Rachenentzündung)

Es kommt zu einer meist durch *Viren*, selten durch Bakterien verursachten *Entzündung* der *Rachenschleimhaut*.

Pathogenese
Der Rachen kann sich primär oder sekundär entzünden. Bei letzterem spielen vor allem absteigende Infektionen („Schleimstraßen") aus der Nase und den Nebenhöhlen eine wichtige Rolle.

Symptome
Halsschmerzen, Schluckbeschwerden, Kratzen und *Trockenheitsgefühl* im Hals, evtl. Fieber und Lymphknotenschwellungen.

Diagnose
Die Inspektion ergibt eine Rötung, evtl. auch eine Eiteransammlung der Rachenhinterwand.

Differentialdiagnose
Rhinitis, Sinusitis, Angina mit Tonsillitis.

Therapie
Wie bei Angina auf Seite 207 beschrieben.

▶ 17.4.4 Laryngitis (Kehlkopfentzündung)

Die Laryngitis ist eine akut oder chronisch verlaufende *Kehlkopfentzündung*. Sie kann sich durch eine katarrhalische auf- oder absteigende Entzündung entwickeln oder auch durch stimmliche Überbeanspruchung, Nikotinmißbrauch, Staub oder trockene Luft hervorgerufen werden.

Ursachen
Neben den vorstehend geschilderten Ursachen spielen Viren und Bakterien eine Rolle. Bei den Bakterien werden vor allem β-hämolysierende Streptokokken, aber auch Staphylo- und Pneumokokken sowie Haemophilus influenzae gefunden.

Symptome
Das wichtigste Symptom ist die *Heiserkeit*, die bis zur *Stimmlosigkeit* (Aphonie) reichen kann. Es kann zu einem *Kitzel-* bzw. *Reizhusten* und zu *Trockenheitsgefühl* kommen. Schmerzen im Kehlkopf treten nur selten auf.

Diagnose
Die Diagnose kann durch Kehlkopfspiegelung (Laryngoskopie) gestellt werden.

Differentialdiagnose
Stimmbandkrebs und Lähmung des Kehlkopfnervs (Rekurrensparese) durch einen Bronchialkrebs müssen differentialdiagnostisch abgeklärt werden.

> Bei chronischer Heiserkeit muß auch an *Kehlkopfkrebs* gedacht werden.
> Im Kindesalter kann es bei der stenosierenden Kehlkopfentzündung (Krupp-Syndrom, Pseudokrupp) zu einer *lebensbedrohlichen Atemnot* kommen. In diesem Fall sofort den *Notarzt* holen!

Therapie
Schädliche Reize wie Rauchen, trockene Luft, Staub und zuviel Sprechen müssen vermieden werden. Bewährt haben sich Inhalationen und Halswickel.

▶ 17.4.5 Akute Bronchitis

Bei der akuten Bronchitis kommt es – meist aufgrund einer Besiedlung mit *Viren* – zu einer Entzündung der Schleimhaut der Bronchien. Nur gelegentlich sind Bakterien oder Pilze die Ursache.

Eine akute Bronchitis heilt meist von allein aus. Allerdings kann die Krankheit bei Abwehrgeschwächten oder bei einer bereits vorliegenden Herzerkrankung einen schweren Verlauf nehmen, insbesondere stellt das Auftreten einer Lungenentzündung (Bronchopneumonie) eine schwere Komplikation dar.

> Eine akute Bronchitis gehört allerdings auch zum Krankheitsbild von manchen meldepflichtigen Infektionskrankheiten, beispielsweise zu Masern oder Keuchhusten. In diesen Fällen besteht natürlich Behandlungsverbot für den Heilpraktiker.

Ursachen
In ungefähr 50% der Fälle sind *Rhinoviren* die Ursache der akuten Bronchitis. Die andere Hälfte der Erkrankungen wird durch Adenovi-

ren, Influenzaviren, Parainfluenzaviren, RS-Viren, Coxsackieviren, ECHO-Viren und selten durch β-hämolisierende Streptokokken, Staphylokokken, Pneumokokken, Haemophilus influenzae oder Pilze ausgelöst.

Neben diesen Erregern spielen aber auch *Allergene, Zigarettenrauchen, schädliche Gase,* Chlor, Schwefeldioxid, *Ozon, Staub* und Fremdkörper eine Rolle. Des weiteren kann sich die Krankheit infolge einer Herzerkrankung als sogenannte *Stauungsbronchitis* einstellen.

Immer wiederkehrende Bronchitiden können aber auch im Rahmen einer chronischen *Sinusitis,* von *Bronchiektasen,* von *Allergien* und von *chronisch vereiterten Mandeln* auftreten.

Pathogenese

Die Krankheit kann sich primär entwickeln, oder sie kann aus einer absteigenden Pharyngitis oder Laryngitis entstehen. Die Erkrankung tritt bevorzugt in den Wintermonaten auf.

Symptome

Es kommt zu *Fieber,* meist mit Abgeschlagenheit, Krankheitsgefühl, Kopf-, Muskel- und Gliederschmerzen, des weiteren zu *Schmerzen* hinter dem *Brustbein* und *Husten* mit eher spärlichem, zähem *Auswurf.* Oft bestehen zusätzlich die Beschwerden einer Rhinitis, Sinusitis und/oder Laryngitis.

Auswurf

Der Auswurf ist typischerweise zunächst *weißlich-schleimig,* wird durch den Gehalt an Granulozyten und Eosinophilen später *gelblich.* Kommt es zur sekundären Bakterienbesiedlung wird der Auswurf *grünlich.* Bei der hämorrhagischen Bronchitis kann der Auswurf durch Blutbeimengung auch *bräunlich* werden.

Diagnose

Bei der Auskultation sind meist *kontinuierliche Nebengeräusche* (trockene Rasselgeräusche) wie Pfeifen und Brummen zu hören, je nach Beschaffenheit und Menge des Schleims können aber auch *diskontinuierliche Nebengeräusche* (Rasseln) auskultierbar sein. Gerade bei *Kindern* kommt es oft zu einem verstärkten *Röhrenatmen* durch eine Spastik der Bronchiolen. Im Blut kann es zur Leukopenie kommen.

Komplikationen

Der Verlauf der Erkrankung kann durch *sekundäre Bakterienbesiedlung* kompliziert werden. Fieber besteht bei der akuten Bronchitis meist für drei bis fünf Tage mit 38–40 °C. Besteht das Fieber länger, muß man davon ausgehen, daß es zur *Bronchopneumonie* gekommen ist.

Therapie

Der Patient muß Bettruhe einhalten. Er muß zum Abhusten angehalten werden! Hustenreizdämpfende Mittel sollen nur bei quälendem Husten zur Nachtzeit eingesetzt werden. Bewährt haben sich Schwitzkuren und Kneipp-Brustwickel.

Der Patient muß bei *schweren* Verläufen an den Arzt verwiesen werden, da dann geprüft werden muß, ob der Einsatz von Antibiotika angezeigt ist. Dies ist vor allem bei sekundärem Bakterienbefall wichtig und wenn es zur Bronchopneumonie gekommen ist.

▶ 17.4.6 Chronische Bronchitis

Schädigende Reize, vor allem *Zigarettenrauch,* führen zu einer chronischen Entzündung der Bronchialschleimhaut. Nach einer Definition der WHO (Weltgesundheitsorganisation) liegt eine chronische Bronchitis vor, wenn eine Bronchitis mit Husten und Auswurf mindestens ein Vierteljahr lang in wenigstens zwei aufeinanderfolgenden Jahren bestand. Die chronische Bronchitis ist eine der häufigsten Krankheiten überhaupt.

Ursachen

Es sind vor allem *Raucher* gefährdet. Jeder zweite Raucher über 40 leidet an einer chronischen Bronchitis.

Es spielen aber auch *chronische Nebenhöhlenentzündungen, Umweltverschmutzung* und berufsbedingte *schädigende Dämpfe, Gase* und *Stäube* eine Rolle.

Pathogenese

Beim Gesunden schlagen die Zilien der Bronchialschleimhaut 2000mal pro Minute, um Schleim, Bakterien und Fremdkörper hinauszubefördern. Durch Zigarettenrauch wird diese Reinigungsfunktion herabgesetzt. Es kommt zu einer Hyperplasie der Schleimdrüsen, die einen veränderten, zähen Schleim produzieren. Dieser veränderte Schleim kann nur erschwert abtransportiert werden. Später atrophiert die Bronchialschleimhaut und der Bronchus kollabiert bei der Ausatmung. Dadurch kommt es zu einer Einengung des Atemweges und zu Atemstörungen. Auf lange Sicht gesehen wird durch die geschilderten Vorgänge die Entwicklung von Bronchiektasen gefördert.

Symptome

Man kann zwei Krankheitsstadien unterscheiden:
- **Chronisch nicht-obstruktive Bronchitis.** Es handelt sich um eine *unkomplizierte* chronische Bronchitis, die ausheilen kann. Es bestehen *Husten* und *schleimiger Auswurf*. Atemnot und Krankheitsgefühl fehlen.
- **Chronisch obstruktive Bronchitis** (asthmatoide Bronchitis). Bei der chronisch-obstruktiven Bronchitis kommt es neben dem Husten und dem Auswurf noch zur *Atemnot*. Es kommt zur zunehmenden Belastungsdyspnoe, später sogar zur Ruhedyspnoe.

Die drei Faktoren, die zur Obstruktion (Verlegung, Verstopfung) der Atemwege führen, sind: entzündliche Schwellung der Bronchialschleimhaut, Spasmus der glatten Bronchiolenmuskulatur und Bildung eines glasigen, evtl. eitrigen Schleims.

Die chronisch obstruktive Bronchitis kann sich aus der chronisch nicht-obstruktiven entwickeln. Sie kann jedoch auch aus einer Erkältung heraus entstehen und von Anfang an obstruktiv verlaufen.

Diagnose

Bei der Inspektion sieht man im fortgeschrittenen Krankheitsstadium eine Lippenzyanose, Trommelschlegelfinger und Uhrglasnägel. Bei der Anamnese fragt man nach Husten, Auswurf, körperlicher Belastbarkeit, Rauchgewohnheiten und Luftbelastungen am Arbeitsplatz und im Haus. Ist der Auswurf gelblich-eitrig, kann eine Sputumdiagnostik sinnvoll sein. Als Ursache kommen vor allem Pneumokokken und Haemophilus influenzae in Betracht. Es kann eine Lungenfunktionsprüfung durchgeführt werden. Bei der *Auskultation* findet man die *Ausatmung verlängert* und je nach Sekretmenge und -beschaffenheit *kontinuierliche* (Pfeifen und Brummen) und *diskontinuierliche* (Rasseln) *Nebengeräusche* (frühere Bezeichnung: trockene und/oder feuchte Rasselgeräusche). Um die Diagnose abzusichern, vor allem um einen Bronchialkrebs auszuschließen, können ein Röntgenbild, eine Bronchoskopie und eine Bronchographie durchgeführt werden.

Differentialdiagnose

Bevor die Diagnose „chronische Bronchitis" gestellt wird, muß ein *Bronchialkrebs* immer durch geeignete Untersuchungen (z.B. Röntgen, Bronchoskopie, Bronchographie) ausgeschlossen werden, da die beiden Krankheiten die gleiche Ursache und eine ähnliche Symptomatik haben!

Die chronische Bronchitis muß gegen Asthma bronchiale, Lungenemphysem, Bronchiektasen, Tuberkulose, Mukoviszidose (bei Kindern und Jugendlichen) und gegen Linksherzinsuffizienz abgegrenzt werden.

Komplikationen

Es kann sich ein *Lungenemphysem* mit einer *respiratorischen Insuffizienz* (eine ungenügende Leistung der Atemtätigkeit) einstellen. Im Lungenkreislauf kann es zu einem Hochdruck *(pulmonale Hypertonie)* kommen mit Ausbildung eines Cor pulmonale und nachfolgender Rechtsherzinsuffizienz. Durch Sekretstau und chronische Infektionen kann sich eine *Bronchopneumonie* bilden.

Therapie

Grundlage der Therapie ist die Ausschaltung des schädigenden Reizes; es muß also in jedem Fall das Rauchen eingestellt werden!

Es können Inhalationen, Brust- und Rumpfwickel, Fuß- oder Teilbäder, Atemgymnastik, Freiluftbehandlungen und Klopfmassagen empfohlen werden. An pflanzlichen Mitteln können unter anderem Spitzwegerich, Königskerze, Schlüsselblume und Islandmoos eingesetzt werden.

Prognose

Besteht der schädigende Reiz (Rauchen!) weiter, so muß mit einer respiratorischen Insuffizienz, Bronchiektasen, Lungenemphysem, Cor pulmonale mit Rechtsherzinsuffizienz und Bronchialkarzinom gerechnet werden.

17.4.7 Asthma bronchiale
(Bronchialasthma)

Es kommt zu Anfällen von Atemnot durch eine zeitweise Verengung der Atemwege. Zwischen den Anfällen liegen Zeitspannen völliger Beschwerdefreiheit, was eine wichtige Abgrenzung zur chronischen Bronchitis darstellt. Es handelt sich um eine häufige Erkrankung, die bei Kindern und Erwachsenen vorkommen kann.

Pathogenese

Wichtiges Kennzeichen bei Asthma ist die überschießende Reaktion des Bronchialsystems auf bestimmte Reize. Auch beim Gesunden kommt es auf einen schädigenden Reiz hin zum Zusammenziehen der Bronchiolen, um die Belastung durch Schadstoffe zu vermindern. Beim Asthmatiker ist diese Aktivität verstärkt. Zu einer Einengung des Atemweges führt aber nicht nur der *Bronchialspasmus*, sondern zusätzlich noch ein *zäher, glasiger Schleim* und eine *entzündliche Anschwellung* der *Bronchialschleimhaut*. Meist spielen bei Asthma bronchiale auch psychische Faktoren eine Rolle.

Einengung der Atemwege bei Asthma bronchiale durch
- Bronchialspasmus
- zäh-glasigen Schleim
- Anschwellung der Bronchialschleimhaut

Ursachen

Es werden nach der auslösenden Ursache verschiedene Asthmaformen unterschieden:
- **Extrinsic-Asthma** (allergisches Asthma). Der Asthmaanfall wird meist durch das *Einatmen* von *Allergenen* ausgelöst, wie beispielsweise Blütenpollen, Hausstaub oder Pilzsporen. Er kann sich jedoch auch auf bestimmte Nahrungsmittel oder auf Medikamenteneinnahme hin einstellen. Typischerweise tritt diese Asthmaform bereits im Kindesalter auf. Sowohl die Einzel- als auch die Familienanamnese ergibt ein gehäuftes Auftreten von Milchschorf, Neurodermitis und Heuschnupfen.
- **Intrinsic-Asthma** (endogenes Asthma). Diese Asthmaform wird durch *Infekte* der *Atemwege* ausgelöst, also ohne ein bestimmtes Allergen. Diese Erkrankungsform tritt meist jenseits des 40. Lebensjahres erstmalig auf.
- **Extrinsic-mixed-Asthma.** Es handelt sich um eine Mischform von Asthma, das durch das Zusammentreffen von Allergenen und Infekten ausgelöst wird.
- **Berufsbedingtes Asthma.** Die Erkrankung wird von *chemisch-irritativen*, *allergisierenden* oder *toxisch* wirkenden Substanzen ausgelöst, wie beispielsweise Mehlstaub, Rauch, Gase oder Kaltluft.
- **Anstrengungsasthma.** Der Asthmaanfall wird durch *vorausgegangene körperliche Anstrengungen* verursacht, z.B. durch Rennen. Diese Asthmaform tritt vor allem bei Kindern auf.
- **Psychogenes Asthma.** Der Asthmaanfall wird durch psychische Belastungen ausgelöst, aber es muß hierbei auch eine gewisse krankhafte Disposition des Bronchialsystems vorausgesetzt werden.

Symptome

Der Asthmaanfall tritt *plötzlich* auf. Es kommt vorwiegend *nachts* oder in den *frühen Morgenstunden* zu *anfallsartiger Atemnot*. Die *Ausatmungsphase* ist deutlich verlängert und erschwert. Typischerweise sitzt oder steht (Orthopnoe!) der Patient und stützt die Arme auf, um die *Atemhilfsmuskulatur* zu aktivieren. Die starke Atemnot kann von *quälenden Hustenanfällen* begleitet werden, wobei aber nur *geringe Mengen* eines *zähen, glasigen Sputums* entleert werden. Der Anfall dauert Minuten bis Stunden. Er wird meist durch heftiges Husten und die Expektoration eines dicken, zähen Schleims beendet, dem das Gefühl der Erleichterung und die Befreiung von der Atemnot folgt.

Status asthmaticus

Ein sehr *schwerer* und/oder sehr *lang anhaltender Anfall* wird als Status asthmaticus bezeichnet. Es kann sich um einen *lebensbedrohlichen Zustand* handeln.

Diagnose

Die *Aus*atmung ist *deutlich verlängert*. Es sind auskultatorisch *kontinuierliche Nebengeräusche* (Pfeifen und Brummen) zu hören. Allerdings kann es bei einem schweren Asthmaanfall durch eine völlige Lungenüberblähung auch zu einem extrem leisen Atemgeräusch („silent lung") kommen! Es liegt eine Tachykardie vor.

17.4 Ausgewählte Erkrankungen des Atmungssystems

Differentialdiagnose
Chronisch-obstruktive Bronchitis, akutes Linksherzversagen, Lungenembolie, Obstruktionen durch Fremdkörper, Tumoren oder Kehlkopfanomalien.

Komplikationen
Status asthmaticus, respiratorische Insuffizienz, Lungenemphysem mit Cor pulmonale und Rechtsherzinsuffizienz.

Therapie
Der schwere Asthmaanfall muß vom Notarzt behandelt werden, da hier verschreibungspflichtige Medikamente eingesetzt werden. Gute Behandlungsmöglichkeiten ergeben sich durch Neuraltherapie, Akupunktur, Massagen (Bindegewebs-, Periost-, Lockerungs- und Fußreflexzonenmassage), aber auch durch Entspannungs- und Lockerungsübungen. An pflanzlichen Mitteln kommt beispielsweise die Haselwurz in Betracht, um die Anzahl und die Intensität der Anfälle zu reduzieren.

▶ 17.4.8 Lungenemphysem
(Lungenblähung)

Emphysem kommt aus dem Griechischen und bedeutet Aufblähung, Aufgeblasensein durch Gase.

Beim Lungenemphysem ist es durch den Verlust elastischer Strukturen des interstitiellen Gewebes zu einer *irreversiblen Erweiterung* und *Verschmelzung* der *Alveolarräume* gekommen. Die Folge ist eine Überblähung der Lunge und ein Verlust von Oberfläche, die für den Gasaustausch zur Verfügung steht. Es kommt zu einer Verminderung der Ein- und Ausatmungsfähigkeit.

Ursachen und Pathogenese
Die häufigste Ursache des Lungenemphysems ist jahrzehntelanges inhalatives *Rauchen*, weil es dadurch zur Schädigung der Alveolen kommt. Bei Nichtrauchern bildet sich ein Emphysem nur selten aus. Allerdings kann sich ein Emphysem auch in Folge einer *Asthma-bronchiale-Erkrankung* oder einer anderen *Lungenerkrankung* ausbilden. Über dem 55. Lebensjahr kann sich ein *Altersemphysem* entwickeln. Dabei kommt es durch eine Alterung des Gewebes zum Untergang von Alveolen.

In neuerer Zeit hat man festgestellt, daß beim Emphysematiker ein Mangel an dem Proteasen-Inhibitor α1-PI (vorher: α1-Antitrypsin) besteht. Fehlt dieser Inhibitor, so können Proteasen die Septen abbauen, die sich zwischen den Alveolen befinden. Rauchen führt zu einem Mangel an diesem Inhibitor. Aber bei 1–2% der Emphysematiker besteht ein solcher Mangel angeborenermaßen.

Durch den Abbau der elastischen Strukturen im interstitiellen Gewebe *fehlt* die *Rückstellkraft*. Dadurch kommt es bei der Ausatmung zu einem Kollaps der Bronchiolen. Die Instabilität der Bronchiolen bereitet dem Emphysematiker vor allem bei der *verstärkten* Ausatmung Schwierigkeiten, während die ruhige Ausatmung möglich ist. Soll der Emphysematiker ein Streichholz aus ungefähr 15 cm Entfernung ausblasen, so ist er dazu nicht in der Lage.

Wenn man den Patienten auffordert, mehrmals hintereinander schnell ein- und auszuatmen, so kann man eine deutliche Zunahme des Brustkorbumfanges messen, weil die so eingeatmete Luft nicht mehr vollständig ausgeatmet werden kann.

Diagnose
Schon bei der *Inspektion* fällt der *Faßthorax* auf. Es handelt sich hierbei um einen weitgehend starren Brustkorb, der nur zu *eingeschränkten Atemexkursionen* befähigt ist. Der Rippenverlauf ist waagrecht anstatt schräg nach unten. Die *Schlüsselbeingruben* erscheinen verstrichen oder sogar *vorgewölbt*.

> Lungenemphysem
> Typisch ist der *Faßthorax*.

Mit einem Zentimetermaß kann die Differenz zwischen der maximalen Ein- und der maximalen Ausatmung gemessen werden. Bei einem gesunden jungen Mann beträgt diese Differenz 10–12 cm. Beim Emphysematiker sinkt sie bis auf ein bis zwei Zentimeter herab.

Die *Lungengrenzen* zeigen sich auch bei der Perkussion *wenig verschieblich*. Über den Lungen ist durch die vermehrte Luftansammlung ein *hypersonorer Klopfschall* zu hören. Durch die Lungenüberblähung kommt es zum *Zwerchfelltiefstand*. Die Auskultation ergibt ein *abgeschwächtes Bläschenatmen,* da das Atemgeräusch durch die vermehrte Luftansammlung gedämpft wird. Aus diesem Grund erscheinen auch die *Herztöne leise*.

Differentialdiagnose

Chronisch-obstruktive Bronchitis, Asthma bronchiale.

Symptome

Da sich das Lungenemphysem meist aus einer chronischen Bronchitis heraus entwickelt, bestehen bei den Betroffenen seit längerer Zeit *Husten* und *Auswurf*.

Man unterscheidet bei chronisch-obstruktiven Bronchial- und Lungenerkrankungen zwei Typen, wobei der Übergang allerdings fließend ist:
– **Pink puffer** (rosafarbener Schnaufer)
  Die Betroffenen sind *schlank*. Es besteht im Gewebe nur ein *geringer Sauerstoffmangel*. Die Kohlendioxidwerte im Blut sind normal. Allerdings besteht eine *ausgeprägte Atemnot* bei erschwerter Atmung. Nur selten liegt ein produktiver Husten vor.
– **Blue bloater** (blauer Aufgedunsener)
  Sie sind *übergewichtig*. Im Gewebe besteht ein *Sauerstoffmangel*, wodurch es zur *zentralen Zyanose* und zur *Polyglobulie* kommt. Letzteres führt zu einer *Erhöhung des Hämatokrit-Wertes*. Es besteht nur *geringgradige Atemnot* („Der Patient hat aufgehört, gegen seine Erkrankung anzukämpfen"). Die Kohlendioxidwerte im Blut sind erhöht. Es bestehen oft die Merkmale einer chronisch-obstruktiven Bronchitis mit produktivem Husten.

Komplikationen

Es kann zur Ausbildung eines *Cor pulmonale* mit darauffolgender *Rechtsherzinsuffizienz* kommen.
  Des weiteren können sich *Emphysemblasen* bilden, die platzen können. Die Folge ist ein Spontanpneumothorax, manchmal sogar ein Spannungspneumothorax (s. S. 391). Die Emphysemblasen können aber auch zur Verdrängung von noch funktionstüchtigem Lungengewebe führen. Durch die dadurch bedingte Verminderung der Sauerstoffaufnahme kann es zum Kräfteverfall (Kachexie) kommen.

Therapie

Der Patient muß ärztlich überwacht werden. Die Therapie richtet sich nach der zugrundeliegenden Ursache. Die Erweiterungen der Alveolen sind nicht mehr rückbildungsfähig, deshalb muß sich die Therapie des Heilpraktikers auf allgemeine Maßnahmen beschränken, damit sich die Situation in der Lunge nicht noch mehr verschlechtert: Rauchverbot, Vermeidung von Erkältungen, für feuchte Raumluft sorgen, Atemgymnastik.
  Haben sich Emphysemblasen gebildet, so müssen diese operativ entfernt werden.

Prognose

Der Krankheitsverlauf ist vom Schweregrad der Erkrankung abhängig. Gerade im Anfangsstadium kann es durch eine konsequente Therapie zu einer deutlichen Besserung der Beschwerden kommen. Im fortgeschrittenen Stadium muß man mit respiratorischer Insuffizienz und Ausbildung eines Cor pulmonale mit Rechtsherzinsuffizienz rechnen.

▶ 17.4.9 Bronchiektasen

Bronchiektasen sind *nicht mehr rückbildungsfähige Erweiterungen* einer oder mehrerer mittlerer oder kleinerer *Bronchien* von sackförmiger oder zylindrischer Gestalt. Bei Bronchiektasen besteht eine Neigung zu sekundären bakteriellen Infektionen.

Ursachen

Die häufigste Ursache von Bronchiektasen ist die *chronische Bronchitis*. Als auslösende Ursachen kommen jedoch auch *Lungenentzündungen* und Kinderkrankheiten, hier vor allem *Masern* und *Keuchhusten* in Betracht. Außerdem können Verengungen in den Bronchien, die durch Fremdkörper, gutartige Tumoren, Lymphknotenschwellungen oder durch Narbenzüge verursacht sein können, Brochiektasen auslösen. Nur selten bestehen sie angeborenermaßen aufgrund einer unvollständigen Differenzierung der Bronchien. Sie haben dann sackförmige Gestalt.

Pathogenese

Erworbene Bronchiektasen entstehen durch eine Zerstörung der Bronchialwand, meist aufgrund einer Entzündung. Bindegewebezunahmen (Fibrosierung) um die betroffenen Bereiche verstärken die Strukturzerstörungen. Manchmal sind auch die Bronchialarterien in den Krankheitsprozeß mit einbezogen, indem sie sich erweitern und Anastomosen (Nebenverbindungen) bilden. Dies kann das Herz belasten und zu Blut im Sputum führen.

Entscheidend für den weiteren Krankheitsverlauf ist, inwieweit die Schleimhäute noch die Fähigkeit der Selbstreinigung besitzen.

Symptome

Das Krankheitsbild entspricht im wesentlichen dem der chronischen Bronchitis. Typisch ist allerdings die vermehrte Schleimproduktion, die zu den vor allen *morgendlichen, „maulvollen Expektorationen"* führt. Dabei werden größere Mengen eines übelriechenden, eitrigen Sputums entleert. Eventuell setzen sich in einem Spitzglas drei Schichten ab: oben schaumig-wäßrig, Mitte schleimig, unten eitrig.

Da es bei Bronchiektasen oft zur bakteriellen Besiedelungen kommt, kann es sein, daß der Patient tagsüber von chronischem Husten mit mehr oder weniger Auswurf, manchmal auch von Bluthusten (Hämoptyse) gequält wird. Allerdings kommen auch symptomenarme Verläufe vor.

> Bronchiektasen
> Morgendliche „maulvolle Expektorationen"

Diagnose

Bei der Krankheitserkennung spielt der charakteristische Auswurf (s.o.) eine wichtige Rolle. Die Patienten sind oft blaß, bei einer leichten Lippenzyanose. Es können leichte Trommelschlegelfinger und Uhrglasnägel bestehen. Die Atmung ist beschleunigt. Bei der Auskultation sind aufgrund der *meist gleichzeitig bestehenden Bronchitis* kontinuierliche Nebengeräusche wie Pfeifen und Brummen, oft aber auch diskontinuierliche Nebengeräusche (feuchte Rasselgeräusche) zu hören. Die BSG kann beschleunigt sein.

Die wichtigste klinische Untersuchungsmöglichkeit der Bronchiektasen ist die Bronchographie.

Komplikationen

Die häufigen *bakteriellen Infektionen* sind streng genommen keine Komplikation, sondern gehören zum eigentlichen Krankheitsbild.

Wichtige Komplikationen sind immer *wiederkehrende Lungenentzündungen* mit Abszeßbildungen und Blutungen. Es kann zur *respiratorischen Insuffizienz* mit Ausbildung eines *Cor pulmonale* mit nachfolgender Rechtsherzinsuffizienz kommen.

Therapie

Der Patient muß angehalten werden, unbedingt *gut abzuhusten,* evtl. in Hängelage, um bakteriellen Infektionen vorzubeugen. Ansonsten kann wie bei chronischer Bronchitis mit pflanzlichen Mitteln, Hydrotherapie und Atemtherapie behandelt werden.

Bei entsprechendem Krankheitsbild besteht in Kliniken die Möglichkeit der therapeutischen Bronchoskopie mit Sekretabsaugung. Besteht nur eine lokalisierte Bronchiektase, die auf konservative Therapie nicht anspricht und die zu schweren Komplikationen geführt hat, so kann operiert werden.

▶ 17.4.10 Pneumonie (Lungenentzündung)

Bei einer Pneumonie ist es zu einer akut oder chronisch verlaufenden Entzündung des Lungenparenchyms gekommen. Dabei können infektiöse, allergische, chemische und physikalische Ursachen eine Rolle spielen. Leitsymptome der Pneumonie sind *Husten, Auswurf, Fieber* und *Schmerzen* bei der *Atmung*. Letzteres ist auf eine Beteiligung des Brustfells zurückzuführen. Bei uns stellt die Lungenentzündung die häufigste Todesursache bei den Infektionskrankheiten dar.

> Leitsymptome der Pneumonie:
> Husten
> Auswurf
> Fieber
> Schmerzen bei der Atmung

Pneumonien können nach verschiedenen Gesichtspunkten unterteilt werden:

Einteilung nach der Vorerkrankung

– **Primäre Pneumonie.** Eine *bisher gesunde* Lunge entzündet sich aufgrund von infektiösen, allergischen, chemischen oder physikalischen Ursachen.
– **Sekundäre Pneumonie.** Bei einer *bereits vorgeschädigten* Lunge, z.B. Stauungslunge, Lungenödem, bei Fremdkörperaspiration, Bronchiektasen oder Bronchialkarzinom, kommt

es durch die genannten Ursachen zur Entzündung. Von einer sekundären Pneumonie spricht man aber auch, wenn sich die Lungenentzündung infolge einer anderen Primärerkrankung einstellt, beispielsweise durch eine Linksherzinsuffizienz oder durch einen Keuchhusten.

Einteilung nach dem Verlauf

- **Akute Pneumonie.**
- **Chronische Pneumonie.** Besteht eine Pneumonie länger als acht bis zehn Wochen, so wird sie als chronisch bezeichnet. Chronische Verlaufsformen treten vor allem bei Patienten mit einer verminderten Immunabwehr auf.

Einteilung nach der Entstehung (Ausbreitung)

- **Nosokomiale Pneumonie.** Nosokomialinfektionen werden in einem *Krankenhaus erworben*. In großen deutschen Kliniken infizieren sich vier bis sechs Prozent der stationären Patienten mit einer Pneumonie. Die Übertragung der Erkrankung erfolgt bei der Behandlung und Pflege. Ursache der nosokomialen Pneumonien sind Vernachlässigungen der Hygienevorschriften, unzureichende Kenntnisse des Klinikpersonals, Platzmangel im Krankenhaus, Zunahme von Problempatienten mit veränderter Immunlage und unkritischer Einsatz von Antibiotika. Als Erreger spielen hier vor allem bestimmte Enterobakterien und Pseudomonasarten, aber auch Staphylokokken, Anaerobier und Pilze eine Rolle. Selbstverständlich kommen aber auch andere Erreger vor.
- **Nicht-nosokomiale Pneumonie.** Die Lungenentzündung wurde nicht in einer Klinik übertragen. Hier kommen u.a. Haemophilus influenzae, Pneumokokken (Streptococcus pneumoniae), Mycoplasma pneumoniae, Legionellenarten, Staphylococcus aureus, Influenzaviren, Parainfluenzaviren, RS-Viren, Adenoviren und Coxsackieviren in Betracht.

Einteilung nach dem Erreger

- **Bakterielle Pneumonie.** Sie machen nur ein Zehntel aller Lungenentzündungen aus. Hier kommen als Erreger vor allem Pneumo-, Strepto- und Staphylokokken in Betracht. Es kommt zu einem *plötzlichen* Krankheitsbeginn mit *Schüttelfrost* und *Kontinuafieber* für eine Woche. Es bestehen *schweres Krankheitsgefühl*, *Husten* mit *Auswurf* und *Schmerzen* hinter dem Brustbein. Bakterielle Pneumonien laufen *typischerweise* als *Lobärpneumonie* (s.u.) ab.
- **Atypische Pneumonie.** Der Begriff atypische Pneumonie wurde im Laufe der Zeit unterschiedlich definiert. Heute versteht man darunter alle infektiösen Pneumonien, die *nicht* durch „*klassische*" *Bakterien* hervorgerufen werden (zu den „nicht-klassischen" Bakterien gehören Chlamydien, Rickettsien und Mykoplasmen). Die atypische Pneumonie tritt bevorzugt bei Kindern und jungen Erwachsenen auf. Es kommt meist zu einem *schleichenden Krankheitsbeginn* mit *mäßigem Fieber*, *trockenem Reizhusten* mit *wenig Auswurf* und nur *geringem Krankheitsgefühl*. Dazu treten Kopf-, Glieder- und Muskelschmerzen. Das Blutbild zeigt keine oder nur eine geringgradige Leukozytose, manchmal auch eine Leukopenie. Später kommt es oft zur relativen Lymphozytose. Die Auskultation ergibt zumeist nur umschriebene klingende, „ohrnahe" Rasselgeräusche. Eine Pleurabeteiligung ist eher selten.

Als Erreger kommen in Betracht:
- Viren (Influenza-, Parainfluenza-, Adeno-, RS- und Coxsackieviren)
- Pilze (Candida, Cryptococcus, Aspergillus, Mucor)
- Parasiten (Protozoen, Würmer)
- besondere Bakteriengruppen:
  - Chlamydien (Chlamydia psittaci)
  - Rickettsien (Coxiella burnetii)
  - Mykoplasmen (Mycoplasma pneumoniae)

Einteilung nach der Lokalisation

- **Alveoläre Pneumonie.** Die Erkrankung spielt sich vor allem im *Lungenparenchym* ab. Es handelt sich *meist* um eine *bakterielle* Lobärpneumonie.
- **Interstitielle Pneumonie.** Bei dieser Form der Lungenentzündung tritt das entzündliche Exsudat vor allem im *Interstitium* auf, also in dem Bindegewebe, das zwischen dem Lungenparenchym liegt. Die interstitielle Pneumonie

wird oft durch *Viren* ausgelöst. Es kommt zu Krankheitsgefühl mit Kopf-, Glieder- und Rückenschmerzen. Schüttelfrost kommt nicht vor, sondern das Fieber steigt langsam an, wird dann zur Kontinua und fällt danach langsam (lytisch) ab. Es besteht ein trockener, oft quälender Husten mit spärlichem Auswurf.

Einteilung nach der Ausdehnung

- **Lobärpneumonie** (Lappenpneumonie). Es handelt sich um ein akutes, schweres Krankheitsgeschehen, bei dem ein oder mehrere *Lungenlappen* befallen sind. Es handelt sich meist um eine bakterielle Pneumonie. Diese Form ist heute seltener geworden.
- **Bronchopneumonie** (Herdpneumonie). Es bestehen in der Lunge *herdförmige*, entzündliche Infiltrate, die von den kleinen *Bronchiolen* auf die *Alveolen* übergreifen. Diese entzündlichen Herde halten sich nicht an die Lappenbegrenzungen. Die Bronchopneumonie entwickelt sich oft auf dem Boden einer *chronischen Bronchitis* und bei bettlägerigen Patienten mit *Herzinsuffizienz*. Verschiedenste Erreger kommen als auslösende Ursache in Betracht: Pneumo-, Strepto- und Staphylokokken, aber auch Viren und Pilze.

Pathogenese

Mikroorganismen können die Lunge aerogen (über den Luftweg) oder über den Blutweg (hämatogen) erreichen. Ob sich die Keime hier ansiedeln können, hängt in erster Linie von der Fähigkeit der alveolären Makrophagen und von der Anzahl und Virulenz der eingedrungenen Erreger ab. Virusinfektionen können bakterielle Besiedelungen erleichtern. Eine wichtige Rolle spielt die Unversehrtheit der Schleimhäute des Atemtraktes und ihre Fähigkeit, mittels Flimmerhärchen und Schleim die Atemwege rein zu halten. Das Einatmen bestimmter Stoffe (z.B. Ozon) kann zu einer Schädigung der pulmonalen Abwehrfunktionen führen und damit eine Entzündung begünstigen.

Bei der alveolären Pneumonie werden die Kapillaren, die die Alveolen umgeben, durch die Entzündung abnorm durchlässig, so daß Exsudat von den Kapillaren in die Alveolen übertritt. Erythrozyten und Leukozyten folgen nach. Da das Exsudat gerinnt, erhält der betroffene Lungenbereich eine verfestigte Konsistenz. Im weiteren Verlauf verflüssigt sich das Exsudat wieder und kann abgehustet werden.

Symptome

- **Bakterielle Lobärpneumonie.** Die Erkrankung bricht typischerweise akut im Winter aus. Es kommt zu einem ungefähr 30–60 min. andauernden *Schüttelfrost*. Danach steigt das Fieber oft auf 39–40 °C an. Es bleibt, ohne entsprechende Therapie, als *Kontinuafieber* für eine Woche bestehen. Es kommt zu *Tachykardie*, *Tachypnoe*, *schwerem Krankheitsgefühl*, starkem *Schwitzen* und *Hustenreiz* mit *Auswurf*. Der Auswurf ist vom zweiten Tag an meist *rostbraun*, manchmal auch blutig, später kann er gelblich werden. Oft tritt Herpes labialis auf. Die Inspektion ergibt ein *Nachschleppen* der betroffenen Thoraxseite bei der Atmung. Manchmal kommt es zur *Nasenflügelatmung*, d.h., daß sich die Nasenflügel bei der Einatmung auffällig weiten. Die Haut ist *gerötet*, manchmal auch zyanotisch. Über dem betroffenen Lungenbereich kommt es bei der Perkussion zur *Dämpfung*. Auskultatorisch sind *Bronchialatmen* und ohrnahe klingende *Rasselgeräusche* bei der Einatmung zu hören. Des weiteren kommt es in der Mehrzahl der Fälle aufgrund einer Pleurabeteiligung zu verstärktem Pleurareiben mit Schmerzen. Der *Stimmfremitus* ist *verstärkt*.
- **Atypische Herdpneumonie.** Die Erkrankung beginnt *langsam* ohne Schüttelfrost. Das *Fieber* steigt meist nur gering an, manchmal fehlt es sogar völlig. Es besteht *Husten* mit wenig, oft schleimigem oder schleimig-eitrigem *Auswurf*. Das Allgemeinbefinden ist unterschiedlich stark beeinträchtigt.
Die Auskultation und die Perkussion ergeben oft keine auffälligen Befunde. Manchmal sind bei der Auskultation jedoch diskontinuierliche Nebengeräusche (Rasselgeräusche) zu hören, und bei der Perkussion kann es zur Dämpfung kommen. Die spärliche Symptomatik und der geringe Untersuchungsbefund stehen in einem deutlichen Kontrast zu dem erhobenen Röntgenbild, das erhebliche Lungenveränderungen zeigt! (Tab. 17-4).

Tabelle 7-4 Bakterielle Lobärpneumonie und atypische Herdpneumonie

	Bakterielle Lobärpneumonie	Atypische Bronchopneumonie
Krankheitsbeginn	plötzlich	langsam
Schüttelfrost	ja	nein
Fieber	39–40 °C	meist mäßig
Tachykardie	ja	fehlt meist
Tachypnoe	ja	manchmal
Schmerzen in der Brust	ja	fehlt meist
Auswurf	rostbraun, evtl. auch eitrig und reichlich	meist schleimig, evtl. schleimig-eitrig
Leukozytose	oft	fehlt meist

> Atypische Herdpneumonie
> Deutlicher Kontrast zwischen Auskultations- und Perkussionsbefund einerseits und andererseits dem Röntgenbild, das erhebliche Lungenveränderungen zeigt.

Differentialdiagnose

Tuberkulose, Bronchialkarzinom, Lungeninfarkt und Pneumonien, die nicht durch Erreger verursacht sind.

Komplikationen

Gefürchtet ist der *tödliche Kreislaufkollaps* bei der kritischen Entfieberung bei der Lobärpneumonie nach einer Woche. Des weiteren kann es zum *Herzversagen* durch toxische Myokardschädigung, zum *Lungenabszeß* durch eitrige Einschmelzungen im Lungenlappen, zum *Pleuraerguß*, zum *Pleuraempyem* (eitriger Erguß in der Pleurahöhle), zur Bildung von *Bronchiektasen* und zur *Lungenfibrose* kommen. Bei schlechter Abwehrlage kann es zur *Wanderpneumonie* kommen, d.h., die Lobärpneumonie heilt in einem Gebiet aus und befällt dann ein anderes. Die Pneumonie kann auch in eine *chronische* Verlaufsform übergehen.

Die Erreger können sich aber auch in anderen Organen absiedeln und so zur Meningitis, zum Hirnabszeß, zur Endo- oder Perikarditis, zur Arthritis oder zur Osteomyelitis (Knochenmarkentzündung) führen.

Therapie

Die Therapie gehört in die Hand des *Arztes*, da zur Behandlung verschreibungspflichtige Arzneimittel notwendig sind. Handelt es sich bei der Pneumonie um den pulmonalen Verlauf einer meldepflichtigen Infektionskrankheit (beispielsweise Ornithose, Q-Fieber), so besteht Behandlungsverbot für den Heilpraktiker. In den anderen Fällen kann begleitend behandelt werden. Die Therapie muß sich nach der zugrundeliegenden Ursache richten.

▶ 17.4.11 Lungenabszeß

Ein Lungenabszeß ist ein *umschriebener nekrotischer* (abgestorbener) *Bezirk* in der *Lunge*, der *Eiter* enthält. Es werden große Eitermengen abgehustet. Meist bildet sich ein einzelnstehender Abszeß, es kommen jedoch auch multiple Abszesse vor.

Ursachen und Pathogenese

Ein Lungenabszeß entwickelt sich meist als *Komplikation* einer *Pneumonie* oder durch *Aspiration* (Eindringen von flüssigen oder festen Stoffen in die Atemwege). Zur Aspiration kommt es vor allem bei Bewußtlosen, bei durch Alkohol betäubten Personen, bei Allgemeinanästhesien und bei Schluckstörungen. Seltenere Ursachen für einen Lungenabszeß sind Bronchialkrebs, Lungeninfarkt oder Verletzungen (infiziertes Hämatom). Bei den auslösenden Erregern spielen Anaerobier eine wichtigere Rolle als Aerobier.

Der Abszeß bricht gewöhnlich in einen Bronchus ein und wird abgehustet.

Symptome

Das Krankheitsbild kann sich akut oder chronisch entwickeln. Die Anfangssymptome ähneln denen der Pneumonie: Es kommt zu *schwerem Krankheitsgefühl*, *Fieber* von 39 °C (oder mehr), *Schweißausbrüchen* und *Husten* mit *eitrigem Auswurf*. Der Auswurf ist häufig mit *Blut* durchmischt, später kann er auch bräunlich oder grünlich sein.

Diagnose

Auch die körperliche Untersuchung ergibt ein ähnliches Bild wie eine Pneumonie. Die exakte Diagnosestellung erfolgt mittels eines Röntgenbildes (rundliche Verschattung mit Höhlenbildung und Flüssigkeitsspiegel) und/oder einer Bronchographie. Es kann eine mikrobiologische Untersuchung des Sputums durchgeführt werden, evtl. auch eine Brustkorbcomputertomographie.

Differentialdiagnose

Pneumonie, Tuberkulose, Bronchialkarzinom und Lungeninfarkt.

Komplikationen

Pleuraempyem (eitriger Erguß in der Pleurahöhle), Fistelbildung zwischen Bronchien und Brustfell, selten massiver Bluthusten.

Therapie

Die Therapie erfolgt wegen der Gefährlichkeit der Erkrankung durch den *Arzt*. Es wird mit Antibiotika behandelt und eine Lagerungsdrainage durchgeführt. Heilt der Abszeß hierbei nicht aus, so muß eine operative Drainage der Abszeßhöhle oder eine Resektion (operative Entfernung des Herdes) durchgeführt werden.

Prognose

Die Letalität beträgt 5–6%. Der Krankheitsverlauf hängt von der Größe des Abszesses ab, von der Ursache und der Abwehrlage des Betroffenen.

▶ 17.4.12 Lungenfibrose

Bei der Lungenfibrose oder Lungenvernarbung kommt es zu einem *bindegewebig-narbigen Umbau* des *Lungengerüsts*. Hierbei wird *zusätzliches Bindegewebe* herdförmig oder diffus in das Lungenparenchym eingelagert. Dabei wird meist die *Alveolarstruktur zerstört*. Es kommt zu einer restriktiven Ventilationsstörung, die zu einer erheblichen Störung des Gasaustausches und zu einer Stauung im Lungenkreislauf (pulmonale Hypertonie) führt.

Exkurs: Ventilationsstörungen
Eine Ventilationsstörung ist eine Störung der Lungenbelüftung. Man unterscheidet restriktive und obstruktive Ventilationsstörungen.

- **Restriktive Ventilationsstörung.** Die *Ausdehnungsfähigkeit* von Lunge und Thorax sind eingeschränkt. Die Ursachen können in der Lunge liegen (z.B. in einer Lungenfibrose) oder außerhalb der Lunge (z.B. in einer Verwachsung der Pleurablätter).
- **Obstruktive Ventilationsstörung.** Der *Strömungswiderstand* innerhalb der Atemwege ist erhöht. Dies ist vor allem bei der chronischen Bronchitis und bei Asthma bronchiale der Fall. Die Ursache sind eine erhöhte Schleimproduktion, eine entzündliche Schleimhautschwellung und ein Krampf der Bronchiolen. Aufgrund einer länger bestehenden obstruktiven Ventilationsstörung kann sich ein Lungenemphysem entwickeln.

Ursache

Die Ursache der Lungenfibrose liegt meist in einer *chronischen Alveolitis*. Dabei kann es sich um den Endzustand eines chronisch-entzündlichen oder -destruktiven Lungenprozesses handeln, um das Resultat einer *physikalischen Schädigung*, wie bei der Strahlenfibrose oder der „Staublunge" (Einatmen von Stein- oder Kohlenstaub) oder um eine *rheumatische Erkrankung* (LE, Sklerodermie, PCP, Morbus Bechterew). Oft kann aber die eigentliche Ursache der Fibrose nicht aufgedeckt werden. Man vermutet in diesem Fall, daß sich die Fibrose unabhängig von anderen Erkrankungen (*idiopathisch*) entwickelt hat. Hier können evtl. erbliche Faktoren eine Rolle spielen.

Es werden nun die Silikose, die Asbestose und die Sarkoidose ausführlicher vorgestellt, da es sich hierbei um die wichtigsten Krankheiten handelt, die zu einer Lungenfibrose führen können.

▶ Silikose (Steinstaublunge)

Durch langjähriges *Einatmen* von *quarzhaltigem Staub* kommt es zur Lungenfibrose. Es handelt sich um eine *Berufskrankheit* von der vor allem *Sandstrahlbläser, Bergleute, Gießer* und *Tunnelarbeiter* betroffen sind. Sie wird nach der Berufskrankheitenverordnung als Berufskrankheit geführt. Durch Arbeitsschutzmaßnahmen ist die Silikose stark zurückgegangen.

Pathogenese

Die Freßzellen sind überfordert, wodurch es durch bestimmte, von den Freßzellen abgegebene Stoffe, zur Aktivierung von Fibroblasten kommt. Dies löst aber letztendlich die Granulombildung (silikotische Knötchen) und die Fibrose aus.

Symptome

Das *Anfangsstadium* der Erkrankung ist im allgemeinen *symptomlos*. Später kommt es zu *Reizhusten* mit *Auswurf*, nachfolgend auch zu zunehmender *Atemnot* mit *Brustschmerzen*.

Komplikationen

Es kommt zur Entwicklung einer *pulmonalen Hypertonie* mit einem *Cor pulmonale*. Die Lunge ist in erhöhtem Maße *infektanfällig*. Es treten immer *wiederkehrend Bronchitiden* auf. Es besteht eine erhöhte Neigung, an *Tuberkulose* zu erkranken.

Diagnose

Bei der Krankheitserkennung spielt die berufliche Exposition mit den entsprechenden Schadstoffen eine wichtige Rolle. Für eine exakte Diagnosestellung ist die Anfertigung eines *Röntgenbildes* unerläßlich.

> Eine Silikose kann nur mittels eines *Röntgenbildes* sicher diagnostiziert werden.

Therapie

Vorbeugende Arbeitsschutzmaßnahmen spielen die wichtigste Rolle, um die Krankheitsentstehung zu verhindern, da es nach Krankheitsausbruch keine wirkungsvolle spezifische Silikosetherapie gibt. Die Behandlung erfolgt lediglich symptomatisch.

Prognose

Die Krankheit kann auch *nach* Beendigung der Einwirkung der Schadstoffe fortschreiten. In den letzten Jahren hat sich die Lebenserwartung der Betroffenen allerdings deutlich verbessert. Man führt dies einerseits auf verbesserte Arbeitsschutzmaßnahmen zurück, andererseits auf eine Verbesserung der Therapie der Begleiterkrankungen.

Eine Ausnahme bildet allerdings die akute Silikose. Sie ist dadurch gekennzeichnet, daß sie schon nach einer kurzen Expositionszeit rasch fortschreitet und innerhalb weniger Jahre tödlich enden kann.

▶ Asbestose (Asbeststaublunge)

Asbest, ein Silikat, kommt in verschiedenen Formen vor, die unterschiedlich schädigend sind. Asbest wurde wegen seiner günstigen wärmeisolierenden und fast unbrennbaren Eigenschaften jahrelang als idealer Werkstoff für die Herstellung von Isolationen, Feuerwehrschutzkleidungen, Bremsbelägen und Eternitplatten angesehen. Das durch Asbest hervorgerufene Gesundheitsrisiko wurde erst später erkannt.

Die Asbestose gehört zu den gesetzlich anerkannten Berufskrankheiten.

Pathogenese

Eingeatmete Asbestfasern von über 10 μm können von den Makrophagen nicht abgebaut werden. Sie können zur *Fibrose* von Lunge und Pleura sowie zum *Bronchial- und Pleurakarzinom* führen. Zigarettenraucher, die Asbest ausgesetzt sind, haben ein 100fach höheres Risiko an einem Bronchialkrebs zu erkranken als Nichtraucher.

Symptome

Leitsymptom ist die *Atemnot*. Meist besteht auch ein *trockener Husten* mit *spärlichem Auswurf*. Es besteht eine erhöhte Neigung an *wiederkehrenden Bronchitiden* zu erkranken.

Diagnose

Wichtig ist die berufliche Exposition. Auskultatorisch können oft feinblasige, basale Rasselgeräusche gehört werden. Die endgültige Diagnosestellung erfolgt über das *Röntgenbild*. Es kann eine Bronchoskopie durchgeführt werden, bei der gleichzeitig Gewebe zu Untersuchungszwecken entnommen wird.

Komplikationen

Bronchial- und Pleurakrebs, Hypoxie (Sauerstoffmangel im Gewebe), Cor pulmonale mit Rechtsherzinsuffizienz.

Therapie

Da auch hier keine ursächliche Therapie bekannt ist, muß das Schwergewicht auf der Krankheitsverhütung liegen! Die Behandlung kann nur symptomatisch erfolgen.

▶ Sarkoidose (Morbus Boeck)

Die Sarkoidose (Morbus Boeck, Besnier-Boeck-Schaumann-Krankheit, Lymphogranulomatosis benigna) ist eine *Allgemeinerkrankung* unbekannter Ursache. Sie wird an dieser Stelle bei den Lungenerkrankungen besprochen, weil sie sich fast immer in der Lunge abspielt und oftmals zu einer *Lungenfibrose* führt.

Ursachen

Unbekannt. Genetische Faktoren werden vermutet, sind aber noch nicht mit Sicherheit nachgewiesen.

Pathogenese

Es kommt zur Bildung von Granulomen, die den Tuberkeln der Tuberkulose ähneln, allerdings haben die Granulome kein verkäsendes Zentrum.

In 90% der Fälle ist die *Lunge* betroffen. Die Krankheit kann sich jedoch auch an den *Lymphknoten*, der *Haut*, der *Leber*, dem *Herz*, der *Milz*, der *Skelettmuskulatur* und den *Augen* abspielen, sehr selten auch im ZNS, in den Nieren, den Gelenken, im Verdauungstrakt und in den Hormondrüsen.

Symptome

Die Erkrankung verläuft fast immer chronisch. Anfangs treten meist keine Symptome auf. Die Krankheit wird dann oft als Zufallsbefund im Röntgenbild erhoben. Später kommt es zu Reizhusten und unter Belastung zu Atemnot. Spielt sich die Erkrankung auch an anderen Organen ab, so kommt es zu Beschwerden seitens des betroffenen Organs, beispielsweise bei der Hautsarkoidose zur Bildung von kleinen oder größeren blauroten, frostbeulenartigen Knoten im Gesicht und an den Akren.

Bei der seltenen akuten Verlaufsform (Löfgren-Syndrom) kommt es zur beidseitigen Schwellung der Hiluslymphknoten mit knötchenförmigen Hauterscheinungen und Gelenkschmerzen.

Diagnose

Die BSG ist beschleunigt. Bronchoskopie mit Gewebeentnahme, Röntgen, Lungenfunktionsprüfung u.a.

Therapie

Im Anfangsstadium besteht eine gute Tendenz zur Spontanheilung. Die Behandlung erfolgt durch den Arzt, da verschreibungspflichtige Medikamente eingesetzt werden müssen, beispielsweise Kortison, das allerdings in seinem Nutzen in diesem Fall umstritten ist.

Prognose

Schreitet die Erkrankung fort, muß mit einer Lungenfibrose, mit respiratorischer Insuffizienz und einem Cor pulmonale mit nachfolgender Rechtsherzinsuffizienz gerechnet werden.

▶ 17.4.13 Lungenödem (Lungenstauung)

Beim Lungenödem kommt es zum Austritt von *Flüssigkeit* aus den *Kapillaren* in das Lungeninterstitium und in den *Alveolarraum*.

Ursachen

Die Ursache liegt meist in einer *Linksherzinsuffizienz*, die zu einem sogenannten kardialen Lungenödem führt.

Seltener liegt eine *Überwässerung* vor, beispielsweise beim nephrotischen Syndrom. Hier wirkt der Mangel an Bluteiweißen, der zu einem fehlenden kolloidosmotischen Druck führt, noch krankheitsverstärkend. Eine andere mögliche Ursache kann eine abnorme Erhöhung der Durchlässigkeit der Kapillaren sein. Dies ist beispielsweise beim anaphylaktischen Schock der Fall.

Pathogenese

Steigt der Kapillardruck in der Lunge an, so tritt vermehrt Flüssigkeit aus den Kapillaren aus und gelangt in den Zwischenzellbereich (Interstitium). Sind die Lymphgefäße in der Lunge nicht mehr in der Lage, die vermehrte Flüssigkeit aufzunehmen, so kommt es zu einem *interstitiellen Ödem*. Steigt die Flüssigkeitsmenge im Interstitium noch weiter an, so kommt es zum Übertritt von Flüssigkeit in die Alveolen *(alveoläres Ödem)*, wodurch der Gasaustausch behindert wird. Das interstielle und alveoläre Ödem sind also unterschiedliche Stadien des gleichen Krankheitsgeschehens.

Schocklunge. Eine Schocklunge ist eine Sonderform des Lungenödems. Dieses Lungenödem kann sich 18–36 Stunden nach einem Kreislaufschock entwickeln, zu einem Zeitpunkt, wo die Blutdruck- und Volumenverhältnisse wieder normal sind. Die Ursache liegt darin, daß es aufgrund des Schocks zu einer Schädigung des Kapillarendothels gekommen ist und sich deshalb ein interstitielles und alveoläres Ödem entwickeln könnte.

Symptome

– **Beim interstitiellen Ödem:**

 Tachypnoe, Orthopnoe, Zyanose, Angst, Husten, Asthma cardiale

– **Beim alveolären Ödem:**
Hochgradige Atemnot mit *brodelndem Atemgeräusch*, *Husten* mit weißlich bis *rötlich-schaumigem* Sputum, *Zyanose*

Diagnose

Die Auskultation ergibt beim beginnenden interstitiellen Ödem anfangs ein normales Auskultationsgeräusch. Später kommt es über der Lungenbasis zum spätinspiratorischen Rasseln (feuchte Rasselgeräusche), evtl. auch zum Pfeifen. Beim schweren Lungenödem kommt es zu einem brodelnden Atemgeräusch (Todesröcheln), das schon ohne Stethoskop zu hören ist, sowie zu schwerster Dyspnoe, zu Zyanose und Angst.

Zur Sicherung der Diagnose kann ein Röntgenbild angefertigt werden. Es zeigt erweiterte pulmonale Gefäße und eine interstitielle Wasseransammlung. Eine Blutgasanalyse gibt Aufschluß über die Blutgasverhältnisse.

Therapie

Sie richtet sich nach der zugrundeliegenden Erkrankung und nach der Schwere des Krankheitsbildes.

> Erste-Hilfe-Maßnahmen beim schweren Lungenödem:
> Bis zum Eintreffen des Notarztes wird der Patient mit *aufgerichtetem Oberkörper* gelagert, die Beine sollen herabhängen. Es kann ein *unblutiger Aderlaß* zur Verminderung der Blutüberfüllung in den Lungen durchgeführt werden. Dazu werden jeweils drei Extremitäten im 10minütigen Wechsel venös gestaut. Des weiteren muß der Patient beruhigt und zum Abhusten veranlaßt werden.

Prognose

Die Krankheitsentwicklung hängt von der zugrundeliegenden Ursache und der intensivmedizinischen Betreuung ab.

▶ 17.4.14 Lungenembolie

Bei der Lungenembolie ist es zum *Verschluß* einer *Lungenarterie* gekommen. Der Verschluß wird in weitaus den meisten Fällen durch einen *Thrombus* verursacht, der aus den tiefen *Bein-*, *Becken-* oder *Bauchvenen* stammt. Nur selten wird eine Lungenembolie durch Luft, Fetttröpfchen oder Geschwulstfragmente ausgelöst.

Die Folgen der Lungenembolie hängen in erster Linie von der Größe des verschleppten Thrombus ab. So verursachen Verschlüsse von kleinsten und kleinen Gefäßen überhaupt keine Symptome.

Der Verschluß einer Segmentarterie, eines größeren Pulmonalarterienastes oder sogar einer Hauptlungenschlagader können zu einer akuten massiven Lungenembolie mit evtl. tödlichem Ausgang führen.

5–10% aller Embolien verlaufen als solch eine massive Embolie. Bei den nicht-massiven Embolien kommen manchmal rezidivierende Verläufe vor. 10–15% der Lungenembolien führen zu einem Lungeninfarkt.

> Die Bandbreite einer Lungenembolie reicht vom symptomlosen über den leichten zum schweren bis hin zum tödlichen Verlauf.

Ursachen

Ungefähr ein Drittel der Lungenembolien tritt nach *Operationen*, ein Drittel bei Patienten mit Herzinsuffizienz und das restliche Drittel bei *Varikosis*, *Blutgerinnungsstörungen* und *Immobilität* (s.u.) auf.

> Risikofaktoren der Lungenembolie:
> Operationen, Entbindungen, Schwangerschaft, Einnahme von oralen Kontrazeptiva („Pille") oder anderen Östrogenpräparaten, Einnahme von Diuretika, Zigarettenrauchen, Herzinsuffizienz, Blutgerinnungsstörungen, Alter, Krampfaderleiden, Immobilität durch Bettlägerigkeit, lange Autofahrten oder Flüge.

Pathogenese

Die durch den Embolus verursachte Einengung des Gefäßquerschnittes führt zur pulmonalen Druckerhöhung und zum *Rückstau* in das *rechte Herz*. Das linke Herz dagegen erhält weniger Blut, was zur Tachykardie führt.

Der weitere Krankheitsverlauf ist davon abhängig, ob sich der Thrombus auflöst, was meist der Fall ist, oder ob das Gefäß verschlossen bleibt.

Symptome

Massive Lungenembolien zeigen ein dem *Herzinfarkt* ähnliches Bild: Atemnot, schnelle Atmung,

Brustschmerzen, gelegentlich *Hustenanfälle, Zyanose, Tachykardie, Angst* bis hin zu *Vernichtungsgefühl, Hypotonie, Schweißausbruch,* evtl. *Schock.* Es kann zum plötzlichen Tod durch *Rechtsherzversagen* kommen.

Nicht-massive Lungenembolien können zur vorübergehenden Atemnot mit einer zeitweisen Verschlechterung des Allgemeinbefindens führen. Grundsätzlich sind jedoch auch hier unterschiedliche Schweregrade möglich.

Rezidivierende Lungenembolien. Manchmal gehen mehrere kleinere Lungenembolien einer massiven Embolie voraus. Deshalb muß auch der Verdacht auf eine kleinere Lungenembolie immer ernst genommen werden. Typische Symptome bei rezidivierenden Lungenembolien sind Tachykardie, Schwindelanfälle, manchmal kommt es kurz zur Bewußtlosigkeit oder zu Fieber.

> Einer großen Lungenembolie können kleinere, wiederkehrende Embolien vorausgehen. Deshalb muß *jede,* auch eine kleine Embolie, in der Klinik sorgfältig abgeklärt werden.

Diagnose

Die Verdachtsdiagnose kann aufgrund des Beschwerdebildes gestellt werden. Die körperliche Untersuchung ergibt eine beschleunigte Atmung, eine Stauung der Halsvenen und eine Lebervergrößerung. Bei der Auskultation ist oft ein gespaltener zweiter Herzton zu hören, bei lautem Pulmonalschlußton. Eventuell kommt es zum Galopprhythmus.

Die endgültige Diagnosestellung erfolgt in der Klinik mittels Röntgen, EKG, Blutgasuntersuchung, Pulmonalarteriographie u.a.

Differentialdiagnose

Herzinfarkt (s. Tab. 7-4), Lungenödem, Pneumothorax und Pleuraerguß

Komplikationen

Atelektasen (s.u.) und Lungeninfarkt

Ein Lungeninfarkt führt zu Husten, blutigem Sputum, atemabhängigen Schmerzen, Pleuraschmerzen und Pleurareiben, Tachykardie, meist nur geringgradigen Atemstörungen, später durch eine zusätzliche Infektion zu Fieber.

Therapie

Es muß sofort der *Notarzt* gerufen werden. Der Patient wird mit erhöhtem Oberkörper gelagert. Es wird eine Verweilkanüle gelegt und der Patient beruhigt. Die weitere Behandlung erfolgt in der Klinik. Hier kommen Heparingaben oder andere Fibrinolytika in Betracht, selten muß der Embolus operativ entfernt werden. Diese Operation hat eine hohe Letalität.

Prognose

Bei massiven Lungenembolien sind plötzliche Todesfälle häufig. Todesursache ist in diesen Fällen ein plötzliches *Rechtsherzversagen* durch den massiven Blutrückstau. Die nicht-massiven Lungenembolien haben eine gute Prognose, sie heilen in der Mehrzahl der Fälle komplikationslos aus.

▶ 17.4.15 Atelektase

Bei der Atelektase liegt in der Lunge ein *nicht belüfteter Bereiche* vor. Die Wände der zusammengefallenen Alveolen liegen aneinander. Eine Atelektase kann die gesamte Lunge oder einen Teil der Lunge betreffen. Die Erkrankung kann akut oder chronisch verlaufen. Es kann sich zusätzlich eine Infektion einstellen.

> **Atelektase**
> In der Lunge liegt ein nichtbelüfteter Bereich vor.

Als *fetale Atelektase* bezeichnet man den physiologischen Zustand der Lunge *vor* dem ersten Atemzug. Es handelt sich um einen wichtigen Befund bei einer Totgeburt.

Tabelle 7-5   Differentialdiagnose von Lungenembolie und Herzinfarkt

	Lungenembolie	**Herzinfarkt**
Beginn	meist plötzlich	plötzlich
Vorgeschichte	Immobilität, Bettlägerigkeit, Operation	Angina-pectoris-Anfälle
Schmerz	atemabhängig	atemunabhängig, oft Ausstrahlung in die Kleinfingerseite des linken Armes
Atemnot	stark, manchmal Reizhusten	allmählich zunehmend

17 Das Atmungssystem

Ursachen

Die wichtigste Ursache sowohl der akuten als auch der chronischen Atelektase ist die *Verlegung* eines *Bronchus*. Diese Verlegung kann sich aufgrund eines *zähen Sekretpfropfes* (z.B. bei Mukoviszidose, s.u.), eines verschluckten *Fremdkörpers* oder eines *Bronchialtumors* ausgebildet haben, seltener durch andere Tumoren, vergrößerte Lymphknoten und Aneurysmen. Außerdem können Atelektasen durch eine Abknickung oder eine Verdrehung von Bronchien verursacht werden, aber auch Druck von außen auf die Lunge, beispielsweise durch einen Pleuraerguß, durch einen Pneumothorax oder durch große Emphysemblasen.

Pathogenese

Nach einer Bronchusverlegung wird die Luft in den Alveolen durch das Blut absorbiert, des weiteren zieht sich nachfolgend die Lunge zusammen. Beides zusammen führt zu einem luftleeren Zustand in den Alveolen. Je nach Größe des betroffenen Bereichs kann durch eine Überdehnung der nicht betroffenen benachbarten Lungenteile der Volumenverlust teilweise ausgeglichen werden. Betrifft die Atelektase eine ganze Lungenhälfte, kann es zur Verlagerung des Herzens und des Mediastinums zur betroffenen Seite hin kommen.

Symptome

Die Symptomatik hängt von der Schnelligkeit ab, mit der sich der Verschluß ausbildet, von der Größe des betroffenen Bereichs und ob sich zusätzlich eine komplizierende Infektion einstellt.

Bei einem schnellen Verschluß eines großen Lungenteils treten auf der betroffenen Seite Schmerzen auf. Außerdem kommt es zu Atemnot, Zyanose, Blutdruckabfall, Tachykardie, erhöhter Temperatur und Schock. Entwickelt sich dagegen die Atelektase nur langsam, so kann es sein, daß überhaupt keine Beschwerden auftreten. Dazwischen sind alle Schweregrade vertreten.

Komplikation

Es kann zur Infizierung des geschädigten Bereiches kommen, später auch zur Fibrosierung.

Diagnose

Die Inspektion ergibt eine *eingeschränkte* oder *fehlende Atemexkursion* des betroffenen Bereiches. Bei der Perkussion kommt es im geschädigten Areal zur Dämpfung, bei der Auskultation stellt man hier ein *abgeschwächtes* oder *fehlendes Atemgeräusch* fest.

Die Diagnose muß mittels einer *Röntgenaufnahme* abgesichert werden. Sie zeigt eine luftleere Masse, eine Minderung des Zwischenrippenraumes, eine Zwerchfellanhebung und eine Verlagerung des Mediastinums, manchmal auch eine Verlagerung der Interlobärfissuren.

Differentialdiagnose

Ein Spontanpneumothorax kann ähnliche Symptome hervorrufen wie eine Atelektase. Allerdings ergibt die Perkussion beim Pneumothorax einen tympanitischen Schall und bei Atelektase eine Dämpfung.

Therapie

Die Therapie erfolgt in der Klinik und richtet sich nach der zugrundeliegenden Ursache. So können beispielsweise ein Schleimpfropf oder ein Fremdkörper endoskopisch entfernt werden, so daß sich die befallene Lunge wieder ausdehnt.

▶ 17.4.15 Mukoviszidose (zystische Fibrose)

Es handelt sich bei uns um die häufigste letal verlaufende angeborene Stoffwechselerkrankung. Es liegt eine Häufigkeit von 1:2500 Lebendgeburten vor.

Es besteht eine *allgemeine Störung* in der Abgabe der *Drüsenabsonderungen*, vor allem im *Verdauungs-* und *Atmungssystem*. Die Erkrankung zeigt sich im Kindesalter, schreitet dann chronisch fort und führt schließlich zu einer Lungenfibrose und zu einer Pankreasinsuffizienz. Vor allem im Schweiß finden sich stark erhöhte Konzentrationen von Na- und Cl-Ionen, was zu entsprechendem Wasserverlust führt.

> **Mukoviszidose**
> Es besteht eine Störung der Drüsenabsonderung des Verdauungs- und Atmungssystems.

Die Erkrankung wird autosomal-rezessiv vererbt. Das heißt, sie tritt nur auf, wenn der zugrundeliegende Gendefekt auf beiden Chromosomen eines Autosomenpaares vorhanden ist. Das erkrankte Kind muß also sowohl von der Mutter als auch vom Vater ein fehlerhaftes Gen erhalten haben. Vater und Mutter haben diesen Genschaden, ohne selbst erkrankt zu sein, da sie den Defekt nur auf einem Chromosom haben und noch ein intaktes Chromosom besitzen. So liegt die Häufigkeit der Erkrankung bei diesen Eltern bei einem kranken zu drei gesunden Kindern, d.h., es besteht ein Erkrankungsverhältnis von 1:4.

Ursache und Pathogenese

Es handelt sich um einen *genetischen Defekt* am Chromosom 7. Es kommt zu einem Versagen eines intrazellulären Enzymmechanismus mit einer daraus folgenden Zähflüssigkeit von Sekreten und sekundären Veränderungen der Drüsen.

Der vermehrte und zähe Schleim überzieht die Darmschleimhaut und die Bauchspeichelgänge und verstopft die Bronchiolen. Die Folge sind Störungen der Verdauung und der Stoffaufnahme. Außerdem kommt es zu schweren Schäden der Atemwege. Durch die Veränderung der Schleimqualität besteht eine chronische Infektionsneigung, und so können sich ein Lungenemphysem und eine Lungenfibrose einstellen, was später wiederum zu einem Cor pulmonale und zu Rechtsherzinsuffizienz führen kann.

Symptome

Die Krankheit kann als sehr leichte, schwere, schwerste oder als verzögerte (protrahierte) Verlaufsform in Erscheinung treten.

Bei 7–10% der betroffenen Kinder kommt es bereits zum Zeitpunkt der Geburt zu einem Mekoniumileus, d.h., daß die erste Darmentleerung des Neugeborenen, das sogenannte Kindspech, die dunkle, fast pechschwarz aussehende Masse aus Darmschleim, Darmepithel und Darmsekreten, nicht abgesetzt werden kann. Außerdem können sich beim Neugeborenen im Dickdarm Pfröpfe bilden, die zu einer Darmverlegung führen. Bei den anderen Säuglingen kündigt sich der Krankheitsbeginn oft durch eine unzureichende Gewichtszunahme an.

Die Folgen der Sekretstörung zeigen sich am ausgeprägtesten in den *Atemwegen*. Hier hängt das Ausmaß der Beschwerden vom *Schweregrad* der Erkrankung ab. Typisch sind die *chronische Bronchitis* mit hartnäckigem Husten (oft *keuchhustenähnlicher Reizhusten!*) und *Auswurf*. Es bilden sich immer wieder entzündliche bronchopneumonische Herde. Im weiteren Verlauf der Erkrankung kommt es zu Dyspnoe, Zyanose, Trommelschlegelfingern, Uhrglasnägeln und immer wieder zu Sinusitiden und Pneumonien.

Zu den Symptomen seitens des Atemtraktes treten die des Verdauungsapparates: fortschreitende *Pankreasinsuffizienz* mit häufigen, reichlichen, faulig-übelriechenden *Fettstühlen*, *Bauchschmerzen* und *Meteorismus*. Durch die Malabsorption kann es zu einem *Mangel* an *fettlöslichen Vitaminen* und *Bluteiweißen* kommen, was wiederum Ödeme und Anämien zur Folge haben kann.

Diagnose

Bei der Anamnese wird nach Auftreten von Mukoviszidose in der Familie geforscht. Wichtig ist der *Schweißtest* (quantitativer Pilocarpin-Iontophorese-Schweißtest). Dazu wird pharmakologisch eine lokale Schweißproduktion stimuliert. Anschließend wird die Menge des Schweißes und die Elektrolytkonzentration bestimmt. Bei vorliegender Mukoviszidose können erhöhte Werte von Chlorid und Natrium nachgewiesen werden.

Die Lungenauskultation ergibt *Rasselgeräusche*, sofern der Schleim nicht so zäh ist, daß er so fest an den Bronchialwänden klebt, daß er keine Geräusche verursacht. Des weiteren können eine Lungenfunktionsprüfung, bakteriologische Sputumuntersuchungen und Pankreasuntersuchungen, hier vor allem die Chymotrypsinbestimmung im Stuhl, durchgeführt werden.

Differentialdiagnose

Bei ungefähr 7% der Patienten wird trotz bronchialer Beschwerden die Diagnose Mukoviszidose erst nach dem 10. Lebensjahr gestellt. Häufigste Fehldiagnosen sind die *chronische Bronchitis*, *Asthma bronchiale* und *Bronchiektasen*.

> Die Früherkennung der *Mukoviszidose* ist von entscheidender Wichtigkeit, da sich irreversible Organschäden und Funktionsdefizite nur so aufschieben oder sogar vermeiden lassen. Auch die gezielte Antibiotikatherapie ist oft bedeutend für den weiteren Krankheitsverlauf.

Komplikationen

Das vermehrte, zähe Sekret bildet einen idealen Nährboden für Keime, so daß es immer wieder zu Infektionen mit Pseudomonas, Staphylokokken und Haemophilus influenzae kommt. So treten immer wieder *Pneumonien* auf.

Durch den zähen Schleim können aber auch die kleinen Bronchien verstopfen, was zur Ausbildung von *Atelektasen* führt. Des weiteren können sich *Bronchiektasen* ausbilden. Gelegentlich kommt es zum Pneumothorax. Die Lungenfibrose führt zum Cor pulmonale mit Rechtsherzinsuffizienz.

Bei 3% der Kinder entwickelt sich ein Diabetes mellitus und bei 5% eine biliäre Leberzirrhose.

Therapie

Wichtig ist eine möglichst frühzeitige Betreuung in einem *spezialisierten Behandlungszentrum*, in dem regelmäßige Sputum- und Blutkontrollen durchgeführt werden. Da es keine ursächliche Therapie gibt, wird symptomatisch behandelt. Dabei wird versucht, die Ansammlung des zähen Sekretes zu verhindern und Entzündungen seitens des Atemtraktes vorzubeugen. Nur in bestimmten Fällen werden Lungentransplantationen durchgeführt, da diese viele Probleme aufwerfen.

Eine wichtige Rolle spielen krankengymnastische Übungen, Drainagemaßnahmen, Inhalationen, schleimlösende Mittel, regelmäßiges, aktives Abhusten, Atemgymnastik, ausreichende körperliche Ertüchtigung und eine genügende Flüssigkeitszufuhr. Bei Infektionen ist eine gezielte Antibiotikabehandlung (erfolgt oft stationär i.v.) wichtig. Gegebenenfalls müssen die Pankreasenzyme ersetzt werden.

Bei der Ernährung muß darauf geachtet werden, daß ausreichend Kalorien, Eiweiße und Fette zugeführt werden! Dabei kann es sein, daß die durchschnittlichen Bedürfnisse um 50% überschritten werden. Multivitaminpräparate müssen erhöht dosiert werden, um eine ausreichende Versorgung zu gewährleisten. Bei vermehrtem Schwitzen ist nicht nur auf ausreichenden Flüssigkeits-, sondern auch auf einen Elektrolytersatz zu achten.

Obwohl oft Unfruchtbarkeit besteht (Mangel an reifen Spermien), sollte eine genetische Beratung (autosomalrezessiver Erbgang s.o.) empfohlen werden, da in neuerer Zeit immer mehr Betroffene das fortpflanzungsfähige Alter erreichen.

Prognose

Obwohl die Lebenserwartung in den letzten Jahren gestiegen ist, beträgt die mittlere Lebenserwartung nur 20 Jahre.

▶ 17.4.17 Bronchial- und Lungenkarzinom

Das Bronchialkarzinom ist *bei Männern* die *häufigste Ursache* der *Krebstodesfälle*, bei Frauen ist es die zweithäufigste (erste Stelle: Brustkrebs), allerdings ist hier die Tendenz steigend, da Frauen in den letzten Jahren vermehrt zur Zigarette greifen. Der Häufigkeitsgipfel der Erkrankung liegt zwischen dem 50. bis 60. Lebensjahr.

Beim *Bronchialkarzinom* handelt es sich um einen bösartigen, von der *Bronchialschleimhaut* ausgehenden Tumor. Beim *Lungenkarzinom* dagegen geht der Tumor von den *Alveolarzellen* aus. Diese Krebsart ist *sehr selten* und wird deshalb hier nicht weiter besprochen, zumal Diagnostik und Therapie dem Bronchialkarzinom entsprechen.

Oft wird allerdings vom Lungenkrebs gesprochen, wenn es sich genaugenommen um einen Bronchialkrebs handelt.

Ursachen

Als wichtigster kanzerogener Stoff gilt beim Bronchialkrebs der *Tabakrauch*. Raucher sind von dieser Krebsart 10–20mal häufiger betroffen als Nichtraucher. Weitere kanzerogene Stoffe sind *Asbest, Arsen, Nickel, Chrom, Teer, Öldestillate* und *radioaktive Strahlungen* (Uran, Radon u.a). Aber auch eine *chronische Bronchitis*, unabhängig von ihrer Ursache, stellt einen Risikofaktor dar. Außerdem hat man eine *familiäre Häufung* der Erkrankung beobachtet. Personen, bei denen ein Elternteil an einem Bronchialkarzinom erkrankt ist, haben ein 2,5fach erhöhtes Risiko ebenfalls zu erkranken.

Pathogenese

Die Epithelzellen des Atemtraktes werden vor allem durch den Teer beim Zigarettenrauch geschädigt und produzieren eine erhöhte Menge an Schleim. Diese vermehrte Schleimproduktion führt zum „Raucherhusten". Manche Zellen der Bronchialschleimhaut reagieren allerdings auf die Schadstoffe mit einer überschießenden Zellteilung. Diese gereizten Zellen können entarten und ein Bronchialkarzinom auslösen.

Symptome

Leider ruft ein *Bronchialkarzinom* keine krankheitsspezifischen Beschwerden hervor!

Es kommt zu einem *symptomenarmen Frühstadium*, das von den Beschwerden her einer *chronischen Bronchitis* entspricht:

Charakteristisch ist ein *Reizhusten*, der vor allem *nachts* auftritt. *Sputum* wird nur *spärlich entleert*, evtl. mit *faserigen Blutbeimengungen*. Es kann ein leichter dumpfer oder bohrender Schmerz hinter dem Brustbein oder im Rücken bestehen.

Im *Spätstadium* kommt es zu *blutigem* oder *himbeergeleefarbenem Sputum, Heiserkeit* (Lähmung des Kehlkopfnervs), *Gewichtsverlust, Abgeschlagenheit, Appetitlosigkeit, beschleunigte BSG* und *Lymphknotenschwellungen*. Je nach Ort der Metastasenabsiedelung treten weitere Beschwerden seitens der betroffenen Organe hinzu.

Außerdem können die Tumorzellen bestimmte Hormone oder hormonähnlich Substanzen freisetzen und so zu einem paraneoplastischen Syndrom führen. Dabei kann es unter anderem zu Hormonerkrankungen (M. Cushing durch vermehrte Freisetzung von ACTH), zu neurologischen Symptomen, Polyglobulie und zur Veränderung der Blutgerinnung kommen.

> Jeder Husten, der länger als 3 Wochen besteht, und der auf die gängigen Hustenmittel nicht anspricht, muß *abgeklärt* werden.

Metastasierung

Grundsätzlich können sich in allen Organen Metastasen absiedeln. Am häufigsten sind jedoch die Leber, das Gehirn, die Knochen und die Nebennieren betroffen, seltener die Lunge, der Magen-Darm-Trakt und die Haut.

Komplikationen

Pneumonie, Horner-Symptomen-Komplex, Pleuraerguß, Atelektasen und Vena-cava-superior-Syndrom (starke venöse Einflußstauung im Bereich von Kopf, Hals und oberen Extremitäten mit prall gefüllten Venen, Ödemen und Zyanose), Heiserkeit durch Lähmung des N. recurrens, Zwerchfellhochstand durch Lähmung des Zwerchfellnervs, Schluckbeschwerden durch Kompression der Speiseröhre, Herzbeuteltamponade, Arrhythmien, Schmerzen im Arm durch Kompression des Armnervengeflechts (Plexus brachialis).

Diagnose

Bronchoskopie mit Gewebeentnahme, Röntgen, Computertomographie, *Sputumuntersuchung* zum Nachweis von Tumorzellen. Bei einer Sputumuntersuchung ist zu beachten, daß ein negativer Befund ein Karzinom jedoch nicht ausschließt!

Therapie

Der Betroffene muß unbedingt an eine geeignete Klinik zur Behandlung verwiesen werden. Es wird, wie bei den anderen Krebserkrankungen auch, vor allem operiert, bestrahlt und mit Zytostatika behandelt. Der Heilpraktiker kann begleitend und nachsorgend behandeln. Ein Schwerpunkt der heilpraktischen Behandlung sollte darin liegen, einer späteren erneuten Krebserkrankung vorzubeugen.

Prognose

Fünf Jahre nach Diagnosestellung leben nur noch ungefähr 5% der Betroffenen. Allerdings hängt der Behandlungserfolg davon ab, in welchem Stadium die Erkrankung entdeckt wird. Des weiteren spielen jedoch auch die Tumorart und die eingesetzte Therapie eine entscheidende Rolle.

▶ 17.4.18 Pleuraerguß

Beim Pleuraerguß ist es zu einem *Anstieg* der *Flüssigkeitsmenge* im *Gleitspalt* zwischen Lungen- und Rippenfell gekommen. Erst wenn die Flüssigkeitszunahme mehr als 200 ml beträgt, treten Beschwerden auf, und auch erst ab dieser Menge kann man den Erguß im Röntgenbild nachweisen.

Exkurs: Exsudat und Transsudat
Bei einer Flüssigkeitszunahme unterscheidet man Exsudat und Transsudat:
– **Exsudat.** Es handelt sich um eine entzündliche, eiweißreiche Ausschwitzung aus den Blutgefäßen. Ein Exsudat hat ein trübes Aussehen. Das spezifische Gewicht liegt über 1,016.
– **Transsudat.** Es handelt sich um einen nicht-entzündlichen Erguß in eine Körperhöhle oder ins Interstitium. Ein Transsudat entsteht aufgrund von Stauungen und durch eine abnorme Durchlässigkeit der Kapillaren. So handelt es sich beispielsweise beim Aszites (Bauchwassersucht) um ein Transsudat. Aber auch bei einer Herzinsuffizienz kann sich ein Transsudat entwickeln. Ein Transsudat enthält nur wenig Bluteiweiße und hat deshalb ein klares, hellgelbes Aussehen. Das spezifische Gewicht liegt unter 1,016.

Ursachen

Ein Pleuraerguß kann verschiedenste Ursachen haben:
– *Herzinsuffizienz* (Anstieg des hydrostatischen Drucks)
– *Leberzirrhose, nephrotisches Syndrom* (Abnahme des onkotischen Drucks in den Kapillaren durch Mangel an Bluteiweißen)

- *Brustfellentzündung* (erhöhte Kapillardurchlässigkeit durch Entzündung)
- *Behinderung des Lymphabflusses* der Lymphbahnen im Mediastinum, beispielsweise durch Lymphome oder Metastasen oder durch auf die Pleura übergreifende Karzinome bei Bronchial- oder Brustdrüsenkrebs
- *Rheumatische Erkrankungen* (LE, PCP)
- Tuberkulose
- Lungeninfarkt
- Traumata (beispielsweise des Brustkorbes)
- Übertritt von Flüssigkeit aus der Bauchhöhle bei Aszites über Defekte im Zwerchfell oder über Lymphbahnen, die durchs Zwerchfell treten.

Pathogenese

Je nach Ursache kommt es zur Bildung eines Transsudates (z.B. bei Herzinsuffizienz, Leberzirrhose und nephrotischem Syndrom) oder eines Exsudates (z.B. bei Pleuritis und rheumatischen Erkrankungen).

Symptome

Wie schon erwähnt, verursachen *kleinere* Ergüsse *keine Beschwerden*. Je nach Ergußmenge kommt es zur *Belastungsdyspnoe* oder sogar zur *Ruhedyspnoe*. Ob es zu *Schmerzen* im Brustkorb kommt, ist von der auslösenden Ursache abhängig.

Diagnose

Über dem Erguß ist der *Stimmfremitus abgeschwächt* bis *aufgehoben*. *Perkutorisch* ergibt sich eine *Dämpfung*. *Auskultatorisch* ist das *Atemgeräusch* aufgehoben. Am oberen Rand des Ergusses ist Bronchialatmen zu hören.

Wichtige *klinische Untersuchungen* sind Ultraschall- und Röntgendiagnostik, Punktion des Ergusses, evtl. auch Computertomographie (vor allem bei Ergüssen, die durch maligne Tumoren bedingt sind), Endoskopie (Thorakoskopie, wenn sich die Ursache mit einer Punktion nicht feststellen läßt) und Bronchoskopie (wenn der Erguß auf eine pulmonale Erkrankung zurückzuführen ist).

Komplikationen

Bildet sich der Pleuraerguß nur unvollständig zurück, so kann sich eine *Pleuraschwarte* entwickeln. Dabei handelt es sich um eine Verdickung und Verwachsung von Lungen- und Rippenfell, was zu einer eingeschränkten Atmungsfunktion führen kann.

Therapie

Die Grunderkrankung muß behandelt werden. Auch die Lokalbehandlung hängt von der zugrundeliegenden Ursache ab. Bei großen Ergüssen wird in der Klinik zur Entlastung und zur Vermeidung von ausgedehnten Verschwartungen der Pleurablätter eine Pleurapunktion durchgeführt.

Prognose

Der Verlauf der Erkrankung hängt von der zugrundeliegenden Ursache ab.

▶ 17.4.19 Pleuritis (Brustfellentzündung)

Es handelt sich um eine Entzündung von Lungen- und Rippenfell aus verschiedensten Ursachen. Die Erkrankung kann mit (häufiger) oder ohne Ergußbildung verlaufen.

Ursachen

- *Infektionen* (klassische Bakterien und nichtklassische wie Mykoplasmen und Rickettsien; außerdem Viren, Pilze, Parasiten)
- *Maligne Erkrankungen* (Brustdrüsen-, Bronchial- und Pleurakrebs)
- *Rheumatische Erkrankungen* (LE, PCP)
- Urämie
- Lungeninfarkt
- Schwere Herzinsuffizienz (Stauungstranssudat)
- Strahlentherapie
- Pankreatitis

Das Brustfell entzündet sich nur sehr selten primär, fast immer entsteht die Entzündung sekundär.

Pathogenese

Durch die entzündliche Reaktion werden vermehrt Mediatoren freigesetzt, wodurch die Kapillardurchlässigkeit erhöht wird. Diese Erhöhung der Kapillardurchlässigkeit führt zur Bildung eines Ergusses. Es entstehen entzündliche Fibrinbeläge, die die Ausbildung einer Pleuraschwarte verursachen können.

Man unterscheidet eine trockene und eine feuchte Brustfellentzündung.

Formen der Pleuritiden

▶ **Pleuritis sicca** (trockene Brustfellentzündung)

Die trockene Brustfellentzündung stellt meist das Vorläuferstadium der feuchten dar.

Symptome der Pleuritis sicca

Es kommt zu *atemabhängigen, heftigen Schmerzen* der betroffenen Seite, die sich bei tiefer Atmung verstärken. Die Atmung ist oberflächlich und beschleunigt. Es besteht ein *Reizhusten*. Fieber fehlt meist. Geht die trockene Brustfellentzündung in eine feuchte über, so bessern sich (zunächst) die Schmerzen.

Diagnose der Pleuritis sicca

Nachschleppen der betroffenen Seite bei der Atmung. Auskultatorisch kann man in dem betroffenen Bereich *Pleurareiben* hören. Gerade wenn es nur diskret ausgebildet ist, kann es leicht mit Rasselgeräuschen verwechselt werden.

▶ **Pleuritis exsudativa** (feuchte Brustfellentzündung)

Es kann sich wenig oder viel (bis zu mehreren Litern) Ergußflüssigkeit bilden.

Symptome der Pleuritis exsudativa

Je nach Ergußmenge kommt es zu *Atemnot*, *Druckgefühl* auf der Brust und *Beklemmungsgefühl*. Es können subfebrile Temperaturen bis hohes *Fieber* (Kontinua) auftreten.

Diagnose der Pleuritis exsudativa

Bei der *Perkussion* kommt es zur *Dämpfung*. Die Dämpfung tritt in den hinteren und seitlichen Anteilen des Brustkorbes auf, da sich hier aufgrund der Druckverhältnisse die Ergußflüssigkeit sammelt. Bei der *Auskultation* stellt man ein *abgeschwächtes* bis *aufgehobenes Atemgeräusch* fest. Oberhalb des Ergusses kann es über dem komprimierten Lungengewebe zum „Kompressionsatmen" kommen, d.h., in einer streifenförmigen Zone tritt Bronchialatmen auf.

Komplikationen

Die Pleuritis kann sich in ein Pleuraempyem (eitrige Brustfellentzündung) ausweiten, oder es kann sogar zur Sepsis kommen. Es kann sich bei Ausheilung der Erkrankung eine Pleuraschwarte ausbilden, die zu einer restriktiven Ventilationsstörung führt.

Therapie

Die Therapie richtet sich nach der zugrundeliegenden Ursache.

▶ ### 17.4.20 Pneumothorax

Beim Pneumothorax ist es zur *Luftansammlung* im *Pleuraraum* gekommen. Dem liegt eine Ruptur entweder des Lungen- oder des Rippenfells zugrunde. Reißt das Lungenfell ein, so tritt Luft von den Alveolen in den Gleitspalt über, reißt dagegen das Rippenfell durch äußerliche Verletzung, so tritt die Luft von außen in den Spalt ein.

Formen

- **Spontanpneumothorax** (innerer Pneumothorax). Er ist die häufigste Form. Ohne erkennbare äußere Verletzung ist es zur Luftansammlung im Pleuraspalt gekommen. Dies ist meist auf eine *Ruptur* von (kleinen) *Emphysemblasen* zurückzuführen. Hiervon sind vor allem junge Männer zwischen 15-35 Jahren betroffen.
- **Traumatischer Pneumothorax** (äußerer Pneumothorax). Durch eine *Stichverletzung* oder durch einen *Rippenbruch* ist es zur Verletzung des Rippenfells gekommen, so daß die Luft von außen in den Gleitspalt eintritt. Diese Form des Pneumothorax kann auch durch einen *Behandlungsfehler* ausgelöst werden. So könnte es beispielsweise durch eine fehlerhafte Injektion im Brustkorbbereich zum Anstechen des Lungenfells kommen (Neuraltherapie!). Aber auch bei fehlerhaft durchgeführten Lungen- und Leberbiopsien, bei Pleurapunktionen, Pleuradrainagen, intrakardialer Punktion und bei Reanimationsmaßnahmen, bei denen es zu Rippenbrüchen gekommen ist, kann es zum traumatischen Pneumothorax kommen.
- **Sonderform: Spannungs- oder Ventilpneumothorax.** Hier bildet das verletzte Brustfell einen *Ventilmechanismus* aus, so daß zwar Luft in den Pleuraraum ein-, aber nicht mehr ausströmen kann. Durch den sich dadurch ausbildenden Überdruck kann es innerhalb von Minuten zur lebensbedrohlichen Atemnot und durch den zunehmenden Druck auf das Herz zu Kreislaufversagen kommen.

Pathogenese

Dringt Luft in den Pleuraspalt, so beginnt die Lunge zusammenzufallen (zu kollabieren), bis sie schließlich nur noch faustgroß um das Lungenhilum liegt.

Symptome

Bei einem *kleinen* Pneumothorax kann *Beschwerdefreiheit* bestehen. Hat sich die Öffnung, durch die die Luft eindrang, wieder verschlossen, so können kleinere Mengen Luft vom Körper selbst *absorbiert* werden.

In *ausgeprägteren Fällen* kommt es zu plötzlich auftretenden, einseitigen *Schmerzen* im Brustkorb mit *Atemnot* bei Belastung oder schon in Ruhe (je nach Ausprägungsgrad) und *Hustenreiz*.

Diagnose

Die Inspektion ergibt ein *Nachschleppen* der geschädigten Seite. Es kommt im betroffenen Bereich bei der Perkussion zu einem *hypersonoren Klopfschall*, bei der Auskultation zum *abgeschwächten Atemgeräusch*. Der *Stimmfremitus* ist *aufgehoben*. Die Absicherung der Diagnose erfolgt durch ein *Röntgenbild*.

Differentialdiagnose

Lungenembolie, Asthma bronchiale, Herzinfarkt und Lungenödem.

Komplikationen

Entstehung eines Ventil- bzw. Spannungspneumothorax (s.o.) oder Mediastinalflattern (atemabhängige Rechts-links-Bewegung des Mediastinums, die zur Beeinträchtigung der Atemtätigkeit führen kann).

> **Erste-Hilfe-Maßnahmen**
> Bei Stichverletzungen muß das *Loch* mittels sterilem Verbandmull und Heftpflaster so fest *überklebt* werden, daß *keine Luft* mehr eindringen kann. Dazu sollte zusätzlich die Hand und/oder ein Tuch aufgedrückt werden, bis die chirurgische Behandlung erfolgt. Sind Gegenstände in den Brustraum eingetreten, so werden diese *nicht* entfernt, sondern steril umwickelt und so fixiert, daß sie sich nicht verschieben können.

Therapie

Die Therapie wird in der Klinik durchgeführt. Sie hängt von der Ursache ab. Bei einem kleinen Spontanpneumothorax ohne Atmungseinschränkung wird unter Zuführung von Sauerstoff über eine Nasensonde abgewartet, bis sich die Luft spontan resorbiert hat. Bei einem größeren Pneumothorax muß die Luft über mehrere Tage über eine Pleura-Saugdrainage kontinuierlich abgesaugt werden.

▶ 17.4.21 Tuberkulose (Tb, Tbc)

Bei der Tuberkulose handelt es sich um eine meldepflichtige Infektionskrankheit, die akut, subakut, chronisch, aber auch symptomfrei verlaufen kann. Sie spielt sich meist in der *Lunge* ab. Sie kann aber auch andere Organe befallen: Lymphknoten, Bronchien, Pleura, Knochen, Urogenitaltrakt, ZNS, Magen-Darm-Kanal. In den betroffenen Organen treten die typischen Tuberkel auf. Durch die unterschiedliche Reaktions- und Abwehrlage der Infizierten kommt es zu vielgestaltigen Krankheitsbildern.

Tuberkel

Die Tuberkel stellen eine Abwehrreaktion des Körpers auf die Erreger dar. Es handelt sich dabei um einen Abwehrring um die eingedrungenen Erreger herum, der im wesentlichen aus Makrophagen, Lymphozyten, Epitheloidzellen und Riesenzellen (Langhans-Zellen) besteht. In ihrer Mitte haben die Tuberkel aus zwei Gründen ein verkästes (nekrotisches) Zentrum: zum einen kommt es zur Schädigung des Gewebes durch Toxine der Erreger, zum anderen besteht eine ungenügende Blutversorgung. Später können in die Tuberkel Bindegewebezellen einwachsen, manchmal wird noch Kalk eingelagert. Die Tuberkel können jahrzehntelang infektionstüchtige Erreger enthalten. Die käsigen Massen können sich aber auch verflüssigen und dann abgehustet werden. In diesem Fall entstehen in den Lungen *Kavernen*, also krankhafte Hohlräume.

Erreger

Erreger sind *Mykobakterien*.
– Mycobacterium tuberculosis – Typ humanus (verursacht in Mitteleuropa 99% der Tuberkulosefälle)

- Mycobacterium bovis – Typ bovinus (nach Ausrottung der Rindertuberkulose in Mitteleuropa äußerst selten geworden)

Inkubationszeit

Die Inkubationszeit dauert meist 4–6 Wochen.

Übertragung

Die Übertragung erfolgt durch *Tröpfcheninfektion*.

Die häufigste Ansteckungsquelle sind Menschen mit offener (ansteckungsfähiger) Tuberkulose. Weitere potentielle Übertragungsmöglichkeiten sind das Einatmen von bakterienhaltigen Staubpartikeln und Nahrungsmittelinfektionen durch verseuchte Milch bei Rindertuberkulose. Eine fetale Übertragung über infektiöses Fruchtwasser oder diaplazentar ist in sehr seltenen Fällen möglich.

Ob die Erkrankung zum Ausbruch kommt, hängt in erster Linie von der Abwehrlage des Menschen, aber auch von der Infektionsdosis, der Virulenz der Erreger und der Dauer der Exposition ab. Empfänglich für die Infektion sind besonders Säuglinge bis zwei Jahre, alte Menschen und Pubertierende.

Nachweis

Durch direkten mikroskopischen Erregernachweis, durch bakteriologische Sputumkultur (bzw. Bronchialsekret, Magensaft, Liquor, Urin, Stuhl – je nach Organbefall), durch Tuberkulinreaktion, durch Röntgen oder durch Tierversuch (wird nur noch in Ausnahmefällen gemacht).

Ein positiver Tuberkulintest ist beweisend für eine durchgemachte Erstinfektion. Allerdings schließt ein negativer Test eine Erkrankung nicht mit völliger Sicherheit aus.

Vorkommen

Um die Jahrhundertwende konnte man bei 90% der Kinder in Mitteleuropa einen tuberkulösen Primäraffekt (s.u.) nachweisen, d.h., daß diese Kinder mit dem Erreger in Kontakt gekommen waren. Im Jahre 1948 waren es nur noch 35%, 1974 knapp 3%. Heute wird bei uns von 1000 Einwohnern jährlich einer mit dem Tuberkuloseerreger neu infiziert.

Weltweit betrachtet ist die Erkrankung wahrscheinlich im Anstieg begriffen. Grund ist zum einen das schnelle Bevölkerungswachstum, eine zunehmende Verelendung bestimmter Bevölkerungsgruppen und die Tatsache, daß in vielen Entwicklungsländern aufgrund einer unzureichenden medizinischen Versorgung die Erkrankung nur in einem kleinen Teil der Fälle erkannt wird.

Pathogenese

Man unterscheidet zwei Formen:
- **Primärtuberkulose.** Sie entwickelt sich nach einer *Erstinfektion* mit dem Mykobakterium.
- **Postprimäre Tuberkulose.** Sie kann als *Reinfektion* (Wiederansteckung) nach einer abgeheilten oder bei einer noch bestehenden Primärtuberkulose auftreten. Die Reinfektion kann vom Primärherd (s.u.) ausgehen oder von einer erneuten Ansteckung mit dem gleichen Erreger (Superinfektionstuberkulose).

Krankheitsverlauf

Beim Erstinfizierten gelangen die Erreger in kleinsten Tröpfchen mit dem Luftstrom in die Lungen. Hier bildet sich der *Primärkomplex*. Dieser Primärkomplex besteht aus einem *Primärherd* im Lungengewebe und einem oder mehreren *erkrankten Lymphknoten* im *Lungenhilum*. In 90% der Fälle heilt der Primärkomplex narbig ab, ohne daß es bei dem Betroffenen zu Krankheitserscheinungen kommt. Allerdings bleiben im Primärkomplex meist für Jahrzehnte lebensfähige Erreger zurück, die später zu einer postprimären Tuberkulose führen können.

Die Hilumlymphknoten sind entscheidend für den weiteren Ablauf der Tuberkulose. Gelingt es ihnen, die Erkrankung zu stoppen, so ist der Fall (zunächst) für den Betroffenen ausgestanden. Es kann jedoch (evtl. erst später) von hier aus eine Ausbreitung über die Bronchien oder den Blut- und Lymphweg erfolgen.

Kommt es zur Ausbreitung über den Lymphweg, so entwickelt sich eine Lymphknotentuberkulose. Eine Ausbreitung über den Blutweg führt zur Organ- oder Miliartuberkulose (s.u.).

Organtuberkulosen

Bei der Organtuberkulose treten Beschwerden seitens des betroffenen Organs auf. Die häufigste Verlaufsform ist die chronische Lungentuberkulose, die wegen ihrer Wichtigkeit nachstehend gesondert aufgeführt wird. Da ansonsten die un-

terschiedlichsten Organe befallen sein können, muß man die Tuberkulose grundsätzlich immer in die differentialdiagnostischen Überlegungen mit einbeziehen. Mögliche Organtuberkulosen sind:
- Brustfelltuberkulose
- Lymphknotentuberkulose
- Nierentuberkulose
- Genitaltuberkulose
- Hirnhauttuberkulose
- Leber- und Milztuberkulose
- Darmtuberkulose
- Knochentuberkulose

Chronische Lungentuberkulose

90% der Erkrankungen verlaufen als chronische Lungentuberkulose. Wichtige Symptome sind hierbei:
- *Unspezifische Allgemeinsymptome* wie Abgeschlagenheit und rasche Ermüdbarkeit
- *Appetitlosigkeit* und *Gewichtsabnahme*
- *Subfebrile Temperaturen* mit *Nachtschweiß* über mehrere Wochen
- Meist zunächst *trockener Reizhusten*, bei Fortschreiten der Erkrankung kann es zu einem gelblichen, evtl. sogar blutigen *Auswurf* kommen
- *Beschleunigte BSG* und *Leukozytose*

Miliartuberkulose

Bei schlechter Abwehrlage gelangen die Erreger über die Blut- und/oder Lymphbahn in praktisch alle Organe und führen zu einer *generalisierten Tuberkulose*. Dies kann akut oder chronisch erfolgen. Dabei kommt es in den Organen zu *hirsekorngroßen Miliartuberkeln*.
- **Akute Miliartuberkulose.** Es kommt zu hohem Fieber. Je nach der Bevorzugung einzelner Organe unterscheidet man typhöse, pneumonische und meningitische Krankheitsbilder.
- **Chronische Miliartuberkulose.** Sie verläuft weniger stürmisch. Sie geht mit subfebrilen Temperaturen und nur geringerer Beeinträchtigung des Allgemeinbefindens einher. Sie geht typischerweise in eine Organtuberkulose über, wobei ein oder mehrere Organe von dem Erreger *stark* befallen werden.

Meldepflicht

Bei *Erkrankung* (nur aktive Form) und *Tod*.

Therapie

Die Therapie wird vom Arzt durchgeführt, da für den Heilpraktiker aufgrund des § 30 in Verbindung mit § 3 BSG Behandlungsverbot besteht.

Der Schwerpunkt der Behandlung liegt in einer sechs bis neun Monate dauernden Therapie mit Tuberkulostatika. Dabei werden mehrere Antibiotikaarten miteinander kombiniert. Bei der Behandlung können sich Schwierigkeiten durch Resistenzen der Erreger und durch unerwünschte Nebenwirkungen ergeben.

Verlauf und Prognose

Über 90% der Erkrankungen verlaufen symptomlos. Über den Therapieerfolg entscheidet vor allem das Ausmaß der bereits vorhandenen Organzerstörung. Die Miliartuberkulose hat auch heute noch eine Letalität von 30–65%.

17.5 Fragen

Beantworten Sie die Fragen möglichst knapp! Die richtigen Antworten finden Sie auf der angegebenen Seite entweder **halbfett** oder *kursiv* gedruckt!

Anatomie

- Wo findet die „äußere Atmung" statt, wo die „innere Atmung"? (S. 353)
- In wie viele Gänge unterteilen die Conchae (Nasenmuscheln) die Nasenhöhle? (S. 353)
- Geben Sie an, mit welchen Höhlen die Nasenhöhlen in Verbindung stehen! (S. 353, Kasten)
- Was für Aufgaben haben die Nasenhöhlen im Hinblick auf die Atemluft? (S. 353)
- Zählen Sie die Nasennebenhöhlen auf! (S. 354)
- Geben Sie die Aufgaben der Nasennebenhöhlen an! (S. 354)
- In welche Abschnitte wird der Rachen eingeteilt? (S. 354f.)
- In welchem Teil des Rachens kreuzen sich Luft- und Speiseweg? (S. 355)
- Nennen Sie die wichtigsten Knorpel des Kehlkopfes! (S. 355)
- Nennen Sie die wichtigsten Aufgaben des Kehlkopfes! (S. 356)
- Welche Gewebearten kann man an der Luftröhre unterscheiden? (S. 356)
- Was haben die Knorpelspangen für eine Aufgabe? (S. 356)
- Geben Sie die immer feineren Aufzweigungen der Stammbronchien an! (S. 357)
- Wie sind die Bronchien aufgebaut, wie die Bronchiolen? (S. 357)
- Aus wie vielen Lappen ist die rechte Lunge zusammengesetzt, aus wie vielen die linke? (S. 357f.)
- Was tritt in den Lungenhilus ein bzw. aus? (S. 358)
- Was ist die Funktionseinheit der Lunge? (S. 358)
- Woraus besteht die Pleura? (S. 359)

Physiologie

- Wie wird Sauerstoff im Blut vorwiegend transportiert? (S. 359)
- Wie wird Kohlendioxid im Blut transportiert? (S. 359)
- Schildern Sie das Zustandekommen der Einatmung! (S. 359 und 360, Abb. 17-6)
- Wie oft wird die Atembewegung beim gesunden Erwachsenen pro Minute durchgeführt? (S. 359)
- Wo sitzt das Steuerzentrum der Atembewegung? (S. 359)
- Woher erhält dieses Atemzentrum Meldungen, um die Atembewegung zu steuern? (S. 360)
- Wie groß ist das normale Atemzugvolumen eines Erwachsenen? (S. 360)
- Was ist das inspiratorische Reservevolumen? (S. 360)
- Was ist das exspiratorische Reservevolumen, und wie groß ist es durchschnittlich beim Erwachsenen? (S. 360)
- Was ist die Residualluft? (S. 360f.)
- Was versteht man unter der Vitalkapazität? (S. 361)
  Wovon hängt sie ab? (S. 361)
- Woraus setzt sich die Totalkapazität zusammen? (S. 361)
- Geben Sie für den Patienten das Atemminutenvolumen an: Er atmet 23mal in der Minute. Sein durchschnittliches Atemzugvolumen beträgt 400 ml. (S. 361)

Untersuchungsmethoden

- Welche Symptome erfragen Sie in der Anamnese, wenn Sie nach Atemwegerkrankungen fahnden? (S. 361)
- Bei der Thoraxinspektion stellen Sie rechts eine Vorwölbung fest. Woran denken Sie? (S. 361)
- Was vermuten Sie, wenn Sie einen faßförmigen Thorax sehen? (S. 361)
- Schildern Sie die Cheyne-Stokes-Atmung! (S. 361)
  In welchen Fällen kann sie auftreten? (S. 361)
  Wie hört sich die Biot-Atmung und wie die Kussmaul-Atmung an? (S. 361f.)
- Geben Sie für die folgenden Perkussionsklänge jeweils an, wie sich diese anhören und wo diese bei der Untersuchung des

17 Das Atmungssystem

Patienten gehört werden können: sonorer, hyposonorer, tympanitischer Klopfschall und Schenkelschall! (S. 362, Kasten)
- Bei einem Patienten ist die Lunge luftüberfüllt. Erwarten sie in diesem Fall, daß das Zwerchfell nach oben oder nach unten tritt? (S. 362)
Wie groß ist normalerweise die atmungsabhängige Verschieblichkeit des Zwerchfells? (S. 363)
- Welche normalen und welche krankhaften Atemgeräusche werden unterschieden? (S. 363)
Geben Sie jeweils dazu an, ob diese während der Ein- und/oder Ausatmungsphase zu hören sind. (S. 363f.)
- Wo kann Bläschenatmen gehört werden? (S. 363)
Geben Sie an, wie es sich anhört! (S. 364)
- Wo kann Röhrenatmen auskultiert werden? (S. 364)
Wie hört es sich an? (S. 364)
Ist Röhren- oder Bläschenatmen lauter zu hören? (S. 364)
- Welche kontinuierlichen und diskontinuierlichen Nebengeräusche werden unterschieden? (S. 364)
Geben Sie auch die früheren Bezeichnungen an! (S. 364)
- Wodurch werden kontinuierliche Nebengeräusche hervorgerufen? (S. 364)
Bei welchen Erkrankungen treten sie bevorzugt auf? (S. 364)
- Was versteht man unter Stridor, und wodurch kommt er zustande? (S. 364)
Wodurch wird ein inspiratorischer und wodurch ein exspiratorischer Stridor verursacht? (S. 364f.)
- Können diskontinuierliche Nebengeräusche während der Ein- und/oder Ausatmungsphase gehört werden? (S. 365)
Welche diskontinuierlichen Nebengeräusche werden heute unterschieden? (S. 365)
Worauf weisen diskontinuierliche Nebengeräusche hin, die in der frühen Einatmungsphase auftreten? (S. 365)
Worauf weisen diskontinuierliche Nebengeräusche hin, die am Ende der Einatmungsphase auftreten? (S. 365)

- Zählen Sie Erkrankungen auf, bei denen es zu einer Verminderung des Atemgeräusches kommen kann! (S. 366)
In welchem Fall kann das Atemgeräusch aufgehoben werden? (S. 366)
- Wodurch kann es zum Pleurareiben kommen? (S. 366)
An welcher Stelle ist es dann gut zu hören? (S. 366)

Ausgewählte Erkrankungen des Atmungssystems

- Geben Sie die häufigste Ursache des akuten Schnupfens an! (S. 368)
Nennen Sie noch weitere mögliche Ursachen! (S. 368)
Was sind mögliche Komplikationen? (S. 369)
- Was ist eine Sinusitis? (S. 370)
Nennen Sie die wichtigste Ursache! (S. 370)
Welches ist das charakteristischste Symptom? (S. 370)
Was sind mögliche Komplikationen? (S. 370)
- Was ist eine Pharyngitis? (S. 370)
Wodurch wird sie ausgelöst? (S. 370)
Welche Symptome treten typischerweise auf? (S. 371)
- Was ist eine Laryngitis, und welches sind die wichtigsten Symptome? (S. 371)
Ein Patient klagt über chronische Heiserkeit! Welche Ursachen ziehen Sie in Betracht? (S. 371, Kasten)
- Nennen Sie Ursachen für Bronchitis! (S. 371f.)
Welche Beschwerden treten auf? (S. 372)
Wie ist typischerweise der Auswurf beschaffen? (S. 372)
Welchen Befund kann die Auskultation ergeben? (S. 372)
Was sind wichtige Komplikationen? (S. 372)
- Geben Sie Ursachen der chronischen Bronchitis an! (S. 372)
Wodurch unterscheiden sich die Symptome der chronisch nicht-obstruktiven von denen der chronisch obstruktiven Bronchitis? (S. 373)

17.5 Fragen

Was ergibt die Auskultation der chronischen Bronchitis für einen Befund? (S. 373)

Welche Erkrankung muß ausdrücklich ausgeschlossen werden, bevor die Diagnose „chronische Bronchitis" gestellt wird? (S. 373, Kasten)

Was sind typische Komplikationen? (S. 373)

- Zählen sie Faktoren auf, die beim Asthma bronchiale zur Einengung der Atemwege führen! (S. 374)

Welche verschiedenen Asthmaformen können nach der Ursache unterschieden werden? (S. 374)

Schildern Sie einen typischen Asthmaanfall! (S. 374)

Was ist ein Status asthamaticus? (S. 374)

Was für einen Auskultationsbefund erhält man während eines Asthmaanfalls? (S. 374)

Geben Sie mögliche Komplikationen an! (S. 375)

- Zählen Sie wichtige Ursachen eines Lungenemphysems auf! (S. 375)

Welchen typischen Befund ergibt die Inspektion eines Emphysematikers? (S. 375)

Was ist ein Pink puffer, was ein Blue bloater? (S. 376)

Geben Sie mögliche Komplikationen beim Lungenemphysem an! (S. 376)

- Was sind Bronchiektasen? (S. 376)

Zählen Sie wichtige Ursachen auf! (S. 376)

Welches ist das charakteristischste Symptom? (S. 377)

Warum ergibt eine Auskultation bei Bronchiektasen häufig kontinuierliche oder diskontiuierliche Nebengeräusche? (S. 377)

Zählen Sie mögliche Komplikationen bei Bronchiektasen auf! (S. 377)

- Geben Sie die Leitsymptome der Pneumonie an! (S. 377)

Was ist eine primäre und was eine sekundäre Pneumonie? (S. 377)

Was ist eine nosokomiale Pneumonie? (S. 378)

Was ist eine atypische Pneumonie, welche Krankheitsbeschwerden treten hier auf, und welche Erreger kommen hier in Betracht? (S. 378)

Wo spielt sich eine alveoläre und wo eine interstitielle Pneumonie ab? (S. 378)

Was kennzeichnet eine Lobär- und was eine Bronchopneumonie? (S. 379)

Wodurch wird letztere vor allen Dingen ausgelöst? (S. 379)

Geben Sie die Symptome der bakteriellen Lobärpneumonie und der atypischen Herdpneumonie an! (S. 379)

Was sind gefürchtete Komplikationen bei Pneumonie? (S. 380)

Wie sieht die Therapie aus? (S. 380)

- Worum handelt es sich bei einem Lungenabszeß? (S. 380)

Geben Sie mögliche Ursachen an! (S. 380)

Zählen Sie Symptome auf! (S. 380)

Wie würden Sie bei einem Lungenabszeß behandeln? (S. 381)

- Schildern Sie kurz, worum es sich bei einer Lungenfibrose handelt! (S. 381)

Geben Sie den Unterschied zwischen einer restriktiven und einer obstruktiven Ventilationsstörung an! (S. 381)

Welche Ursachen können zu einer Lungenfibrose führen? (S. 381)

- Wodurch kommt es zur Silikose? (S. 381)

Geben Sie die Symptome an! Welche Komplikationen können sich entwickeln, und wie wird die exakte Diagnose gestellt? (S. 382)

- Welche Lungenerkrankungen können durch das Einatmen von Asbestfasern entstehen? (S. 382)

Geben Sie die Beschwerden der Asbestose an! (S. 382)

Wie wird hier die endgültige Diagnose gestellt? (S. 382)

- Worum handelt es sich bei der Sarkoidose? (S. 382)

Geben Sie an, welche Organe betroffen sein können! (S. 383)

- Was geht bei einem Lungenödem in der Lunge vor sich? (S. 383)

Zählen Sie die Ursachen des Lungenödems auf! (S. 383)

Geben Sie die Leitsymptome eines Lungenödems an! (S. 383f.)

17 Das Atmungssystem

- Welche Erste-Hilfe-Maßnahmen würden Sie bei einem akuten Lungenödem durchführen? (S. 384, Kasten)
- Was ist eine Lungenembolie? (S. 384)
  Woher stammt in den meisten Fällen der Thrombus? (S. 384)
  Geben Sie Ursachen einer Lungenembolie an! (S. 384)
  Zählen Sie Risikofaktoren auf! (S. 384, Kasten)
  Zu welchen Symptomen kommt es bei Lungenembolie? (S. 384f.)
  Mit welcher anderen Erkrankung kann eine ausgeprägte Lungenembolie leicht verwechselt werden? (S. 384)
  Wie therapieren Sie bei Lungenembolie? (S. 385)
  Geben Sie die eigentliche Todesursache an, falls jemand an Lungenembolie verstirbt! (S. 385)
- Was ist eine Atelektase? (S. 385)
  Geben Sie mögliche Ursachen an! (S. 386)
  Wie wird die Diagnose gestellt? (S. 386)
- Was liegt der Mukoviszidose für eine Störung zugrunde? (S. 386)
  Geben Sie die Ursache an! (S. 387)
  Zählen Sie die wichtigsten Symptome auf! (S. 387)
  Zählen Sie Befunde auf, die bei der Diagnosestellung helfen! (S. 387)
  Welche Erkrankungen müssen differentialdiagnostisch abgegrenzt werden? (S. 387)
  Wie erfolgt die Therapie? (S. 388)
- Von welcher Struktur nimmt ein Bronchialkarzinom und von welcher ein Lungenkarzinom seinen Ausgang? (S. 388)
  Geben Sie wichtige kanzerogene Stoffe für Bronchialkrebs an! (S. 388)
  Geben Sie Symptome des Früh- und des Spätstadiums bei Bronchialkrebs an! (S. 388f.)
- Worum handelt es sich bei einem Pleuraerguß? (S. 389)
  Was ist ein Exsudat und was ein Transsudat? (S. 389)
  Geben Sie wichtige Ursachen eines Pleuraergusses an! (S. 389f.)
  Welche Beschwerden rufen kleinere Pleuraergüsse hervor, welche größere? (S. 390)
  Wie wird die Diagnose gestellt! (S. 390)
  Geben Sie eine typische Komplikation des Pleuraergusses an! (S. 390)
- Zählen Sie wichtige Ursachen der Pleuritis auf! (S. 390)
  Welche Pleuritiden werden nach der Form unterschieden? (S. 391)
  Geben Sie jeweils an, welche Beschwerden dabei auftreten können! (S. 391)
- Worum handelt es sich bei einem Pneumothorax? (S. 391)
  Welche Formen werden hier unterschieden? (S. 391)
  Geben Sie an, was die häufigste Ursache eines Spontanpneumothorax ist! (S. 391)
  Wodurch kommt es typischerweise zu einem traumatischen Pneumothorax? (S. 391)
  Worum handelt es sich bei einem Spannungspneumothorax? (S. 391)
  Welche Beschwerden treten bei einem kleinen, welche bei einem ausgeprägten Pneumothorax auf? (S. 392)
  Wie wird die Diagnose gestellt? (S. 392)
  Welche Erste-Hilfe-Maßnahmen würden Sie bei Pneumothorax durchführen? (S. 392, Kasten)
- Welches Organ wird am häufigsten von Tuberkulose befallen? (S. 392)
  Wie heißt der Erreger der Tuberkulose? (S. 392)
  Wie erfolgt die Übertragung der Erkrankung? (S. 393)
  Was ist ein Primärherd und was ein Primärkomplex? (S. 393)
  Zählen Sie wichtige Formen von Organtuberkulosen auf! (S. 394)
  Geben Sie die wichtigsten Symptome der chronischen Lungentuberkulose an! (S. 394)
  Worum handelt es sich bei einer Miliartuberkulose? (S. 394)
  In welchem Fall besteht bei Tuberkulose Meldepflicht? (S. 394)

18 Das Nervensystem

Das Nervensystem stimmt die Tätigkeit der einzelnen Organe sinnvoll aufeinander ab. Dadurch werden die Organe auf einer höheren Ebene zu einem sinnvollen Ganzen zusammengefaßt. Diese Aufgabe kann vom Nervensystem in kürzerer Zeit vollbracht werden, als das durch eine stoffliche Übertragung mittels Hormonen über den Blutweg erfolgen könnte. So kann das Individuum durch die Leistung des Nervensystems schnell und zweckmäßig auf seine Umwelt reagieren.

Neben dieser integrierenden Funktion befähigt das Nervensystem den Menschen zur Reizaufnahme, d.h., der einzelne kann seine Umgebung wahrnehmen, darüber hinaus vermag er das Wahrgenommene zu begreifen und kann ihm einen Sinn zuweisen. Damit das Nervensystem diese Aufgaben erfüllen kann, muß die Nervenzelle in einem hohen Maße die Fähigkeit der Erregbarkeit und der Erregungsleitung besitzen.[1]

Das Nervensystem wird nach topographischen und nach funktionellen Gesichtspunkten unterschieden:

Topographische Einteilung

– *Zentralnervensystem*
 (Gehirn und Rückenmark)
– *Peripheres Nervensystem*
 (12 Hirnnervenpaare und
 31 Spinalnervenpaare)

Funktionelle Einteilung

– *Willkürliches* (animales, somatisches) *Nervensystem*
– *Unwillkürliches* (autonomes, vegetatives) *Nervensystem* (mit Sympathikus und Parasympathikus)

Zum besseren Verständnis soll nochmals ausdrücklich darauf hingewiesen werden, daß es sich bei der Einteilung nicht um Systeme handelt, die völlig getrennt voneinander arbeiten, sondern um Hilfskonzepte, die das Verständnis vom Funktionieren des Nervensystems, das ein sinnvolles Ganzes darstellt, erleichtern sollen. Im folgenden werden nun die einzelnen Systeme getrennt besprochen.

18.1 Zentralnervensystem

Unter dem Zentralnervensystem werden *Gehirn* und *Rückenmark* zusammengefaßt.

18.1.1 Gehirn (Encephalon)

Das Gehirn ist eine Masse aus Nervengewebe, das das Innere der Schädelhöhle einnimmt. Beim Erwachsenen wiegt es ungefähr 1,5 kg.

Obwohl das Gehirn aus einer einzigen zusammenhängenden Gewebemasse besteht, wird es in sechs Hauptteile unterteilt, die sich in ihrem Aufbau unterscheiden und denen bestimmte Funktionen zugesprochen werden. Darüber hinaus ist diese Einteilung auch entwicklungsgeschichtlich begründet.

> Unterteilungen des Gehirns (Abb. 18-1)
> - *Verlängertes Mark* (Medulla oblongata)
> - *Brücke* (Pons)
> - *Mittelhirn* (Mesencephalon)
> - *Kleinhirn* (Cerebellum)
> - *Zwischenhirn* (Diencephalon)
> - *Großhirn* (Cerebrum)

Verlängertes Mark (Medulla oblongata)

Das verlängerte Mark schließt sich unmittelbar an das Rückenmark an. Es hat eine Länge von ca. 3 cm. Es wird von sensiblen und motorischen Fasern durchzogen, die zu höheren Gehirnteilen aufsteigen oder von diesen absteigen. Diese durchziehenden *Nervenfasern* bilden die „*weiße Substanz*". Der größte Teil der durchziehenden motorischen Bahnen kreuzt in Höhe der Me-

---

[1] Bevor Sie in das Nervensystem „einsteigen", dürfte es sinnvoll sein, das Kapitel über das Nervengewebe zu wiederholen, falls Sie sich auf diesem Gebiet noch nicht ganz fit fühlen.

18 Das Nervensystem

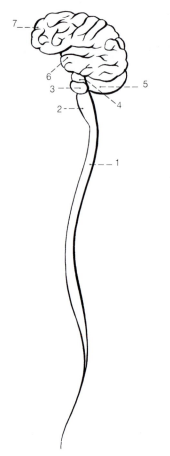

Abb. 18-1 Schematische Darstellung von Gehirn und Rückenmark
Zur besseren Darstellung in etwas veränderter Lage.
1. Rückenmark (Medulla spinalis), 2. Verlängertes Mark (Medulla oblongata), 3. Brücke (Pons), 4. Mittelhirn (Mesencephalon), 5. Kleinhirn (Cerebellum), 6. Zwischenhirn (Diencephalon, durch das Großhirn verdeckt), 7. Großhirn (Cerebrum)

wechsels, der *Atmung*, des *Herzschlages* und der Zusammenziehung von *Blutgefäßen*. Hier werden aber auch zahlreiche *Reflexe* gesteuert wie Schlucken, Saugen des Säuglings, Husten, Niesen, Brechen und Lidschluß.

Medulla oblongata (verlängertes Mark) Lebenswichtige Zentren für
• Stoffwechsel
• Atmung
• Herzschlag
• Blutgefäßweite
• Reflexe (Husten, Niesen, Brechen, Schlucken, Lidschluß, Saugen des Säuglings)

Formatio reticularis (Hirnnetz)

Von der Medulla oblongata ausgehend reicht die Formatio reticularis bis ins Zwischenhirn. Es handelt sich dabei um eine *Durchflechtung* von *grauer* und *weißer Substanz*, wobei ein netzartiger Eindruck entsteht.

Die Aufgabe der Formatio reticularis liegt in der *Vereinigung motorischer Teilfunktionen* zur *komplizierten Gesamtleistung*. Sie wirkt vor allem auf Großhirn, Kleinhirn und Zwischenhirn ein, und zwar fördernd oder hemmend.

Brücke (Pons)

Die Brücke liegt direkt über und vor dem verlängerten Mark. Auch sie setzt sich aus weißer Substanz (durchziehende Nervenfasern) und grauer Substanz (Anhäufung von Nervenzellkörpern) zusammen. Ihr Hauptanteil wird aus *Faserzügen* gebildet, die sich hier kreuzen und zum Kleinhirn ziehen. Diese Faserzüge stellen die äußere weiße Substanz der Pons dar und geben ihr das brückenartige Aussehen. Darüber hinaus ziehen durch die Brücke noch auf- und absteigende Fasern zu höheren und niederen Abschnitten des Nervensystems.

Die Brückenkerne sind im wesentlichen *Schaltstationen* der Bahnen, die die Großhirnrinde mit dem Kleinhirn verbinden.

Mittelhirn (Mesencephalon)

Das Mittelhirn, als der kleinste Hirnabschnitt, liegt unmittelbar über der Brücke und unter der Basis des Großhirns. Der größte Teil des Mittel-

dulla oblongata auf die andere Seite hinüber *(Pyramidenbahnkreuzung)*. Das erklärt, warum eine Gehirnhälfte jeweils die gegenüberliegende Körperhälfte steuert, d.h. Impulse, die aus der rechten Gehirnhälfte kommen, ziehen zur linken Körperhälfte. Dagegen ziehen Impulse aus der linken Gehirnhälfte zur rechten Körperhälfte.

Neben dieser weißen Substanz aus durchziehenden Nervenfasern enthält das verlängerte Mark auch wichtige *Kerne*. Bei den Kernen handelt es sich um „graue Substanz", die aus einer Anhäufung von *Nervenzellkörpern* (Schaltstationen) besteht. Bei dieser grauen Substanz handelt es sich um *lebenswichtige Zentren des Stoff-*

hirns besteht aus weißer Substanz, also aus durchziehenden Nervenfasern. Wichtige Anteile der grauen Substanz sind der *rote Kern* (Nucleus ruber) und der *schwarze Kern* (Substantia nigra), die beide Zentren der Bewegung sind. Hier enden Fasern aus dem Kleinhirn und dem Stirnlappen der Großhirnrinde. Daneben haben im Mittelhirn Fasern, die in tiefere Abschnitte des Nervensystems absteigen, ihren Ursprung. Im Mittelhirn liegen auch noch die Kerne der III. und IV. Hirnnerven.

Das Mittelhirn wird vom „Aquädukt", dem sogenannten Wasserleiter, durchzogen, der den III. mit dem IV. Ventrikel verbindet (s.u., Ventrikelsystem des Gehirns).

Das verlängerte Mark, die Brücke und das Mittelhirn bilden zusammen einen schlanken Stamm, auf dem das Großhirn sitzt. Deshalb werden diese drei Anteile auch als Hirnstamm (Stammhirn) zusammengefaßt.

Kleinhirn (Cerebellum)

Das Kleinhirn ist der zweitgrößte Teil des Gehirns. Es liegt hinter dem Hirnstamm und unterhalb des Großhirns. Es besteht aus zahlreichen Windungen, wobei die Kleinhirnrinde aus grauer Substanz und das Kleinhirnmark aus weißer Substanz besteht. In der Mitte des Kleinhirns liegen mehrere Kerne. Das Kleinhirn ist mit dem Hirnstamm über die Brückenarme verbunden.

Das Kleinhirn ist ein wichtiges *Kontrollzentrum* der *Motorik*. So setzt beispielsweise die Großhirnrinde eine Bewegung in Gang, wobei das Kleinhirn für die Koordination und die regelmäßige Ausführung der Bewegung sorgt. Daneben kontrolliert es noch die Körperhaltung und den Muskeltonus. Dazu erhält es Informationen von der Großhirnrinde, vom Rückenmark, aber auch von den Augen und vom Gleichgewichtszentrum.

Cerebellum (Kleinhirn)
- Kontrollzentrum der Bewegung

Kommt es zur Verletzung größerer Teile des Kleinhirns, stellen sich folgende Symptome ein:
– Mangel an Muskelkraft
– Mangel an Muskelspannung
– Gleichgewichtsstörungen
– Mangel an Muskelkoordination (Schwanken beim Stehen, Torkeln beim Gehen, ausfahrende Bewegungen, ungleiche Schrittlänge)
– Intentionstremor (beim Beginn oder während einer willkürlichen Bewegung kommt es zu Zittern)

Zwischenhirn (Diencephalon)

Das Zwischenhirn liegt zwischen Großhirn und Hirnstamm, um den III. Hirnventrikel herum. Seine wichtigsten Teile sind der *Thalamus* (Sehhügel) und der *Hypothalamus* mit seinem zentralen Höhlengrau.

Zwischenhirn
- Thalamus (Sehhügel)
- Hypothalamus
  (mit dem zentralen Höhlengrau)

Thalamus (Sehhügel)

Der Thalamus besteht aus grauer Substanz, die sich an der inneren hinteren Seite jeder Großhirnhemisphäre nach unten erstreckt. Er ist das wichtigste, unbewußt arbeitende *Schaltzentrum* der *allgemeinen Sensibilität* (Schmerz, Temperatur, Berührung) und der *Seh-* und *Riechfunktion*. Daneben ist er eine wichtige Umschaltstation dieser verschiedenen sensorischen Impulse an das Großhirn („*Tor des Bewußtseins*"). Alles, was an Empfindungen bewußt werden soll, muß zur Großhirnrinde geleitet werden.

Hypothalamus mit dem zentralen Höhlengrau

Der Hypothalamus mit dem zentralen Höhlengrau ist ein *übergeordnetes Koordinationszentrum* der *vegetativen Funktionen* wie Körpertemperatur, Kreislauf, Wasserhaushalt und Nahrungsaufnahme. Damit hat er eine zentrale Stellung in der Regulierung des „inneren Milieus" des Körpers.

Im Hypothalamus liegen zahlreiche Kerne. Hier werden auch die *Freisetzungshormone* (Releasing-Hormone, Liberine) und die *Hemmhormone* (Release-Inhibiting-Hormone, Statine, Inhibitoren) gebildet. Diese Hormone werden an den Hypophysenvorderlappen abgegeben und veranlassen diesen, seine Hormone freizusetzen, oder sie hemmen die Freisetzung dieser Hormone.

Weiterhin stellt der Hypothalamus die beiden Hormone *Oxytozin* und *Adiuretin* (Vasopressin, antidiuretisches Hormon, ADH) her und gibt sie über den Hypophysenstiel an den Hypophysenhinterlappen ab, wo sie gespeichert werden und bei Bedarf ans Blut abgegeben werden können. Damit stellt der Hypothalamus eine wichtige *Verbindungsstelle* des *Zentralnervensystems* mit dem *Hormonsystem* dar.

Der Hypothalamus beeinflußt nachhaltig die folgenden Funktionen:

Essen. Es gibt im Hypothalamus ein „Eßzentrum", das schon durch den Anblick, den Geruch oder auch schon durch das bloße Denken an Speisen angeregt wird. Dagegen wirken ein gefüllter Magen, eine erhöhte Körpertemperatur und ein erhöhter Blutzuckerspiegel hemmend auf dieses Eßzentrum ein. Für die Messung des Blutzuckerspiegels hat der Hypothalamus eigene Rezeptoren.

Das Eßzentrum kann durch ein benachbartes Hemmzentrum an seiner Tätigkeit gehindert werden. Fällt diese Hemmung aus, so kommt es zu Heißhunger und Fettsucht.

Wird das Eßzentrum durch einen Tumor geschädigt, so kommt es zu einem Mangel an Eßlust, der schlimmstenfalls bis zum Verhungern führen kann.

Der Hypothalamus wirkt jedoch nicht nur auf Eßlust und Sättigungsgefühl, sondern er koordiniert auch die hierzu erforderlichen vegetativen Funktionen. So kommt es durch seine Tätigkeit schon durch das Ansehen, Riechen oder sogar schon durch das Denken an Speisen zu einer erhöhten Speichel- und Magensaftproduktion.

Trinken. Man vermutet, daß es im Hypothalamus spezialisierte Zellen gibt, die auf das Durstgefühl und auf dessen Hemmung einwirken. Darüber hinaus wirkt der Hypothalamus noch über das antidiuretische Hormon auf den Wasserhaushalt ein. Kommt es zum ADH-Mangel, führt dies zum Diabetes insipidus (Wasserharnruhr).

Kreislauf. Das Kreislaufzentrum des Hypothalamus kann tätig werden, schon bevor örtliche Faktoren im Körper eine Rolle spielen. So kann der Hypothalamus schon eine Erweiterung der Blutgefäße *vor* einer sportlichen Betätigung bewerkstelligen. Damit paßt der Hypothalamus den Kreislauf an das Verhalten an und unterscheidet sich dadurch vom Kreislaufzentrum des verlängerten Marks, das den Kreislauf nur auf die Gegebenheiten innerhalb des Körpers einstellt.

Körpertemperatur. Der Hypothalamus verfügt über ein Erwärmungs- und über ein Abkühlungszentrum. Zu deren Regulierung befinden sich Thermorezeptoren im Hypothalamus.

Die Steuerung der Körpertemperatur erfolgt auf Befehl des Hypothalamus, beispielsweise indem er eine Veränderung der Hautgefäßweite oder eine Veränderung der Muskelaktivität, z.B. durch Zittern bei Kälte, veranlaßt. Aber der Hypothalamus ist auch verantwortlich für ein triebhaft gestimmtes Verhalten in dem Sinn, daß man sich bei Kälte die Jacke enger um den Körper zieht, ohne daß dies einem bewußten Willensakt des Großhirns entspringt.

Sexualität. In einem weiteren Sinn wirkt der Hypothalamus auch auf die Sexualität ein, indem er über die Freisetzungs- und Hemmhormone Einfluß auf FSH und LH nimmt, die wiederum eng mit Östrogen und Progesteron zusammenarbeiten.

Aus dem eben dargestellten Sachverhalt wird deutlich, daß sich die Aufgaben vom verlängerten Mark und vom Hypothalamus in einigen Punkten ähneln. Die Aufgaben des Hypothalamus unterscheiden sich von denen des verlängerten Marks jedoch vor allem durch den Einsatz von *Trieben*. Dies läßt sich am besten an Hand der Regulierung des Wasserhaushaltes verdeutlichen: Das verlängerte Mark ist vor allem zuständig für die Regulierung des Wasserhaushaltes *innerhalb* des Körpers. Der Wasserhaushalt wird auch vom Hypothalamus über das antidiuretische Hormon gesteuert. Darüber hinaus kann es jedoch über den Affekt *Durst* zu einem bestimmten triebhaften Verhalten in der Umwelt veranlassen. Dieser Trieb zu trinken kann so stark werden, daß der Hypothalamus dadurch das Großhirn veranlaßt, seine ganzen Fähigkeiten einzusetzen, um den Wassermangel zu beseitigen.

Großhirn (Cerebrum)

Das Großhirn macht den weitaus größten Anteil des Gehirns aus. Eine außenliegende graue Substanz besteht vor allem aus Nervenzellkörpern. Sie unterscheidet sich optisch deutlich von der innenliegenden weißen Schicht, die aus Nervenfasern besteht. In diese Nervenfasernschicht sind Basalganglien (Kerne, Nuclei) wie Inseln eingelagert. Bei diesen Basalganglien handelt es sich um Kerne, die auf die Motorik einwirken.

Fissura longitudinalis cerebri
(Fissura interhemisphaerica)

Das Großhirn wird durch eine *tiefe Längsspalte*, die Fissura longitudinalis cerebri, in zwei Hälften (Hemisphären) unterteilt. Sie teilt das Gehirn aber nicht in zwei völlig unabhängig arbeitende Teile, da diese an der Unterseite über einen Balken *(Corpus callosum)* miteinander verbunden sind.

Die Oberfläche des Gehirns ist in vielen Windungen, den sogenannten Gyri, und in Furchen, den Sulci, angeordnet, wodurch sich die Oberfläche erheblich vergrößert.

Hirnlappen

Wie Sie sicher schon gehört haben, gibt es „Landkarten" der Großhirnrinde, auf der fest umschriebene Gehirnareale bestimmten Funktionen zugeordnet werden. Wird der betreffende Bereich verletzt oder gar zerstört, kommt es zu entsprechenden Ausfallerscheinungen. Jede Großhirnhälfte wird in vier Lappen eingeteilt.

- **Stirnlappen** (Lobus frontalis)
  mit der motorischen Rinde
  Er enthält das motorische Rindenfeld und ist damit Sitz der motorischen Funktionen, d.h., er ist zuständig für *willkürliche* Bewegungen.
- **Scheitellappen** (Lobus parietalis)
  mit der sensiblen Rinde
  Er enthält das sensible Rindenfeld, die sogenannte Körperfühlsphäre, die Schmerz-, Tast- und Druckempfindungen vermittelt. Damit ist der Scheitellappen das höchste Integrations- und Koordinationszentrum für sensorische Information.
- **Hinterhauptlappen** (Lobus occipitalis)
  mit der Sehrinde
  Er enthält das Sehzentrum. Ein großer Teil der Axone, die von der Netzhaut des Auges kommen, werden in einem Kern des Thalamus umgeschaltet, um dann zur Sehrinde zu ziehen.
- **Schläfenlappen** (Lobus temporalis)
  mit der Hörrinde
  Vom Innenohr aus zieht der Hör- und Gleichgewichtsnerv zum Schläfenlappen, in dem die Hörrinde liegt.

Das Ventrikelsystem des Gehirns

Im Gehirn befinden sich *vier Hohlräume,* die Hirnkammern (Ventrikel). Sie stehen miteinander in Verbindung und sind mit einer Flüssigkeit der „Hirn-Rückenmark-Flüssigkeit", dem Liquor cerebrospinalis, kurz *Liquor* genannt, gefüllt. Dieser Liquor wird im wesentlichen von den Adergeflechten der Hirnkammern gebildet. Bei den vier Ventrikeln handelt es sich um die *Fortsetzung des Rückenmarkkanals,* der sich hier zu vier Kammern erweitert.

Liquor befindet sich aber nicht nur in den vier Hirnkammern, sondern er zirkuliert auch in den Hirn- und Rückenmarkhäuten, genauer: im *Subarachnoidalraum* (s. S. 404), der Gehirn und Rückenmark umgibt.

Der Liquor umläuft also das Rückenmark und das Gehirn und zirkuliert durch die Hirnkammern. Alle diese Räume stehen miteinander in Verbindung. Diese Liquorräume schützen Gehirn und Rückenmark. Bei einem kurzen Aufprall des Kopfes, z.B. an einer Wand, bekommt zwar der Kopf eine Beule, jedoch schlägt das Gehirn nicht gleich hart am Knochen an, sondern fällt in das weiche Wasserbett des Liquors. Ist der Aufprall jedoch zu hart, reicht die Dämpfung nicht mehr aus, und es kommt zur „Gehirnerschütterung" (Commotio cerebri).

Bei vielen Erkrankungen des Zentralnervensystems ist die Zusammensetzung des Liquors verändert. Deshalb wird in Krankenhäusern Liquor, z.B. durch eine Lumbalpunktion, zur Untersuchung entnommen.

Der Liquor wird über die Granulationen der Spinnwebenhaut wieder dem venösen Blut zugeführt (s.u.). Ist der Liquorabfluß gestört, so steigt der Druck im Schädelinnern an. Da bei Kleinkindern der Schädel dem höheren Druck nachgibt, beginnt dieser zu wachsen und es kommt zur Ausbildung eines Wasserkopfes (Hydrocephalus). Durch den starken Druck kann es zu einer Schädigung von Hirngewebe kommen, deren Folge Schwachsinn sein kann. Deshalb wird operativ versucht, dem Liquor über einen Kunststoffschlauch einen Abfluß zu schaffen.

Die Hirn- und Rückenmarkhäute *(Meningen)*

Um Gehirn und Rückenmark laufen zwei verschiedene Hüllen:

- die äußere Knochenhülle
- die inneren Hüllen aus bindegewebigen Häuten

Wir wollen nun im folgenden die inneren Hüllen aus bindegewebigen Häuten näher untersuchen. Bei diesen Hirnhäuten unterscheiden wir drei Anteile: die harte Hirnhaut, die Spinnwebenhaut und die weiche Hirnhaut.

Harte Hirnhaut (Dura mater)

Die harte Hirnhaut liegt dem inneren Schädelknochen an und erfüllt hier die Aufgaben der Knochenhaut. Sie ist aus derbem kollagenem Bindegewebe.

Spinnwebenhaut (Arachnoidea)

Die Außenfläche der Arachnoidea liegt der harten Hirnhaut an. Es handelt sich um eine bindegewebige Membran, die wie die Dura mater über die Furchen und Windungen des Gehirns und Rückenmarks hinwegzieht. Nach unten ist sie über ein bindegewebiges Bälkchenwerk mit der weichen Hirnhaut verbunden. Zwischen der Spinnwebenhaut und der weichen Hirnhaut befindet sich der *Subarachnoidalraum*, in dem der Liquor zirkuliert.

Weiche Hirnhaut (Pia mater)

Die weiche Hirnhaut liegt direkt dem Gehirn bzw. dem Rückenmark auf und dringt deshalb in alle Furchen und Windungen der Großhirnrinde ein. Sie enthält ein Netzwerk von Blutgefäßen.

> Meningen (Hirnhaut)
> - Dura mater (harte Hirnhaut)
> - Arachnoidea (Spinnwebenhaut)
> - Pia mater (weiche Hirnhaut)

Blut-Hirn-Schranke

Alle Substanzen, die aus dem Blut zu den Gehirnzellen transportiert werden sollen, müssen ein besonderes Hindernis überwinden: die Blut-Hirn-Schranke. Hierbei handelt es sich um eine selektiv durchlässige Schranke, durch die der Stoffaustausch mit dem Zentralnervensystem einer aktiven Kontrolle unterliegt. Diese Schranke wird vom porenlosen Endothel der Kapillargefäße und von einem geschlossenen Mantel von Gliaausläufern um die Kapillargefäße gebildet. Diese Schutzeinrichtung soll *schädliche* *Stoffe* von den Nervenzellen *fernhalten*. Die Durchlässigkeit dieser Schranke kann allerdings durch bestimmte Bakteriengifte, durch Fieber und Sauerstoffmangel verändert werden.

Stark vereinfacht kann man sich vorstellen, daß das Gehirn wie eine einzige große Zelle, die

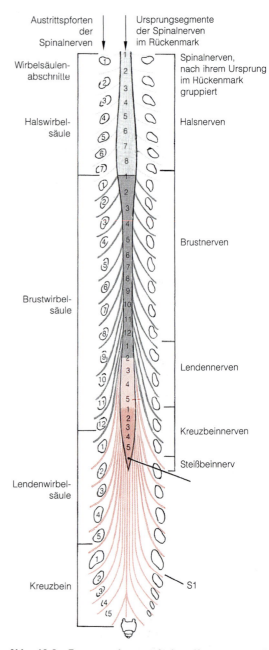

Abb. 18-2 Zusammenhang zwischen Ursprungs- und Austrittsstelle der Spinalnerven und den Wirbelkörpern. Die Spinalnerven verlaufen erst eine Strecke im Wirbelkanal, bevor sie austreten.

18.1 Zentralnervensystem

von einer Membran umgeben wird, ernährt wird.

Ein Nachteil der Blut-Hirn-Schranke ist, daß sie auch bestimmte Medikamente, die am Gehirn wirken sollten, nicht passieren läßt.

> Die Blut-Hirn-Schranke soll schädliche Stoffe vom Gehirn fernhalten.

18.1.2 Rückenmark (Medulla spinalis)

Beim Rückenmark handelt es sich um den im knöchernen Wirbelkanal eingeschlossenen Teil des Zentralnervensystems. Es erstreckt sich von der Medulla oblongata bis zur Grenze des ersten zum zweiten Lendenwirbel. Unterhalb von L_1/L_2 befindet sich nur noch der „Pferdeschweif" (Cauda equina) im Rückenmarkkanal. Hierbei handelt es sich um die absteigenden Spinalnerven des Lenden-, Kreuzbein- und Steißbeinabschnittes (Abb. 18-2).

Im Querschnitt erscheint das Rückenmark oval (Abb. 18-3). Es hat einen Durchmesser von ca. 1 cm. Dieser Durchmesser ist allerdings nicht gleichmäßig, sondern er weist im Hals- und Lendenteil Anschwellungen auf. Diese Anschwellungen entstehen durch die Vielzahl von motorischen Nerven, die von hier aus zu den Muskeln der Extremitäten ziehen. Die gesamte Länge des Rückenmarks beträgt je nach Körpergröße 40 bis 50 cm.

Betrachtet man das Rückenmark im Querschnitt, so kann man eine graue und eine weiße Substanz unterscheiden.

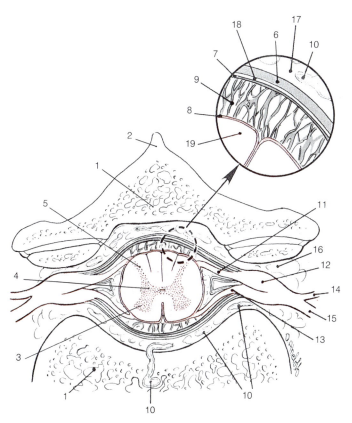

Abb. 18-3 Lage des Rückenmarks im Wirbelkanal und Darstellung der Rückenmarkhäute
1. Wirbelkörper (Corpus vertebrae), 2. Dornfortsatz (Processus spinosus), 3. Vorderhorn (Columna anterior), 4. Seitenhorn (Columna lateralis), 5. Hinterhorn (Columna posterior), 6. Harte Rückenmarkhaut (Dura mater), 7. Spinnwebenhaut (Arachnoidea), 8. Weiche Rückenmarkhaut (Pia mater), 9. Hirn-Rückenmark-Wasserraum (Subarachnoidalraum), 10. Innere Venen der Wirbelsäule (Vv. vertebrales internae), 11. Hintere Wurzel (Radix dorsalis), 12. Nervenknoten (Ganglion spinale), 13. Vordere Wurzel (Radix ventralis), 14. Rückenmarknerv, hinterer Ast (Ramus dorsalis), 15. Rückenmarknerv, vorderer Ast (Ramus ventralis), 16. Wirbelzwischenraum (Foramen intervertebrale), 17. Epiduralraum zwischen den beiden Durablättern, 18. Subduralraum, 19. Weiße Rückenmarksubstanz (Substantia alba)

Graue Substanz (Substantia grisea)

Die graue Substanz weist in etwa Schmetterlingsform auf. Sie enthält die Nervenzellen mit ihren Verzweigungen. Die graue Substanz des Rückenmarks wird in Abschnitte unterteilt, die unterschiedliche Funktionen haben:

– **Vorderhorn**
  (Columna anterior, Columna ventralis)
  Es enthält die motorischen Zellen, d.h., alle Impulse, die vom Rückenmark zu den Muskeln laufen, werden von hier aus geschaltet.
– **Seitenhorn** (Columna lateralis)
  Schaltstation des vegetativen Nervensystems.
– **Hinterhorn**
  (Columna posterior, Columna dorsalis)
  Es enthält die sensiblen Nervenzellen, d.h., alle Empfindungen, die von der Haut (Schmerz, Berührung, Temperatur) kommen, werden hier umgeschaltet.

Die graue Substanz kann als Zentrum der Reflexe betrachtet werden, denn hier liegen die Schaltstellen, die die Impulse, die von den sensorischen Rezeptoren kommen, zu den motorischen Zellen weiterleiten.

Weiße Substanz (Substantia alba)

Die weiße Substanz umhüllt die graue wie ein Mantel. Sie besteht im wesentlichen aus *markhaltigen Nervenfasern,* die Impulse, die von der Peripherie kommen, zu höheren Gehirnteilen leiten (aufsteigende Bahnen), und aus Nervenfasern, die Impulse, die vom Gehirn kommen, zu den Zentren in der grauen Substanz des Rückenmarks leiten (absteigende Bahnen).

Damit hat das Rückenmark eine dreifache *Aufgabe:*
– Als selbständiger nervöser Zentralapparat dient es dem Zustandekommen von Reflexen.
– Als Leitungsapparat verbindet es die höhergelegenen Gehirnteile mit dem peripheren Nervensystem.
– Darüber hinaus ist es eine wichtige Umschaltstation sämtlicher Reize.

Rückenmarkhäute (Meningen)

Das Rückenmark wird innerhalb des knöchernen Wirbelkanals von drei Häuten umgeben. Sie heißen von innen nach außen: *Pia mater* (weiche Rückenmarkhaut), *Arachnoidea* (Spinnwebenhaut) und *Dura mater* (harte Rückenmarkhaut). Im *Subarachnoidalraum,* zwischen Pia mater und Arachnoidea, zirkuliert der Liquor.

Diese Rückenmarkhäute werden von dem knöchernen Wirbelkanal umschlossen, der das empfindliche Rückenmark schützt (s.a. S. 405, Abb. 18-3).

18.2 Peripheres Nervensystem

Unter dem peripheren Nervensystem werden die *Spinalnerven* (Rückenmarknerven) und die *Hirnnerven* zusammengefaßt.

18.2.1 Spinalnerven (Rückenmarknerven)

Vom Rückenmark treten *31 Nervenpaare,* die Spinalnerven oder Rückenmarknerven, aus. Sie werden nach ihrer *Austrittsstelle* aus der *Wirbelsäule* bezeichnet (Abb. 18-2). Da das erste Paar zwischen Hinterhauptbein und dem ersten Halswirbel (Atlas) austritt, gibt es *acht* Halsnervenpaare (aber nur sieben Halswirbel!).

Entsprechend dem Aufbau und der Einteilung der Wirbelsäule führen die Spinalnerven die folgenden Bezeichnungen:

– **Acht Hals-**	Zervikal-	C 1 bis C 8
nervenpaare	nerven	
– **Zwölf Brust-**	Thorakal-	Th 1 bis Th 12
nervenpaare	nerven	
– **Fünf Lenden-**	Lumbal-	L 1 bis L 5
nervenpaare	nerven	
– **Fünf Kreuzbein-**	Sakral-	S 1 bis S 5
nervenpaare	nerven	
– **Ein Steißbein-**	Kokzygeal-	Co 1
nervenpaar	nerven	

Die Spinalnerven entspringen aber nicht dort, wo sie aus den Zwischenwirbellöchern des Rückenmarks austreten. Vor allem im Lenden- und Kreuzbeingebiet verlaufen sie erst eine Strecke im Wirbelkanal, bevor sie aus diesem austreten.

Die Spinalnerven sind mit dem Rückenmark nicht in einer einheitlichen Art verbunden, sondern über zwei kurze *Wurzeln:* eine vordere und eine hintere Wurzel. Die hintere Wurzel ist schon rein äußerlich leicht zu erkennen, da sie eiförmig zu einem Nervenknoten, dem *Ganglion spinale,* anschwillt. Diese Ganglien bestehen aus einer Ansammlung von Nervenzellkörpern.

Die Spinalnerven führen sowohl afferente als auch efferente Fasern. Es handelt sich somit um *gemischte Nervenfasern*. Die efferenten Fasern, die dem Sympathikus zugeordnet werden, ziehen zu den Eingeweiden. Zur Lage der Zellkörper dieser Fasern siehe Seite 410f. Die efferenten Nervenfasern, die zum willkürlichen Nervensystem gehören, laufen zur Skelettmuskulatur. Die Zellkörper dieser Fasern liegen innerhalb des Rückenmarks im Vorderhorn. Deshalb werden sie auch motorische Vorderhornzellen genannt.

Die *afferenten Fasern*, die in den inneren Organen entspringen, treten über die Hinterwurzel ins Rückenmark ein. Die Zellkörper dieser afferenten Fasern, liegen in den Spinalganglien. Diese Nerven haben also größtenteils sehr lange Dendriten: Sie erstrecken sich von den verschiedenen Sinnesrezeptoren bis zu den Spinalganglien. Die afferenten Fasern, die in den Sinneszellen der Haut entspringen und Auskunft über Schmerz, Berührung und Temperatur geben, haben ihre Nervenzellen ebenfalls in den Spinalganglien.

- Efferente Fasern transportieren den Reiz *vom* ZNS in die Peripherie.
- Afferente Fasern bringen den Impuls von der Peripherie *zum* ZNS.

Hautsegmente (Dermatome)

Wie wir gesehen haben, entspringen die Spinalfasern paarig zwischen den Wirbelkörpern. Die Spinalnerven werden nun bestimmten Hautsegmenten (Dermatomen) zugerechnet, die sie versorgen. Auf der Körperrückseite bilden diese Dermatome eine lückenlose Folge. Auf der Körpervorderseite ist es etwas komplizierter, da einige Dermatome in die Extremitäten verlagert werden (Abb. 18-4).

Aus der Kenntnis der Dermatome haben HEAD und MCKENZIE die Segmenttherapie entwickelt. Sie beobachteten, daß bei Erkrankungen innerer Organe immer wieder Veränderungen in bestimmten Haut- und Unterhautgebieten auftraten. Daraus schlossen sie, daß eine nervale Wechselwirkung zwischen den inneren Organen und den dazugehörigen Körperflächen bestehen muß. In der *Haut* fanden sie, bei Erkrankung des zugehörigen Organs, im betreffenden Dermatom *hypersensible Zonen* oder *Durchblutungsstörungen*. Im *Bindegewebe* können *Spannungsveränderungen, Einziehungen, Eindellungen* oder *Quellungen* auftreten und in der *Muskulatur Muskelverspannungen*. Veränderungen in der *Knochenhaut* führen zur *Schmerzüberempfindlichkeit* des Periosts, zu Periostschwellungen u.ä.

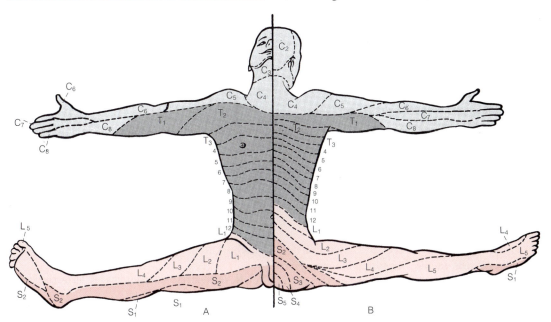

Abb. 18-4 Zuordnung von Hautsegmenten (Dermatomen) **zu Rückenmarkabschnitten**
A. Vorderansicht, B. Rückansicht

Aus diesen Erkenntnissen folgerten sie, daß das Segment immer als Ganzes reagiert.

Die Dermatome sind nicht scharf gegeneinander abgegrenzt, sondern überlappen sich teilweise. Im Bereich des Rumpfes ist es so, daß jedem Dermatom auch ein Hautnerv entspricht. Hier zieht der Rückenmarknerv als Einheit zu seinem Haut- und Muskelgebiet. Im Bereich der Extremitäten kommt es teilweise zu erheblichen Überlagerungen. Der Grund liegt in den *vier großen Nervengeflechten: Halsgeflecht, Armgeflecht, Lendengeflecht* und *Kreuzbeingeflecht*. Die Nerven, die hier umgeschaltet werden, führen dann Fasern aus mehreren Rückenmarksegmenten, und ihre Versorgungsgebiete entsprechen daher nicht den Dermatomen.

18.2.2 Hirnnerven (Nn. craniales)

Die zwölf Hirnnerven treten paarig aus dem Hirn aus und verlassen den Schädel durch kleine Öffnungen, die Foramina. In der Reihenfolge ihres Austritts von vorn nach hinten werden sie mit römischen Ziffern numeriert. Aus ihren Namen kann man meist ihren Bestimmungsort oder ihre Funktion entnehmen. Bei den Hirnnerven kann es sich um afferente, efferente oder gemischte Fasern handeln.

Lage der Zellkörper

Die Zellkörper der efferenten Fasern liegen in den Kernen des Hirnstammes. Die Zellkörper der afferenten Fasern liegen außerhalb des Hirnstammes.

Bezeichnung und Aufgaben der Hirnnerven

I. N. olfactorius (Geruchsnerv)

Er führt von der Riechschleimhaut am Nasendach zum Bulbus olfactorius (Riechkolben) des Großhirns. Es handelt sich um einen rein afferenten Nerv.

II. N. opticus (Sehnerv)

Er entspringt in der Netzhaut und tritt durch den Canalis opticus in die Schädelhöhle ein. Hier kreuzen sich teilweise die beiden Sehnerven an der Sehnervenkreuzung (Chiasma opticum). Die meisten Fasern enden im Thalamus, allerdings kann auch eine Umschaltung erfolgen, so daß der Reiz von hier aus zur Sehrinde im Großhirn gelangen kann. Der Sehnerv führt also nur afferente Fasern.

III. N. oculomotorius (Augenbewegungsnerv)

Er innerviert mit seinen motorischen Fasern verschiedene Muskeln, die für die Augenbewegung verantwortlich sind. Daneben wirkt er mittels seiner parasympathischen Fasern bei der Pupillenverengung und der Anpassung des Auges auf die jeweilige Entfernung (Akkommodation) mit.

IV. N. trochlearis (Augenrollnerv)

Er innerviert den oberen schrägen Augenmuskel und hat somit nur motorische Nervenfasern.

V. N. trigeminus (Drillingsnerv)

Er ist der größte Hirnnerv. Er besteht aus drei Hauptästen: Augenhöhlennerv (N. ophthalmicus), Oberkiefernerv (N. maxillaris) und Unterkiefernerv (N. mandibularis). Er versorgt einen Großteil von Haut und Schleimhaut des Gesichts, innerviert aber auch verschiedene Kaumuskeln. Damit handelt es sich um einen gemischten Nerv, der sensible und motorische Anteile hat.

Entzündet sich dieser Nerv („Trigeminusneuralgie"), können so starke Schmerzen im Gesichtsbereich auftreten, daß manche Patienten bis an den Rand der Selbsttötung getrieben werden. Der Trigeminus ist auch für Zahnschmerzen verantwortlich.

VI. N. abducens (Augenabziehnerv)

Er innerviert den äußeren geraden Augenmuskel. Es handelt sich also um einen rein motorischen Nerv.

VII. N. facialis (Gesichtsnerv)

Er innerviert die Gesichtsmuskulatur, die Tränendrüsen, Unterkiefer- und Unterzungenspeicheldrüse. Außerdem gehören einige Geschmacksfasern der Zunge zu ihm. Damit hat dieser Nerv motorische, sensible und parasympathische Anteile.

VIII. N. vestibulocochlearis (früher: N. statoacusticus, Hör- und Gleichgewichtsnerv)

Er besteht aus zwei sensorischen Anteilen: dem Hörnerv (N. cochlearis) und dem Gleichgewichtsnerv (N. vestibularis).

IX. N. glossopharyngeus (Zungen- und Rachennerv)

Er ist der Hauptgeschmacksnerv der Zunge. Daneben innerviert er noch die Ohrspeicheldrüse und die Schleimhaut von Rachen und Zunge. Daneben laufen auch Fasern zur Karotisgabel (Karotissinus). Der Nerv führt motorische, sensible und parasympathische Anteile.

X. N. vagus (umherschweifender Nerv)

Er versorgt nicht nur Bezirke im Kopf- und Halsbereich wie die anderen Hirnnerven, sondern er steigt noch in den Brust- und Bauchbereich herab. Hier ist er der wichtigste Nerv des Parasympathikus, da er unter anderem die Aufgabe hat, die Herztätigkeit zu hemmen und die Bewegung der glatten Muskulatur zu fördern.

Neben diesem unwillkürlichen parasympathischen Anteil hat er jedoch auch noch einen willkürlichen motorischen Anteil. Diese willkürlichen Fasern des X. Hirnnervs laufen zu den Kehlkopfmuskeln, den mittleren und unteren Rachenmuskeln und zu den Gaumenmuskeln.

Des weiteren besitzt der X. Hirnnerv noch sensible Fasern, die vom äußeren Gehörgang, vom Rachen, vom Kehlkopf, von der Luftröhre und den Bronchien kommen.

Der X. Hirnnerv hat also parasympathische, motorische und sensible Fasern.

XI. N. accessorius (Beinerv)

Es handelt sich um einen rein motorischen Nerv, der den trapezförmigen Muskel (M. trapezius) und den Kopfdreher (M. sternocleidomastoideus) versorgt.

XII. N. hypoglossus (Unterzungennerv)

Er ist der Nerv für die Zungenmuskulatur, wodurch er die Zungenbewegung ermöglicht. Auch er ist ein rein motorischer Nerv.

18.3 Willkürliches (animales) und unwillkürliches (vegetatives) Nervensystem

18.3.1 Willkürliches Nervensystem

Das willkürliche (animale) Nervensystem regelt die Funktionen des Organismus, die dem bewußten Willen unterliegen. Es hat seine Hauptzentralstellen im Gehirn und Rückenmark. Wie wir bereits gesehen haben, gehören dazu Anteile der zwölf Hirnnerven- und die 31 Spinalnerven-Paare, die aus motorischen und sensiblen Fasern bestehen. Es dient der Wahrnehmung und Integration von Reizen und der Steuerung der Bewegung. Soll uns nun ein Vorgang bewußt werden, so müssen Sinnesorgane einen Reiz aufnehmen und dieser muß, wenn es sich um Spinalnerven handelt, zum Rückenmark weitergeleitet werden, von wo aus eine Umschaltung und Weitergabe der Information ans Großhirn erfolgt. Handelt es sich um Hirnnerven, so kann eine Weiterleitung direkt ins Gehirn erfolgen. Damit uns ein Vorgang bewußt werden kann, *muß die Meldung in jedem Fall die Großhirnrinde erreichen.*

> Willkürliches Nervensystem
> Damit ein Reiz *bewußt* wird, muß er die *Großhirnrinde* erreichen.

18.3.2 Unwillkürliches Nervensystem

Das unwillkürliche (vegetative, autonome) Nervensystem wird auch als Innenweltsystem bezeichnet. Man versteht darunter die Gesamtheit der dem Einfluß des Willens und dem Bewußtsein entzogenen Nerven und Ganglien. Es dient der *Regelung* der *Lebensfunktionen* wie Atmung, Verdauung, Stoffwechsel u.ä. Es ermöglicht das harmonische Ineinandergreifen der Tätigkeiten der einzelnen Körperteile.

Bei dieser Aufteilung in willkürliches und unwillkürliches Nervensystem darf nicht übersehen werden, daß zwischen diesen beiden Systemen eine enge Beziehung besteht, ebenso wie zwischen dem unwillkürlichen Nervensystem und den innersekretorischen Drüsen, aber auch zwischen unwillkürlichem Nervensystem und seelischen Vorgängen.

Beim vegetativen Nervensystem werden drei Hauptgruppen unterschieden: sympathisches, parasympathisches und intramurales System. Diese drei Anteile sollen nun kurz besprochen werden.

> Das unwillkürliche Nervensystem regelt die *unbewußt* ablaufenden Lebensvorgänge, wie Atmung, Verdauung und Stoffwechsel.

410 Sympathikus

Anatomische Lage

Der Sympathikus hat seinen zentralen Sitz in den Seitenhörnern C 8 bis L 2/3 des Rückenmarks. Von diesen Seitenhörnern treten über die Vorderwurzel Nervenfasern zum Grenzstrang aus. Von hier aus ziehen die Fasern zu den Erfolgsorganen.

Somit besteht der Sympathikus aus den Nervenzellen in den Seitenhörnern des Rückenmarks, aus einem rechten und linken *Grenzstrang* mit den dazugehörigen *Nerven, Geflechten* und *peripheren Ganglien*.

Grenzstrang

Der *Grenzstrang* verläuft *rechts und links neben der Wirbelsäule* (Abb. 18-5). Ein Grenzstrang besteht aus 22 bis 25 Ganglien, die untereinander durch Nervenstränge verbunden sind. Darüber hinaus haben die Ganglien auch Querverbindungen zu den Rückenmarkabschnitten in gleicher Höhe. Ausgenommen im Hals- und Lendenbereich gibt es genauso viele Ganglien wie Segmentnerven. Die efferenten motorischen Nervenfasern des Sympathikus haben zwei Zellkörper: Der erste sitzt im Seitenhorn des Rückenmarks, der zweite im Grenzstrang oder in organnahen Eingeweidegeflechten. Die efferen-

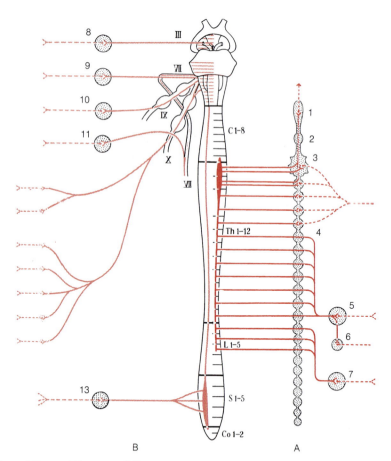

Abb. 18-5 Sympathikus und Parasympathikus
A. Grenzstrang des Sympathikus, bestehend aus Nervenknoten (Ganglien), B. Parasympathikus, 1. Oberes Halsganglion des Sympathikus, 2. Mittleres Halsganglion des Sympathikus, 3. Unteres Halsganglion des Sympathikus, 4. Brustganglien, 5. Sonnengeflecht (Nervengeflecht des Bauchraumes), 6. Ganglien an der Gekröseschlagader, 7. Lenden- und Kreuzbeinganglien des Sympathikus, 8. Ganglion zur Schließung des Sehlochs (Pupille), 9. Ganglion für Tränendrüse, 10. Ganglion für Ohrspeicheldrüse, 11. Ganglion für Unterkiefer- und Unterzungenspeicheldrüse, 12. Ganglien für Brust- und Bauchorgane, 13. Ganglion für Beckenorgane, III., VII., IX. und X. Hirnnerv

ten sympathischen Nervenfasern treten zusammen mit den willkürlichen efferenten Fasern in der vorderen Wurzel aus dem Rückenmark aus und trennen sich kurz darauf wieder von diesen Fasern, um zum Grenzstrang zu laufen.

Die sympathischen Nervenfasern, die zum Herz, den Blutgefäßen, den Bronchien, den Augen und den Speicheldrüsen laufen, werden im Grenzstrang vom ersten Nervenzellkörper auf den zweiten umgeschaltet. Ein Teil dieser Fasern geht dann wieder zum Spinalnerv zurück und zieht mit diesem in die Peripherie.

Die sympathischen Fasern allerdings, die zum Magen-Darm-Trakt, der Harnblase und zu den Geschlechtsorganen laufen, durchziehen das Grenzstrangganglion, ohne hier umgeschaltet zu werden. Diese Fasern werden erst in den organnahen Eingeweidenervengeflechten umgeschaltet.

Da die *Ursprungszellen des Sympathikus* in den Seitenhörnern der *Rückenmarksegmente C 8 bis L 2/3* liegen, spricht man auch vom *thorakolumbalen System*.

Funktion und Aufgabe des Sympathikus

Der Sympathikus dient der *Mobilisierung der Energie*, die zur Selbsterhaltung in der Auseinandersetzung mit der Umwelt nötig ist *(Kampf und Flucht)*. Deshalb *beschleunigt* der Sympathikus *Atmung* und *Herzschlag*, erweitert die *Herzkranzgefäße* und die *Bronchialäste*. Er bewirkt einen *Blutdruckanstieg*, indem sich die Muskulatur der kleinen Arterien zusammenzieht. Dagegen *hemmt* er die *Darmbewegung*, die *Drüsentätigkeit* und die *Blasen-* und *Darmentleerung*, also Vorgänge, die in der Situation „Kampf oder Flucht" erst einmal hintangestellt werden müssen. Am Auge verursacht er eine Pupillenerweiterung *(Mydriasis)*.

- Sympathikus mobilisiert Energie (Kampf und Flucht)
- Parasympathikus Erholungsnerv

Parasympathikus

Anatomische Lage

Der Parasympathikus stellt im Gegensatz zum Sympathikus keine morphologische Einheit dar, denn die Fasern des Parasympathikus sind meist anderen Nervenfasern angelagert.

Die *Ursprungszentren* des Parasympathikus liegen in den *Kernen* des *Hirnstammes* und im *Kreuzbeinbereich* des Rückenmarks. Deshalb spricht man auch vom *kraniosakralen System*. Die Ganglien des Parasympathikus liegen entweder in der Wand des betreffenden Erfolgsorganes (intramurale Ganglien) oder in dessen Nähe.

Der wichtigste parasympathische Nerv ist der *Nervus vagus*, der X. Hirnnerv. Die Verzweigungen dieses Nervs bilden Geflechte für *Speiseröhre, Lungen, Herz* und *Magen*. Seine Fasern treten auch in das Bauchgeflecht ein und wirken so auf den *Verdauungstrakt*.

Funktion und Aufgabe des Parasympathikus

Da der Parasympathikus als Gegenspieler des Sympathikus betrachtet wird, damit also der *Energiespeicherung*, der *Erholung* und dem *Aufbau* dient, sind seine Funktionen unmittelbar einsichtig: er *verlangsamt Atmung* und *Herzschlag*, verengt die *Herzkranzgefäße* und die *Bronchialäste*. Er *senkt* den *Blutdruck* und *bringt* die *Darmbewegung* und die *Drüsentätigkeit* in *Gang*. Unter seinem Einfluß kommt es zur *Blasen-* und *Darmentleerung*. Am Auge bewirkt er die Pupillenverengung *(Miosis)*.

Intramurales System

Unter dem intramuralen System versteht man *Geflechte vegetativer Nervenfasern* und *Ganglien* in der *Wand* der *Hohlorgane* (Herz, Magen, Darm, Blase, Uterus). Das intramurale System weist in seiner *Funktion* eine *gewisse Eigenständigkeit* auf. So liegt beispielsweise der Auerbach-Plexus flächenhaft ausgebreitet zwischen den Muskelschichten des Magen-Darm-Kanals. Er regelt relativ autonom die Magen-Darm-Bewegung.

18.4 Reflexe

Die Prüfung der Reflexe sollte bei jeder gründlichen Untersuchung des Patienten durchgeführt werden. Wir können dadurch eventuell wertvolle Hinweise auf die zugrundeliegende Erkrankung erhalten. Diese Möglichkeit sollten wir auf jeden Fall nutzen, zumal sie mit einem Minimum an technischem Aufwand verbunden ist. Wir benötigen dazu lediglich einen Reflexhammer und Einmal-Zahnstocher.

Beim *Reflex* handelt es sich um eine *unwillkürliche Reaktion* auf einen *Reiz*.

Es gibt physiologische und pathologische Reflexe. Die *physiologischen Reflexe* sind schon beim *Gesunden* auslösbar (z.B. der Patellarsehnenreflex). *Pathologische Reflexe* sind erst im *Krankheitsfall* auslösbar (z.B. Babinski-Zeichen). Es gibt aber Eigenreflexe, die latent vorhanden sind und sich im Normalfall nur schwach auslösen lassen. Im Krankheitsfall treten sie dann deutlich in Erscheinung und sind leicht auslösbar, wie beispielsweise der Fingerbeugerreflex (Troemner-Fingerzeichen).

18.4.1 Allgemeines

Die Reflexe werden in zwei Hauptgruppen eingeteilt: die Eigenreflexe und die Fremdreflexe.

Eigenreflexe

Zu den Eigenreflexen gehören die Sehnen-, Periost-, Knochen- und Gelenkreflexe.

Der Eigenreflex ist dadurch gekennzeichnet, daß *Reizort* und *Erfolgsorgan* im *gleichen Gebilde* (meist im Muskel) liegen.

Die Prüfung des Eigenreflexes erfolgt mit Hilfe des *Reflexhammers*. Theoretisch hat jeder Muskel seinen Eigenreflex, da jeder Muskel auf eine kurzfristige Dehnung mit einer reflektorischen Kontraktion reagiert.

Krankhafte Zeichen eines Eigenreflexes
- ein Erlöschen oder eine Minderung des Reflexes,
- eine Steigerung des Reflexes.

Kommt es bei der Reflexprüfung zum *Klonus* (rhythmische Kontraktion), so unterscheidet man den erschöpflichen Klonus, der nach der Prüfung allmählich aufhört, und den unerschöpflichen Klonus, der rhythmisch weiterschlägt. Der unerschöpfliche Klonus ist ein sicheres Zeichen für eine Pyramidenbahnschädigung.

Der Eigenreflex wird durch einen Schlag auf die *gespannte* Sehne ausgelöst. Durch einen Schlag auf die völlig schlaff daliegende Sehne ist der Reflex nur schwer auslösbar (Uexküll-Gesetz). Weiterhin sind Kennzeichen der Eigenreflexe: kurze Refraktärzeit, Unfähigkeit zur Summation und Unermüdbarkeit.

Die wichtigsten Eigenreflexe sind Bizepsreflex, Radiusreflex, Trizepsreflex, Patellarsehnenreflex und Achillessehnenreflex.

Kennzeichen der Eigenreflexe
- kurze Refraktärzeit
- Unfähigkeit zur Summation
- Unermüdbarkeit

Fremdreflexe

Zu den Fremdreflexen gehören die Haut- und Schleimhautreflexe. Bei den Fremdreflexen liegen *Reizort* und *Erfolgsorgan* in *verschiedenen Gebilden* (z.B. Haut und Muskel).

Die Prüfung der Fremdreflexe erfolgt meist mit der *Nadel*. Am besten verwendet man jedoch Einmal-Zahnstocher, um die Übertragung von Krankheiten wie AIDS oder Virushepatitis zu vermeiden.

Bei krankhaften Prozessen verhalten sich die Fremdreflexe in der Regel entgegengesetzt wie die Eigenreflexe. So sind bei einer linksseitigen spastischen Lähmung die Fremdreflexe links abgeschwächt und die Eigenreflexe links gesteigert. Weitere Kennzeichen der Fremdreflexe sind die Fähigkeit der örtlichen und zeitlichen Summation der Reize und die Ermüdbarkeit.

Die wichtigsten Fremdreflexe sind Bauchdeckenreflex, Plantarreflex und Würgereflex.

Kennzeichen der Fremdreflexe
- Fähigkeit zur örtlichen und zeitlichen Summation
- Ermüdbarkeit

Der Reflexbogen

Da der Ort des Reizes und der Ort der Reaktion meist dicht beieinanderliegen, der Nervenimpuls vom Reizort über das Rückenmark zum Reaktionsort also gewissermaßen einen Bogen läuft, spricht man vom *Reflexbogen*. Ein Reflexbogen setzt sich aus fünf Teilen zusammen (Abb. 18-6).
1. **Rezeptor**
   Das ist die Sinneszelle, die den Reiz aufnimmt.
2. **Afferente Nervenbahn** (rote, gestrichelte Linie)

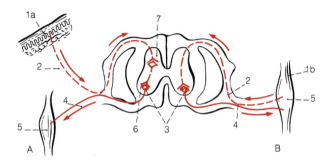

Abb. 18-6 Reflexbogen
A. Fremdreflex, B. Eigenreflex, 1. Rezeptor, 1a. Rezeptor der Haut, 1b. Rezeptor des Muskels (Muskelspindel), 2. Afferente Nervenbahn, 3. Motorische Vorderhornzelle, 4. Efferente Nervenbahn, 5. Effektor (hier: motorische Endplatte im Muskel), 6. Vorderhorn, 7. Hinterhorn

Sie leitet den Reiz zum Hinterhorn des Rückenmarkes.
3. **Schaltzelle**
Sie dient der Erregungsübertragung im Rückenmark. Beim Eigenreflex fehlt sie allerdings.
4. **Efferente Nervenbahn** (rote, durchgezogene Linie)
Sie tritt vom Vorderhorn des Rückenmarkes aus und leitet den Reiz zum Erfolgsorgan (Effektor).
5. **Effektor**
Das ist das ausführende Organ, also meist ein Muskel oder eine Drüse.

Der gesamte Reflexbogen liegt im gleichen Rückenmarkniveau. Darum kann durch Prüfung der wichtigsten Reflexe u.U. die Segmenthöhe eines Prozesses im Rückenmark bestimmt werden. Die Pyramidenbahn bringt von zentral her fördernde oder hemmende Einflüsse, die sich in den Vorderhornzellen in den Reflexbogen einschalten.

Läsionen

Eine *Läsion der übergeordneten Pyramidenbahn* führt
– beim Eigenreflex zur Enthemmung, d.h. zu einer abnorm verstärkten Reaktion,
– beim Fremdreflex zum Verschwinden, bzw. zur Abschwächung des Reflexes.
Eine *Läsion des Reflexbogens selbst* bedingt immer eine Abnahme des Reflexes, bis hin zum völligen Erlöschen. Das gilt für Eigen- und Fremdreflexe.

18.4.2 Reflexe im Kopfbereich

Pupillenreflexe

Vor und nach der Prüfung der Pupillenreaktion müssen wir Weite, Form und Gleichheit der Pupillen untersuchen. Wer sich mit Irisdiagnose beschäftigt, weiß, daß diesen drei Parametern eine große Bedeutung zukommt und man hieraus wichtige Hinweise auf verschiedene Konstitutionstypen und auf zugrundeliegende Störungen ersehen kann. Im folgenden wird jedoch nur die schulmedizinische Sichtweise dargestellt, um dem Rahmen des Buches gerecht zu werden.

Beim Testen der Pupillenreflexe können wir feststellen, daß die Reaktion „prompt" und „ausgiebig" erfolgt oder „überhaupt nicht", aber es sind dazwischen auch alle Zwischenstufen denkbar, wie z.B. „träge".

Weite der Pupillen

Liegt eine Miosis (Pupillenverengung) oder eine Mydriasis (Pupillenerweiterung) vor? Mögliche Ursachen einer Miosis können sein: höheres Lebensalter, Sympathikuslähmung im Halsbereich, Tumoren, Verletzungen und anderes. Gründe einer Mydriasis können eine Sympathikusreizung oder eine Lähmung des Okulomotorius (III. Hirnnerv) sein.

Form der Pupillen

Liegt eine Pupillenentrundung vor, d.h. weicht die Pupille von ihrer normalen Kreisform ab? Ist eine Entrundung vorhanden, kann sie angeborenermaßen bestehen und bedeutungslos sein. Sie kann aber auch ein Hinweis auf vorliegende Augenkrankheiten, Augenverletzungen oder auf eine Pupillotonie sein (ein- oder doppelseitige Erweiterung und Entrundung der Pupillen mit

Fehlen der Lichtreaktion mit unbekannter Ursache).

Gleichheit der Pupillen

Besteht zwischen beiden Pupillen ein Unterschied in der Weite (Anisokorie)? Die Ursache liegt in einer einseitigen Miosis oder Mydriasis. Sie kann bedingt sein durch eine örtliche Veränderung des Irismuskels, hervorgerufen durch ein Trauma, durch Verwachsungen, eine Schädigung des Nervus sympathicus oder durch Augenkrankheiten (Glaukom, Iritis). Aber es muß auch ein so naheliegender Grund wie eine einseitige Anwendung bestimmter Augentropfen in Betracht gezogen werden.

Lichtreflex

Bei Lichteinfall in das Auge kommt es zur Engstellung *beider* Pupillen. Der Lichtreflex wird folgendermaßen geprüft: Man läßt den Patienten in die Ferne blicken und leuchtet nun mit einer nicht zu hellen Untersuchungsleuchte in das Auge und beobachtet die Pupillenreaktion dieses Auges. Danach prüft man auf die gleiche Art das andere Auge. Darauffolgend untersucht man mit einer erneuten Lichteinbringung die erforderliche gleichzeitige Verengung der anderen, nicht angestrahlten Pupille. Man strahlt also beispielsweise das rechte Auge an und prüft, ob sich die linke Pupille gleichzeitig verengt.

Konvergenzreaktion (Naheinstellungsreaktion)

Bei der Prüfung der Konvergenzreaktion gehen wir folgendermaßen vor. Wir bringen einen Gegenstand, am einfachsten unseren Zeigefinger, bis dicht an die Nasenspitze des Patienten heran. Wir achten dabei auf dreierlei:
- Kommt es bei der Fixation des Objekts im Nahsehraum zu einer Einwärtsbewegung beider Augen?
- Tritt durch die Naheinstellung eine Miosis auf?
- Kommt es zu einer nahpunktbezogenen Akkommodation (Fähigkeit des Auges zur Scharfeinstellung)?

Pupillenstarre

Kommt es zur *Pupillenstarre*, so unterscheiden wir die reflektorische und die absolute Pupillenstarre.
- **Reflektorische Pupillenstarre**
  Bei der reflektorischen Pupillenstarre ist der Lichtreflex erloschen, aber die Konvergenzreaktion besteht. Dies kann ein Hinweis auf Enzephalitis, Lähmung oder Tabes dorsalis (Rückenmarkschwund im Spätstadium der Syphilis) sein.
- **Absolute Pupillenstarre**
  Bei der absoluten Pupillenstarre fehlen die Lichtreaktion und die Konvergenzreaktion. Ursache kann ein Herd im Kerngebiet des Okulomotorius (III. Hirnnerv) sein oder in der absteigenden Bahn für Licht- und Konvergenzreaktion.

Blinzelreflex *(Augenlidschutzreflex)*

Bei schneller Annäherung eines Gegenstandes an das Auge kommt es zum Lidschutzreflex. Er gehört zu den Fremdreflexen und gilt als „bedingter Reflex" und verschwindet bei wiederholter Prüfung.

Würgereflex

Auch der Würgereflex zählt zu den Fremdreflexen. Beim Berühren des Gaumens wird ein Würgen ausgelöst. Die segmentale Zuordnung erfolgt zum IX. und X. Hirnnerven.

18.4.3 Reflexe im Armbereich

Bizepsreflex

Der Bizepsreflex wird durch einen Schlag auf die Bizepssehne bei leicht angewinkelter Ellenbeuge getestet (Abb. 18-7). Es handelt sich um einen physiologischen, wenig lebhaften Eigenreflex, bei dem es zur Kontraktion des Bizeps und zu einer leichten Beugung des Unterarms kommt. Er wird im allgemeinen seitenvergleichend durchgeführt. Die Segmenthöhe verläuft bei C 5 bis C 6.

Radiusreflex *(Brachioradialisreflex, Radiusperiostreflex)*

Dieser Reflex wird durch einen Schlag gegen die Seitenkante des distalen Radiusrandes geprüft. Als Effekt kommt es zu einer leichten Beugung im Ellenbogengelenk. Die Segmenthöhe des Reflexbogens verläuft ebenfalls bei C 5 bis C 6.

18.4 Reflexe

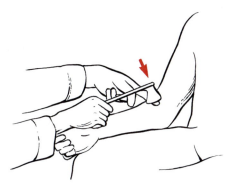

Abb. 18-7 Bizepsreflex
Zur Prüfung des Bizepsreflexes liegt der Unterarm entspannt auf dem Oberschenkel des sitzenden Patienten. Der Behandler drückt mit seinem Zeigefinger auf die Bizepssehne und spannt sie dadurch etwas an. Durch den Schlag auf den eigenen Zeigefinger wird der Bizepsreflex ausgelöst: eine leichte Kontraktion des M. biceps mit einer schwachen Unterarmbeugung

Trizepsreflex

Die Prüfung erfolgt durch Beklopfen der Trizepssehne, direkt über dem Ellenbogen. Die Reizantwort besteht in einer Kontraktion des Trizeps und eventuell einer leichten Streckbewegung des Unterarmes. Die Segmenthöhe des Reflexbogens verläuft bei C 6 bis C 8.

18.4.4 Reflexe im Bereich des Rumpfes

Bauchdeckenreflex BDR (Bauchhautreflex BHR)

Der Bauchdeckenreflex wird ausgelöst durch Bestreichen des Leibes von der Lende zur Bauchmitte hin. Als Effekt kommt es zum Verziehen des Nabels zur Reizseite. Damit es zur Reaktion kommt, muß mit raschem, ausreichend langem Nadelstrich geprüft werden. Dazu liegt der Patient in entspannter Rückenlage (vor allem muß der Kopf entspannt liegen!), die Arme befinden sich locker neben dem Rumpf. Auch hier wird seitenvergleichend gemessen. Die segmentale Zuordnung liegt in Th 8 bis Th 12. Ein Fehlen oder eine Abschwächung des Reflexes kann seinen Grund in einer Schädigung im Reflexbogen in der entsprechenden Segmenthöhe haben oder auf einer Läsion der Pyramidenbahn zentralwärts davon beruhen. Die Ursache kann jedoch auch mechanisch bedingt sein: eine zu schlaffe oder zu straffe (Schwangerschaft) Bauchdecke, Narben oder lokale Erkrankungen.

> Fehlender oder abgeschwächter Bauchdeckenreflex
> - Pyramidenbahnschaden
> - Schädigung des Reflexbogens
> - mechanische Ursachen (zu straffe/schlaffe Bauchdecke, Narben o. ä.)

Epigastrischer Reflex

Der epigastrische Reflex schließt sich nach oben hin an den Bauchdeckenreflex an. Ein rascher Nadelstrich von der Mamille abwärts erzeugt ein Einziehen des Epigastriums. Die Segmenthöhe des Reflexbogens liegt bei Th 5 bis Th 6.

18.4.5 Reflexe im Bereich der unteren Extremitäten

Patellarsehnenreflex PSR (Quadrizepsreflex)

Der Patellarsehnenreflex ist ein physiologischer Eigenreflex. Die Segmenthöhe des Reflexbogens verläuft bei L 2 bis L 4. Geprüft wird dieser Reflex durch Schlag auf die Sehne des M. quadriceps femoris unterhalb der Patella. Dazu befindet sich der Patient in Rückenlage. Die leicht angewinkelten Knie (Optimum bei 120°) werden vom Untersucher von unten her mit dem linken Unterarm abgestützt (Abb. 18-8).

Es ist auch eine Prüfung am sitzenden Patienten möglich. Dazu setzt sich der Patient auf die Liege und stellt beide Beine nebeneinander. Da-

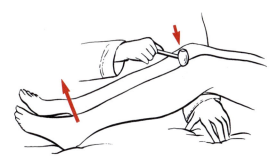

Abb. 18-8 Patellarsehnenreflex (Quadrizepsreflex)
Prüfung am liegenden Patienten. Die leicht gebeugten Knie werden vom Untersucher mit dem linken Unterarm abgestützt. Es erfolgt ein kurzer Schlag gegen die Sehnenmitte. Der Effekt ist eine leichte Streckbewegung des Unterschenkels

bei bringt er die Füße so weit nach vorne, daß diese den Boden eben noch vollständig berühren. Dann erfolgt ein Schlag auf die oben beschriebene Reizstelle. Die Reizantwort besteht in einer Kontraktion des M. quadriceps, manchmal kommt es zu einer leichten Streckbewegung des Unterschenkels.

Kommt es zu einem Ausfall des Reflexes, kann es sich um eine Störung im Reflexbogen, um einen Bandscheibenvorfall oder um das Anfangsstadium einer akuten, schweren Lähmung mit noch nicht bekannter Ursache handeln.

Achillessehnenreflex ASR (Triceps-surae-Reflex)

Der Achillessehnenreflex bzw. der Triceps-surae-Reflex, wie er nach der neueren Nomenklatur heißt, ist ein physiologischer Eigenreflex. Die Segmenthöhe des Reflexbogens liegt bei L 5 bis S 2. Zur Prüfung dieses Reflexes läßt man den Patienten auf einen Hocker o.ä. niederknien und führt mit dem Hammer einen Schlag von hinten auf die Achillessehne aus. Als Reizantwort kommt es zur Plantarflexion (Beugung nach der Sohle zu) des Fußes (Abb. 18-9). Wichtig ist hier wieder der Seitenvergleich.

Tritt eine Abschwächung oder ein völliges Fehlen des Reflexes auf, so kann das die gleichen Ursachen haben wie ein Ausfall des Patellarsehnenreflexes (s. o.).

Fußsohlenreflex (Plantarreflex)

Der Fußsohlenreflex ist ein physiologischer Fremdreflex. Die Segmenthöhe liegt bei S 1 bis S 2. Um den Reflex auszulösen, streicht man mit der Nadel von der Ferse ausgehend, an der Seite der Fußsohle in Richtung der kleinen Zehe und dann weiter zur großen Zehe (Abb. 18-10). Beim Gesunden kommt es zur Krümmung der Zehen mit Fluchtbewegung des Fußes. Wir müssen allerdings die Gegend des Großzehengrundgelenkes meiden, da von hier aus auch beim Gesunden in 50% der Fälle eine rasche Dorsalflexion der Großzehe erfolgt.

Babinski-Zeichen

Kommt es beim Bestreichen zu einer der folgenden Reaktionen:
– langsame Dorsalflexion der Großzehe,
– Spreizung der Zehen (Fächerphänomen),
so kann dies ein Zeichen für einen Pyramiden-

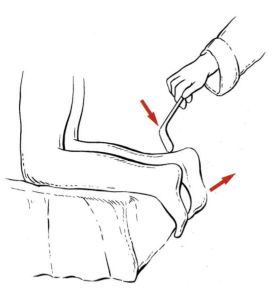

Abb. 18-9 Achillessehnenreflex
Der Achillessehnenreflex wird mit einem mäßigen Schlag von hinten gegen die Achillessehne ausgeführt, wodurch es zu einer leichten Plantarflexion des Fußes kommt. Wichtig ist der Seitenvergleich

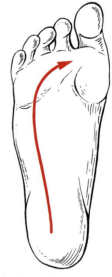

Abb. 18-10 Fußsohlenreflex und Babinski-Zeichen
Ein schwacher Nadelstrich über die Fußsohle führt beim Gesunden zu einer Plantarflexion der Zehen. Tritt dagegen eine langsame Dorsalflexion der Großzehe oder eine Spreizung der Zehen ein, oder sogar beides, spricht man vom Babinski-Zeichen

bahnschaden, für Multiple Sklerose oder für ein Urämie-Anfangsstadium sein. Das Babinski-Zeichen gehört zu den sogenannten Pyramidenbahnzeichen.

Beachtet werden muß, daß der „Babinski" physiologisch bis ins zweite Lebensjahr vorkommt, da erst bis zu diesem Zeitpunkt das Pyramidenbahnsystem vollständig ausgereift ist.

> Das Babinski-Zeichen ist ein wichtiger Hinweis auf einen *Pyramidenbahnschaden*.

18.5 Wichtige apparative Untersuchungen in der Neurologie

Elektroneurographie (ENG)

Mittels der Elektroneurographie kann die Nervenleitungsgeschwindigkeit der peripheren sensiblen und motorischen Nerven bestimmt werden. Dazu wird der Nerv an mindestens zwei Stellen elektrisch gereizt und das dazugehörige Muskelantwortpotential mit Elektroden abgeleitet. Neben der Geschwindigkeit sind auch Dauer und Amplitude des Muskelantwortpotentials von Bedeutung.

Elektroenzephalogramm (EEG)

Das EEG ist eine Methode, die Hirnstromwellen (genauer: die Potentialschwankungen des Gehirns) zu registrieren. Die Hirnstromwellen werden durch Elektroden erfaßt, die von außen auf die Kopfhaut angebracht werden. Es erfolgt eine Verstärkung der Wellen und eine fortlaufende Aufzeichnung. Beim EEG werden die vorherrschende Wellenform, die Aktivität, die Frequenz, die Amplituden, die Häufigkeit und die Lokalisation der Hirnstromwellen beurteilt. Seine große Bedeutung liegt in der Untersuchung von Patienten mit Epilepsie, Durchblutungsstörungen des Gehirns und bei Hirntumoren. Allerdings gibt es andere Störungen des Gehirns, wie z.B. Demenz (Minderung intellektueller Fähigkeiten), die im EEG überhaupt keine oder nur wenige Veränderungen hervorrufen.

Computertomographie (CT)

Die Computertomographie ist ein Röntgen-Schichtaufnahmeverfahren, das zum Bildaufbau einen Computer benutzt. Dazu „zerschneiden" Röntgenstrahlen das Gewebe in viele Scheiben, die von unterschiedlichen Stellen aufgenommen werden. Diese Aufnahmen werden vom Computer zusammengesetzt, und es entsteht ein Bild, das sich durch eine bessere Kontrastfähigkeit von den üblichen Röntgenbildern unterscheidet.

Bevorzugt wird die Computertomographie zum Nachweis bestimmter Hirnveränderungen, wie Tumoren, Blutungen und Ödeme, eingesetzt. Man spricht dann von der kranialen Computertomographie (CCT). Die Ganzkörper-Computertomographie wird in der Diagnostik des Brust- und Bauchraumes angewandt. Raumfordernde Prozesse (Tumoren, Zysten) können mit diesem Verfahren gut erkannt werden.

18.6 Ausgewählte Nerven- und Gehirnerkrankungen

Bei den Erkrankungen der Nerven und des Gehirnes müssen wir uns auf die wichtigsten Dinge beschränken. Deshalb wurde im folgenden eine Auswahl getroffen, die die wichtigsten Sachverhalte und Erkrankungen darstellt.

▶ 18.6.1 Nervenschäden

Schäden einzelner peripherer Nerven werden vor allem durch Traumen verursacht. Da es sich bei den peripheren Nerven fast immer um gemischte Nerven handelt, kommt es in dem betroffenen Gebiet sowohl zu einer *Störung* der *Sensibilität* als auch der *Motorik*.

Solange der Zellkörper nicht beschädigt ist, haben die Nervenfasern ein *gutes Regenerationsvermögen*. Dabei wachsen die Nervenfasern des peripheren Stumpfes in die Schwann-Scheide aus, wobei die Schwann-Scheide als Leitstruktur dient.

Ursachen

Meist werden die Nerven gequetscht, durchschnitten oder angestochen. Selten sind Entzündungen, Durchblutungsstörungen oder Tumoren die Ursache.

Therapie

Je nach Grad, Ausmaß und Ursache der Schädigung wird die Therapie gewählt werden müssen: chirurgische Nervennaht, Elektrotherapie, wobei der gelähmte Muskel elektrisch gereizt wird, damit er bis zur Wiederherstellung der Nervenversorgung in gutem Zustand verbleibt, Behandlung der Entzündung, der Durchblutungsstörung oder des Tumors.

▶ 18.6.2 Horner-Symptomenkomplex

Unter dem Horner-Symptomenkomplex versteht man die Trias: abnorm tiefliegender Augapfel (Enophthalmus), Herabsinken des Oberlids (Ptosis) und Pupillenverengung (Miosis).

> Horner-Symptomenkomplex
> - *Enophthalmus*
> - *Ptosis*
> - *Miosis*

Ursache

Die Ursache liegt in einer *Lähmung der zum Auge laufenden Sympathikusfasern* (z.B. durch eine *Stellatumblockade* durch *Neuraltherapie*).

▶ 18.6.3 Ischiassyndrom

Im Verlaufsgebiet des Ischiasnervs kommt es zu *Schmerzen*. Diese können entweder in Anfällen auftreten oder andauernd sein. Fast immer treten sie *einseitig* auf. Eine Ausnahme besteht bei Diabetes mellitus: hier treten die Beschwerden aufgrund einer vorliegenden Polyneuropathie fast immer beidseitig auf. Darüber hinaus besteht beim Ischiassyndrom eine Schmerzempfindlichkeit bestimmter peripherer Nervendruckpunkte.

Es kann zu *Parästhesien, Frostgefühl, Schlaffheit der Wadenmuskulatur* und *Fehlen des Achillessehnenreflexes* kommen. Bei schweren Fällen können *sensible* und *motorische Ausfallerscheinungen* auftreten, z.B. Beuge- oder Streckschwäche der Zehen.

Ursachen
- **Lokale Kompression**
  Die häufigste Ursache der Ischialgie ist ein *Bandscheibenvorfall bei L_4/L_5 oder L_5/S_1*. Die Bandscheibe besteht aus einem Faserring, in dem sich ein Gallertkern befindet. Dieser sehr kräftige Faserring umgibt den weichen Gallertkern, wodurch dieser ein großes Federungsvermögen besitzt. Beim Bandscheibenvorfall verlagert sich der Gallertkern durch Verletzung oder Degeneration des Faserrings nach außen hin, wodurch es durch Druck auf die Nervenfaser zur Nervenreizung kommt. Im Laufe der Zeit kommt es zum Verschleiß der Zwischenwirbelscheibe.
  Andere Ursachen einer lokalen Kompression können sein:
  Geschwülste des Beckens (weibliche Genitalien, Prostata, Rektum), Verstopfung, Schwangerschaft
- **Erkältung**
- **Traumen**
  vor allem Subluxationen (teilweise Verrenkungen) der Wirbelsäule und der Beckengelenke
- **Infektionskrankheiten**
  z.B. Meningitis, Scharlach
- **Gifte**
  Alkohol, Tabak, Arsen, Blei, Kupfer, Phosphor.

Diagnose

Um eine Ischialgie diagnostizieren zu können, sollte man beim Patienten folgende Untersuchungen vornehmen:
- **Lasègue-Zeichen**
  Wird im Liegen das *gestreckte Bein* angehoben, so kommt es durch die starke Dehnung des Ischiasnervs zu Schmerzen. Bei gebeugtem Bein entfällt die Dehnung und damit der Schmerz.
- **Fersenstand**
  Kann der Patient keinen Fersenstand ausführen, so weist das auf einen Bandscheibenvorfall bei L_5 hin.
- **Zehenstand**
  Kann der Patient keinen Zehenstand ausführen, so weist das auf einen Bandscheibenvorfall bei S_1 hin.
- **Achillessehnenreflex**
  Kann bei Ischialgie fehlen oder abgeschwächt sein.

Tabelle 18-1

	Schlaffe Lähmung (periphere Lähmung)	Spastische Lähmung (zentrale Lähmung)
Ruhetonus des Muskels	herabgesetzt	heraufgesetzt
Ort der Schädigung	Vorderhornzelle im Rückenmark, peripherer Nerv bis motorische Endplatte	ab der Hirnrinde, Pyramidenbahn bis Vorderhornzelle im Rückenmark
Muskeleigenreflex	erloschen	gesteigert
Muskelatrophie	ja	nein
Pyramidenbahnzeichen (z.B. Babinski-Zeichen) auslösbar	nein	ja

18.6.4 Lähmungen

Unter einer Lähmung versteht man die Bewegungsunfähigkeit oder Bewegungsverminderung eines oder mehrerer Muskeln. Dabei unterscheidet man Paralysen und Paresen.
- **Paralyse**
  Der Muskel ist *vollständig gelähmt*.
- **Parese**
  Der Muskel ist nicht vollständig gelähmt, sondern es besteht eine *motorische Schwäche*.

Bezüglich der Art der Lähmung unterscheidet man die schlaffe und die spastische Lähmung.
- **Schlaffe Lähmung**
  Der Muskeltonus ist herabgesetzt.
- **Spastische Lähmung**
  Der Muskeltonus ist heraufgesetzt (Tab. 18-1).

▶ 18.6.5 Poliomyelitis
(spinale Kinderlähmung)

Poliomyelitis ist eine durch Viren hervorgerufene Infektionskrankheit, bei der es zu einer *Schädigung* des *ZNS* kommen kann, in deren Folge sich *schlaffe Muskellähmungen* entwickeln. Meist verläuft die Erkrankung symptomlos oder in Form einer banalen Erkrankung ohne neurologische Symptome. Daneben kommen meningitische Verlaufsformen vor. Die Krankheitsbezeichnung Poliomyelitis bzw. spinale Kinderlähmung ist ungenau. Zum einen kommt die Krankheit nicht nur bei Kindern vor, und zum anderen spielt sie sich nicht nur im Rückenmark ab, sondern auch im Gehirn (griech. polios = grau, Myelitis = Entzündung des Rückenmarks).

> Poliomyelitis verläuft meist *inapparent*. Gelegentlich führt sie jedoch zu *schlaffen Lähmungen*.

Erreger
Es werden drei Polio-Virusarten unterschieden: Typ I, II und III.

Inkubationszeit
Drei bis 14 Tage.

Übertragung
Die Übertragung erfolgt meist durch *Schmutz- und Schmierinfektion* von Mensch zu Mensch. Daneben ist auch eine Ansteckung durch Tröpfcheninfektion möglich. Die Erkrankungen treten in den klimatisch gemäßigten Zonen, vor allem in den Sommermonaten auf.

Nachweis
Im Mund- und Rachensekret, später im Stuhl, Urin, Liquor.

Vorkommen
Die Erkrankung kommt weltweit vor. Im 19. Jahrhundert trat die Krankheit nur selten auf. Zu Beginn des 20. Jahrhunderts kam es zu den ersten großen Epidemien. In den Ländern mit einem hohen Hygienestandard erreichte die Krankheit nach 1950 einen bedrohlichen Umfang. Nach Einführung der Massenschutzimpfung konnte die Poliomyelitis in den Ländern mit genügend hohem Durchimpfungsgrad fast völlig ausgerottet werden.

Krankheitsverlauf
Bei mehr als 99% der Infizierten treten entweder überhaupt *keine Symptome* auf, oder es kommt zu einer *leichten* Erkrankung, die ohne neurologische Symptome einhergeht. Bei den restlichen 1% kommt es zu einer schweren Erkrankung, bei der man verschiedene Stadien unterscheiden kann. Die Krankheit kann in jedem Stadium zum Stillstand kommen.

Krankheitsstadien

- **Vorläuferstadium**
  Das ca. zwei bis fünf Tage dauernde Vorläuferstadium erscheint wie eine banale Infektion: Fieber, Müdigkeit, Kopf- und Gliederschmerzen. Bei Kindern kommt es durch eine Infektion des Rachens häufig zu Husten und Halsschmerzen. Es können auch Magen-Darm-Symptome auftreten. Damit ist die Krankheit meist überwunden. Allerdings werden Erreger über Rachen und Stuhl ausgeschieden, so daß diese Personen die Krankheit weiterverbreiten können.
- **Meningitisches oder präparalytisches Stadium**
  Das Fieber steigt nach einem ein- bis dreitägigen Latenzstadium erneut an. Durch den zweigipfeligen Fieberverlauf spricht man vom „Dromedartyp". Es kommt zu meningitischen Zeichen: Nackensteifigkeit, Kopfschmerzen, starker Berührungsempfindlichkeit, gesteigerten Reflexen und positivem Kernig- sowie Brudzinski-Zeichen. Die Erkrankung kann komplikationslos ausheilen.
- **Paralytisches Stadium**
  Im Bereich der Extremitäten und des Rumpfes kommt es zu schlaffen Lähmungen. Diese können jedoch auch gelegentlich ohne Vorboten über Nacht entstehen: die sogenannte „Morgenlähmung" der abends gesund zu Bett gebrachten Kinder.
- **Reparationsphase**
  Die Lähmungen fangen nach einigen Tagen an, sich zurückzubilden. Dieses Stadium kann sich über ein Jahr hinziehen und sogar zur völligen Ausheilung führen. Das Endstadium mit den bleibenden Schäden ist je nach Alter und Art der Lähmung unterschiedlich.

Immunität

Nach einer durchgemachten Erkrankung besitzt man eine *langanhaltende* Immunität. Dabei besteht die Immunität nur gegen das verursachende Virus und nicht gegen die beiden anderen Virustypen.

Komplikationen

Es kann zur *Atemlähmung* kommen, wenn die Zwischenrippenmuskulatur und das Zwerchfell von der Lähmung betroffen sind. Die Letalität liegt zwischen 4–15 %. Aufgrund der Lähmungen kann es zu Muskelatrophie, Gelenksteife und Wachstumsstörungen der betroffenen Extremitäten kommen.

Meldepflicht

Bei Verdacht, Erkrankung und Tod.

Therapie

Die Behandlung erfolgt durch den Arzt, da für den Heilpraktiker aufgrund des § 30 in Verbindung mit § 3 BSG Behandlungsverbot besteht.

▶ 18.6.6 Multiple Sklerose

Die Multiple Sklerose, abgekürzt MS, ist eine der häufigsten Nervenerkrankungen. Die Morbidität liegt in Mitteleuropa bei 30–70 Erkrankten auf 100 000 Einwohner. Grundsätzlich nimmt die Erkrankungshäufigkeit bei Angehörigen der weißen Rasse auf der nördlichen Halbkugel mit wachsender Entfernung vom Äquator zu. In Afrika beträgt die Morbidität nur noch 0–4 Erkrankte auf 100 000 Einwohner.

Ursache

Unbekannt.

Pathogenese

Im Zentralnervensystem bilden sich zahlreiche rötliche oder gelbgraue Herde unterschiedlicher Größe. Unter dem Mikroskop zeigen diese Herde Markscheidenzerfall, Gliawucherung, Infiltration und Verdickung der Gefäße.

Symptome

Das klassische Krankheitsbild zeigt die Trias (sog. Charcot-Trias): Nystagmus, skandierende Sprache und Intentionstremor.

- **Nystagmus** (Augenzittern)
  Es handelt sich um unwillkürliche, rasche, zitternde Bewegungen des Augapfels in vertikaler, horizontaler oder schräger Richtung.
- **Skandierende Sprache**
  Die Sprache ist langsam und schleppend, ähnlich einem buchstabierenden Kind. Die einzelnen Silben erscheinen voneinander abgehackt.
- **Intentionstremor**
  Bei Zielbewegungen kommt es zum Zittern (Tremor), wobei die größte Amplitude unmittelbar vor dem Ziel auftritt.

Diese früher als klassisch angesehene Trias kommt jedoch in dieser Kombination in der Praxis relativ selten vor.

> Heute gelten als wichtige Symptome bei MS:
> - *Nystagmus.*
> - *fehlende Bauchdeckenreflexe* (auch abgeschwächte oder seitendifferente)
> - *spastische Lähmungen,*
> - *Blasen- und Potenzstörungen,*
> - *Parästhesien* (in verschiedenen Hautgebieten),
> - *skandierende Sprache,*
> - *Intentionstremor,*
> - *Sehstörungen* (oft schon frühzeitig), z.B. Doppeltsehen.

Häufig treten symptomarme Formen auf, vor allem im Anfangsstadium der Erkrankung.

Krankheitsverlauf

Der *meist schleichende,* nur selten subakute oder akute *Krankheitsbeginn* liegt im allgemeinen zwischen dem *20.* und *40. Lebensjahr.* Jenseits des 45. Lebensjahres sinkt die Häufigkeit frischer Erkankungen kontinuierlich ab. Die Prognose des Krankheitsverlaufes ist um so ungünstiger, je jünger der Betroffene bei Krankheitsausbruch ist. Bevorzugt werden *Frauen* von der Krankheit befallen.

Im Vorstadium kann es zu depressiven Verstimmungen, Euphorie, leichten Kopfschmerzen, Nachlassen der Gedächtnisleistung und zu einer Verminderung des Verantwortungsbewußtseins kommen. Gelegentlich kann eine vorübergehende Schwäche in den Beinen auftreten, oder es kann zu Parästhesien in den Extremitäten kommen.

Die Bewegungsstörungen, die zunächst meist nur ein Bein betreffen, entwickeln sich schleichend. Die gleichen Störungen können, meist abgeschwächt, in den Armen auftreten.

Der *Krankheitsverlauf* erfolgt in *Schüben.* Dabei kann das akute Stadium Stunden bis Wochen anhalten, die Symptome bleiben dann einige Wochen bestehen. Danach kommt es meist zu einer Verbesserung der Symptome, wobei allerdings der Ausgangszustand nicht wieder erreicht werden kann.

Prognose

Die mittlere Verlaufsdauer liegt bei 25 Jahren. Die Hälfte der Kranken bleibt ungefähr 8–15 Jahre gehfähig.

Therapie

Die Krankheit gilt als unheilbar. Schulmedizinisch werden unter anderem Versuche mit Kortison und ACTH gemacht. Im Vordergrund steht aber in erster Linie eine gezielte Krankengymnastik, um möglichst lange eine gute Bewegungsfähigkeit aufrechtzuerhalten. Psychotherapeutische Behandlungen und Umstellungen der Ernährungsgewohnheiten haben Erfolge im Krankheitsverlauf gezeigt.

▶ 18.6.7 Parkinson-Syndrom (Schüttellähmung)

Beim Parkinson-Syndrom handelt es sich um die sogenannte Schüttellähmung, die häufigste neurologische Erkrankung des fortgeschrittenen Lebensalters. Im Mittelhirn, genauer in der Substantia nigra, kommt es meist zwischen dem 50. und 60. Lebensjahr, eventuell auch noch später, zu einer Altersdegeneration.

Die Krankheit führt auch noch die folgenden Bezeichnungen: Parkinsonismus, Paralysis agitans, akinetisch-rigides Syndrom, akinetisch-hypertonisches Syndrom und extrapyramidales Syndrom.

Ursachen

Man unterscheidet zwei Hauptgruppen des Parkinsonismus:

Primärer (idiopathischer) **Parkinsonismus**
Die Ursache ist ungeklärt. Man vermutet ein komplexes Geschehen von Erbanlage und Umwelteinflüssen.

Sekundärer (symptomatischer) **Parkinsonismus**
Der Parkinsonismus ist Folge einer anderen Erkrankung:
- Hirnarteriosklerose
- Folgeerscheinung nach durchgemachter Enzephalitis
- Vergiftung mit Mangan oder Kohlenmonoxid
- Folgeerscheinungen nach Medikamenteneinnahme (Neuroleptika)
- selten: Traumen, Tumoren

Symptome

Auch beim Parkinsonismus spricht man von einer Trias: Hypokinese oder Akinese, Rigor und Tremor.

- **Hypokinese** oder **Akinese**
  (Bewegungsarmut oder Bewegungslosigkeit)
  Es kommt zu einer verminderten Bewegungsfähigkeit, wodurch der Eindruck entsteht, daß sich der Kranke sowenig wie möglich bewegt. Auch scheint es, daß sich der Kranke nicht entspannen will oder kann. Durch eine mangelhafte oder fehlende Mimik kommt es zum *Maskengesicht*. Die *Sprache* wird *leise* und *monoton*. Es kommt zu einer *gebückten Haltung*, zu einem *kleinschrittigen, schlurfenden Gang* und zum *Fehlen physiologischer Mitbewegungen der Arme*.
  Es kann vorkommen, daß der Erkrankte seine Bewegungen nicht mehr bremsen kann und weiterläuft, bis er von etwas aufgehalten wird (Unfallgefahr!).
- **Rigor** (Muskelsteifheit)
  Aufgrund einer Muskelhypertonie kommt es zur Muskelsteifheit. Diese kann unterschiedlich verteilt sein, z.B. kann sie beim postenzephalitischen Parkinsonismus besonders ausgeprägt im Nacken auftreten. Die Muskelhypertonie hat folgendes Kennzeichen: Bewegt man ein Glied des Erkrankten, so schießen immer wieder flüchtige Impulse ein, die den *Ablauf* der passiven Bewegung *ruckartig bremsen ("Zahnradphänomen")*.
- **Tremor** (Gliederzittern)
  Es kommt zu einem grobschlägigen Ruhetremor von vier bis sechs Schlägen pro Sekunde. Bei Bewegung vermindert sich dieses Zittern oder verschwindet ganz, so daß z.B. die Schrift eines Erkrankten nicht zittrig ist. Das Zittern verschwindet im Schlaf und *verstärkt* sich bei *Erregung*.

Weitere häufige Symptome sind:
- **Stimmungslabilität**
  Die Kranken reagieren emotional langanhaltend und ausgeprägt. Häufig besteht auch ein Unvermögen, Affekte zurückzuhalten. Oft sind die Betroffenen egozentrisch und in sich gekehrt.
- **Salbengesicht**
  Eine häufige Erscheinung beim Parkinsonismus ist das „Salbengesicht", ein glänzendes Aussehen der Gesichtshaut, durch eine dauernde *Vermehrung* der *Talgabsonderung*.

Parkinson-Syndrom
- Hypokinese bis Akinese
- Rigor
- Tremor
- Stimmungslabilität
- Salbengesicht

Prognose

Die Krankheit schreitet langsam fort. Es kommt aber immer wieder zu Zeitabschnitten, in denen es scheinbar zum Stillstand der Erkrankung kommt.

Der Tod tritt meist durch einen *Unfall* ein, bedingt durch die schlechte Beweglichkeit, oder durch einen hinzukommenden *Infekt*.

Therapie

Sehr wichtig sind auch heute noch die Krankengymnastik und eine gute psychische Betreuung.

Von der Schulmedizin werden heute in erster Linie *Dopa-Präparate*, also Substanzen, die aus einer Vorstufe des Dopamins gewonnen wurden, eingesetzt. Seltener wird ein operativer Eingriff im Gehirn durchgeführt, eine sogenannte *stereotaktische Operation*. Dabei wird unter Röntgenkontrolle eine Nadel ins Gehirn gebracht und damit ein Zellgebiet ausgeschaltet.

Grundsätzlich kann die Therapie nicht schematisch gehandhabt werden, sondern muß immer nach dem einzelnen Krankheitsfall gestaltet werden.

▶ 18.6.8 Apoplexie (apoplektischer Insult, Schlaganfall, Gehirnschlag)

Bei der Apoplexie, von der vorwiegend ältere Menschen betroffen sind, kommt es entweder zu einer Blutung im Gehirn oder zu einem Hirninfarkt. Je nach Ausmaß der Gehirnschädigung kann der sofortige Tod eintreten, oder es kann zu schweren neurologischen Ausfällen, vor allem zu Lähmungen kommen. Es können jedoch auch nur relativ schwache Nachwirkungen verbleiben, wenn nur ein kleineres Gebiet betroffen ist und evtl. die Aufgaben von anderen Gehirnteilen mitübernommen werden können.

Bei allen Erkrankungen spielen drei Faktoren

18.6 Ausgewählte Nerven- und Gehirnerkrankungen

eine wichtige Rolle: Hypertonie (Bluthochdruck), Arteriosklerose (Arterienverkalkung) und Diabetes mellitus.

> Risikofaktoren der Apoplexie
> - Hypertonie
> - Arteriosklerose
> - Diabetes mellitus

Das Gehirn ist außerordentlich gut mit Blut versorgt. Die wichtigsten zum Gehirn führenden Arterien sind die beiden Arteriae vertebrales und die Arteria carotis interna und externa. Diese Arterien gelangen durch die Öffnung im Hinterhauptbein in den Schädel. Da der Blutdruck in hohem Maß die Aktivität der Hirnzellen bestimmt, genügt schon ein leichter Blutdruckabfall, um eine Ohnmacht oder Bewußtlosigkeit auszulösen. Bleibt dem *Gehirn* nur *drei* bis *vier Minuten* lang *sauerstoffreiches Blut versagt,* so kommt es im Hirngewebe zu *irreversiblen Schädigungen*. Bleibt allerdings ein geringer Restkreislauf von ca. 10% der ursprünglichen Blutmenge erhalten, so verlängert sich die regenerationsfähige Phase auf ca. zehn Minuten. Beträgt der Restkreislauf aber über 15%, so ist es sehr wahrscheinlich, daß es zu überhaupt keiner Schädigung von Hirngewebe kommt.

Ursache

Bei den Ursachen unterscheidet man *Hirninfarkt* (in ca. 85% der Fälle) und *Hirnblutung* (in ca. 15% der Fälle).

– **Hirninfarkt**
Löst sich bei vorhandener Arteriosklerose ein Stück der Gefäßwand ab, so kommt es zu einem teilweisen oder völligen Gefäßverschluß, infolgedessen das betroffene Hirngewebe nicht länger mit Blut versorgt werden kann und abstirbt. Das Ausmaß der Schädigung hängt von der Größe des betroffenen Gebietes ab, von der Geschwindigkeit, mit der sich der Gefäßverschluß ausbildet und von der Fähigkeit des benachbarten Gebietes, Kollateralkreisläufe auszubilden.
Der Gefäßverschluß tritt meist nachts ein. Er kann sich sowohl langsam als auch plötzlich entwickeln. Der Betroffene ist bei Bewußtsein oder nur kurz bewußtlos. Der Puls ist beschleunigt, die Atmung normal, die Gesichtsfarbe blaß. Der Patient wirkt im allgemeinen nicht krank. Charakteristisch ist die halbseitig auftretende Lähmung einer Körperseite. Es sind aber auch andere Ausfallserscheinungen möglich, wie Sprach-, Schluck- und Kaustörungen.

> Vorboten eines Hirninfarktes
> Vorübergehende neurologische Ausfallerscheinungen.
> Als Ursache betrachtet man umschriebene Durchblutungsstörungen, hervorgerufen durch Mikroembolien oder Stenosen.

– **Hirnblutung**
Aufgrund einer *Gefäßruptur* werden bestimmte Hirnregionen zerstört. Die Ursache ist meist in einem Bluthochdruck, einer Arteriosklerose oder in einem intrakraniellen Aneurysma zu suchen.
Oft kommt es zu heftigen Kopfschmerzen, bevor ein plötzlicher Bewußtseinsverlust eintritt. Der Patient hat ein rotes, gedunsenes Gesicht, die Atmung ist blasend und schnarchend. Nach einiger Zeit kommt es zu tiefer Bewußtlosigkeit, wobei die Muskeln völlig erschlaffen und Nervenreflexe fehlen. In fast der Hälfte der Fälle tritt innerhalb von Stunden oder Tagen der Tod ein. Bei der anderen Hälfte der Fälle können sich, je nach Ort der Blutung, halbseitige schlaffe Lähmungen einstellen, die auch mit einem Sensibilitätsverlust einhergehen. Auch kommt es häufig zu geistigen Störungen.

Therapie

Bei Verdacht auf Apoplexie ist sofortige Krankenhauseinweisung notwendig, wo dann die erforderlichen allgemeinen und neurologischen Untersuchungen durchgeführt werden, gegebenenfalls auch eine kranielle Computertomographie, um weitere Maßnahmen einzuleiten.

▶ 18.6.9 Progressive Paralyse (Hirnerweichung)

Die progressive Paralyse, die Hirnerweichung, war früher eine der gefürchtetsten Folgen einer *nicht ausgeheilten Syphilis* (s. S. 545). Der Krankheitsbeginn ist fast immer schleichend und geht mit *Pupillenstörungen,* wie Pupillenstarre, Anisokorie (ungleicher Pupillenweite), Entrundung der Pupillen und auftretenden *Sprachstörungen* einher. Durch Fortschreiten der Krankheit kann es zur völligen *Demenz* (Minderung intellektueller Fähigkeiten) mit starken motorischen Störungen kommen.

▶ 18.6.10 Tabes dorsalis (Rückenmarkschwindsucht)

Die Rückenmarkschwindsucht ist, wie die Hirnerweichung, eine Spätfolge einer nicht ausgeheilten *Syphilis*.

Auch hier kommt es zu Pupillenstörungen, Reflexabschwächungen und Muskelschwäche. Daneben kommt es zu Bewußtseinsstörungen mit torkelndem Gang und unsicherem Stand. Weitere Folgen können sein: Schwerhörigkeit, Blasen- und Mastdarmstörungen, Geschmacksstörungen und andere Ausfallerscheinungen.

▶ 18.6.11 Alzheimer-Krankheit

Die Alzheimer-Krankheit ist eine Degenerationskrankheit, die mit einer Atrophie der Großhirnrinde einhergeht. Sie beginnt meist zwischen dem 50. und 60. Lebensjahr mit Orientierungsstörungen und Leistungsabbau. Sie führt schließlich zur völligen Demenz mit Sprachstörungen, Rechenstörungen, Störungen des Erkennens und der Unfähigkeit, sinnvolle Handlungen auszuführen, z.B. sich eine Jacke zuzuknöpfen.

Alzheimer-Krankheit
- Orientierungsstörungen
- Störungen des Erkennens
- Sprach- und Redestörungen
- Demenz

Veränderungen des Gehirns

Das Gehirn des Alzheimer-Kranken kann auf ein Drittel seines ursprünglichen Volumens schrumpfen. Die Hirnkammern sind stark erweitert, und die normalerweise engen Hirnfurchen klaffen auseinander.

Gewebeuntersuchungen an Verstorbenen zeigten, daß die Nervenzellen in großen Hirnbereichen fast völlig abgestorben sind. Es haben sich feine Neurofibrillen (Proteinfäden) und Plaques aus ähnlich gebauten Proteinen gebildet.

Ursache

Die Ursache ist unklar. Es wird vermutet, daß es sich um eine Slow-Virus-Infektion handeln könnte oder um eine Stoffwechselstörung des Gehirns.

Therapie

Da die Ursache der Erkrankung nicht bekannt ist, steht auch noch keine wirksame Behandlungsmethode zur Verfügung.

▶ 18.6.12 Virus-Meningoenzephalitis und übrige Formen

Die Meningoenzephalitis ist eine Entzündung der Hirnhäute (Meningen), die auf das Gehirn (Encephalon) übergreift, oder eine Gehirnentzündung, die sich auf die Hirnhäute ausdehnt. Hervorgerufen wird die Erkrankung durch ein Virus. Bitte beachten Sie zur FSME auch S. 550.

Bei der Virus-Meningoenzephalitis unterscheidet man zwei große Gruppen:
- **Primäre Virus-Enzephalitis**
  Gehirn und Rückenmark werden über den Blutweg direkt von Erregern befallen.
- **Para- oder postinfektiöse Enzephalitis**
  Gehirn und Rückenmark entzünden sich aufgrund einer immunologischen Reaktion, ohne jedoch direkt von Erregern befallen zu sein.
  Sie tritt als Begleiterkrankung bei anderen Infektionskrankheiten auf oder in deren Gefolge.

Erreger

Arboviren, ECHO-Viren, Coxsackieviren, Herpes-simplex-Viren u.a.

Inkubationszeit

Neun bis zwölf Tage.

Übertragung

Als Infektionsquelle der primären Virus-Enzephalitis dienen Zecken und Mücken. Zur para- oder postinfektiösen Enzephalitis kann es beispielsweise bei folgenden Erkrankungen kommen: Masern, Mumps, Windpocken, Röteln, Pfeiffer-Drüsenfieber, aber auch nach Tollwut- und Pockenschutzimpfung.

Nachweis
In Blut und Liquor.

Krankheitsverlauf
Bei der primären Virus-Meningoenzephalitis kommt es zunächst zu grippeähnlichen Beschwerden mit Fieber bis 38 °C, Kopfschmerzen, diffusen Gliederschmerzen, Übelkeit und Erbrechen. Nach einem kurzen Fieberrückgang steigt die Körpertemperatur, begleitet von starken Kopf- und Nackenschmerzen, erneut an (Dromedarfieberkurve). Ausgeprägte Krankheitsbilder zeigen folgende Symptome:
- **Allgemeinsymptome**
  Sprachstörungen, Nystagmus, am Anfang meist Katarrh, Exanthem, Gelenkschwellung.
- **Psychische Veränderungen**
  Verlangsamung, Antriebsmangel, Benommenheit bis Koma.
- **Krampfanfälle** und **Lähmungen**
  Schüttelkrämpfe, Krampfanfälle (evtl. Status epilepticus), Lähmungen.

Meldepflicht
Bei Erkrankung und Tod. Für den Heilpraktiker besteht aufgrund der §§ 30 und 3 BSG Behandlungsverbot.

▶ 18.6.13 Meningokokken-Meningitis und andere bakterielle Meningitiden

Bei der Meningitis handelt es sich um die *epidemische Genickstarre*, eine *ansteckungsfähige Hirnhautentzündung*.

Erreger
- Meningokokken
- Escherichia coli, Pneumokokken, Haemophilus influenzae, Mycobacterium tuberculosis u.a.

Inkubationszeit
Zwei bis fünf Tage.

Übertragung
Tröpfcheninfektion. Kinder und Säuglinge sind besonders empfänglich für den Erreger. Ungefähr 5% der Bevölkerung tragen den Keim in sich, ohne selbst erkrankt zu sein.

Nachweis
In Blut und Liquor.

Vorkommen
In Europa sporadisches Auftreten, in den Tropen epidemisch.

Krankheitsverlauf
Nach der Tröpfcheninfektion wandert der Erreger die Nervenbahnen entlang zu den Hirnhäuten. Es kommt zu einem plötzlichen Krankheitsbeginn mit Schüttelfrost, darauffolgendem Fieberanstieg auf ungefähr 39–40 °C und heftigen Kopfschmerzen. Die wichtigsten Krankheitserscheinungen sind:
- **Nackensteifigkeit:** Wegen der heftigen *Kopfschmerzen* vermeidet der Patient jede Bewegung des Kopfes.
- **Opisthotonus** (Krampf der Rückenmuskulatur): Abwehrspannung des Körpers, um jede Dehnung oder Störung der Meningitiden zu vermeiden. Da es beim Krampf der Rückenmuskulatur zu einem Überwiegen der Strekker kommt, wird der Körper extrem nach hinten gebeugt (dorsalkonkav).
- **Hyperästhesie:** Eine Hyperästhesie ist eine gesteigerte Empfindlichkeit für Berührungs- und Sinnesreize. Laut- und Lichtreize werden als schmerzhaft empfunden.
- **Krämpfe** und **Lähmungen**
- **Bewußtseinstrübungen**
- **Exantheme** und **Hautblutungen** (nur bei Meningokokkensepsis)

> Meningitis/Enzephalitis
> - Kopfschmerzen
> - Nackensteifigkeit
> - Opisthotonus
> - Hyperästhesie
> - Krämpfe
> - Lähmungen
> - Bewußtseinstrübung, Bewußtlosigkeit, Koma

Krankheitsmerkmale
Kernig-Zeichen
Der sitzende Patient zieht die Beine an, da es ihm unmöglich ist, sie zu strecken (Ischias betroffen).
Lasègue-Zeichen
Beim liegenden Patienten wird das gestreckte Bein angehoben. Durch die starke Dehnung des N. ischiadicus kommt es auf der erkrankten Seite zu Schmerzen.
Brudzinski-Zeichen
Der Patient liegt flach auf dem Rücken. Der The-

rapeut legt die Hände unter den Kopf des Patienten und beugt ihn nach vorne. Dabei muß er auf Schmerz und Widerstand achten, aber auch auf eine gleichzeitige Knie- und Hüftbeugung.

Komplikationen

Es können verschiedene Nerven mit betroffen sein, z.B. der N. ischiadicus, aber auch verschiedene Hirnnerven.
N. opticus: Es kommt zur reflektorischen Pupillenstarre (Lichtreaktion fehlt, Konvergenzreaktion vorhanden oder überschießend).
N. facialis: Gesichtslähmungen
N. acusticus: Schwerhörigkeit

Meldepflicht

Bei Erkrankung und Tod. Behandlungsverbot für Heilpraktiker aufgrund der §§ 3 und 30 BSG.

Therapie

Die Therapie viraler und bakterieller Meningitiden und Enzephalitiden erfolgt durch den Arzt.

▶ 18.6.14 Epilepsie (Anfallsleiden)

Die Epilepsie (Fallsucht) ist eine chronische Funktionsstörung des Gehirns. Sie stellt keine scharf umrissene Erkrankung dar, sondern ist der Oberbegriff für eine Reihe von Anfallsleiden, die in verschiedenen Schweregraden vorkommen.

Petit mal

Petit mal kommt aus dem Französischen und bedeutet „kleines Übel". Es handelt sich um *flüchtige Anfälle* von *Bewußtseinstrübung*. Diese können von so kurzer Dauer sein, daß sie für den Betroffenen unbemerkt bleiben (Absence). Während solch eines kurzen Augenblicks kann die Sprache der Betroffenen für einige Sekunden stoppen, oder sie nicken vielleicht nur kurz mit dem Kopf vornüber. Danach fahren sie in ihrer vorherigen Beschäftigung fort. Solche Petit-mal-Anfälle können nach verschiedenen Kinderkrankheiten auftreten, die mit hohem Fieber einhergehen.

Grand mal

Beim Grand mal („großes Übel") handelt es sich um eine *schwere Form* der *Epilepsie*. Die meisten Patienten kennen an sich bestimmte Warnsignale für einen drohenden Anfall: Einige Tage vor Ausbruch fühlen sie sich besonders gut oder besonders schlecht. Es kann zur Wahrnehmung von Lichtblitzen, Farben oder Tönen kommen.

Ein typischer, schwerer Anfall läuft folgendermaßen ab: Der Patient wird blaß, die Augen sind starr und weit geöffnet. Manchmal wird ein durchdringender Schrei ausgestoßen. Es kommt zu Bewußtseinsverlust, und der Patient stürzt zu Boden. Arme und Beine versteifen. Für einen kurzen Augenblick tritt Atemstillstand ein. Der Patient verfärbt sich bläulich. Während dieser Phase des Anfalls, die etwa 10 bis 30 Sekunden dauert, entleeren sich häufig Blase und Darm. Es sieht so aus, als ob der Patient sterben würde. Dann folgen auf die Muskelstarre rhythmische Muskelzuckungen. Diese sind anfangs kurz und schnell und werden dann langsamer und kräftiger. Der Betroffene schnappt nach Luft und hat Schaum vor dem Mund, der durch einen Zungen- oder Wangenbiß blutig verfärbt sein kann. Dann lassen die Muskelzuckungen allmählich nach. Diese zweite Phase dauert meist einige Minuten, danach fällt der Patient in einen tiefen, stundenlangen Schlaf.

Status epilepticus

Beim Status epilepticus kommt es zu einer Reihe aufeinanderfolgender Anfälle, zwischen denen nur kurze anfallfreie Intervalle liegen. Ausgelöst werden können sie durch akute Infekte, Alkoholgenuß und Medikamentenentzug.

Ursache

Bei der Epilepsie vermutet man ein Zusammenwirken äußerer und innerer Ursachen. Bei den äußeren Ursachen kommen Erkrankungen des Gehirns in Betracht, wie Fehlbildungen, Verletzungen, Hirnblutungen und Hirntumoren. Daneben muß an Erkrankungen des Gesamtorganismus gedacht werden, z.B. Vergiftungen, Hypoglykämie, Urämie. Bei den inneren Ursachen, der erblichen Disposition, kennt man die genauen Zusammenhänge noch nicht. Die Erkrankung kann aber auch ohne jede erkennbare Ursache auftreten.

Erste-Hilfe-Maßnahmen beim Grand-mal-Anfall

Bei den ersten Anzeichen möglichst darauf achten, daß sich der Patient beim Sturz nicht verletzt. Falls nach dem Sturz Verletzungsgefahr durch Gegenstände oder Mobiliar besteht, so sind diese zu entfernen, oder der Betroffene ist aus der Gefahrenzone zu bringen.

Beengende Kleidung öffnen. Ein zusammengelegtes *Taschentuch* oder etwas ähnliches *zwischen* die *Backenzähne* schieben, um einen Zungenbiß zu verhüten. Wird heute meist als veraltet betrachtet, da in diesem Fall für den Helfer eine große Verletzungsgefahr besteht.

Nach Beendigung der Muskelzuckungen wird der Patient seitlich gelagert (stabile Seitenlage), so daß Speichel und Erbrochenes ungehindert aus dem Mund abfließen können.

Bei einem länger andauernden Anfall, vor allem aber im Status epilepticus, muß der *Notarzt* gerufen werden, da der Patient im letzteren Fall vor Erschöpfung sterben kann.

> Erste-Hilfe-Maßnahmen beim Grand-mal-Anfall
> - Verletzungsgefahren beseitigen
> - beengende Kleidung öffnen
> - Notarzt verständigen (beim schweren Anfall, vor allem im Status epilepticus)
> - stabile Seitenlagerung *nach* Beendigung des Anfalls

Therapie

Die Therapie erfolgt durch den Arzt, da verschreibungspflichtige Medikamente verordnet werden müssen, wodurch der größte Anteil der Patienten anfallfrei bleibt. Es muß versucht werden, die Ursache der Erkrankung zu beseitigen (z.B. Hirntumor, s.u.).

Der Patient muß auf regelmäßige Eßgewohnheiten achten, für ausreichenden Schlaf sorgen und Alkohol meiden.

▶ 18.6.15 Hirntumor (Hirngeschwulst)

Bei den Hirntumoren unterscheidet man gutartige und bösartige Geschwülste. Auch gutartige Tumoren sind gefährlich, weil das Gehirn nur wenig Ausweichmöglichkeiten hat und hier *jeder raumfordernde Prozeß* auf *Kosten* des *Nervengewebes* geht. So stehen im Endstadium von Hirntumoren die Anzeichen einer Drucksteigerung im Kopf im Vordergrund.

Ursache

Die Geschwülste können entweder direkt vom Hirnparenchym ausgehen oder von den Hirnhäuten, den Gliazellen oder der Hypophyse. Sie können sich aber auch vom knöchernen Wirbelkanal oder vom knöchernen Schädel her entwickeln. Erfahrungsgemäß handelt es sich jedoch bei ungefähr jedem vierten Hirntumor um die Metastasen eines Karzinoms, das sich außerhalb des Schädels befindet. Besonders häufig metastasieren Bronchial-, Mamma- und Nierenkarzinome in das Gehirn.

Symptome

Die Symptome können unterschieden werden in Lokalsymptome und in Symptome, die auf der Drucksteigerung im Kopf beruhen.

- **Lokalsymptome**
  Der Tumor kann zum Ausfall von Funktionen bestimmter Hirngebiete führen und zu Reizerscheinungen. Schon kleine Tumoren können Krampfanfälle mit sich bringen *(epileptische Anfälle)*. Die später folgenden Ausfallerscheinungen sind je nach dem betroffenen Gebiet unterschiedlich *(Lähmungen, Sprach-, Seh-* und *Sensibilitätsstörungen)*.
- **Symptome der Drucksteigerung im Kopf**
  Durch die Ausbreitung des Tumors im Schädelinnern kommt es zur Drucksteigerung, da das Gehirn keine Ausweichmöglichkeit hat, ausgenommen bei Kleinkindern, wo bis zu einem gewissen Grad eine Ausweitung des Schädels möglich ist.
    - Plötzlich auftretendes *explosionsartiges Erbrechen,* vor allem bei raschen Bewegungen des Kopfes
    - *Kopfschmerzen*
    - *Wesensveränderungen* (Verlangsamung, Benommenheit, Schläfrigkeit)
    - *Stauungspapillen* (wichtige Veränderung des Augenhintergrundes: knopfförmige Vorwölbung des Sehnervs, Erweiterung und Schlängelung der Venen)

> Mögliche Frühsymptome eines Hirntumors
> - epileptische Anfälle
> - Kopfschmerzen
> - zunehmende psychische Veränderungen
> - neurologische Ausfallerscheinungen (Seh-, Sprach-, Sensibilitätsstörungen)
> - Hirnnervenlähmungen
> - Stauungspapillen

18.7 Fragen

Beantworten Sie die Fragen möglichst knapp! Die richtigen Antworten finden Sie auf der angegebenen Seite entweder **halbfett** oder *kursiv* gedruckt.

Zentralnervensystem

- Welche Einteilungen des Nervensystems kennen Sie? (S. 399)
- Welche beiden Hauptanteile unterscheidet man am Zentralnervensystem? (S. 399)
- Welche Unterteilungen des Gehirns kennen Sie? (S. 399, Kasten)
- Wie nennt man die Kreuzungsstelle der motorischen Nervenfasern in Höhe der Medulla oblongata? (S. 400)
  Enthält die Medulla oblongata neben weißer Substanz auch graue? Falls ja, um welche Steuerungszentren handelt es sich dabei? (S. 400)
- Wodurch entsteht bei der Formatio reticularis, dem Hirnnetz, ein netzartiger Eindruck? Worin liegt ihre Aufgabe? (S. 400)
- Woraus besteht der Hauptanteil der Pons? Welches ist die Hauptfunktion der Brückenkerne? (S. 400)
- Wie heißen die wichtigsten Kerne des Mittelhirns? (S. 401)
- Worin sehen Sie die wichtigste Aufgabe des Kleinhirns? (S. 401)
- Wie heißen die beiden wichtigsten Anteile des Zwischenhirns? (S. 401)
  Was sind die Aufgaben des Thalamus? (S. 401)
  Was sind die Aufgaben des Hypothalamus? (S. 401)
- Worum handelt es sich bei der Fissura longitudinalis cerebri? (S. 403)
  Wie heißt der Balken an der Unterseite der beiden Hemisphären, der die beiden Gehirnhälften miteinander verbindet? (S. 403)
- In welche Hirnlappen wird das Großhirn eingeteilt, und welches ist die jeweils wichtigste zugeordnete Funktion? (S. 403)
- Was ist das Ventrikelsystem des Gehirns? (S. 403)
- Welche drei Anteile werden bei den Hirn- und Rückenmarkhäuten unterschieden? (S. 404)
- Was für eine Aufgabe hat die Blut-Hirn-Schranke? (S. 404)
- In welche Abschnitte wird die graue Substanz des Rückenmarks unterteilt? (S. 406)
- Woraus besteht im wesentlichen die weiße Substanz? (S. 406)
- Wie heißen die drei Rückenmarkhäute, die innerhalb des Wirbelkanals das Rückenmark von innen nach außen umgeben? (S. 406)
  Wie heißt der Raum zwischen den Häuten, in dem der Liquor zirkuliert? (S. 406)

Peripheres Nervensystem

- Welche Nerven gehören zum peripheren Nervensystem? (S. 406)
- Wieviel Spinalnervenpaare gibt es? (S. 406)
  Wie werden sie bezeichnet? (S. 406)
- Was für Veränderungen in Haut, Unterhaut, Bindegewebe, Muskulatur und Knochenhaut fand die Segmenttherapie bei Erkrankungen der zugehörigen Organe? (S. 407)
  Worin sehen Sie den Grund, daß sich die Dermatome im Bereich der Extremitäten erheblich überlagern? (S. 408)
- Zählen Sie die zwölf Hirnnervenpaare auf, und geben Sie möglichst mindestens eine wichtige Aufgabe des Nervs an! (S. 408f.)

Willkürliches und unwillkürliches Nervensystem

- In welchen Teil des Gehirns muß ein Reiz gelangen, damit uns der Vorgang bewußt werden kann? (S. 409)
- Was versteht man unter dem unwillkürlichen Nervensystem? Wozu dient es? (S. 409)
- Woraus besteht der Sympathikus? (S. 410)
  Wo verläuft der Grenzstrang? (S. 410)
  Warum spricht man beim Sympathikus auch vom thorakolumbalen System? (S. 411)

Was ist die Hauptaufgabe des Sympathikus? (S. 411)
Welche Vorgänge im Körper beschleunigt der Sympathikus, welche hemmt er? Was bewirkt er an der Pupille? (S. 411)
- Warum spricht man beim Parasympathikus auch vom kraniosakralen System? (S. 411)
Wie heißt der wichtigste Hirnnerv des Parasympathikus? (S. 411)
Welche Gebiete versorgt er? (S. 411)
Wozu dient der Parasympathikus in erster Linie? (S. 411)
Welche Organe verlangsamt er, und welche regt er an? (S. 411)
Was bewirkt er an der Pupille? (S. 411)
- Was versteht man unter dem intramuralen System? (S. 411)
Wird seine Funktion eher vom Sympathikus oder vom Parasympathikus gesteuert, oder arbeitet es überwiegend autonom? (S. 411)

Reflexe

- Was ist ein Reflex? (S. 412)
Was ist ein Eigenreflex? Womit wird er geprüft? (S. 412)
Was ist ein Fremdreflex? Womit wird er meist geprüft? (S. 412)
- Wie setzt sich ein Reflexbogen zusammen? (S. 412f.)
- Welche Reflexe des Kopfbereiches kennen Sie? (S. 413f.)
Welche im Bereich des Rumpfes? (S. 415)
Welche im Bereich der unteren Extremitäten? (S. 415f.)

Ausgewählte Nerven- und Gehirnerkrankungen

- Sie haben gehört, daß es sich bei den peripheren Nerven fast immer um gemischte Fasern handelt. Mit welchen Ausfällen muß deshalb bei einem eingetretenen Nervenschaden gerechnet werden? (S. 417)
Wie schätzen Sie das Regenerationsvermögen von beschädigten Nervenfasern ein, wenn der Zellkörper unbeschädigt ist? (S. 417)
- Welche drei Erscheinungen faßt man unter dem Horner-Symptomenkomplex zusammen? (S. 418, Kasten)
Worin liegt die Ursache? (S. 418)
Wissen Sie, durch welche Therapieart, die auch häufig von Heilpraktikern ausgeübt wird, ein Horner-Symptomenkomplex ausgelöst werden kann? (S. 418)
- Welche Ursachen sind Ihnen bekannt, die Schmerzen im Verlauf des Ischiasnervs auslösen können? (S. 418)
Welche Symptome würden Sie an eine Ischialgie denken lassen? (S. 418)
Welche Untersuchungen würden Sie am Patienten vornehmen, um Ihre Diagnose zu stellen? (S. 418)
- Was ist eine Paralyse? (S. 419)
Was ist eine Parese? (S. 419)
Unterscheiden Sie eine schlaffe und eine spastische Lähmung bezüglich des Ruhetonus des betroffenen Muskels, des Ortes der Schädigung, des Muskeleigenreflexes, der Muskelatrophie und ob das Pyramidenbahnzeichen auslösbar ist! (S. 419)
- Was ist die Poliomyelitis? (S. 419)
Nennen Sie die Erreger! (S. 419)
Wie erfolgt die Ansteckung? (S. 419)
Geben Sie die Krankheitsstadien an, die bei einem schweren Verlauf auftreten können! (S. 420)
Besteht nach durchgemachter Erkrankung Immunität? (S. 420)
- Welche Symptome würden Sie an Multiple Sklerose denken lassen? (S. 420f.)
Wie ist der Krankheitsbeginn, und in welchem Lebensalter setzt er meist ein? (S. 421)
Sind häufiger Frauen oder Männer betroffen? (S. 421)
Wie geht der weitere Krankheitsverlauf vor sich? (S. 421)
- Welche Erscheinungen am Patienten könnten Sie schon bei der Anamneseerhebung auf einen bestehenden Parkinsonismus hinweisen? (S. 422)
Wie stellt sich eine Hypokinese oder Akinese beim Parkinson-Kranken dar? (S. 422)

Was ist das „Zahnradphänomen" beim Parkinsonismus? (S. 422)
Wann tritt das Gliederzittern beim Parkinsonismus verstärkt auf? (S. 422)
Wodurch kommt es zum „Salbengesicht"? (S. 422)
Welches sind die häufigsten Todesursachen beim Parkinsonismus? (S. 422)
Sind Ihnen schulmedizinische Therapien des Parkinson-Syndroms bekannt? (S. 422)
- Welche beiden Faktoren spielen bei der Apoplexie eine wichtige Rolle? (S. 423)
Nach welcher Zeitspanne muß mit irreversiblen Gehirnschäden gerechnet werden, wenn das Gehirn nicht ausreichend mit Sauerstoff versorgt wird? (S. 423)
Welche beiden Hauptursachen unterscheidet man bei der Apoplexie? (S. 423)
Was wäre für Sie ein wichtiger Vorbote eines drohenden Hirninfarktes? (S. 423)
- Kennen Sie die Krankheit, als deren Spätfolge sich eine progressive Paralyse entwickeln kann? Welche Symptome können dabei auftreten? (S. 423f.)
- Kennen Sie neben der progressiven Paralyse eine andere schwerwiegende Folgekrankheit der Syphilis, die Schäden im Rückenmark setzt? (S. 424)
- Geben Sie wichtige Symptome bei der Alzheimer-Krankheit an! (S. 424)
- Welche beiden Hauptgruppen der Virus-Enzephalitis unterscheidet man? (S. 424)
Kennen Sie Erreger der Virus-Enzephalitis? (S. 424)

Wie lange dauert die Inkubationszeit der Virus-Enzephalitis? (S. 424)
Wo erfolgt der Erregernachweis? (S. 425)
Geben Sie die wichtigsten Symptome der Erkrankung an! (S. 425)
Wann besteht Meldepflicht? (S. 425)
- Worum handelt es sich bei der Meningitis? (S. 425)
Wie heißen die Erreger? (S. 425)
Wie lange dauert die Inkubationszeit? (S. 425)
Wie erfolgt die Ansteckung? (S. 425)
Wo erfolgt der Nachweis? (S. 425)
Geben Sie die wichtigsten Symptome der Erkrankung an! (S. 425)
Kennen Sie Krankheitsmerkmale, die auf Meningitis hinweisen können? (S. 425)
- Was versteht man unter „Petit mal", was unter „Grand mal"? (S. 426)
Welche Erste-Hilfe-Maßnahmen führen Sie bei einem Grand-mal-Anfall durch? (S. 427)
- Wieso sind beim Hirntumor auch gutartige Formen gefährlich? (S. 427)
Ein Tumor kann zum Ausfall bestimmter Funktionen führen. Welcher Funktionen? (S. 427)
Welche Symptome kann die durch den Tumor bewirkte Drucksteigerung im Kopf bewirken? (S. 427)
Welche Frühsymptome eines Hirntumors sind Ihnen bekannt? (S. 427)

19 Das Auge

Einen wichtigen Teil der Sinneseindrücke erhalten wir über das Auge. Diese Sinnesempfindungen liefern uns Informationen über die Größe, Form, Farbe, Bewegung, Oberflächenbeschaffenheit und Entfernung der Objekte.

Durch die Gesamtheit der Sinnesorgane des menschlichen Körpers erhalten Gehirn und Rückenmark Informationen, und zwar Informationen, die entweder von der Außenwelt stammen oder aus dem Körperinneren.

Exkurs: Rezeptoren

Exterozeptive Rezeptoren
Die exterozeptiven Rezeptoren liegen in Augen, Ohren und Haut. Über diese Rezeptoren stehen wir mit der Außenwelt in Kontakt, da sie durch Reize, die *außerhalb* unseres Körpers liegen, stimuliert werden. Die Rezeptoren des Auges reagieren auf Lichtreize, die des Ohres auf Schallwellen und die der Haut auf Wärme, Kälte, Berührung und Schmerz.

Interozeptive Rezeptoren
Die interozeptiven Rezeptoren sind Rezeptoren, die im eigenen Körperinneren liegen und Rückmeldungen über Geschehen *im* Körper liefern. Der Gleichgewichtssinn gibt uns Meldung über die Haltung und Stellung unseres Körpers, der Bewegungssinn ermöglicht uns Rückmeldungen über die Stellung einzelner Gelenke.

Schon aus dieser kurzen Übersicht sehen wir, daß es mehr als fünf Sinnesorgane gibt. Neben Sehen, Hören, Riechen, Schmecken, Tasten haben wir Sinnesorgane für Wärme-, Kälte- und Schmerzempfindung, einen Gleichgewichtssinn und einen Bewegungssinn.

Damit ein Reiz bewußt werden kann, muß ein Rezeptor so erregt werden, daß dadurch Nervenimpulse ausgelöst werden, die dann bis zur Großhirnrinde gelangen. Allerdings erreicht nur ein sehr kleiner Teil der aufgenommenen Reize die Großhirnrinde, der weitaus größte Teil bleibt unbewußt, da wir sonst durch Informationsüberflutung handlungsunfähig wären.

19.1 Anatomie und Physiologie des Auges

19.1.1 Aufbau des äußeren Auges

Die Augäpfel liegen in den Augenhöhlen (Orbitae), die vom knöchernen Schädel gebildet werden, und die innen mit einem Schutzpolster aus Fettgewebe ausgekleidet sind. Betrachten wir ein Auge von vorne, so sehen wir vor dem Augapfel das Ober- und Unterlid mit den Wimpern liegen, die dem Auge Schutz vor Licht, Schmutz und Verletzungen bietet. Der von den Lidern umgrenzte Raum ist die Lidspalte. Ihre Festigkeit erhalten die Lider durch eine eingelagerte Bindegewebsplatte (Tarsus), die im freien Rand des Augenlides liegt. Die Lider enthalten Talgdrüsen, die den Lidrand einfetten (Abb. 19-1).

Bindehaut des Auges (Konjunktiva)

Die Augenbindehaut kleidet die *Lider von innen* her aus, dann bildet sie eine obere und untere Umschlagfalte und setzt sich auf der *vorderen Fläche* der *Sklera* fort, um sich am Limbus (Übergang der Hornhaut auf die Sklera) fest mit der Hornhaut zu verbinden. Die Hornhaut (Kornea) selbst ist also *nicht* mit Bindehaut überzogen. Es

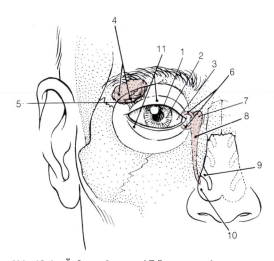

Abb. 19-1 Äußeres Auge und Tränenapparat
1. Sehloch (Pupille), 2. Regenbogenhaut (Iris), 3. Bindehaut auf der Lederhaut des Auges, 4. Tränendrüse (Glandula lacrimalis), 5. Ausführungsgänge der Tränendrüse, 6. Oberes und unteres Tränenkanälchen (Canaliculi lacrimales), 7. Tränensack (Saccus lacrimalis), 8. Tränennasengang (Ductus nasolacrimalis), 9. Untere Nasenmuschel, 10. Mündung des Tränennasenganges in die untere Nasenmuschel, 11. Ober- und Unterlid mit eingelagerter Bindegewebsplatte

19 Das Auge

handelt sich bei der Hornhaut um die klare durchsichtige Struktur, die *vor* dem farbigen Anteil des Auges liegt. Diese muß frei von Gefäßen sein, damit der Lichteinfall ins Auge nicht behindert wird.

Wirken Schadstoffe auf die Bindehaut ein, reagiert sie mit Entzündungen. Man spricht dann von Konjunktivitis.

> Die Hornhaut des Auges ist nicht mit Bindehaut überzogen.

Tränenflüssigkeit

Die Tränenflüssigkeit wird von den *Tränendrüsen* gebildet, die *außen oben* in die *Augenhöhle* eingelagert sind. Sie haben in etwa die Größe und die Form einer *Mandel*. Die Ausführungsgänge der Tränendrüsen liegen am *äußeren Rand* des *Oberlides*. Tränen sind eine klare, leicht salzig schmeckende Flüssigkeit mit nur geringem Eiweißgehalt. Sie dienen der *Befeuchtung* und der *Reinigung* der *Augenbindehaut* (Conjunctiva) und der *Hornhaut* (Cornea). Des weiteren *verbessern* sie die *optischen Eigenschaften* der Hornhaut, indem sie Unebenheiten ausgleichen, Staub ausschwemmen und die Kornea vor dem Austrocknen (Trübwerden) schützen. Gleichzeitig dienen sie als *Schmierfilm* für die Lider. Daneben haben sie eine wichtige Aufgabe als *emotionales Ausdrucksmittel*.

Aufgabe des Lidschlages ist es, die Tränenflüssigkeit über dem Auge zu verteilen.

Zwei kleine Mündungen im *nasal* gelegenen oberen und unteren *Lidrand* nehmen die Tränenflüssigkeit auf und leiten sie über ein oberes und ein unteres *Tränenkanälchen* zum *Tränensack*, von wo aus sie über den *Tränennasengang* in die *Nasenhöhle* geleitet wird (Abb. 19-1).

19.1.2 Aufbau des Augapfels (Bulbus oculi)

Unter dem Augapfel faßt man den Glaskörper und die ihn umgebenden Häute zusammen (Abb. 19-2).

Glaskörper

Der *durchsichtige, gallertartige* Glaskörper bildet das Innere des Augapfels, das sich von der Linse bis zur Netzhaut erstreckt. Er besteht zu *98%* aus *Wasser*, in das ein Fibrillengerüst eingelagert ist. An der Oberfläche verdichtet sich das Fibrillennetz zu einer Membran. Der Inhalt des Auges verhält sich wie eine nicht komprimierbare Flüssigkeit. Deshalb kann der Augapfel einem erheblichen Druck standhalten.

Linse (Lens)

Die Linse ist ein durchsichtiger bikonvexer (beiderseits nach außen gewölbter) Körper, der *zwi-*

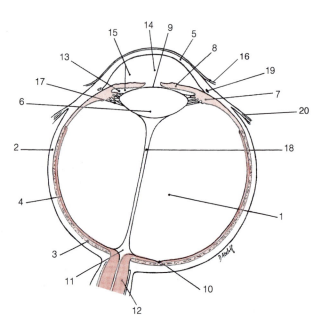

Abb. 19-2 Querschnitt durch das Auge
1. Glaskörper, 2. Lederhaut (Sclera), 3. Aderhaut (Choroidea), 4. Netzhaut (Retina), 5. Hornhaut (Cornea), 6. Linse (Lens), 7. Strahlenkörper (Ziliarkörper), 8. Regenbogenhaut (Iris), 9. Sehloch (Pupille), 10. Gelber Fleck (Stelle des schärfsten Sehens), 11. Blinder Fleck, 12. Sehnerv (N. opticus), 13. Hintere Augenkammer, 14. Vordere Augenkammer, 15. Mit Kammerwasser angefüllte Räume, 16. Augenbindehaut (Conjunctiva), 17. Strahlenbändchen (Zonula ciliaris), 18. Hyaloidkanal, trägt beim Feten die Glaskörperschlagader, A. hyaloidea, 19. Schlemm-Kanal, 20. Äußerer Augenmuskel

schen *Glaskörper* und *Iris* liegt. Er ist durch einen Aufhängeapparat mit dem Ziliarkörper verbunden.

Die in der Linse liegenden kernlosen, zentralen Fasern bilden den Linsenkern, der in einer festen elastischen Kapsel liegt. Durch die Elastizität der Linse ist, mit Hilfe des Ziliarmuskels, die *Akkommodation* möglich. Unter Akkommodation versteht man die Einstellung des Auges auf die jeweilige Sehentfernung durch Veränderung der Brechkraft der Linse.

Augenhäute

Dem Glaskörper liegen drei Häute an, und zwar eine *äußere*, eine *mittlere* und eine *innere* Augenhaut (Abb. 19-3).

> Augenhäute
> - Äußere Augenhaut
>   Lederhaut (Sklera) und Hornhaut (Cornea)
> - Mittlere Augenhaut
>   Aderhaut (Choroidea), Ziliarkörper und Iris
> - Innere Augenhaut
>   Netzhaut (Retina)

Äußere Augenhaut (Tunica externa)

An der äußeren Augenhaut kann man wiederum die Lederhaut (Sklera) und die Hornhaut (Cornea) unterscheiden.

Lederhaut. Die Lederhaut ist die äußere, aus *straffem Bindegewebe* bestehende Schutzschicht, die den Augapfel vor mechanischer Beschädigung *schützt*. Sie setzt sich über den Sehnerv als harte Hirnhaut (Durascheide) fort.

Bei der Lederhaut handelt es sich um eine Ausstülpung der harten Hirnhaut, ein Vorgang, der während der Embryonalentwicklung abgelaufen ist.

Im *vorderen Augenabschnitt* geht die Lederhaut in die dünnere und völlig durchsichtige *Hornhaut* (Cornea) über.

Hornhaut (Cornea). Die gefäßfreie Cornea arbeitet wie eine *photographische Linse*. Zusammen mit der Augenlinse wird der Brennpunkt der hindurchtretenden Lichtstrahlen auf die Netzhaut eingestellt. Dabei übt die Hornhaut im Vergleich zur Linse den größeren Teil der Gesamtbrechkraft aus, nämlich ungefähr 75%.

Die Vorderseite der Hornhaut wird von der Tränenflüssigkeit ernährt, die Hinterseite dagegen vom Kammerwasser (s. S. 434). Trocknet die Hornhaut aus, beispielsweise bei einem fehlenden Lidschlag aufgrund einer Lähmung des Gesichtsnervs (Fazialislähmung), so wird sie trüb, und es kann zu Seheinschränkungen bis hin zum Erblinden kommen.

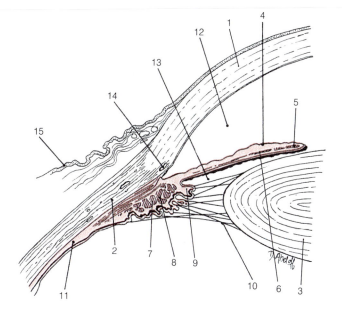

Abb. 19-3 Darstellung des vorderen Augenabschnittes
1. Hornhaut (Cornea), 2. Lederhaut (Sclera), 3. Linse (Lens), 4. Regenbogenhaut (Iris), 5. Schließmuskel der Pupille (M. sphincter pupillae), 6. Erweiterer der Pupille (M. dilator pupillae), 7. Strahlenkörper (Ziliarkörper), 8. Strahlenkörpermuskel (Linsenmuskel, M. ciliaris), 9. Strahlenfortsätze mit Ziliardrüsen, die das Kammerwasser bilden, 10. Linsenaufhängefasern (Zona ciliaris), 11. Aderhaut (Choroidea), 12. Vordere Augenkammer, 13. Hintere Augenkammer, 14. Schlemm-Kanal, 15. Bindehaut (Conjunctiva)

Mittlere Augenhaut (Uvea)

An der mittleren Augenhaut kann man drei Abschnitte unterscheiden: die Aderhaut (Choroidea), den Ziliarkörper (Strahlenkörper) und die Iris (Regenbogenhaut).

Aderhaut (Choroidea). Die Aderhaut liegt der Lederhaut nach innen hin an. Sie ist *reich an Gefäßen,* da von hier aus die Versorgung des Augapfels erfolgt. Entwicklungsgeschichtlich betrachtet, handelt es sich bei der Aderhaut um eine Ausstülpung der weichen Hirnhaut (Pia mater). Die *eingelagerten Pigmentzellen* geben ihr ein schwarzes Aussehen, wodurch das Auge zu einer Art *Dunkelkammer* wird. Dadurch wird verhindert, daß das Sehen durch reflektierende Lichtstrahlen beeinträchtigt wird.

Ziliarkörper (Strahlenkörper). Im vorderen Teil geht die Aderhaut in den Ziliarkörper über, der hier durch eine *Verdickung* der *Aderhaut* gebildet wird. Im Ziliarkörper liegen der *Ziliarmuskel* und die *Ziliardrüsen.* Der Ziliarmuskel ist durch Aufhängefasern (Strahlenbändchen, Zonula ciliaris) mit der Linse verbunden. Durch Zusammenziehen und Erschlaffen reguliert der Ziliarmuskel die Linsenkrümmung und ermöglicht so eine Nah- und Fernanpassung (Akkommodation).

– **Nahanpassung** (Nahakkommodation)
Von Nahanpassung spricht man bei Gegenständen, deren Entfernung vom Betrachter weniger als 5 m beträgt.
Zur Nahanpassung zieht sich der ringförmige Ziliarmuskel zusammen, was zur Entspannung der Aufhängefasern führt. Durch ihre Eigenelastizität nimmt die Linse eine kugelige Form an und erhöht damit ihre Brechkraft.

– **Fernanpassung** (Akkommondationsruhe)
Von Fernanpassung spricht man, wenn die Entfernung des betrachteten Gegenstandes mehr als 5 m vom Betrachter beträgt.
Zur Fernakkommodation ist der Ziliarmuskel entspannt, wodurch es zur Anspannung der Aufhängefasern kommt. Diese Spannung der Fasern führt zur Abflachung der Linse (Die Linse nimmt aufgrund ihrer Eigenelastizität sonst eine kugelige Form an!).

Kammerwasser

Das von der Ziliardrüse hergestellte Kammerwasser dient der *Formerhaltung* des *Augapfels* und der *Ernährung* von *Linse* und *Hornhaut.* Es strömt aus der hinteren Augenkammer zwischen Linse und Iris in die vordere Kammer. Hier tritt es in den *Schlemm-Kanal,* von wo aus es ins Venenblut gelangt. Pro Minute werden in einem Auge ca. 2 mm^3 Kammerwasser gebildet und abgeleitet. Kommt es durch einen erhöhten Abflußwiderstand zur Druckerhöhung, entwickelt sich ein Glaukom (grüner Star), was zur Erblindung führen kann (s. S. 440). Kommt es im Bereich der Iris oder des Ziliarkörpers zu entzündlichen Veränderungen, kann die Kammerflüssigkeit getrübt werden.

> Kammerwasser
> - Formerhaltung des Augapfels
> - Ernährung von Linse und Hornhaut

Iris (Regenbogenhaut). Den *vordersten Teil* der *Aderhaut* bildet die Iris, den gefärbten Teil des Auges. Es handelt sich hierbei um *glatte Muskulatur,* in die *pigmentierte Zellen eingelagert* sind. Die Iris ist mit der *Blende* eines Photoapparates vergleichbar: Durch das Loch (Pupille) in ihrer Mitte kann sie die Menge der einfallenden Lichtstrahlen regeln, die auf die Netzhaut treffen sollen. So erweitert sich in der Dämmerung und beim Weitsehen die Pupille, bei hellem Licht und beim Nahsehen verengt sie sich.

Um diese Pupillenveränderungen vornehmen zu können, sind die Muskelfasern der Iris zirkulär und radiär angeordnet. Der zirkuläre Ringmuskel (Schließmuskel der Pupille, M. sphincter pupillae) wird vom Parasympathikus versorgt und verengt die Pupille *(Miosis).* Die radiär angeordneten Muskelfasern bilden den Erweiterer der Pupille (M. dilator pupillae, früher: M. dilatator pupillae). Sie werden vom Sympathikus innerviert und erweitern die Pupille *(Mydriasis).*

Innere Augenhaut (Netzhaut, Retina)

Die Augenhaut, die zwischen Glaskörper und Aderhaut liegt, ist die Netzhaut (Retina). Ihre *innerste* Schicht enthält die *lichtempfindlichen Zellen,* die Stäbchen und Zapfen. Der *äußere* Anteil der Netzhaut enthält *pigmentierte Zellen* (Abb. 19-4). Die durch die Pupille einfallenden Lichtstrahlen werden durch Hornhaut und Linse gebrochen und projizieren auf die Netzhaut ein scharfes Bild. Dieses Bild, das hier abgebildet wird, ist umgedreht und seitenverkehrt. Trotz-

19.1 Anatomie und Physiologie des Auges

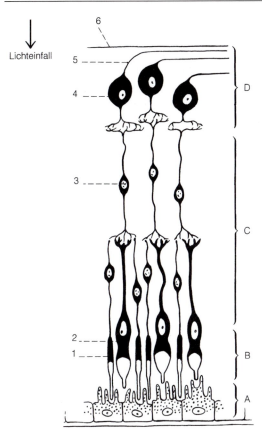

Abb. 19-4 Schematischer Aufbau der Netzhaut
A. Pigmentepithel, B. Schicht der Stäbchen und Zapfen (Sehzellen), C. Körnerschicht, D. Schicht der Sehnervenzellen und Sehnervenfasern, 1. Stäbchenzelle, 2. Zapfenzelle, 3. Schaltzelle, 4. Nervenzelle, 5. Nervenfaser, 6. Grenzmembran zwischen Glaskörper und Netzhaut

dem entspricht unsere Empfindung der Lage der Dinge in unserer Umwelt, da das Bild im Sehzentrum des Hirns nochmals umgedreht wird. Der lichtempfindliche Teil der Netzhaut enthält Sinnes-, Nerven- und Stützzellen.

Sinneszellen

Bei den Sinneszellen der Netzhaut, die die einfallende Lichtenergie in Nervenimpulse umsetzen, unterscheiden wir Stäbchen und Zapfen. Über kurze Fortsätze (Dendriten) stehen sie mit den Schalt- und somit mit den Sehnervenzellen in Verbindung.

Stäbchen

Die 80 bis 120 Millionen Stäbchen sind mit Ausnahme des „gelben Fleckes", der Stelle des schärfsten Sehens, etwa gleichmäßig über die Netzhaut verteilt. Sie ermöglichen das *Dämmerungssehen*. Die Außenglieder der Stäbchen enthalten Rhodopsin, den Sehpurpur, eine lichtempfindliche, chemische Substanz. Für den Aufbau von Rhodopsin wird Vitamin A benötigt. Deshalb führt Vitamin-A-Mangel zur Nachtblindheit. Wirkt nun Licht auf Rhodopsin ein, wird eine chemische Kettenreaktion ausgelöst, an deren Ende die Umsetzung der chemischen Reaktion in einen nervalen Impuls steht.

Zapfen

Drei bis sechs Millionen Zapfenzellen ermöglichen das *Farbensehen*. Besonders dicht sind sie auf dem gelben Fleck angeordnet. Auch in den Zapfen kommt eine lichtempfindliche, chemische Substanz vor. Wir können hierbei drei Zapfenarten unterscheiden, die unterschiedliche chemische Substanzen enthalten. Diese Substanzen reagieren unterschiedlich auf Licht von bestimmter Wellenlänge. So ist eine Zapfenart besonders empfänglich für rotes, eine für blaues und eine für grünes Licht. Diese drei Zapfenarten sind die Grundlage des Farbensehens nach der Dreifarbentheorie.

Die Farbe eines Gegenstandes hängt davon ab, welche Wellenlänge aus dem Farbspektrum er zurückwirft. Ein weißer Gegenstand reflektiert alle sichtbaren Strahlen, wogegen ein schwarzer alle Strahlen absorbiert.

Sehzellen
- Stäbchen
  Dämmerungssehen (Hell-Dunkel-Sehen)
- Zapfen
  Farbensehen

Gelber Fleck *(Macula lutea)*

Wie schon erwähnt, ist der gelbe Fleck die *Stelle des schärfsten Sehens*. Er liegt in der *Sehachse* und enthält nur *Zapfen*. In der Dämmerung kann hier nicht scharf gesehen werden, weil die Zapfen eine bestimmte Lichtmenge benötigen, um angeregt zu werden. Die in der Dämmerung noch vorhandene Lichtmenge reicht aber noch aus, um die Stäbchen zu erregen. Deshalb ist in der Dämmerung nur noch Hell-Dunkel-Sehen möglich und kein Farbensehen.

Blinder Fleck (Papilla nervi optici)

An der Stelle, wo der *Sehnerv* (N. opticus) aus dem Augapfel *austritt*, liegt der blinde Fleck. Hier befinden sich keine Sinneszellen, so daß hier auch *kein Sehen* stattfinden kann.

Den blinden Fleck kann man an sich selbst leicht feststellen: Betrachten Sie das Kreuz mit dem rechten Auge (das linke verschließen). Führen Sie das Buch langsam an das Auge heran, bis der Punkt verschwindet. Dabei aber immer nur das Kreuz fixieren!

Normalerweise stört uns der blinde Fleck nicht, da wir mit beiden Augen sehen.

19.1.3 Die Sehbahn

Wir haben gesehen, daß Stäbchen und Zapfen bei Lichtreizung Impulse an die anliegenden Sehnervenzellen weitergeben. Die Axone dieser Sehnervenzellen ziehen durch die Netzhaut zum „blinden Fleck". Hier bilden sie den Sehnerv, N. opticus, durch den nun alle visuellen Informationen von der Netzhaut ins Zentralnervensystem gelangen. Dazu verläuft der Sehnerv *durch die Augenhöhle*, tritt dann durch eine *Öffnung* ins *Schädelinnere* bis zur *Sehnervenkreuzung* (Chiasma opticum), um von hier aus, *teilweise gekreuzt*, als *Tractus opticus* zum *Sehzentrum* im *Hinterhauptlappen* zu gelangen.

Sehnervenkreuzung (Chiasma opticum)

Wie gesagt, erfahren die Sehnervenbahnen im Chiasma opticum eine teilweise Kreuzung: Die aus den *nasalen Netzhauthälften* stammenden Fasern werden *gekreuzt*, die aus der *temporalen* Netzhauthälfte dagegen bleiben *ungekreuzt*.

19.1.4 Die Augenmuskeln

Sechs äußere Augenmuskeln bewegen jeweils einen Augapfel. Es handelt sich dabei um den
- oberen geraden Augenmuskel (M. rectus superior),
- unteren geraden Augenmuskel (M. rectus inferior),
- inneren geraden Augenmuskel (M. rectus medialis),
- äußeren geraden Augenmuskel (M. rectus lateralis),
- oberen schrägen Augenmuskel (M. obliquus superior),
- unteren schrägen Augenmuskel (M. obliquus inferior).

Diese Augenmuskeln werden vom III., IV. und VI. Hirnnerv innerviert. Kommt es zu *Störungen* dieser Nerven, kann das betreffende Auge nicht mehr in alle Stellungen gebracht werden. Es kommt zum Schielen und damit zum *Doppeltsehen*.

19.1.5 Blutversorgung des Auges

Die Arterien des Auges sind Äste der Augenschlagader (A. ophthalmica). Bei diesen Ästen wird das Netzhaut- und das Ziliarsystem unterschieden. Zu beachten ist noch, daß manche Teile des Auges, wie Glaskörper, Linse und Hornhaut, keine eigenen Blutgefäße besitzen.

Von der Augenschlagader (A. ophthalmica) zweigt direkt unter dem höchsten Punkt der Augenhöhle die Netzhautschlagader (A. centralis retinae) ab. Ungefähr 1 cm hinter dem Auge durchstößt sie die Markscheide des Sehnervs und tritt dann zusammen mit dem Sehnerv im blinden Fleck ins Auge ein. Mit einem Augenspiegel (Gerät zur Untersuchung des Augeninneren, insbesondere des Augenhintergrundes) kann man die Verzweigungen der Netzhautschlagader betrachten.

Die Netzhautvenen liegen dicht neben den Arterien. Sie vereinigen sich zur zentralen Netzhautvene. Diese verläßt das Auge ebenfalls am blinden Fleck. Sie verläuft ungefähr 1 cm parallel zum Sehnerv, durchbohrt dann dessen Markscheide und verläuft eine Strecke im Subarachnoidalraum, also zwischen harter und weicher Hirnhaut. Die Netzhautvene mündet dann in die obere Augenvene (V. ophthalmica superior) ein.

Das ziliäre Gefäßsystem versorgt die übrigen Teile des Auges mit Blut. Auch diese Arterien entspringen aus der Augenarterie.

19.2 Untersuchungsmethoden

Augenhintergrundspiegelung (Ophthalmoskopie)

Bei der Ophthalmoskopie betrachtet man den Augenhintergrund mit einem Augenspiegel (Ophthalmoskop). Der Augenhintergrund ist die Innenfläche des Augapfels. Der eingebrachte Lichtstrahl durchdringt den Glaskörper und den durchsichtigen Anteil der Netzhaut. Er trifft dann auf die pigmentierten Zellen (Pigmentepithel) der Netzhaut. Diese Pigmentepithelzellen bestimmen zusammen mit der Aderhaut (Choroidea) die durch den Augenspiegel sichtbare rote Grundfarbe des Augenhintergrundes, die im Farbton durch den individuellen Pigmentgehalt schwanken kann.

Mit Hilfe des Augenspiegels können teilweise für *bestimmte Augenleiden typische Veränderungen* wahrgenommen werden. Aber auch *Allgemeinerkrankungen* (Arteriosklerose, Diabetes mellitus, Toxoplasmose, Syphilis) rufen bestimmte Veränderungen des Augenhintergrundes hervor. Beim *erhöhten Hirndruck* kommt es zu *Stauungspapillen,* d.h., bei der Augenhintergrundspiegelung erscheint der Sehnerv vorgewölbt, verbreitert und unscharf. Die stark geschlängelten Netzhautvenen sind prall gefüllt. Die Netzhautarterien sind verengt.

> Das Ophthalmoskop dient der Betrachtung des Augenhintergrundes.

Augentonometrie

Mit dem Augentonometer (Ophthalmotonometer) kann man die Spannung des Augapfels messen. Es handelt sich um ein wichtiges Gerät, um Glaukomerkrankungen zu erkennen und zu überwachen.

Prüfung der Sehschärfe (Visusprüfung)

Unter Sehschärfe versteht man die Fähigkeit der Netzhaut, zwei Punkte eben noch als getrennt zu erkennen. Zur Messung der Sehschärfe dienen Sehproben, meist als Blockbuchstaben oder Ringe in verschiedenen Größen.

19.3 Ausgewählte Erkrankungen des Auges

Unter den Augenerkrankungen faßt man eine Vielzahl von Störungen im Sehbereich zusammen: Kurz- oder Weitsichtigkeit, Brechungsfehler, Erkrankungen der Augenlider, des Tränenapparates, des Augapfels und der Augenhöhle. Augenerkrankungen können sich primär am Auge entwickeln oder ein Symptom einer Allgemeinerkrankung (z.B. Diabetes mellitus) sein. Die Behandlung von Augenkrankheiten gehört in die Hand des *Augenarztes*. Der Heilpraktiker kann aber bei vielen Erkrankungen begleitend behandeln, z.B. bei Kurz- und Weitsichtigkeit durch bestimmte Augenübungen, durch Behandlung einer zugrundeliegenden Krankheit oder durch Stärkung der Abwehrkräfte.

19.3.1 Weitsichtigkeit und Kurzsichtigkeit

▶ *Weitsichtigkeit*

Mit zunehmendem Alter nimmt die *Verformbarkeit* der *Linse* ab, und es kommt zur Altersweitsichtigkeit. Dadurch nimmt die Fähigkeit, nahegelegene Objekte scharf zu sehen, ab. Die kürzeste Entfernung des scharfen Sehens vergrößert sich, so daß ältere Menschen ein Buch oft nur noch mit ausgestreckten Armen lesen können, was diese zu der Bemerkung veranlassen kann: Meine Augen sind in Ordnung, nur meine Arme sind zu kurz! Mit zunehmender Entfernung verkleinert sich allerdings das Bild, wodurch normaler Druck bald unleserlich wird. Wird nun eine Brille mit konvexen Gläsern getragen, so kann diesem Sehfehler abgeholfen werden.

Weitsichtigkeit kann sich aber auch bei einem „zu kurzen Augapfel" einstellen. Es können auch beide Fehler kombiniert auftreten.

▶ *Kurzsichtigkeit*

Im Gegensatz zur gerade geschilderten *Weitsichtigkeit,* bei der der *Brennpunkt* kurz *hinter* der *Netzhaut* liegt, ist er bei der Kurzsichtigkeit in den *Glaskörper vorverlagert.* Bei der Kurzsichtigkeit ist der Augapfel zu lang und/oder die Linse zu stark gekrümmt, weshalb Gegenstände, die weiter entfernt sind, nicht mehr scharf auf die

Netzhaut projiziert werden können. So leben Kurzsichtige in einer „kleinen Welt". Weiter entfernte Gegenstände werden nur noch unscharf oder verschwommen wahrgenommen. Dieser Sehfehler wird durch das Tragen einer Brille mit konkaven Gläsern korrigiert.

	Weitsichtigkeit	Kurzsichtigkeit
Brennpunkt	hinter der Netzhaut	vor der Netzhaut
Linsenkrümmung	zu schwach	zu stark
Augapfel	zu kurz	zu lang

▶ 19.3.2 Schielen (Strabismus)

Beim Schielen weichen die beim Blick in die Ferne normalerweise parallel gestellten Augenachsen von der Parallele ab.

Strabismus tritt meist in den ersten Lebensjahren auf, und zwar als Folge einer *Schwäche* der *Augenmuskulatur*. Man unterscheidet einseitiges und beidseitiges Schielen.

– **Einseitiges Schielen**
Nur ein, meist schwachsichtiges Auge verharrt in Schielstellung. Hier besteht die Gefahr, daß die Schwachsichtigkeit des schielenden Auges immer stärker wird. Deshalb muß das kindliche Schielen rechtzeitig augenärztlich behandelt werden (Schielbrille, evtl. Operation).

– **Beidseitiges (alternierendes) Schielen**
Beim alternierenden Schielen können beide Augen abwechselnd fixieren.

Die Ursache des Schielens liegt in einer Störung des Gleichgewichts der Augenmuskeln. Dadurch kommt es zum Sehen von *Doppelbildern*. Liegt keine sehr schwere Störung vor, so kann im ausgeruhten Zustand durch Willenskraft und Anstrengung eine Deckung der Netzhautbilder erreicht werden. Daneben versucht der Schielende durch Schiefhaltung des Kopfes eine Korrektur herbeizuführen. Auf diese Art kann es also gelingen, daß der beobachtete Gegenstand auch im muskelschwachen Auge in die Stelle des schärfsten Sehens projiziert wird.

Kommt es im späteren Lebensalter zum Schielen, so deutet das auf Gehirnerkrankungen wie Multiple Sklerose, Verletzungen und Hirnhauterkrankungen hin. Aber auch Hypertonie, Diabetes mellitus und ein Tumor müssen bedacht werden.

▶ 19.3.3 Astigmatismus (Stabsichtigkeit)

Ist die *Hornhaut* (Cornea) *unregelmäßig gekrümmt*, so wird dadurch die Abbildung eines Punktes strichförmig verzerrt. Diesen Sehfehler bezeichnet man als Astigmatismus. In diesem Fall ist die *Sicht verschwommen*. Korrigiert wird dieser Sehfehler durch Zylindergläser oder Kontaktlinsen. Letztere korrigieren die Unregelmäßigkeiten der Hornhautfläche, indem sie die Tränenflüssigkeit zwischen der Vorderseite der Hornhaut und der Rückseite der Kontaktlinse in die Gesamtheit der Medien des Auges mit einbeziehen.

▶ 19.3.4 Nystagmus (Augenzittern)

Beim Nystagmus kommt es zu *unwillkürlichen, rhythmisch schnell aufeinanderfolgenden Zuckungen*, die waagrecht, senkrecht oder drehend sein können.

Nystagmus kann bei Schwachsichtigkeit *angeboren* sein. Er kann sich jedoch auch bei *Multipler Sklerose, Kleinhirntumor*, bei *Verletzungen* des *Labyrinths* und bei Schädigung des *N. vestibulocochlearis* (Neuritis, Tumor) entwickeln.

▶ 19.3.5 Farbenfehlsichtigkeit und Farbenblindheit

Die häufigste Art der Farbenfehlsichtigkeit ist eine *Störung* der *Rot-Grün-Wahrnehmung*. Ungefähr 4% der Männer sind von einer Rot-Grün-Blindheit befallen. Bei weiteren 6% besteht eine Rot-Grün-Schwäche. Es handelt sich um eine *geschlechtsgebundene Erbkrankheit*, die von normalsichtigen Müttern auf einen Teil ihrer Söhne übertragen wird.

Bei Farbenblindheit können überhaupt keine Farben wahrgenommen werden, sondern es können nur verschiedene Helligkeitswerte unterschieden werden. Mögliche Ursachen können in Netzhauterkrankungen, in Schädigungen der Sehnervenbahnen oder in Schäden der Hirnrinde liegen.

19.3.6 Erkrankungen der Augenlider

▶ *Lidentzündung* (Blepharitis)

Ist der freie Lidrand gerötet, von weißen Schüppchen bedeckt und besteht dabei Brennen und

Jucken, so handelt es sich um eine Entzündung der Lider (Blepharitis). Liegt die Ursache in einer Staphylokokkeninfektion, so sitzen auf den geröteten, geschwollenen Lidrändern gelbliche Eiterkrusten (Blepharitis ulcerosa). Eventuell fallen die Wimpern aus. Nach Ausheilung der Erkrankung können unregelmäßig geformte Lidränder zurückbleiben.

▶ Gerstenkorn (Hordeolum)

Jede Wimper besitzt ihre eigene Drüse, die ein Gleitmittel produziert. *Entzündet* sich diese *Drüse* (die Moll- oder die Zeis-Drüse) und *verstopft,* kommt es zum *Abszeß*. Dieser Abszeß *platzt* meist nach einigen Tagen auf und der *Schmerz läßt nach.* Manchmal ist ein kleiner chirurgischer Schnitt notwendig, um dem Eiter einen Weg nach außen zu bahnen. Es handelt sich meist um eine Entzündung durch Staphylokokken, deshalb muß geprüft werden, ob Antibiotikagabe erforderlich ist.

▶ Hagelkorn (Chalazion)

Entzünden sich im Lidrand die Meibom-Drüsen, spricht man vom Hagelkorn. Die Meibom-Drüse ist länglich und produziert ebenfalls ein Gleitmittel. Sie hat die Aufgabe, den Lidrand einzufetten.

Das Hagelkorn ist eine *erbsgroße, schmerzlose Zyste* an der *Innenseite des Augenlides,* das dadurch nach außen vorgewölbt wird. Die Ursache liegt in einem *Sekretstau* durch *chronische Follikulitis.* Da es sich nur selten von allein zurückbildet, muß es meist operativ entfernt werden.

- Gerstenkorn
  schmerzhafter Abszeß am *Lidrand*
- Hagelkorn
  schmerzlose Zyste im *Lid*

19.3.7 Erkrankungen des Tränenapparates

▶ Tränenträufeln

Eine gesteigerte Tränenflußbildung (Tränenträufeln) kann durch eine *Entzündung* oder durch einen *Fremdkörper* im Auge hervorgerufen werden. Es kann aber auch ein *Verschluß* des *Tränennasenganges* bestehen, verursacht durch eine den Gang verlegende Wimper oder durch eine entzündliche Schwellung. Vermehrter Tränenfluß kann aber auch durch *Reize* von der Nase her, durch reizende Gase, durch grelles Licht, durch Wind und durch *seelische Erregung* hervorgerufen werden.

▶ Tränensackentzündung (Dakryozystitis)

Die Ursache ist fast immer in einer *Verlegung* des *Tränenkanälchens* oder des *Tränennasenganges,* der den Tränensack mit der Nasenhöhle verbindet, zu suchen. Bei Neugeborenen entwickelt sie sich manchmal aufgrund einer im Tränenkanal übriggebliebenen Membran. In diesem Fall muß der Kanal vor dem dritten Lebensmonat mit einer Sonde durchgängig gemacht werden.

Die Haut über dem Tränensack ist im Falle einer Entzündung schmerzhaft *geschwollen, gerötet, warm* und *druckschmerzhaft*. Oft besteht *Fieber*. Kommt es zu einer deutlichen Eiteransammlung, so kann der Abszeß durch einen Schnitt eröffnet werden. Die Infektion wird mit Antibiotika bekämpft.

19.3.8 Erkrankung der Augenhöhle

Erkrankungen der Augenhöhle können sich durch eine gestörte Augenfunktion oder durch eine Verschiebung des Augapfels bemerkbar machen.

▶ Exophthalmus

Unter Exophthalmus versteht man ein ein- oder beidseitiges *Hervortreten* der *Augäpfel* („Glotzaugen"). Der Grund für den beidseitigen, sehr selten einseitigen Exophthalmus ist häufig in einer *Schilddrüsenüberfunktion* zu suchen. In diesem Fall vermutet man eine eigenständige Autoimmunkrankheit der Augenmuskeln und des Bindegewebes, das die Augäpfel umgibt.

Andere Ursachen eines Exophthalmus sind: *Tumoren, Entzündungen* oder *Gefäßschäden,* wie Erweiterungen oder Thrombosen. Tritt das Auge sehr weit vor, wird die Beweglichkeit des Augapfels eingeengt und es ist kein völliger Lidschluß mehr möglich.

▶ Enophthalmus

Kommt es zum *Zurücksinken* des *Augapfels* in die Augenhöhle, spricht man vom Enophthalmus. Ursache kann eine Fraktur der knöchernen Augenhöhle sein. Kommt es neben dem *Enophthalmus* noch zum Herabhängen des Augenlides *(Ptosis)* und zu einer Pupillenverengung *(Miosis)*, handelt es sich um einen *Horner-Symptomenkomplex*. Die Ursache liegt in diesem Fall in einer *Lähmung* der vom *Sympathikus* innervierten *Augenmuskulatur*.

- Exophthalmus
  Hervortreten des Augapfels
- Enophthalmus
  Zurücksinken des Augapfels

19.3.9 Erkrankungen der Bindehaut

▶ *Bindehautentzündung* (Konjunktivitis)

Die Bindehautentzündung (Konjunktivitis) ist die häufigste Augenerkrankung. Sie kann akut oder chronisch auftreten, und es gibt eine infektiöse, eine nichtinfektiöse und eine allergische Form. Die Bindehautentzündung kann als Begleiterkrankung anderer Infektionskrankheiten auftreten.

Bei der Konjunktivitis ist die Rötung in den Übergangsfalten des Ober- und Unterlides besonders ausgeprägt. Es sind einzelne, kräftig gezeichnete Gefäße sichtbar, die sich mit der Bindehaut verschieben lassen.

Zu den nichtinfektiösen Entzündungen gehören die durch Fremdkörper, Wind, Staub, Dämpfe, Säuren und Laugen hervorgerufenen Reizungen der Bindehaut. Dagegen ist die allergische Form häufig eine Begleiterscheinung des Heuschnupfens.

Der Patient klagt über *Brennen* und *Jucken* der Augenlider, als ob ihm *Sand* in die Augen gestreut sei. Es kann zu *vermehrter Sekretbildung* kommen. Je nach der Krankheitsursache handelt es sich um eine wäßrige Flüssigkeit, um wäßrigen Eiter oder um reinen Eiter. Die Lidränder sind durch das Sekret, das sich nachts zwischen den Lidrändern gebildet hat, morgens *verklebt*. Die Sehkraft ist in *keinem Fall* beeinträchtigt.

Um eine Konjunktivitis exakt diagnostizieren zu können, muß eine *mikroskopische Untersuchung* durchgeführt werden, und aus dem Abstrich des Bindehautsekretes muß eine *Anzüchtung* der *Mikroorganismen* erfolgen. Eine eitrige Konjunktivitis wird vom Arzt mit Antibiotika, die allergische mit Kortison und Antihistaminika behandelt.

> Bei einer reinen Bindehautentzündung (Konjunktivitis) ist die Sehkraft in keinem Fall beeinträchtigt!

▶ 19.3.10 Grauer Star (Linsentrübung, Katarakt)

Der graue Star ist eine verbreitete Augenerkrankung, bei der es zur *Trübung* der *Augenlinse* kommt. Die Pupille erscheint *grau*. Es hängt vom Ausmaß der Linsentrübung ab, ob es sich um eine teilweise oder vollständige Linsentrübung handelt.

Durch die Trübung der Linse kommt es zur *Beeinträchtigung* der *Sehkraft*. In fortgeschrittenen Fällen ist nur noch Hell-Dunkel-Sehen möglich, oder es kommt sogar zur Erblindung. Die häufigste Form, der sogenannte *Altersstar*, tritt meist um das 60. Lebensjahr auf. Beim *Diabetes mellitus* kann er sich durch eine Ernährungsstörung der Linse entwickeln.

Beim grauen Star muß in schweren Fällen die trübe Linse operativ entfernt werden. Der freigewordene Platz füllt sich mit Kammerwasser. Die fehlende Linse wird durch ein Implantat, durch starke konvexe Gläser oder mittels Kontaktlinsen ausgeglichen. Diese Hilfsmittel erlauben natürlich keine Akkommodation, so daß eine Anpassung des Auges an die Entfernung des Objektes nicht mehr möglich ist.

▶ 19.3.11 Grüner Star (Glaukom, erhöhter Augeninnendruck)

Unter dem Begriff Glaukom werden Augenerkrankungen zusammengefaßt, die mit einer *Druckerhöhung* im *Augeninneren* einhergehen. Der normale Flüssigkeitsdruck im Inneren des Augapfels beträgt 12 bis 22 mmHg. Erhöht sich der Wert auf über 22 mmHg, so spricht man vom Glaukom. Der erhöhte Druck kann zur *Atrophie* des *Sehnervs* führen. Wird die Krankheit nicht rechtzeitig behandelt, führt sie unweigerlich zu Gesichtsfeldausfällen und Erblindung.

Die Ursache der Druckerhöhung liegt in einer *Verlegung* der *Abflußwege* des Kammerwassers.

19.3 Ausgewählte Erkrankungen des Auges

▶ Akutes Glaukom

Das akute Glaukom beginnt mit einem meist einseitigen, *plötzlichen, schneidenden Schmerz* im Auge; es kommt zu Nebelsehen, Regenbogenfarbensehen (Sehen farbiger Ringe um Lichtquellen), starken Kopfschmerzen und Trigeminusschmerzen. Oft kommt es zu heftigen Bauchschmerzen mit *Übelkeit* und *Erbrechen* (Vorsicht: nicht mit einem akuten Abdomen verwechseln!). Das Sehvermögen läßt nach. Das Auge verfärbt sich *dunkelrot*. Es stellt sich ein Hornhautödem (Epithelödem) ein. Die *Pupille* ist *erweitert*, *entrundet* und *starr*. Hauptsymptom ist der *hohe Augeninnendruck*. Das Auge fühlt sich beim Betasten hart an. Dieser akute Anfall tritt bevorzugt im höheren Alter bei vegetativer Labilität auf. Ausgelöst werden kann er durch Überanstrengung, Angst, Schreck und Trauer. Betroffen sind davon häufig Patienten mit einem anatomischen Kurzbau der Augen mit flacher Vorderkammer und engem Kammerwinkel.

▶ Chronisches Glaukom

Das chronische Glaukom entwickelt sich *langsam, ohne äußere Anzeichen, meist jenseits des 45. Lebensjahres*. Nur gelegentlich werden morgendliche Kopfschmerzen, Regenbogenfarbensehen und Spannung oder Schmerz über den Augen geklagt. Die *Druckerhöhung* im *Augeninneren* bildet oft das *einzige Symptom*. Besteht sie schon längere Zeit, so kann man mit einem Augenspiegel typische Veränderungen am blinden Fleck feststellen.

Wird das Glaukom nicht gestoppt, so degenerieren immer größere Bereiche des Sehnervs. Es kommt zu einer *röhrenförmigen Einengung* des Gesichtsfeldes. Bis es zur endgültigen Erblindung kommt, treten oft noch schwere Augeninnenentzündungen und Linsentrübungen auf.

> Chronisches Glaukom
> Die Erhöhung des Augeninnendrucks ist *anfangs* meist *symptomlos*, kann aber trotzdem den *Sehnerv schädigen*!

▶ 19.3.12 Netzhautablösung (Ablatio retinae)

Die Netzhautablösung kann die Folge einer schweren *Augenverletzung* sein, sie kann sich auch bei *starker Kurzsichtigkeit* oder spontan aufgrund einer *altersbedingten Netzhautdegeneration* entwickeln. Als Vorboten kann es zu schmerzlosen Sehstörungen („welliges" Sehen), nachlassender Sehschärfe, Wahrnehmung von Blitzen, Schleier- und Schattensehen kommen. Vor allem nasal kommt es zu Gesichtsfeldausfällen. Ohne Behandlung schreitet die Netzhautablösung unablässig fort. Der Endzustand ist die totale *Erblindung*.

▶ 19.3.13 Trachom (Körnerkrankheit, Ägyptische Augenkrankheit)

Beim Trachom handelt es sich um eine lokale Infektion, die zur *chronischen Hornhaut-* und *Bindehauterkrankung* führt. Unbehandelt führt sie oft zur Erblindung.

Erreger
Chlamydia trachomatis.

Inkubationszeit
Ein bis zwei Wochen (und länger).

Übertragung
Die Übertragung der Erreger erfolgt durch Schmierinfektion mit infiziertem Augensekret, z.B. durch gemeinsam benutzte Handtücher oder durch Waschwasser. Auch Fliegen spielen eine wichtige Rolle als Überträger.

Insgesamt sind ca. 400 bis 500 Millionen Menschen auf der Welt befallen. Weltweit betrachtet ist sie die häufigste Ursache der infektiös bedingten Erblindung.

Nachweis
Im Bindehautabstrich.

Vorkommen
In tropischen und subtropischen Gebieten mit mangelnder Hygiene.

Krankheitsverlauf
Die Krankheit verläuft in drei Stadien:
- Lang andauernder Tränenfluß mit schleimig-eitriger Sekretion.
- Auf der Bindehaut bilden sich Trachomkörner (Follikel, Bläschen). Diese sondern Flüssigkeit ab. Auf der Hornhaut bilden sich Geschwüre.
- Auf der Hornhaut kommt es zu Narbenbildun-

gen, was zur Erblindung führen kann. Die Bindehaut schrumpft, wodurch Liddeformationen entstehen.

Das Trachom kann führen zu
- Erblindung,
- Liddeformation.

Therapie

Die Behandlung erfolgt durch den Arzt, vor allem mittels antibiotikahaltiger Augensalben. In fortgeschrittenen Fällen sind augenchirurgische Maßnahmen notwendig.

Meldepflicht

Meldepflicht besteht bei Erkrankung und Tod. Für den Heilpraktiker besteht aufgrund der §§ 30 und 3 BSG Behandlungsverbot.

19.4 Fragen

Beantworten Sie die Fragen möglichst knapp! Die richtigen Antworten finden Sie auf der angegebenen Seite entweder **halbfett** oder *kursiv* gedruckt.

Anatomie und Physiologie

- Geben Sie das Ausbreitungsgebiet der Konjunktiven an! (S. 431)
  Wo wird die Tränenflüssigkeit gebildet? (S. 432)
  Wo liegen die Tränendrüsen, und wie groß sind sie? (S. 432)
  Was ist die Aufgabe der Tränenflüssigkeit? (S. 432)
  Wo münden die Ausführungsgänge der Tränendrüsen? (S. 432)
  Wie wird die Tränenflüssigkeit abgeleitet, nachdem sie durch den Lidschlag über die Augen verteilt wurde? (S. 432)
- Woraus besteht der Glaskörper des Auges? (S. 432)
- Wo liegt die Linse? Was ermöglicht die Linse durch ihre Elastizität? (S. 433)
  Wie heißen die drei Häute, die dem Glaskörper aufliegen? (S. 433)
  Woraus besteht die Lederhaut, und was ist ihre Hauptaufgabe? (S. 433)
  Wie heißt der vordere, dünnere und völlig durchsichtige Anteil des Auges, der sich über Pupille und Iris befindet? (S. 433)
- Mit welchem Teil des Photoapparates wird die Hornhaut gerne verglichen? (S. 433)
- Geben Sie die beiden wichtigsten Aufgaben der Aderhaut an! (S. 434)
  Woraus wird der Ziliarkörper gebildet? (S. 434)
  Aus welchen beiden Anteilen setzt er sich zusammen? (S. 434)
- Was ist die Aufgabe des Kammerwassers? (S. 434)
  Wie heißt der Kanal, über den der Abfluß des Kammerwassers ins Blut erfolgt? (S. 434)
- Welche der drei Augenhäute geht in ihrem vorderen Abschnitt in die Iris über? (S. 434)
  Woraus besteht die Iris? (S. 434)
  Mit welchem Teil eines Photoapparates kann die Iris verglichen werden? (S. 434)
- Was enthält die innere Schicht der Netzhaut, was die äußere? (S. 434)
  Welche Art von Sehen ermöglichen die Stäbchen, welche die Zapfen? (S. 435)
  Was ist der „gelbe Fleck"? Wo liegt er? Welche Art Sinneszellen enthält er? (S. 435)
  Was ist der blinde Fleck? (S. 436)
- Schildern Sie stichwortartig den Verlauf des Sehnervs (N. opticus)! (S. 436)
  Welche Sehbahnen erfahren in der Sehnervenkreuzung (Chiasma opticum) eine Kreuzung, welche verlaufen ungekreuzt weiter? (S. 436)
- Wie viele äußere Augenmuskeln bewegen jeweils einen Augapfel? (S. 436)
  Mit welcher Sehstörung muß man rechnen, wenn die Hirnnerven, die die äußeren Augenmuskeln innervieren, geschädigt sind? (S. 436)

Untersuchungsmethoden

- Welche Untersuchungsmethoden des Auges kennen Sie? (S. 437)
Worauf kann eine Augenhintergrundspiegelung hinweisen? (S. 437)
Auf welche Erkrankung weist eine Stauungspapille hin? (S. 437)

Ausgewählte Augenerkrankungen

- Wodurch kommt es zur Altersweitsichtigkeit? (S. 437)
Wo befindet sich der Brennpunkt bei Weitsichtigkeit, wo bei Kurzsichtigkeit? (S. 437f.)
- Wodurch kommt es zum Schielen? (S. 438)
Was für ein Sehfehler stellt sich durch Schielen ein? (S. 438)
- Welche Augenanomalie liegt beim Astigmatismus vor? (S. 438)
Wie ist die Sicht des Betroffenen in diesem Fall? (S. 438)
- Was ist ein Nystagmus? (S. 438)
Bei welchen Erkrankungen kann er sich entwickeln? (S. 438)
- Welches ist die häufigste Art der Farbenfehlsichtigkeit? (S. 438)
Wie kommt es dazu? (S. 438)
- Welche beiden bekannten Erkrankungen der Augenlider, bei denen die Drüsen der Lider betroffen sind, kennen Sie? (S. 438)
Was ist ein Gerstenkorn, welche Symptome treten dabei auf? (S. 439)
Was ist ein Hagelkorn, und wo tritt es auf? (S. 439)
- Wodurch kann es zum Tränenträufeln kommen? (S. 439)
- Wann kann es zu einer Tränensackentzündung kommen? (S. 439)
Welche Erscheinungen würden Sie beim Kranken in diesem Fall erwarten? (S. 439)
- Was ist ein Exophthalmus? (S. 439)
Welche Ursachen können Sie sich hierfür denken? (S. 439)
- Was ist ein Enophthalmus? (S. 439)
Welche Trias faßt man unter dem Horner-Symptomenkomplex zusammen? (S. 440)
Worin muß in diesem Fall die Ursache gesehen werden? (S. 440)
- Welche Symptome zeigt eine Konjunktivitis? (S. 440)
Ist bei dieser Erkrankung die Sehkraft beeinträchtigt? (S. 440, Kasten)
- Was ist der graue Star? (S. 440)
Wie erscheint die Pupille in diesem Fall bei der Untersuchung? (S. 440)
Bei welchen Patienten entwickelt sich bevorzugt ein grauer Star? (S. 440)
- Was versteht man unter einem Glaukom? (S. 440)
Was hat das Glaukom zur Folge? (S. 440)
Wodurch kommt es zum Glaukom? (S. 440)
Wie entwickelt sich ein chronisches Glaukom? (S. 441)
- Wodurch kann es zur Netzhautablösung kommen? (S. 441)
Wie schreitet die Krankheit weiter fort, wenn sie nicht behandelt wird? (S. 441)
- Worum handelt es sich beim Trachom? (S. 441)
Wie verläuft die Erkrankung? (S. 441f.)
Besteht Meldepflicht? (S. 442)

20 Das Ohr

Mit Ohr bezeichnet man den Raum, in dem sich das Hör- und das Gleichgewichtsorgan befinden.

Das Gehör ist für den Menschen ein außerordentlich wichtiger Sinn, denn er ist eine wesentliche Voraussetzung für die Entwicklung der Sprache. Die Sprache aber ist das wichtigste zwischenmenschliche Kommunikationsmittel, das die Möglichkeit von sozialen Kontakten schafft. Ein Ausfall des Gehörs führt oft zu schweren Verhaltensstörungen.

20.1 Anatomie und Physiologie

Beim Ohr können wir anatomisch das äußere Ohr, das Mittelohr und das Innenohr unterscheiden.

20.1.1 Äußeres Ohr (Auris externa)

Zum äußeren Ohr rechnet man die Ohrmuschel und den Gehörgang.
- **Ohrmuschel** (Auricula)
  Die äußerlich sichtbare Ohrmuschel ist eine Hautfalte, in die elastischer Knorpel eingelagert ist. Sie dient dem *Auffangen* der *Schallwellen* (Abb. 20-1).
- **Gehörgang** (Meatus acusticus externus)
  Der Gehörgang leitet die Schallwellen zum Trommelfell. Er hat eine Länge von 2,5 bis 3,5 cm. Er ist innen zum Teil mit staubfangenden Haaren ausgestattet, die einen Schutz für das Trommelfell darstellen.
  In den Gehörgang eingelagert sind kleine Talg- und Schweißdrüsen, die das Ohrenschmalz absondern. Dieses *Ohrenschmalz* hat die Aufgabe, das *Trommelfell geschmeidig* zu halten.

Trommelfell (Membrana tympani)

Das Trommelfell bildet die *Grenze* zwischen *äußerem Ohr* und *Mittelohr*. Es handelt sich um eine dünne Membran, die perlmuttfarben glänzt. Sie hat einen Durchmesser von ca. 1 cm. Die Membranseite, die dem äußeren Gehörgang zugewendet ist, ist mit Epithel überzogen; die dem Mittelohr zugekehrte Seite hat einen *Schleimhautüberzug*. Diese Schleimhaut kann sich entzünden (s. Mittelohrentzündung, S. 452).

Das Trommelfell fängt die Schallwellen des Gehörganges auf und überträgt sie durch seine Eigenschwingungen an das Mittelohr.

Äußeres Ohr
- Ohrmuschel
- Gehörgang

Mittelohr
- Paukenhöhle (mit Gehörknöchelchen)
- Hohlräume des Warzenfortsatzes (Mastoid)

Innenohr (Labyrinth)
- Hörorgan (Schnecke)
- Gleichgewichtsorgan (mit Vorhof und Bogengängen)

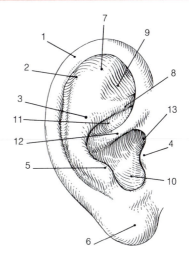

Abb. 20-1 Ohrmuschel (Auricula)
1. Ohrleiste, der äußere Rand der Ohrmuschel (Helix), 2. Ohrrandgrube, die Grube zwischen Helix und Anthelix (Scapha), 3. Gegenleiste, die zur Helix der Ohrmuschel parallel verlaufende Windung (Anthelix), 4. Tragus, der Knorpelvorsprung vor dem äußeren Gehörgang, 5. Antitragus, ein kleiner Höcker, der dem Tragus gegenüberliegt, 6. Ohrläppchen (Lobulus), 7. Oberer Anthelixschenkel (Crus anthelix superior), 8. Unterer Anthelixschenkel (Crus anthelix inferior), 9. Obere Dreieckgrube (Fossa triangularis superior), 10. Untere Grube (Cavum conchae inferior), 11. Obere Grube (Cymba conchae superior), 12. Helixwurzel (Crus helicis), 13. Äußerer Gehörgang (Meatus acusticus externus)

20.1.2 Mittelohr (Auris media)

Das Mittelohr liegt im Schläfenbein und besteht aus der mit Schleimhaut ausgekleideten Paukenhöhle (Cavum tympani), in der sich die Gehörknöchelchen befinden, und den luftgefüllen Hohlräumen des Warzenfortsatzes (Processus mastoideus). Diese Hohlräume können bei Mittelohrentzündung mitbeteiligt sein (s. S. 452, Mastoiditis).

Mittelohr und äußeres Ohr werden auch als „schalleitender Apparat" bezeichnet und so dem Innenohr als dem eigentlichen Hörorgan gegenübergestellt.

Gehörknöchelchen

Im Mittelohr liegen die drei Gehörknöchelchen:
- **Hammer** (Malleus)
- **Amboß** (Incus)
- **Steigbügel** (Stapes)

Diese Gehörknöchelchen bilden eine Kette, durch die die *Schallwellen* vom *Trommelfell* zum *Innenohr* weitergeleitet werden. Hierbei wird auch der Schalldruck verstärkt, was einverbessertes Hören ermöglicht. Der Hammergriff ist mit dem Trommelfell verwachsen. Deshalb sieht man bei einer Otoskopie (s. S. 450) den Handgriff des Hammers durch das Trommelfell durchscheinen.

Der Steigbügel ist mit dem „ovalen Fenster", einer Membran des Innenohrs, verbunden. Die Verbindung zwischen Hammer und Steigbügel stellt der Amboß her (Abb. 20-2). Die Knöchelchen werden durch den Hammer- und den Steigbügelmuskel bewegt.

Zugänge zum Mittelohr

Der Zugang vom äußeren Gehörgang zum Mittelohr ist durch das Trommelfell geschützt.
Zum Innenohr bestehen zwei Verbindungen:
- das *ovale Fenster* (Fenestra vestibuli), in dem der Steigbügel befestigt ist
- das *runde Fenster*.

Beide Fenster sind mit einer Membran verschlossen.

Eine wichtige Verbindung des Mittelohres zum *Rachenraum* bildet die *Ohrtrompete* (Tuba auditiva, Eustachi-Röhre). Sie ermöglicht den *Druckausgleich* auf beiden Seiten des Trommelfells. Damit das Trommelfell ungehindert schwingen kann, muß der Druck im Mittelohr dem äuße-

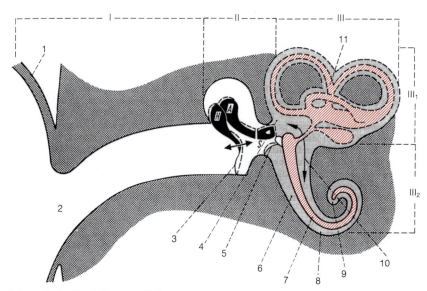

Abb. 20-2 Schematische Darstellung von äußerem, mittlerem und innerem Ohr
I. Äußeres Ohr, II. Mittelohr, III. Innenohr, III$_1$. Gleichgewichtsorgan (Vorhof und drei Bogengänge), III$_2$. Hörorgan (Schnecke), 1. Ohrmuschel (Auricula), 2. Gehörgang (Meatus acusticus externus), 3. Trommelfell (Membrana tympani), 4. Ovales Fenster, 5. Rundes Fenster, 6. Perilymphe, 7. Endolymphe, 8. Corti-Organ, 9. Schneckenspitze (Helicotrema), 10. Perilymphatischer Gang (Scala vestibuli), 11. Bogengänge, H Hammer, A Amboß, S Steigbügel; Der Pfeil am Trommelfell gibt die Schwingungsrichtung des Trommelfells bei Beschallung an, die gestrichelten Konturen von H, A und S sind die Extremlagen, die die Gehörknöchelchen bei Beschallung einnehmen können.

20.1 Anatomie und Physiologie

ren Luftdruck entsprechen. Durch jeden Schluckakt wird die Mündungsstelle der Paukenhöhle, eine Schleimhautfalte im oberen Rachenabschnitt, geöffnet, so daß, je nach Druckverhältnissen, Luft in die Ohrtrompete ein- oder ausströmen kann. Bei Luftdruckschwankungen, aufgrund von Höhenunterschieden, kommt es zu einem unangenehmen „Druck auf den Ohren". Es handelt sich dabei um Spannungen des Trommelfells, die durch den Druckunterschied zwischen Atmosphäre und Paukenhöhle entstehen. Durch Schlucken, also durch Öffnen der Ohrtrompete, kann der Druckausgleich wiederhergestellt werden.

Kommt es zur Rachenentzündung, so kann sich die Ohrtrompetenmündung durch die geschwollenen Schleimhäute nicht mehr öffnen. Es kommt dann zu Ohrenschmerzen, da das Trommelfell durch den äußeren Luftdruck schmerzhaft in die Paukenhöhle gepreßt wird, nachdem Luft aus dem Mittelohr resorbiert wurde.

Aufgaben des Mittelohres

Das Mittelohr hat folgende Aufgaben:
- *Übertragung* der *Schallwellen* vom Trommelfell auf das ovale Fenster mittels der drei Gehörknöchelchen.
- Über die Ohrtrompete sorgt es für einen *Druckausgleich* beiderseits des Trommelfells und schützt es so vor Zerreißen (Ruptur).
- Es schützt das Innenohr vor starken Schwingungen, indem es die *Amplitude niederfrequenter Töne verkleinert*.
- Die Gehörknöchelchen haben zusammen mit dem Trommelfell die Aufgabe, die *eintreffenden Schallwellen* zu *verstärken*. Diese Gesamtverstärkung beträgt das 22fache der eintreffenden Schallwellen. Würden die Schallwellen der Luft direkt auf das Innenohr übertragen werden, so käme es zu einem erheblichen Hörverlust. Bei Zerstörung des Mittelohres kommt es nicht zur völligen Taubheit, sondern zur Schwerhörigkeit, da geeignete mechanische Schwingungen durch Knochenleitung gehört werden können.

20.1.3 Innenohr (Auris interna)

Das Innenohr liegt im Felsenbein, einem Teil des Schläfenbeins. Funktionell betrachtet besteht es aus zwei Anteilen:
- dem *Hörorgan* mit der Schnecke
- dem *Gleichgewichtsorgan* mit dem Vorhof und den drei Bogengängen.

Wegen seiner komplizierten Struktur wird das Innenohr auch *Labyrinth* genannt.

Innenohr (Labyrinth)
- Hörorgan
 (Schnecke mit Corti-Organ)
- Gleichgewichtsorgan
 - Vorhof mit Vorhofsäckchen
 - Bogengänge

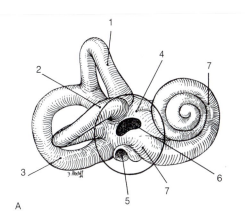 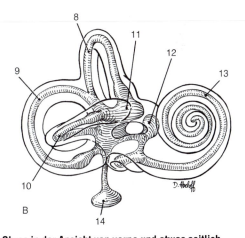

Abb. 20-3 Knöchernes und häutiges Labyrinth des rechten Ohres in der Ansicht von vorne und etwas seitlich
A. Knöchernes Labyrinth, B. Häutiges Labyrinth (liegt innerhalb des knöchernen Labyrinths), 1. Vorderer Bogengang (Canalis semicircularis anterior), 2. Seitlicher Bogengang (Canalis semicircularis lateralis), 3. Hinterer Bogengang (Canalis semicircularis posterior), 4. Vorhof (Vestibulum), 5. Rundes Fenster, 6. Ovales Fenster, 7. Schnecke (Cochlea), 8. Häutiger vorderer Bogengang, 9. Häutiger seitlicher Bogengang, 10. Häutiger hinterer Bogengang, 11. Großes Vorhofsäckchen (Utriculus), 12. Kleines Vorhofsäckchen (Sacculus), 13. Häutige Schnecke, 14. Endolymphsack (dient dem Druckausgleich)

20 Das Ohr

Aufbau des Labyrinths

Das Labyrinth besteht aus zwei Anteilen (Abb. 20-3):

- **Knöchernes Labyrinth**
  Hier unterscheidet man
    - die *Schnecke* (Cochlea)
    - den *Vorhof* (Vestibulum) und
    - die *Bogengänge* (Canales semicirculares ossei).
- **Häutiges Labyrinth**
  Das häutige Labyrinth liegt innerhalb des knöchernen. Es ist mit *Endolymphe* ausgefüllt. Hier liegt auch das Corti-Organ, das eigentliche Hörorgan. Das häutige und das knöcherne Labyrinth sind durch einen Spaltraum getrennt, der die Perilymphe enthält. Die Perilymphe nimmt ein wesentlich größeres Volumen ein als die Endolymphe.

Das Hörorgan (Schnecke, Cochlea)

Das Hörorgan ist die Schnecke. Es hat seinen Namen von seiner schneckenförmigen Gestalt mit ihren $2^{1}/_{2}$ Windungen. Der innere Schneckengang liegt im häutigen Anteil der Schnecke, umgeben von zwei Perilymphräumen, und zwar der Vorhoftreppe und der Paukentreppe. Dieser häutige Schneckengang wird auch als Spiralorgan bezeichnet. Hier liegt das *Corti-Organ*, das eigentliche *Hörorgan*, mit seinen etwa 16 000 Hörzellen samt Sinneshaaren.

Corti-Organ

Das Corti-Organ befindet sich innerhalb des häutigen Labyrinths. Es sitzt einer straffen bindegewebigen Membran (Basilarmembran) auf. Das Corti-Organ besteht aus Sinneshaarzellen und Stützzellen (Abb. 20-4).

- **Sinneshaarzellen**
  Die Sinneshaarzellen sind die eigentlichen Hörzellen. Sie sind mit feinen Härchen ausgestattet, die in die darüberliegende Deckplatte münden.
- **Stützzellen**
  Die Stützzellen sind zwischen die eigentlichen Hörzellen eingelagert.

Hörvorgang

Wie wir gesehen haben, treffen die Schallwellen auf das *Trommelfell* und versetzen es in Schwingungen. Diese Schwingungen werden von den Gehörknöchelchen Hammer, Amboß und Steigbügel weiter zum *ovalen Fenster* geleitet, von wo aus sie auf die Perilymphe der Vorhof- und Paukentreppe übertragen werden. Dadurch schwingt die Basilarmembran und damit die Endolymphe im Schneckengang. Dies wiederum führt zur *Abscherung* (Verbiegung) der feinen Sinneshaarzellen des Corti-Organs.

Die Abscherung der Hörzellen, deren Härchen ja in die Deckplatte eingelagert sind, verursacht nun die Aussendung von *Nervenimpulsen*.

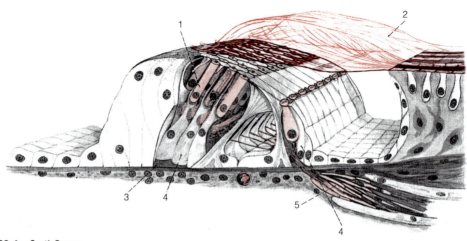

Abb. 20-4 Corti-Organ
1. Hörzelle mit Sinneshaaren (Cellula sensoria pilosa), 2. Deckplatte (Membrana tectoria), 3. Basilarmembran (Lamina basilaris), 4. Stützzelle (Cellula phalangea), 5. Nervenfasern des Hörnervs

Diese Nervenimpulse werden durch den Schneckennerv den Kernen der *Hörregion* der Rautengrube zugeleitet. Von hier aus können sie zum Zentrum des Hörens in der oberen Schläfenwindung (Gyrus temporalis superior) der Großhirnrinde weitergeleitet werden. Die Folge der gesendeten Nervenimpulse ist um so schneller, je lauter der Ton ist.

Die Hörzellen haben jeweils eine spezifische Empfindlichkeit für bestimmte Tonhöhen. Damit wird das gute Unterscheidungsvermögen des Gehörganges auch für nur geringfügig verschiedene Töne erklärt.

Hohe Töne werden an der *Schneckenbasis* wahrgenommen. Hier ist die Basilarmembran schmal. *Tiefe Töne* werden gegen die *Schneckenspitze* gehört, wo die Basilarmembran breiter ist.

Um eine *akustische Richtungswahrnehmung* zu erzielen, müssen beide Ohren intakt sein, da der *Zeitunterschied* des ankommenden Schalls und des Schallschattens auf der abgewendeten Kopfseite eine Rolle spielt.

Das Gleichgewichtsorgan *(Vestibularapparat)*

Neben dem Hörorgan finden wir im Innenohr noch das Gleichgewichtsorgan. Zwischen dem Hör- und dem Gleichgewichtsorgan besteht eine entwicklungsgeschichtliche Verwandtschaft. Auch das Gleichgewichtsorgan hat als Rezeptoren Sinneshaarzellen, für die die Abscherung der adäquate Reiz ist.

Lage und Aufbau

Zum Gleichgewichtsorgan gehören (s. Abb. 20-3)
- die *drei Bogengänge* und
- der *Vorhof* mit den beiden Vorhofsäckchen:
  - großes Vorhofsäckchen (Utriculus)
  - kleines Vorhofsäckchen (Sacculus)
- ein Druckausgleichsorgan, der Endolymphsack.

Die drei Bogengänge *(Canales semicirculares)*

Im rechten und im linken Ohr finden wir die drei knöchernen Bogengänge, die rechtwinklig zueinander stehen. Sie enthalten die häutigen Bogengänge. Diese sind mit Flüssigkeit (Endolymphe) gefüllt. Sie sind die Sinnesorgane für eine *Änderung* der *Drehgeschwindigkeit*. An seinem unteren Ende ist jeder Bogengang zu einer Ampulle erweitert, in der Sinneshärchen bzw. Sinneskämmchen sitzen, die in einen gallerthaltigen Hut (Cupula ampullaris) eingelassen sind.

Wird eine Drehbewegung ausgeführt, so kommt es zu einer Verschiebung der Endolymphe in Richtung auf die Ampulle hin oder in Richtung von der Ampulle weg, je nachdem, was für eine Drehbewegung ausgeführt wird. Durch die Verschiebung der Endolymphe kommt es zur Abscherung von Sinneshärchen in der Ampulle, wodurch nervale Impulse ausgelöst werden. Die Richtung der Bewegung wird aus der Kombination der erregten Sinneskämme in den insgesamt sechs Bogengängen vom Gehirn ermittelt.

Vorhof (Vestibulum labyrinthi)

Der Vorhof ist der Teil des knöchernen Labyrinths, der zwischen der Schnecke und den Bogengängen liegt. Er enthält das große und das kleine Vorhofsäckchen (Utriculus und Sacculus). Der Vorhof registriert eine *geradlinige Beschleunigung*, und zwar mißt das große Vorhofsäckchen (Utriculus) eine Zu- oder Abnahme der geradlinigen horizontalen Bewegung und das kleine Vorhofsäckchen (Sacculus) eine Zu- oder Abnahme der geradlinigen vertikalen Bewegung.

Im Vorhof finden wir wieder Sinneshaarzellen, allerdings sind hier in der Deckmembran kleine, steinförmige Gebilde, die *Statolithen* eingelagert. Werden die Härchen durch eine Zu- oder Abnahme der geradlinigen Bewegung abgeschert, so lösen die Sinneshaarzellen einen Nervenimpuls aus.

Der Vorgang kann mit einem gefüllten Wasserglas verglichen werden: Bewegt man das Glas ruckartig zur Seite, so schwappt das Wasser auf der der Bewegung abgewandten Seite über, weil es „nicht so schnell mitkommt". Im Vorhof kann die Flüssigkeit allerdings nicht überschwappen, weil es sich um ein geschlossenes System handelt.

Wie wir gehört haben, sprechen die Sinneszellen nur auf eine *Änderung* der Bewegung an. Fährt beispielsweise ein Zug, in dem wir sitzen, sehr langsam an, so kann es sein, daß die Reizschwelle nicht erreicht wird. In diesem Fall denken wir, der Zug auf dem Nachbargleis fahre, da unsere Rezeptoren für Bewegungsänderungen aufgrund des geringen Reizes nicht den Schwellenwert überschritten haben und infolgedessen auch keinen Nervenimpuls senden.

Gleichgewichtsorgan
- 3 Bogengänge
  (Änderung der Drehgeschwindigkeit)
- Vorhof
  (Änderung der geradlinigen Beschleunigung)
  - Großes Vorhofsäckchen (Utriculus)
    (Änderung der geradlinigen horizontalen Beschleunigung)
  - Kleines Vorhofsäckchen (Sacculus)
    (Änderung der geradlinigen vertikalen Beschleunigung)

Gleichgewichtsnerv

Der VIII. Hirnnerv, der Hör- und Gleichgewichtsnerv (N. vestibulocochlearis), leitet die Nervenimpulse zu den Kernen in der Rautengrube. Von hier gelangen sie teils in die grauen Kerne des Kleinhirns und ins Rückenmark, von wo aus bestimmte Stellreflexe der Muskeln und der Augen ausgelöst werden.

Weitere Gleichgewichtsorgane

Wie gerade dargestellt wurde, befinden sich also im Innenohr Rezeptoren für eine Änderung der Drehbewegung (in den Bogengängen) und der geradlinigen Beschleunigung (im Vorhof).

Das Gleichgewichtsorgan im Innenohr ist aber nur ein Teil des ganzen Gleichgewichts*systems* des Menschen. Weitere Information zur Orientierung im Raum erhält der Organismus auch über die Augen und über die Sensibilität der Muskeln, Sehnen und Gelenke. Auch hier befinden sich Sinnesrezeptoren, sogenannte Propriorezeptoren, die über Lage und Bewegung des Körpers im Raum informieren.

20.2 Untersuchungsmethoden

Otoskopie

Bei der Otoskopie untersucht man den äußeren Gehörgang und das Trommelfell mittels eines Ohrtrichters oder eines *Otoskops*. Letzteres ist ein *Ohrtrichter*, der eine *Beleuchtungsquelle*, eine Lupe und einen Griff zum Einführen des Trichters hat.

Möchte man das Trommelfell betrachten, so muß man zum Einführen des Ohrtrichters die Ohrmuschel kräftig nach hinten oben ziehen, um so den Knick auszugleichen, der sich im äußeren Gehörgang befindet.

Untersucht werden Gehörgang und Trommelfell auf Ohrenschmalz, Sekretabsonderungen, Fremdkörper, Rötung, Schwellung und Trommelfellperforationen.

Prüfung des Hörvermögens

Um das Hörvermögen zu prüfen, muß jedes Ohr einzeln untersucht werden. Liegt ein unterschiedliches Hörvermögen der Ohren beim Patienten vor, so reicht das einfache Zuhalten des besserhörenden Ohres nicht aus. In diesem Fall schiebt der Untersucher einen Finger schnell und vorsichtig in den Gehörgang des Patienten. Das dadurch verursachte Geräusch verhindert, daß das Testgeräusch von dem besserhörenden Ohr wahrgenommen wird.

Zur eigentlichen Testung des Hörvermögens flüstert man aus ca. 50 cm Entfernung in Richtung des nichtverschlossenen Ohres eine Zahl, z.B. zweiundzwanzig. Man muß ein Wort mit gleichstark betonten Silben wählen. Den eigenen Mund muß man verdecken, damit der Patient nicht von den Lippen ablesen kann.

Weber-Test

Zur Durchführung des Weber-Testes benötigt man eine Stimmgabel mit einer Frequenz von 512 oder 1024 Hz. Diese Stimmgabel wird durch Anschlagen an den Handrücken in *leichte* Schwingungen versetzt. Dann wird sie mit ihrer Basis auf die Schädelmitte oder die Stirn des Patienten aufgesetzt. Der Patient muß nun angeben, wo er den Ton hört, ob nur auf einer Seite oder auf beiden. Beim Gesunden wird der Ton gleichermaßen mit beiden Ohren oder in der Kopfmittellinie wahrgenommen (Abb. 20-5).

Liegt eine einseitige Leitungsschwerhörigkeit vor (s. S. 453, Schwerhörigkeit), d.h., der Defekt liegt im äußeren Gehörgang oder im Mittelohr, so wird aufgrund der Knochenleitung der Ton zum geschädigten Ohr hin lateralisiert. Das geschädigte Ohr, das nicht durch Umweltgeräusche abgelenkt wird, kann die Knochenvibrationen besser erfassen als das gesunde Ohr.

Sie können diesen Versuch leicht an sich selbst nachvollziehen, indem Sie ein Ohr mit dem

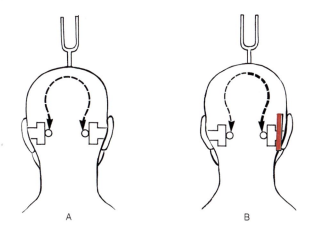

Abb. 20-5　Weber-Test
A. Beim Hörgesunden werden über Knochenleitung die Schwingungen der auf den Scheitel aufgesetzten Stimmgabel auf beiden Seiten gehört. B. Liegt eine einseitige Schalleitungsstörung vor, so wird der Ton zum geschädigten Ohr hin lateralisiert, d.h., daß der Ton auf der geschädigten Seite stärker wahrgenommen wird als auf der gesunden. Ursache dafür ist, daß das kranke Ohr nicht durch Umweltgeräusche abgelenkt wird.

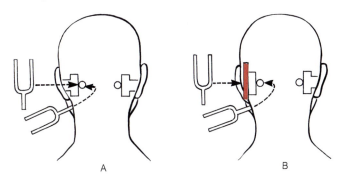

Abb. 20-6　Rinne-Test
A. Die auf den Processus mastoideus aufgesetzte Stimmgabel wird über Knochenleitung gehört. Hört der Patient den Ton nicht mehr, wird die Stimmgabel schnell vor das Ohr gebracht. Vom Hörgesunden kann der Ton nun noch wahrgenommen werden, da ein Ton mittels Luftleitung länger gehört wird als über Knochenleitung. B. Liegt eine Leitungsstörung (Mittelohrschwerhörigkeit) vor, kann der Ton über Luftleitung nicht mehr gehört werden.

Finger verschließen. Sie hören den Ton der aufgesetzten Stimmgabel stärker in dem verschlossenen Ohr.

Liegt eine Schallempfindungsschwerhörigkeit vor, d.h., daß sich der Defekt im Innenohr oder am VIII. Hirnnerv befindet, so hört der Patient den Ton nur im gesunden Ohr.

Rinne-Test

Um den Rinne-Test durchzuführen, setzt man die leicht vibrierende Stimmgabel mit ihrer Basis so lange am Processus mastoideus auf, bis der Patient nichts mehr hört. Danach wird die Stimmgabel schnell vor den Gehörgang des Patienten gehalten. Nun wird der Patient befragt, ob er den Ton hören kann. Ein Ton kann normalerweise mittels Luftleitung länger gehört werden als mittels Knochenleitung. Ein Hörgesunder kann den Ton also über die Luftleitung jetzt noch hören (Abb. 20-6).

Liegt eine Schalleitungsschwerhörigkeit vor, so kann der Patient die auf dem Processus mastoideus vibrierende Stimmgabel hören, da die Knochenleitung das Hindernis im äußeren Ohr bzw. Mittelohr umgeht. Wird die Stimmgabel dann vor den Gehörgang gehalten, nimmt der Patient den Ton nicht mehr wahr („Rinne negativ"). Bei Innenohrschwerhörigkeit kann der Ton auch über Luftleitung noch gehört werden, aber beide Leitungsarten sind verkürzt („Rinne positiv").

20.3 Ausgewählte Erkrankungen der Ohren

Es kommen Erkrankungen des äußeren Ohres, des Mittelohres und des inneren Ohres vor. Erkrankungen des Ohres sind immer von einem Facharzt abklären zu lassen.

20.3.1 Erkrankungen des äußeren Ohres

▶ Otitis externa

Bei der Otitis externa ist die Wand des Gehörganges geschwollen, schmerzhaft und gerötet. Bei der *akuten Form,* die fast immer durch bakterielle Infektionen verursacht wird, kommt es zur Abscheidung von Flüssigkeit oder Eiter, evtl. besteht Fieber.

Die *chronische Verlaufsform* zeigt oft nur geringe Symptome wie Juckreiz und leichte Schwellung. Die Ursache liegt oft in einer Pilzinfektion und nur gelegentlich in einer Besiedelung durch Bakterien.

▶ Ohrenschmalzpfropf *(Cerumen obturans)*

Im äußeren Gehörgang kann es durch die Drüsen zu einer *übermäßigen Ohrenschmalzproduktion* kommen, in die dann noch abgeschilferte Epithelien, Haare, Fetttropfen und Pigmente eingelagert werden.

Quillt nun diese bräunliche Masse auf, z.B. beim Baden, so kann der Gehörgang völlig verlegt werden. Durch diese Verlegung kommt es beim Betroffenen zu einem *dumpfen Gefühl* im Ohr und zu *Schwerhörigkeit*.

Eine Ausspülung des äußeren Ohres mit lauwarmem Wasser darf *nur* bei *intaktem Trommelfell* vorgenommen werden.

▶ Gehörgangfurunkel

Gehörgangfurunkel treten in den äußeren Dritteln des Gehörganges auf, da sich nur hier Haarbälge und Talgdrüsen befinden. Sie führen unter großen Schmerzen zur Einengung, auch zur völligen Verlegung des Gehörganges.

▶ Ohrenlaufen *(Ohrenfluß, Otorrhö)*

Beim Ohrenlaufen kommt es zur Absonderung eines dünnflüssigen, eitrigen, gelegentlich auch blutigen Sekretes. Die Ursachen können ein Gehörgangsfurunkel, eine Mittelohrentzündung nach Durchbrechung des Trommelfells oder andere Prozesse im Gehörgang sein. Bei chronischem Verlauf muß an eine Knocheneiterung gedacht werden.

Tritt allerdings Liquor (Otoliquorrhö) aus, so besteht eine krankhafte Verbindung zu den Liquorräumen. Die Ursache liegt hier meist in einem Einriß der Hirnhäute bei einem Schädelbasisbruch. Gelegentlich bildet sich eine Liquorfistel aber auch als Operationsfolge.

20.3.2 Erkrankungen des Mittelohres

▶ Mastoiditis

Bei der Mastoiditis liegt eine Entzündung der Schleimhaut in den lufthaltigen Zellen des Warzenfortsatzes (Processus mastoideus) vor, wodurch es zu Schmerzen im Mastoid kommt.

Während die Paukenhöhle bei Entzündungen meist rasch ausheilt, können im Warzenfortsatz Eiterungen über Wochen weiterschwelen. Daraus können sich Komplikationen entwickeln, wie Meningitis, Hirnabszeß und Entzündungen des Innenohrs. Dies kann eine Aufmeißelung des Warzenfortsatzes (Mastoidektomie) notwendig machen, um den Eiterherd auszuräumen. Die Mastoiditis ist gefürchtet, weil es durch Einschmelzung der Höhlenzellwände zum Durchbruch in die Schädelhöhle kommen kann.

▶ Akute Mittelohrentzündung *(Otitis media acuta)*

Bei der akuten Mittelohrentzündung ist die *Schleimhaut* der *Paukenhöhle* entzündet. Sie kommt vor allem bei *Kindern* vor. Häufig besteht zuerst eine *Erkältung* oder eine *Infektionskrankheit.* Dabei können *Krankheitserreger* über die *Eustachi-Röhre* einwandern. Durch Eiteransammlung und Schleimhautabsonderungen kommt es in der Paukenhöhle zur *Druck-*

erhöhung und damit evtl. zu *Hörstörungen*. Wird die Mittelohrentzündung nicht rechtzeitig erkannt, was selten der Fall ist, da es durch die Druckerhöhung zu *Schmerzen* kommt und oft *Fieber* besteht, so kann die Eiteransammlung zum Durchbruch durch das Trommelfell führen. Um dem vorzubeugen, kann der Arzt von außen selbst das Trommelfell durchstoßen, um den besten Ort für den Eiterdurchbruch zu bestimmen. Dieser kleine Eingriff heilt im allgemeinen gut aus, es sei denn, er muß mehrmals ausgeführt werden, wodurch es im Trommelfell zur Vernarbung und damit zur Höreinschränkung kommen kann.

Bei der akuten Mittelohrentzündung muß mittels Nasentropfen eine Abschwellung der Nasenschleimhaut erreicht werden, wodurch die Eustachi-Röhre wieder geöffnet wird. Sind Schleim und Eiter aus der Paukenhöhle entfernt und ist die Trommelfellperforation verheilt, wird sich wieder eine normale Hörfähigkeit einstellen. Kommt es allerdings nicht zur Ausheilung, kann die Mittelohrentzündung in einen chronischen Prozeß übergehen.

▶ **Schwerhörigkeit** *(Schalleitungsstörungen und Schallempfindungsstörungen)*

Stellt man beim Patienten eine Schwerhörigkeit fest (s. Untersuchungsmethoden, S. 450), so gilt es festzustellen, ob es sich um eine Mittelohr- oder um eine Innenohrschwerhörigkeit handelt, genauer: um eine Schalleitungsstörung oder um eine Schallempfindungsstörung.

▶ **Schalleitungsstörung**

Der Defekt befindet sich *im äußeren Ohr*, am *Trommelfell*, im *Mittelohr* oder am ovalen Fenster. Durch diese Vorgänge ist die Schalleitung über die Luft abgeschwächt. Dagegen bleibt die Knochenleitung, d.h. die über die Schädelknochen erfolgende Schalleitung an das Corti-Organ, intakt.

▶ **Schallempfindungsstörungen**

Bei der Schallempfindungsstörung besteht ein Defekt des *Innenohrs*, des *VIII. Hirnnervs* (N. acusticus) oder der *Hörrinde* im Gehirn. Ursachen können Altersschwerhörigkeit, Drogen oder Tumoren sein, die auf den Hirnnerv drücken.

- Schalleitungsstörung
  Defekt im Gehörgang, am Trommelfell, im Mittelohr oder am ovalen Fenster.
- Schallempfindungsstörung
  Defekt im Innenohr, am Hörnerv oder im ZNS.

▶ **20.3.3 Erkrankungen des Innenohrs**

Unter Innenohrschwerhörigkeit werden alle Schäden in der Schnecke und in den Reizleitungswegen zusammengefaßt. Neben der Schwerhörigkeit, die vom Innenohr ausgeht (s.o.), kann es zu Gleichgewichtsstörungen und Ohrgeräuschen kommen. Schäden des Innenohres können auch durch Medikamente wie Chinin, Salizylate, Streptomycin und Neomycin verursacht werden.

▶ **20.3.4 Ohrgeräusche** (Tinnitus aurium)

Ohrgeräusche sind störende Schallempfindungen. Der Patient nimmt dabei entweder zeitweise oder dauernd ein Klingeln, Brausen, Zischen, Brummen o.ä. wahr.

Man unterscheidet subjektive und objektive Ohrgeräusche.
- **Subjektive Ohrgeräusche**
  Subjektive Ohrgeräusche werden *nur* vom *Patienten* wahrgenommen. Sie treten als *Begleitsymptom* bei Erkrankungen des Mittelohrs (Mittelohrentzündung, Otosklerose) und des *Innenohrs* (Ménière-Krankheit, s. u.) auf. Sie können aber auch das Symptom einer *zerebralen Erkrankung*, von *Anämie*, von *Blutdruckanomalien* oder von krankhaften Veränderungen im *HWS-Bereich* sein.
- **Objektive Ohrgeräusche**
  Die objektiven Ohrgeräusche können nicht nur vom Patienten gehört werden, sondern *auch* vom *Untersucher*. Sie werden häufig durch *Gefäßanomalien* wie Fehlbildungen, Aneurysmen (Gefäßwandausbuchtungen), Stenosen und *vermehrte Ohrdurchblutung* ausgelöst. Ohrgeräusche können aber auch durch Bewegungen des Kiefergelenks oder bei offenstehender Eustachi-Röhre vorkommen.

20 Das Ohr

▶ 20.3.5 Schwindel (Vertigo)

Schwindel tritt als Folge einer Gleichgewichts- oder Kreislaufstörung auf. Es handelt sich um ein Gefühl des gestörten Gleichgewichts, als ob die Umgebung sich drehe *(Drehschwindel)* oder als ob der Boden schwanke *(Schwankschwindel)*. Zum Schwindel kommt es, wenn sich sensorische Sinnesreize aus den Gleichgewichtsorganen, den Augen und den Propriorezeptoren der Muskeln widersprechen.

Ein Schwindel, der vom *Hörorgan* ausgelöst wird, ist fast immer ein *Drehschwindel*. Häufig kommt es dann auch zu Nystagmus, Fallneigung, Ohrensausen und Schwerhörigkeit.

Aber auch viele andere Erkrankungen können Schwindel auslösen: *Kleinhirnschäden, Hirndrucksteigerung, zerebrale Arteriosklerose, Anämie* und *Intoxikationen* durch Alkohol und Nikotin.

Der *psychisch bedingte Schwindel* und der Schwindel, der *kreislaufbedingt* ist, zeigen sich meist als *Schwankschwindel*. Er geht mit Klagen über Unsicherheit und Taumeligsein einher. Diese Zustände können mehr oder weniger akut auftreten und Minuten bis Wochen anhalten. Da auch psychisch bedingter Schwindel mit Begleitsymptomen wie Blässe, Kollapsneigung, Tachykardie, Schweißausbruch u.ä. einhergehen kann, ist die Diagnose oft schwierig. Eine eingehende Abklärung ist in jedem Fall notwendig.

▶ Morbus Ménière

Es handelt sich um die Symptomentrias:
- Anfallsweiser heftiger *Drehschwindel* mit Übelkeit, Erbrechen und Kollapsneigung.
- Zeitweise auftretende *Innenohrschwerhörigkeit*
- Subjektive *Ohrgeräusche*

Der Anfall kann Minuten bis Tage anhalten. Die Ursache liegt in einem Mißverhältnis der Produktion und Resorption der Endolymphe. Als Grund hierfür vermutet man *vasomotorische Regulationsstörungen*.

▶ 20.3.6 Hörsturz

Beim Hörsturz handelt es sich um eine plötzlich auftretende *Schallempfindungsstörung*, die sich als meist *einseitig* auftretende *Hörminderung* bis hin zum völligen *Hörverlust* zeigt. Gleichzeitig können *Geräuschempfindungen* bestehen.

Ursachen

Meist liegen einem Hörsturz *Durchblutungsstörungen* des Innenohrs zugrunde. Ursachen der Durchblutungsstörungen sind häufig Spasmen der Innenohrgefäße, Mikroembolien, Thrombosen oder Blutungen. Ein Hörsturz kann aber auch durch Virusinfektionen, Autoimmunvorgänge und Streß ausgelöst werden.

Therapie

Es handelt sich um einen akuten Notfall, der am zweckmäßigsten *sofort* in der *Klinik* behandelt wird. Bettruhe ist erforderlich. Es müssen gefäßerweiternde Mittel und Vitaminpräparate gegeben werden. Schulmedizinisch werden daneben noch Antibiotika, Kortison und Sedativa eingesetzt. Es ist wichtig, daß ein Hörsturz von Anfang an fachärztlich behandelt wird. Je mehr Zeit vergeht, bis der Hörsturz behoben ist, desto wahrscheinlicher ist es, daß Höreinschränkungen zurückbleiben.

> **Hörsturz**
> Es ist eine *sofortige* fachärztliche Behandlung notwendig, damit keine Höreinschränkungen zurückbleiben.

▶ 20.3.7 Otosklerose (Ohrverhärtung)

Es handelt sich um eine häufige Erkrankung, von der vor allem *Frauen* betroffen sind und die zwischen dem *20.* und *40.* Lebensjahr beginnt. Typischerweise verschlechtert sich in jeder Schwangerschaft das Hörvermögen.

Ursache

Man vermutet, daß eine erbliche Veranlagung eine Rolle spielt. Aufgrund von Störungen des Knochenstoffwechsels kommt es zu sklerotischen (verhärtenden) Veränderungen, die im Bereich des ovalen Fensters beginnen und dann den Steigbügel in den Umbauprozeß mit einbeziehen. Durch diese Umbauten wird die Steigbügelplatte im ovalen Fenster unbeweglich, so daß die Schwingungen nicht mehr vom Mittelohr auf das Innenohr übertragen werden können.

Symptome

Obwohl ungefähr 10% der Bundesbürger von dieser Erkrankung betroffen sind, kommt es nur bei 1% zu einer ausgeprägten Schwerhörigkeit.

Die Beschwerden beginnen meist *einseitig*, werden im weiteren Verlauf dann *beidseitig*. Die *Schwerhörigkeit* schreitet langsam fort. Typischerweise treten *Ohrgeräusche* auf.

Therapie

Durch eine Operation, bei der der Steigbügel entfernt wird, erlangen ungefähr 90% der Betroffenen ein gutes Hörvermögen zurück. Allerdings verschwinden die Ohrgeräusche dadurch nur in etwas mehr als der Hälfte der Fälle.

20.4 Fragen

Beantworten Sie die Fragen möglichst knapp! Die richtigen Antworten finden Sie auf der angegebenen Seite entweder **halbfett** oder *kursiv* gedruckt.

Anatomie und Physiologie

- Was rechnet man zum äußeren Ohr? (S. 445)
  Wozu dient die Ohrmuschel? (S. 445)
  Was hat das Ohrenschmalz für eine Aufgabe? (S. 445)
- Welche beiden Teile des Ohres grenzt das Trommelfell ab? (S. 445)
  Was für eine Auskleidung hat die Seite des Trommelfells, die dem Mittelohr zugewandt ist? (S. 445)
- Wie heißen die drei Gehörknöchelchen des Mittelohres? (S. 446)
  Welche Aufgabe haben sie? (S. 446)
- Welche Verbindungen bestehen zwischen Mittelohr und Innenohr; welche zwischen Mittelohr und Rachenraum? Wozu dient diese letztere Verbindung? (S. 446)
- Welche Aufgaben des Mittelohres kennen Sie? (S. 447)
- Aus welchen zwei Anteilen besteht das Innenohr, wenn man es von seiner Funktion her betrachtet? (S. 447)
  Aus welchen drei Anteilen setzt sich das knöcherne Labyrinth anatomisch zusammen? (S. 448)
  Wie heißt die Flüssigkeit, die sich in dem häutigen Labyrinth befindet? (S. 448)
- Die Schnecke ist das Hörorgan. Wie heißt das Organ, das innerhalb der Schnecke im häutigen Labyrinth liegt, wo die eigentlichen Hörzellen liegen? (S. 448)
- Schildern Sie den Hörvorgang! (S. 448)
  Werden hohe Töne an der Schneckenbasis oder an der Schneckenspitze wahrgenommen? (S. 449)
  Wie erfolgt die akustische Richtungswahrnehmung? (S. 449)
- Welche Teile des Innenohrs gehören anatomisch betrachtet zum Gleichgewichtsorgan? (S. 449)
  Auf welche Art von Bewegungsänderung sprechen die drei Bogengänge an? (S. 449)
  Auf welche Art von Bewegungsänderung spricht der Vorhof an? (S. 449)
  Wie nennt man die kleinen steinförmigen Gebilde, die in die gallertartige Deckplatte des Vorhofes eingelagert sind? (S. 449)

Untersuchungsmethoden

- Kennen Sie Untersuchungsmethoden des Ohres? (S. 450f.)
  Was ist ein Otoskop? (S. 450)

Ausgewählte Erkrankungen der Ohren

- Kennen Sie Erkrankungen des äußeren Ohres? (S. 452)
- Wann bildet sich ein Ohrenschmalzpfropf aus? (S. 452)
  Wozu führt dieser beim Patienten? (S. 452)
  Was muß man bei einer Ohrspülung mit lauwarmem Wasser im Hinblick auf das Trommelfell beachten? (S. 452)
- Was ist die Otitis media acuta? Geben Sie dafür die deutsche Bezeichnung an! (S. 452)
  Was geht hier vor sich? (S. 452)

Welche Altersschicht ist von der Erkrankung häufig betroffen? (S. 452)

Welche Erkrankung geht einer Mittelohrentzündung meist voraus? (S. 452)

Welchen Weg wählen häufig die Krankheitserreger, um das Mittelohr zu besiedeln? (S. 452)

Wodurch kann es bei der Mittelohrentzündung zu Hörstörungen kommen? (S. 452f.)

Zu welchen Symptomen kommt es bei Mittelohrentzündung? (S. 453)

- Was sind subjektive Ohrgeräusche, was objektive? (S. 453)

Welche Ursachen für subjektive Ohrgeräusche kennen Sie? (S. 453)

Welche Ursachen für objektive Ohrgeräusche kennen Sie? (S. 453)

- Welche beiden Hauptarten von Schwindel kann man unterscheiden? (S. 454)

Zu welcher Art von Schwindel (Dreh- oder Schwankschwindel) kommt es eher, wenn die Ursache im Gehörorgan liegt; zu welcher, wenn es sich um einen kreislaufbedingten Schwindel handelt? (S. 454)

Welche weiteren Ursachen für Schwindel kennen Sie? (S. 454)

Welche Symptome faßt man unter dem Morbus Ménière zusammen? (S. 454)

Worin vermutet man die Ursache? (S. 454)

- Was versteht man unter einem Hörsturz? Was würden Sie in diesem Fall tun? (S. 454)

- Wer ist in erster Linie von der Otosklerose betroffen? (S. 454)

Welche Beschwerden treten hier auf? (S. 454)

21 Die Haut

Die Haut, das Organ, das die Körperoberfläche bildet, grenzt den Organismus gegen die Umwelt ab. Damit ist ihre bedeckende und *schützende Funktion* offensichtlich. Sie hat aber noch eine Vielzahl anderer Aufgaben wie *Schutz* gegen das *Eindringen* von *Krankheitskeimen, Regelung* des *Wasser-* und *Wärmehaushaltes* und *Strahlenschutz*. Daneben spielt sie als *Sinnesorgan* eine wichtige Rolle, da sie eine Vielzahl sensorischer Rezeptoren beherbergt.

21.1 Anatomie und Physiologie

21.1.1 Aufbau der Haut

Bei der Haut im weiteren Sinne kann man drei Schichten unterscheiden: Oberhaut, Lederhaut und das Unterhautgewebe. Im engeren Sinn faßt man unter Haut (Cutis) die *Oberhaut* und die *Lederhaut* zusammen (Abb. 21-1).

Haut (Cutis)
- Oberhaut (Epidermis)
- Lederhaut (Corium, Dermis)
- Unterhaut (Subcutis)

Oberhaut *(Epidermis)*

Die Oberhaut besteht aus einem *mehrschichtigen, verhornenden Plattenepithel*. Von der Keimschicht (s.u.) aus werden ständig neue Zellen nachgeliefert. An stark beanspruchten Körperstellen bildet sich die Hornschicht verstärkt aus, wie z.B. an Händen und Füßen. Dagegen ist sie an mechanisch wenig beanspruchten Stellen (z.B. Augenlider), nur dünn. Bei übermäßiger Beanspruchung bilden sich Schwielen aus, die die Aufgabe haben, das darunterliegende empfindliche Gewebe zu schützen. Ist die Beanspruchung zu hoch, löst sich die Hornhaut von der Keimschicht ab; es bildet sich eine Blase.

Aufbau der Oberhaut

In der Oberhaut befinden sich keine Blutgefäße, d.h. sie ist *nicht vaskularisiert*. Sie wird von der darunterliegenden Lederhaut durch *Diffusion* ernährt.

Trotz der geringen Dicke der Oberhaut (0,1–0,7 mm), kann man an ihr fünf Schichten unterscheiden, die einer Basalmembran aufsitzen.

- **Basalzellschicht** (Stratum basale)
  Die Basalzellschicht sitzt einer Basalmembran auf, die ihrerseits an die Lederhaut grenzt. Letztere dringt mit kleinen regelmäßigen Ausstülpungen, den sogenannten Papillen, in sie ein.

- **Stachelzellschicht** (Stratum spinosum)
  Die Zellen stehen hier über Zytoplasmafortsätze in Verbindung, wodurch sie ein stacheliges Aussehen erhalten.

  Die beiden untersten Schichten, also die Basalzellschicht und die Stachelzellschicht, bezeichnet man als *Keimschicht,* da hier die *Zellteilung* stattfindet. Da dieser Vorgang sehr strahlenempfindlich ist, sind in die Keimschicht *Melaninzellen* (Pigmentzellen) eingelagert. Diese bilden einen braunschwarzen Farbstoff, der ultraviolette Lichtstrahlen abfängt. Ist die Haut diesen Strahlen vermehrt ausgesetzt, wird dieser Farbstoff verstärkt gebildet. Es kommt zur Hautbräunung.

- **Körnerzellschicht** (Stratum granulosum)
  Die Körnerzellschicht besteht aus platten Zellen, die Körner enthalten, in denen sich ein Vorstadium von Horn befindet (Keratohyalinkörnchen).

- **Glanzschicht** (Stratum lucidum)
  Die Glanzschicht kommt nur an dicken Epidermisstellen vor, wie Hohlhand und Fußsohle. Sie enthalten eine stark lichtbrechende Substanz, das Eleidin, eine Zwischenform von Keratohyalin zu Horn.

- **Hornschicht** (Stratum corneum)
  Die äußerste Schicht besteht aus platten, kernlosen Zellen, die mit Hornstoff (Keratin) vollgefüllt sind. In der alleobersten Hornhautschicht sind die Zellgrenzen nicht mehr zu er-

21 Die Haut

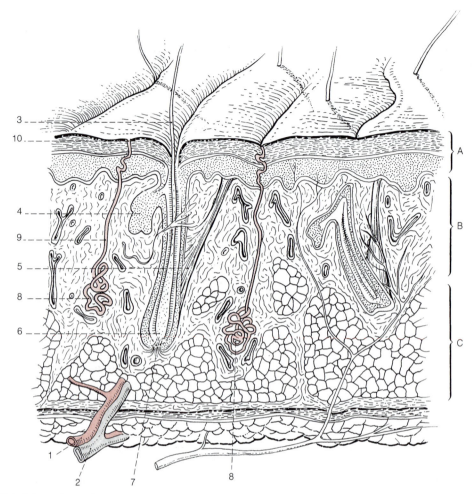

Abb. 21-1 Schematischer Querschnitt durch die Haut
A. Oberhaut (Epidermis), B. Lederhaut (Corium), C. Unterhaut (Subcutis), 1. Arterie, 2. Vene, 3. Haarschaft, 4. Talgdrüse, 5. Haarmuskel (M. arrector pili), 6. Haarzwiebel, 7. Haarpapille, 8. Schweißdrüse, 9. Ausführungsgang der Schweißdrüse, 10. Pore der Schweißdrüse

kennen. Diese äußerste Schicht wird in feinen Schüppchen abgeschilfert.

Die Basalzellschicht und die Stachelzellschicht werden auch als Keimschicht (Stratum germinativum) zusammengefaßt. Die Zellen der Oberhaut werden von der untersten Keimschicht gebildet, wandern dann langsam nach oben, wobei sie verhornen. Zuletzt werden sie durch mechanische Einflüsse als feine Schüppchen abgescheuert. Die Hornhautschicht bildet einen guten Schutz gegen das Eindringen von Krankheitskeimen.

Lederhaut *(Corium, Dermis)*

Die Lederhaut, die sich nach innen an die Oberhaut anschließt, hat gewöhnlich eine Dicke von ein bis zwei Millimetern. Sie besteht aus *Bindegewebe,* das reichlich mit elastischen Fasern ausgestattet ist. Daneben enthält sie Nerven, Blut- und Lymphgefäße.

Die Grenze zwischen Oberhaut und Lederhaut ist deutlich zu erkennen. Dagegen ist der Übergang von der Lederhaut zur Unterhaut fließend.

Aufbau der Lederhaut

Die Lederhaut besteht aus *zwei Schichten,* dem *Papillarkörper* und einer darunter verlaufenden

21.1 Anatomie und Physiologie

faserreichen Bindegewebsschicht, der *Netzschicht*.

- **Papillarkörper** (Stratum papillare)
  Die obere Schicht der Lederhaut ist mit der darüberliegenden Oberhaut *durch Papillen verzahnt*. An der Hautoberfläche erscheinen diese Bindegewebszapfen als feine Rillen, die vor allem an den Handflächen und Fußsohlen deutlich ausgeprägt sind. Diese Rillen sind in einem bestimmten Muster angeordnet. Dadurch ist es möglich, einen Menschen aufgrund seiner Fingerabdrücke zu identifizieren.
- **Netzschicht** (Stratum reticulare)
  Unter den Papillen verläuft eine *faserreiche Bindegewebsschicht*. Sie enthält größere *Nerven, Blut- und Lymphgefäße, Haarfollikel* und *Talgdrüsen*.

Lederhaut
- Papillarkörper
- Netzschicht

Unterhautgewebe *(Subcutis)*

Das Unterhautgewebe verbindet die Lederhaut mit dem darunterliegenden Gewebe. Es enthält reichlich Fettzellen, da es als *Nahrungsreserve*, zur *Wärmeisolierung* und zur *Polsterung* dient. Die Anzahl der Fettzellen hängt von den Ernährungsgewohnheiten ab. Bestimmte Teile des Körpers dienen bevorzugt als Fettspeicher, wie das Unterhautgewebe des Bauches und Gesäßes. Neben Fettzellen enthält das Unterhautgewebe noch reichlich Blutgefäße und Nerven.

Wie schon erwähnt wurde, ist der Übergang von der Lederhaut zum Unterhautgewebe fließend. An das Unterhautgewebe schließt sich dann entweder ein Muskel, ein Knochen, ein Knorpel oder ein sonstiges Organ an.

21.1.2 Schleimhaut
(Mukosa, Tunica mucosa)

Die Schleimhaut kleidet Hohlräume aus. Deshalb kommt sie als Innenauskleidung des Atem-, Verdauungs- und Urogenitaltraktes vor. Des weiteren findet man sie noch als innere Auskleidung des Mittelohres und am Auge als Augenbindehaut. In der Wand der Schleimhaut kommen reichlich Becherzellen und andere sekretbildende Zellen vor. Die Becherzellen sondern Schleim (Mucus) ab. Der Schleim dient vor allem dem Schutz der Schleimhaut, im Atemtrakt aber auch der Säuberung der Atemluft und im Verdauungstrakt der Gleitfähigkeit des Speisebreies.

Aufbau

Grundsätzlich besteht Schleimhaut aus zwei Schichten und entspricht von daher weitgehend dem Aufbau der Haut. Man unterscheidet eine Schicht aus Epithel- und eine aus Bindegewebe:
1. **Epithelgewebe** (Deckgewebe, Epithelium)
   Es bildet den äußeren Überzug der Schleimhaut. Es verhornt nicht.
2. **Bindegewebe** (Lamina propria mucosae)
   Hier befinden sich zahlreiche Blut- und Lymphgefäße und Nerven.

Schleimhautaufbau
- Epithelgewebe (nicht verhornend)
- Bindegewebe

Im Verdauungstrakt zusätzlich
- Muskelschicht
  (nicht mit der Muskelwand verwechseln)

Aufbau der Schleimhaut des Verdauungstraktes

Die Schleimhaut des Verdauungstraktes hat die Besonderheit, daß sich an diese beiden Schichten noch eine kleine Muskelschicht anschließt, so daß man hier unterscheiden kann:
1. **Epithelgewebe** (Deckgewebe, Epithelium)
2. **Bindegewebe** (Lamina propria mucosae)
3. **Muskelschicht der Schleimhaut** (Lamina muscularis mucosae)
   Diese Muskelschicht der Schleimhaut darf nicht mit der Muskelwand (Muskularis) verwechselt werden. Die Muskelschicht gibt der Schleimhaut eine gewisse Eigenbeweglichkeit, und schützt sie so, bis zu einem bestimmten Grad, vor Verletzungen beim Verschlucken von scharfkantigen oder spitzen Teilen. Die Muskelwand dagegen ermöglicht das Zustandekommen der segmentalen und peristaltischen Bewegungen des Verdauungstraktes. Zwischen der Schleimhaut und der Muskelwand befindet sich im Verdauungstrakt eine aus Bindegewebe bestehende Verschiebeschicht (Submukosa).

21.1.3 Anhanggebilde der Haut

Zu den Anhanggebilden der Haut zählt man *Haare, Nägel, Schweiß-* und *Talgdrüsen*.

Haare

Mit Ausnahme von Handflächen und Fußsohlen kommen Haare auf der gesamten Körperoberfläche vor. Ihre Lebensdauer schwankt zwischen einigen Monaten und einigen Jahren.

Der Teil des Haares, der *in* der Haut liegt, heißt *Haarwurzel*. Er reicht bis tief in das Unterhautgewebe. Der Teil des Haares, der *außerhalb* der Haut liegt, heißt *Schaft*.

Das Haar ist ein Hornfaden, der von der *Haarzwiebel* aus *wächst*. Diese Haarzwiebel sitzt einer *Haarpapille* („Bindegewebszapfen") auf, von der aus die *Ernährung* des Haares erfolgt. In der Haarzwiebel teilen sich Zellen, werden nach oben geschoben und verhornen.

Die Haarfarbe ist *erblich* festgelegt. Sie hängt von der Anhäufung des Pigments *Melanin* ab, das von den Pigmentzellen im Bereich der Haarzwiebel gebildet und an das wachsende Haar abgegeben wird.

Jedes einzelne Haar ist von einem Haarfollikel umgeben, an dem ein kleiner Haarmuskel (M. arrector pili) befestigt ist. Der „Aufrichter des Haares" veranlaßt bei Kälte oder Furcht, daß einem die „Haare zu Berge stehen".

In den Haarfollikel mündet eine Talgdrüse, die eine ölige Substanz herstellt. Sie überzieht die Haare und die Haut mit einer dünnen Fettschicht, um sie vor dem Austrocknen zu bewahren.

Nägel (Ungues)

Finger- und Zehennägel sind von der Oberhaut gebildete *Hornplatten*. Sie bieten der weichen Fingerbeere ein Widerlager und ermöglichen so eine *feinere Tastempfindung*. Daneben dienen sie dem *Schutz* der Fingerspitzen und dem *Kratzen*.

Aufbau des Nagels

Der Nagel liegt auf dem Nagelbett. Die Nagelwurzel, der hintere Teil des Nagels, liegt *in* der Haut. Ebenso verlaufen die Seitenränder im Nagelfalz. Das weiße, halbmondförmige Stück heißt *Lunula* („Möndchen"). Die Weißfärbung entsteht dadurch, daß Luft mit Hornstoff (Keratin) gemischt wird.

Wachstum des Nagels

Die Bildung des Nagels erfolgt durch das *Nagelbett*, und zwar nur vom *„Möndchen"* aus. Pro Tag wächst ein Nagel ungefähr 0,1 mm. Somit dauert die völlige Wiederherstellung eines Nagels etwa sechs Monate. Fußnägel wachsen etwas langsamer als Fingernägel.

> „Möndchen" (Lunula)
> • Wachstumszone des Nagels

Nageldiagnose

Nägel können zur Diagnose innerer Krankheiten herangezogen werden. Diese Methode ist ein seit dem Altertum verbreitetes Diagnoseverfahren.

Uhrglasnägel sind große, in Längsrichtung übermäßig gewölbte Nägel, die oft zusammen mit Trommelschlegelfingern auftreten. Sie können ein Hinweis auf schwere *Herz-, Lungen-* und gelegentlich auch auf *Lebererkrankungen* sein.

Löffelnägel (Hohlnägel, Koilonychie) sind Nägel mit muldenförmiger Eindellung der Nagelplatte und erhöhter Brüchigkeit. Sie können bei *Eisenmangelanämie* auftreten, gelegentlich auch bei Ekzemen, Sprue, M. Raynaud u.a.

Abnorm vergrößerte Lunula, die bis zur Hälfte des Nagelbettes reichen können, sind ein Hinweis auf *Niereninsuffizienz*.

Längsrillen im Nagel können bei bestehenden *Stoffwechselstörungen* auftreten, aber auch bei Magen-, Darm- und Lebererkrankungen und bei Vitamin- A- und -B-Mangel.

Weiße Nagelflecken sind *Lufteinschlüsse* in der *Hornsubstanz*. Dies kann durch fehlerhaftes Zurückschieben und Beschneiden der Nagelhaut oder durch andere geringfügige, meist nicht bemerkte Verletzungen verursacht werden.

Schweißdrüsen (Glandulae sudoriferae)

Schweißdrüsen sind über den gesamten Körper verbreitet. Besonders zahlreich kommen sie in der *Achselhöhle,* auf der *Stirn,* an *Handflächen* und *Fußsohlen* vor.

Die aufgeknäuelten Schweißdrüsen liegen im *Unterhautgewebe*. Ein Ausführungsgang befördert das dort gebildete Sekret, den Schweiß, zur Hautoberfläche. Dort ist der Ausführungsgang als *Pore* sichtbar.

Schweiß

Schweiß besteht zu 99% aus Wasser. Daneben enthält er noch Harnstoff, Harnsäure, Kochsalz, flüchtige Fettsäuren und Cholesterin. Pro Tag werden etwa *0,5 l* Schweiß abgegeben. Diese Menge kann aber bei Hitze und körperlicher Arbeit erheblich gesteigert werden. Schweiß an sich riecht nicht. Der mit dem Schwitzen verbundene unangenehme Geruch entsteht durch die *Einwirkung* von *Bakterien*.

21.1.4 Die sensorischen Rezeptoren der Haut

Sensorische Rezeptoren sind Zellen, die auf den *Empfang* bestimmter *Reize* spezialisiert sind. Sie sind über den ganzen Körper verteilt, allerdings in unterschiedlicher Konzentration. So befindet sich die Haut in ständiger „Fühlung" mit der Umgebung. In der Haut können folgende Arten von Rezeptoren unterschieden werden: *Mechano-, Thermo-* und *Schmerzrezeptoren*.

Mechanorezeptoren
für Tasten, Berühren und Druck

- **Meissner-Körperchen** (Tastkörperchen)
  Die Tastkörperchen liegen in den Papillen der Lederhaut. Sie kommen vor allem an den Fingern und an der Plantarseite der Zehen vor, also an unbehaarten Stellen. Sie vermitteln die Tastempfindung (Oberflächensensibilität).
- **Haarfollikelrezeptoren**
  In der behaarten Haut sitzen Haarfollikelrezeptoren, die auf Berührung ansprechen.
- **Merkel-Tastscheiben**
  Die Merkel-Tastscheiben liegen an der Grenze von Oberhaut und Lederhaut. Sie kommen in der behaarten und unbehaarten Haut vor.
- **Vater-Pacini-Lamellenkörperchen**
  Die Vater-Pacini-Lamellenkörperchen vermitteln die Druckempfindung (Tiefensensibilität). Sie sitzen in den tieferen Schichten der Haut, vor allem an Händen und Füßen. Sie kommen aber auch in Muskeln, Bändern und Periost vor. Es handelt sich um große Endkörperchen einer Nervenfaser mit einer deutlichen Lamellenstruktur.

Thermorezeptoren
für Kälte- und Wärmeempfindung

- **Krause-Endkolben** (Kälterezeptor)
  Die Krause-Endkolben sind Rezeptoren für Kälte. Es handelt sich um rundliche oder ovale Körper, in deren Inneres sich Nervenfasern einsenken. Sie kommen in den Schleimhäuten des Auges, des Mundes, der Nase und der Genitalorgane vor. Weitere Kälterezeptoren sitzen überall in der Haut verteilt.
- **Ruffini-Körperchen** (Wärmerezeptor)
  Die Ruffini-Körperchen liegen im subkutanen Gewebe und sprechen auf Wärmereize an. Es handelt sich um verzweigte Nervenendigungen, die von einer feinen Bindegewebskapsel umgeben sind.

Schmerzrezeptoren

Schmerzrezeptoren sind *freie Nervenendigungen*, die in fast allen Körpergeweben vorkommen. Bei Dauerreiz adaptieren sie *nicht*. Der Schmerz ist die wichtigste Sinnesmodalität, denn er ist die psychische Entsprechung eines *lebenserhaltenden Schutzreflexes*. Er wird durch *gewebeschädigende Reize* aktiviert.

Hautrezeptoren
• Mechanorezeptoren
• Thermorezeptoren
• Schmerzrezeptoren

21.2 Ausgewählte Erkrankungen der Haut

Hautveränderungen und Hautläsionen können an einzelnen Stellen der Haut vorkommen; sie können regional begrenzt sein, wobei die Begrenzung scharf oder unscharf sein kann, sie können aber auch über die ganze Haut fleckenweise verstreut auftreten oder die Haut als Ganzes betreffen. Außerdem können sie verschiedene Schichten der Haut betreffen (Abb. 21-2).

21.2.1 Wundheilung

Durch die Wundheilung kommt es aufgrund von Zellteilung nach Verletzungen zur Regeneration der Haut. Hierbei kommt es nicht nur zur Vermehrung von *Bindegewebs-* und *Epithelzellen*, sondern auch von *Kapillaren*.

Ist nur die Oberhaut geschädigt, evtl. auch noch die Papillenspitzen der Lederhaut, so kommt es zu einer vollständigen Ausheilung

21 Die Haut

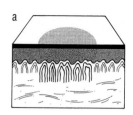

Fleck (Macula): Veränderung der Hautfarbe infolge Durchblutungsänderung (Abb.: Erythem), Änderung des Melaningehalts, Ablagerung von Nichtmelanin-Pigmenten, Blutaustritt.

a) Hautveränderung, die im normalen Niveau der Haut liegt

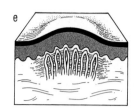

Quaddel (Urtica): Volumenzunahme der Haut mit beetartiger Erhebung durch umschriebenes Ödem von kurzer Bestandsdauer (Stunden). Juckreiz.

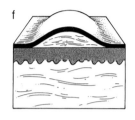

Bläschen (Vesicula): Mit seröser Flüssigkeit gefüllter, sichtbarer Hohlraum in der Haut.

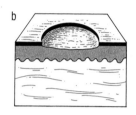

Erosion (Erosio): Epidermaler Substanzdefekt, der einige oder alle Schichten der Epidermis umfassen kann. Eine Sonderform ist die mechanisch bedingte „Exkoriation" (z.B. Abschürfungen, Kratzeffekte).

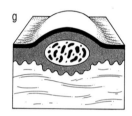

Pustel (Pustula): Mit Eiter gefüllter, sichtbarer Hohlraum der Haut, zum Teil gebunden an Hautadnexe (Follikelöffnungen, Schweißdrüsenöffnungen). Eine „Zyste" ist ein präformierter Hohlraum mit unterschiedlichem Inhalt (meist Drüsenprodukte).

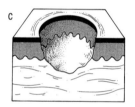

Geschwür (Ulcus): Tiefreichender Substanzdefekt der Haut mit schlechter Heilungstendenz.

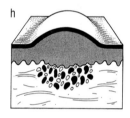

Knötchen (Papula): Bis 1 cm große solide Volumenzunahme der Haut durch Zunahme der Zellzahl (Epithelzellen, Infiltrat) oder Ablagerung fester Substanzen.

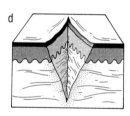

Rhagade: Schmerzhafter Einriß der Haut, der bis in die Dermis reicht, an Halbschleimhäuten meist als Fissur bezeichnet.

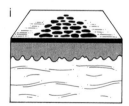

Schuppen (Squamae): Auflagerungen aus ablösbaren Hornzellkomplexen.

b–d) Hautveränderungen, die unter dem normalen Niveau der Haut liegen

e–i) Hautveränderungen, die über dem normalen Niveau der Haut liegen

Abb. 21-2 Hautveränderungen (Effloreszenzen)

ohne Narbenbildung. Die Regeneration erfolgt in diesem Fall von der *Keimschicht* (Stratum germinativum) aus.

Wird die Lederhaut tiefgreifend zerstört, so erfolgt die Ausheilung unter Narbenbildung, da die ursprüngliche Oberflächenstruktur der Haut nicht mehr hergestellt werden kann.

Phasen der Wundheilung

Die Wundheilung läuft in drei Phasen ab:
1. **Latenzphase** (bis 3. Tag)
   a) **Exsudative Phase.** Die exsudative Phase dauert einige Stunden. Hier wird ein erster vorläufiger Wundverschluß durch die *Gerinnung* des *Blutes* und durch die *Schorfbildung* erreicht, das heißt, daß sich eine Wunddecke aus geronnenem Blut und Wundsekret bildet.
   b) **Resorptive Phase.** Die resorptive Phase dauert ein bis drei Tage. Während dieser Zeit wandern *Freßzellen* (Phagozyten) ein und beseitigen Gewebetrümmer und eingedrungene Bakterien.
2. **Proliferative Phase** (4.–7. Tag)
   Es bildet sich ein *Granulationsgewebe*, also ein junges gefäßreiches Bindegewebe, indem Kapillaren und Bindegewebszellen in das Blutgerinnsel einwachsen. Die Wunde wird durch ein Häutchen von Deckzellen verschlossen.
3. **Narbenbildung** (ab 8. Tag)
   Das Granulationsgewebe bildet sich in *Narbengewebe* um. Es wird von den Wundrändern aus mit Epithelzellen bedeckt. Eine Narbe bleibt sichtbar, weil das Granulationsgewebe nicht mehr den gleichen Aufbau hat wie vorher die Lederhaut. Haare, Talg- und Schweißdrüsen werden nicht nachgebildet.

Die Wundheilung kann durch bakterielle Infektionen, schlechte Abwehrlage, und zugrundeliegende Allgemeinerkrankungen, wie z.B. Diabetes mellitus, verzögert werden.

Arten der Wundheilung

- **Primäre Wundheilung**
  Bei der primären Wundheilung ist es nur zu einem *geringen* Gewebeverlust gekommen. Die Ausheilung erfolgt ungefähr innerhalb *einer Woche.* Es bleibt lediglich eine strichförmige, *kaum sichtbare Narbe* zurück.
- **Sekundäre Wundheilung**

Bei der sekundären Wundheilung ist es zu einem *erheblichen* Gewebeverlust gekommen. Die Wundränder klaffen auseinander. Die Ausheilung dauert länger, und es bleibt eine *deutlich sichtbare Narbe* zurück.

21.2.2 Hautveränderungen, die im normalen Niveau der Haut liegen

Weiße Verfärbung

Zur weißen Verfärbung kommt es durch ein Zuviel an Bindegewebefasern der Lederhaut, wie sie z.B. in Narben entstehen. Gleichzeitig besteht ein *Mangel* an *Melanin.* Letzteres ist auch die Ursache des *Albinismus,* einer erblichen Störung, bei der eine hellrosafarbene Haut, weißblonde Kopf- und Körperbehaarung und eine hellblaue oder rötliche Iris bestehen. Bei diesem Krankheitsbild kommt es auch regelmäßig zu Lichtscheu, Nystagmus und Schwachsichtigkeit.

Rote Verfärbung (Erythem)

- **Bei Entzündungen**
  Bei Entzündungen wird *Histamin* freigesetzt, das auf kleine Gefäße erweiternd wirkt. Dadurch gelangt mehr sauerstoffreiches Blut in die Lederhaut, wodurch es zur Rotfärbung kommt. Zur Gefäßerweiterung kann es aber auch durch Wärmestrahlung (Sonnenbrand), durch chemische Substanzen oder durch Giftstoffe von Bakterien (Wundrose) kommen.
- **Bei Fehlbildungen**
  Das oberflächliche Gefäßsystem kann angeborenermaßen erweitert sein, es kommt dann zum „Weinfleck" bzw. zum „Feuermal".

Zyanotische Verfärbung

Zur rotvioletten bis blauvioletten Verfärbung, vor allem der Finger, Zehen, Nase und Lippen, kommt es bei *Herz-* und *Lungenerkrankungen.* Es kann sich jedoch auch um eine stellenweise Verlangsamung des *venösen* Abflusses handeln oder um eine vorliegende *Polyzythämie* (s. S. 195).

Braune Verfärbung

Zur braunen Verfärbung kommt es durch *übermäßige* Bildung des Farbstoffes *Melanin.* Die Ursache kann in einer Störung der endokrinen Drüsen liegen. Zur fleckenartigen braunen Verfärbung der Gesichtshaut (Chloasma) kann es während der Schwangerschaft oder bei Einnahme der „Pille" kommen, gelegentlich auch durch den Gebrauch photodynamischer Stoffe (Substanzen, die die Einwirkung des Lichtes verstärken), wie sie in manchen Parfums und in Kölnisch Wasser enthalten sind.

▶ *Vitiligo* (Scheckhaut)

Unter Vitiligo versteht man die „Scheckhaut". Es handelt sich hierbei um einen erworbenen Pigmentmangel (Melaninmangel), bei dem es zum Auftreten von scharf begrenzten, weißlichen Flecken der Haut kommt. Es können aber auch andere melanozytenhaltige Organe betroffen sein, und zwar die Augen, die Innenohren und das ZNS. In diesen Fällen handelt es sich um eine Erkrankung des gesamten Melanozytensystems.

Die Erkrankung beginnt mit linsengroßen, runden Flecken, die scharf begrenzt sind und um die ein hyperpigmentierter Randsaum bestehen kann. Die Haut selbst verändert sich im betroffenen Areal nicht. Dann beginnen sich die Flecken auszudehnen und zu konfluieren. So können sich große depigmentierte Stellen bilden.

Prädilektionsstellen sind Hände, Gesicht und die anal-genitale Region. Die Depigmentierung bildet sich symmetrisch an beiden Körperhälften aus. Es können auch die Mundschleimhaut und die Haare, in Form weißer Strähnen, betroffen sein.

Vitiligo kann sich als Begleiterscheinung bei Diabetes mellitus, bei Schilddrüsenüber- und Schilddrüsenunterfunktion, bei Nebenschilddrüsenunterfunktion, bei Lupus erythematodes und bei perniziöser Anämie einstellen.

Die Ursachen der Erkrankung sind noch weitgehend unbekannt. Man vermutet ein Autoimmungeschehen, da man teilweise Antikörper gegen Melanozyten nachweisen konnte. Obwohl Vitiligo zu den erworbenen Erkrankungen zählt, kann man gelegentlich familiäre Häufungen beobachten.

Da für die depigmentierten Stellen eine deutlich erhöhte Sonnenbrandgefahr besteht, müssen die betroffenen Hautstellen wirksam durch Kleidung oder eine entsprechende Lichtschutzcreme vor Sonneneinwirkung geschützt werden.

21.2.3 Hautveränderungen, die über dem normalen Niveau der Haut liegen

Hautveränderungen, die über das Niveau der Haut hinausragen, können durch Veränderungen *auf* oder *in* der Haut begründet sein. Veränderungen auf der Haut können durch Salbenreste, Schuppen oder durch Eintrocknen von Schweiß, Schimmel, Schmutz u.a. bedingt sein.

▶ *Fischhaut* (Ichthyosis vulgaris)

Es handelt sich um eine Erbkrankheit, die in unterschiedlichen Ausprägungsgraden auftreten kann. Es kommt zu einer Verhornungsstörung mit trockener Hautoberfläche und mit festhaftenden Schuppen. Die Schuppen sind unterschiedlich groß. Sie reichen von kleieartigen bis plattenartigen Gebilden von weißlicher bis bräunlicher Färbung. Die Schuppen liegen pflastersteinartig nebeneinander, so daß man genauer von einer Reptilienhaut sprechen müßte, da beim Fisch die Schuppen überlappen.

Prädilektionsstellen sind die Extremitätenstreckseiten. Es kann jedoch zur Generalisierung kommen, wobei typischerweise Handteller, Fußsohlen, Beugeseiten der großen Gelenke und Gesicht freibleiben.

> Fischhaut
> *Prädilektionsstelle*
> – Extremitätenstreckseite

▶ *Schuppenflechte* (Psoriasis vulgaris)

Bei der Schuppenflechte kommt es zu *scharf umrissenen, rötlichen Flecken* mit *silberweißen Schuppen.* Der bevorzugte Sitz sind *Ellenbogen, Knie, Kreuzbeingegend* und der *behaarte Kopf.* Zuweilen können juckende Herde auftreten. Löst man durch vorsichtiges Kratzen die oberen Schuppen ab, erscheint ein dünnes Psoriasishäutchen, nach dessen Ablösung es zu dicht beieinanderliegenden, punktförmigen Blutaustrittsstellen kommt (Auspitz-Phänomen, Phänomen des blutigen Taus).

Über die direkte Ursache ist noch nichts Sicheres bekannt. Vermutlich gehört sie zu den Stoffwechselerkrankungen. Man hat festgestellt, daß die Hautverhornung beim Psoriasis-Erkrankten stark beschleunigt ist. Besonders unter Alkoholeinwirkung kann sie explosionsartig zunehmen. Ein erblicher Faktor spielt sicher auch eine Rolle. Vererbt wird allerdings nicht die Krankheit als solche, sondern die latente Bereitschaft der Haut, psoriatisch zu reagieren. Das heißt, bei genetisch veranlagten Personen müssen noch „Auslöser" hinzukommen, damit die Erkrankung zum Ausbruch kommt, z.B. grippale Infekte, toxische oder allergische Irritationen der Haut, Röntgenbestrahlung, psychischer Streß (vor allem Probleme in der Partnerschaft) u.ä.

Psoriasis
Prädilektionsstellen
- Ellenbogen
- Knie
- Kreuzbeingegend
- behaarter Kopf

▶ Kleienflechte (Pityriasis)

Bei der Kleienflechte liegt eine *zu schnelle* und *unvollständige Verhornung* der Oberhautzellen vor. Ihr typisches Erscheinungsbild ist die *kleieförmige Schuppung*. Hier sollen nur die beiden häufigsten Erscheinungsbilder der Kleienflechte besprochen werden.

Pityriasis versicolor

Scharf begrenzte, unterschiedlich große, zu Konfluenz neigende Herde zeigen eine kleieförmige Schuppung („hobelspanähnlich"). Die befallene Stelle ist hellbraun, so daß sie im Kontrast zu einer sonnengebräunten Haut weißlich erscheint. Der bevorzugte Sitz ist der obere Stamm mit Schultern, Hals, Rücken und Brust. Es handelt sich um eine Hefepilzerkrankung. Erreger ist Malassezia furfur, der normalerweise ohne pathogene Bedeutung auf der Haut vorkommt. Starkes Schwitzen fördert die Erkrankung. Eine Ansteckungsgefahr besteht praktisch nicht.

Schuppenröschen (Röschenflechte, Pityriasis rosea)

Es kommt zu rundlichen, rosafarbenen Flecken, auf denen aufgerichtete Schüppchen stehen. Die Erkrankung beginnt meist mit einem ersten großen Fleck; später können sich weitere Flecken über die ganze Haut verbreiten. Manchmal besteht Juckreiz. Nach mehreren Wochen erfolgt meist eine spontane Rückbildung.

Über die Ursache ist wenig bekannt. Man hat festgestellt, daß die Krankheit oft nach Benutzung neuer Wäsche auftritt. In neuester Zeit wird vermutet, daß es sich evtl. um eine Virusinfektion handeln könnte.

▶ Juckflechte (Ekzem)

Das Ekzem ist die häufigste juckende, schubweise auftretende Erkrankung der Oberhaut und des Papillarkörpers. Es tritt vielgestaltig auf, breitet sich flächenhaft entzündlich aus und heilt ohne Narbenbildung ab. In der akuten Phase kommt es zu Juckreiz, Rötung, Nässen und Krustenbildung. Die Krankheit kann chronisch werden. Sie neigt zu Rückfällen.

Nicht-allergisches Kontaktekzem

Durch eine Erschöpfung der chemischen Abwehrfunktion der Oberhaut durch immer wiederkehrenden Kontakt mit einem schädigenden Reiz („Hausfrauenekzem") und durch zu häufiges Waschen kann sich ein nicht-allergisches Kontaktekzem entwickeln. Das Ekzem heilt, sobald der schädigende Reiz fortfällt. Es treten keine Streuphänomene auf. Neben Hausfrauen sind häufig noch Friseusinnen und Krankenschwestern (Desinfektionsmittel!) betroffen.

Nicht-allergisches Kontaktekzem
Prädilektionsstelle
- Hände

Allergisches Kontaktekzem

Das allergische Kontaktekzem tritt zuerst nur am Ort des Kontaktes auf, z.B. auf der Kopfhaut, nach Dauerwellen. Später kommen Streuphänomene an anderen Körperstellen dazu.

Die Zahl der möglichen Allergene ist groß. Der Nachweis kann über den Epikutantest (verschreibungspflichtig!) erfolgen. Dabei wird die zu prüfende Substanz in subtoxischer Konzentration auf ein Leinenläppchen von 1 cm^2 Größe gebracht und für 24 Stunden mit einem Testpflaster auf die gesunde Haut geklebt. Nach zehn Minuten, nach 24 und nach 48 Stunden wird die Reaktion abgelesen.

Mikrobielles Ekzem

Vor allem an Hand- und Fußrücken kommt es zu scharf begrenzten Herden bis zu Münzgröße. Es treten Bläschen auf, die zerplatzen, verkrusten und jucken.

Die Ursache vermutet man in einer allergischen Reaktion gegenüber Mikroorganismen. Eventuell bestehen Streuherde: Tonsillitis, Bronchitis, Prostatitis usw.

▶ Neurodermitis

Neurodermitis ist ein *endogenes, stark juckendes Ekzem.* Neben den Hauterscheinungen kommt es oft zu *Heuschnupfen* und *Asthma bronchiale.* Im Säuglingsalter besteht häufig *Milchschorf.*

Die Neurodermitis bricht meist in der *frühen Kindheit* aus mit Juckreiz, Rötung, Schuppung, Nässen, Erosionen und Krustenbildung. Das Hauptsymptom der Neurodermitis ist der *quälende Juckreiz* mit *nächtlichen Juckkrisen.*

Im Kindesalter sind meist die *Gelenkbeugen* befallen, beim Erwachsenen Gesicht, Hals, Brust, Schulter und ebenfalls die Gelenkbeugen.

> Neurodermitis
> *Prädilektionsstelle*
> – Gelenkbeugen

▶ Nesselsucht (Quaddelsucht, Urtikaria)

Die charakteristische Hauterscheinung des Nesselausschlages ist die *Quaddel.* Sie ist leicht erhaben, scharf abgegrenzt, von roter oder weißer Farbe. Sie kann unterschiedlich groß sein: *linsengroß* bis *ausgedehnt flächenhaft.* Es besteht *heftiger Juckreiz.*

Der Nesselausschlag kann auf ein *allergisches* oder *physikalisches* Geschehen zurückzuführen sein. Beim allergischen Nesselausschlag kommen als auslösende Antigene Pollen, Staub, Nahrungsmittel, Medikamente, Insektenstiche und vieles mehr in Betracht. Beim physikalisch verursachten Nesselausschlag sind Scheuerstellen der Haut durch Kleidung oder Schmuck, Einwirkung von Sonnenlicht, Stoß-, Druck-, Reibe-, Kälte- oder Wärmeeinwirkung die Ursache.

> Bei massiver *Urtikaria* besteht Schockgefahr!

Eine Sonderform der Nesselsucht stellt das *Quincke-Ödem* (angioneurotisches Ödem) dar. Dabei kommt es, bevorzugt in der Augenregion, zu ödematösen Hautschwellungen. Von der Schwellung können jedoch auch andere Gebiete betroffen sein, beispielsweise die Lippen, die Geschlechtsorgane oder die Hände und Füße.

Das Quincke-Ödem kann durch Medikamente, Nahrungsmittel, beispielsweise Nüsse, Früchte, Schalentiere und Eier ausgelöst werden, aber auch durch Insektenstiche. Gerade diese sind besonders gefährlich. Erfolgt der Stich im Mundbereich (z.B. bei einem limonadetrinkenden Kind durch eine Wespe), so kann es zum Anschwellen der Kehlkopfschleimhaut kommen, was zum Ersticken führen kann.

▶ Borkenflechte (Impetigo contagiosa, Impetigo vulgaris, Grindflechte, Grindblasen)

Die Borkenflechte ist ein *hochinfektiöser Hautausschlag,* von dem in erster Linie *Kinder* betroffen sind, weshalb es in Kindergärten und Schulen zu Epidemien kommen kann.

Erreger

Erreger sind *Staphylo- und Streptokokken,* denen kleinste Hautverletzungen als Eintrittspforte dienen.

Erscheinungsbild

Der Ausschlag beginnt mit kleinen Bläschen und Pusteln (kleinblasige Form) oder wenige Zentimeter großen Blasen (großblasige Form), die aufplatzen. Es bilden sich dann die typischen honiggelben (gelben bis braunen) Krusten. Meist bestehen Juckreiz und regionale Lymphknotenschwellungen.

Die Borkenflechte tritt bevorzugt im *Gesicht,* am *Hals* und an den *Händen* auf. Bei komplikationslosem Verlauf bleiben *keine* Narben zurück.

> Borkenflechte
> *Prädilektionsstellen*
> – Gesicht
> – Hände
> – Hals

Meldepflicht

Keine Meldepflicht, aber aufgrund der §§ 30 und 45 BSG besteht für Heilpraktiker *Behandlungsverbot.*

▶ Hautkrebs

Hier werden das Basaliom, das Spinaliom und das maligne Melanom besprochen.

Basaliom

Das Basaliom ist die häufigste Hautkrebsart. Es tritt bevorzugt im *Gesicht* und auf dem *behaarten Kopf* auf. Es ist nicht sehr bösartig, da es langsam wächst und nur sehr selten Metastasen setzt. Deshalb wird es auch als *semimaligne* bezeichnet. Allerdings wird es meist geschwürig und wächst zerstörend in die Umgebung ein. Bei rechtzeitiger Behandlung bestehen fast hundertprozentige Heilungsaussichten.

Spinaliom (Stachelzellkrebs, Plattenepithelkrebs)

Das Spinaliom ist ein bösartiger Hautkrebs, der sich hart anfühlt und schmerzlos ist. Er wächst zerstörend in das Gewebe ein, setzt über den Lymphweg Metastasen und führt unbehandelt zum Tode. Spinaliome bilden sich auf chronisch entzündeter, lichtexponierter und strahlengeschädigter Haut, aber auch auf Narben und an Stellen, wo *Haut* in *Schleimhaut* übergeht. Häufige Spinaliome sind Lippenkrebs, Afterkrebs, Peniskrebs, Vulvakrebs.

Malignes Melanom

Maligne Melanome sind sehr bösartig. Sie setzen sehr früh Metastasen! Es handelt sich um weiche, dunkelbraune, violette, bläuliche oder schwarze Knoten der Haut, die fast immer von einem roten, entzündlichen Hof umgeben sind. Sie können sich aus vorher völlig gesunder Haut entwickeln oder aus einem Muttermal.

Verdachtszeichen auf Hautkrebs
- Scharf umrandete Hautveränderungen, die wachsen und nicht abheilen
- Unscharfe Hautveränderungen
- Schnelle Größenzunahme eines Muttermales
- Ausbildung einer höckrigen Oberfläche
- Zunehmende Pigmentierung
- Entzündeter, rötlicher Hof um ein Muttermal
- Blutungsneigung
- Geschwürbildung
- Auftreten kleiner Satellitenknötchen
- Anschwellen der regionalen Lymphknoten
- Patient berichtet: Juckreiz, Schmerzen oder „ein Arbeiten in der Geschwulst".

Hauterscheinungen dieser Art müssen immer von einem *Hautarzt* abgeklärt werden.

21.2.4 Veränderungen, die unter dem normalen Niveau der Haut liegen

Abszeß

Ein Abszeß ist eine *Eiteransammlung* in einer nicht vorgebildeten, sondern durch krankhafte Vorgänge entstandenen *Höhle* des *Gewebes*. Beim Betasten weist der Abszeß leichtes „Schwappen" auf.

Heißer Abszeß

Der heiße Abszeß entwickelt sich aufgrund einer akuten Entzündung. Es besteht meist *hohes Fieber*. An der betroffenen Stelle kommt es zu den *typischen Entzündungszeichen* Rötung, Schwellung, Wärme und Schmerz.

Kalter Abszeß

Der kalte Abszeß entsteht aufgrund einer chronischen Entzündung, z. B. bei Tuberkulose. Hier treten keine akut entzündlichen Symptome auf.

Fistel

Eine Fistel ist ein *abnormer Gang* mit einer *eigenen Auskleidung,* der ein tieferliegendes *Organ mit* der *Haut* (äußere Fistel) oder mit einem *anderen Organ* (innere Fistel) *verbindet.* Durch die Fistel fließt ein *Sekret* ab.

Zyste

Die Zyste ist eine durch eine Kapsel abgeschlossene sackartige Geschwulst mit einem dünn- oder dickflüssigen Inhalt. Die „echte Zyste" ist mit Epithelgewebe ausgekleidet, z.B. Atherome (Grützbeutel) und Follikelzysten. Die Pseudozysten sind nur von Bindegewebe umgeben, z.B. Erweichungsherde nach ischämischer Gehirnerweichung, Talg- und Schweißzysten. Weitere Hautveränderungen, die unter dem normalen Hautniveau liegen, stellt Abbildung 21-2 dar.

21.2.5 Parasitäre Hauterkrankungen

▶ *Krätze (Skabies)*

Krätze ist eine durch *Krätzmilben* verursachte Hautkrankheit, bei der es zu einem Hautausschlag mit starkem Juckreiz kommt.

21 Die Haut

Erreger

Erreger ist die Krätzmilbe. Es handelt sich um einen Hautparasiten, der zu den Spinnentieren gehört.

Übertragung

Die Übertragung erfolgt durch *direkten,* häufig durch sexuellen Kontakt, gelegentlich auch über Wäschestücke u.ä.

Kennzeichen der Krätze

- **Milbengänge**
  Das etwa 0,3 mm große Milbenweibchen bohrt in die Hautoberfläche ca. 1 bis 2 cm lange Gänge, die als zarte, winkelig geknickte Striche erscheinen. Am Ende des Ganges sitzt in dem sogenannten Milbenhügel, einer gelblichen Erhebung, die Milbe. In den Gängen befinden sich Milbeneier und Kotballen. Es dauert 17 Tage, bis sich ein Ei zur Milbe entwickelt.
- **Ekzemähnliche Hauterscheinungen**
  mit Knötchen, Pusteln und Kratzspuren.
- **Nächtlicher Juckreiz**
  Infolge der Bettwärme kriecht die Milbe zur Hautoberfläche, wodurch es zu heftigem Juckreiz kommt.

Prädilektionsstellen

Zwischenfingerfalten, Beugeseite der Handgelenke, Geschlechtsorgane, vordere Achselfalte, Nabel, innerer Fußrand.

Komplikationen

Kratzspuren, Gefahr der Sekundärinfektion, Ekzeme.

Meldepflicht

Keine Meldepflicht, aber Behandlungsverbot für Heilpraktiker gemäß §§ 30 und 45 BSG.

▶ Läuse

Läuse sind ungefähr 1 bis 4 mm lange, flügellose Insekten, die zu den Blutsaugern gehören. Sie sind wichtige Krankheitsüberträger. Es kommen über 300 verschiedene Lausarten vor. Davon können drei Arten den Menschen befallen: Die *Kopflaus,* die *Kleiderlaus* und die *Filzlaus.*

Kopfläuse

Kinder, die von Kopfläusen befallen sind, *kratzen* sich *häufig* am *Kopf,* da ein heftiger Juckreiz besteht. Dieser Juckreiz wird durch das beim Blutsaugen eingebrachte Speichelsekret ausgelöst. Durch die Kratzwunden kann es zu Sekundärinfektionen und damit zu eitrigen Hautausschlägen kommen.

Kopfläuse können zu Beginn des Befalls leicht übersehen werden, da sie sich der Haarfarbe anpassen können. Leichter kann man die an den Haaren haftenden Eier (Nissen) erkennen. Um sich in einem frühen Stadium des Befalls Sicherheit zu verschaffen, scheitelt man das Haar, Strich um Strich, am gesamten Kopf, um nach Nissen zu fahnden. Besonders sorgfältig und gründlich muß man am Nacken, an den Schläfen und hinter den Ohren suchen. Kopfläuse werden durch direkten Kontakt übertragen.

Kleiderläuse

Kleiderläuse halten sich, wie schon der Name sagt, bevorzugt in der Kleidung auf. Ihre Eier legen sie in Kleidernähten ab. Die Kleiderläuse kommen nur zum Blutsaugen auf die Haut, wodurch es dann zu heftig juckenden Quaddeln kommt.

Kleiderläuse können die Erreger des *Fleckfiebers* (Rickettsia prowazeki), des *Rückfallfiebers* (Borrelia recurrentis) und des *Wolhynischen Fiebers*, des sogenannten Fünftagefiebers (Rickettsia quintana), übertragen.

Die Läuse werden durch direkten Kontakt und über Kleiderstücke weitergegeben.

Filzläuse

Filzläuse treten bevorzugt an *Schamhaaren* auf, selten an Bart, Augenbrauen, Wimpern, aber praktisch nie am Kopfhaar. An der Bißstelle besteht Juckreiz.

Die Übertragung erfolgt fast immer durch *Geschlechtsverkehr.* Filzläuse haben als Krankheitsüberträger *keine* Bedeutung.

Meldepflicht

Keine Meldepflicht. Läuse werden im § 45 BSG nicht als Krankheit aufgefaßt, deshalb besteht für den Heilpraktiker hier auch kein Behandlungsverbot.

21.3 Fragen

Beantworten Sie die Fragen möglichst knapp! Die richtigen Antworten finden Sie auf der angegebenen Seite entweder **halbfett** oder *kursiv* gedruckt.

Anatomie und Physiologie

- Welche Aufgaben der Haut kennen Sie? (S. 457)
- Welche beiden Hautschichten faßt man im engeren Sinn unter „Haut" zusammen? (S. 457)
- Woraus besteht die Epidermis, die Oberhaut? (S. 457)
  Befinden sich in der Epidermis Blutgefäße? (S. 457)
  Wie wird die Epidermis ernährt? (S. 457)
  Wo findet in der Oberhaut Zellteilung statt, wie heißt diese Schicht? Was für Zellen sind in diese Schicht eingelagert, die den Vorgang der Zellteilung vor den ultravioletten Lichtstrahlen schützen? (S. 457)
- Aus welcher Gewebeart besteht die Lederhaut? (S. 458)
  Kennen Sie die beiden Schichten, aus denen die Lederhaut sich zusammensetzt? (S. 458f.)
  Wie sieht die Verbindung der Lederhaut mit der darüberliegenden Oberhaut aus? (S. 459)
  Was befindet sich in der unter dem Papillarkörper verlaufenden Netzschicht? (S. 459)
- Geben Sie Aufgaben des Unterhautgewebes an! (S. 459)
- Welche Anhanggebilde der Haut kennen Sie? (S. 459)
- Wie heißt der Teil des Haares, der *in* der Haut liegt, wie der, der sich *außerhalb* der Haut befindet? (S. 460)
  Von wo aus wächst das Haar, und von wo aus wird es ernährt? (S. 460)
  Wovon hängt die Haarfarbe ab? (S. 460)
- Was sind die Fingernägel, und was haben sie für Aufgaben? (S. 460)
  Wie heißt das weiße halbmondförmige Stück des Nagels? (S. 460)
  Von wo aus erfolgt das Wachstum des Nagels? (S. 460)
  Geben Sie jeweils an, auf welche zugrundeliegende Störung die folgenden Nagelveränderungen ein Hinweis sein können: Uhrglasnägel, Löffelnägel, abnorm vergrößerte Lunula, Längsrillen! (S. 460)
  Wie kommt es zu weißen Nagelflecken? (S. 460)
  Worauf können diese hinweisen? (S. 460)
- Wo kommen die Schweißdrüsen in besonders großer Anzahl vor? (S. 460)
  In welcher Hautschicht liegen die aufgeknäuelten Schweißdrüsen? (S. 460)
  Als was erscheint der Ausführungsgang der Schweißdrüse auf der Haut? (S. 460)
  Welche Menge Schweiß wird pro Tag durchschnittlich abgegeben? (S. 461)
  Wodurch kommt es zu dem mit dem Schwitzen verbundenen unangenehmen Geruch? (S. 461)
- Was sind sensorische Rezeptoren? (S. 461)
  Welche Arten von Rezeptoren, die in der Haut liegen, kennen Sie? (S. 461)
  Welche Mechanorezeptoren, die auf Tasten, Berühren oder Druck reagieren, kennen Sie? (S. 461)
  Wie heißen die Thermorezeptoren? (S. 461)
  Was sind Schmerzrezeptoren? (S. 461)
  Adaptieren Schmerzrezeptoren bei Dauerreizung? (S. 461)
  Warum sind Schmerzrezeptoren für einen Organismus wichtig? (S. 461)
  Wodurch wird ein Schmerzrezeptor aktiviert? (S. 461)

Ausgewählte Hauterkrankungen

- Es kommt nach einer Verletzung zur Wundheilung. Welche Zellen vermehren sich hierbei? (S. 461)
  Von welcher Schicht aus erfolgt die Regeneration der Wunde, wenn nur die Oberhaut und die Papillenspitze der Lederhaut zerstört sind? (S. 463)
  Welche Phasen kann man bei der Wundheilung unterscheiden? (S. 463)
  Was ist die primäre Wundheilung? Wie heilt sie aus? (S. 463)

Was ist die sekundäre Wundheilung? Wie heilt sie aus? (S. 463)
- Worauf beruht der Albinismus? (S. 463)
Wie heißt der gefäßerweiternde Stoff, der bei Entzündungen freigesetzt wird? (S. 463)
An welche möglichen Erkrankungen muß man bei zyanotischer Verfärbung der Endglieder denken? (S. 463)
Wodurch kann es zur braunen Verfärbung der Haut kommen? (S. 463)
- Schildern Sie das Erscheinungsbild der Schuppenflechte! (S. 464)
An welchen Körperstellen tritt sie bevorzugt auf? (S. 464)
- Zu was für einer Störung ist es bei der Kleienflechte gekommen? (S. 465)
Was hat sie für Kennzeichen? (S. 465)
- Nach welchen Gesichtspunkten könnte man das vielgestaltige Bild der Juckflechte einteilen? (S. 465)
- Was ist die Neurodermitis? (S. 466)
Über welche Erscheinungen kann der Patient bei der Anamneseerhebung möglicherweise noch klagen? (S. 466)
In welchem Lebensalter tritt die Krankheit meist zum erstenmal auf? (S. 466)
Was ist das Hauptsymptom der Neurodermitis? (S. 466)
Wo ist der bevorzugte Sitz der Erkrankung beim Kind? (S. 466)
- Zu welcher typischen Hauterscheinung kommt es beim Nesselausschlag? (S. 466)
Welche Ausdehnung kann diese Hauterscheinung erreichen? Besteht dabei Juckreiz? (S. 466)
Was kann der Auslöser des Nesselausschlages sein? (S. 466)

Nennen Sie eine bekannte Sonderform der Nesselsucht! (S. 466)
- Was ist die Ursache der Borkenflechte? (S. 466)
Wer ist davon in erster Linie betroffen? (S. 466)
Ist die Borkenflechte ansteckend? (S. 466)
An welcher Körperstelle tritt sie bevorzugt auf? (S. 466)
Schildern Sie das Erscheinungsbild und den Verlauf der Erkrankung! (S. 466)
Erfolgt die Abheilung mit oder ohne Narbenbildung? (S. 466)
Darf ein Heilpraktiker diese Erkrankung behandeln? (S. 466)
- Nennen Sie Prädilektionsstellen des Basalioms! (S. 467)
An welchen Stellen bilden sich Spinaliome bevorzugt? (S. 467)
- Welche Zeichen deuten auf Hautkrebs hin? (S. 467, Kasten)
- Was ist ein Abszeß? (S. 467)
Was ist eine Fistel? (S. 467)
- Wer ist der Erreger der Krätze? (S. 467)
Wie erfolgt die Übertragung der Krätze? (S. 468)
Was sind typische Kennzeichen? (S. 468)
Welche Körperstellen werden bevorzugt von den Erregern der Krätze befallen? (S. 468)
- Welche Lausarten, die medizinisch von Bedeutung sind, kennen Sie? (S. 468)
Welche Krankheiten kann die Kleiderlaus übertragen? (S. 468)
Wo tritt die Filzlaus auf, und wie wird sie übertragen? (S. 468)

22 Schock und Reanimation

Unter einem Schock versteht man im medizinischen Sinn ein *Kreislaufversagen*, das zu einer *kritischen Mangeldurchblutung lebenswichtiger Organe* führt. Das Kreislaufversagen führt zu einer Störung der Durchblutung in den größeren (*Makrozirkulationsstörung*) und kleineren bis kleinsten Gefäßen (*Mikrozirkulationsstörungen*). Je nach Ursache des Schocks kann er sich akut entwickeln oder subakut innerhalb von Stunden bis Tagen.

Trotz unterschiedlichster Ursachen haben die einzelnen Schockformen ein recht einheitliches Erscheinungsbild, das im wesentlichen durch das Mißverhältnis zwischen Blutzufuhr und dem tatsächlichen Zellbedarf bestimmt ist. Besteht ein solches Mißverhältnis nur kurze Zeit, bleibt es ohne große Folgen für den Organismus. Besteht der Zustand jedoch länger, kommt es zu:
- Sauerstoffmangel der Organe (Hypoxie)
- Anhäufung toxischer Stoffwechselprodukte, z.B. Milchsäure und Kohlensäure, die unter anderem zur Azidose (Ansäuerung des Gewebes) führt.

22.1 Schweregrade des Schocks

Beim Schock unterscheidet man drei Phasen: Frühphase, kompensierte und dekompensierte Phase.

Frühphase

In der Frühphase finden sich ein beschleunigter (nur selten verlangsamter) Puls, eine blaße Haut und ein normaler oder etwas erhöhter Blutdruck.

Kompensierte Phase

Während der kompensierten Phase sinkt der Blutdruck ab und liegt systolisch meist um 100 mmHg. Allerdings ist dieser Wert stark vom Ausgangswert abhängig. Typisch ist auch ein Ansteigen des diastolischen Wertes, was zu einer Verkleinerung der Blutdruckamplitude führt. Dies weist auf eine verminderte Auswurfleistung des Herzens hin. Der Puls ist beschleunigt und schlecht tastbar. Die Haut ist blaß und kalt; es kommt zum Schweißausbruch.

Dekompensierte Phase

Während dieser dritten Phase sinkt der Blutdruck noch weiter ab und kann deshalb kaum oder überhaupt nicht mehr gemessen werden. Der Puls ist sehr schnell und flach, weshalb er kaum noch tastbar ist. Des weiteren ist die Atmung beschleunigt. Der Betroffene ist unruhig und fühlt sich schlecht. Es kann zu Bewußtseinsstörungen bis hin zur Bewußtlosigkeit kommen.

In den Kapillaren ist die Mikrozirkulation schwer gestört. Durch die Blutstase kommt es zur Aggregation der roten Blutkörperchen und damit zu einer Erhöhung der Blutviskosität (Sludge-Phänomen). Außerdem können sich Mikrothromben bilden. In den Organen kann es zu irreversiblen Störungen kommen.

Schock-Index

Die Schwere eines Schocks läßt sich mit Hilfe des Schock-Index nach ALLGÖWER abschätzen:

$$\text{Schock-Index} = \frac{\text{Pulsfrequenz pro Minute}}{\text{systolischen Blutdruck in mmHg}}$$

Normal ist ein Wert um 0,5. Steigt der Wert auf 1,0, so weist das auf einen drohenden Schock hin. Bei einem Wert von 1,5 liegt ein manifester Schock vor. Allerdings kann auch bei einem Wert unter 1 ein Schock nicht mit Sicherheit ausgeschlossen werden.

Es muß beachtet werden, daß nicht jeder Schockpatient Blutdruckwerte unter 100 mmHg aufweisen muß. Für Patienten, die an Hypertonie leiden, kann ein Abfall in „normale" Blutdruckwerte bereits einen Schock bedeuten.

Nun soll betrachtet werden, was sich während eines Schocks im Organismus abspielt.

22.2 Ablauf des Schocks

Der Schock beginnt mit einem akuten oder subakuten *Volumenverlust*, einer *Weitstellung* der *Gefäße* oder einer *verminderten Herzleistung*. Aufgrund körpereigener Kompensationsmechanismen, vor allem durch eine erhöhte *Adrenalinausschüttung*, kommt es zu einer reflektorischen Kontraktion der Arteriolen und zu einer Entleerung der venösen Blutspeicher. Zudem erfolgt ein verstärkter Rückstrom der Flüssigkeit aus dem Zwischenzellraum in die Gefäße. Außerdem steigt die Herzfrequenz an. Durch diese Maßnahmen kann es sein, daß der Organismus eine *Zentralisation* des Blutes erreicht, d.h., daß die lebenswichtigen Organe wie Gehirn, Herz und Niere noch ausreichend mit Blut versorgt werden. Dagegen wird die Durchblutung der Peripherie gedrosselt.

> Ursachen des Schocks
> - Volumenverlust
> - Weitstellung der Gefäße
> - verminderte Herzleistung

Möglicherweise kommt es durch diese Kompensationsmaßnahmen des Körpers zu einer Beendigung des Schocks. Reichen die Maßnahmen jedoch nicht aus, weil beispielsweise der Blutverlust so groß war, daß keine Zentralisation erreicht werden konnte, so geht nun der Schock in seine *dekompensierte* Phase über.

Der *Sauerstoffmangel* in der *Peripherie* verursacht eine *Histaminfreisetzung*, die ihrerseits eine *Weitstellung* der *Kapillaren* veranlaßt. Diese Weitstellung der Kapillaren, zusammen mit einer erhöhten Durchlässigkeit, führt zu einer Verlangsamung des Blutstromes, was zur Zusammenballung der roten Blutkörperchen (*Sludge-Phänomen*) und später zur Bildung von Mikrothromben führt. Durch die Mikrothromben werden die feinsten Blutgefäße verstopft und damit die Blutzirkulation in der Peripherie weiter behindert. Die übermäßige Gerinnbarkeit des Blutes geht aber durch den Verbrauch an Gerinnungsfaktoren in eine Phase verminderter Blutgerinnbarkeit über, so daß sich nun eine *erhöhte Blutungsneigung* einstellt. Diese erhöhte Blutungsneigung kann spontane Blutungen veranlassen, was den Schock noch verschlimmert.

Kommt nun noch eine *toxische Schädigung* des *Kreislaufzentrums* im verlängerten Mark (Vasomotorenzentrum) dazu, führt dies zur Tonusverminderung der Gefäße, was den Schock noch weiter verstärkt. Im betroffenen, unterversorgten Gebiet kommt es nun zum Gewebetod. Wird die dekompensierte Phase durch geeignete Therapiemaßnahme überwunden, muß mit Spätschäden an Nieren, Lungen und anderen Organen gerechnet werden.

Schockniere

Bei einem länger andauernden Schock kommt es durch den *Blutdruckabfall* zu einem ungenügenden Filtrationsdruck in den Nieren, wodurch es zur Oligurie bis hin zur Anurie kommen kann. Darüber hinaus schädigen der *Sauerstoffmangel* und die *Anhäufung toxischer Stoffwechselprodukte* die Niere noch weiter, so daß es zum Nierenversagen und damit zum Tod kommen kann.

Schocklunge (ARDS)

Durch die *gesteigerte Durchlässigkeit* der *Kapillaren* kommt es zu einem *interstitiellen Ödem* in der *Lunge*. Die Schocklunge kann noch weiter verstärkt werden durch eine evtl. bestehende Linksherzinsuffizienz. Es kommt zu einer respiratorischen Insuffizienz mit einem ausgeprägten Sauerstoffmangel im Gewebe. Kann der Schock nicht behandelt werden, so kann es zum Lungenversagen kommen.

22.3 Schockarten

▶ **Hypovolämischer Schock**

Kennzeichen des hypovolämischen Schocks ist die Verminderung der zirkulierenden Blutmenge. Diese Verminderung kann ihre Ursache in einer *inneren* oder *äußeren Blutung* haben,

22.3 Schockarten

aber auch in schweren *Durchfallerkrankungen*, schwerem *Erbrechen*, starkem *Schwitzen*, *Verbrennungen*, in einer *Peritonitis*, *Pankreatitis*, *Fistel* oder einem *Ileus*. Innere Blutungen können durch einen Milz- oder Leberriß nach einem Verkehrsunfall ausgelöst werden oder durch Knochenbrüche, bei denen es zu Gefäßverletzungen gekommen ist, aber auch durch ein stark blutendes Magengeschwür. Eine Verletzung innerer Organe ist nicht immer leicht festzustellen.

Zu einem Flüssigkeitsverlust nach innen könnte es auch durch eine Absonderung von entzündlicher Flüssigkeit bei einer *Peritonitis* oder *Pankreatitis* kommen. Bei der Leberzirrhose kann sich aufgrund einer starken Bauchwassersucht (*Aszites*) ein erheblicher Flüssigkeitsverlust in den Blutgefäßen einstellen. Beim mechanischen *Ileus* erfolgt ein starker Flüssigkeitsverlust in das Darmrohr und in die ödematös geschwollene Darmwand. Beim paralytischen Ileus dagegen kann es zur Peritonitis und damit zur entzündlichen Flüssigkeitsabsonderung kommen, wodurch wiederum ein Schock ausgelöst werden kann.

Leitsymptome des hypovolämischen Schocks
- blaße, feuchte Haut
- Erregung
- Unruhe
- kalte Extremitäten
- absinkender Blutdruck
- Tachykardie
- Oligurie
- Anurie

▶ Kardiogener Schock

Der kardiogene Schock wird durch *Herzversagen* ausgelöst, beispielsweise aufgrund eines Herzinfarktes, durch schwere Herzinsuffizienz, schwere Herzrhythmusstörungen, durch Myokarditis, Herztamponade (z.B. infolge Perikarditis mit Perikarderguß) oder Lungenembolie. Aufgrund dieser Erkrankungen ist das Herz nicht mehr in der Lage, eine ausreichende Menge Blut in die Peripherie zu pumpen.

Typisch für den kardiogenen Schock ist es, daß der Patient sitzt oder versucht zu sitzen (*Orthopnoe*). Er ist *ängstlich*, *blaß-zyanotisch*. Je nach Ursache des Schocks kann man Zeichen der *Linksherzinsuffizienz* („brodelnde Lunge") oder Zeichen der *Rechtsherzinsuffizienz* (gestaute Halsvenen) feststellen.

Als *Erste-Hilfe-Maßnahme* wird der Betroffene mit *erhöhtem Oberkörper* gelagert. Eine Volumenzufuhr darf *nicht* durchgeführt werden. Sie kann evtl. im Krankenhaus unter Kontrolle des zentralen Venendrucks vorgenommen werden. Häufig entwickelt sich bei dem Patienten im weiteren Verlauf eine *bläuliche Marmorierung* der Haut an Hals, Brust und Extremitäten.

Kardiogener Schock
- Lagerung mit *erhöhtem Oberkörper*
- *keine* Volumenzufuhr!

▶ Septischer Schock

Zum septischen Schock kann es bei *bakteriellen Infektionen* (v.a. mit gramnegativen Erregern) durch *Einschwemmung* von *Bakteriengiften* in die *Blutbahn* kommen. Durch die Toxine kommt es zu einer Weitstellung der kleinen und kleinsten Gefäße der Peripherie, zu Gefäßwandschäden und zu Verlegungen des Kapillarlumens durch Mikrothromben.

Beim septischen Schock bestehen die Zeichen einer Allgemeininfektion mit meist hohem Fieber, manchmal auch mit Schüttelfrost. Aufgrund der ablaufenden Infektion ist der Blutdruck typischerweise zunächst normal, aber nachdem sich der Schock auszuprägen beginnt, fällt der Blutdruck ab, und es stellen sich die typischen Schockmerkmale ein.

▶ Anaphylaktische Reaktion und anaphylaktischer Schock

Eine anaphylaktische Reaktion ist eine Überempfindlichkeitsreaktion vom Soforttyp, die auch als Typ-I-Allergie bezeichnet wird. Sie wird durch Antikörper der Immunglobulinklasse IgE vermittelt, und zwar nach einer Sensibilisierungsphase, wenn ein erneuter Kontakt mit dem auslösenden Allergen stattfindet. Die Antikörper setzen sich nach Antigenkontakt auf die Mastzellen und veranlassen diese, Histamin freizusetzen, das bei der Entstehung der Anaphylaxie eine zentrale Rolle spielt.

Der Schweregrad der Erkrankung hängt aber nicht nur von der Menge des freigesetzten Histamins ab, sondern auch vom Ort der Freisetzung. Weiterhin spielen noch weitere Mediatoren wie beispielsweise Leukotriene und PAF (plättchenaktivierender Faktor, v.a. bei Asthma bronchiale wichtig) eine Rolle.

Kommt es zu einer generalisierten, schweren Anaphylaxie, spricht man vom anaphylaktischen Schock.

Symptome

Die auftretenden Symptome können sich an der Haut, der Lunge, dem Herz-Kreislauf-System und dem Magen-Darm-Trakt zeigen (s.u. „Schweregrade").

Ursachen

Ausgelöst werden die Anaphylaxie und der anaphylaktische Schock vor allem durch *Medikamente* wie Antibiotika, Röntgenkontrastmittel, Jodide und die Azetylsalizylsäure. Bei Heilpraktikern spielen in diesem Zusammenhang vor allem die *Lokalanästhetika* (z.B. Procain) und *Organextrakte* (mittlerweile meist verschreibungspflichtig) eine wichtige Rolle.

Allerdings können nicht nur die vorstehend erwähnten Medikamente eine Anaphylaxie auslösen, sondern auch *Fremdeiweiße*, wie sie beispielsweise durch *Impfseren* oder durch einen *Insektenstich* in den Körper eingebracht werden.

Anaphylaktische Reaktionen bis hin hin zum anaphylaktischen Schock können schon *während der Verabreichung eines Medikamentes bis Minuten danach auftreten*.

Schweregrade

Je nach Schwere des Krankheitsbildes unterscheidet man die folgenden Stadien:

Stadium 0

Es kommt nur zu *lokalen*, auf den Kontaktort beschränkten *Hautreaktionen*, ohne weitere allgemeine Beschwerden.

Therapie

Es ist keine unmittelbare Therapie notwendig, aber der Patient muß darauf hingewiesen werden, daß eine diesbezügliche Überempfindlichkeit besteht. Auf der Patientenkartei erfolgt ein entsprechender Vermerk, damit dieses Mittel bei dem betroffenen Patienten nicht mehr angewendet wird, so daß es nicht später zu einem anaphylaktischen Schock kommt. Der Patient wird zur genauen Abklärung und Austestung der allergieauslösenden Substanz(en) an den Hausarzt verwiesen.

Stadium I

Es beginnt oft mit *Juckreiz* und *Brennen* der Handflächen und Fußsohlen und/oder Juckreiz und Brennen im und um den Mund und/oder im und um den After herum. Des weiteren treten *Allgemeinsymptome* auf wie allgemeine *Unruhe, Kopfschmerzen* und Haut- und Schleimhautreaktionen. Letztere können sich als *Erythem* (Hautrötung), *Flush* (Hautrötung mit Hitzewallung) oder *Urtikaria* (Quaddelsucht) zeigen.

Therapie

Der Patient bekommt intravenös ein Antihistaminikum (z.B. ein bis zwei Ampullen Tavegil® oder Fenistil®) und Kalzium (z.B. Calcium-Sandoz®) gespritzt. Anschließend wird er zur weiteren Überwachung und Abklärung an den Hausarzt verwiesen.

Stadium II

Es kommt zu ausgeprägten Kreislauf- und/oder Lungensymptomen wie *Atemnot, Blutdruckabfall, Tachykardie* und *Bewußtlosigkeit*. Des weiteren können sich *Übelkeit, Erbrechen, Durchfall* und ein *Quincke-Ödem* einstellen.

Therapie

– Sofort Notarzt rufen!
– Sauerstoffgabe, falls nötig auch assistierte Beatmung, d.h., eine ungenügende, also zu flache oder zu seltene Atmung, wird durch eine künstliche Beatmung unterstützt.
– Venösen Zugang schaffen und Volumen mit Elektrolytlösung (z.B. Ringer-Lösung® 500 bis 1000 ml) auffüllen.
– Intravenöse Gabe eines Antihistaminikums, außerdem Kalzium und Kortison (z.B. Prednisolon® oder Solu-Decortin®, beide verschreibungspflichtig!). Zusätzlich muß der Kreislauf mit einem geeigneten Mittel unterstützt werden, (z.B. mit Effortil®). Reicht Effortil® nicht aus, muß Adrenalin (z.B. Suprarenin®, verschreibungspflichtig!) in kleinen Dosen von 0,1 mg pro Minute verabreicht werden, wobei eine Ampulle Suprarenin® mit 9 ml NaCl verdünnt werden muß.

- Tritt ein schwerer Bronchospasmus auf, so kann beispielsweise Berotec® (verschreibungspflichtig!) gegeben werden.

Stadium III

Es kommt zu einer lebensbedrohlichen Reaktion mit Schock, schweren Atemstörungen und/oder Bewußtseinstrübung.

Therapie

- Notarzt rufen!
- Sauerstoffgabe
- Venösen Zugang schaffen und Adrenalin (Suprarenin®, verschreibungspflichtig!) in kleinen Dosen i.v. verabreichen, wobei eine Ampulle Suprarenin® mit 9 ml NaCl verdünnt werden muß.
- Kortison i.v.
- Kalzium i.v.

Stadium IV

Herz-Kreislauf-Stillstand.

Therapie

Sofort Herz-Lungen-Wiederbelebungsmaßnahmen einleiten (s.u.).

Allgemeine Maßnahmen bei Schock:
- Injektion sofort abbrechen (keine weitere Antigenzufuhr, aber Kanüle belassen!)
- Notarzt rufen
- venösen (großlumigen) Zugang schaffen
- Schocklagerung
  Flachlagerung, Kopf tief und Beine etwas anheben.
  (Beim kardiogenen Schock, bei Atemnot, bei Bronchialkrampf und bei Kopf- und Brustverletzungen muß der Oberkörper hoch gelagert werden!)
- Sauerstoffgabe

Bei *unmittelbar lebensbedrohlichen Zuständen* stehen an erster Stelle die Herz-Lungen-Wiederbelebungsmaßnahmen, **dann** erfolgt die intravenöse Gabe von:
- Elektrolytlösung
  (z.B. Ringer-Lösung® 500 bis 1000 ml)
  Nur beim Volumenmangel-Schock, also nicht beim kardiogenen Schock.
- Adrenalin
  (z.B. Suprarenin®, verschreibungspflichtig)
- Antihistaminikum
  (z. B Tavegil® oder Fenistil®)
- Kortison
  (z.B. Prednisolon® oder Solu-Decortin®, verschreibungspflichtig)
- Kalzium
  (z.B. Calcium-Sandoz®)

22.4 Reanimation, Herz-Lungen-Wiederbelebung

Unter Reanimation versteht man eine *Wiederbelebung*, die durch Erste-Hilfe-Maßnahmen bei einem Bewußtlosen nach Eintritt eines plötzlichen Atemstillstandes und/oder Herz-Kreislauf-Stillstandes erreicht wurde.

Die Zeitspanne zwischen einem erfolgten Herz-Kreislauf-Stillstand und dem Eintritt irreversibler Schädigungen lebenswichtiger Organe aufgrund des Sauerstoffmangels wird als *Wiederbelebungszeit* bezeichnet. Bei Unterkühlten, Säuglingen und Kleinkindern ist die Wiederbelebungszeit verlängert. Das *Gehirn* ist bei einem Herz-Kreislauf-Stillstand am stärksten gefährdet. Es hat nur eine Wiederbelebungszeit von *drei* bis *sechs Minuten*; beim Herz dagegen beträgt diese Zeitspanne 15 bis 30 Minuten.

Phasen der Wiederbelebungszeit

1. **Phase: frühe Phase.** Es handelt sich um die Zeitspanne der Funktionserhaltung. Es kommt zu einer völligen Wiederherstellung der Organe.
2. **Phase: zunehmende Zellschädiung.** Wird diese Phase erreicht, so kann die Organtätigkeit nur unvollständig wiederhergestellt werden.
3. **Phase: Zelltod und irreversibler Organausfall.** Ist die Zellschädigung zu weit fortgeschritten, kommt es zum Zelltod und damit zum irreversiblen Organausfall.

22 Schock und Reanimation

ABC-Schema der Herz-Lungen-Wiederbelebung

Die Abkürzung ABC steht für:

> ABC-Schema
> der Herz-Lungen-Wiederbelebung
> A = Atemwege freimachen
>   (A = englisch: airways)
> B = Beatmen
>   (B = englisch: breathing)
> C = Kreislauf wiederherstellen
>   (C = englisch: circulation)

Techniken der Atemspende

Bei der Atemspende gibt es die Möglichkeit der Mund-zu-Mund-Beatmung und der Mund-zu-Nase-Beatmung. Bevor man jedoch mit der Atemspende beginnt, müssen die *Atemwege freigemacht* werden.

Atemwege freimachen

Um die Atemwege freizumachen, müssen Erbrochenes, Fremdkörper und Zahnprothesen mit einem Taschentuch oder ähnlichem aus dem Mund entfernt werden. Dann müssen der *Kopf überstreckt* (s. Abb. 22-1) und das *Kinn angehoben* werden. Wenn ein *Atemweghindernis* oder die zurückgefallene Zunge die Atemwege blockiert hatten, kann u.U. durch diese Maßnahmen die *Spontanatmung* wieder einsetzen. Setzt die Spontanatmung nicht ein, so muß mit der Atemspende begonnen werden.

Mund-zu-Nase-Beatmung

Man überstreckt den Kopf (s. Abb. 22-1), hebt das Kinn an und verschließt den Mund des Betroffenen. Dann bläst man die eigene ausgeatmete Luft in die Nase des Notfallpatienten. Dieser atmet passiv aus.

Man nimmt zuerst zwei schnelle, kräftige Beatmungen vor, ohne eine volle Senkung des Brustkorbes abzuwarten, um eine gute Lungendurchlüftung zu erreichen. Dann gibt man *alle fünf Sekunden* eine Atemspende, so daß man auf eine Frequenz von ungefähr 12 bis 15 Beatmungen pro Minute kommt.

Mund-zu-Mund-Beatmung

Kann die Mund-zu-Nase-Beatmung – beispielsweise wegen einer Verlegung der Nasenwege –

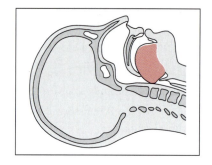
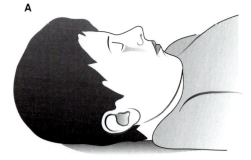

A

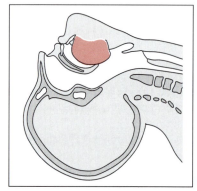
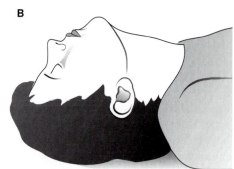

B

Abb. 22-1 Freie Atemwege
A: Die zurückgesunkene Zunge blockiert die Atemwege.
B: Durch das Überstrecken des Kopfes wurden die Atemwege freigemacht

22.4 Reanimation, Herz-Lungen-Wiederbelebung

nicht erfolgen, so wird die Mund-zu-Mund-Beatmung durchgeführt. Dazu überstreckt man den Kopf, hebt das Kinn an und verschließt nun die Nase des Patienten. Man geht nun wie vorstehend beschrieben vor nur daß man die eigene ausgeatmete Luft in den Mund und nicht in die Nase des Notfallpatienten bläst.

> Beim *Erwachsenen* wird alle *fünf Sekunden* eine *Atemspende* gegeben, so daß man auf eine Frequenz von 12–15 Beatmungen pro Minute kommt.

Atemspende beim Säugling

Liegt dem Atemstillstand ein Verschlucken von Fremdkörpern zugrunde, so wird dem Kind, bei nach unten hängendem Oberköper auf den Rücken zwischen die Schulterblätter geklopft. Dann entfernt man mit den Fingern aus dem Mund bzw. Rachen den Fremdkörper. Setzt daraufhin nicht die Spontanatmung ein, beginnt man mit der Atemspende.

Hier umschließt der Helfer mit seinem Mund gleichzeitig Mund und Nase des Säuglings. Es werden nur *kleine Atemstöße* alle drei Sekunden gegeben, d.h., daß man hier auf eine Frequenz von *20 Beatmungen pro Minute* kommt.

▶ Kreislaufstillstand

Kennzeichen eines Kreislaufstillstandes sind *fehlende Pulse, Bewußtlosigkeit, blaßgräuliche Verfärbung, Atemstillstand* (evtl. mit vereinzeltem Luftschnappen) und *weite, reaktionslose Pupillen*.

Durchführung einer Herzmassage

Die richtige Stelle für die Durchführung einer Herzmassage liegt beim Erwachsenen *zwei Querfinger oberhalb* des *Schwertfortsatzes*. Hier wird der rechte Handballen auf das Brustbein aufgesetzt, die Fingerspitzen werden nach oben gestreckt. Der linke Handballen wird auf das Gelenk der rechten Hand gelegt und die Finger ebenfalls nach oben gestreckt (s. Abb. 22-2). Die Finger können miteinander verschränkt werden, damit die Massage weniger anstrengend ist.

Das Brustbein wird nun durch regelmäßige Kompressionen *vier bis sechs Zentimeter* in Richtung gegen die Wirbelsäule gedrückt. Der Druck ist richtig dosiert, wenn während der Herzmassage der Puls am Hals tastbar ist. Die Kompressionen erfolgen mit einer Frequenz von *60 pro Minute*.

Es ist vor Beginn einer Herzmassage darauf zu achten, daß der Betroffene auf einer harten Unterlage liegt. Das bedeutet, daß ein im Bett liegender Patient auf den Fußboden gelegt werden muß.

Durchführung der Herzmassage bei Säuglingen und Kleinkindern

Die Herzmassage wird in diesem Fall mit einer Frequenz von ungefähr 100 pro Minute (bei Neugeborenen 120 pro Minute) durchgeführt. Sie er-

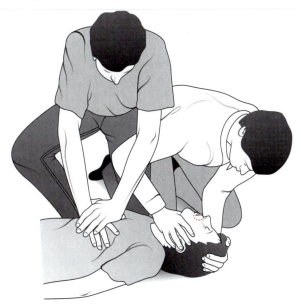

Abb. 22-2 Wiederbelebung durch zwei Helfer

folgt nicht mit den Handballen, sondern entweder mit dem Daumen oder mit Zeige- und Mittelfinger.

Kennzeichen einer erfolgreichen Herz-Lungen-Wiederbelebung

Die blaßgräuliche Verfärbung verschwindet, die Herztätigkeit setzt wieder ein, was durch einen tastbaren Halspuls festgestellt werden kann. Außerdem kehren die Spontanatmung und die Pupillenreflexe zurück.

Pupillenprüfung

Zur Durchführung der Prüfung des Pupillenreflexes hebt man das geschlossene Augenlid an um festzustellen, ob sich die Pupille auf den *Lichtreiz hin verengt.* Tut sie das, so ist das ein Zeichen dafür, daß sauerstoffreiches Blut zum Gehirn gelangt. Verengt sich die Pupille nicht, so fließt vermutlich kein Blut zum Gehirn. In diesem Fall steht ein Hirninfarkt bevor.

Notfall (Bewußtlosigkeit, fehlende Atmung, Kreislaufstillstand)

Alleiniger Helfer

Ist man alleiniger Helfer, so geht man bei Bewußtlosigkeit, fehlender Atmung und Kreislaufstillstand folgendermaßen vor: Man legt den Notfallpatienten auf eine harte Unterlage, dreht den Kopf zur Seite und räumt die Atemwege frei, dann überstreckt man den Kopf und hebt das Kinn an. Danach wird geprüft, ob die Spontanatmung wieder eingesetzt hat. Ist dies nicht der Fall, so beginnt man mit der Mund-zu-Nase-Beatmung. Zuerst werden zwei kurze, schnelle Beatmungen vorgenommen, ohne ein völliges Absinken des Brustkorbes abzuwarten, um eine gute Lungenbelüftung zu erreichen.

Danach nimmt man jeweils fünfzehn Herzmassagen vor, gefolgt von zwei schnellen Beatmungen, wobei die Herzmassage möglichst nicht, bzw. nur ganz kurzfristig unterbrochen wird. Bitte beachten Sie hierzu auch Tabelle 22-1.

Zwei Helfer

Sind bei dem vorstehend geschilderten Notfall zwei Helfer vorhanden, so geht man grundsätzlich wie vorstehend beschrieben vor, mit dem Unterschied, daß ein Helfer die Herzmassage durchführt und der andere die künstliche Beatmung vornimmt. Auf jeweils fünf Herzmassagen des ersten Helfers erfolgt eine Atemspende des zweiten Helfers.

Während der Atemspende darf der Brustkorb nicht komprimiert werden (siehe auch Tab. 22-2).

Tabelle 22-1 Gesamtablauf einer Herz-Lungen-Wiederbelebung mit nur *einem* Helfer

Vorgehen		Befund
Ansprechen und Rütteln, um Bewußtlosigkeit zu prüfen.	▼	*Bewußtlosigkeit liegt vor.*
Pulskontrolle an beiden Seiten des Halses.	▼	*Kein Puls vorhanden.*
Atemkontrolle, durch Auflegen der Hände auf den Bauchraum.	▼	*Keine Atmung vorhanden.*
Kopf zur Seite drehen und Atemwege von Erbrochenem, Fremdkörpern und Zahnprothesen freiräumen. Kopf überstrecken und Kinn anheben. Prüfen, ob daraufhin die Spontanatmung wieder einsetzt.	▼	*Keine Atmung vorhanden.*
Zwei schnelle, kräftige Beatmungen, ohne eine volle Senkung des Brustkorbes abzuwarten. Beidseitige Kontrolle der Pupillenweite.	▼	*Pupillen bleiben weit.*
Patienten auf harte Unterlage legen (wichtig, wenn Notfallpatient im Bett liegt!). Aufsuchen des Druckpunktes zur Herzmassage und Beginn der Herz-Lungen-Wiederbelebung mit jeweils 15 Herzmassagen, auf die zwei schnelle Beatmungen folgen. Alle zwei bis drei Minuten werden die Halspulse beidseitig kontrolliert und ebenfalls beidseitig die Pupillenweite. Diese Maßnahmen werden bis zum Eintreffen des Notarztes durchgeführt.		

Tabelle 22-2 Gesamtablauf einer Herz-Lungen-Wiederbelebung bei *zwei* Helfern

Erster Helfer (zuständig für Herztätigkeit)	**Zweiter Helfer** (zuständig für Atemtätigkeit)
Ansprechen und Rütteln, um Bewußtlosigkeit zu prüfen. ➤ *Bewußtlosigkeit liegt vor!*	
Pulskontrolle an beiden Halsseiten ➤ *Kein Puls vorhanden!*	Atemkontrolle, durch Handauflegen auf den Bauchraum. ➤ *Keine Atmung vorhanden!*
Beidseitige Kontrolle der Pupillenweite. ➤ *Pupillen bleiben weit.*	Kopf zur Seite drehen und Atemwege freiräumen. Kopf überstrecken und Kinn abheben. Prüfen, ob daraufhin die Spontanatmung einsetzt. ➤ *Keine Atmung vorhanden!*
Betroffenen gemeinsam auf harte Unterlage legen.	
Aufsuchen des Druckpunktes zur Herzmassage	Zwei schnelle, kräftige Beatmungen, ohne eine volle Senkung des Brustkorbes abzuwarten.
Beginn der Herzmassage mit einer Frequenz von 60 pro Minute.	Nach jeder 5. Herzmassage einmal Beatmen. Bei der Beatmung darauf achten, daß während der Atemspende der Brustkorb nicht zusammengepreßt wird. Etwa alle zwei bis drei Minuten beidseitig Halspulse und Pupillenweite prüfen.
Diese Maßnahmen bis zum Eintreffen des Notarztes durchführen!	

Wiederbelebung durch einen Helfer:
15 × Herzmassage
2 × Atemspende

Wiederbelebung durch zwei Helfer:
5 × Herzmassage
1 × Atemspende

22.5 Der Notfallpatient

Jemand wird dann als Notfallpatient bezeichnet, wenn es zum Ausfall (oder zumindest zum drohenden Ausfall) einer oder mehrerer lebenswichtiger Funktionen gekommen ist. In diesem Fall ist es *nicht* wichtig zu erkennen, was die eigentliche Grundkrankheit ist, sondern es ist nur wichtig zu sehen, wo es zu einer Störung einer lebenswichtiger Funktion gekommen ist. Die entscheidende Frage lautet also: Woran wird dieser Patient sterben, wenn es nicht sofort gelingt, die lebenswichtigen Funktionen wiederherzustellen?

Die Antwort bestimmt die sofort einzuleitenden Notfallmaßnahmen.

Im Notfall kommt es darauf an, durch geeignete Sofortmaßnahmen die *unmittelbare Lebensgefahr* zu *bannen* und Zeit zu gewinnen. Nur so können irreversible Organschäden und der Tod des Betroffenen verhindert werden.

Die einzuleitenden Notfallmaßnahmen sind als erstes Glied in einer Rettungskette zu betrachten. In dieser Rettungskette stehen Sie als *Helfer* am *Notfallort* an erster Stelle. Das nächste Glied bildet der *Rettungsdienst* mit *Notarzt* bzw. den *Rettungssanitätern*, danach erfolgt die *zentrale Notaufnahme* in die Klinik und die Behandlung durch Ärzte und Schwestern, dann wird evtl. eine Einweisung in die *Intensivstation* vorgenommen.

Am Notfallort kommt es nun entscheidend darauf an, die lebenswichtigen Funktionen der Atmung und des Kreislaufes aufrechtzuerhalten. Untrennbar sind damit der Wasser-, der Elektrolyt- und der Säure-Basen-Haushalt verbunden.

22.6 Bewußtseinsstörungen

Bewußtseinstörungen können als qualitative Störungen auftreten, z.B. als Verwirrtheit. Sie können jedoch auch quantitativer Natur sein und sich als Störung der Wachheit (Vigilanz) zeigen. Ursachen für Bewußtseinstörungen können im Gehirn liegen und so beispielsweise nach einem Hirninfarkt, einer Hirnblutung, bei Hirntumoren oder durch Hirnverletzungen auftreten. Sie können aber auch stoffwechselbedingt sein, beispielsweise durch Vergiftungen.

Handelt es sich nur um einen kurz andauernden Bewußtseinsverlust, der Sekunden bis Minuten anhält, so spricht man von einer Synkope. Es handelt sich dabei um die sogenannte Ohnmacht, die aufgrund von Kreislaufregulationsstörungen auftreten kann, aber auch bei Herzrhythmusstörungen, Herzinsuffizienz, Cor pulmonale, Herzinfarkt sowie durch Stenosen und Aneurysmen von Hirngefäßen.

Schweregrade von Bewußtseinsstörungen

Benommenheit (leichte Bewußtseinstrübung)

Es tritt eine *Verlangsamung* des *Denkens* und *Handelns* auf. Außerdem kommt es zu einer erschwerten Orientierung, zu Wortbildungsstörungen, zu einer Herabsetzung der Wahrnehmung und zu einer Verminderung der Merk- und der geistigen Leistungsfähigkeit.

Somnolenz (starke Bewußtseinstrübung)

Zusätzlich zu den vorgenannten Symptomen kommt es zu *Schläfrigkeit*, aus der der Betroffene allerdings durch äußere Reize *geweckt* werden kann.

Sopor (völlige Reaktionslosigkeit)

Es handelt sich hierbei um einen *schlafähnlichen Zustand*, aus dem der Betroffene auch durch äußere Reize *nicht mehr voll erweckt* werden kann. Nur sehr starke Reize, vor allem *Schmerzreize*, können noch eine Reaktion, beispielsweise eine Abwehrbewegung, auslösen. Spontane Aktionen fehlen jedoch völlig.

Coma (tiefste Bewußtlosigkeit)

Es handelt sich um eine *sehr tiefe Bewußtlosigkeit*, bei der auch auf *stärkere* Schmerzreize hin keine Reaktion mehr erfolgt.

Je nach Ursache unterscheidet man diabetisches Coma (aufgrund von Hyperglykämie), hepatisches Coma (durch mangelhafte Entgiftungsfunktion bei schweren Lebererkrankungen), Coma uraemicum (Folge eines Nierenversagens), Coma cerebrale (aufgrund von Hirnerkrankungen wie Hirninfarkt, Enzephalitis, Hirnblutungen, Vergiftungen), Coma basedowicum (ungünstige Verlaufsform einer Schilddrüsenüberfunktion).

> Bewußtseinsstörungen
> - Benommenheit
> - Somnolenz
> - Sopor
> - Coma

22.7 Lagerungen von Notfallpatienten

Lagerung beim hypovolämischen Schock

Die Lagerungstechnik bei einem hypovolämischen Schock soll den Volumenmangel durch eine sogenannte Autotransfusion ausgleichen. Dazu wird der *Oberkörper tief* und die *Beine* werden *hoch* gelagert. Diese Schocklagerung darf beim kardiogenen Schock, bei bestehender Atemnot und bei Bewußtlosigkeit nicht durchgeführt werden. Im letzteren Fall wird die stabile Seitenlagerung gewählt (Abb. 22-3).

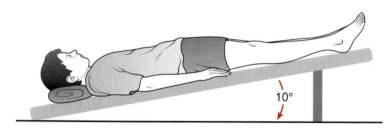

Abb. 22-3 Lagerung beim hypovolämischen Schock

22.7 Lagerungen von Notfallpatienten

Stabile Seitenlagerung

Die stabile Seitenlagerung wird bei Patienten angewendet, die *bewußtlos* sind, spontan atmen und deren *Kreislauffunktion erhalten* ist. Absicht der stabilen Seitenlagerung ist es, *freie Atemwege zu sichern*. Der Kopf wird dabei so gelagert, daß er zum tiefsten Punkt wird, so daß Erbrochenes, Blut und Schleim abfließen kann.

Um einen Bewußtlosen in die stabile Seitenlage zu bringen, wird das rechte Bein aufrecht angewinkelt, der linke Arm auf den Körper gelegt, die rechte Hand unter das Gesäß geschoben. Der Patient wird dann auf die rechte Seite gedreht. Danach wird der rechte Arm hinten angewinkelt, um ein Zurückrollen auf den Rücken auszuschließen. Anschließend wird die linke Hand unter das Kinn geschoben (Abb. 22-4).

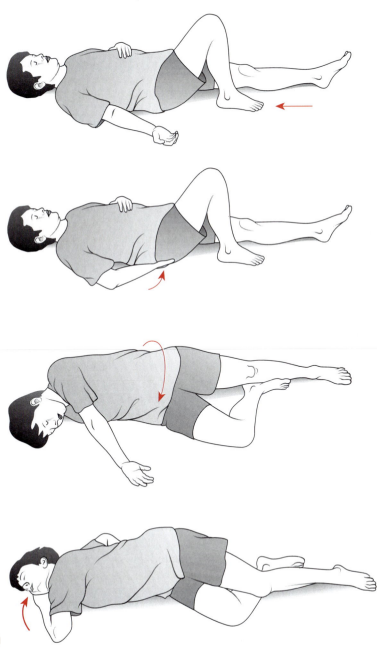

Abb. 22-4 Stabile Seitenlagerung

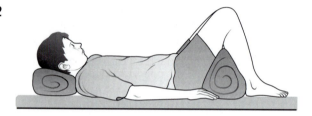

Abb. 22-5 Mögliche Lagerung bei abdominellen Notfällen

Lagerung bei Atemnot

Besteht Atemnot, so wird der *Oberkörper* grundsätzlich *hoch* gelagert. Bei Brustkorbverletzungen muß der Notfallpatient auf die verletzte Thoraxseite gelagert werden, so daß er mit der gesunden Seite atmen kann.

Lagerung bei abdominellen Notfällen

Liegt ein *akutes Abdomen* oder eine *Verletzung* des *Bauchraumes* vor, so wird weitgehend nach *Wunsch* des Betroffenen gelagert. Gegebenenfalls kann eine Knierolle untergeschoben werden und der Oberkörper leicht erhöht werden, um so eine Entspannung der Bauchdecke zu erreichen (Abb. 22-5).

Flachlagerung

Liegt ein Verdacht auf eine *Verletzung* des *Rückenmarks* oder auf einen *Beckenbruch* vor, so wird der Betroffene auf einer festen Unterlage flach gelagert.

22.8 Tod und Todeszeichen

Todeszeitpunkt

Der Tod ist das Ende eines Prozesses, den man als Sterben bezeichnet. Während dieses Vorganges fällt meist erst *ein* lebenswichtiges Organ aus, weitere lebenswichtige Organe versagen kurz danach ebenfalls.

Je nachdem, welches Organ zuerst ausfällt, unterscheidet man *Herztod* (durch Herzstillstand) und *Hirntod* (durch Schlaganfall).

Beim Sterbevorgang kann man den klinischen und den biologischen Tod unterscheiden. Diese Unterscheidung spielt allerdings heute keine große Rolle mehr.

Klinischer und biologischer Tod

Beim *klinischen* Tod ist es zu einem Stillstand des *Herz-Kreislauf-Systems* und der *Atmung* gekommen. Nach Eintreten des klinischen Todes besteht innerhalb der ersten drei bis evtl. sechs Minuten grundsätzlich die Möglichkeit zur Wiederbelebung. Danach kommt es zum unwiderruflichen Absterben von Gehirnzellen.

Unter dem *biologischen* Tod versteht man den *Hirntod*, d.h., den Organtod des Gehirns. Dies führt zum irreversiblen Ausfall aller Hirnfunktionen. Die Kreislauffunktion kann manchmal noch aufrechterhalten sein.

> Äußerliche Kennzeichen des Hirntodes
> - Bewußtlosigkeit
> - erloschene Spontanatmung
> - Fehlen zerebraler Reflexe (Pupillenstarre)
> - Fehlen umweltbezogener Lebensäußerungen
> - hirnelektrische Inaktivität (EEG-Nullinie)

Als *sicheres Zeichen* für den Hirntod gilt der *Ausfall* der *Durchblutung* aller *Hirnarterien*, was als „Kontrastmittelstase" bei einer Angiographie nachweisbar ist. Weitere unabdingbare Kriterien sind eine anhaltende hirnelektrische Inaktivität (*EEG-Nullinie*), Bewußtlosigkeit, erloschene Spontanatmung, das völlige Fehlen der zerebralen Reflexe und umweltbezogener Lebensäußerungen. Bevor allerdings der Hirntod diagnostiziert werden kann, muß eine reversible Störung der Hirnfunktion, wie sie beispielsweise nach einer Vergiftung auftreten kann, ausgeschlossen werden.

Die genaue Feststellung des Zeitpunktes des Hirntodes ist *eine* der notwendigen Voraussetzungen für die Entnahme von Organen zu Transplantationszwecken.

Kreislaufstillstand

Nach einem Kreislaufstillstand kommt es innerhalb von 10–20 Sekunden zum Bewußtseinsverlust, nach 15–30 Sekunden zum Atemstillstand und nach 90–120 Sekunden zur Pupillenstarre.

Todeszeichen

Es müssen *sichere* und *unsichere* Todeszeichen unterschieden werden.

> **Unsichere Todeszeichen**
> - Blässe/Bleiche der Haut
> - Kälte der Haut
> - Atemstillstand
>   bzw. keine erkennbare Atmung
> - Fehlender bzw. nicht wahrnehmbarer Herzschlag und Pulslosigkeit
> - Austrocknung und Trübung der Kornea
> - Areflexie,
>   d.h. das Fehlen sämtlicher Reflexe
>
> **Sichere Todeszeichen (Leichenerscheinungen)**
> - Totenflecken (Leichenflecken, Livores)
> - Totenstarre (Rigor mortis)
> - Fäulnis und Verwesung

Totenflecken (Livores)

Totenflecken bilden sich durch Absinken des Blutes in tiefer gelegene Leichenteile. Es handelt sich um rötlich-zyanotische Flecken, die sich meist nach einer halben bis einer Stunde nach Todeseintritt bilden, manchmal aber schon während der Sterbephase. Innerhalb der ersten zwölf Stunden nach Todeseintritt können Totenflecken konfluieren (zusammenfließen). Anfangs sind sie noch wegdrückbar, später (über 12 Stunden) nicht mehr. Auch können frische Totenflecken beim Umwenden der Leiche noch „wandern", d.h., daß sie sich in den nun tieferliegenden Leichenteilen neu ansammeln.

Totenstarre

Bei der Totenstarre handelt es sich um ein Starrwerden der Muskeln, aufgrund einer Anhäufung von Säuren. Sie beginnt meist vier bis zwölf Stunden nach Todeseintritt am Kopf, schreitet zur Hals- und Nackenmuskulatur weiter und steigt dann im Körper weiter nach unten ab. Nach einem bis sechs Tagen löst sich die Totenstarre in der gleichen Reihenfolge auf und geht in Fäulnis über.

Fäulnis und Verwesung

Bei der *Fäulnis* werden die Eiweiße durch Fäulnisbakterien abgebaut. Dabei entstehen zum Teil übelriechende Gase und Verbindungen (Ptomaine), von denen manche ausgesprochene Giftwirkung besitzen. Ptomaine sind also Leichengifte, die bei Eiweißfäulnis auftreten. Sie haben eine ähnliche Wirkung wie Belladonna-Alkaloide.

Anschließend an die Fäulnis setzt die *Verwesung* ein. Darunter versteht man die Mineralisierung, d.h., den Abbau organischer Verbindungen zu anorganischen unter Mitwirkung von Bakterien und Pilzen.

22.9 Fragen

Beantworten Sie die Fragen möglichst knapp! Die richtigen Antworten finden Sie auf der angegebenen Seite entweder **halbfett** oder *kursiv* gedruckt.

- Was versteht man im medizinischen Sinn unter Schock? (S. 471)
  Welche Schweregrade des Schocks werden unterschieden? (S. 471)
  Geben Sie den Schock-Index an. (S. 471)
  Schildern Sie stichwortartig den Ablauf eines Schocks! (S. 472)
  Geben Sie an, welche Faktoren zur Ausbildung einer Schockniere führen! (S. 472)
  Wodurch kommt es zur Schocklunge? (S. 472)
- Geben Sie wichtige Schockarten an! (S. 472f.)
  Was kann zu einem hypovolämischen Schock führen? (S. 472)
  Geben Sie Leitsymptome des hypovolämischen Schocks an! (S. 473, Kasten)
- Wodurch wird ein kardiogener Schock ausgelöst? (S. 473)
  Zählen Sie Leitsymptome des kardiogenen Schocks auf! (S. 473)
  Nennen Sie wichtige Erste-Hilfe-Maßnahmen! (S. 473)
- Wodurch kann es zum septischen Schock kommen? (S. 473)
- Zählen Sie wichtige Ursachen eines anaphylaktischen Schocks auf! (S. 474)
  Geben Sie an, welche Schweregrade man beim anaphylaktischen Schock unterscheidet und welche Symptome dabei auftreten! (S. 474f.)
- Geben Sie allgemeine Maßnahmen beim Schock an! (S. 475, Kasten)
  Wie gehen Sie bei unmittelbar lebensbedrohlichen Zuständen vor? (S. 475, Kasten)
- Was versteht man unter einer Reanimation? (S. 475)
  Geben Sie die Wiederbelebungszeit des Gehirns an! (S. 475)
  Welche Phasen der Wiederbelebungszeit unterscheidet man? (S. 475)
  Was versteht man unter dem ABC-Schema der Herz-Lungen-Wiederbelebung? (S. 476, Kasten)
- Geben Sie stichwortartig an, wie Sie bei einer Atemspende vorgehen! (S. 476)
  In welchem Zeitabstand wird bei einem Erwachsenen die Atemspende vorgenommen? (S. 476)
- Geben Sie Kennzeichen eines Kreislaufstillstandes an! (S. 477)
  Wo liegt die richtige Stelle für die Durchführung einer Herzmassage? (S. 477)
  Wie tief wird bei einer Herzmassage das Brustbein in Richtung gegen die Wirbelsäule gedrückt? (S. 477)
  Mit welcher Häufigkeit erfolgen die Kompressionen? (S. 477)
  Worauf achtet man bei einer Pupillenprüfung? (S. 478)
- In welchem Verhältnis werden Herzmassage und Atemspende bei der Wiederbelebung durch einen Helfer durchgeführt – wie bei zwei Helfern? (S. 479, Kasten)
  Geben Sie den Gesamtablauf einer Herz-Lungen-Wiederbelebung mit nur einem Helfer an und mit zwei Helfern! (S. 478 und 479, Kasten)
- Was versteht man unter einer Benommenheit, was unter Somnolenz, was unter Sopor und was unter Coma? (S. 480)
- Wie erfolgt die Lagerung bei einem hypovolämischen Schock? (S. 480)
  Für welche Patienten ist eine stabile Seitenlagerung angezeigt, und wozu dient sie? (S. 481)
  Wie wird bei Atemnot gelagert, wie beim akuten Abdomen? (S. 482)
  In welchem Fall ist eine Flachlagerung angezeigt? (S. 482)
- Was versteht man unter dem klinischen Tod, was unter dem biologischen? (S. 482)
  Nennen Sie äußerliche Kennzeichen des Hirntodes! (S. 482, Kasten)
  Was gilt als sicheres Zeichen für den Hirntod? (S. 482)
- Nennen Sie unsichere und sichere Todeszeichen! (S. 483, Kasten)

23 Onkologie

Onkologie ist die Lehre von den Geschwulstkrankheiten. Eine *Geschwulst* wird allgemein als *Tumor* bezeichnet. Unter einem Tumor versteht man eine örtlich umschriebene Zunahme des Gewebevolumens. So sagt der Begriff Tumor allein noch nicht aus, ob es sich um eine gutartige oder um eine bösartige Geschwulst handelt. Da den bösartigen Geschwulstkrankheiten eine überwältigende Bedeutung zukommt, beschäftigt sich die Onkologie im wesentlichen mit den bösartigen Krebserkrankungen.

Den Krebserkrankungen soll hier ein eigenes Kapitel gewidmet werden. Zum einen haben sie heute durch die Häufigkeit ihres Auftretens eine große Bedeutung in der Praxis. Zum anderen stellen sie in der amtsärztlichen Überprüfung einen wichtigen Teil dar, denn hier kommt es bekanntermaßen darauf an, zu zeigen, daß Sie „keine Gefahr für die Volksgesundheit" sind. Das bedeutet auch, daß Sie Zeichen, die auf eine mögliche zugrundeliegende Krebserkrankung hinweisen, sicher erkennen.

23.1 Biologisch-ganzheitliche Betrachtungsweise des Krebsgeschehens

Betrachtet man das Krebsgeschehen von einer ganzheitlich-biologischen Sichtweise aus, stellt man fest, daß es sich beim Krebs um ein multifaktorielles (d.h. durch viele Faktoren hervorgerufenes) Geschehen handelt. Es liegen eine Vielzahl von Funktionsstörungen und Leistungsmängeln des Betroffenen vor wie

– Mängel des körpereigenen Abwehrsystems
– Störungen im Hormonhaushalt
– Störungen im Elektrolyt- und Mineralstoffhaushalt
– Störungen im Vitaminhaushalt
– Störungen in der Wärmeregulation
– Störungen im Säure-Basen-Gleichgewicht
– Störungen in den Entgiftungs- und Ausscheidungsfunktionen
– Störungen der Darmtätigkeit
– Störungen in den Zellatmungsfunktionen

23.2 Schulmedizinische Betrachtungsweise des Krebsgeschehens

23.2.1 Tumoreinteilungen

Wir betrachten nun einige Gesichtspunkte, nach denen sich gutartige und bösartige Tumoren unterscheiden.

Gutartige Tumoren (benigne Tumoren)

Gutartige Tumoren *wachsen langsam* und sind gegen die Umgebung *gut abgegrenzt*. Sie können zwar aufgrund ihrer Größenzunahme das umgebende Gewebe verdrängen, aber sie wachsen *nicht zerstörend* in das *Nachbargewebe* ein. Abgesehen von Verdrängungsprozessen bleiben benigne Tumoren ohne Einfluß auf das Leben des Tumorträgers. Eine Ausnahme hiervon bildet der Gehirntumor. Wegen der begrenzten Platzverhältnisse im Schädel hat hier jeder raumfordernde Prozeß einschneidende Folgen für den Betroffenen. Ein gutartiger Tumor bildet keine Tochtergeschwülste (Metastasen).

Gutartige Tumoren
- Adenom
  gutartiger Tumor aus Drüsengewebe
- Polyp
  gutartiger Tumor aus Schleimhaut
- Fibrom
  gutartiger Tumor aus Bindegewebe
- Lipom
  gutartiger Tumor aus Fettgewebe
- Myom
  gutartiger Tumor aus Muskelgewebe
- Osteom
  gutartiger Tumor aus Knochengewebe

- Chondrom
  gutartiger Tumor aus Knorpelgewebe
- Angiom
  gutartiger Tumor aus Blutgefäßen

Bösartige Tumoren (maligne Tumoren)

Bösartige Tumoren entwickeln sich *schnell* und sind *unscharf begrenzt*. Sie wachsen *zerstörend* in das *Nachbargewebe* ein und können Blut- und Lymphgefäße eröffnen. Sie können Metastasen (Tochtergeschwülste) setzen, die sich weitab vom Primärtumor entwickeln. Aufgrund bösartiger Tumoren kommt es zur schweren gesundheitlichen Beeinträchtigung des Tumorträgers, bis hin zum allgemeinen Kräftezerfall (Kachexie) und Tod.

Bösartige Tumoren
- Karzinome
  gehen vom Epithelgewebe aus
- Sarkome
  gehen vom mesenchymalen Gewebe aus

Semimaligne Tumoren

Die semimalignen Tumoren wachsen lokal invasiv zerstörend, bilden aber keine Metastasen. Es besteht eine große Rezidivneigung. Semimaligne wächst z.B. das Basaliom.

23.2.2 Die Krebszelle

Betrachtet man die Krebszelle, so stellt man fest, daß die Zellkerne im Unterschied zur gesunden Zelle unterschiedlich groß und unterschiedlich geformt sind. Die Zellmembran ist entrundet. Die Farbintensität der Tumorzelle ist stärker als die der gesunden Zelle. Das Zellplasma weist eine größere Vielgestaltigkeit auf als die normale Zelle.

23.2.3 Krebsentstehung

Die Erforschung der Krebsursache stützt sich im wesentlichen auf zwei Ansätze.

Krebsauslösende Stoffe (Kanzerogene)

Bereits im Jahre 1775 stellte Sir PERCIVAL POTT die Hypothese auf, daß die Krebsgeschwülste am Hodensack und in der Nasenhöhle, die man häufig bei Schornsteinfegern in England fand, auf den ständigen und intensiven Kontakt mit Ruß zurückzuführen seien.

Heute kennt man eine große Anzahl kanzerogener Stoffe:
- chemische Stoffe wie bestimmte polyzyklische Kohlenwasserstoffe, die bei der Verbrennung entstehen
- aromatische Amine, Nitrosamine, Asbest, Arsen
- Schimmelpilzgifte (Aflatoxine von der Aspergillus-Pilzgattung)
- physikalische Kanzerogene wie Röntgen-, Radium- und UV-Strahlung
- biologische Kanzerogene wie onkogene Viren (Tumorviren)

Risikofaktoren

Im Jahre 1700 stellte der italienische Arzt BERNARDINO RAMAZZINI fest, daß Brustkrebs bei Nonnen häufiger auftrat als bei Frauen, die ein normales Leben mit Schwangerschaft und Stillzeit führten.

Im Jahre 1949 wurden diese beiden unterschiedlichen Ansätze von POTT und RAMAZZINI in einem Modell vereinigt, das zwei unterschiedliche Stufen der Krebsentstehung vorsieht: die *Auslösung* (Initiation) und die *Förderung* (Promotion). Unter Auslösung versteht man eine kurzfristige und unwiderrufliche Wechselwirkung zwischen den Kanzerogenen und dem Genmaterial von Zellen. Es kommt zu einer geschädigten Molekularstruktur oder Mutation. Das ist aber noch nicht ausreichend, damit ein klinisch erkennbarer Tumor entsteht. Dazu wird ein Promotor benötigt. Dieser kann die umgewandelten Zellen dazu veranlassen, sich stark zu vermehren und einen Tumor auszubilden. Der Promotor muß beständig vorhanden sein, damit er eine nicht mehr umkehrbare Wirkung hervorruft (im Unterschied zum Kanzerogen!).

Leider ist erst ein verschwindend kleiner Teil der auslösenden Faktoren bekannt, aber man hat herausgefunden, daß Viren eine wichtige Rolle spielen. Im Zellkern, aber außerhalb der DNS, hat man sogenannte Episomen (Plasmide) gefunden, eine Virus-Erbsubstanz, die als freier DNS-Ring vorkommt. Diese Episomen können lange Zeit (immer?) stumm bleiben, bis bestimmte Promotoren ein Aktivwerden veranlassen.

Der Zeitraum zwischen auslösendem Ereignis und dem Auftreten des Tumors heißt Latenzzeit. Sie beträgt im allgemeinen ungefähr zehn bis 20 Jahre.

23.2.4 Symptomenzusammenstellung wichtiger Krebsarten

Wegen der großen Bedeutung für die amtsärztliche Überprüfung, aber auch für die Praxis, folgt eine Zusammenstellung der wichtigsten Symptome der häufigsten Krebsarten. Es muß bei jeder Krebsart beachtet werden, daß das *Anfangsstadium* meist *symptomenarm* verläuft. Typische Symptome für das *Spätstadium* sind *Lymphknotenschwellungen, Müdigkeit, Gewichtsabnahme* und *Anämie*. Diese Spätsymptome gelten für alle Krebserkrankungen und sind deshalb in der folgenden Aufstellung nicht mehr extra erwähnt.

> Bei jedem Krebsverdacht ist der Patient an einen *Arzt* zu verweisen!

Anhand dieser Liste sollten Sie sich die Leitsymptome der verschiedenen Krebserkrankungen einprägen, um für die amtsärztliche Prüfung und für die spätere Praxis gerüstet zu sein.

▶ Darmkrebs (s.a. S. 238f.)

- veränderter Stuhlgang (Verstopfung und Durchfälle wechseln sich ab)
- Blutungen aus dem After
- Blutbeimengung im Stuhl (dunkelrot, schwarz, okkult)
- Schleimabgänge
- Abgehen von etwas Stuhl mit den Winden

▶ Magenkrebs (s.a. S. 232)

- Schmerzen in der Magengegend
- Übelkeit, Erbrechen, Appetitlosigkeit
- Widerwillen gegen Fleisch

▶ Speiseröhrenkrebs (s.a. S. 229)

- Schluckbeschwerden
- Schmerzen hinter dem Brustbein
- Erbrechen unverdauter Nahrung
- Mundgeruch

▶ Pankreaskrebs (s.a. S. 290)

- Der Pankreasschwanzkrebs bleibt fast immer symptomlos, solange er noch operabel ist.
- Der Pankreaskopfkrebs kann zum Ikterus und zu unklaren Oberbauchschmerzen, die in den Rücken ausstrahlen, führen.

▶ Leukämie (s.a. S. 194f.)

- Die akute Leukämie befällt meist Kinder. Es kommt zu Fieber, Mundschleimhaut- und Kehlkopfentzündung und zu Petechien (kleinen, punktförmigen Hautblutungen).
- Die chronisch-lymphatische Leukämie zeigt symmetrische Lymphknoten-, Leber- und Milzschwellung.
- Die chronisch-myeloische Leukämie hat Leistungsminderung, Milz- und Leberschwellung, später Fieber, erhöhte Infektneigung und Anämie als Kennzeichen.

▶ Lymphogranulomatose (Morbus Hodgkin, s.a. S. 209)

- schmerzlose Schwellung einzelner Lymphknotengruppen, vor allem im Halsbereich
- „Alkoholschmerz" der befallenen Lymphknoten
- hartnäckiger Juckreiz
- Leber- und Milzschwellung
- Fieber, Nachtschweiß und Infektabwehrschwäche

▶ Kehlkopfkrebs (s.a. S. 371)

- chronische Heiserkeit, d.h. eine Heiserkeit, die länger als vier Wochen dauert
- Atemnot
- Schluckbeschwerden

▶ Lungen- und Bronchialkrebs (s.a. S. 388f.)

- trockener Reizhusten, vor allem nachts
- spärlicher Auswurf, evtl. mit fasriger Blutbeimengung
- Schmerzen hinter dem Sternum oder im Rücken
- im Spätstadium: blutiges oder himbeergeleeartiges Sputum, Heiserkeit

▶ Prostatakrebs (s.a. S. 339)

- Früherkennung ist nur durch rektale Untersuchung möglich, da anfangs keine Symptome auftreten.
- Im fortgeschrittenen Stadium entsprechen die Symptome denen des Prostata-Adenoms: Blasenentleerungsstörungen, evtl. Blutungen. Kreuzschmerzen können ein Hinweis auf Knochenmetastasen sein.

▶ Gebärmutterkrebs (s.a. S. 345)

- Uterusblutungen, vor allem bei Frauen über 40 Jahren, die außerhalb der Regel auftreten
- Blutungen bei Frauen jenseits des Klimakteriums, auch wenn es sich nur um Tropfen handelt
- alle unregelmäßigen Blutungen
- Ausfluß, vor allem wenn er fleischwasserfarben-blutig aussieht
- Kontaktblutungen (Blutungen, die durch den Geschlechtsverkehr ausgelöst werden)

▶ Brustdrüsenkrebs (s.a. S. 348)

- einseitiger Knoten in der Brust, vor allem, wenn er sich derb und höckerig anfühlt. Der Knoten ist häufig mit der Haut verwachsen.
- sezernierende Brustwarzen
- Einziehungen der Brustwarzen oder der Haut
- Orangenhautphänomen
- Unverschieblichkeit über einer Verhärtung
- offene Ulzerationen

▶ Blasen- und Nierenkrebs (s.a. S. 330f.)

- Blut im Urin
- wiederholte, meist schmerzlose, evtl. heftige Blutungen aus der Harnröhre

▶ Tumoren der Gallengänge (s.a. S. 285)

Treten häufig bei Gallensteinträgern auf. Die Beschwerden werden dann auf die Steine geschoben und eine mögliche Krebserkrankung oft zu spät erkannt. Erst bei den tumorverdächtigen Zeichen
- Gelbsucht
- Gewichtsverlust
- Anämie

wird richtig diagnostiziert.

▶ Hirntumor (s.a. S. 427)

- epileptische Anfälle
- Kopfschmerzen
- zunehmende psychische Veränderungen
- neurologische Ausfallerscheinungen wie Seh-, Sprach- und Sensibilitätsstörungen
- Hirnnervenlähmungen
- Stauungspapillen, d.h. bei der Augenhintergrundspiegelung stellt man eine knopfförmige Vorwölbung der Sehnervenpapillen fest, bei gleichzeitigem Verlust ihrer scharfen Begrenzung. Es kommt zu einer pathologischen Veränderung des blinden Flecks.

▶ Hautkrebs (s.a. S. 466f.)

- schnelle Größenzunahme eines Muttermals
- Ausbildung einer höckerigen Oberfläche
- zunehmende Pigmentierung
- Blutungsneigung und Geschwürsbildung
- Auftreten kleiner Satellitenknötchen
- Anschwellen regionaler Lymphknoten
- Juckreiz, Schmerzen oder „ein Arbeiten in der Geschwulst"

23.3 Fragen

Beantworten Sie die Fragen möglichst knapp! Die richtigen Antworten finden Sie auf der angegebenen Seite entweder **halbfett** oder *kursiv* gedruckt.

- Was für allgemeine Funktionsstörungen und Leistungsmängel des Organismus kennen Sie, die man bei Krebskranken überdurchschnittlich häufig findet? (S. 485)
- Was sind Kennzeichen eines gutartigen Tumorwachstums? (S. 485)
- Was sind Kennzeichen eines bösartigen Tumorwachstums? (S. 486)
- Welche krebsauslösenden Stoffe (Karzinogene) kennen Sie? (S. 486)
- Geben Sie typische allgemeine Symptome für das Spätstadium einer Krebserkrankung an! (S. 487)
- Rufen Sie sich die wichtigsten Früh- bzw. Erstsymptome für die einzelnen Krebsarten ins Gedächtnis! (S. 487f.)

24 Allgemeine Infektionslehre

Wie Sie wissen, stellt die Überprüfung der Infektionskrankheiten einen wichtigen Teil der Amtsarztüberprüfung dar. Arbeiten Sie zuerst das vorliegende Kapitel „Allgemeine Infektionslehre" gründlich durch, bevor Sie sich daranmachen, die meldepflichtigen Infektionskrankheiten zu lernen. Sie haben so ein viel besseres Verständnis und solidere Grundkenntnisse, auf welchen Sie weiter aufbauen können. Sie ersparen sich viel Auswendiglernen, und nichts wird so schnell vergessen wie einfach „Gebüffeltes", das man nicht in ein sinnvolles Ganzes einbauen kann.

24.1 Grundbegriffe

Zur Darstellung wichtiger Grundbegriffe der allgemeinen Infektionslehre eignet sich vor allem das Gebiet der Bakteriologie. Es liefert besonders einprägsame und deutliche Beispiele. Deshalb gelten die hier dargestellten Grundbegriffe zunächst für Bakterien und sind nur mit Einschränkungen auf andere Klassen von Mikroorganismen anwendbar.

Infektion

Unter einer *Infektion* versteht man die Tatsache, daß Krankheitserreger (Mikroorganismen) in den menschlichen Körper eindringen und sich hier vermehren. Dadurch kann es zum Ausbruch einer *Infektionskrankheit* kommen. Eine Infektion kann jedoch auch *symptomlos* verlaufen. Man spricht dann auch von einem *inapparenten* Verlauf.

Beziehungen zwischen Mikroorganismus und Mensch

Sowohl der kranke als auch der gesunde Mensch sind von Mikroorganismen besiedelt. Man unterscheidet hierbei in erster Linie Symbionten und Parasiten.

Symbionten

Ein Symbiont lebt mit einem anderen Lebewesen in Symbiose zusammen, d.h., beide Partner leisten sich *gegenseitige Hilfe*, und beide sind auf diese Hilfe angewiesen. Um eine solche Symbiose handelt es sich beispielsweise zwischen dem Menschen und seiner physiologischen *Darmflora*.

Parasiten

Ein Parasit lebt durch Stoffentzug *auf Kosten* eines *anderen Lebewesens* und *schadet* ihm dadurch. Meist wird der Begriff Parasit nur für Protozoen, Würmer und Gliederfüßer benutzt. In einem weiteren Sinn rechnet man jedoch Viren, Bakterien und Pilze dazu.

Saprophyten dagegen sind Mikroorganismen, die von *toter organischer* Substanz leben, hierzu gehören beispielsweise Fäulnisbakterien. Meist besiedeln sie einen Menschen, *ohne* diesem zu *schaden*, allerdings nützen sie auch nicht. Manchmal können sie jedoch schädigen, z.B. als Karieserreger.

Eigenschaften von Mikroorganismen

Pathogenität

Mit Pathogenität bezeichnet man die grundsätzliche *Fähigkeit* von Mikroorganismen, *krankhafte Zustände* herbeizuführen. Damit ist ein Keim bei einem bestimmten Wirt grundsätzlich entweder pathogen oder apathogen. Ist er pathogen, *kann* er Krankheitserscheinungen hervorrufen; ist er apathogen, hat er diese Fähigkeit *nicht*.

Nun gibt es aber noch Mikroorganismen, die *fakultativ* pathogen sind. Man bezeichnet sie auch als *Opportunisten*. Man meint damit, daß diese Keime *nur* bei *bestimmten, infektionsbegünstigenden Faktoren* in der Lage sind, Krankheiten hervorzurufen. Ein infektionsbegünstigender Faktor ist in erster Linie eine Schwächung der körpereigenen Abwehr.

Virulenz

Die Virulenz gibt den *Ausprägungsgrad* der *Pathogenität* bei einem bestimmten Bakterienstamm an. Es handelt sich um eine erworbene, veränderliche Eigenschaft eines Stammes.

Beispiel. Diphtheriebakterien sind grundsätzlich pathogen. Ein bestimmter Stamm (Typ gravis) ist aber außerordentlich virulent. Dieser hoch-virulente Stamm kann schwere, lebensbedrohliche Erkrankungen auslösen.

Eigenschaften von Menschen

Resistenz

Mit Resistenz bezeichnet man die Tatsache, daß eine *bestimmte Erregerart* bei einem Wirt *nicht* die *Fähigkeit* besitzt, *Krankheitserscheinungen* auszulösen. So kann der Erreger der Hundestaupe beim Menschen keine Symptome auslösen. Resistenz ist ein *Artmerkmal* des Infizierten. Sie ist *genetisch bedingt* und besteht deshalb lebenslang.

Beispiel. Das Staupe-Virus kann bei Hunden das Krankheitsbild der Hundestaupe hervorrufen. Der Mensch ist gegen diesen Erreger resistent und deshalb ist keine Übertragung der Erkrankung vom Hund auf den Menschen möglich.

Immunität

Immunität ist ein *Geschütztsein* gegen einen bestimmten *pathogenen Erreger*. Sie basiert auf Abwehreinrichtungen des Körpers. Damit steht die *erworbene* Immunität im Gegensatz zur genetisch bedingten Resistenz.

Eine *spezifische* Immunität wird von einem vorher anfälligen Menschen durch Überstehen einer Infektionskrankheit, durch stille Feiung (s.u.) oder durch Impfung erworben. Im Gegensatz zur Resistenz besteht die Immunität meist nicht lebenslang, sondern kann wieder verlorengehen (zu Immunität s.a. S. 496f.).

Stille Feiung. Mit *stiller Feiung* meint man, daß nach der Infizierung eine *spezifische Immuniät* erworben wird, *ohne daß* es zum Auftreten von *Krankheitserscheinungen* kommt. Es stellt sich eine unterschiedlich lang anhaltende Immunität ein.

Empfänglichkeit

Mit Empfänglichkeit bezeichnet man die Tatsache, daß sich ein Krankheitserreger *grundsätzlich* im Menschen ansiedeln kann. Das heißt aber nicht, daß jede Ansiedlung dieses Erregers zu einem Krankheitsausbruch führen muß.

Anfälligkeit

Die Anfälligkeit dagegen ist an ein *bestimmtes* Individuum gebunden. Sie bezeichnet das besondere Verhältnis eines bestimmten Menschen zu einem bestimmten Krankheitserreger. So kann beispielsweise ein Mensch häufig an Schnupfen erkranken, weil er für Rhinoviren eine besondere Anfälligkeit besitzt. Diese Anfälligkeit unterliegt im Laufe seines Lebens bestimmten Wandlungen: durch Änderung seiner psychischen Verfassung (er hat nicht mehr von allem „die Nase voll"), durch die Art seiner Ernährung, durch Alkohol, Streß und Medikamenteneinnahme.

Arten von Infektionskrankheiten

Bei Infektionskrankheiten kann man Lokalinfektionskrankheiten und zyklische Infektionskrankheiten unterscheiden.

> Infektionskrankheiten
> - Lokalinfektionskrankheiten
> - zyklische Infektionskrankheiten

Lokalinfektionskrankheiten

Lokalinfektionskrankheiten sind meist bakteriell bedingt. Den Erregern dienen *Haut* und *Schleimhaut* als *Eintrittspforten*. Von diesen Eintrittspforten ausgehend, kommt es zu einer kontinuierlichen, *lokalen Ausbreitung* des Entzündungsvorganges.

Ob eine Lokalinfektionskrankheit zum Ausbruch kommt, ist vor allem von der *Menge* und der *Virulenz* des eingedrungenen *Erregers* abhängig. Die Inkubationszeit hängt von der Infektionsdosis und der Geschwindigkeit der Vermehrung des Krankheitserregers ab.

Die *Diagnose* der Erkrankung ist im allgemeinen *einfach* zu stellen, weil es neben *Fieber* zu *Symptomen* seitens des *betroffenen Organs* kommt, beispielsweise zu Durchfall bei Enteritis oder zu Halsschmerzen bei Tonsillitis.

Durch die Entzündungsreaktion versucht der Organismus, die Infektion örtlich zu begrenzen. Trotzdem kann es geschehen, daß sich die Infektion entweder auf die Umgebung ausbreitet und es so beispielsweise zur Bildung von Phlegmonen (Entzündung der Teile unter der Haut) kommt oder daß die Infektion in das Lymphsystem eindringt und so zu einer Lymphangitis oder zu einem Erysipel (Wundrose) führt.

Bei manchen Lokalinfektionskrankheiten kommt es jedoch nicht nur zu örtlich begrenzten Reaktionen, sondern durch *Ektotoxine* (Ausscheidungsgifte, s.u.) der Bakterien auch zu *Fernwirkungen* auf andere Organe.

Beispiel. So kann es bei Diphtherie durch Fernwirkung von Toxinen der Erreger auf das Herz zum Tod durch Herzversagen kommen.

Allerdings kann es auch bei Lokalinfektionskrankheiten als mögliche *Komplikation* zum Eindringen der Erreger in die Blutbahn kommen (Bakteriämie).

Eine echte *Krankheitsimmunität* wird bei Lokalinfektionskrankheiten *nicht* erworben. Aber es kann sich eine Immunität gegen die Ektotoxine der Erreger aufgrund ihrer antigenen Wirkung entwickeln. Diese Immunität gegen die Toxine schützt zwar nicht vor einer Wiedererkrankung, aber vor deren toxischen Folgen. Deshalb verläuft eine Wiedererkrankung mit dem gleichen Erreger im allgemeinen leichter. Dies ist der Grund, warum es nach Durchstehen einer Scharlacherkrankung bei Wiederansteckung mit dem gleichen Erreger nur zu einer Streptokokkenangina und nicht mehr zu dem Vollbild einer Scharlacherkrankung kommt.

Typische Lokalinfektionskrankheiten sind die anaeroben Wundinfektionen Gasbrand/Gasödem und Tetanus, außerdem Milzbrand, Diphtherie, Enteritis infectiosa und Gonorrhö.

Zyklische Infektionskrankheiten

Der Ausbruch einer zyklischen Infektionskrankheit ist weitgehend unabhängig von der Menge und der Virulenz der Erreger; maßgebend ist hier vor allem die *Abwehrlage*.

Zyklische Infektionskrankheiten sind durch einen *dreiphasigen Ablauf* gekennzeichnet: *Inkubationszeit*, *Generalisation* und *Organmanifestation*.

> **Zyklische Infektionskrankheit**
> - Inkubationszeit
> - Generalisation
> - Organmanifestation

– **Inkubationszeit.** Unter Inkubationszeit versteht man die Zeitspanne vom Eindringen der Krankheitserreger bis zum Auftreten von ersten Krankheitssymptomen.
Bei zyklischen Infektionskrankheiten kommt es im allgemeinen an der *Eintrittspforte* der Erreger zu *keinen* Krankheitserscheinungen. Die Erreger dringen in das Blutkreislaufsystem oder in das Lymphsystem ein und vermehren sich meist im *RES/RHS*. Nach Ablauf einer für diese Infektionskrankheit typischen Inkubationszeit gelangt der Erreger erneut ins Blut. Dadurch kommt es zum Generalisationsstadium.

– **Generalisationsstadium.** Die erneute Erregereinschwemmung ins Blut (Bakteriämie, Virämie) führt zu unterschiedlich heftigen Allgemeinreaktionen, wie Fieber mit relativer Bradykardie, Leukopenie und Milzschwellung. Während des Generalisationsstadiums ist es oft schwer, aufgrund der vorliegenden Symptomatik eine richtige Diagnose zu stellen, da typische Organbefunde fehlen. Da sich der Erreger aber im Blut aufhält, gelingt es oft, ihn anhand einer Blutuntersuchung nachzuweisen.

– **Organmanifestation.** Die Erreger befallen ein oder mehrere Organe, zu denen sie eine besondere Affinität haben. Durch den Organbefall kommt es nun zu typischen Krankheitserscheinungen, wie beispielsweise Ikterus bei Virushepatitis.

Aufgrund dieses festgelegten Ablaufes in drei Stadien kommt es bei zyklischen Infektionskrankheiten typischerweise zu einem *zweigipfligen Fieberverlauf* (Dromedarfieberkurve). Hierbei tritt der erste Fiebergipfel während des Generalisationsstadiums auf, der zweite während der Organmanifestation.

Früher meinte man, daß zyklische Infektionskrankheiten zu einer lebenslangen Immunität führen. Heute geht man davon aus, daß zwar eine längerdauernde Immunität besteht, daß diese aber durchaus wieder verlorengehen kann.

Je nach Verlauf (akut, subakut, chronisch) und je nachdem, ob das Generalisations- oder Organstadium besonders in den Vordergrund tritt, kann man die zyklischen Infektionskrankheiten noch weiter unterteilen:

1. **Akute zyklische Infektionskrankheiten.** Hierzu gehören fast alle Viruskrankheiten wie beispielsweise Virushepatitis, Röteln, Masern, Mumps, Windpocken, Pocken, Poliomyelitis und Gelbfieber.
2. **Akute zyklische Infektionskrankheiten,** bei denen das Generalisationsstadium überwiegt.

Hierzu gehören beispielsweise Typhus abdominalis, die Leptospirosen, Tularämie und Fleckfieber.

3. **Akute zyklische Infektionskrankheiten,** bei denen das Organstadium überwiegt.
   Bei dieser Gruppe von Erkrankungen beträgt das Generalisationsstadium oft nur wenige Stunden und kann deshalb nur aufgrund einer sorgfältigen Anamnese festgestellt werden; beispielsweise bei der durch Meningokokken hervorgerufene Meningitis.
4. **Subakute rezidivierende zyklische Infektionskrankheiten.** Hierzu werden Malaria, Rückfallfieber und die Bruzellosen gerechnet.
5. **Chronische zyklische Infektionskrankheiten.** Hier kann sich das Stadium der Organmanifestation über Jahre ausdehnen, gelegentlich kann es zur erneuten Generalisation kommen. Hierzu gehören Syphilis, Tuberkulose und Lepra.

Anthroponosen – Zoonose

Anthroponosen

Es handelt sich um Erkrankungen, die *nur* beim *Menschen* auftreten können.

Zoonose

Unter einer Zoonose versteht man eine Infektionskrankheit, die sowohl bei *Wirbeltieren* als auch bei *Menschen* vorkommt. Sie kann vom Tier auf den Menschen und/oder vom Menschen auf das Tier übertragen werden.

Zu den Zoonosen gehören die Bruzellosen, die Leptospirosen, Enteritis infectiosa, Milzbrand, Ornithose, Q-Fieber, Tollwut, Pest und Toxoplasmose.

Bei den Zoonosen unterscheidet man noch Anthropozoonosen und Zooanthroponosen.
– **Anthropozoonose.** Es handelt sich um eine Infektionskrankheit, die *vom Menschen* auf das *Tier* übertragen werden kann.
– **Zooanthroponose.** Es handelt sich um eine Infektionskrankheit, die *vom Tier* auf den *Menschen* übertragen werden kann.

Sepsis – Bakteriämie – Pyämie

Sowohl bei der Sepsis als auch bei der Pyämie hat sich innerhalb des Körpers ein Herd (Lokalinfektion) gebildet, von welchem Krankheitserreger in das Blutkreislaufsystem gelangen. Ein solcher Herd kann an den unterschiedlichsten Körperstellen sitzen, beispielsweise an den Tonsillen,

Tabelle 24-1 Einteilung der Infektionskrankheiten

	Lokalinfektionskrankheit	Zyklische Infektionskrankheit (Inkubationszeit, Generalisation, Organmanifestation)
Erreger	meist Bakterien	Viren, Bakterien, Protozoen
Krankheitserscheinungen an Eintrittspforte	ja (Haut und Schleimhaut)	nein
Ausbreitung der Erreger	lokal (Fernwirkung der Toxine auf andere Organe möglich)	über Blut und Lymphe (Vermehrung meist im RES/RHS)
Ausbruch der Erkrankung hängt ab	vor allem von der Menge und Virulenz der Erreger	vor allem von der Abwehrlage
Blutbild	meist Leukozytose	meist Leukopenie
Diagnosestellung	leicht, da es zu Symptomen seitens des betroffenen Organs kommt	Während des Generalisationsstadiums keine typischen Symptome, sondern erst im Organstadium organtypische Symptome. Zweigipfeliger Fieberverlauf, relative Bradykardie, Milzschwellung
Immunität	Keine. Evtl. Immunität gegen Toxine der Erreger (bei Wiedererkrankung kein Scharlach mehr, sondern nur noch Streptokokkenangina)	langandauernde, manchmal lebenslange Immunität

24.1 Grundbegriffe

in den Nasennebenhöhlen, im Mittelohr, unter einem toten Zahn, aber auch im Darm, im Knochenmark oder in den Eileitern.

Sepsis („Blutvergiftung")
Eine Sepsis ist dadurch gekennzeichnet, daß fortwährend oder zeitweise *reichlich Erreger* mit ihren Toxinen, von einem *Herd* ausgehend, in das *Blutkreislaufsystem eindringen*. Häufig kommt es durch Absiedelungen an weiteren Organen zur Bildung neuer Herde.

> **Sepsis** („Blutvergiftung")
> Von einem *Herd* ausgehend, gelangen *reichlich Erreger* in das *Blutkreislaufsystem*.

Charakteristische Symptome einer Sepsis sind Schüttelfrost mit nachfolgendem hohem Fieberanstieg. Bei Kleinkindern kann es zu Fieberkrämpfen kommen. Es kann sich ein septischer Schock entwickeln.

Der Zeitpunkt des Schüttelfrostes, kurz vor Erreichen des Fiebergipfels, eignet sich besonders gut, um den Erreger im Blut nachzuweisen. Deshalb ist dies der optimale Zeitpunkt für eine Blutentnahme.

Grundsätzlich können Bakterien, evtl. aber auch Pilze, Protozoen und Würmer (z.B. Trichinen) eine Sepsis auslösen.

Bakteriämie
Bei einer Bakteriämie handelt es sich um ein vorübergehendes, mehr oder weniger einmaliges Auftreten von Bakterien im Blut. Die Anzahl der ins Blut gelangten Bakterien ist hier kleiner als bei einer Sepsis. Eine Bakteriämie setzt keine Lokalinfektion und keinen Herd voraus. Zur Bakteriämie kommt es beispielsweise im Generalisationsstadium von zyklischen Infektionskrankheiten.

Pyämie
Eine Pyämie ist dadurch gekennzeichnet, daß zahlreiche *Eitererreger*, von einer (oder mehreren) *Lokalinfektion* ausgehend, ins *Blutkreislaufsystem* gelangt sind und sich an *anderen Organen* absiedeln. Aufgrund dieser Absiedelung kommt es an verschiedenen Stellen zu Eiterungen, zu sogenannten eitrigen *Metastasen* (Abszessen).

Grundsätzlich gilt, daß der Erreger einer zyklischen Infektionskrankheit keine Lokalinfektion auslösen kann, solange der Wirtsorganismus für den Erreger anfällig ist. Wurde jedoch die Krankheit durchlaufen, kann sich *danach* eine Lokalinfektion einstellen. Von dieser aus kann es dann zur Sepsis, zur Bakteriämie oder zur Pyämie kommen.

Beispiel. Nach Kontakt mit dem Typhuserreger Salmonella typhi kommt es zum Ablauf der akuten zyklischen Infektionskrankheit Typhus abdominalis. Nach Durchstehen dieser Erkrankung kann es in der Gallenblase oder in den Gallenwegen zu einer Lokalinfektion mit dem Typhuserreger kommen. Von dieser Lokalinfektion ausgehend, kann es zur Typhussepsis kommen.

Superinfektion – Sekundärinfektion – Reinfektion

Superinfektion

Es liegt bereits eine Infektion mit einem bestimmten Erreger vor. Nun erfolgt eine *erneute Infektion* mit dem *gleichen Erreger*.

Sekundärinfektion

Zu einer bereits bestehenden Infektion kommt ein *zweiter Erreger* hinzu.

Sekundärinfektionen kommen typischerweise bei Infektionen der Atemwege vor. Hier wird die Erkrankung im allgemeinen durch Viren ausgelöst. Diese Viren verändern die Schleimhäute des Atemtraktes so, daß sich nun zusätzlich Bakterien ansiedeln können.

Reinfektion

Nach *Ausheilung* einer *Erkrankung* erfolgt eine *erneute* Ansteckung mit dem *gleichen* Erreger.

Angenommen, jemand hat eine Infektion mit dem Tuberkuloseerreger durchgemacht. Nach Ausheilung der Krankheit (auch nach einem inapparenten Verlauf) kommt es später zu einer nochmaligen Ansteckung mit dem Tuberkuloseerreger. Durch diese Reinfektion wird nun ein Krankheitsausbruch wahrscheinlicher. Einerseits muß nämlich die Abwehr den eingedrungenen Erreger bekämpfen, und andererseits versuchen die Erreger im tuberkulösen Primärherd die Gelegenheit zu nutzen, um den Abwehrring zu durchbrechen. Diese doppelte Anforderung überfordert evtl. die Abwehr, so daß es zum Krankheitsausbruch kommen kann.

Epidemie – Endemie – Pandemie

Diese Begriffe beschreiben das geographische und zeitliche Auftreten einer Infektionskrankheit.

Epidemie

Es handelt sich um ein *gehäuftes Auftreten* einer Infektionskrankheit in einem *bestimmten Gebiet* zu einer *bestimmten Zeit*.

So kommt es oft in Gegenden, in denen beispielsweise ein großes Erdbeben oder eine andere Katastrophe aufgetreten ist, infolge der mangelnden hygienischen Verhältnisse zum epidemischen Auftreten von Cholera oder Typhus abdominalis.

Endemie

Bei der Endemie kommt es zur *Dauerverseuchung* eines *bestimmten Gebietes*.

So tritt Malaria endemisch in bestimmten sumpfigen Gebieten der Tropen auf.

Pandemie

Bei der Pandemie handelt es sich um die *Ausbreitung* einer Infektionskrankheit über *Länder* und *Kontinente*.

Ein gutes Beispiel hierfür ist die große Influenza-Pandemie von 1918, an der weltweit viele Millionen Menschen erkrankten.

Morbidität – Mortalität – Letalität

Morbidität (Krankheitshäufigkeit)

Die Morbidität gibt an, wieviel Prozent einer bestimmten Population (Bevölkerungsgruppe) innerhalb eines Jahres an einer *bestimmten Krankheit leiden*.

Die Angabe, die Krankheit hat eine Morbidität von 2% bedeutet demnach, daß von 100 Personen einer bestimmten Bevölkerungsgruppe zwei an dieser Krankheit leiden.

Mortalität (Sterblichkeit, Sterbeziffer)

Die Mortalität nennt die *Anzahl* der *Todesfälle* in einem bestimmten Zeitraum an einer bestimmten Erkrankung, bezogen auf die *Gesamtbevölkerung* oder auf bestimmte Bevölkerungsteile.

Die Angabe, die Erkrankung hat in Deutschland eine Mortalität von 1% bedeutet, daß bei uns eine Person von 100 an dieser Krankheit stirbt.

Letalität (Tödlichkeit)

Die Letalität gibt die *Tödlichkeit* einer bestimmten Erkrankung an. Es handelt sich dabei um ein Maß, das angibt, wieviel Prozent einer bestimmten Population von Erkrankten an dieser Krankheit sterben.

Es gibt Gebiete, in denen die Letalität des Gelbfiebers bei 10% liegt, d.h., von 100 Personen, die dort an Gelbfieber erkrankt sind, sterben zehn. In anderen Gebieten kann die Letalität des Gelbfiebers 80% betragen, also sterben hier von 100 Personen, die an Gelbfieber erkrankt sind, 80.

Immunität

Unter Immunität versteht man das *Geschütztsein* eines Organismus gegen einen bestimmten *Erreger* bzw. gegen dessen *Toxin*. Unter Immunisierung versteht man den Vorgang, der zur Immunität führt.

Es sind die folgenden Begriffe voneinander abzugrenzen: unspezifische und spezifische Immunität, angeborene und erworbene Immunität, natürliche und künstliche Immunität.

Unspezifische Immunität

Die unspezifische Immunität kommt durch eine Reihe verschiedener Schutzmechanismen zustande: durch den *Säureschutzmantel* der *Haut*, durch *antibakterielle Enzyme* in Mund, Magen und Darm, durch Freßzellen (Phagozyten), durch das *Komplement* (s. S. 512), durch *Schleim* und *Flimmerhärchen*.

Versuchen Mikroorganismen in den Körper einzudringen, so stoßen sie zuerst auf dieses unspezifische Abwehrsystem und können hiervon in den meisten Fällen abgehalten oder unschädlich gemacht werden. Das unspezifische Abwehrsystem besteht angeborenermaßen.

Spezifische Immunität

Bei der spezifischen Immunität liegt ein Schutz gegen einen *bestimmten Erregertyp* vor. Hier spielen *Antikörper* eine entscheidende Rolle, die vor allem von den Plasmazellen produziert werden. Jeder Antikörper kann nur auf ein ganz bestimmtes Antigen reagieren. Antigen und Antikörper müssen zusammenpassen wie ein Schlüssel zum Schloß. Deshalb besteht die Immunität nur gegen dieses passende Antigen.

Neben den Plasmazellen spielen bei der spezifischen Immunität noch die T-Lymphozyten eine Rolle, und zwar die T-Helferzellen, die T-Suppressorzellen und die zytotoxischen T-Lymphozyten. Die spezifische Immunität wird im Laufe des Lebens durch die Auseinandersetzung des

Abwehrsystems mit einem bestimmten Erreger erworben. Sie tritt jedoch auch beim Säugling für eine bestimmte Zeit nach der Geburt durch mütterliche Antikörper auf (Leihimmunität) und nach einer Impfung.

> Immunität
> - unspezifische Immunität
>   → angeborenermaßen
> - spezifische Immunität
>   → erworbenermaßen

Angeborene Immunität
Hierunter fallen die Faktoren, die schon bei der unspezifischen Immunität aufgezählt wurden, zum anderen gehört hierzu auch die bereits vorstehend erwähnte Immunität des Säuglings durch die Antikörper der Mutter.

Erworbene Immunität
Eine erworbene Immunität kann sich durch *Überstehen* einer *Infektionskrankheit* einstellen. Ist man z.B. einmal an Masern erkrankt, erlangt man eine lebenslange Immunität. Immunität kann aber auch durch *stille Feiung* oder aufgrund einer *aktiven Impfung* erworben werden.

Natürliche Immunität
Sie kann angeborenermaßen bestehen. Sie kann sich aber auch nach Durchstehen einer bestimmten Infektionskrankheit oder durch stille Feiung einstellen. Beim Säugling kann sie durch mütterliche Antikörper vorhanden sein.

Künstliche Immunität
Der Körper bildet die Immunität aufgrund einer Impfung aus.

Schutzimpfung
Bei einer Schutzimpfung wird eine *künstliche Immunität* zur individuellen, aber auch zur kollektiven Vorbeugung gegen *bestimmte Infektionskrankheiten* erzeugt.

Aktive und passive Impfung

Aktive Impfung (aktive Immunisierung)
Bei einer aktiven Impfung (aktiven Immunisierung) wird eine kleine Menge *abgetöteter* oder *virulenzabgeschwächter* Erreger verabreicht, mit dem Ziel, daß der Organismus *selbst* gegen diesen Erreger Antikörper ausbildet und sich so eine *langandauernde Immunität* gegen die betreffende Krankheit ausbildet.

Passive Impfung (passive Immunisierung)
Hat sich jemand bereits mit einem bestimmten Erreger infiziert, beispielsweise mit dem Tollwutvirus, so können ihm nun die *spezifischen Antikörper* (Immunglobuline) fix und fertig gespritzt werden. In diesem Fall muß der Organismus also selbst *keine* Antikörper produzieren.

Der Nachteil dieser passiven Immunisierung ist, abgesehen von den hohen Kosten, daß die Schutzwirkung im allgemeinen nur ein bis drei Monate anhält. Bei den verabreichten Antikörpern handelt es sich für den Organismus um ein Fremdeiweiß, weshalb er dieses abbaut.

Impfstoffe (Vakzine) zur aktiven Immunisierung
Wichtige Möglichkeiten der aktiven Immunisierung sind:

Parenterale Anwendung von Toxoiden
Dabei handelt es sich um entgiftete Toxine, die die Fähigkeit haben, Immunität gegen eine bestimmte Krankheit hervorzurufen. Toxoidimpfstoffe gibt es gegen Diphtherie und Tetanus.

Parenterale Injektion von Mikroorganismen oder aus Teilen von Mikroorganismen
Hierbei unterscheidet man bei den Vakzinen Tot- und Lebendimpfstoffe.

a) **Totimpfstoffe**
Sie bestehen aus *abgetöteten Erregern*. Sie sind *weniger* immunogen (Immunität bewirkend) als Lebendimpfstoffe. Deshalb sind *mehrere* Impfungen erforderlich, um eine ausreichende Immunität zu erreichen. Totimpfstoffe gibt es beispielsweise gegen Keuchhusten, Tollwut, Influenza und Hepatitis B.

b) **Lebendimpfstoffe**
Sie bestehen aus *vermehrungsfähigen, virulenzabgeschwächten Erregern*. Im allgemeinen genügt hier *einmaliges* Impfen, um eine langandauernde Immunität zu erreichen. Lebendimpfstoffe gibt es beispielsweise gegen Masern, Mumps, Röteln, Poliomyelitis (oral), Gelbfieber und Typhus.

Lebendimpfstoffe sollen bei Abwehrgeschwächten, Schwangeren und bei Personen, die an einem fieberhaften Infekt erkrankt sind, *nicht* angewendet werden.

Impfreaktion und Impfschaden

Impfreaktion

Die bekanntesten Impfreaktionen sind *allergische Reaktionen*, *Fieber*, *Enzephalitis* (Masern!) und *abgeschwächte* Erscheinungen der jeweiligen Erkrankung, gegen die geimpft wurde.

Impfschaden

Unter einem Impfschaden versteht man einen *über die übliche Impfreaktion hinausgehenden Gesundheitsschaden*. Für einen Impfschaden besteht *Meldepflicht*. Handelte es sich bei der Impfung mit Impfschaden um eine gesetzlich vorgeschriebene oder um eine von einer Gesundheitsbehörde öffentlich empfohlene Schutzimpfung, so besteht Entschädigungspflicht.

> Ein Impfschaden ist ein *über* die übliche *Impfreaktion hinausgehender* Gesundheitsschaden, für den *Meldepflicht* besteht.

24.1.1 Methoden der Bekämpfung von Krankheitserregern

Als IGNAZ SEMMELWEIS (1818–1865), ein ungarischer Gynäkologe, die infizierten Hände von Hebammen und Ärzten als Ursache des Kindbettfiebers (Puerperalsepsis) ausmachte, startete die Medizin, nach anfänglichen heftigen Abwehrkämpfen, einen entschlossenen Kampf gegen Krankheitserreger.

Heute unterscheidet man bei diesen Bekämpfungsmaßnahmen vor allem die beiden folgenden wichtigen Verfahren Sterilisation und Desinfektion.

Sterilisation

Bei der Sterilisation wird ein Gegenstand von *vermehrungsfähigen pathogenen* und *apathogenen* Keimen befreit. Das bedeutet, daß *alle* Mikroorganismen vernichtet werden und nicht nur die krankmachenden.

Die Sterilisation kann in der Praxis auf zwei Arten erfolgen, nämlich entweder im *Heißluftsterilisator* oder im *Autoklaven*. Die Durchführungsarten sind in den „Richtlinien für Krankenhaushygiene und Infektionsprävention" festgelegt. Nähere Ausführungen hierzu finden Sie im Kapitel Gesetzeskunde auf Seite 20. Beachten Sie vor allem die vorgeschriebenen Einwirkungszeiten und Temperaturen der jeweiligen Verfahren.

Desinfektion *(Entseuchung)*

Bei der Desinfektion kommt es zur *gezielten Abtötung, Reduzierung beziehungsweise irreversiblen Inaktivierung bestimmter Krankheitserreger*. Sie dient dazu, ein Material in einen *nichtinfektiösen* Zustand zu versetzen. Die Desinfektion kann sowohl an unbelebten Dingen als auch auf der Haut durchgeführt werden. Grundsätzlich wird die Desinfektion als Ersatzverfahren für die Fälle angesehen, in denen keine Sterilisation durchgeführt werden kann.

Zur Desinfektion werden meist *chemische Mittel* verwendet. Aber es sind auch physikalische Methoden wie Bestrahlung, Austrocknung, Hitze und Kälte möglich.

Das Bundesgesundheitsamt (BGA) und die Deutsche Gesellschaft für Hygiene und Mikrobiologie (DGHM) geben Listen über die verfügbaren und geeigneten Desinfektionsmittel heraus mit Hinweisen zu Wirkungsspektrum, Anwendung und Dosierung. In der Liste der DGHM findet man viele Hinweise zu Problemen der hygienischen und chirurgischen Händedesinfektion und der Flächen- und Instrumentendesinfektion. Die Liste des BGA findet Anwendung beim durch das Bundesseuchengesetz geregelten „Seuchenfall".

24.1.2 Körpertemperatur, Hyperthermie und Fieber

Die Wärmeregulation (Thermoregulation) des Körpers erfolgt im *Hypothalamus* (s. S. 402). Dieser gibt die Höhe der Körpertemperatur durch eine bestimmte Sollwerteinstellung an, vergleichbar mit der Einstellung einer bestimmten Temperatur eines Heizungsthermostaten. Thermorezeptoren, die in der Haut (z.B. Ruffini-Körperchen, Krause-Endkolben), im Rückenmark und im Hypothalamus sitzen, geben Meldungen an das Temperaturzentrum, wo diese Werte mit dem eingestellten Sollwert verglichen werden. Bei Abweichungen vom Sollwert leitet der Hypothalamus bestimmte Gegenregulationsmechanismen ein. Liegt beispielsweise der gemeldete Wert unter dem eingestellten Sollwert, so kommt es zum Zusammenziehen der Hautgefäße und zum Stoppen der Schweißproduktion.

Körpertemperatur

Bei der Körpertemperatur werden die *Kern-* und die *Schalentemperatur* unterschieden. Bei der *Kerntemperatur* handelt es sich um die Temperatur, die im *Inneren* des Rumpfes und des Kopfes herrscht. Die *Schalentemperatur* gehört zur *Haut* und zu den *Extremitäten*. Die Grenze zwischen dem Kern und der Schale verläuft fließend.

Liegt die Kerntemperatur bei 37 °C, so weist die Schalentemperatur von Händen und Füßen im Durchschnitt nur 28 °C auf. Je nach Außentemperatur und Konstitution unterliegt dieses Temperaturgefälle jedoch erheblichen Schwankungen.

Die Kerntemperatur kann durch eine *Änderung* der *Hautdurchblutung* wesentlich beeinflußt werden. Bei Kälte wird die Hautdurchblutung eingeschränkt, um den Wärmeverlust über das Blut möglichst gering zu halten. Es kommt schon äußerlich sichtbar zu Hautblässe. Bei Wärme dagegen werden die Hautgefäße erweitert, damit vermehrt Wärme über das Blut abgegeben werden kann. Durch die vermehrte Hautdurchblutung sieht die Haut rot aus.

Eine weitere Thermoregulation ist über die *Schweißproduktion* und die *Muskelaktivität* möglich. Durch Bewegungen der Muskulatur – und damit auch beim Muskelzittern – entsteht vermehrt Wärme.

Diese Kälte- oder Wärmeregulationsmaßnahmen werden über den Hypothalamus so schnell ausgelöst, daß es normalerweise zu keiner Änderung der Kerntemperatur kommt.

Die Körpertemperatur unterliegt Tagesschwankungen von ungefähr ± 0,5 °C. Die tiefste Temperatur tritt morgens, ungefähr um 3.00 Uhr, auf. Der Tageshöchstwert wird um 18.00 Uhr gemessen. Bei Frauen hängt die Körpertemperatur auch vom Menstruationszyklus ab. Nach dem Eisprung steigt die morgendliche Körpertemperatur bis zum Eintritt der Monatsblutung um 0,3–0,5 °C an.

Hyperthermie (Überwärmung)

Bei einer Hyperthermie bleibt die Sollwerteinstellung durch den Hypothalamus unverändert. Es kommt aber zu einer *Überwärmung* des Körpers durch eine *unzureichende Wärmeabgabe* oder durch eine *vermehrte Wärmezufuhr* von außen, beispielsweise durch intensive Sonnenbestrahlung.

Die Hyperthermie wird therapeutisch als sogenannte Überwärmungstherapie bei der Behandlung von bösartigen Tumoren eingesetzt. Dabei erfolgt entweder eine Erwärmung des ganzen Körpers oder von größeren Körperabschnitten. Manchmal wird auch nur ein lokal begrenztes Gebiet mittels einer Wassermatte erwärmt, oder es wird eine Erwärmung des Blutes außerhalb des Körpers vorgenommen. Ziel dieser therapeutischen Maßnahmen ist es, die wärmeempfindlichen Tumorzellen zu schädigen.

Fieber

Bei Fieber kommt es zu einer *Erhöhung* der *Körpertemperatur* aufgrund der *Heraufsetzung* des *Sollwertes* durch das Temperaturregulationszentrum im Hypothalamus. Diese Heraufsetzung wird meist durch *Pyrogene* (s.u.) verursacht. Fieber kann aber auch bei Anspannung (Lampenfieber), durch körperliche Arbeit oder durch Hirnprozesse (zentrales Fieber, beispielsweise bei Hirntumor, Hirndrucksteigerung oder Ventrikelblutung) ausgelöst werden. Ebenso kann Fieber durch eine Injektion von körperfremdem Eiweiß, das bakteriell verunreinigt ist, oder von körperverfremdetem Eiweiß (Eigenblutbehandlung) hervorgerufen werden.

Pyrogene

Pyrogene sind *fiebererzeugende Stoffe*. Sie können schon in kleinsten Mengen im *Hypothalamus* eine Sollwertverstellung veranlassen. Man unterscheidet *exogene* Pyrogene, die von *Bakterien* (vor allem von gramnegativen) oder *Viren* stammen und *endogene* Pyrogene, die von *körpereigenen* Makrophagen, Nekrosen oder Tumorzellen herrühren. So kann es bei der Resorption von nekrotischem Gewebe, von Ergüssen und von Blutungen durch pyrogene Eiweißzerfallsprodukte zum *Resorptionsfieber* kommen. Dabei kommt es zu zwei bis fünf Tage lang anhaltendem Fieber, das 38,5 °C nicht übersteigt.

Veranlassen Pyrogene eine Heraufsetzung der Körpertemperatur, so wird zunächst die momentane Umgebungstemperatur als zu niedrig empfunden; man friert. Nun kommt es zu einer Herabsetzung der Hautdurchblutung und zu einer gesteigerten Muskelaktivität mit Zähneklappern und Muskelzittern. Soll die Temperatur sehr stark heraufgesetzt werden, kommt es sogar zum Schüttelfrost. Das Kältegefühl bleibt so lange bestehen, bis der geforderte Sollwert erreicht ist.

Umgekehrt verweist Schwitzen darauf, daß der Sollwert herabgesetzt wurde. Der Betroffene versucht, Wärme abzugeben, beispielsweise indem er sich aufdeckt.

Sinn und Gefahr des Fiebers

Fieber stellt auf der einen Seite eine *Abwehrreaktion* des Körpers gegen die krankmachende Ursache dar. Es *stimuliert* die *Leukozyten* zu einer erhöhten Tätigkeit und setzt die Ausschüttung von *Interferon* herauf.

Auf der anderen Seite ist das Fieber eine *Belastung* für *Herz* und *Kreislauf*. Temperaturen um 43 °C sind *tödlich*. Aber auch schon bei anhaltendem Fieber von 41 °C kann es, vor allem bei Säuglingen und Kindern wegen der Labiliät des Wasser- und Elektrolythaushaltes, zum Hirnödem oder zum Kreislaufschock kommen.

Fieberkrämpfe

Bei Kleinkindern (vor allem zwischen dem *6. Lebensmonat* und dem *5. Lebensjahr*) können – manchmal auch schon bei geringer Erhöhung der Körpertemperatur – Fieberkrämpfe auftreten. Dabei kommt es zunächst zu einer ungefähr 30 Sekunden andauernden Muskelstarre. Danach treten einige Minuten lang Krampfanfälle mit Bewußtseinsverlust auf, wobei es manchmal auch zum Zungenbiß und zum Einnässen kommen kann. Bei einigen der betroffenen Kinder entwickelt sich später ein Anfallsleiden (Epilepsie).

Schüttelfrost

Beim Schüttelfrost kommt es zu einem *äußerst starken Kältegefühl*, zu *grobschlägigem Zittern* des ganzen Körpers und zum *Zähneklappern*. Nachfolgend entwickelt sich ein *Hitzegefühl*, das zum *Schweißausbruch* führt. Die Temperatur steigt schnell auf über 39 °C.

Ein auftretender Schüttelfrost ist meist ein Zeichen dafür, daß *Krankheitserreger* in die *Blutbahn* gelangt sind. Deshalb eignet sich dieses Krankheitsstadium besonders gut zur Abnahme von Venenblut zum Erregernachweis.

Ein typisches Beispiel für das Auftreten von Schüttelforst ist Malaria. Hier kommt es in bestimmten Abständen (z.B. alle drei oder vier Tage) zu Schüttelfrost mit nachfolgendem hohen Fieber.

Fieberabfall

Beim Fieberabfall unterscheidet man den *lytischen* und den *kritischen Fieberabfall*. Beim lytischen Fieberabfall erfolgt die Entfieberung allmählich und langsam im Verlauf von Tagen. Bei der kritischen Entfieberung kommt es innerhalb von Stunden zum Fieberabfall. Es besteht die *Gefahr* eines *Herz-Kreislauf-Versagens*.

Normale Körpertemperatur

Bei der Ermittlung der normalen Körpertemperatur muß die Meßstelle mitberücksichtigt werden. So darf die axillar gemessene Temperatur bis 36,8 °C betragen. Meist liegt sie jedoch bei 36,5 °C. Die normale sublinguale, also unter der Zunge gemessene Temperatur, beträgt bis 37,0 °C (meist 36,7 °C). Die normale rektale Temperatur beträgt bis 37,3 °C (meist 37,0 °C).

Fieberarten
- subfebrile Temperatur: bis 38 °C
- mäßiges Fieber: bis 38,5 °C
- hohes Fieber: über 39 °C

Typische Fieberkurven (Abb. 24-1)

Intermittierendes Fieber

Es kommt zu *stundenweisen Fieberanfällen*. Im Laufe eines Tages treten *unterschiedlich hohe Temperaturen* auf, zwischen denen auch *fieberfreie Intervalle* liegen, wobei die Werte zeitweise sogar unterhalb des Normalwertes sinken können. Das intermittierende Fieber weist auf eine schubweise Erregereinschwemmung in das Blut hin, wie dies beispielsweise bei Malaria geschieht.

Remittierendes Fieber

Das Fieber zeigt *Tagesschwankungen* von *1–1,5* °C. Es tritt bei Lokalinfektionskrankheiten auf, beispielsweise bei Harnweginfekten oder bei Sinusitis.

Kontinuierliches Fieber

Es besteht ein Fieber von ziemlich *gleichbleibender Höhe*, meist um 39 °C. Die Tagesschwankungen liegen unter 1 °C. Diese Fieberform tritt beispielsweise bei Typhus, Fleckfieber und bei Ornithose mit typhusartigem Verlauf auf.

24.1 Grundbegriffe

Septisches Fieber

Es beginnt meist plötzlich mit *Schüttelfrost* und *nachfolgend hohem* Fieber. Es tritt auf, wenn infektiöse oder toxische Stoffe in die Blutbahn eindringen. Es kann danach in ein intermittierendes, ein remittierendes oder in ein kontinuierliches Fieber übergehen.

Undulierendes Fieber

Beim undulierenden Fieber verläuft die Fieberkurve insgesamt *wellenförmig* (undulierend). Typisch ist das undulierende Fieber bei Bruzellose. Es kommt auch noch bei der Lymphogranulomatosis maligna (M. Hodgkin) vor. Hier kommt es über längere Zeit, und zwar über Wochen bis Monate (bei chronischem Verlauf aber auch über Jahre), immer wieder zu Temperaturerhöhungen. Dabei steigt das Fieber langsam über Tage an, um dann über einen Zeitraum von mehreren Tagen wieder abzufallen. Dann folgt eine fieberfreie Periode. Die Wiederholung der Wellen zeigt typischerweise einen etwas niedrigeren Temperaturanstieg, und der Fieberverlauf wird jeweils kürzer.

24.1.3 Übertragungswege von Krankheitserregern

Das Bundesseuchengesetz definiert den Begriff „übertragbare Krankheiten" im § 1 folgendermaßen:

„Übertragbare Krankheiten in Sinne dieses Gesetzes sind durch Krankheitserreger verursachte Krankheiten, die unmittelbar oder mittelbar auf den Menschen übertragen werden können."

Ansteckende Krankheiten können *direkt* von Mensch zu Mensch übertragen werden. So können beispielsweise Masern durch Tröpfcheninfektion von einem daran erkrankten Kind auf ein anderes Kind übertragen werden. Dagegen können Malariakranke andere Menschen, beispielsweise ihre Pflegeperson, nicht direkt anstecken. In diesem Fall ist eine Krankheitsübertragung nur durch die Anophelesmücke oder durch Bluttransfusion möglich (s. S. 535). Damit ist Malaria zwar eine übertragbare, aber keine ansteckende Infektionskrankheit.

Ansteckungsquellen von Infektionskrankheiten

Man unterscheidet folgende Übertragungswege von Krankheitserregern:

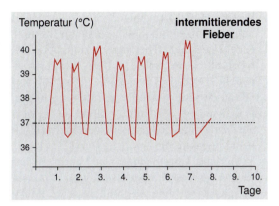
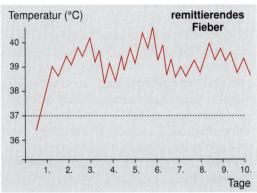
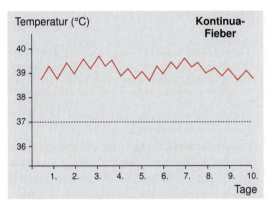
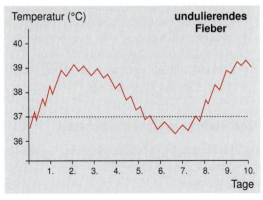

Abb. 24-1 Fieberkurven

- **Tröpfcheninfektion.** Die Ansteckung erfolgt durch kleine keimhaltige Tröpfchen von Infizierten durch Ansprechen, Anhusten und Anniesen. Es handelt sich um eine sehr häufige Ansteckungsart. Beispielsweise werden Erkältungskrankheiten, aber auch Masern, Keuchhusten, Angina und Grippe so übertragen.
- **Kontaktinfektion**
  a) **Direkte Kontaktinfektion**
     Bei der direkten Kontaktinfektion erfolgt die Ansteckung von Mensch zu Mensch oder von Tier zu Mensch durch Berührung, vor allem mit den Händen.
  b) **Indirekte Kontaktinfektion**
     Bei der indirekten Kontaktinfektion erfolgt die Ansteckung durch die Berührung eines verseuchten Gegenstandes. Im weiteren Sinn wird auch die Schmierinfektion zu den Kontaktinfektionen gerechnet.
- **Schmierinfektion** (fäkal-orale Infektion). Bei der Schmierinfektion wird der Erreger meist mit dem Stuhl, gelegentlich aber auch mit dem Urin, durch Eiter oder Blut ausgeschieden, dann verschmiert, um nachfolgend von der nächsten Person wieder oral aufgenommen zu werden. Durch Schmierinfektion werden beispielsweise Typhus, Cholera und die Virushepatitis A übertragen.
Die Schmierinfektion wird durch unhygienische Lebensweise, mangelhafte Körperpflege, unsaubere Wohnverhältnisse, ungeeignete Toilettenanlagen und ähnliches begünstigt.
- **Staubinhalation** (aerogene Ansteckung). Die Ansteckung erfolgt durch Einatmen von erregerhaltigem Staub (Ornithose, Lungenmilzbrand).
- **Orale Infektion durch infizierte Speisen oder Getränke.** Durch Fehler bei der Haltbarmachung oder Aufbewahrung von Lebensmitteln können sich Keime vermehren (Botulismus, Salmonellenerkrankungen).
- **Austausch von Körpersäften.** Manche Erreger sind außerhalb der Körpersäfte nicht lebensfähig und können deshalb nur bei direktem Austausch von Körpersäften übertragen werden. Die Ansteckung kann hierbei über die Samenflüssigkeit oder über das Blut erfolgen. Dabei müssen die Erreger über Haut- und Schleimhautdefekte bei direktem Körperkontakt in den Körper einer weiteren Person gelangen (AIDS!).
- **Parenterale Übertragung.** Parenteral bedeutet „unter Umgehung des Verdauungstraktes". Eine parenterale Übertragung kann beispielsweise durch unsterile Kanülen, Akupunkturnadeln, Schröpfschnepper, Lebenswecker (Baunscheidtiergeräte) und anderes erfolgen. Dabei gelangt der Erreger direkt in die Körperflüssigkeiten, ohne zuerst den Verdauungskanal zu passieren.
- **Vektorielle Übertragung.** Ein Vektor ist ein Überträger von Krankheitserregern. Das kann beispielsweise eine Stechmücke, eine Zecke oder eine Laus sein. So wird von Stechmücken Malaria und Gelbfieber übertragen, von Zecken die Lyme-Krankheit und die FSME und von Läusen das Fleckfieber und das Rückfallfieber.
- **Diaplazentare Übertragung.** Die Übertragung erfolgt von der Mutter über die Plazenta auf den Embryo oder den Fetus (Röteln, Syphilis, Toxoplasmose, Listeriose, Zytomegalie).
- **Perinatale Ansteckung.** Die Ansteckung des Kindes erfolgt in der Zeit um die Geburt herum.
  Genauer: in der Zeit vom Ende der 28. Schwangerschaftswoche bis eine Woche nach der Geburt.
  Im engeren Sinn versteht man unter perinataler Ansteckung eine vor, während oder nach der Geburt bei der Mutter aus dem Genitalbereich aufsteigende Infektion, beispielsweise bei einem vorzeitigen Blasensprung, die zur Ansteckung des Kindes führt.
  Im weiteren Sinn bezeichnet man damit auch lokale Infektionen, die beim Neugeborenen auftreten können, wie Infektionen der Nabelwunde oder durch Chlamydien bedingte Augenentzündungen.
- **Pränatale Ansteckung.** Die Ansteckung des Kindes erfolgt über die Plazenta (diaplazentar), durch aufsteigende Infekte der Mutter aus der Scheide, durch absteigende Infektionen aus dem Eileiter oder durch Absiedelung von Erregern aus dem mütterlichen Blut.
- **Postnatale Ansteckung.** Die Ansteckung des Neugeborenen erfolgt nach der Geburt, beispielsweise durch engen Kontakt mit der Mutter oder über die Muttermilch.

Infektionswege von Krankheitserregern

Krankheitserreger wählen typischerweise die folgenden Wege, um in den Körper einzudringen:
- die *Atemwege*
- den *Verdauungstrakt*
- den *Urogenitaltrakt*

– die verletzte, aber auch die unverletzte *Haut*, ebenso die *Schleimhäute* und die *Bindehaut* des Auges.

Keimträger, Ausscheider und Dauerausscheider

Diese drei Begriffe überschneiden sich teilweise.

Keimträger

Ein Keimträger ist eine Person, die *Erreger aufgenommen* hat und

a) nun *vor* dem Auftreten von Krankheitserscheinungen Erreger ausscheidet, beispielsweise weil die *Inkubationszeit* noch läuft

b) überhaupt keine Symptome hat, sondern die Krankheit *inapparent* durchläuft, trotzdem aber *Erreger* mit dem Speichel, dem Urin oder dem Stuhl *ausscheidet*.

Damit können auch (scheinbar) gesunde Menschen Krankheitserreger ausscheiden. Keimträger kommen vor allem bei Krankheiten mit geringer Ansteckungsfähigkeit vor, wie z.B. Poliomyelitis, Typhus, Scharlach und vielen anderen.

Ausscheider

Ein Ausscheider ist eine Person, die *zeitweilig* oder *dauernd Krankheitserreger* im Stuhl, im Urin, im Speichel oder Sputum ausscheidet, *ohne* selbst *krank* oder *krankheitsverdächtig* zu sein. Ausscheider von Choleravibrionen, Salmonellen und Shigellen sind meldepflichtig.

Dauerausscheider

Im weiteren Sinn bezeichnet man eine Person als Dauerausscheider, wenn sie *nach* dem Durchlaufen einer *Infektionskrankheit* – auch nach einem inapparenten Verlauf – *Erreger* mit dem Stuhl, dem Urin, dem Speichel oder dem Sputum *ausscheidet*.

Im engeren Sinn ist ein Dauerausscheider eine Person, die 10 Wochen nach überstandener Erkrankung immer noch Erreger mit dem *Stuhl* ausscheidet.

Zeitliche Abläufe von Infektionskrankheiten

Je nach dem zeitlichen Ablauf der Krankheitserscheinungen unterscheidet man:

1. **Foudroyanter Verlauf**
   Es kommt zu einem *äußerst plötzlichen* Beginn und zu einem *schnellen* und *schwersten* Krankheitsverlauf, oft mit *tödlichem* Ausgang.
2. **Akuter Verlauf**
   Die Erkrankung beginnt *plötzlich*. Charakteristischerweise kommt es zu Fieber, das mehrere Tage anhält.
3. **Subakuter Verlauf**
   Der Beginn ist nicht so plötzlich wie bei der akuten Erkrankung und der Verlauf ist nicht so heftig. Somit liegt ein subakuter Verlauf *zwischen* einem *akuten* und einem *chronischen*.
4. **Chronischer Verlauf**
   Der Beginn ist *langsam*. Es kann über Wochen bis Monate, manchmal sogar über Jahre zu subfebrilen Temperaturen kommen.
5. **Rezidivierender Verlauf**
   Es kommt *wiederholt* zu Krankheitsschüben, bei denen es oft zu Fieberanfällen kommt.
6. **Latenter Verlauf**
   Zwischen den einzelnen Krankheitsphasen können über Monate bis Jahre *beschwerdefreie Intervalle* liegen.

Schwere von Infektionskrankheiten

Nach der Schwere der bestehenden Krankheitserscheinungen unterscheidet man stumme, abortive und manifeste Infektionen.

1. **Stumme Infektionen**
   Es treten überhaupt *keine Symptome* auf, sondern es kommt zu einer stillen Feiung.
2. **Abortive Infektion**
   Unter einem abortiven Krankheitsverlauf versteht man einen *abgekürzten*, *leichten Verlauf*, bei dem die Krankeit nicht zur vollen Entwicklung kommt.
3. **Manifeste Infektion**
   Es kommt zu *deutlichen* Krankheitserscheinungen.

24.1.4 Nachweis von Krankheitserregern

Zum Nachweis von Krankheitserregern sind die folgenden Verfahren üblich:

- **Direkte Betrachtung durch das Mikroskop**
  Dazu muß ein Ausstrich auf einem Objektträger angefertigt werden.
- **Züchtung auf Nährböden**
  Beispielsweise aus erregerhaltigem Sputum, Urin oder Blut.

- **Nachweis von bestimmten Antikörpern im Blut (Titerbestimmung)**
  Dabei wird die Menge (Konzentration) eines Antikörpers im Blut bestimmt. Titer bezeichnet die größtmögliche Verdünnung des Untersuchungsmaterials (Blut, Liquor), bei dem gerade noch eine positive Reaktion erzielt werden kann. Ein hoher Titer bdeutet also eine hohe Verdünnung des Blutes und damit eine hohe Antikörperkonzentration.
- **Tierversuche**
  Dabei werden Versuchstiere mit infektionsverdächtigem Material gespritzt und daraufolgend beobachtet, ob sie erkranken (Tuberkulose). Dieses Verfahren wird heute nur noch selten angewendet.

24.2 Krankheitserreger

Die wichtigsten Krankheitserreger, die in diesem Abschnitt besprochen werden sollen, sind Viren, Bakterien, Pilze, Urtierchen (Protozoen) und Parasiten.

24.2.1 Viren

Bei den Viren handelt es sich um die *kleinsten* Krankheitserreger. Sie werden noch nicht als selbständige Lebewesen betrachtet, sondern als ein Übergang von der unbelebten zur belebten Natur.

Viren besitzen als genetische Information *entweder DNS oder RNS*. Sie haben keinen eigenen Stoffwechsel und benötigen deshalb für ihr Wachstum und ihre Vermehrung eine *Wirtszelle*. Als solche Wirtszellen können sie menschliche, tierische und pflanzliche Zellen und sogar Bakterien benutzen. Viren, die Bakterien befallen können, werden als Bakteriophagen bezeichnet. Da Viren keinen eigenen Stoffwechsel besitzen, können sie nicht auf Nährböden gezüchtet werden.

Um in eine Wirtszelle einzudringen, bindet sich das Virus an bestimmte Rezeptoren der Zellmembran der Wirtszelle an, um so in das Zellinnere transportiert zu werden. Hier wird die Umhüllung des Virus durch Enzyme aufgelöst. Besteht ein Virus aus RNS, so muß diese zunächst in DNS überschrieben werden (reverse Transkriptase). Dies kann unter anderem durch ein mitgebrachtes Enzym vonstatten gehen. Die Virus-DNS wird nun in das Erbgut der Wirtszelle eingebaut und veranlaßt diese, massenhaft Viren herzustellen. Diese neu hergestellten Viren können entweder durch Zellauflösung freigesetzt werden, oder sie werden von der Wirtszelle beständig an die Umgebung abgegeben, ohne daß es zum Absterben der Zelle kommt. Die so freigesetzten Viren suchen sich nun neue Wirtszellen, um den geschilderten Vorgang von vorne zu beginnen.

> Viren sind die *kleinsten* Krankheitserreger. Sie haben keinen eigenen Stoffwechsel und benötigen deshalb eine *Wirtszelle*.

Wird die virusbefallene Zelle nicht vom körpereigenen Abwehrsystem erkannt und aufgelöst, so kann das Virus im Körper verbleiben. In diesem Fall kann entweder eine ständige (manchmal nur geringe) Virusvermehrung stattfinden, oder das Virus liegt nur inaktiv vor (Herpes simplex). Im letzteren Fall kann es durch verschiedene Faktoren wieder reaktiviert werden.

Eine weitere Möglichkeit ist, daß das Virus die Zelle zum ungeordneten Wachstum anregt. Wird diese Fehlinformation auf die Tochterzelle übertragen, so kommt es zur krebsigen Entartung. Diesen Vorgang kennt man beispielsweise beim Gebärmutterhalskrebs durch das (sonst harmlose) Papillomavirus. Sicherlich spielen bei der Entstehung dieser Krebsart neben den Viren auch noch andere Faktoren eine Rolle, wie Umwelteinflüsse, Psyche, Ernährung und Infektionskrankheiten.

Viren verursachen die meisten Kinderkrankheiten und Erkältungskrankheiten, wie Schnupfen, Bronchitis und Grippe. Aber auch Leberentzündung (Virushepatitis), Hirnhautentzündung (FSME) und viele andere Krankheiten können durch Viren ausgelöst werden.

Dem Körper stehen gegen Viren verschiedene Abwehrmaßnahmen zur Verfügung. Zum einen können *Antikörper* gegen Viren produziert werden, die sich außerhalb von Zellen aufhalten. Zum anderen kann *Fieber* entstehen, außerdem können Viren *phagozytiert* werden, es kann das *Komplement* aktiviert werden, und die befallene Wirtszelle kann *Interferon* produzieren, das virushemmend wirkt. Ganz wesentlich ist auch die Fähigkeit der zytotoxischen T-Lymphozyten, virusbefallene Zellen aufzulösen.

Typische Symptome, die bei Virusbefall auftreten, sind (oft zweigipfeliges) Fieber, Leukopenie, relative Bradykardie, Milzschwellung und Allgemeinerscheinungen wie Abgeschlagenheit,

Kopf- und Gliederschmerzen. Im Stadium der Organmanifestation kommt es dann zu *den* Beschwerden, die für die jeweilige Erkrankung typisch sind.

> Typische Symptome einer Viruserkrankung
> - Fieber
>   (oft zweigipfelig, „Dromedarfieberkurve")
> - Leukopenie
> - relative Bradykardie
> - Milzschwellung
> - Allgemeinbeschwerden
>   (Kopf- und Gliederschmerzen)

Virusklassifizierung

Viren können grundsätzlich nach verschiedenen Gesichtspunkten eingeteilt werden. Früher wurde nach biologischen Merkmalen wie auslösende Erkrankung, Wirtsorganismus und Organbefall unterschieden. Heute teilt man sie in die beiden Hauptgruppen, nämlich DNS- und RNS-haltige Viren. Dann wird aufgrund von chemisch-physikalischen Daten in verschiedene Familien weiter unterteilt, die die Endung -idae tragen. Zu diesen Familien gehören bestimmte Gattungen und Arten, die beide die Endung -virus tragen (Tab. 24-2 und 24-3).

24.2.2 Bakterien

Bakterien sind *einzellige Kleinlebewesen*, die zu den Prokaryozyten gehören. Sie bestehen aus einer *Zellmembran*, einem *Zelleib* und einem *Kernäquivalent*.

Das Kernäquivalent ist nicht durch eine Kernmembran, wie bei den pflanzlichen, tierischen und menschlichen Zellen, gegen den Zelleib abgerenzt, sondern das Erbgut liegt als langer Faden im Zytoplasma vor. Dies hat den Vorteil, daß sich Bakterien schneller vermehren können als Eukaryonten (Zellen mit dem typischen Zellkern, der durch eine Kernmembran gegen den Zelleib abgegrenzt ist).

Bakterienklassifizierung

Wichtige Bakterienklassifizierungen werden nach der Form, dem Stoffwechsel und der Anfärbbarkeit der Bakterien vorgenommen.

Einteilung der Bakterien nach der Form

Nach ihrer Form kann man sie in kugel-, stäbchen- und schraubenförmige Bakterien unterteilen. Bekannte Bakterien dabei sind:

Tabelle 24-2 Klassifikation wichtiger Viren

Nukleinsäure	Hülle	Familie	Gattung bzw. Art
DNS	mit	Adenoviridae	
DNS	mit	Papovaviridae	Papillomavirus
DNS	ohne	Herpesviridae	Herpes-simplex-Virus, Varicella-Zoster-Virus, Zytomegalievirus, Epstein-Barr-Virus
DNS	ohne	Poxviridae	Variolavirus (Pockenvirus)
DNS	mit	Hepadnaviridae	Hepatitis-B-Virus
RNS	ohne	Picornaviridae	Enterovirus (Hepatitis-A-Virus, Poliovirus, ECHO-Virus, Coxsackievirus), Rhinovirus
RNS	mit	Togaviridae	Gelbfiebervirus, Rötelnvirus
RNS	mit	Retroviridae	HI-Virus
RNS	mit	Paramyxoviridae	Parainfluenzavirus, Mumpsvirus, Masernvirus
RNS	mit	Orthomyxoviridae	Influenzavirus A, B, C
RNS	mit	Rhabdoviridae	Tollwutvirus

Tabelle 24-3 Wichtige Erkrankungen und ihre typischen viralen Erreger

Krankheit	Häufiger viraler Erreger
Hauterscheinungen	Herpesvirus, Enterovirus, Masernvirus, Rötelnvirus
Hepatitis	Hepatitisvirus, Epstein-Barr-Virus, Zytomegalievirus
Gastroenteritis	Rotavirus, Adenoviren, Zytomegalievirus
Pneumonie	*bei Kindern:* Parainfluenzavirus, Influenzavirus *bei Erwachsenen:* Influenzavirus, Zytomegalievirus, Herpes-simplex-Virus, Varicella-Zoster-Virus
Virusgrippe	Influenzavirus
Grippaler Infekt	Parainfluenzavirus, Herpes-simplex-Virus, Adenoviren, Coxsackievirus, Epstein-Barr-Virus
Konjunktivitis	Adenoviren, Herpes-simplex-Virus, Enterovirus, Masernvirus
Meningitis	Mumpsvirus, ECHO-Virus, Coxsackievirus
Enzephalitis	Herpes-simplex-Virus, HI-Virus, Masernvirus, Varicella-Zoster-Virus, FSME-Virus
Poliomyelitis	Poliovirus
Zystitis	Adenoviren

1. **Kugelförmige Bakterien**
   - Diplokokken (paarweise gelagert)
   - Streptokokken (kettenförmig)
   - Staphylokokken (haufenförmig)
2. **Stäbchenförmige Bakterien**
   - Pasteurella (unbewegliche Stäbchen)
   - Corynebakterien (unbewegliche Stäbchen, meist hantelförmig)
3. **Schraubenförmige Bakterien**
   - Spirochäten (biegsam, beweglich)
   - Spirillen (starr, unbeweglich)

Einteilung der Bakterien nach dem Stoffwechsel

Nach einem wichtigen Stoffwechselverhalten unterteilt man die Bakterien in Anaerobier und Aerobier:

1. **Anaerobier**
   Anaerobier können ohne Sauerstoff wachsen. Hierbei kann man noch weiter in obligate und fakultative Anaerobier unterteilen.
   a) **Obligate Anaerobier**
      Sie wachsen ausschließlich unter der Abwesenheit von Sauerstoff.
   b) **Fakultative Anaerobier**
      Sie können mit und ohne Sauerstoff wachsen.
2. **Aerobier**
   Sie können nur in Gegenwart von Sauerstoff wachsen.

Einteilung der Bakterien nach der Anfärbbarkeit

Nach ihrer Anfärbbarkeit unterscheidet man grampositive und gramnegative Bakterien.

Hans C. J. Gram war Arzt und Pharmakologe in Kopenhagen (1853–1938). Er hat die Technik der Gram-Färbung entwickelt. Dabei können Bakterien gleichen Aussehens unterschieden werden, da sie entweder die Farbe der einen oder der anderen Lösung (Karbolgentianaviolettlösung und Karbolfuchsinlösung) annehmen.

1. **Grampositive Bakterien**
   Bakterien, die sich bei der Gram-Färbung blau färben.
2. **Gramnegative Bakterien**
   Bakterien, die sich bei der Gram-Färbung rot färben.

Rickettsien und Chlamydien

Rickettsien und Chlamydien wurden früher den Viren zugeordnet, da sie *intrazellulär* leben. Dann bildeten sie eigene Klassen. Heute werden sie den Bakterien zugerechnet.

Rickettsien werden durch *Läuse*, *Flöhe*, *Zecken* und *Milben* übertragen, weil sie im Verdauungstrakt dieser Parasiten leben. Zu den meldepflichtigen Rickettsiosen gehören das Fleckfieber (Rickettsia prowazeki) und das Q-Fieber (Rickettsia burneti).

Chlamydien können sich nur *intrazellulär* vermehren, da sie von der Wirtszelle ATP benötigen. Die meisten Krankheitserscheinungen, die Chlamydien auslösen, beruhen auf dieser intrazellulären Vermehrung und der nachfolgenden Zerstörung der Wirtszelle.

Chlamydien können *in* der Wirtszelle längere Zeit überleben und deshalb kurzfristige Antibiotikagaben mühelos überstehen. Lediglich während ihrer Verdoppelungsphase sind sie durch Antibiotika hemmbar. Man nimmt an, daß Chlamydien (ähnlich wie beispielsweise das Herpes-simplex-Virus) reaktiviert werden können.

Typisch für Chlamydieninfektionen ist ein chronisch-schleichender Verlauf, weshalb die richtige Diagnosestellung oft gar nicht oder erst spät erfolgt. In unseren Breiten spielen vor allem die sexuell übertragenen Chlamydien eine Rolle. Sie lassen sich bei 5–10% der jüngeren, sexuell aktiven Erwachsenen nachweisen. Typische Erkrankungen, die sich aufgrund von Chlamydieninfektionen einstellen können, sind leichter Scheidenausfluß, wechselnde Oberbauchbeschwerden, Augenbindehautentzündungen, Pneumonien und Gelenkentzündungen. Chlamydieninfektionen können zu irreparablen Folgeschäden führen.

Früher kannte man nur Chlamydia psittaci (Ornithose) und Chlamydia trachomatis. Chlamydia trachomatis, bzw. deren Serotypen können das Trachom, das Lymphogranuloma inguinale, bestimmte Urogenitalinfektionen, Augenbindehautentzündungen und Gelenkerkrankungen hervorrufen. In neuerer Zeit ist zusätzlich Chlamydia pneumoniae (Pneumonie) entdeckt worden.

Bakteriengifte

Die schädigende Wirkung der Bakterien beruht auf ihren Giften (Toxinen). Dabei unterscheidet man Ekto- und Endotoxine.

Ektotoxine (Exotoxin, Ausscheidungsgift)

Bakterien nehmen als Kleinlebewesen bestimmte Stoffe auf, *verstoffwechseln* diese und *scheiden* die nicht benötigten Produkte wieder *aus*. Sind diese ausgeschiedenen Stoffe hochgiftig, so werden sie als Ektotoxine bezeichnet. Krankheiten, die durch Ektotoxine ausgelöst werden sind Diphtherie, Gasbrand, Tetanus, Botulismus und Ruhr. Ektotoxine spielen aber auch bei der Streptokokkenangina und bei Staphylokokken- und Escherichia-coli-Infektionen eine wichtige Rolle.

Endotoxine (Zerfallsgifte)

Die Endotoxine werden beim *Zerfall* von Bakterien freigesetzt. Sie können nicht nur eine Leukopenie, eine Hyperglykämie und Fieber hervorrufen, sondern sogar einen Schock auslösen. Endotoxine bringen allerdings nicht allein die volle Symptomatik einer Infektionskrankheit hervor, sondern zusammen mit den Ektotoxinen.

> **Bakteriengifte**
> - Ektotoxine (Ausscheidungsgifte)
> - Endotoxine (Zerfallsgifte)

24.2.3 Pilze (Fungi)

Es handelt sich um eine Abteilung des Pflanzenreichs mit rund 100 000 Arten. Zwar besitzen Pilze einen *echten Zellkern*, aber *kein Chlorophyll* wie die übrigen Pflanzen, so daß in ihnen keine Photosynthese stattfindet.

Pilze sind fast überall verbreitet. Viele Pilze sind mikroskopisch klein; andere können bis zu 50 cm große Fruchtkörper ausbilden, deren Ausbildung vom den Boden durchziehenden *Myzel* aus erfolgt. Einige Arten der Pilze sind eßbar, andere sind sehr giftig. Im allgemeinen bevorzugen Pilze saure, feuchte Lebensbereiche, beispielsweise Waldböden. Pilze kommen als *Parasiten* bei Menschen, Tieren und Pflanzen vor; aber auch als *Saprophyten* auf toten Organismen.

Schimmelpilze können Lebensmittel verderben. Hefepilze spielen im Bäckereigewerbe und bei der Wein- und Bierbereitung eine wichtige Rolle. Schlauchpilze werden industriell in großem Maßstab gezüchtet und zur Gewinnung von Antibiotika, organischen Säuren und Enzymen verwendet.

Pilzerkrankungen (Mykosen)

Pilzerkrankungen sind durch Pilze hervorgerufene Infektionskrankheiten. Sie können in Form lokaler Infektionen der *Haut*, der *Schleimhaut*, der Haare und der Nägel auftreten. Oder sie können Erkrankungen von inneren Organen, z.B. des *Darmes*, der *Lunge*, der *Hirnhäute* oder des *Gehirns* verursachen. Kommt es zur *Pilzsepsis*, so kann diese zum Tode führen.

Pathogene Pilze

Bei den krankheitsauslösenden Pilzen unterscheidet man die drei großen Gruppen: *Haut-*, *Schimmel-* und *Hefepilze*. Sie befallen unterschiedliche Körperregionen.

Hautpilze (Dermatophyten)

Hautpilze können *Haut-, Fuß-, Haar-* und *Nagelpilz* verursachen. Meist sind sie nur lästig, aber in der Regel nicht gefährlich. Typisch für eine Infektion mit Dermatophyten ist ein runder, ovaler oder unregelmäßiger Hautherd mit starker Randbetonung und zentraler Abblassung. Am Herdrand kommt es zur vermehrten Schuppung. Allerdings können Hautmykosen nicht nur von Dermatophyten hervorgerufen werden, sondern auch von Hefen oder Schimmelpilzen und dann teilweise erheblichen Krankheitswert aufweisen.

Schimmelpilze

Es handelt sich um eine Sammelbezeichnung für zahlreiche kleine Pilze aus verschiedenen Pilzgruppen (Schlauch-, Algenpilze), die als Saprophyten oder als Parasiten tote oder lebende Tiere, Pflanzen oder sonstige organische Materialien mit *Schimmel* überziehen können. Einige Schimmelpilze haben eine erhebliche wirtschaftliche Bedeutung als Lieferant von Antibiotika und Enzymen. Außerdem spielen Sie eine zentrale Rolle bei der Schimmelreifung von Camembert und Roquefort.

Zu Schimmelpilzinfektionen kommt es meist durch das *Einatmen* von Schimmelpilzsporen. Dabei gelangen die Sporen mit der Atemluft in die Lungen. Von hier aus können sie durch lokale Ausbreitung oder über den Blut- und Lymphweg in andere Organe einwandern. Diese Sporen befinden sich vor allem in Blumentöpfen, Mülltonnen und schlecht durchlüfteten Wohnungen.

Aflatoxine (Aspergillus-flavus-Toxine). Es handelt sich um die *Giftstoffe einiger Schimmelpilze*, vor allem des Aspergillus flavus. Sie können sich auf Lebensmitteln befinden. Bevorzugt siedeln sie sich auf *Nüssen, Getreide, Mandeln* und *geräuchertem Schinken* an. Durch Befall von *Futtermitteln* können Aflatoxine auch in *Milch* und *Milchprodukte* gelangen, wo sie im allgemeinen für den Verbraucher *nicht* wahrnehmbar sind. Aflatoxine sind sehr hitzebeständig.

Der Genuß von aflatoxinhaltigen Nahrungsmitteln hat tierexperimentell gezeigt, daß er letale Folgen haben kann. In geringeren Dosen wirken sie krebserzeugend.

Hefepilze

Sie befallen vor allem die *Schleimhäute* von *Mund, Rachen, Magen-Darm-Trakt* und *Scheide*. Sie können aber auch auf andere innere Organe übergreifen. Gelegentlich können sie zu tödlich verlaufenden Organmykosen werden. Hefepilze ernähren sich von Zucker. Ihre Ausbreitung wird deshalb durch ein Übermaß an zuckerreicher Ernährung begünstigt.

Allerdings sind nicht alle Hefepilze pathogen. Manche Hefepilze sind sogar nützlich, wie beispielsweise die Backhefe (Candida robusta), die Bier- oder Weinhefe (Saccharomyces cerevisiae) und der Kefirpilz (Candida kefyr). Von der Gattung Candida kennt man mehr als 200 verschiedene Arten. Hiervon sind jedoch nur ungefähr 15 unter bestimmten Voraussetzungen pathogen. Es handelt sich also um fakultativ pathogene Keime. Hierzu gehören Candida albicans, Candida glabrata, Candida crusei und Candida tropicalis.

Candida albicans

Der mit Abstand *bekannteste* Pilz der Candidagruppe ist sicherlich *Candida albicans*. Siedelt dieser Pilz nur in geringer Konzentration im Darm, und dringt er von hier aus in die Blut- oder Lymphbahn ein, so wird er normalerweise vom körpereigenen Abwehrsystem erkannt und abgetötet. Befindet sich allerdings Candida albicans massenhaft im Darm oder ist die Abwehr geschwächt, oder ist der Blutzuckergehalt sehr hoch, so kann es sein, daß der Pilz in Blut und Lymphe nicht völlig abgetötet werden kann. Er zirkuliert dann in diesen Körperflüssigkeiten und kann hier mikroskopisch nachgewiesen werden. Ausgehend von einer Blutmykose kann es dann zur Organmykose kommen. Damit es von einer Darmmykose – über eine Blutmykose – zur Organmykose kommt, muß im Darm kein *sichtbarer* Pilzbelag (Soorbelag) vorhanden sein. Es reicht völlig aus, daß sich – vor allem zwischen den Darmzotten – Nester von Hefen gebildet haben.

Candida albicans kann im Darm Zucker und zwar hauptsächlich Trauben- und Malzzucker in minderwertigen Alkohol (Fusel) verwandeln. Dieser Alkohol belastet die Leber und kann zum Entgleisen der Leberwerte führen.

Diabetiker sind in doppelter Hinsicht gefährdet, an einer Mykose zu erkranken: zum einen durch die Abwehrschwäche, zum anderen durch die hohen Blutzuckerwerte. Für Diabetiker ist es wichtig zu wissen, daß Fruchtzucker (Fruktose) das Pilzwachstum genauso fördert wie Traubenzucker (Glukose). Fruktose kann beispielsweise in Diabetiker-Konfitüre enthalten sein.

Candida-Mykose (Soorbefall) des Säuglings

a) Mundsoor

Steckt sich ein Säugling während der Geburt mit Hefepilzen aus der mütterlichen Scheide an, so kann es zum Mundsoor kommen. Vor allem abwehrgeschwächte und flaschenernährte Säuglinge haben ein erhöhtes Erkrankungsrisiko. In ausgeprägten Fällen kann es zu Behinderungen bei der Nahrungsaufnahme kommen.

b) Windelsoor

Es handelt sich um einen Soor im Windelbereich. Hierbei gelangte Candida albicans mit dem infizierten Darminhalt in die Windel und von hier aus auf die Säuglingshaut.

▶ **Darmpilze**

Symptome

Typische Hinweise auf Darmmykosen sind *weiche*, *klebrige*, *ungeformte Stühle*, der *Wechsel* von *Verstopfungen* und *Durchfällen*, *Blähungen*, *Heißhunger* auf *Süßes*, *Unverträglichkeit* von *Alkohol*, ständiger *Zink-* und *Eisenmangel*, *Abgeschlagenheit*, *Reizbarkeit*, *Hauterscheinungen* und *Allergien*.

Therapie

Das bekannteste antimykotische Mittel, das gegen Hefepilze eingesetzt wird, ist sicherlich das *Nystatin*. Es hat den Vorteil, daß es bei innerlicher Einnahme im Darm nicht resorbiert, sondern wieder ausgeschieden wird. Sinnvollerweise wird die Nystatingabe mit einer *Anti-Pilz-Diät* kombiniert.

Anti-Pilz-Diät

Bei massivem Pilzbefall empfiehlt sich auf jeden Fall die Gabe eines antimykotischen Mittels, bevor man eine Anti-Pilz-Diät beginnen läßt. Es sind Fälle bekanntgeworden, bei denen der Pilz beim *alleinigen* Durchführen einer solchen Diät mit seinem Myzel die Darmwand durchdrungen hat, um sich innerhalb des Körpers seine Nahrung zu suchen. So kam es zu schweren Organmykosen.

Die wichtigste Grundlage der Anti-Pilz-Diät ist die *Vermeidung* von *Zucker*, und zwar sowohl von zuckerhaltigen Speisen als auch von zuckerhaltigen Getränken wie beispielsweise Obst- und Traubensäften. Es sollen aber auch kohlenhydratreiche Nahrungsbestandteile, vor allem helles Brot und Nudeln, gemieden werden.

Zu bevorzugen ist eine pflanzenfaserreiche Kost, am besten durch das Essen von reichlich Salat und Gemüse. Übrigens: eßbare Pilze wie beispielsweise Pfifferlinge, Steinpilze, Champignons und Mocheln sind als Nahrungsmittel bei einer Anti-Pilz-Diät hervorragend geeignet!

> **Allgemeine Behandlungsgrundsätze bei Hautpilzerkrankungen**
> - In der pilzbefallenen Zone *nicht kratzen*, da sonst die Haut noch weiter gereizt wird. Außerdem könnten durch Verschleppung die umliegenden Hautpartien und die Fingernägel betroffen werden.
> - *Kunstfaserkleidung* ist zu *vermeiden*, insbesondere wenn die Genitalregion oder die Füße befallen sind. Es wird sonst ein *feuchtwarmes Klima* mit mangelndem Luftaustausch geschaffen, das die Ausbreitung des Pilzes begünstigt.
> - Es ist zweckmäßig, die betroffene Stelle vor der eigentlichen Behandlung zu *waschen*, da dadurch für den Pilz ein ungünstiges Milieu geschaffen wird.
> - Die Behandlung muß *nach* Verschwinden der Symptome *lange* genug *fortgesetzt* werden, damit es nicht gleich zu einem erneuten Befall kommt.

24.2.4 Protozoen

Bei den Protozoen handelt es sich um sogenannte *Urtierchen*. Im Gegensatz zu den Bakterien besitzen sie einen *echten Kern*, der DNS enthält und vom Zytoplasma durch eine *feste Membran* abgegrenzt ist. Wegen dieses komplexeren Zellaufbaus gehören sie zu den *höheren Lebewesen*. Unter diesen stellen sie jedoch die primitivsten Vertreter dar, da sie nur aus einer einzigen Zelle bestehen. Es gibt Formen mit ungeschlechtlicher und andere mit geschlechtlicher Vermehrung.

Einige Protozoen sind wichtige Krankheitserreger. Diese können beispielsweise *Toxoplasmose* (Toxoplasma gondii), *Malaria* (verschiedene Plasmodienarten), *Amöbenruhr* und die Leishmaniasen (z.B. die Orientbeule) hervorrufen.

24.2.5 Parasiten (Schmarotzer)

In einem engeren Sinn versteht man unter Parasiten mehr- oder vielzellige Lebewesen, die als *Schmarotzer Krankheitserscheinungen* oder *Befindensstörungen* hervorrufen können (nicht müssen). Sie *entziehen* dem Wirtsorganismus *Nährstoffe* und schädigen ihn dadurch. Gerade in den letzten Jahren treten Parasiten wieder vermehrt auf.

Wichtige Schmarotzer, die beim Menschen auftreten können, sind Würmer, Milben, Läuse, Flöhe und Zecken.

Würmer

- Fadenwürmer (Spul-, Maden-, Peitschenwürmer und Trichinen)
- Bandwürmer (Rinder-, Schweine-, Fisch-, Hunde- und Fuchsbandwurm)

Milben (Spinnentiere)

Der bekannteste Parasit bei den Milben ist für den Menschen die Krätzmilbe, die die Krätze (Scabies) hervorruft. Es handelt sich dabei um eine übertragbare Hautkrankheit (s. S. 467f.).

Läuse

Läuse sind 1–3 mm lange, flügellose, blutsaugende Insekten. Sie sind wichtige Krankheitsüberträger bei Fleckfieber und Rückfallfieber. Man unterscheidet Kopf-, Kleider- und Filzläuse (s. S. 468).

Flöhe

Flöhe sind 1–7 mm groß, flügellos und saugen Blut bei Menschen und Tieren. Menschenflöhe (2–4 mm) spielen eine wichtige Rolle bei der Übertragung der Pest. Auch Hunde- und Katzenflöhe können auf den Menschen überspringen. Der vor allem im tropischen Amerika und Afrika vorkommende Sandfloh bohrt sich in die Haut, vor allem der Zehen und Finger und kann so zur Bildung von Phlegmonen und Nekrosen führen.

Zecken

Die Zecke ist ein blutsaugender Parasit, der bei uns vor allem wegen der Übertragung der Lyme-Borreliose (s. S. 549) und der FSME (Frühsommer-Meningoenzephalitis, s. S. 550) Bedeutung hat. Darüber hinaus können Zecken die meldepflichtigen Erkrankungen Rückfallfieber und Q-Fieber übertragen.

24.3 Abwehrsysteme des Körpers

Jeder Organismus muß in der Lage sein, sich gegen schädigende Einflüsse zu wehren. Solche schädigenden Einflüsse können zum einen eindringende Erreger wie Viren, Bakterien, Pilze, Protozoen und Parasiten sein, zum anderen aber auch körpereigene Stoffe, wie krebsig-entartete, überalterte und krankhaft veränderte Zellen und Eiweißmoleküle.

Um diese Aufgaben erfüllen zu können, stehen dem Körper unterschiedliche, komplizierte Schutzmechanismen zur Verfügung. Offenbar hat es die große Zahl von unterschiedlichsten Bedrohungen notwendig gemacht, daß sich ein Abwehrsystem entwickelt hat, das aus mehreren Teilsystemen besteht, die eng zusammenarbeiten, um so einen optimalen Schutz zu gewährleisten.

24.3.1 Unspezifisches und spezifisches Abwehrsystem

Unspezifisches Abwehrsystem

Das unspezifische Abwehrsystem zeichnet sich dadurch aus, daß es in der Lage ist, gegen die unterschiedlichsten schädigenden Erreger vorzugehen. Es besteht *angeborenermaßen*. Allerdings ist das unspezifische Abwehrsystem *allein* nicht in der Lage, wirkungsvoll gegen besonders virulente Keime vorzugehen. Außerdem ist es nicht, wie das spezifische Abwehrsystem, imstande, Informationen über einen einmal eingedrungenen Erreger im Immungedächtnis zu behalten.

Anteile des unspezifischen Abwehrsystems

- **Freßzellen** (Phagozyten). Freßzellen sind in der Lage, belebte und unbelebte Partikel aufzunehmen und zu verdauen (s.a. Phagozytose S. 511 und Abb. 24-2). Bei den Freßzellen unterscheidet man Mikrophagen (neutrophile und eosinophile Granulozyten) und Makrophagen (s. Monozyten-Makrophagen-System, S. 516f.).
- **Säureschutzmantel der Haut.** Der Säureschutzmantel der Haut ist die schwach saure Reaktion der Hautoberfläche, die vor allem durch die Absonderung der Schweißdrüsen und durch wasserlösliche Inhaltsstoffe der Horn-

schicht bewirkt wird. So hat die Haut je nach Körperregion einen pH-Wert von vier bis sieben und ist deshalb von vorneherein für bestimmte Erreger undurchdringlich.
- **Schleim und Flimmerhärchen der Luftwege.** Im Schleim verfangen sich Erreger und Staubteilchen, die mit der Atemluft in die Luftwege gelangt sind. Dieser Schleim kann durch Husten oder Niesen effizient direkt nach draußen befördert werden. Er kann aber auch durch die Bewegungen der Flimmerhärchen nach oben transportiert, verschluckt, im sauren Milieu des Magens abgetötet und in den Peyer-Plaques des Darmes vom spezifischen Abwehrsystem erkannt werden. Das spezifische Abwehrsystem seinerseits kann nun mit Antikörperbildung reagieren, so daß die benötigten Antikörper schon nach kurzer Zeit in den betroffenen Schleimhäuten zur Verfügung stehen.
- **Intakte Darmflora.** Es hat sich gezeigt, daß eine intakte Darmflora (Eubiose) ein wirkungsvoller Schutz gegen Erreger ist, die mit der Nahrung in den Darm gelangt sind.
- **Antimikrobielle Substanzen des Verdauungstraktes.** Im Speichel, im Magensaft (Magensäure) und in den Darmsäften befinden sich mikroorganismenschädigende Substanzen.
- **Abwehrstoffe** (Lysozym). Ein wichtiger Abwehrstoff ist das Lysozym, das in vielen Körperflüssigkeiten und auch in Granulozyten enthalten ist. Auch Fettsäuren und Milchsäure haben eine bakterizide und fungizide Wirkung.
- **Immunbotenstoffe** (Zytokine). Zytokine sind Botenstoffe zwischen den verschiedenen Abwehrzellen. Sie wirken vor allem auf die Vermehrung und sonstige Aktivität der Lymphozyten ein.
  Interleukine sind Zytokine, die von Leukozyten abgegeben werden. Sie haben eine wichtige Aufgabe bei der Aktivierung der T-Helferzellen, der neutrophilen Granulozyten und der natürlichen Killerzellen. Außerdem fördern sie die Umwandlung der B-Lymphozyten in Plasmazellen. Des weiteren regen sie die Freisetzung von Streßhormonen an, fördern die Fieberentstehung, machen müde und fördern damit den zur Infektbekämpfung wichtigen Schlaf.
- **Akute-Phase-Proteine** (Akutphasenproteine). Hierbei handelt es sich um Plasmaproteine, deren Konzentration im Blut während einer akuten Infektion stark ansteigen. Ein bekanntes Akute-Phase-Protein ist das C-reaktive Protein (CRP). Dieses wirkt vor allem als Opsonin, d.h., es markiert Erreger mit einem Eiweiß, so daß es von den Freßzellen besser erkannt wird. Dadurch wird deren Phagozytose erleichtert. Die Markierung mit Opsonin (Opson = Leckerbissen) wird als Opsonierung bezeichnet.
- **Interferon.** Interferone sind *antivirale* Eiweißverbindungen, die von Leukozyten (v.a. von T-Lymphozyten), Fibroblasten und von virusbefallenen Zellen gebildet werden können. Gibt eine virusbefallene Zelle Interferon an die Umgebung ab, stimuliert sie damit die Interferonbildung der Nachbarzellen. Dies dient dazu, die Virusresistenz der noch nicht befallenen Zellen zu erhöhen. Außerdem aktiviert Interferon vor allen Dingen die natürlichen Killerzellen, aber auch die B- und T-Lymphzyten, die virusbefallenen Zellen abzutöten.
- **Komplementsystem** (Komplement). Das Komplementsystem wirkt bei vielen Abwehrvorgängen mit (to complement = ergänzen) und unterstützt und ergänzt die Antikörperwirkung. Das Komplementsystem arbeitet unspezifisch. Es besteht aus ungefähr 20 verschiedenen Eiweißen, darunter befinden sich viele eiweißauflösende Enzyme (Proteasen). Ein bekanntes Komplementprotein ist das C3b.
  Von seinem Aufbau her kann man das Komplementsystem gut mit dem Blutgerinnungssystem vergleichen, da seine Aktivierung auch nach dem „Kaskadenprinzip" abläuft.

Aufgaben des Komplementsystems

Das Komplementsystem hat drei Aufgaben:
- **Zellauflösung** (Zytolyse). Durch einen komplizierten, mehrschrittigen Vorgang führt das Komplementsystem zur Auflösung der Zielzelle. Dazu schiebt das Komplement einen röhrenförmigen Angriffskomplex in die Bakterienzellmembran über den Natrium und damit Wasser in die Zelle einströmen, bis diese platzt (lysiert).
- **Opsonierung.** Bestimmte Stoffe des Komplementsystems, z.B. C3b, lagern sich der Bakterienmembran an, wodurch die so gekennzeichneten Erreger für die Freßzellen leichter erkennbar und phagozytierbar werden.

24 Allgemeine Infektionslehre

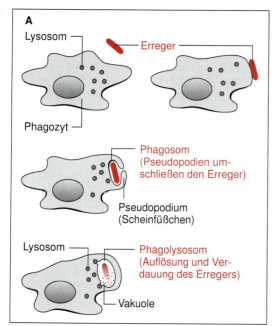

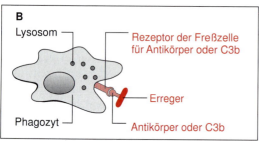

Abb. 24-2 Phagozytose
A: Phagozytose eines Erregers
B: Einleitung der Phagozytose eines opsonierten Erregers

– **Chemotaxis.** Die aktivierten Faktoren des Komplementsystems locken Freßzellen und Lymphozyten zum Ort des Geschehens.

Phagozytose (Abb. 24-2)

Unter Phagozytose versteht man die Aufnahme fester Teilchen, beispielsweise Bakterien, Viren oder Zelltrümmer, in das Innere von Freßzellen. Dazu wird das zu phagozytierende Teilchen an die Zellmembran der Freßzelle angelagert (Abb. 24-2 A). Dies aktiviert den Phagozyten zur Ausstülpung von Scheinfüßchen (Pseudopodien), mit denen es das zu verdauende Teilchen umgibt. Diese Pseudopodien bilden dann eine Plasmavakuole (Phagosom), die das Teilchen vollständig umschließt. In das Phagosom ergießen nun die Lysosomen ihr eiweißauflösendes Enzym, das das Teilchen abbaut.

Sind die Erreger durch Antikörper, durch CRP oder durch das Komplement C3b markiert („opsonisiert"), erleichtert dies die Erkennung und Phagozytose des Eindringlings (Abb. 24-2 B). So ist z.B. der Antikörper mit seinem Greifarm (Fab-Teil mit spezifischem Rezeptor) an den Erreger und mit seinem langen Ende (Fc-Stück mit unspezifischem Rezeptor) an den Phagozyten gebunden. Bitte beachten Sie hierzu auch den Abschnitt Antikörper (S. 514).

Spezifisches Abwehrsystem (Abb. 24-3)

Spezifische Abwehrvorgänge besitzen, wie schon der Name sagt, eine hohe Spezifität, d.h., sie sind immer gegen einen *bestimmten* Krankheitserreger gerichtet. Spezifische Abwehrvorgänge führen typischerweise zu einer länger anhaltenden Unempfindlichkeit gegen den Erreger, da die Information über den Eindringling in das *Immungedächtnis* übernommen wird.

Ein wichtiger Teil des spezifischen Abwehrsystems sind die *Antikörper*, die von den Plasmazellen produziert werden. Wichtige Anteile des zellulären spezifischen Abwehrsystems sind die T-Helferzellen, die T-Unterdrückerzellen (Suppressorzellen), die T-Gedächtniszellen (Memory-Zellen) und die zytotoxischen T-Lymphozyten, die alle im Kapitel Blut (s. S. 182) näher besprochen wurden.

Zusammenarbeit zwischen dem unspezifischen und dem spezifischen Abwehrsystem

Versucht ein Erreger, in den Körper einzudringen, so stößt er *zuerst* auf die Bestandteile des *unspezifischen* Abwehrsystems, die an den äußeren und inneren Körperoberflächen lokalisiert sind: beispielsweise auf den Säureschutzmantel der Haut, auf Flimmerhärchen und Schleim im Atemtrakt, auf eine intakte Darmflora, auf mikrobizide Bestandteile in Speichel, Magen- und Darmsaft. Die weitaus meisten Erreger fallen bereits dieser ersten Verteidigungsbarriere zum Opfer.

Gelingt es dem Erreger jedoch, diesen Schutzwall zu durchbrechen, so treten nun zusätzlich das innere unspezifische und das innere spezifische Abwehrsystem auf den Plan. Sobald der Erreger identifiziert ist, erfolgt eine ganz ge-

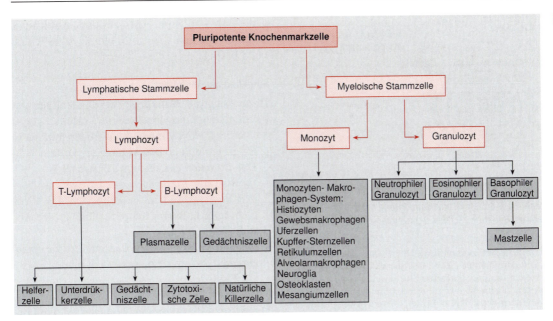

Abb. 24-3 Vereinfachte Stammreihe wichtiger Abwehrzellen

zielte Immunantwort, vor allem durch Antikörperbildung (s.u.) gegen den Eindringling, um ihn auszuschalten. Zwischen dem Erstkontakt mit einem Erreger und der Ausbildung einer wirksamen Immunantwort vergeht eine gewisse Zeitspanne. Man spricht von einer „immunologischen Lücke". Kommt es nun zu einem erneuten Kontakt mit demselben Erreger, so tritt aufgrund des Immungedächtnisses (Bildung sogenannter Gedächtniszellen) keine immunologische Lücke mehr auf. Diese jetzt stark beschleunigte Immunreaktion wird auch als Booster-Effekt bezeichnet (to boost = verstärken, beschleunigen).

Antigen und Antikörper

Antigen

Als Antigen betrachtet man *jede Substanz*, die in der Lage ist, die Bildung von *Antikörpern* (oder die Herstellung von immunkompetenten Lymphozyten) auszulösen. Antigene sind meist körperfremde Stoffe wie Viren und Bakterien, aber es kann sich auch um andere organische oder anorganische Stoffe handeln. Die Anzahl der Stoffe, die als Antigene in Betracht kommt, scheint fast unüberschaubar groß. Trotzdem ist das spezifische Immunsystem in der Lage, eine riesige Anzahl Antigene zu erkennen und sich ihrer zu erwehren.

Tabelle 24-4 Übersicht über das unspezifische und spezifische Abwehrsystem

Unspezifisches Abwehrsystem		Spezifisches Abwehrsystem	
Humorales System	Zelluläres System	Humorales System	Zelluläres System
– Säureschutzmantel der Haut – Schleim und Flimmerhärchen – intakte Darmflora – antimikrobielle Substanzen – Abwehrstoffe (Lysozym) – Immunbotenstoffe (Zytokine, Interleukine) – Akute-Phase-Proteine – Komplementsystem – Interferon	– Makrophagen (Monozyten-Makrophagen-System) – Mikrophagen (neutrophile und eosinophile Granulozyten) – natürliche Killerzellen	– Antikörper (von Plasmazellen)	– T-Helferzellen – T-Unterdrückerzellen – T- und B-Gedächtniszellen – T-zytotoxische Zellen (zytotoxische T-Lymphozyten)

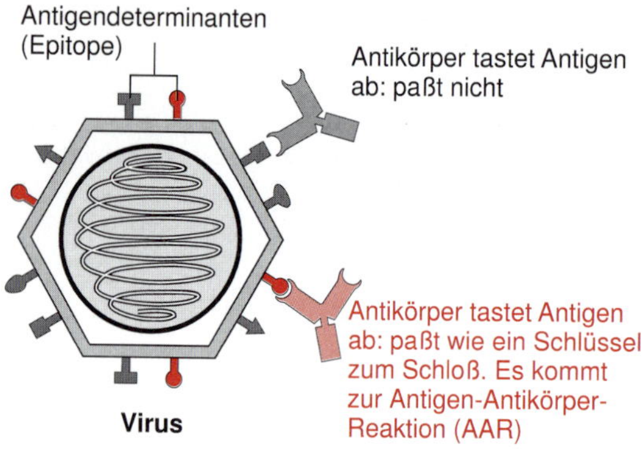

24 Allgemeine Infektionslehre

Antigendeterminanten (Epitope)

Antikörper tastet Antigen ab: paßt nicht

Virus

Antikörper tastet Antigen ab: paßt wie ein Schlüssel zum Schloß. Es kommt zur Antigen-Antikörper-Reaktion (AAR)

Abb. 24-4 Schematische Darstellung der Antigen-Antikörper-Reaktion (Schlüssel-zu-Schloß-Prinzip)

Antigene besitzen auf ihrer Oberfläche bestimmte Antigendeterminanten (Abb. 24-4), die als Epitope bezeichnet werden. Sie sind diejenigen Strukturen, die vom Abwehrsystem als fremd erkannt werden und gegen die sich die Antikörperproduktion richtet. Normalerweise trägt ein Antigen mehrere solcher Determinanten, so daß nach dem Kontakt mit dem Antigen eine Reihe verschiedener Antikörper gebildet wird.

Antikörper, AK (Immunglobuline, Ig)

Antikörper bestehen aus Eiweißen (genauer: Glykoproteinen). Sie werden von Plasmazellen und B-Lymphozyten produziert und an die Körperflüssigkeiten abgegeben. Antikörper haben meist eine Y-förmige Gestalt, wobei ihr variabler Teil im oberen Abschnitt der „Greifarme" liegt, der für die Spezifität des Antikörpers verantwortlich ist (Abb. 24-5).

In einem Milliliter Blut kommen über eine Billion Antikörper vor. Diese fast unvorstellbare Anzahl ist durch die extreme Spezialisierung der Antikörper bedingt. Man geht heute von der Theorie aus, daß es für alle Antigene bereits vorgebildete Zellen mit der Fähigkeit zur Herstellung der benötigten Antikörpern gibt, also auch für die Antigene, mit denen der Körper bisher noch gar keinen Kontakt hatte. Dabei besteht der Bauplan für Antikörper aus gestückelten Genen, die in den B-Lymphozten nach dem Zufallsprinzip kombiniert werden. Wenn man bedenkt, welche Vielfalt von Wort-Kombinationsmöglichkeiten 26 Buchstaben ergeben, kann man sich vorstellen, wieviele Kombinationsmuster aus 100 Genstücken möglich sind!

Antigen-Antikörper-Reaktion

Die Antikörper können sich mit den Antigenen in einer Antigen-Antikörper-Reaktion verbinden. Dabei müssen Antigen und Antikörper zusammenpassen wie ein Schlüssel zum Schloß (s. Abb. 24-4).

Aufgaben der Antikörper

Haben sich die Antikörper an das Antigen gebunden, so hat das verschiedene Vorteile:
– Die *Freßzellen* können das Antigen nun leichter erkennen und besser phagozytieren.
– Das *Komplementsystem* wird *aktiviert*.
– Es wird das *Eindringen* des Erregers in *Körperzellen verhindert*. So kann sich das Virus nicht innerhalb von Körperzellen vor der Abwehr verstecken.
– Die Antikörper können *Bakterientoxine direkt entgiften*, indem sie diese an sich binden.

Immunglobulinklassen (Tab. 24-5)

Die von den Plasmazellen produzierten Antikörper werden in fünf Immunglobulinklassen eingeteilt: *IgG, IgM, IgA, IgD* und *IgE*. Diese können noch in weitere Subklassen zerlegt werden.

Die Immunglobulinklassen unterscheiden sich in Aufbau und Arbeitsweise voneinander. Sie können im Labor mit Hilfe der Elektrophorese (s. S. 176) voneinander getrennt werden.

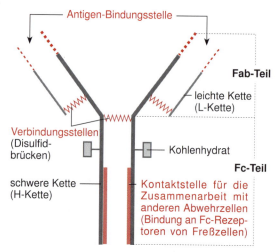

Abb. 24-5 Schematische Darstellung eines IgG-Antikörpers. Zwei leichte (L-Ketten) und zwei schwere Ketten (H-Ketten) sind durch Disulfidbrücken miteinander verbunden.
Fab = **a**ntigen**b**indendes **F**ragment
  Hier liegen die Antigenbindungsstellen
Fc = **c**ristallisierbares **F**ragment
  Die Enden neigen in freier Form sehr leicht zur Kristallisation. Mit diesem Abschnitt kann der Antikörper an Rezeptoren von Freßzellen anbinden

24.3 Abwehrsysteme des Körpers

Tabelle 24-5 Bildung der Antikörper

Immunglobulin-klassen	IgG	IgM	IgA	IgD	IgE
Bedeutung	sekundäre Immunantwort	primäre Immunantwort („Frühantikörper")	sekretorische Antikörper	vermutlich Mitwirkung bei der Differenzierung der B-Lymphozyten	Abwehr von Parasiten und Mitwirkung bei Allergien vom Soforttyp
Vorkommen	Blut, Lymphe, Muttermilch	Blut, Lymphe	im Sekret von Schleimhäuten und in Blut, Muttermilch und Lymphe	Blut, Lymphe	Blut, Lymphe
Molekulargewicht	150 000	950 000	160 000 und 385 000	175 000	190 000
Plazentagängig	ja	nein	nein	nein	nein

IgG (Immunglobuline der Klasse G). Sie stellen mit ungefähr 75% die *Hauptmasse* der im Körper vorhandenen Antikörper dar. Manche Subklassen der IgG können das Komplement aktivieren.

Die IgG benötigen nach dem erstmaligen Kontakt mit einem Erreger drei Wochen für ihre Bildung. Deshalb haben sie beim erstmaligen Kontakt mit einem Erreger keine Bedeutung. Allerdings spielen sie beim Zweitkontakt die wichtigste Rolle, da sie nun als Sekundärantwort sofort gebildet werden können.

IgG-Antikörper sind die einzigen plazentagängigen Antikörper, d.h., daß sie in der Lage sind, die Plazentaschranke zu überwinden, so daß sie von der Mutter auf das Kind übergehen können. So gewähren sie dem Kind vor und bis ungefähr drei bis sechs Monate nach der Geburt einen Infektionsschutz, da das Kind während dieser Zeit noch nicht in der Lage ist, selbst IgG herzustellen.

IgM (Immunglobuline der Klasse M). Die IgM sind die Antikörper, die beim Erstkontakt mit einem Erreger am schnellsten gebildet werden. Sie heißen deshalb *Frühantikörper*. Allerdings sinkt die IgM-Konzentration wieder auf niedrigere Werte ab, sobald die IgG-Herstellung erfolgt ist.

IgM machen ungefähr 10% der Antikörper aus. Sie kommen hauptsächlich in den Gefäßen vor.

IgA (Immunglobuline der Klasse A). Immunglobulin A stellt ungefähr 20% der Antikörper dar. IgA ist auf Abwehrvorgänge an der Schleimhaut spezialisiert. Es befindet sich deshalb im Sekret der Schleimhäute des Atem-, Verdauungs- und Urogenitaltraktes. IgA kommt auch in der Muttermilch vor, so daß der gestillte Säugling von der Mutter auf diesem Weg einen Infektionsschutz erhält.

IgD (Immunglobuline der Klasse D). Über IgD ist nur sehr wenig bekannt. Es tritt im Blut nur in sehr geringen Mengen auf. Da es auf der Membranoberfläche von B-Lymphozyten vorkommt, nimmt man an, daß es bei deren Differenzierung eine Rolle spielt.

IgE (Reagine, Immunglobuline der Klasse E). IgE spielt sowohl bei *Parasitenbefall* als auch bei *Allergien* vom *Soforttyp* eine Rolle. IgE können sich auf die Oberfläche von basophilen Granulozyten und von Gewebsmastzellen aufsetzen und diese zur Freisetzung von Histamin veranlassen. Deshalb spielen sie bei der Anaphylaxie eine wichtige Rolle.

Bildung der Antikörper

Trifft ein Antigen auf einen B-Lymphozyten, der den passenden Antikörper auf seiner Membranoberfläche trägt, so verbinden sich die beiden in einer Antigen-Antikörper-Reaktion. Daraufhin wandelt sich der B-Lymphozyt in eine *Plasmazelle* um und beginnt sich zu klonen, d.h., es werden nun Millionen erbgleicher, identischer Nachkommen hergestellt. Diese geklonten Zellen beginnen nun massenhaft den benötigten Antikörper zu produzieren.

Immunkomplex

Hat sich ein *Antikörper* nach dem *Schlüssel-zu-Schloß-Prinzip* mit einem Antigen verbunden, so spricht man von einem Immunkomplex. Diese

Immunkomplexe können das Komplementsystem aktivieren, das zur Auflösung des antigenen Erregers führt, oder der Immunkomplex wird von Freßzellen vernichtet.

Ist dieser Vorgang gestört, so kann es zur Einlagerung dieser Immunkomplexe in Gefäßwände und Gewebe kommen und hier zu Entzündungsreaktionen führen. Dies ist beispielsweise der Fall bei rheumatischen Erkrankungen, wie bei rheumatischem Fieber, rheumatischer Endokarditis, LE, PCP und akuter Glomerulonephritis.

24.3.2 Monozyten-Makrophagen-System

Das Monozyten-Makrophagen-System wird auch als mononukleäres Phagozytensystem, MPS (im Gegensatz zu den „polymorphkernigen" Granulozyten), bezeichnet. Eine ältere Bezeichnung dafür ist retikuloendotheliales /retikulohistiozytäres System (RES/RHS).

Beim Monozyten-Makrophagen-System handelt es sich um eine Zusammenfassung aller Phagozyten, die von den Monozyten abstammen. Diese Phagozyten kommen in allen Körpergeweben vor und erfüllen wichtige Abwehraufgaben.

Um ihrer Aufgabe gerecht werden zu können, werden die Makrophagen durch Lockstoffe zu den Krankheitsherden geleitet (Chemotaxis). Solche Lockstoffe entstehen beispielsweise beim Zerfall geschädigter Körperzellen.

Wichtige Zellen des Monozyten-Makrophagen-Systems bzw. des RES/RHS

Monozyten

Es handelt sich um die größten Leukozyten. Sie zirkulieren nur ein bis zwei (evtl. bis fünf) Tage im Blut und wandern dann ins Gewebe und in verschiedene Organe aus, wo sie sich zu den gewebetypischen Makrophagen ausdifferenzieren. So entwickeln sie sich beispielsweise im Bindegewebe zu Histiozyten, in der Leber zu Kupffer-Sternzellen, in der Lunge zu Alveolarmakrophagen, in der Milz und den Lymphknoten zu freien oder fixierten Makrophagen und in serösen Höhlen zu Pleura- und Peritonealmakrophagen. Allerdings herrscht noch keine völlige Einigkeit, welche Zellen im einzelnen diesem System zugerechnet werden (vor allem bei den Osteoklasten und der Neuroglia).

Monozyten tragen auf ihrer Membranoberfläche Rezeptoren für Komplementproteine (z.B. C3b) und IgG. Dabei lagern sich die Monozyten derart gekennzeichneten Antigenen an und phagozytieren diese.

Allerdings sind Monozyten und andere Makrophagen nicht nur zur Phagozytose befähigt, sondern sie können Teile des phagozytierten Materials auf ihrer Zelloberfläche präsentieren und es so den Lymphozyten zur „Erkennung" anbieten (Antigen-Präsentation). Auf diese Weise stimulieren sie die Lymphozyten zur Antikörperproduktion. Des weiteren sind sie in der Lage, entweder spontan oder nach Aktivierung, eine Vielzahl Substanzen unterschiedlichster Wirkung zu produzieren, die alle im Dienste der Abwehr stehen. Neuerdings vermutet man sogar, daß sie auch eine wichtige Rolle bei der Abwehr von Krebszellen haben.

Histiozyten

Es handelt sich um bewegliche Abwehrzellen, die sich bevorzugt im lockeren Bindegewebe aufhalten, beispielsweise in der Adventitia kleiner Blutgefäße. Sie haben einen großen Zelleib, zahlreiche Fortsätze und können eine beachtliche Phagozytoseleistung vollbringen.

Gewebsmakrophagen

Es handelt sich um ortsständige Freßzellen, die sich ebenfalls bevorzugt im lockeren Bindegewebe aufhalten. Von manchen Autoren werden die Begriffe Histiozyt und Gewebsmakrophag auch synonym verwendet. Bei den Gewebsmakrophagen handelt es sich um Histiozyten, die sich im Zellverband niedergelassen haben und nicht umherwandern. Allerdings können sich Gewebsmakrophagen auch wieder aus diesem Zellverband lösen und zu Histiozyten werden, was wiederum ihren synonymen Gebrauch verständlich macht.

Uferzellen

Es handelt sich um Makrophagen, die an den Wänden der Sinusoide von Lymphknoten, Milz und Knochenmark sitzen. Kommen sie in der Leber vor, so werden sie als Kupffer-Sternzellen bezeichnet.

Kupffer-Sternzellen

Bei den Kupffer-Sternzellen handelt es sich also um Freßzellen, die an der Wand der Lebersinusoide liegen und die das Blut reinigen, das durch die Leber fließt. Um dieser Aufgabe besser gerecht werden zu können, besitzen sie lange, sternförmige Zytoplasmafortsätze, die sich in den Blutstrom erstrecken.

Retikulumzellen

Retikulumzellen befinden sich im retikulären Bindegewebe, sind sternförmig verzweigt und zu einem dreidimensionalen Netz verbunden. Sie bilden das Grundgerüst des roten Knochenmarks und der lymphatischen Organe (Lymphknoten, Milz, Tonsillen). Sie haben einerseits die Aufgabe, Retikulinfasern zu produzieren, andererseits können sie sich jedoch auch aus dem Zellverband herauslösen, im Gewebe umherwandern und Abwehraufgaben übernehmen.

Alveolarmakrophagen (Staubzellen der Lunge)

Staubzellen sitzen einerseits an der Wand der Lungenbläschen, kommen aber auch frei in den Alveolarräumen vor. Sie haben die Aufgabe, Rauch und Staubteilchen zu phagozytieren, die mit der Atemluft in die Lungen gelangen.

Langerhans-Zellen der Haut (Epidermissternzellen)

Sie kommen in der Stachelzellschicht (Stratum spinosum) der Haut vor und haben die Fähigkeit zur Phagozytose und zur Antigenpräsentation wie die anderen Makrophagen auch. Wegen ihrer dendritischen Form werden sie auch als *Epidermissternzellen* bezeichnet.

Neuroglia (Glia)

Bei der Neuroglia handelt es sich um das interstitielle Zellgewebe des Zentralnervensystems. Es füllt die Räume zwischen Nervenzellen und Blutgefäßen aus und bildet die Markscheiden. Es hat Stütz-, Ernährungs- und Phagozytoseaufgaben.

Wichtige Untergruppen der Neuroglia sind die *Makro-* und die *Mikroglia*. Bei der Makroglia (Astrozyten) handelt es sich um große, sternförmige Zellen mit zahlreichen Zellfortsätzen, die zur Phagozytose fähig sind. Bei der Mikroglia (Hortega-Zellen) dagegen handelt es sich um kleinere, bewegliche Zellen, die ebenfalls die Fähigkeit zur Phagozytose besitzen.

Osteoklasten (Knochenfreßzellen)

Osteoklasten sind vielkernige Riesenzellen, die vor allem in der Knocheninnenhaut (Endost) sitzen. Sie bauen Knochengewebe ab, haben aber auch wichtige Phagozytoseaufgaben.

Mesangiumzellen

Die Mesangiumzellen sitzen als Bindegewebszellen zwischen den Kapillaren des Gefäßknäuels in den Nieren. Sie können phagozytieren. Man vermutet, daß sie evtl. auch an Immunreaktionen der Nieren beteiligt sind.

24.4 Fragen

Beantworten Sie die Fragen möglichst knapp! Die richtigen Antworten finden Sie auf der angegebenen Seite entweder **halbfett** oder *kursiv* gedruckt.

- Was versteht man unter einer Symbiose? Geben Sie ein typisches Beispiel für eine Symbiose im Körper an! (S. 491)
  Was sind Parasiten? (S. 491)
- Was versteht man unter Pathogenität? Was bezeichnet man mit Virulenz? (S. 491)
- Erklären Sie den Begriff Resistenz! Was ist Immunität, und was ist eine stille Feiung? Wodurch unterscheidet sich die Empfänglichkeit von der Anfälligkeit einem bestimmten Erreger gegenüber? (S. 492)
- Geben Sie das Kennzeichen von Lokalinfektionskrankheiten an! Wovon hängt es vor allem ab, ob eine Lokalinfektionskrankheit zum Ausbruch kommt oder nicht? Ist die Diagnose einer Lokalinfektionskrankheit im allgemeinen einfach oder schwer zu stellen? Kommt es bei einer Lokalinfektionskrankheit nur zu örtlich begrenzten Reaktionen? Wird eine Immunität nach Durchstehen einer solchen Erkrankung erworben? (S. 492f.)
- Geben Sie den dreiphasigen Ablauf einer zyklischen Infektionskrankheit an! Kommt es an der Eintrittsstelle der Erreger zu Krankheitserscheinungen? Geben Sie an, wo sich die Erreger nach Eindringen in das Blut- oder Lymphsystem vermehren! Welcher Fieberverlauf ist typisch bei zyklischen Infektionskrankheiten? (S. 493)
- Was ist eine Anthroponose, was eine Zoonose? (S. 494)
- Was versteht man unter einer Sepsis und was unter einer Pyämie? (S. 494f.)
- Erklären Sie die Begriffe Superinfektion, Sekundärinfektion und Reinfektion! (S. 495)
  Erläutern Sie, was man unter Epidemie, unter Endemie und Pandemie versteht! (S. 495f.)
  Was ist Morbidität, was Mortalität und was Letalität? (S. 496)
- Was ist Immunität? Zählen Sie einige Faktoren auf, die zur unspezifischen Immunität gerechnet werden! Was ist das Kennzeichen der spezifischen Immunität? Welches ist das wichtigste „Kampfmittel" der spezifischen Immunität? Wodurch kann es zur erworbenen Immunität kommen? (S. 496f.)
- Was soll mit einer Schutzimpfung erreicht werden? Was ist eine aktive und was eine passive Impfung? Worin unterscheidet sich ein Tot- von einem Lebendimpfstoff? Welcher Impfstoff von beiden ist immunogener? (S. 497)
- Unterscheiden Sie Impfreaktion und Impfschaden! (S. 498)
- Was versteht man unter Sterilisation? Welches sind die beiden in der Praxis zulässigen Sterilisierverfahren? (S. 498)
  Was ist eine Desinfektion, und womit wird sie im allgemeinen durchgeführt? (S. 498)
- Wo sitzt das Wärmeregulationszentrum? Welche beiden Körpertemperaturen werden gängigerweise unterschieden? Wo werden diese gemessen? Geben Sie wichtige Regelmechanismen der Körpertemperatur an! (S. 498f.)
- Was ist eine Hyperthermie, und wodurch kann sie ausgelöst werden? (S. 499)
- Was ist Fieber, und wodurch kann es ausgelöst werden? Was sind Pyrogene, und worauf wirken sie ein? Unterscheiden Sie exogene und endogene Pyrogene! (S. 499)
- Worin liegt der Sinn des Fiebers? Welche Gefahr beinhaltet hohes Fieber? In welchem Lebensalter können Fieberkrämpfe auftreten? (S. 500)
- Schildern Sie das Erscheinungsbild eines Schüttelfrostes! Worauf weist Schüttelfrost hin? (S. 500)
- Welche zwei Arten des Fieberabfalls werden unterschieden? Welche Art ist der gefährlichere Fieberabfall? (S. 500)
- Bei welchen Werten spricht man von subfebrilen Temperaturen und ab welchen von hohem Fieber? (S. 500, Kasten)
- Zählen Sie einige typische Fieberkurven auf! Was sind Kennzeichen des intermittierenden, des remittierenden, des konti-

nuierlichen, des septischen und des undulierenden Fiebers? (S. 500f.)
- Zählen Sie wichtige Übertragungswege von Krankheitserregern auf! (S. 501f.)
- Geben Sie typische Infektionswege von Krankheitserregern an! (S. 502f.)
- Was ist ein Keimträger, was ein Ausscheider und was ein Dauerausscheider? (S. 503)
- Was ist ein foudroyanter Krankheitsverlauf, was ein subakuter, was ein rezidivierender und was ein latenter? (S. 503)
- Was ist eine stumme Infektion, was eine abortive und was eine manifeste? (S. 503)
- Wie können Krankheitserreger nachgewiesen werden? (S. 503f.)
- Zählen Sie wichtige Kennzeichen von Viren auf! Welches sind wirksame Abwehrmaßnahmen des Körpers gegen Viren? (S. 504)
- Was sind Merkmale von Bakterien? Nach welchen Gesichtspunkten werden Bakterien klassifiziert? Zählen Sie kugel-, stäbchen- und schraubenförmige Bakterien auf! (S. 505f.)
- Wie werden Rickettsien typischerweise übertragen? (S. 506)
- Wodurch unterscheiden sich Ekto- und Endotoxine? (S. 507)
- Zählen Sie wichtige Kennzeichen von Pilzen auf! (S. 507)
- Nennen Sie charakteristische Organe, die von Pilzen befallen werden können! Wo siedeln sich beim Menschen bevorzugt Hefepilze an? Was sind Aflatoxine, und wo können sie vorkommen? (S. 507f.)
- Wie heißt der *bekannteste* Pilz der Candidagruppe, der fakultativ pathogen ist? Geben Sie typische Candidamykosen des Säuglings an! (S. 508f.)

- Zählen Sie auf, welche Beschwerden bei Darmmykose auftreten können! Was sind wichtige Behandlungsgrundsätze bei Befall mit Darmpilzen? Was ist die wichtigste Grundlage der Anti-Pilz-Diät? (S. 509)
- Nennen Sie allgemeine Behandlungsgrundsätze bei Hautpilzerkrankungen! (S. 509, Kasten)
- Geben Sie Kennzeichen der Protozoen an! Welche meldepflichtigen Erkrankungen werden von Protozoen hervorgerufen? (S. 509)
- Was sind Parasiten? Zählen Sie einige Parasiten auf! (S. 509f.)
- Besteht das unspezifische Abwehrsystem erworbener- oder angeborenermaßen? Zählen Sie auf, was zum unspezifischen Abwehrsystem gerechnet wird! Welche Wirkung hat Interferon? Geben Sie kurz an, was das Komplementsystem ist und welche Aufgaben es hat! (S. 510ff.)
- Ein Erreger versucht, in den Körper einzudringen. Stößt er nun im allgemeinen zuerst auf das spezifische oder das unspezifische Abwehrsystem? (S. 512)
- Was ist ein Antigen? (S. 513)
- Zählen Sie einige Aufgaben der Antikörper auf! (S. 514)
- Welche Immunglobulinklassen gibt es? Welche der Immunglobulinklassen stellt die Hauptmasse der Antikörper? Bei welchen Vorgängen spielt IgE die entscheidende Rolle? Wie heißen die wichtigsten Zellen, die Antikörper produzieren und diese an die Körperflüssigkeiten abgeben? Was versteht man unter einem Immunkomplex? (S. 514f.)
- Zählen Sie einige wichtige Zellen des Monozyten-Makrophagen-Systems auf! (S. 516f.)

25 Infektionskrankheiten mit Meldepflicht und/oder Behandlungsverbot

Für die amtsärztliche Überprüfung müssen die im folgenden aufgeführten Infektionskrankheiten sicher beherrscht werden. Es handelt sich um die Infektionskrankheiten, für die gemäß des § 30 in Verbindung mit den §§ 3, 8 und 45 BSG Behandlungsverbot für den Heilpraktiker besteht. Die folgende Gliederung folgt der Meldepflicht des § 3 BSG und dem § 45 BSG, in dem weitere Krankheiten aufgeführt sind, für die Behandlungsverbot, aber keine Meldepflicht, für den Heilpraktiker besteht. Da aufgrund des § 9 des Gesetzes zur Verhütung von Geschlechtskrankheiten es dem Heilpraktiker verboten ist, die dort aufgeführten Geschlechtskrankheiten zu behandeln, werden diese hier auch ausführlich besprochen. Für alle diese Infektionskrankheiten gilt: Da der Heilpraktiker diese Krankheiten nicht behandeln darf, muß er sie sicher diagnostizieren können, damit er diese Patienten sofort an den Arzt verweisen kann.

Die Darstellung der einzelnen Infektionskrankheiten folgt weitgehend einem einheitlichen Schema:
– Definition der Erkrankung
– Erreger
– Inkubationszeit
– Übertragung
– Vorkommen
– Nachweis
– Krankheitsverlauf
– Komplikationen
– vorbeugende Maßnahmen
– Meldepflicht

Anhand dieser Stichpunkte kann der Studierende das erworbene Wissen nachprüfen. Dabei sollte er sich besonders die Zusammenfassung am Beginn gut einprägen, da hier immer das Wesentliche ausgesagt wurde.

25.1 Meldepflicht bei Verdacht, Erkrankung und Tod

▶ *Botulismus*

Beim Botulismus handelt es sich um eine Lebensmittelvergiftung mit dem Botulismustoxin. Da es sich also um eine Vergiftung handelt und um keine Infektion, ist auch keine Ansteckung von Mensch zu Mensch möglich.

Botulismus ist eine *Lebensmittelvergiftung*.

Erreger

Erreger ist der Botulismusbazillus (Clostridium botulinum). Es handelt sich um einen Anaerobier. Er kann in verunreinigten Konserven (Fleisch, Fisch, Obst, Gemüse) unter Luftabschluß auskeimen. Dabei bildet er ein gefährliches Gift. Durch die Gasbildung in der Konserve kann es zum Auswölben der Dose kommen. Verdorbene Lebensmittel kann man an Verfärbung, säuerlichem Geruch und an Verflüssigung erkennen. Die verunreinigten Lebensmittel können jedoch auch in bezug auf Geruch, Aussehen und Geschmack eine normale Beschaffenheit aufweisen. Beim Aufkommen des Verdachtes soll man das Nahrungsmittel wegwerfen. Das Botulismusgift wird durch fünf- bis zehnminütiges Kochen zerstört.

Inkubationszeit

Stunden, manchmal vier bis sechs Tage, selten bis 14 Tage.

Übertragung und Vorkommen

Botulismusbazillen kommen überall im Boden vor (ubiquitäre Verbreitung). Die Aufnahme dieser Bazillen oder Sporen ist ungefährlich, erst wenn sie unter Luftabschluß auskeimen und dabei ihr Toxin bilden, werden sie gefährlich.

Nachweis

Im Blut und im verseuchten Nahrungsmittel.

Krankheitsverlauf

Es kommt zu Magen-Darm-Beschwerden und zu Nervenlähmungen. Anfangs entwickeln sich Übelkeit, Magenschmerzen, Erbrechen und Verstopfung. Die Temperatur und der Puls sind normal. Das Bewußtsein ist erhalten.

Kurz darauf kommt es zu Kopfschmerzen, Schwindel, Augenmuskellähmung mit Schielen und Doppeltsehen, zu trockenem Mund, Schluck- und Sprachstörungen. Der Tod tritt meist durch Atem- oder Kreislauflähmung ein.

An eine Botulismusvergiftung ist insbesondere dann zu denken, wenn es nach dem Verzehr von Konserven zu Kopfschmerzen mit Sehstörungen bei erhaltenem Bewußtsein kommt.

Erste-Hilfe-Maßnahmen
- Erbrechen lassen
- Einlauf
- Kreislauf stützen
- evtl. künstlich beatmen

Es ist sofortige Krankenhauseinweisung notwendig.

▶ **Fleckfieber** (Läusefleckfieber, Typhus exanthematicus, Flecktyphus, klassisches Fleckfieber)

Fleckfieber ist eine schwere, durch Rickettsien hervorgerufene Infektionskrankheit, die bei uns hauptsächlich als Kriegsseuche bekannt ist. Sie zählt zu den Rickettsiosen. Die Übertragung erfolgt durch Läuse.

Fleckfieber ist eine *Kriegsseuche*, die durch *Läuse* übertragen wird.

Erreger

Der Erreger heißt Rickettsia prowazeki. Rikkettsien sind bakterienähnliche, gramnegative Mikroben. Sie lösen die Rikettsiosen aus. Diese zum Teil schweren Infektionskrankheiten werden durch Läuse, Flöhe, Milben und Zecken übertragen. Die Rickettsiosen können gut mit Breitbandantibiotika bekämpft werden.

Inkubationszeit

Zehn bis 14 Tage.

Übertragung

Die Übertragung erfolgt durch Läusekot. Es kommt zur Erkrankung, wenn dieser Läusekot durch Kratzwunden oder durch Einatmen in den Organismus gelangt. Die Läuse ihrerseits nehmen die Erreger beim Biß eines akut Erkrankten auf. Die Rickettsien vermehren sich im Darm der Laus und werden von ihr mit dem Kot ausgeschieden.

Nachweis

Der Nachweis kann ab dem sechsten Krankheitstag im Blut durch die Weil-Felix-Reaktion erfolgen.

Vorkommen

Die Krankheit tritt noch auf dem Balkan, im Nahen Osten, in Nordafrika, Asien und in Mittel- und Südamerika auf.

Krankheitsverlauf

Es handelt sich um ein schweres Krankheitsbild. Es kommt zu hohem Fieber mit grippeähnlichen Symptomen wie Kopf- und Gliederschmerzen und Milzanschwellung. Nach ca. fünf Tagen kommt es zum Auftreten von Roseolen (rotfleckiges Exanthem am Rumpf, Gesicht und Hals bleiben frei, Handflächen und Fußsohlen nur bei schwerem Befall betroffen). Es kommt zu enzephalitischen Erscheinungen. Es besteht eine Neigung zu akutem Kreislaufversagen.

Immunität

Obwohl sich eine ausreichende Immunität ausbildet, können die Rickettsien jahrelang, vermutlich sogar lebenslang im Lymphgewebe verbleiben. Nach Reaktivierung können sie erneut eine akute Fleckfiebererkrankung auslösen (Brill-Zinsser-Krankheit).

▶ **Lepra** (Aussatz)

Lepra ist eine chronische Infektionskrankheit, die durch ein Bakterium hervorgerufen wird. Es kommt zu Veränderungen an Haut, Schleimhaut, peripherem Nervengewebe und evtl. inneren Organen. Es besteht eine Neigung zu trophischen Störungen, zu Sensibilitätsstörungen, Lähmungen und Verstümmelungen.

25.1 Meldepflicht bei Verdacht, Erkrankung und Tod

Erreger
Mycobacterium leprae, ein grampositives unbewegliches Stäbchen.

Inkubationszeit
Die Inkubationszeit beträgt im allgemeinen zwei bis fünf Jahre. Sie kann jedoch auch zwischen neun Monaten und 40 Jahren liegen.

Übertragung
Die Ansteckung erfolgt durch engen direkten oft jahrelangen Kontakt von Mensch zu Mensch. Die Gefahr der Ansteckung ist gering, Kinder sind empfänglicher als Erwachsene. Die wichtigste Infektionsquelle ist der bakterienhaltige Nasenschleim (Tröpfcheninfektion) und das Sekret der infektiösen Hautläsionen.

Nachweis
Der Nachweis erfolgt im Gewebesaft lepröser Hautveränderungen, durch histologische Untersuchung einer Gewebebiopsie oder im Nasensekret. Der Lepromin-Test kann nach Diagnosestellung anzeigen, ob es sich um die tuberkuloide oder die lepromatöse Form handelt (s.u.).

Vorkommen
Afrika, Asien, Mittel- und Südamerika, Südeuropa. Früher kam Lepra weltweit vor, so auch in Europa (mangelhafte soziale und hygienische Verhältnisse). Nach Schätzung der WHO soll es z. Zt. weltweit elf Millionen Leprakranke geben (in Europa ca. 30 000).

Krankheitsverlauf
Die beiden wichtigsten Unterscheidungsformen bei Lepra sind eine lepromatöse und eine tuberkuloide Form, Übergangsformen kommen vor (Borderline-Typ).

– **Lepromatöse Form**
  Die lepromatöse Form hat eine schlechtere Prognose als die tuberkuloide. Anfangs treten auf der Haut, vor allem im Gesicht, meist symmetrische Hautschädigungen auf, aus denen sich die Lepraknoten entwickeln („Löwengesicht"). Durch Infiltration kommt es zur Zerstörung der peripheren Nerven, was zu Sensibilitätsstörungen und Lähmungen führt. Dadurch kommt es im Laufe der Jahre zu schweren Verstümmelungen. Im Spätstadium breitet sich die Krankheit auf den gesamten Organismus aus. Es kommt zum allgemeinen Verfall.

– **Tuberkuloide Form**
  Die tuberkuloide Form zeigt asymmetrische, scharf begrenzte Hauterscheinungen. Schon bald stellen sich Sensibilitätsstörungen ein. Im weiteren Verlauf kommt es zu Hautläsionen und zu tast- und sichtbaren Verdickungen der Nervenstränge. Die inneren Organe sind nicht befallen. Aber auch bei dieser Form kommt es durch die Sensibilitätsstörungen häufig zu Verstümmelungen.

> Lepra
> - lepromatöse Form (bösartige Form)
> - tuberkuloide Form (gutartige Form)

Prognose
Wenn die Krankheit rechtzeitig, d.h. vor dem Einsetzen von Verstümmelungen erkannt wird, ist die Prognose bei richtiger Behandlung günstig.

▶ Milzbrand

Milzbrand ist eine Zoonose, d.h., sie kann zwischen Menschen und Wirbeltieren übertragen werden. Da die Hauptüberträger Rinder, Schafe, Schweine und Pferde sind, werden in erster Linie Metzger, Landwirte, Gerber u.ä. Berufsgruppen befallen. In den meisten Fällen kommt es zum Hautmilzbrand und nur selten zum Lungen- oder Darmmilzbrand.

Erreger
Milzbrandbazillus (Bacillus anthracis), ein großes, unbewegliches Stäbchen.

Inkubationszeit
Ein bis drei Tage.

Übertragung
Die Übertragung auf den Menschen erfolgt bei Kontakt mit erkrankten Tieren oder durch kontaminierte Tierprodukte (Felle, Häute, Borsten, Wolle). Dabei dringt der Erreger über kleinste Hautverletzungen ein, gelegentlich kann die Ansteckung auch über eine Staubinhalation (Lungenmilzbrand) oder durch den Genuß von infiziertem Fleisch oder kontaminierter Milch erfolgen (Darmmilzbrand).

Nachweis
- im Karbunkelsekret bei Hautmilzbrand
- im Sputum bei Lungenmilzbrand
- im Stuhl bei Darmmilzbrand
- im Blut bei Milzbrandsepsis

Vorkommen

Die Krankheit kommt heute endemisch in Afrika, Asien, Südosteuropa und Südamerika vor. Sporadisch tritt sie aber auch in anderen Ländern auf. So auch bei uns, wo sie praktisch nur als Berufskrankheit von Hafenarbeitern, Gerbern, Bürstenmachern und ähnlichen Berufsgruppen vorkommt.

Krankheitsverlauf

- **Hautmilzbrand**
  An der Infektionsstelle kommt es zu einer kleinen Hautwunde, aus der sich der Milzbrandkarbunkel entwickelt. Er ist schmerzlos und von lokalen Ödemen und Lymphknotenschwellungen begleitet. Meist geht die Erkrankung nur mit geringer Temperaturerhöhung und wenig Beeinträchtigung des Allgemeinbefindens einher. Ein ausgedehnter Karbunkel mit massivem Ödem kann zur Sepsis führen (Schüttelfrost, hohes Fieber, Tachykardie, schwere Störung des Allgemeinbefindens). Ohne Behandlung hat der Hautmilzbrand eine Letalität von 10 bis 20%. Bei richtiger Therapie (Penicillin) kommen heute praktisch keine Todesfälle mehr vor.
- **Lungenmilzbrand**
  Es kommt zur Bronchopneumonie, die unbehandelt oft innerhalb eines Tages nach Beginn der akuten Symptomatik zum Tode führt.
- **Darmmilzbrand**
  Nach uncharakteristischen Symptomen, wie Übelkeit, Erbrechen, Meteorismus, kommt es zu blutigen Stühlen, blutigem Erbrechen und zur brandigen Verfärbung der Milz (Milzbrand!). Durch Perforation des Darmgeschwürs kann es zum akuten Abdomen und zum Schock kommen. Letalität ca. 50 %.

▶ **Ornithose** (Psittakose)

Die Ornithose ist eine durch Vögel auf den Menschen übertragbare Infektionskrankheit. Wird sie durch Papageien übertragen, wird sie auch als Papageienkrankheit bezeichnet. Es handelt sich um eine grippeartige Allgemeinerkrankung mit vorwiegender Lokalisation in der Lunge. Es kommt zu unterschiedlichen Verläufen. Es kommen stumme Infektionen vor, leichte Infektionen der Atemwege und schwerste, tödlich verlaufende Erkrankungen.

> Ornithose wird durch *Vögel* übertragen.

Erreger

Chlamydia psittaci.

Inkubationszeit

Durchschnittlich zehn Tage (vier bis 20 Tage).

Übertragung

Die Ansteckung erfolgt meist durch Einatmen von kontaminiertem Staub (eingetrocknetem Vogelkot). Aber es sind auch Übertragungen durch Tröpfchen- und Schmierinfektion möglich. Zudem kann eine Ansteckung von Mensch zu Mensch erfolgen, wobei es oft zu schweren Krankheitsverläufen kommt.

Nachweis

In Blut und Sputum.

Vorkommen

Ornithose ist weltweit verbreitet. Übertragen wird die Krankheit durch zahlreiche Vogelarten, vor allem durch Ziervögel, wie Papageien und Sittiche. Bei Vögeln ist ein chronisch-subklinischer Verlauf typisch. Bei jungen Tieren kann sie sich jedoch durch Streß (Transport, schlechte Ernährung) zu einer akuten Durchfallerkrankung entwickeln.

Krankheitsverlauf

- **Grippales Bild**
  Es kommt zu einer leichten fieberhaften Erkrankung ohne Lungenbeteiligung.
- **Pulmonales Bild**
  Es kommt zur Pneumonie mit quälendem Husten und wenig Auswurf. Das Fieber bleibt für ca. zwei Wochen auf 39 bis 40 °C (Kontinua).
- **Typhusartiges Bild**
  Es bestehen Fieber, Kopf- und Gliederschmerzen, Benommenheit.
- **Enzephalitisches Bild**
  Neben Fieber und Kopfschmerzen können Krämpfe, neurologische Ausfallserscheinungen und Schlaflosigkeit auftreten.

Komplikationen

Bei fast allen Verlaufsformen ist der Kreislauf geschwächt, oft besteht zeitweise Kollapsneigung.

▶ Pest

Pest ist in erster Linie eine Erkrankung der Nagetiere (Ratten!). Die Erreger werden von Nagetier zu Nagetier, aber bei massenweisem Zugrundegehen der Tiere auch von Nagern auf den Menschen übertragen.

Erreger

Yersinia pestis, ein gramnegatives Stäbchen.

Inkubationszeit

– Beulenpest zwei bis fünf Tage (bis zehn Tage)
– Lungenpest ein bis zwei Tage

Übertragung

Die Erreger können durch Rattenflöhe auf den Menschen übertragen werden. Nach dem Flohstich dringen die Erreger zu den regionalen Lymphknoten vor und rufen dort eine Entzündung hervor. Die Ansteckung kann aber auch durch Kontakt mit erkrankten Tieren, durch Einatmen von Insektenkot oder durch Einatmen der Erreger erfolgen. Die hochinfektiöse Lungenpest wird durch Tröpfcheninfektion von Mensch zu Mensch übertragen.

Nachweis

Im Punktat aus geschwollenen Lymphknoten (Bubonen), im Sputum, im Blut.

Vorkommen

Außer in Europa und Australien gibt es heute noch in fast allen Erdteilen Pestherde (Südamerika, Zentral- und Südafrika, Zentral- und Südostasien).

Krankheitsverlauf

– **Beulen- oder Bubonenpest**
   (80% der Verlaufsformen)
   Es kommt zu einem plötzlichen Krankheitsbeginn mit Fieber, Kopfschmerzen, Erbrechen, Durchfällen. Meist zeigt die Eintrittspforte, der Flohstich, keine Reaktion. Die regionalen Lymphknoten zeigen hämorrhagisch-nekrotische Entzündungen, sind sehr schmerzhaft und können bis zu Faustgröße anschwellen (Bubonen). In diesem Stadium kann die Krankheit ausheilen, oder es kommt zur sekundären Lungenpest oder zur Pestsepsis.
– **Lungenpest**
   Die Lungenpest kann sekundär als Folge einer Pestsepsis bei Beulenpest auftreten oder primär durch Tröpfcheninfektion übertragen werden. Es kommt zu einem stürmischen Beginn: Pneumonie, Atemnot, Husten, später Lungenödem und Herz-/Kreislaufversagen. Unbehandelt verläuft sie fast immer tödlich.
– **Pestsepsis**
   Die Pestsepsis kann die Komplikation einer Beulen- oder Lungenpest sein, sie kann aber auch primär auftreten. Sie führt innerhalb weniger Tage zum Tode.

Neben den oben beschriebenen schweren Krankheitsbildern gibt es alle Abstufungen bis zu symptomlosen Infektionen. Leichte Verläufe von Bubonenpest treten häufig gegen Ende einer Pestepidemie auf.

Prophylaxe

Bekämpfung der Ratten und Flöhe. Ein Impfstoff ist entwickelt. Er wirkt jedoch nur verhältnismäßig kurze Zeit und verleiht keinen sicheren Schutz. Durch wiederholte Anwendung kann die Schutzwirkung erhöht werden.

▶ Pocken (Variola, Blattern)

Die Pocken sind eine hochansteckende Viruserkrankung, die mit einem Vorläuferstadium und einem Organstadium mit Hautausschlag einhergeht.

Erreger

Variolavirus.

Inkubationszeit

Ein bis zwei Wochen.

Übertragung

Die Ansteckung erfolgt meist durch Tröpfcheninfektion, gelegentlich auch durch direkte und indirekte Kontaktinfektion oder durch Staubinfektion.

Nachweis

Im Rachenabstrich, im Bläscheninhalt und im Blut.

Laut WHO werden die Pocken heute als ausgerottet betrachtet.

Krankheitsverlauf

- **Vorläuferstadium** (Prodromalstadium), zwei bis vier Tage
  Es kommt zu einem plötzlichen Krankheitsbeginn mit hohem Fieber von 39–40 °C, Kopf-, Rücken- und Gliederschmerzen, oft auch zu Pharyngitis und Bronchitis.

- **Ausschlag** (Eruptionsstadium), sechs bis zehn Tage
  Der Ausschlag befällt zunächst das Gesicht und den Kopf, später die Extremitäten; der Rumpf ist weniger betroffen. Auch die Schleimhäute können befallen werden. Zunächst bilden sich kleine rote Flecken, die zu Knötchen werden, darauffolgend zu Bläschen, die sich dann in eitrige Pusteln umwandeln. Diese Pockenpusteln zeigen die charakteristische zentrale Eindellung (Pockennabel) und sind mehrkammerig. Bei den Pocken ist immer nur *ein* Stadium des Hautausschlages zu sehen. Im Gegensatz dazu erscheinen bei Windpocken mehrere Entwicklungsstadien des Ausschlages nebeneinander („Sternenkarte").
  Nach ungefähr ein bis drei Wochen trocknen die Pusteln ein und werden als Borken abgestoßen. Pockennarben bleiben vor allem im Gesicht zurück, wo tiefe Schichten der Lederhaut zerstört wurden, bzw. wo bakterielle Sekundärinfektionen stattfanden.
  Die Letalität bei Ungeimpften beträgt ca. 30%.

Komplikationen

Als Komplikation kann es zu bakteriellen Sekundärinfektionen der Haut und der Lunge kommen sowie zum Befall der Augen, der Ohren und des Zentralnervensystems.

Bei den Pocken gibt es auch besondere Verlaufsformen, wie z.B. die hämorrhagische Verlaufsform („schwarze Blattern"), die durch blutigen Pustelinhalt und hämorrhagische Diathese (Blutungsneigung) gekennzeichnet sind. Die Letalität beträgt hier 75%.

▶ Rückfallfieber (Febris recurrens)

Es handelt sich um eine Infektionskrankheit, bei der es zu charakteristischen Fieberschüben kommt.

Erreger

Borrelien, das sind schraubenförmige Bakterien.

Inkubationszeit

Drei bis zehn Tage.

Übertragung

Die Borrelien können durch Läuse (Läuserückfallfieber) und durch Zecken (Zeckenrückfallfieber) auf den Menschen übertragen werden.

Nachweis

Im Blut.

Vorkommen

Das Zeckenrückfallfieber kommt heute nur noch in Afrika und Vorderasien vor. Das Läuserückfallfieber kommt weltweit vor. In Notzeiten kann es bei Verlausung zu Epidemien kommen. Tatsächliche Erkrankungsfälle werden heute nur noch aus Äthiopien und Ostafrika gemeldet.

Krankheitsverlauf

Es kommt zu Schüttelfrost mit einem raschen Fieberanstieg auf Werte über 40 °C. Es stellen sich Kopf- und Gliederschmerzen, Übelkeit, Erbrechen, Benommenheit, Ikterus und deutliche Milz- und Leberschwellung ein. Charakteristisch ist das auftretende Nasenbluten (hämorrhagische Diathese). Das Fieber bleibt fünf bis sieben Tage hoch, dann kommt es zur plötzlichen Entfieberung. Die Erkrankung kann damit beendet sein.

Meist kommt es jedoch nach einer Woche zum erneuten Fieberanstieg mit den gleichen Symptomen, die jedoch kürzer und milder verlaufen. Es können weitere Fieberschübe folgen, wobei sich die Abstände der Fieberschübe vergrößern und die Fieberhöhe geringer wird. Die Ausheilung erfolgt meist nach vier bis fünf Zyklen, gelegentlich auch nach mehr als zehn Zyklen.

Komplikationen

Kreislaufversagen, Milzinfarkt, Milzruptur, Myokarditis, Arthritis.

▶ **Tollwut** (Hundewut, Lyssa, Rabies, Hydrophobie)

Tollwut ist eine Viruserkrankung, die in der Regel durch den Biß eines tollwutkranken Tieres übertragen wird. Kommt die Krankheit zum Ausbruch, verläuft sie praktisch immer tödlich.

Erreger
Tollwutvirus (Rabiesvirus, gehört zur Gruppe der Rhabdoviren).

Inkubationszeit
Drei Wochen bis drei Monate. Die Inkubationszeit kann aber in seltenen Fällen auch zwischen zehn Tagen und acht Monaten liegen. Das hängt einerseits davon ab, wie hoch die zugeführte Virusmenge ist, und andererseits hängt es vom Infektionsort ab: je näher dieser zum Hals-Kopf-Bereich liegt, desto kürzer ist die Inkubationszeit.

Übertragung
Die Übertragung erfolgt durch den Biß eines tollwutkranken Tieres (Hund, Katze, Fuchs u.a.), da sich das Tollwutvirus im Speichel des erkrankten Tieres befindet. Die Übertragung kann jedoch auch durch anderweitige Einbringung des Erregers in bestehende Hautverletzungen erfolgen.
  Nach Verletzung durch ein tollwütiges Tier erkranken nur ca. 15% der Betroffenen. Kommt die Krankheit allerdings zum Ausbruch, verläuft sie praktisch immer tödlich.

Nachweis
Im Gehirn des tollwutverdächtigen Tieres befinden sich Einschlußkörperchen (Negri-Körperchen). Der Nachweis der Tollwutviren kann über den Tierversuch oder durch Zellkulturen erfolgen. Dabei wird Mäusen infektionsverdächtiges Material aus Hirngewebe, Speichel, Tränenflüssigkeit oder Liquor eingespritzt und beobachtet, ob diese Tiere an Tollwut erkranken. Des weiteren ist der Nachweis einer Tollwutinfektion anhand von charakteristischen Zelleinschlüssen im Hornhautepithel möglich (Tollwut-Kornealtest).

Vorkommen
Mit Ausnahme weniger Gebiete ist die Erkrankung weltweit bei fleischfressenden Säugern verbreitet. Die Seuche erstreckte sich nach dem Zweiten Weltkrieg von Osteuropa aus nach Mitteleuropa. Deutschland war vor mehr als zehn Jahren stark betroffen.

Krankheitsverlauf
Nach der Bißverletzung bleiben die Erreger für ca. drei Tage im Wundgebiet und vermehren sich im anliegenden Muskelgewebe. Von hier aus gelangen sie über die peripheren Nerven ins Zentralnervensystem, von wo aus sie über die efferenten Nervenbahnen weiter in die Speicheldrüsen wandern. Beim Krankheitsverlauf kann man drei charakteristische Phasen unterscheiden:

– **Vorläuferstadium** (Prodromalstadium, melancholisches Stadium)
  Dieses erste Stadium dauert zwei bis vier Tage. Es kommt zu leichtem Fieber, Kopfschmerzen, Krankheitsgefühl, Übelkeit und Erbrechen. An der Bißstelle kommt es zu Jucken und Schmerzen. Die Patienten sind depressiv, ängstlich und haben Beklemmungszustände und Angstträume.

– **Erregungsstadium** (rasende Wut)
  Es kommt zu Krämpfen der Muskulatur, die sich bis zu Wutanfällen steigern können (große Beißlust der Tiere in diesem Stadium!). Es kommt zu vermehrtem Speichelfluß. Charakteristisch sind die Schlingkrämpfe beim Trinken, oft reicht auch schon der Anblick von Getränken (Hydrophobie). Das Fieber kann 42 °C erreichen. Meist kommt es innerhalb von drei bis fünf Tagen nach Beginn des Erregungsstadiums durch Lähmung der Atemmuskulatur zum Erstickungstod. Überlebt der Patient diese Phase, was selten ist, kommt es zum

– **Lähmungsstadium**
  Hierbei kommt es zu rasch zunehmenden Lähmungserscheinungen. Die Patienten, die bisher bewußtseinsklar waren, werden zunehmend benommen und komatös. Der Tod tritt durch Atemlähmung oder Herzstillstand ein.

Ist die Tollwut bereits ausgebrochen, so gibt es keine ursächliche Therapie. Nur ganz vereinzelt wird von Überlebenden berichtet.

Impfung
Bis 1975 waren die Impfstoffe wenig effektiv und hatten oft schwere Nebenwirkungen. Heute ste-

hen neuere Stoffe zur Verfügung, die offenbar besser wirken. Es kann gegen Tollwut aktiv und passiv geimpft werden.

> **Erste-Hilfe-Maßnahme**
> Im Anschluß an die Bißverletzung durch ein tollwutverdächtiges Tier muß die Wunde sofort gründlich mit Wasser und Seife, besser noch mit Desinfektionsmittel, ausgewaschen werden.

Meldepflicht

Meldepflicht besteht bei Verdacht, Erkrankung und Tod, wobei jede Verletzung eines Menschen durch ein tollwutkrankes oder -verdächtiges Tier sowie die Berührung eines solchen Tieres oder Tierkörpers bereits meldepflichtig ist (§ 3 BSG).

▶ Tularämie (Hasenpest)

Die Hasenpest wird durch blutsaugende Insekten von Nagetieren auf den Menschen übertragen. Charakteristisch ist der Primäraffekt an der Eintrittsstelle und die Mitbeteiligung der regionalen Lymphknoten.

Erreger

Francisella tularensis (Pasteurella tularensis), nichtbewegliche Stäbchenbakterien.

Inkubationszeit

Zwei bis fünf Tage (ein bis zehn Tage).

Übertragung

Die Ansteckung erfolgt von erkrankten Nagetieren (Hasen, Kaninchen, Ratten, Mäusen) mittels blutsaugender Insekten (Zecken, Flöhe, Läuse, Milben) auf den Menschen. Daneben ist auch noch eine Ansteckung durch direkten Kontakt mit infizierten Tieren, durch den Verzehr infizierten Fleisches, durch verunreinigtes Wasser und durch Staubinhalation möglich. Eine direkte Übertragung von Mensch zu Mensch ist nicht möglich.

Nachweis

- Im Eiter der Pustel, des Geschwüres oder des Lymphknotens
- Im Sputum bei Lungenbefall
- Im Blut

Vorkommen

Zu Erkrankungen kommt es ausschließlich in der nördlichen Hemisphäre (USA, Kanada, Rußland). In Mitteleuropa ist die Erkrankung selten.

Krankheitsverlauf

Als Eintrittspforte für den Erreger kommen die Haut (85% der Erkrankungen), Schleimhaut, Augenbindehaut, gelegentlich auch der Atmungs- und Verdauungstrakt in Frage.

Es kommt zum plötzlichen Krankheitsbeginn mit Schüttelfrost und schnellem Fieberanstieg, Kopf- und Muskelschmerzen. Der Krankheitsverlauf wird weitgehend durch die Eintrittspforten der Erreger bestimmt. An der Haut kommt es zum Primäraffekt, einer Papel, Pustel oder einem Geschwür. Die regionalen Lymphknoten schwellen beträchtlich an. Je nach Erregereintritt kann es in seltenen Fällen zu Konjunktivitis, Geschwüren der Mundschleimhaut, Durchfällen und Obstipation (bei der abdominellen Form) oder zur thorakalen Form mit Beteiligung von Lunge und Pleura kommen. Die regionären Lymphknoten sind mitbetroffen.

Die Verdachtsdiagnose kann nach geschildertem Nagetierkontakt und Insektenstich gestellt werden, wenn es an der Einstichstelle zu den oben erwähnten charakteristischen Lokalbefunden kommt.

Immunität

Es besteht eine langanhaltende Immunität. Zweiterkrankungen und chronischer Verlauf sind selten.

▶ Virusbedingtes hämorrhagisches Fieber

Unter dem Begriff „virusbedingtes hämorrhagisches Fieber" faßt man verschiedene Erkrankungen zusammen, die von unterschiedlichen Virusarten hervorgerufen werden und die als gemeinsame Symptome hohes Fieber und Blutungsneigung (hämorrhagische Diathese) haben.

Bekannte Erreger

- Marburg-Virus
- Ebola-Virus
- Lassa-Virus

Inkubationszeit

Drei bis 20 Tage.

Nachweis

Im Blut.

Krankheitsverlauf

- **Marburg-Fieber**
  Das Marburg-Fieber ist eine schwere Infektionskrankheit, die 1967 in Marburg auftrat. Es erkrankten Personen, die Kontakt zu frisch importierten Laboraffen hatten. Als Konsequenz dieser Laborinfektion wurden Richtlinien über Transport und Quarantäne von Versuchstieren verschärft.
- **Ebola-Fieber**
  Das Ebola-Fieber löste erstmalig 1976 im Sudan und Zaire eine große Epidemie mit über 500 Todesopfern aus. Aber auch in neuerer Zeit traten wieder Erkrankungsfälle auf.
- **Lassa-Fieber**
  Das Lassa-Fieber wurde erstmals 1969 in Nigeria (Lassa) beobachtet. Betroffen waren vor allem Krankenpflegeberufe, da die Ansteckung von Mensch zu Mensch über das Blut erfolgte. Als Erregerreservoir dienen Nagetiere.

Es kommt zu plötzlichem hohem Fieber und Blutungsneigung, je nach Art der Erkrankung auch zu Übelkeit, Erbrechen, Pneumonie, Hepatitis. Gefürchtet sind die Blutungsneigung, Exsikkose und Schock. Die Letalität liegt zwischen 30 und 50%.

Anmerkung

Außerdem unterliegen folgende Erkrankungen, die in den jeweiligen organbezogenen Kapiteln abgehandelt wurden, der Meldepflicht bei Verdacht, Erkrankung und Tod.

- Cholera (S. 239f.)
- Enteritis infectiosa (Salmonellose und die übrigen Formen, einschließlich mikrobiell bedingter Lebensmittelvergiftung) (s. S. 241)
- Paratyphus A, B und C (s. S. 243f.)
- Poliomyelitis (s. S. 419f.)
- Shigellenruhr (s. S. 240f.)
- Typhus (s. S. 241ff.)

25.2 Meldepflicht bei Erkrankung und Tod

▶ *Angeborene Zytomegalie*

Zytomegalie ist eine häufig vorkommende Infektionskrankheit. Beim Erwachsenen verläuft sie meist inapparent. Nur bei Abwehrgeschwächten kommt es zu Krankheitserscheinungen. Dabei kann es zu grippeförmigen Erkrankungen kommen, aber auch zu schweren Verlaufsformen. Organe, die häufig betroffen sind, sind die Speicheldrüsen, die Nieren, die Nebennieren, die Lungen, das Gehirn, das Herz und die Augen. Grundsätzlich kann allerdings fast jedes Organ befallen werden.

Kommt es während der Schwangerschaft oder unter der Geburt zu einer Infektion des Feten, so kann es beim Neugeborenen Krankheitserscheinungen geben.

Erreger

Zytomegalievirus (gehört zu den Herpesviren).

Inkubationszeit

Ungefähr zwei bis zehn Wochen.

Übertragung

- **Bei der Zytomegalie**
  - durch Schmier- und Tröpfcheninfektion
  - durch Blut- und Organtransplantationen
- **Bei der angeborenen Zytomegalie**
  - vor und während der Geburt durch die infizierte Mutter
  - nach der Geburt durch engen Kontakt

Nachweis

In Speichel, Zervixsekret, Blut, Urin und Muttermilch.

Krankheitsverlauf

Es zeigen nur ungefähr 10% der Kinder, die während oder bei der Geburt infiziert wurden, Krankheitserscheinungen. Kommt es zum Krankheitsausbruch, so kann nahezu jedes Organ befallen werden. Am häufigsten sind Leber und Gehirn befallen, gelegentlich auch die Lunge.

Bei der angeborenen Zytomegalie können die folgenden Symptome isoliert oder in verschiedenen Kombinationen auftreten:

- Ikterus (Gelbsucht)
- Hepatosplenomegalie (Leber- und Milzschwellung)
- Pneumonie
- Hautblutungen, punktförmig bis flächenhaft durch Thrombozytenmangel
- Mikrozephalie (abnorm kleiner Kopf)
- zerebrale Verkalkungen
- Taubheit
- geistige Retardierung

▶ Angeborene Listeriose (Granulomatosis infantiseptica)

Die Listeriose ist eine unter Tieren verbreitete Infektionskrankheit, die auf den Menschen übertragen werden kann. Beim Erwachsenen kommt es nur bei einer entsprechenden Disposition zum Krankheitsausbruch (Rekonvaleszenz, Schwangerschaft). Listeriose kann über die Plazenta auf den Feten übertragen werden.

> Listeriose kann von Tieren auf den Menschen übertragen werden.

Erreger
Listeria monocytogenes, ein Corynebakterium.

Inkubationszeit
Nicht genau bekannt, vermutlich 3–45 Tage.

Übertragung
Ab dem fünften Schwangerschaftsmonat kann die infizierte Mutter die Krankheit auf den Feten übertragen.

Nachweis
Im Stuhl, Urin, Nasen-Rachen-Abstrich, Blut oder Liquor. Bei der Mutter im Fruchtwasser, im Urin, im Blut oder im Wochenfluß.

Krankheitsverlauf
Listeriose verläuft beim Erwachsenen meist inapparent. Zum Krankheitsausbruch kommt es bei entsprechender Disposition (Rekonvaleszenz, Schwangerschaft). Der Verlauf kann dann einer Grippe ähneln, einer leichten Meningoenzephalitis, einer Angina, oder es kann zu einem lokalen Verlauf als Augenbindehautentzündung kommen. Bei Schwangeren kommt es häufig zu Harnblasen- und Nierenbeckenentzündungen oder zu Gebärmuttermuskelentzündungen.

Komplikationen beim Feten
Es kann zu einer hämatogenen Streuung der Erreger im ganzen kindlichen Organismus kommen (Sepsis). Die Folge können Frühtotgeburten, Totgeburten oder Frühgeburten sein. Um die Bakterienansammlungen herum kommt es zu granulomartigen Veränderungen (Granulomatosis infantiseptica). Es kann zu knötchenförmigen Hauterscheinungen, zu Meningoenzephalitis und zu Hepatosplenomegalie kommen (evtl. mit Ikterus).

▶ Angeborene Lues (Syphilis connata)

Syphilis connata wird durch die infizierte Mutter mittels der Plazenta auf den Feten übertragen. Die Übertragung erfolgt erst *nach* dem vierten Schwangerschaftsmonat. Die Folge sind Fehlgeburt oder eine Lueserkrankung des Neugeborenen.

Erreger
Treponema pallidum (Spirochäten, schraubenförmige Bakterien).

Inkubationszeit
Auftreten der Erkrankung meist zwei bis zehn Wochen nach der Geburt, manchmal allerdings erst nach Jahren.

Nachweis
Im Blut durch Wassermann-Reaktion.

Krankheitserscheinungen
Es kommt meist zu makulopapulösen aber auch zu großblasigen und geschwürigen Hauterscheinungen, besonders an Handflächen und Fußsohlen, zu blutig-eitrigem Schnupfen durch Befall der Nasenschleimhaut, zu Leber- und Milzschwellung und Anämie. Der weitere Verlauf der Erkrankung entspricht im wesentlichen Lues II des Erwachsenen (s. S. 546).
   Im späteren Kindesalter kann angeborene Lues als Hutchinson-Trias in Erscheinung treten: mit Innenohrschwerhörigkeit, Hornhautentzündung des Auges und Tonnenzähnen (halbmondförmige Ausbuchtungen an den Schneideflächen und Tonnenform der beiden oberen, mittleren

Schneidezähne des bleibenden Gebisses). Daneben kann es noch zu Tibiaverkrümmungen (Säbelscheidentibia) und zur Sattelnase kommen.

Komplikationen

Handelt es sich um eine florierende Lues I oder II der Mutter, kommt es zur Frühtotgeburt.

▶ Angeborene Toxoplasmose

Toxoplasmose ist eine häufige, bei Mensch und Tier vorkommende Infektionskrankheit, deren Erscheinungsbild von inapparenten bis zu schweren Formen reicht. Meist verläuft sie jedoch inapparent. Sie kommt weltweit vor.

Erreger

Toxoplasma gondii, gehört zu den Protozoen, den einzelligen Lebewesen.

> Infektionsquelle
> Katzenkot und rohes oder ungenügend gekochtes Fleisch von infizierten Tieren.

Übertragung auf den Feten

Die Übertragung der Erkrankung erfolgt nur während der akuten Infektion der Mutter. Diese Übertragung ist während der gesamten Schwangerschaft möglich. Infektionen vor der Konzeption sind sehr wahrscheinlich gefahrlos für den Feten.

Nachweis

Durch mikroskopischen Direktnachweis.

Krankheitsverlauf

Die Krankheit verläuft meist symptomlos. Die wichtigsten Krankheitserscheinungen der angeborenen Toxoplasmose sind generalisierte Lymphknotenvergrößerung, die Tage bis Monate bestehen kann, evtl. mit Fieber.

Komplikationen

Früh- und Totgeburten sind häufig. Je nach dem Zeitpunkt der Fruchtschädigung kann es zu Gehirnschäden beim Feten kommen (Hydrozephalus, Verkalkungen im Gehirn, Entzündungen von Gehirn und Rückenmark).

▶ Rötelnembryopathie

Zur Rötelnembryopathie kann es kommen, wenn sich nichtimmune Frauen während der Schwangerschaft mit dem Rötelnvirus infizieren. Früher nahm man an, daß eine Rötelninfektion nur während der ersten drei bis vier Schwangerschaftsmonate gefährlich sei. Nach neueren Erkenntnissen besteht aber während der gesamten Schwangerschaft eine Gefahr für das Kind. Bitte beachten Sie zu den Röteln auch S. 543.

Erreger

Rötelnvirus.

Mögliche Fruchtschädigungen

- Abort, Totgeburt
- am Auge: Katarakt (grauer Star, Linsentrübung)
- am Herz: offener Ductus Botalli, Klappenstenosen, Septumdefekt
- am Ohr: ein- oder beidseitige Taubheit
- am Gehirn: Mikrozephalie
- ferner Wolfsrachen, Hernien, Schäden an Leber, Lunge und Knochen

▶ Bruzellosen

Die Bruzellose ist eine zyklische Infektionskrankheit, die von Tieren auf den Menschen übertragen werden kann (Anthropozoonose). Sie gilt als Berufskrankheit von Tierärzten, Tierpflegern, Landwirten, Metzgern, Melkern u.a. Es kommt zu schubweisem Verlauf mit undulierendem (wellenförmigem) Fieber. Es treten die charakteristischen Bang-Granulome auf. Im chronischen Stadium kommt es zu Komplikationen an verschiedenen Organen und Geweben. Die Erkrankung kann alle Schweregrade annehmen; sie kann auch abgekürzt verlaufen.

Erreger

Die Erreger sind gramnegative, unbewegliche Bakterien, die zur Klasse der Pasteurella gehören.
- **Brucella abortus** (Hauptüberträger Rind)
  Sie rufen den Morbus Bang hervor, die in Mitteleuropa häufigste Bruzellose-Erkrankung.
- **Brucella melitensis** (Hauptüberträger Ziege)
  Sie rufen das Maltafieber hervor, das vor allem im Mittelmeerraum und Afrika auftritt, vor allem in Gegenden mit Ziegenhaltung.

- **Brucella suis** (Hauptüberträger Schwein) Schweinebruzellose.

Inkubationszeit
Die Inkubationszeit beträgt meist 10 bis 14 Tage, aber auch ein bis vier Wochen.

Übertragung
Die Erreger werden durch direkten oder indirekten Kontakt vom erkrankten Tier auf den Menschen übertragen. Es sind aber auch Nahrungsmittelinfektionen durch Milch, Milchprodukte und Fleisch möglich. Eine Ansteckung von Mensch zu Mensch kann nicht erfolgen. Eintrittsstellen für die Erreger sind die Haut und der Magen-Darm-Trakt. Bei uns sind die meisten Rinderbestände Bang-frei. Darüber hinaus zerstört Pasteurisieren der Milch die Erreger.

Nachweis
Im Blut, Liquor, Sternalmark, Gallensaft, Urin oder Organpunktat.

Vorkommen
Weltweit.

Krankheitsverlauf
Treten die Erreger über die Haut oder die Bindehaut des Auges ein, so kommt es zu flüchtigen Entzündungen und zur Schwellung der regionalen Lymphknoten. Diese erste Phase wird oft nicht beachtet.

Die Ausbreitung der Erreger erfolgt meist über den Lymphweg. In den Geweben mit reichlich RHS-Gewebe (Leber, Milz, Knochenmark) kommt es zur Bildung von Bang-Granulomen (Riesenzellgranulomen). Sie weisen meist *kein* verkäsendes Nekrosezentrum auf, sie können sich jedoch zu Abszessen entwickeln. In den Granulomen können die Erreger lange lebensfähig bleiben, was schließlich zur Immunität führt.

Die Krankheit beginnt schleichend mit ansteigenden Temperaturen und uncharakteristischen Allgemeinsymptomen wie Abgeschlagenheit, Krankheitsgefühl, Kopf- und Gliederschmerzen. Das Fieber erreicht bald 38–40 °C. Es steigt abends an und fällt in den Morgenstunden unter Schweißausbruch ab. Lokalsymptome fehlen. Es kann sich ein flüchtiges Exanthem unterschiedlicher Erscheinung (z.B. Roseolen) ausbilden. Leber und Milz sind oft deutlich vergrößert (Hepatosplenomegalie). Dieses akute Fieberstadium dauert meist zwei bis drei Wochen.

Im Verlauf der nächsten Monate kommt es zum wellenförmigen (undulierenden) Fieberverlauf. Dieses Stadium kann ein bis zwei Jahre dauern (mitunter 20 Jahre). Dabei bleibt das Allgemeinbefinden meist auffallend gut. In 50% der Fälle ist die Leber betroffen. Die unbehandelte Hepatitis kann zur Leberzirrhose führen.

Komplikationen
Arthritis, Osteomyelitis, Endokarditis, Pneumonie, Nephritis, Thrombophlebitis, Neuritis, Meningitis, Entzündungen von Hoden, Nebenhoden, Ovarien, Eileitern und den weiblichen Brustdrüsen.

▶ Diphtherie

Diphtherie ist eine akute Lokalinfektion der Schleimhäute, vor allem des Nasen- und Rachenraumes. Wichtige diagnostische Hinweise sind Pseudomembranbildung auf den Tonsillen, im Rachen oder Kehlkopf, typischer süßlicher Mundgeruch, Fieber um 38 °C und beschleunigter Puls.

Man unterscheidet verschiedene Erscheinungsformen der Erkrankung: Rachendiphtherie, Nasendiphtherie, Kehlkopfdiphtherie, Wunddiphtherie, progrediente Diphtherie, toxische (maligne) Diphtherie.

> Diphtherie
> Typische Rachenveränderungen mit *Pseudomembranen*

Erreger
Corynebacterium diphtheriae, das Diphtherie-Bakterium.

Inkubationszeit
Die Inkubationszeit ist kurz; durchschnittlich zwei bis fünf Tage. Durch die kurze Inkubationszeit ist eine schnelle Ausbreitung der Krankheit möglich.

Übertragung
Durch Tröpfcheninfektion, selten durch Schmierinfektion.

Nachweis
Durch Abstrich von den Tonsillen und Schick-Probe. Um die Schick-Probe durchzuführen, wird eine kleine Menge eines gereinigten Diphtheriegiftes in die Haut gespritzt. Liegt Immunität vor, so tritt keine Rötung auf. Liegt keine Immunität vor, so kommt es nach zwei bis fünf Tagen zu Rötung und Quaddelbildung.

Vorkommen
Weltweit.

Krankheitsverlauf
Es kommen alle Verlaufsformen vom inapparenten über lokalen, progredienten bis hin zum toxisch-malignen Verlauf vor. Je nach dem Ort, wo sich die Erkrankung abspielt, unterscheidet man verschiedene Krankheitsbilder.

– **Rachendiphtherie**
Sie stellt mit 50% die häufigste Diphtherieform dar. Anfangs stellen sich uncharakteristische Prodromalerscheinungen ein. Kopfschmerzen, Abgeschlagenheit, Krankheitsgefühl, mäßiges Fieber (38–39 °C), Halsschmerzen und Schluckbeschwerden.
Der gesamte Rachen ist gerötet mit flächenhaften grau-weißlichen Pseudomembranen, die nicht auf die Tonsillen begrenzt bleiben, sondern auf die Umgebung übergreifen. Es kommt zum charakteristischen süßlichen Mundgeruch und zur Schwellung der lokalen Halslymphknoten.

– **Nasendiphtherie**
Sie tritt vor allem bei Säuglingen und Kleinkindern auf. Es kommt zu blutig-eitrigem Schnupfen. Die Erkrankung verläuft meist gutartig, gelegentlich kann sie in eine progrediente Form übergehen.

– **Kehlkopfdiphtherie**
Bei der *sekundären Kehlkopfdiphtherie* ist es zu einer weiteren Ausbreitung der Rachen- oder Nasendiphtherie gekommen. Schreitet die Erkrankung noch weiter fort, können auch die Bronchien befallen werden. Komplikationen sind dann Bronchopneumonie, häufig mit tödlichem Ausgang.
Die *primäre Kehlkopfdiphtherie* dagegen wird oft nicht richtig erkannt, da Veränderungen des Rachens fehlen. Meist werden Kinder zwischen dem zweiten bis fünften Lebensjahr befallen. Es kommt zu einem trockenen, bellenden Husten (Krupp-Husten) mit zunehmender Heiserkeit. Innerhalb von Stunden oder Tagen kommt es zu einer Einengung der Luftwege, erkennbar an der erschwerten Atmung. Durch Kehlkopfkrampf und Verlegung des Kehlkopfes durch abgehustete Pseudomembranfetzen kann es zu bedrohlichen Erstickungsanfällen kommen.

– **Wunddiphtherie**
Die Wunddiphtherie ist charakterisiert durch schmutzige Beläge und Randwulstbildung bei chronischem Verlauf. Die Nabeldiphtherie des Säuglings ist ein Sonderfall der Wunddiphtherie.

– **Progrediente Diphtherie**
Unter progredienter Diphtherie versteht man ein Fortschreiten der Erkrankung auf Trachea und Bronchien. Die Vergiftung tritt stärker in Erscheinung.

– **Toxische (maligne) Diphtherie**
Von toxischer Diphtherie spricht man, wenn der gesamte Organismus von Diphtherietoxinen überschwemmt wird. Meist kommt es innerhalb von zwei bis zehn Tagen durch Herzmuskelschädigung zu einem tödlichen Ausgang. Wichtiger Hinweis ist der „Cäsarenhals", eine hochgradig ödematöse Schwellung von Hals und Nacken, so daß die vergrößerten Halslymphknoten kaum noch tastbar sind. Daneben kommt es zu unstillbarem Erbrechen und schlechter Kreislaufsituation.

Pseudomembranen
Durch das Eindringen der Erreger kommt es zu einer Zerstörung des betroffenen Schleimhautepithels mit Entzündungsreaktionen. Das nekrotische Epithel bildet zusammen mit austretendem Fibrin, weißen und roten Blutkörperchen die charakteristische festsitzende Pseudomembran. Das nekrotische Gewebe bildet einen idealen Nährboden für die Erreger.

Komplikationen
Komplikationen sind progrediente und toxische Diphtherie. Gefürchtet ist eine toxische Herzschädigung (Myokarditis), die sich auch unbemerkt entwickeln kann. Anfang der dritten Krankheitswoche (noch bis zur siebten Krankheitswoche möglich) kann es bei kleinen Anstrengungen, wie z.B. zu frühem Aufstehen, zu einem plötzlichen Herztod kommen.

Die Fernwirkung der Toxine kann sich nicht nur auf das Herz erstrecken, sondern auch auf periphere Nerven (Polyneuritis) und die Nieren.

▶ Gelbfieber

Bei Gelbfieber bzw. „Schwarzem Erbrechen", wie es auch genannt wird, kann man bereits aus den Bezeichnungen die drei wichtigsten Symptome ableiten: Ikterus, hohes Fieber, hämorrhagische Diathese.

Wichtig ist auch noch die zweigipfelige Fieberkurve. Beim Gelbfieber handelt es sich um eine fieberhafte Infektionskrankheit. Sie wird durch das Gelbfiebervirus hervorgerufen und durch Mücken übertragen.

Erreger
Gelbfiebervirus (Charon evagatus). Es gehört zur Gruppe der Arboviren.

Inkubationszeit
Drei bis sechs Tage.

Übertragung
Die Übertragung erfolgt durch die Stechmücke der Gattung Aedes aegypti. Unterschiedliche Arten übertragen das Städtegelbfieber und das Dschungelgelbfieber. Von den Symptomen her unterscheiden sich die beiden Arten nicht.

Die Mücke sticht nicht bei Temperaturen unter 23 °C, unter 6 °C stirbt sie ab. Gelbfieber zählt zu den sogenannten Krankheiten der Verkehrswege, da die Möglichkeit der Weiterverbreitung auf dem See- und Luftweg besteht.

Nachweis
Im Blut.

Vorkommen
In Mittel- und Südamerika und in Afrika, südlich der Sahara.

Krankheitsverlauf
Es kommt zu einem plötzlichen hohen Fieberanstieg auf 39–40 °C, mit starken Allgemeinsymptomen wie Kopf- und Gliederschmerzen, Übelkeit und Erbrechen. Nach einer kurzen, fieberfreien Periode von ein bis zwei Tagen kommt es zu erneutem Fieberanstieg mit Gelbsucht, Leberschwellung und Nierenbeteiligung. Durch toxische Gefäßschäden kommt es zu Bluterbrechen, zu Darmblutungen oder zu Hämaturie (Blut im Urin).

Komplikationen
Bei einem günstigen Verlauf kommt es nach kurzer Rekonvaleszenz zu einem völligen Ausheilen der Erkrankung. Bei ungünstigem Verlauf kann es in der zweiten Krankheitswoche durch Leber-, Nieren- oder Kreislaufversagen zum Tode kommen. Normalerweise liegt die Letalität bei 10 %. In Ausnahmefällen wurden Letalitäten um 80 % angegeben.

Impfung
Es gibt eine Schutzimpfung, die zehn Jahre vorhält.

▶ Leptospirosen

Leptospirosen sind Infektionskrankheiten, die durch verschiedene Leptospirenarten hervorgerufen werden. Sie werden vom Tier auf den Menschen übertragen. Die Krankheit zeigt einen zweiphasigen Verlauf:
– *Primäres Generalisationsstadium* mit darauffolgender Latenzzeit
– *Sekundäres Stadium der Organschädigung*

Die Schwere der Erkrankung hängt von der Leptospirenart und dem geographischen Standort ab.

Leptospirosen gelten als Berufskrankheit von in der Landwirtschaft Beschäftigten, von Kanalarbeitern, Bergleuten, Tierpflegern, Tierärzten u. a.

Erreger
Leptospiren, gehören zu den Spirochäten (schraubenförmigen Bakterien).

Inkubationszeit
Zwei bis 14 Tage.

Übertragung
Die Übertragung erfolgt aus dem Tierreich durch Ratten, Mäuse, Hamster, Katzen, Hunde, Schweine, Schafe, Ziegen, Pferde u. a. Die Leptospiren befinden sich im Urin und Kot der erkrankten Tiere. Eine Ansteckung erfolgt bei Kontakt mit verseuchtem Urin oder Kot, wenn der Erreger über kleine Hautverletzungen ein-

dringen kann. Da Leptospiren in stehenden Gewässern wochenlang lebensfähig bleiben, kann es beim Baden und beim Aufenthalt in Sümpfen zu Infektionen kommen.

Nachweis
In Blut, Urin und Liquor.

Vorkommen
Leptospiren kommen ubiquitär (überall verbreitet, allgegenwärtig) vor.

Krankheitsverlauf
Charakteristisch ist der zweiphasige Verlauf: Es kommt zu einem schnellen Fieberanstieg bis 40 °C, und nach drei bis acht Tagen wieder zu Normaltemperatur. Nach ein bis fünf Tagen kommt es dann zu erneutem, aber nicht mehr ganz so hohem Fieberanstieg.

Symptome des Generalisationsstadiums
Nerven-, Gelenk- und Muskelschmerzen (vor allem Wadenschmerzen), Meningitis, Konjunktivitis, Bradykardie, Hypotonie.

Symptome der Organschädigung
Meningitis, Ikterus, Nephritis.
Die bekanntesten Erkrankungen, die durch Leptospiren hervorgerufen werden, sind:
– **Weil-Krankheit**
  (Leptospirosis icterohamorrhagica)
  Eine durch Ratten übertragene, schwere, akut hochfieberhafte Leptospirose, die mit Hepatitis, Nephritis und hämorrhagischer Diathese einhergeht. Letalität 30%.
– **Canicola-Fieber** (Leptospirosis canicola)
  Eine durch Hunde übertragene mittelschwere Leptospirose, die ikterisch und anikterisch verlaufen kann. Es kann zu Meningitis, Nephritis und hämorrhagischer Diathese kommen.
– **Feldfieber** (Leptospirosis grippotyphosa)
  Eine durch Mäuse übertragene Leptospirose mit gutartigem Verlauf: in der Regel ohne Ikterus mit Meningitis und Nephritis. Todesfälle kommen nur selten vor.

Komplikationen
Die Meningitis kann sich in einzelnen Fällen über Wochen und Monate hinziehen. Leptospiren können im Augenbindegewebe über Wochen und sogar Monate fortbestehen und zu einer vorwiegend allergisch bedingten Erkrankung des Auges führen.

▶ Malaria
Es handelt sich um eine von Einzellern (Plasmodien) ausgelöste Infektionskrankheit mit typischen Fieberanfällen, Milztumor, Anämie und Rezidivneigung. Man unterscheidet die Malaria tertiana mit Fieber im Drei-Tage-Rhythmus, die Malaria quartane mit Fieber im Vier-Tage-Rhythmus und die Malaria tropica mit unregelmäßigen Fieberanfällen.

Erreger
Die Erreger sind Einzeller (Protozoen) der Gattung Plasmodium, die durch die weibliche Anophelesmücke übertragen werden.
– Malaria tertiana: Plasmodium vivax und ovale
– Malaria quartana: Plasmodium malariae
– Malaria tropica: Plasmodium falciparum

Inkubationszeit
Die Inkubationszeit beträgt fünf bis 20 Tage (gelegentlich bis neun Monate).

Übertragung
Die Erreger (Plasmodien) gelangen mit dem Stich der weiblichen Anophelesmücke in die Blutbahn.

Nachweis
Der Nachweis erfolgt im Blut.

Vorkommen
Die Hälfte der Weltbevölkerung lebt in malariagefährdeten Gebieten, die vom 40. nördlichen bis zum 30. südlichen Breitengrad reichen.
  Bis zum Jahr 1955 stellte die Malaria mit 250 Millionen Erkrankungsfällen und ca. 2,5 Millionen Todesfällen pro Jahr eine der gefährlichsten und häufigsten Todesursachen dar. Die WHO hatte ein großangelegtes Bekämpfungsprogramm gestartet, um die Anophelesmücke auszurotten und damit die Infektionskette Mensch → Mücke → Mensch zu unterbrechen. Trotz anfänglicher Erfolge ist die Aktion leider fehlgeschlagen. Hauptgrund für den Mißerfolg war die Entwicklung von Mückenstämmen, die gegenüber dem versprizten DDT resistent geworden sind.

25 Infektionskrankheiten mit Meldepflicht und/oder Behandlungsverbot

Krankheitsverlauf

Beim Stich der weiblichen Anophelesmücke gelangen die Erreger als Sichelkeime über den Speichel der Mücke in die Blutbahn und von hier aus in die Leberzellen, wo sie eine weitere Entwicklungsstufe durchlaufen, bis die befallenen Leberzellen zugrundegehen. Es kommt aber sonst zu keiner weiteren Leberschädigung. Die nun wieder in die Blutbahn gelangten Erreger befallen die Erythrozyten. In ihnen durchlaufen die Plasmodien einen weiteren Entwicklungsschritt. Die Dauer dieses Entwicklungsschrittes ist bei den meisten Plasmodienarten konstant: Malaria tertiana 48 Stunden, Malaria quartana 72 Stunden und bei der Malaria tropica 36 bis 48 Stunden. Es kommt danach zum Zerfall der Erythrozyten und Freigabe der Plasmodien. Dieser Vorgang führt zum Fieberanfall. Die Plasmodien dringen in andere Erythrozyten ein und der Vorgang wiederholt sich.

Beim erneuten Stich gelangen nun die Erreger als Gametozyten in den Magen der Mücke, wo es zu einer geschlechtlichen Vermehrung und zur Entwicklung zum Sichelkeim kommt. Aus dem Mückenmagen wandern die Keime in die Speicheldrüsen, um von hier aus mit dem nächsten Stich auf einen Menschen übertragen zu werden.

Bei Erstinfizierten kommt es nach einem mehrtägigen Prodromalstadium mit Mattigkeit, Kopf- und Gliederschmerzen zu dem sogenannten Anfangsfieber (Initialfieber) ohne Schüttelfrost, das meist nur 38,5 °C erreicht und ungefähr eine Woche anhält.

Dann setzt das typische Rhythmusfieber im Drei-Tage-Takt bei der Malaria tertiana, und im Vier-Tage-Takt bei der Malaria quartana ein.

Dabei kommt es zu der typischen Reihenfolge von Symptomen: *Starker Schüttelfrost*, dann ein mehrere Stunden dauernder *Fieberanfall* mit schließlich folgendem *Schweißausbruch*, bei dem die Temperatur wieder abfällt. Aufgrund der Hämolyse kommt es zur *Anämie*.

Malariaanfall
- starker Schüttelfrost
- hohes Fieber für einige Stunden
- Fieberabfall unter Schweißausbruch

Komplikationen

Bei der *Malaria tertiana* nimmt die Schwere der Anfälle anfangs zu und läßt später nach. Nach ein bis zwei, spätestens nach drei Jahren ist diese Malariaform ausgeheilt. Bei der *Malaria quartana* können noch nach Jahren oder sogar Jahrzehnten Spätrezidive auftreten. Die *Malaria tropica* ist die gefährlichste Malariaart. Bei ihr kommt es zu unregelmäßigen Fieberanfällen. Sie kann ähnlich wie die Malaria tertiana verlaufen, aber sie kann auch bösartig werden und schnell tödlich enden. Die Plasmodien vermehren sich in den Kapillaren innerer Organe. Deshalb kann es zu unterschiedlichen Symptomen kommen. Myokarditis, Bewußtseinstrübung, Koma, Erbrechen, Durchfälle, Ikterus, Nierenversagen u.a.

▶ Q-Fieber (Balkangrippe)

Q-Fieber ist eine zyklische Infektionskrankheit, die meist mit einer Pneumonie einhergeht.

Erreger

Coxiella burneti (Rickettsien).

Inkubationszeit

Drei bis 30 Tage.

Übertragung

Die Ansteckung erfolgt meist durch das Einatmen von rickettsienhaltigem Staub. Ein wichtiges Erregerreservoir stellen Kühe, Schafe, Ziegen, Hunde, Schweine und Vögel dar. Diese Tiere können symptomlos erkranken und den Erreger über Kot, Urin und Milch ausscheiden. Die Ansteckung kann aber auch über Felle, Stroh und Wolle erfolgen. Daneben kann eine Ansteckung auch über infizierte Zecken erfolgen. Auch eine Übertragung von Mensch zu Mensch ist in sehr seltenen Fällen möglich.

Nachweis

Im Blut.

Vorkommen

Q-Fieber tritt weltweit auf, aber in Mitteleuropa kommt es nicht häufig vor.

Krankheitsverlauf

Die Krankheit beginnt meist akut mit schwerem Krankheitsgefühl, starken Kopfschmerzen,

Kreuz- und Gliederschmerzen. Häufig Schüttelfrost. Das Fieber steigt auf 39 bis 40 °C und bleibt in Form einer Kontinua über vier bis sieben Tage hoch. Fast immer kommt es zu einer atypischen Pneumonie mit Husten, Schmerzen hinter dem Brustbein und spärlichem, glasig-schleimigem, evtl. auch blutigem Auswurf.

Komplikationen
Die Erkrankung verläuft fast immer gutartig.

Impfung
Eine Impfprophylaxe für besonders exponierte Personen (Tierärzte, Labor- und Schlachthofpersonal) ist möglich, wird aber nicht uneingeschränkt empfohlen.

▶ Rotz (Malleus)

Rotz ist eine Infektionskrankheit der Einhufer (Pferd, Esel), die auf den Menschen übertragen werden kann. Meist verläuft sie akut und nur gelegentlich chronisch.

Erreger
Pseudomonas mallei (früher: Malleomyces mallei).

Inkubationszeit
Drei bis fünf Tage.

Übertragung
Die Erreger werden über die Mund- und Nasenschleimhaut, aber auch über kleine Hautverletzungen aufgenommen.

Nachweis
Im Rotzsekret.

Vorkommen
Nah- und Fernost, Nordafrika, Osteuropa. In Westeuropa, Australien und Nordamerika kommt er nicht mehr vor.

Krankheitsverlauf
Je nach Erregereintritt kommt es zum Nasenrotz oder Hautrotz (selten). Beim Nasenrotz zeigt sich die Erkrankung im Bereich der Nase und der oberen Luftwege. Beim Hautrotz kommt es zu Hautveränderungen.

An der Eintrittsstelle entwickelt sich eine Primärläsion, die sich lokal ausbreiten kann und häufig zur Generalisation der Erreger führt. In diesem Fall werden Haut, Muskeln und innere Organe befallen, wobei es zu eitrigen, einschmelzenden Prozessen kommt.

Die Pusteln und Abszesse treten vor allem im Gesicht und an den Händen auf.

Komplikationen
Die akute Infektion ist eine schwere septische Allgemeininfektion und verläuft in der Regel tödlich.

Anaerobe Wundinfektionen
Meldepflicht bei Erkrankung und Tod
- Gasbrand/Gasödem
- Tetanus

▶ Gasbrand/Gasödem

Beim Gasbrand handelt es sich um eine Infektion von Wunden, und zwar sowohl von traumatischen als auch von chirurgischen. Letztere war früher als „Hospitalbrand" gefürchtet. Die Infektion führt zu einer schnell fortschreitenden Gangränbildung, die mit Gas- und Ödembildung einhergeht.

Erreger
Erreger sind Clostridien; die häufigste Erregerart ist das Clostridium perfringens. Das sind grampositive, anaerob wachsende Sporenbildner (Bakterien).

Inkubationszeit
Die Inkubationszeit beträgt wenige Stunden bis fünf Tage.

Übertragung und Vorkommen
Die Gasbrandbazillen sind in der Natur außerordentlich verbreitet, vor allem kommen sie im Boden und im Darm von Menschen und Tieren vor. Zu äußerlichen Infektionen kommt es bei Verschmutzung der Wunde mit Erde. Zu innerlichen Infektionen nach Abdominaleingriffen, bei denen die Erreger meist vom Darm oder von den Gallenwegen aus einwandern. Selten kommt es zum Darmbrand durch Aufnahme von Clostridien durch Lebensmittel.

Nachweis
Im Wundabstrich.

Krankheitsverlauf

Im Bereich der Wunde kommt es zu heftigsten Schmerzen, zur Anschwellung, zu Blasenbildungen und zu einem üblen, fad-süßlichen Geruch. Es kommt im Wundbereich zu einer gelbbraunen bis blauschwarzen Verfärbung. Die Gasbildung führt bei Berührung des betroffenen Gewebes zu einem charakteristischen Knistern. Die Blasen zeigen einen trüben, hämorrhagischen Inhalt. Gefährlich ist das Gasgangrän, das meist rasch zum Tode führt. Es besteht leichtes Fieber und Pulsbeschleunigung.

Komplikationen

Eine schwere Komplikation ist die Gangränbildung, die zuerst das benachbarte Muskelgebiet betrifft und sich dann weiter ausbreiten kann. Weiterhin gefürchtet ist der Tod durch toxisches Herz-Kreislauf-Versagen.

Sonderformen

Seltene Sonderformen des Gasbrandes sind der Darmbrand, die Lebensmittelvergiftung durch das Clostridium perfringens, und das traumatische Uterus-Gasödem bei unsachgemäßen Aborten.

Vorbeugende Maßnahmen

Die beste Prophylaxe besteht in einer exakten Wundversorgung.

▶ Tetanus (Wundstarrkrampf)

Tetanus ist eine Erkrankung des Zentralnervensystems, die mit Muskelsteifheit und Krampfanfällen einhergeht. Ausgelöst wird sie durch das Toxin der Tetanusbazillen.

Erreger

Clostridium tetani, ein anaerober Sporenbildner (Bakterium).

Inkubationszeit

Vier bis 28 Tage.

Übertragung

Die Erreger gelangen mittels verunreinigter Erde oder Staub in kleinere oder größere Wunden.

Die Erreger breiten sich nicht im Körper aus, sondern sie bleiben auf totes Gewebe beschränkt (Wunden, Verbrennungen, Nähte). Unter anaeroben Bedingungen erfolgt die Toxinproduktion. Die Tetanuserkrankung ist Folge der Fernwirkung dieser Gifte, die sich über die Blutbahn und die motorischen Nervenfasern in das Zentralnervensystem ausbreiten, wo es zu einer überschießenden und regellosen Reizausbreitung kommt.

Nachweis

Im Blut; Erreger- oder Toxinnachweis im verletzten Gewebe.

Vorkommen

Die Erreger kommen ubiquitär (überall verbreitet) vor.

Krankheitsverlauf

Der Krankheitsverlauf ist im allgemeinen um so schwerer, je kürzer die Inkubationszeit ist.

Am Beginn der Erkrankung stehen uncharakteristische Allgemeinerscheinungen: Abgeschlagenheit, Unruhe, Kopf- und Gliederschmerzen.

Ein Leitsymptom ist die Kieferklemme (Trismus), die zu einer erschwerten Mundöffnung führt und damit zur Behinderung beim Sprechen und bei der Nahrungsaufnahme. Greift die Muskelsteifheit auch auf die mimische Muskulatur über, kommt es zu einem schmerzverzerrten, weinerlich-grinsenden Gesichtsausdruck (Risus sardonicus) mit gerunzelter Stirn, breitgezogenem Mund und zu Speichelfluß. Bei Befall der Nacken- und Rückenmuskulatur kann es zum Opisthotonus kommen, dem Rückwärtsbeugen des Rumpfes. Da jedoch meist die Bauchmuskulatur mitbetroffen ist, liegt der Patient starr im Bett. Schon durch geringe Reize, beispielsweise durch Lärm, Licht oder Berührung, können generalisierte Krämpfe ausgelöst werden, die vom *bewußtseinsklaren* Patienten in voller Qual erlebt werden. Die Krämpfe können bis zu mehreren Minuten anhalten. Es bestehen subfebrile Temperaturen, bei ungünstigen Verläufen (z.B. durch zusätzliche Pneumonie) auch hohes Fieber.

Bei leichten Verläufen kommt es zur lokalen oder ausgeprägten Muskelsteifheit mit Kieferklemme, Opisthotonus und Schluckbeschwerden.

Die Erkrankung dauert meist sechs bis acht Wochen. Sie kann sich jedoch auch über Monate hinziehen. Entscheidend sind die ersten fünf

Tage, da danach die Heilungsaussichten immer größer werden.

Komplikationen

Gefürchtete Komplikationen sind Atemlähmung und Kreislaufversagen. Im akuten Stadium kann es zu Muskelrissen, Luxation und zu Brüchen kommen. An bleibenden Veränderungen können Muskelverkürzungen, Gelenkversteifungen und Kyphose (Wirbelsäulenkrümmung, „Buckel") zurückbleiben.

Vorbeugende Maßnahmen

Die wichtigste prophylaktische Maßnahme ist die Tetanus-Impfung.

Sonderformen

Zur Tetanuserkrankung des Neugeborenen kann es durch eine Infektion des Nabels mit Tetanusclostridien kommen. Sie kommen heute noch häufig in Entwicklungsländern vor.

Anmerkung

Außerdem unterliegen folgende Erkrankungen, die in den jeweiligen organbezogenen Kapiteln abgehandelt wurden, der Meldepflicht bei Erkrankung und Tod:
– Enzephalitis und Meningitis (s. S. 424f. und S. 550)
– Trachom (s. S. 441)
– Trichinose (s. S. 246)
– Tuberkulose (s. S. 392)
– Virushepatitis (s. S. 272f.)

25.3 Meldepflicht bei Tod

▶ **Influenza** *(Virusgrippe)*

Influenza (Virusgrippe) ist eine hochansteckende, akut fieberhaft verlaufende Infektionskrankheit, die mit uncharakteristischen Allgemeinsymptomen und mit Erscheinungen des Atmungstraktes einhergeht. Der Krankheitsverlauf wird häufig durch bakterielle Sekundärinfektionen kompliziert.

Erreger

Erreger ist das Influenzavirus, das in die drei Hauptgruppen A, B und C eingeteilt wird.

Inkubationszeit

Ein bis drei Tage.

Übertragung

Die Übertragung erfolgt durch Tröpfcheninfektion.

Nachweis

Im Blut.

Vorkommen

Die Erkrankung kommt weltweit vor. Meist tritt sie alle drei bis fünf Jahre epidemisch auf. Alle paar Jahrzehnte kommt es zu Pandemien. So forderte die „spanische Grippe" in den Jahren 1918 bis 1920 weltweit 22 Millionen Tote bei 500 Millionen Erkrankungsfällen; 1958 kam es zur „asiatischen Grippe", 1969 zur „Hongkong-Grippe".

Krankheitsverlauf

Es kommen unterschiedliche Verlaufsformen vor: von leichter Grippe mit Halsschmerzen bis zu schwersten Erkrankungen. Der typische Krankheitsverlauf zeigt einen plötzlichen Krankheitsbeginn mit hohem Fieber und Frösteln. Es besteht ein starkes Krankheitsgefühl mit uncharakteristischen Allgemeinerscheinungen wie Glieder- und Kopfschmerzen, Rachenbeschwerden, trockenem Husten und Wundheitsgefühl hinter dem Sternum. Vor allem bei älteren Patienten besteht häufig eine Kreislaufschwäche.

Bei einem komplikationslosen Verlauf klingen die Beschwerden meist nach zwei bis fünf Tagen ab, wobei die Symptome einer Tracheobronchitis noch einige Tage länger bestehen können. Die Rekonvaleszenz ist meist verzögert, dabei bestehen noch Abgeschlagenheit und niedriger Blutdruck. Es kommt häufig zu Schweißausbrüchen.

Komplikationen

Es kann zu schwersten Krankheitsverläufen kommen, die innerhalb von Stunden oder Tagen zum Tode führen. Es kann sich eine Bronchopneumonie entwickeln, eine Sinusitis, Mittelohrentzündung, Myokarditis, Kreislaufinsuffizienz, Meningitis und Enzephalitis.

25 Infektionskrankheiten mit Meldepflicht und/oder Behandlungsverbot

Impfung

Gegen Influenza ist eine aktive Immunisierung möglich. Die Wirkungsdauer beträgt höchstens ein Jahr. Diese Impfung wird vor allem für Personen empfohlen, die an Herz-, Kreislauf- und Lungenerkrankungen leiden. Weiterhin wird sie für alte Menschen empfohlen.

▶ Keuchhusten (Pertussis)

Der Keuchhusten ist eine Infektionskrankheit, die mit charakteristischen Hustenanfällen einhergeht. Sie beginnt akut und zeigt einen langdauernden Verlauf. Betroffen sind meist Kinder. Gefürchtet ist die Erkrankung im Säuglingsalter, da keine mütterlichen Antikörper vorhanden sind.

Erreger

Bordetella pertussis (Bakterium).

Inkubationszeit

Sieben bis 14 Tage.

Übertragung

Tröpfcheninfektion.

Im katarrhalischen Stadium ist die Kontagiosität so hoch, daß die Infektion schon nach wenigen Minuten des Kontakts stattfinden kann. Im konvulsiven Stadium ist die Ansteckungsgefahr geringer, aber immer noch vorhanden. Ab der sechsten Krankheitswoche braucht kaum noch mit einer Ansteckungsgefahr gerechnet zu werden.

Nachweis

Durch bakteriologische Untersuchung des Rachen- oder Kehlkopfabstriches oder des Sputums („Hustenplatte").

Vorkommen

Keuchhusten ist weltweit verbreitet.

Krankheitsverlauf

Der Keuchhustenverlauf wird in drei Stadien eingeteilt:
- **Stadium catarrhale**
  (Dauer ca. ein bis zwei Wochen)
  Beginnt wie eine Erkältung: Schnupfen, Kratzen im Hals, evtl. subfebrile Temperaturen. Gegen Ende dieser Phase tritt vornehmlich nachts Husten auf, der auf die üblichen Hustenmittel nicht gut anspricht.
- **Konvulsives Stadium**
  (Dauer ca. drei bis sechs Wochen)
  Der Husten wird heftiger und hat anfallartigen Charakter („Keuchhusten").
- **Stadium decrementi**
  (Dauer ca. zwei bis sechs Wochen)
  Die Krankheitserscheinungen nehmen ab.

Vor allem abends und nachts kommt es zu den typischen Hustenanfällen: eine Serie (fünf bis zehn) schnell aufeinanderfolgender Hustenstöße (stakkatoartiger Husten), die von weithin hörbaren Inspirationen unterbrochen werden (ziehende Einatmung). Auf der Höhe des Hustenanfalles kann es durch einen Krampf der Bronchialmuskulatur zur zyanotischen Verfärbung kommen. Typischerweise wird dann ein zäher, glasiger Schleim entleert, häufig mit gleichzeitigem Erbrechen.

> Keuchhustenanfall
> - stakkatoartige Hustenstöße
> - ziehende Einatmung
> - Entleerung eines zähen, glasigen Schleims (evtl. mit Erbrechen)
> - evtl. zyanotische Verfärbung

Komplikationen

Wenn sich die Krankheit übermäßig in die Länge zieht, haben es die Kinder gelernt, sich durch die Hustenanfälle Zuwendung zu sichern. Das ist vor allem bei überängstlich reagierenden Eltern der Fall.

Besonders im Säuglingsalter ist die Keuchhusten-Pneumonie gefürchtet, die die häufigste Todesursache bei Keuchhusten ist. Andere mögliche Komplikationen sind akute Luftnot, Enzephalitis und Aktivierung schlummernder Infekte wie Tuberkulose. Als Spätfolge können sich Bronchiektasen bilden.

Immunität

Immunität besteht für Jahrzehnte. Dann kann wieder eine Erkrankung erfolgen („Zweiterkrankung der Großeltern").

▶ Masern

Bei den Masern handelt es sich um eine äußerst ansteckende, akut verlaufende Kinderkrankheit.

Sie beginnt mit einem katarrhalischen Vorstadium, dem unter erneutem Fieberanstieg ein charakteristisches grobfleckiges Exanthem folgt.

Erreger
Masernvirus.

Inkubationszeit
Elf Tage.

Übertragung
Durch Tröpfcheninfektion.

Das Virus ist außerhalb des Wirtes nur kurze Zeit haltbar, deshalb erfolgt die Ansteckung nur durch Tröpfcheninfektion. Diese ist aber auch über eine gewisse Entfernung möglich: als sogenannte „fliegende Infektion" von Zimmer zu Zimmer.

Wegen des hohen Kontagionsindexes (über 95%) sind im Alter von zehn Jahren fast 100% der Kinder gegen die Erkrankung immun.

Die Ansteckungsfähigkeit reicht vom achten Tag nach der Infektion, das bedeutet also vom Beginn des Vorstadiums, bis zum dritten bis sechsten Tag nach Ausbruch des Masernexanthems. Während dieser Zeit wird das Virus über den Rachen ausgeschieden.

Eintrittspforten
Die Augenbindehaut und die Schleimhäute von Mund, Rachen und Nase.

Nachweis
Im Blut.

Vorkommen
Weltweit.

Krankheitsverlauf
Der Verlauf der Masernerkrankung wird in drei Stadien eingeteilt:
- **Prodromalstadium** (Dauer ca. drei bis fünf Tage) Es kommt zu fieberhaften (ca. 38,0 bis 38,5 °C), uncharakteristischen katarrhalischen Erscheinungen der oberen Luftwege mit Schnupfen, Husten, Augenbindehautentzündung, Rachenentzündung mit Angina und Bronchitis. Am zweiten bis dritten Tag treten meist die Koplik-Flecken auf, die sich nach zwei bis drei Tagen wieder zurückbilden. Danach fällt das Fieber ab.
- **Exanthemstadium** (Dauer ca. drei Tage) Das Fieber steigt erneut an, nun auf 39 bis 40 °C. Es kommt zur allgemeinen Lymphknotenschwellung und zum typischen „Maserngesicht" (verheult, verrotzt, verschwollen). Das charakteristische Masernexanthem breitet sich über den ganzen Körper aus. Unter raschem, manchmal kritischem Fieberabfall klingt es nach drei bis vier Tagen wieder ab.
- **Rekonvaleszenz** Das Exanthem blaßt in der gleichen Reihenfolge seiner Entwicklung ab. Häufig kommt es zu typischen kleieförmigen Hautabschilferungen. Der Körper gewinnt nur langsam seine Abwehrkräfte wieder; während dieser Zeit besteht eine Resistenzverminderung gegen Tbc, Staphylokokken, Streptokokken u.a.

Koplik-Flecken. Die Koplik-Flecken entwickeln sich an der Wangenschleimhaut in Höhe der Backenzähne. Es handelt sich um kleine weißliche Stippchen mit leicht gerötetem Hof. Sie bilden sich nach zwei bis drei Tagen zurück.

Bei den Koplik-Flecken handelt es sich um Epithelnekrosen der Wangenschleimhaut.

Masernexanthem. Der Masernausschlag hält ca. drei Tage an. Er beginnt hinter den Ohren, breitet sich über Hals, Gesicht, Schultern, Rumpf und Extremitäten aus. Das Exanthem ist zunächst kleinfleckig, wird dann großfleckig und konfluiert (fließt zusammen).

Von dieser typischen Exanthemform gibt es allerdings viele Abweichungen (Blasen, Papeln, kleinfleckige Exantheme), die jedoch keine prognostische Bedeutung besitzen.

Das Masernexanthem konfluiert.

Immunität
Eine Masernerkrankung hinterläßt lebenslange Immunität. Sogenannte Zweiterkrankungen beruhen meist auf diagnostischen Irrtümern, z.B. Verwechslung mit Röteln.

In den ersten drei bis fünf Lebensmonaten treten Masern fast nie auf, da der Säugling diaplazentar mütterliche Antikörper übertragen bekommt. Danach steigt die Empfänglichkeit für das Virus Monat für Monat an. Vom Ende des ersten Lebensjahres an ist die Empfänglichkeit für das Virus dann so groß, daß früher oder später praktisch alle Kinder daran erkranken.

Komplikationen

Otitis media, Pseudokrupp, Bronchopneumonie, Kreislaufinsuffizienz, Enzephalitis.

▶ Puerperalsepsis (Kindbettfieber, Wochenbettfieber)

Die Puerperalsepsis ist ein fieberhafter Krankheitsprozeß, bei dem es zum Eindringen von Bakterien in eine Geburtswunde gekommen ist. Durch die strikte Beachtung von Hygienevorschriften ist die Erkrankung heute selten geworden. Zur Puerperalsepsis kann es sowohl nach Geburten als auch nach Fehlgeburten kommen.

Erreger

Streptokokken, Staphylokokken, Escherichia coli und viele andere.

Inkubationszeit

Je nach Erreger unterschiedlich, meist jedoch wenige Tage.

Übertragung

Die Infektion erfolgt meist während des Geburtsvorganges durch die Hände oder Instrumente des Geburtshelfers.

Nachweis

Im Blut und im Eiter.

Krankheitsverlauf

Die Infektion kann lokal begrenzt bleiben, z.B. als Gebärmutterschleimhautentzündung, oder es kann zur Sepsis kommen: Schüttelfrost mit darauffolgendem hohem, meist remittierendem (zeitweilig nachlassendem) Fieber, Tachykardie, Tachypnoe, Leukozytose mit Linksverschiebung und hochgradige Anämie. Es kann zum Kreislaufversagen kommen.

▶ Scharlach (Scarlatina)

Scharlach ist eine ansteckende Infektionskrankheit, die durch hämolysierende Streptokokken und deren Toxine hervorgerufen wird. Sie geht mit einem blaßrosa, feinfleckigen Exanthem, das unter Schuppenbildung abheilt, und einer charakteristischen Angina einher. Vor allem an Herz und Niere kann es zu Komplikationen kommen.

Erreger

Hämolysierende Streptokokken der Gruppe A.

Inkubationszeit

Drei bis vier Tage (ein bis 24 Tage).

Übertragung

Durch Tröpfcheninfektion, nur selten über Gegenstände.

Scharlach ist in den ersten Tagen kaum ansteckend, deshalb ist eine Isolierung nach Exanthemausbruch noch sinnvoll. Diese Isolierung beträgt bei Antibiotikabehandlung acht Tage, sonst sechs Wochen.

Kinder zwischen drei bis zehn Jahren (noch bis 15 Jahre) sind besonders ansteckungsgefährdet. Die Erkrankung kann jedoch auch in anderen Altersgruppen auftreten. Säuglinge erkranken fast nie.

Nachweis

Im Blut und Nasen-Rachen-Abstrich.

Vorkommen

Weltweit.

Krankheitsverlauf

Die Krankheitsschwere hat in den letzten 20 Jahren deutlich abgenommen.

Es kommt zu einem *plötzlichen Krankheitsbeginn* ohne Vorstadium, mit hohem Fieber (bis 39,5 °C), Kopf-, Hals- und Gliederschmerzen, evtl. auch Erbrechen, Übelkeit und Durchfällen. Typisch ist die *Angina* mit hochrotem Rachen. Die Lymphknoten am Kieferwinkel sind vergrößert und druckschmerzhaft. Die *Zunge* ist *zunächst weißlich belegt*, läßt dann aber die roten, entzündeten Papillen hervortreten und entwickelt sich zur typischen *Himbeerzunge* (ca. ab sechstem Krankheitstag).

Schon ab dem zweiten Krankheitstag kommt es zum *Scharlachexanthem*. Das gerötete Gesicht zeigt die *periorale Blässe* (ausgespartes Mund-Kinn-Dreieck, Milchbart).

Im Blutbild zeigt sich eine Leukozytose mit Linksverschiebung und gelegentlich eine Eosinophilie. Die BSG ist stark erhöht.

Scharlachexanthem

Das Scharlachexanthem besteht aus feinen, nichtjuckenden Flecken, die sich auf der geröteten Haut kaum abheben. Es beginnt an Hals und Brust und verteilt sich dann über den Rumpf auf die Extremitäten. Bei Abheilung des Exanthems setzt eine feine Schuppung ein, die in der zweiten Krankheitswoche abgeschlossen ist. Ihr folgt eine großflächige Schuppung der Handflächen und Fußsohlen. Diese Abschuppung erfolgt auch bei leichten Scharlachformen, bei denen kein Exanthem auftrat.

Komplikationen

Kommt es zwei bis vier Wochen nach Abschluß der Scharlacherkrankung zu erneutem Fieberanstieg, so weist das auf Komplikationen hin. Dieser Fieberanstieg geht gewöhnlich mit erneuter Rachenrötung und Lymphknotenschwellungen einher.

> Scharlachkomplikationen
> - Glomerulonephritis
> - rheumatisches Fieber
> - Myokarditis, Endokarditis
> - Otitis media (Mittelohrentzündung)

Doppelerkrankungen

Es kommen Doppelerkrankungen von Scharlach mit Diphtherie, Masern, Windpocken oder Erysipel (Wundrose) vor.

Immunität

Nach Durchstehen der Erkrankung besteht eine langandauernde Immunität. Bei erneuter Infektion wird in der Regel nur eine Angina ohne Scharlachexanthem ablaufen. Grundsätzlich sind jedoch mehrere Scharlacherkrankungen möglich, da die Immunität erlöschen kann und außerdem geringe Antigendifferenzen bestehen.

25.4 Infektionskrankheiten mit Behandlungsverbot für den Heilpraktiker

▶ **Röteln** (Rubeola, Rubella)

Röteln sind eine meist harmlos verlaufende Virusinfektion. Die wichtigsten Symptome sind Exanthem und Lymphknotenschwellung, manchmal geht ein leichtes katarrhalisches Vorstadium voraus.

Erreger

Rötelnvirus (Rubellavirus).

Inkubationszeit

14–16 Tage.

Übertragung

Die Übertragung erfolgt durch Tröpfcheninfektion bei engem Kontakt. Ansteckungsgefahr besteht eine Woche vor bis eine Woche nach Exanthemausbruch.

Nachweis

Im Blut.

Vorkommen

Röteln kommen auf der ganzen Welt endemisch vor. Da sie nur eine geringe Kontagiosität besitzen, kommen echte Rötelnepidemien selten vor.

Krankheitsverlauf

Es kann Fieber auftreten, das um 38 °C schwankt, es kann aber auch ganz fehlen. Das Exanthem beginnt im Gesicht und greift dann auf den Rumpf und die Extremitäten über. Es handelt sich um kleine, wenig erhabene, rosarote Flecken mit hellem Hof, die nicht konfluieren. Die Flecken sind etwas größer als bei Scharlach und etwas kleiner als bei Masern. Es kommen aber auch Abweichungen von dieser Norm vor. Der Ausschlag klingt nach zwei bis drei Tagen ab.

Bereits *vor* Ausbruch des Exanthems bestehen druckschmerzhafte Lymphknotenschwellungen, vor allem im Nacken, es können aber auch noch andere Lymphknotengruppen beteiligt sein.

Komplikationen

Es kann zur parainfektiösen Enzephalomeningitis kommen.

Die gefürchtetste Komplikation ist die Rötelnembryopathie. Kommt es während der Schwangerschaft zur Rötelninfektion der Mutter, kann es zu Fehlbildungen des Feten kommen. Eine solche Infektion ist vor allem während des ersten Schwangerschaftsdrittels gefährlich (s. auch S. 531).

Immunität

Eine passive Immunisierung kann bei Schwangeren durchgeführt werden, wenn sie mit einem an Röteln Erkrankten Kontakt hatten.

Eine aktive Immunisierung kann zur Verhütung der Rötelnembryopathie durchgeführt werden. Dazu werden Mädchen im Alter von ungefähr 11–14 Jahren, also vor dem gebärfähigen Alter, geimpft.

Meldepflicht

Keine! Es besteht Behandlungsverbot für Heilpraktiker aufgrund des §30 BSG in Verbindung mit § 45 BSG.

▶ Windpocken (Schafblattern, Varizellen)

Die Windpocken sind eine akute, hochansteckende Infektionskrankheit, die vor allem im Kindesalter auftritt. Die Krankheit beginnt meist *ohne Vorstadium* und geht mit Fieber und einem charakteristischen *Exanthem* einher. Sie verläuft meist gutartig.

Erreger

Varicella-Zoster-Virus (gehört zu den Herpesviren). Es handelt sich um das gleiche Virus, das auch Herpes zoster (Gürtelrose) auslösen kann.

Inkubationszeit

Zwei bis drei Wochen.

Übertragung

Die Übertragung erfolgt durch Tröpfcheninfektion, evtl. durch direkten Kontakt. Sie kann auch aerogen, d.h. über die Luft erfolgen („Windpocken").

Die Krankheit ist vom ersten Tag *vor* Exanthemausbruch bis zum sechsten Tag des Ausschlags ansteckend.

Die Erreger von Windpocken und Herpes zoster sind identisch. Bei Kontakt mit diesen Erregern (über einen an Windpocken oder an Herpes zoster Erkrankten) kommt es bei nichtimmunen Kindern zur Windpockenerkrankung. Umgekehrt kann es bei Kontakt mit Windpockenerkrankten zu Herpes zoster kommen, was allerdings wesentlich seltener vorkommt.

Nachweis

Im Bläscheninhalt und Blut.

Vorkommen

Weltweit.

Krankheitsverlauf

Ein Vorstadium fehlt meist. Es kommt zu Fieber, dem am nächsten Tag ein Exanthemausbruch folgt. Die Erkrankung dauert normalerweise ein bis zwei Wochen an und geht häufig mit Lymphknotenschwellung im Hals- und Nackenbereich einher.

Das Exanthem beginnt in Form von linsengroßen roten Flecken, die sich dann in Papeln (bis erbsengroße Knötchen) und später in Bläschen und Pusteln umwandeln. Diese bilden sich nach ein bis zwei Tagen unter zentraler Dellenbildung in Krusten um und fallen ab. Das schubweise auftretende Exanthem juckt zuweilen sehr stark und zeigt ein *polymorphes Bild* („Sternenhimmel"), d.h. mehrere Entwicklungsstadien des Ausschlages sind gleichzeitig vorhanden (im Unterschied zu den Pocken!!).

Das Exanthem beginnt am Kopf und am Rumpf und ist an den Extremitäten nicht so ausgeprägt. Die Anzahl der Effloreszenzen schwankt zwischen nur vereinzelt vorkommenden und vielen Hunderten. Der Ausschlag kann auch die Schleimhäute befallen. Die Abheilung erfolgt ohne Narbenbildung.

Komplikationen

Selten entwickelt sich eine Enzephalitis. Durch Kratzen kann es zu bakteriellen Sekundärinfektionen kommen.

Meldepflicht

Keine! Behandlungsverbot für Heilpraktiker gemäß des § 30 BSG in Verbindung mit § 45 BSG.

▶ Mumps (Parotitis epidemica)

Mumps heißt im Volksmund auch Ziegenpeter, Wochentölpel oder Bauernwetzel. Es handelt sich um eine Virusinfektion, deren hervorstechendstes Merkmal die Schwellung der Ohrspeicheldrüse ist.

Erreger

Mumpsvirus.

Inkubationszeit

16–18 Tage (12–35 Tage).

Übertragung

Tröpfcheninfektion.

Ansteckungsfähigkeit besteht bereits vier Tage *vor* Krankheitsausbruch und dauert dann ein bis drei Wochen an.

Jungen werden etwa doppelt so häufig wie Mädchen befallen, dabei liegt der Gipfel der Erkrankung zwischen dem dritten bis achten Lebensjahr.

Nachweis

Im Blut und im Speichel.

Vorkommen

Weltweit.

Krankheitsverlauf

Es kommt zu Krankheitsgefühl mit Fieber, Kopf- und Gliederschmerzen. In den nächsten Tagen kommt es zum Anschwellen der Ohrspeicheldrüse. In weitaus den meisten Fällen ist zunächst die linke Seite betroffen. Nach ungefähr zwei Tagen schwillt die rechte Seite an. Da sich die druckempfindliche Schwellung vor und unter dem Ohr befindet, wird das Ohrläppchen in typischer Weise abgehoben. In den meisten Fällen kommt es nach fünf bis acht Tagen zum Fieberabfall und zum Rückgang der Schwellung.

Häufig sind nicht nur die Ohrspeicheldrüsen betroffen, sondern auch *andere drüsige Organe*, wie Unterkiefer- und Unterzungenspeicheldrüse und das *Pankreas*. Daneben kann auch das ZNS befallen sein. In diesem Fall kann es zu *Meningitis*, gelegentlich auch zu Enzephalitis kommen.

Komplikationen

Besonders gefürchtet ist die *Hodenentzündung*, die sich bei ca. 30% der Mumpserkrankungen, die nach der Pubertät auftreten, entwickelt. Hier besteht die Gefahr der *Sterilität*.

> **Mumps**
> Gefürchtet ist als Komplikation die *Hodenentzündung*.

Meldepflicht

Keine, aber Behandlungsverbot für Heilpraktiker gemäß des §§ 30 BSG in Verbindung mit § 45 BSG.

Anmerkung

Außerdem unterliegen dem Behandlungsverbot für Heilpraktiker folgende Erkrankungen, die jeweils in den organbezogenen Kapiteln abgehandelt wurden:
– Impetigo contagiosa (Borkenflechte, s. S. 466)
– Krätze (s. S. 467f.)

Läuse (s. S. 468) werden nach § 45 BSG nicht als Krankheit aufgefaßt; deshalb darf der Heilpraktiker hier behandeln.

25.5 Geschlechtskrankheiten

▶ Syphilis (Lues, harter Schanker)

Syphilis ist eine chronisch verlaufende Infektionskrankheit, die meist durch Geschlechtsverkehr übertragen wird. Sie verläuft in vier charakteristischen Stadien. Stadium I und II werden als Frühsyphilis, Stadium III und IV als Spätsyphilis bezeichnet.

Erreger

Treponema pallidum, korkenzieherförmige Spirochäten (Bakterien).

Inkubationszeit

Zwei Wochen (ein bis drei Wochen).

Übertragung

Die Ansteckung erfolgt in weitaus den meisten Fällen durch Geschlechtsverkehr, nur sehr selten über Gegenstände. Dabei dringen die Erreger in Mikroverletzungen der Haut ein. Die Krankheit ist in den Stadien I und II ansteckend. Das III. Stadium ist i.d.R. nicht mehr ansteckend.

Eine erkrankte Mutter kann die Krankheit auf den Feten übertragen (s. Lues connata, S. 530).

Nachweis

Im Blut.

Vorkommen

Syphilis tritt weltweit auf. Bei uns wird seit einigen Jahren wieder eine Zunahme der Erkrankungen verzeichnet, vor allem bei Jugendlichen. Weltweit wird eine Erkrankungsziffer von ca. 20 Millionen angegeben.

25 Infektionskrankheiten mit Meldepflicht und/oder Behandlungsverbot

Krankheitsverlauf

Die Erkrankung wird in vier Stadien eingeteilt:
Erste Inkubationszeit: ein bis drei Wochen
→ *Primärstadium* (Lues I), Dauer: zwei bis vier Wochen
Zweite Inkubationszeit: bis ca. zehn Wochen nach der Ansteckung
→ *Sekundärstadium* (Lues II), Dauer: zwei bis drei Jahre
Dritte Inkubationszeit: drei bis fünf Jahre
→ *Tertiärstadium* (Lues III)
Vierte Inkubationszeit: zehn bis 20 Jahre
→ *Quartärstadium* (Lues IV, Neurosyphilis)
In den verschiedenen Stadien zeigt die Erkrankung einen unterschiedlichen Krankheitsverlauf.

Lues I (Primärstadium)

An der Eintrittspforte der Erreger bildet sich ein *Primäraffekt* aus, ein kleines, derbes, entzündliches Knötchen, das sich rasch vergrößert und geschwürig zerfällt. Es hat einen derben Rand und einen harten Grund (harter Schanker!), ist nicht schmerzhaft und sitzt meist an den Genitalien, nur sehr selten an Lippen, Tonsillen, Fingern usw. Gleichzeitig *schwellen die regionalen Lymphknoten*, meist einseitig, an. Sie sind schmerzlos, derb, verschieblich und können monatelang bestehen.

Der Primäraffekt verschwindet nach drei bis fünf Wochen. Die Keime breiten sich über den Blut- und Lymphweg im ganzen Körper aus. Nach einer Latenzzeit, die bis ca. zehn Wochen nach der Ansteckung dauert, tritt die Syphilis in ihre zweite Phase.

Lues II (Sekundärstadium)

Es kommt zur *generalisierten Lymphknotenschwellung*. Daneben bestehen *Allgemeinerscheinungen* wie Fieber, Krankheitsgefühl, Kopf- und Gliederschmerzen. Es bildet sich ein *Hautausschlag*, der zunächst makulös, später papulös wird. Er juckt nicht, schmerzt auf Druck und tritt bevorzugt an Handtellern und Fußsohlen auf. Die Hauterscheinungen werden als Syphilide bezeichnet. Da sie zahlreiche andere Hauterkrankungen nachahmen können, muß im Verdachtsfall eine serologische Abklärung erfolgen. Daneben kann es zu Schleimhautveränderungen kommen (Plaquebildung an der Mundschleimhaut und der Zunge) und zu „mottenfraßähnlichem" Haarausfall.

Lues III (Tertiärstadium)

Das Spätstadium wird durch die Penicillinbehandlung heute nur noch selten angetroffen. Nach einer Latenzzeit von einigen Jahren kommt es in den verschiedensten Organen und der Haut zu den typischen Granulationsgeschwülsten, den *Gummen,* bei denen es zur zentralen Verkäsung kommt und Perforationsneigung besteht. Die Gummen können im Gesicht auftreten (Sattelnase), aber auch in jedem anderen Organ, wie Gehirn, Herz, Leber, Niere, Muskeln, Knochen und Aortenwand. In den Gummen können in der Regel keine Erreger mehr nachgewiesen werden.

Lues IV (Quartärstadium)

Im vierten Stadium kommt es zur Neurosyphilis mit Tabes dorsalis (Rückenmarkschwindsucht) und progressiver Paralyse (Untergang grauer Hirnsubstanz), siehe hierzu auch Seite 423f.

Immunität

Nach einer durchgemachten Syphiliserkrankung besteht keine Immunität.

Meldepflicht

Syphilis gehört laut „Gesetz zur Bekämpfung der Geschlechtskrankheiten" zu den im Erkrankungsfalle meldepflichtigen Geschlechtskrankheiten. Die Meldung erfolgt i.d.R. ohne Nennung des Namens des Patienten, aber mit Angabe des Geschlechts und des Alters des Betroffenen.

▶ Gonorrhö (Tripper)

Bei der Gonorrhö handelt es sich um eine Infektion der Schleimhäute des Urogenitaltraktes.

Erreger

Erreger sind Bakterien, und zwar Gonokokken (Neisseria gonorrhoeae). Es handelt sich hierbei um gramnegative Diplokokken, die semmelförmig meist innerhalb von Leukozyten liegen.

Inkubationszeit

Meist drei Tage.

Übertragung

Die Erkrankung wird meist durch Geschlechtsverkehr übertragen. In seltenen Fällen ist auch eine Ansteckung über infizierte Gegenstände möglich, z.B. gemeinsam benutzte Waschlappen, Toilettensitze u.ä.

Nachweis

Im Harnröhrensekret (Mann und Frau), Gebärmutterhalsabstrich (Frau).

Vorkommen

Gonorrhö kommt weltweit vor.

Krankheitsverlauf

Krankheitsbild beim Mann. Nach Ablauf der Inkubationszeit bemerkt der Mann zuerst ein Prickeln und Brennen der vorderen Harnröhre, dem bald ein wäßriger, dann eitriger Ausfluß folgt, da es zur *Harnröhrenentzündung* gekommen ist.

Nach ca. zwei Wochen greift die Entzündung auch auf die hintere Harnröhre über und es kommt zur Prostatitis (Vorsteherdrüsenentzündung) mit Temperaturerhöhung. Es können auch die Bläschendrüsen und die Nebenhoden betroffen sein, was bei beidseitigem Befall die Gefahr der Sterilität in sich birgt.

Krankheitsbild bei der Frau. Im Anfangsstadium treten bei der Frau nur geringgradige Beschwerden in Form eines schleimig-eitrigen Ausflusses auf, da zuerst nur der Gebärmutterhals betroffen ist. Durch eine Harnröhrenentzündung kommt es zum Brennen beim Wasserlassen und zu häufigem Harndrang. Die Bartholin-Drüsen können sich entzünden. Es kann hier zur Abszeßbildung kommen. Die Entzündung kann aufsteigen und die Blase und die Gebärmutter befallen. Kommt es zur beidseitigen Eileiterentzündung, besteht die Gefahr der Sterilität.

Komplikationen

Gonorrhö kann chronisch werden. In diesem Stadium können Gonokokken in die Blutbahn eindringen und sich an verschiedenen Orten ansiedeln, wodurch es zu Fernkomplikationen kommen kann:
- **Monarthritis gonorrhoica**
  Meist ist nur ein Gelenk betroffen, vor allem das Knie.
- **Augenentzündungen**
- **Gonokokkensepsis**
  Bei meist subfebrilen Temperaturen kommt es zu unklaren Gelenkbeschwerden und zehn bis 15 Bläschen oder Pusteln, die bevorzugt an Armen und Beinen auftreten.
- **Peritonitis** (bei der Frau)
- **Entzündung von Herzmuskel und -innenhaut**

Immunität

Eine durchgemachte Erkrankung hinterläßt keine Immunität. Es sind Fälle dokumentiert, wo die Patienten die Erkrankung 20mal und öfter durchmachten.

Meldepflicht

Gonorrhö gehört laut „Gesetz zur Bekämpfung der Geschlechtskrankheiten" zu den im Erkrankungsfalle meldepflichtigen Geschlechtskrankheiten. Die Meldung erfolgt i.d.R. ohne Nennung des Namens des Patienten, aber mit Angabe des Geschlechts und des Alters des Betroffenen.

▶ Ulcus molle (weicher Schanker)

Ulcus molle ist eine Infektionskrankheit, die durch Geschlechtsverkehr übertragen wird und bei der es an den Genitalorganen zu Geschwürbildungen kommt.

Erreger

Erreger ist ein Bakterium, und zwar Haemophilus ducreyi, ein Kurzstäbchen der Brucella-Gattung.

Inkubationszeit

Ein bis vier Tage.

Übertragung

Durch Geschlechtsverkehr.

Nachweis

Im Geschwürabstrich.

Vorkommen

Ulcus molle ist epidemiologisch im Rückgang begriffen. Bei uns kommt es nur noch selten vor, am ehesten noch in Hafenstädten.

Krankheitsverlauf

Nach Ablauf der Inkubationszeit kommt es am Ort der Eintrittsstelle der Erreger zu mehreren (gelegentlich auch nur zu einem) Geschwüren. Diese haben eine rundlich-ovale Form, sind bis markstückgroß, haben weiche Ränder und sind schmerzhaft. Sie treten bevorzugt an der Eichel, der Vorhaut, der Klitoris und den Schamlippen auf. Nach einigen Tagen kommt es zur einseitig lokalisierten schmerzhaften Schwellung der Leistenlymphknoten, die nach außen aufbrechen können.

Meldepflicht

Ulcus molle gehört laut „Gesetz zur Bekämpfung der Geschlechtskrankheiten" zu den im Erkrankungsfalle meldepflichtigen Geschlechtskrankheiten. Die Meldung erfolgt i.d.R. ohne Nennung des Namens des Patienten, aber mit Angabe des Geschlechts und des Alters des Betroffenen.

▶ Lymphogranuloma inguinale
(Lymphopathia venerea)

Lymphogranuloma inguinale ist eine selten vorkommende *Geschlechtskrankheit*, bei der es zu einer geringfügigen *Primärläsion*, zu *Allgemeinerscheinungen* und zu *charakteristischen Lymphknotenveränderungen* kommt.

Erreger

Chlamydia trachomatis.

Inkubationszeit

Ein bis drei Wochen.

Übertragung

Durch Geschlechtsverkehr.

Nachweis

Im Bläscheninhalt der Primärläsion, im Lymphknotenpunktat (aus geschwollenen Leistenlymphknoten).

Vorkommen

Die Erkrankung tritt weltweit auf. In Europa kommt sie jedoch nur vereinzelt vor (Hafenstädte!).

Krankheitsverlauf

Krankheitsbild beim Mann. An der Eintrittsstelle der Krankheitserreger bildet sich eine *Primärläsion*, die aber vom Betroffenen wegen der Geringfügigkeit der Beschwerden übersehen werden kann. Es handelt sich um kleine Knötchen, die sich nach fünf bis zehn Tagen zurückbilden. Zwei bis vier Wochen nach der Ansteckung entzünden sich die regionalen Lymphknoten, und zwar meist *einseitig* die *Leistenlymphknoten* (Bubonen). Diese werden ziemlich hart, sind nur wenig druckschmerzhaft und werden im allgemeinen erbs- bis walnußgroß, in seltenen Fällen auch bis faustgroß. Die einzelnen Knoten können miteinander verbacken und nach außen aufbrechen. Es können schlecht heilende Fisteln entstehen, die einen zähen Eiter sezernieren. Die auftretenden *Allgemeinsymptome* können leicht und unbedeutend sein, es kommen jedoch auch schwere septische Zustände vor. Meist kommt es innerhalb von zehn Monaten zur Ausheilung, wobei sich charakteristische kleine eingezogene Narben ausbilden.

Krankheitsbild bei der Frau. Bei der Frau entwickelt sich ein ähnliches Krankheitsbild wie beim Mann. Liegt die Eintrittspforte der Erreger jedoch nicht auf den äußeren Geschlechtsteilen, sondern in Scheide oder Portio, so sind nicht die Leistenlymphknoten, sondern die tiefen Lymphknoten des Beckeninneren betroffen, was große Schmerzen verursachen kann.

Komplikationen

Vor allem bei der Frau kommt es als Spätkomplikation im Genital- und Analbereich zur *Elephantiasis*. Dies ist eine Folge des Lymphstaues in diesem Gebiet. Es kommt zu Bindegewebsvermehrung und Verdickung der Haut. Es entstehen häufige Entzündungen und Eiterungen im Genital- und Analbereich.

Meldepflicht

Lymphogranuloma inguinale gehört laut „Gesetz zur Bekämpfung der Geschlechtskrankheiten" zu den im Erkrankungsfalle meldepflichtigen Geschlechtskrankheiten. Die Meldung erfolgt i.d.R. ohne Nennung des Namens des Patienten, aber mit Angabe des Geschlechts und des Alters des Betroffenen.

26 Sonstige Infektionskrankheiten

▶ 26.1 Lyme-Krankheit (Lyme-Borreliose)

Die Lyme-Krankheit (sprich: leim) wurde erstmals 1976 in den USA in der Ortschaft Lyme festgestellt. Sie spielt sich bevorzugt an der Haut, den Gelenken, dem Herzen und dem Nervensystem ab.

Erreger

Borrelia burgdorferi, ein korkenzieherförmiges *Bakterium*, das zu den *Spirochäten* gehört.

Bei uns ist der *Hauptüberträger* die *Zecke*. Es handelt sich um die gleiche Zeckenart, die auch die viral bedingte Frühjahr-Sommer-Meningoenzephalitis (FSME) weitergibt.

Übertragung

Damit es zu einer Übertragung kommen kann, nahm man an, daß sich die infizierte Zecke *36 bis 48 Stunden* in der Haut verbeißen müsse. Diese Zeitangabe wird in neuerer Zeit aber wieder bestritten. Durch die Blutaufnahme beginnen sich die Spirochäten im Darm der Zecke zu vermehren. Sie treten danach in die Körperflüssigkeiten der Zecke über, von da in die Speicheldrüsen, um schließlich mit dem Speichel in das Blut des Gebissenen zu gelangen.

Inkubationszeit

Meist drei bis 20 Tage (aber auch drei Tage bis zu einem Monat).

Vorkommen

Weltweit.

Symptome

Die ersten Symptome treten im allgemeinen zwischen Frühjahr und Frühherbst auf. Es können sich *verschiedene Symptome* entwickeln, wobei in der Regel *keines* in *jedem* Fall auftritt.

In ungefähr 60% der Fälle kommt es nach Ablauf der Inkubationszeit zu einem *kreisrunden Fleck* oder zu einem Knötchen an der Bißstelle. Der Fleck oder das Knötchen entwickeln sich zu einem ringförmigen, rötlichen Fleck, der eine zentrale Abblassung zeigt. Dieses *Ringerythem* kann einen Durchmesser von 6 bis 16 cm erreichen. Es wird nun zur *„Wanderröte"* (Erythema chronicum migrans), die sich zu einem *kreis- oder bogenförmigen Erythem* ausbreiten kann. Bei der Hälfte der Betroffenen entwickeln sich noch andere zahlreiche Hautveränderungen. Der Ausschlag schmerzt und juckt nicht. Deshalb wird er von einigen auch gar nicht bemerkt, vor allem, wenn die Bißstelle der Rücken oder das Gesäß sind. Die Hauterscheinungen verschwinden nach einigen Wochen, manchmal auch schon nach Tagen von allein. Bei 10% der Betroffenen kommt es in der Spätphase der Erkrankung zur *Hautatrophie*. Dabei verfärben sich die betroffenen Hautbereiche bläulich-rot und werden dünn wie Zigarettenpapier. Diese Beschwerden können über Jahre, evtl. über Jahrzehnte bestehen.

Tage bis Wochen nach dem Biß kann es zu *grippeähnlichen Beschwerden* mit Fieber, Abgeschlagenheit, Appetitlosigkeit, Muskel- und Gelenkschmerzen kommen.

Bei ungefähr 20% kommt es zu *neurologischen Symptomen*. Hier sind vor allem die ein- oder beidseitige *Fazialislähmung*, die Wochen bis Monate andauern kann und die *Meningoenzephalitis* zu nennen. Des weiteren kann es zu *Entzündungen* der *Spinalnervenwurzeln* kommen. Die Folge sind Parästhesien oder Schmerzen im innervierten Bereich oder sogar *sensible* und *motorische Ausfallserscheinungen*.

Bei 5 bis 10% wird das *Herz* in Mitleidenschaft gezogen. Hier kommt es vor allem zu *Rhythmusstörungen*, aber auch zu *Myo-* und *Perikarditis*. Meist verschwinden diese Symptome nach sieben bis zehn Tagen wieder.

In dieser frühen Phase der Erkrankung kann auch der *Bewegungsapparat* betroffen sein. Es kommt dabei zu *Schmerzen* in *Muskeln*, *Sehnen* und *Gelenken*. Besonders häufig ist das *Kiefergelenk* betroffen. Auch diese Beschwerden verschwinden meist nach einigen Wochen bis Monaten von allein.

Bei uns in Deutschland sind *Gelenkentzündungen* eher selten. Im Gegensatz hierzu stehen die USA, wo Arthritiden (vor allem des Knies) bei ungefähr 50% der unbehandelten Fälle auftreten. Dort kommt es meist zu einer akuten, mehrwöchigen Arthritis, bei der an einem oder einigen wenigen Gelenken schmerzhafte Gelenkschwellungen auftreten. Wird die Erkrankung in diesem Stadium immer noch nicht erkannt und behandelt, so kann der Zustand chronisch werden, so daß die betreffenden Gelenke ein Jahr oder länger schmerzhaft anschwellen. Charakteristisch für die chronische Lyme-Arthritis ist, daß von den paarig vorkommenden Gelenken typischerweise nur eines betroffen ist (im Gegensatz zur rheumatoiden Arthritis).

Im Spätstadium der Erkrankung kann es zu *Hirnstörungen* kommen, evtl. bis hin zur *Demenz*.

Da sich die Borrelien im ganzen Körper ausbreiten, kann praktisch jedes Organ betroffen werden. Jedoch sind die vorstehend geschilderten Beschwerden an Haut, Gelenken, Herz und Nervensystem besonders häufig.

Nachweis

Bleibt die charakteristische Wanderröte (Erythema chronicum migrans) aus, so kann die Diagnosestellung Schwierigkeiten bereiten. Ein spezifischer Antikörpernachweis im Blut fällt meist erst einige Wochen bis Monate nach der Infektion positiv aus.

Therapie

Die Therapie erfolgt durch den *Arzt* mittels *Antibiotika*. Diese Behandlung zeigt i.d.R. im Frühstadium der Erkrankung gute Erfolge. Im Spätstadium fehlt allerdings oft der durchschlagende Erfolg. Dieser Zusammenhang ist noch nicht ganz geklärt. Der *Heilpraktiker* kann, mit Ausnahme beim Auftreten von Meningitis-Enzephalitis-Symptomen, sowohl im akuten als auch im chronischen Verlauf *begleitend* behandeln.

Ein Impfstoff für eine aktive Impfung ist in der Erprobung. Eine passive Immunisierung hat sich bisher im Tierversuch als nicht wirksam erwiesen.

Anmerkungen

Es ist interessant, daß die Zeckenborreliose in vieler Hinsicht der Syphilis ähnelt, die auch durch Spirochäten (Treponema pallidum) ausgelöst wird. Auch sie vermag sich in unterschiedlichsten Körpergeweben festzusetzen und ist im chronischen Stadium nicht mehr mit Antibiotika behandelbar. Auch die Symptome ähneln sich: Hauterscheinungen, neurologische Symptome, Herzstörungen und Demenz.

▶ 26.2 Früh-(jahr-)Sommer-Meningoenzephalitis (FSME)

Es handelt sich um eine Viruserkrankung, die durch Zecken („Holzbock") übertragen wird. Es kommt zu einem biphasischen Fieberverlauf mit zunächst grippeartigen Symptomen, später zu Meningitis-Enzephalitis-Symptomen.

Erreger

FSME-Virus, gehört zur Gruppe der Togaviren.

Übertragung

Die Übertragung kann durch verschiedene *Zecken*arten erfolgen. Meist erfolgt sie jedoch durch den gemeinen Holzbock (Ixodes ricinus). Die Zecke tritt in Mischwäldern mit Buschbereichen auf. Nur vereinzelt sind die Zecken mit dem Virus befallen und können dann die Krankheit übertragen.

Inkubationszeit

Sieben bis zehn Tage.

Vorkommen

Man unterscheidet zwei Formen:
- Nordasiatische Zeckenenzephalitis (Russische Fernost-Enzephalitis)
  Sie tritt endemisch in Osteuropa und in Sibirien auf.
- Zentraleuropäische Zeckenenzephalitis
  Sie tritt endemisch in Süddeutschland, Österreich, Polen, Finnland, Schweden und im früheren Jugoslawien auf.

Symptome

Zunächst kommt es zu einem *mäßigen* Fieberanstieg mit *grippeähnlichen Symptomen*, wie Müdigkeit, Abgeschlagenheit und Kopfschmerzen. Danach schließt sich ein *fieberfreies Intervall* von vier bis fünf Tagen an. Anschließend kommt es zu einem *erneuten Fieberanstieg*. Je nach Schwere des Krankheitsverlaufs kann es nun zur *Meningitis*, einer *Meningoenzephalitis* oder zu einer *Meningomyeloenzephalitis* (Beteiligung der Hirnhäute, des Rückenmarks und des Gehirns) kommen. Es können *schlaffe Lähmungen* auftreten, vor allem im *Schulterbereich*.

Nachweis

Im Liquor.

Therapie

Die Therapie erfolgt symptomatisch durch den Arzt.

Impfung

Seit 1976 ist ein *Impfstoff* verfügbar. Die *aktive* Immunisierung wird für gefährdete Personengruppen wie Förster und Waldarbeiter empfohlen. Für eine *passive* Immunisierung stehen FSME-Antikörper zur Verfügung.

Meldepflicht

Für Virus-Meningoenzephalitis besteht Meldepflicht im Erkrankungs- und Todesfall.

▶ 26.3 Echinokokkose (Hunde- und Fuchsbandwurm)

Echinokokken sind *kleine Bandwürmer* von 1–6 mm Länge, die im Darm von Hunden, Füchsen und Katzen leben können. Nimmt ein Mensch oder ein Säugetier die Eier dieser Bandwürmer oral auf, so können sich bei ihm Finnen (Larvenstadium, sogenannte Jugendform der Bandwürmer) entwickeln.

Anmerkung: Im Kapitel Verdauungssystem wurden die Bandwurmerkrankungen des Menschen besprochen. Dort handelte es sich um Personen, die als Wirt den Bandwurm beherbergen. Bei der Echinokokkose dagegen beherbergt der Mensch als Zwischenwirt das Larvenstadium (Finnen). Genauer betrachtet ist er allerdings ein Fehl-Zwischenwirt, da von ihm aus die Finnen nicht auf den Endwirt übertragen werden können.

Unterarten

- **Zystische Echinokokkose** (leichteres Krankheitsbild)

Wirt
Hund und Wolf.

Erreger
Echinococcus granulosus (E. cysticus, E. unilocularis).

Auftreten
Weltweit, jedoch vor allem im Mittelmeerraum und in Südeuropa, aber auch in Ostafrika, in Mittel- und Südamerika, Asien und Australien. Für manche Länder Südeuropas wird eine Befallsquote des Haushundes mit dem Bandwurm von 30% angegeben. Bei streunenden verwilderten Hunden ist mit einer doppelt so hohen Befallshäufigkeit zu rechnen. In Deutschland kommt diese Bandwurmgattung nur selten vor. Betroffen sind in erster Linie Urlaubsrückkehrer.

- **Alveoläre Echinokokkose** (schwereres Krankheitsbild)

Wirt
Fuchs, auch Hund oder Katze.

Erreger
Echinococcus multilocularis (E. alveolaris).

Auftreten
In Europa, vor allem in der Alpenregion, im Schwarzwald und in der Schwäbischen Alb; des weiteren noch in Sibirien, Alaska und Kanada.

Übertragung

Zystische Echinokokkose (Hauptüberträger: Hund). Die Ansteckung erfolgt durch das *Verschlucken* von *Bandwurmeiern*, die der befallene Hund mit dem Kot ausgeschieden hat. Die Aufnahme kann durch engen Kontakt mit dem Tier erfolgen, da sich die Eier auch im Tierfell und an der Schnauze halten können. Es kann aber auch eine Verstäubung von infiziertem Hundekot stattfinden, und es ist eine Verschleppung der Eier durch Fliegen möglich.

Alveoläre Echinokokkose (Hauptüberträger: Fuchs). Die Ansteckung kann hier ebenfalls durch direkten Kontakt mit dem erkrankten Tier erfolgen. Eine wichtigere Rolle spielen bei der Übertragung allerdings *kontaminierte Pilze* und *Waldbeeren*. Vor allem *Heidelbeeren* scheinen eine wichtige Rolle zu spielen, da diese auch von Füchsen verzehrt werden. Grundsätzlich kann aber auch Gemüse und Salat aus waldnah gelegenen Gärten kontaminiert sein.

Pathogenese

Aus den aufgenommenen Eiern schlüpfen im Dünndarm die Larven aus. Sie durchdringen die Darmwand und gelangen über das Pfortadersystem zur Leber. Hier siedeln sie sich in 75% der Fälle an. Bei ungefähr 15% der Betroffenen gelangen die Larven bei der zystischen Echinokokkose aber weiter in die Lungen. Bei dem Rest lassen sich die Larven in anderen Organen, wie beispielsweise dem Gehirn, den Nieren oder in den Knochen nieder. In dem befallenen Bereich bilden sich flüssigkeitsgefüllte Zysten. Diese Zysten können durch Knospung wachsen. In jeder Tochterzyste entwickelt sich ein Bandwurmkopf.

Verlaufsform

Zystische Echinokokkose. Bei der harmloseren zystischen Echinokokkose wachsen die *Zysten verdrängend* in das Gewebe, vor allem in das Lebergewebe, ein. Gelegentlich bilden sich die Zysten zurück und verkalken.

Alveoläre Echinokokkose. Bei der schwerer verlaufenden alveolären Echinokokkose geht das Wachstum der durch die Larven entstandenen Bläschen „krebsartig" *infiltrierend* vor sich, d.h., daß die Bläschen zerstörend in das Gewebe, vor allem in das Lebergewebe, einwachsen. Das zerstörte Lebergewebe wird durch Bindegewebe ersetzt. Es entwickelt sich eine Leberzirrhose.

Symptome

Da die Zysten langsam wachsen, kann jahrelang Beschwerdefreiheit bestehen. Die auftretenden Symptome hängen davon ab, welches Organ befallen ist und in welchem Ausmaß.

Zystische Echinokokkose. Meist bildet sich in der *Leber* eine Zyste aus, gelegentlich aber auch mehrere. Spätsymptome treten durch Verdrängungserscheinungen des Lebergewebes auf. Es kommt zu Druckgefühl im Oberbauch, Appetitlosigkeit und Übelkeit. Wird der Gallenabfluß behindert, so kann es zum Ikterus kommen. Kommt es zum Pfortaderhochdruck, kann sich ein Aszites ausbilden.

Ist die *Lunge* betroffen, so kann es zu Reizhusten, Bronchitis, Pleuritis, Atelektasen (in dem Abschnitt, in dem die Lunge nicht belüftet werden kann, kollabieren die Alveolarwände und liegen aneinander), gelegentlich auch zu blutigem Sputum kommen.

Ist das *Gehirn* betroffen, so kommt es zu neurologischen Störungen.

Alveoläre Echinokokkose. Da fast immer die *Leber* betroffen ist, kommt es zu Beschwerden dieses Organs, die denen der zystischen Echinokokkose entsprechen.

Komplikationen

Es kann zur Ruptur einer Zyste kommen. In diesem Fall besteht die Gefahr eines anaphylaktischen Schocks.

Nachweis

Die Diagnose gelingt gelegentlich durch *Antikörpernachweis*. Allerdings ist ein negativer Befund nicht beweisend dafür, daß keine Echinokokkose vorliegt. Im Blut kann es zur *Eosinophilie* kommen.

Gelegentlich kann ein *mikroskopischer Direktnachweis* von Echinokokkusbestandteilen im Liquor, im Sputum oder im Urin geführt werden. Oft gelingt ein röntgenologischer Nachweis bei Lungenbefall. Weitere Nachweismethoden sind Ultraschall, Computertomographie und Szintigraphie.

Eine Probepunktion darf *nicht* durchgeführt werden, da es dadurch zur Verschleppung und Ausbreitung der Echinokokken kommen kann.

Therapie

Die Therapie erfolgt durch den Arzt. Sie kann in der operativen Entfernung der Zysten bestehen. Bei der alveolären Echinokokkose ist oft eine operative Entfernung nicht möglich. In diesem Fall wird eine Chemotherapie mit Mebendazol durchgeführt.

Bei der zystischen Echinokokkose ist die Prognose günstig. Die alveoläre Echinokokkose hat eine Letalität von 50 bis 75%.

26.4 Erkrankungen durch Herpesviren

Tabelle 26-1 Übersicht über die zystische und alveoläre Echinokokkose

	Zystische Echinokokkose	Alveoläre Echinokokkose
Ausbreitungsgebiet	Mittelmeer, Südeuropa, Ostafrika, Mittel- und Südamerika, Asien, Australien	Europa, vor allem Alpenregion, Schwarzwald und Schwäbische Alb
Schwere des Krankheitsbildes	leichter verlaufend	schwerer verlaufend
Erregerbandwurm	Echinococcus granulosus (E. cysticus, E. unilocularis)	Echinococcus multilocularis (E. alveolaris)
Hauptwirt	**Hunde,** Wölfe	**Füchse,** Hunde, Katzen
Zwischenwirt	Schafe, Rinder, pflanzenfressende Huf- und Nagetiere, **Mensch** als Fehl-Zwischenwirt	Mäuse, Ratten, **Mensch** als Fehl-Zwischenwirt
Ansteckung	Aufnahme von Eiern, die mit dem Hundekot ausgeschieden wurden	Aufnahme von Eiern, die mit dem Kot von Füchsen, Hunden oder Katzen ausgeschieden wurden. Verzehr von kontaminierten Waldbeeren, Pilzen oder Gemüse.
Hauptsächlich betroffenes Organ	Leber	Leber
Organe, die gelegentlich betroffen sein können	Lunge, Gehirn, Niere, sehr selten Knochen, Milz, Bauchhöhle	äußerst selten Lunge oder andere Organe
Hauptbeschwerden	Druck im rechten Oberbauch, Übelkeit, Appetitlosigkeit, Gallenabflußstauung mit Ikterus, evtl. Pfortaderhochdruck	Druck im rechten Oberbauch, Übelkeit, Appetitlosigkeit, Gallenabflußstauung mit Ikterus, evtl. Pfortaderhochdruck
Diagnose	Antikörpernachweis, Eosinophilie, Röntgen, Ultraschall, Computertomographie, Szintigraphie. Keine Probepunktion!	Antikörpernachweis, Eosinophilie, Röntgen, Ultraschall, Computertomographie, Szintigraphie. Keine Probepunktion!

Prophylaxe

Beim Umgang mit Hunden und Katzen sollten die *allgemeinen Hygieneregeln* befolgt werden. Des weiteren sollten die Haustiere in regelmäßigen Zeitabständen einer Wurmkur unterzogen werden (s. Tab. 26-1).

> Echinokokkose
> *Vorsicht* beim Genuß von *Bodenfrüchten* in *Endemiegebieten*!

26.4 Erkrankungen durch Herpesviren

Bei den Herpesviren handelt es sich um eine Gruppe von über 80 DNS-haltigen Viren. Von diesen sind die wichtigsten Krankheitserreger das Herpes-simplex-Virus, das Varicella-Zoster-Virus, das Epstein-Barr-Virus und das Zytomegalievirus.

Das Herpes-simplex-Virus ruft Herpes labialis und Herpes genitalis hervor. Das Varicella-Zoster-Virus (Herpes-zoster-Virus) ist der Erreger der Windpocken (Varizellen) und der Gürtelrose (Herpes zoster). Das Epstein-Barr-Virus verursacht das Pfeiffer-Drüsenfieber (Mononucleosis infectiosa). Das Zytomegalievirus kann die Zytomegalie, die sogenannte Speicheldrüsenviruskrankheit auslösen (Tab. 26-2).

▶ 26.4.1 Herpes simplex

Erstinfektionen mit dem Herpes-simplex-Virus verlaufen meist *symptomfrei*. Die Erkrankung ist durch *Rezidive* gekennzeichnet, bei denen es

26 Sonstige Infektionskrankheiten

Tabelle 26-2 Erkrankungen durch Herpesviren

Herpesvirus	Typische Erkrankung
Herpes-simplex-Virus	
HSV 1	Herpes labialis, Keratitis
HSV 2	Herpes genitalis
Varicella-Zoster-Virus	Windpocken, Gürtelrose
Epstein-Barr-Virus	Pfeiffer-Drüsenfieber (Mononucleosis infectiosa)
Zytomegalievirus	Speicheldrüsenviruskrankheit (Zytomegalie)

meist im *Lippen-* oder *Genitalbereich* zu einem *Bläschenausschlag* kommt.

Erreger

Beim Herpes-simplex-Virus unterscheidet man zwei Typen:

- **Herpes-simplex-Virus HSV 1**
  (sogenannter oraler Typ)
  Es ruft Erkrankungen *oberhalb* der Gürtellinie hervor und führt meist zu Herpes labialis oder Keratitis. Bei 80 bis 90% der Erwachsenen lassen sich Antikörper im Blut gegen dieses Virus nachweisen.
- **Herpes-simplex-Virus HSV 2**
  (sogenannter genitaler Typ)
  Es ruft Erkrankungen *unterhalb* der Gürtellinie hervor. Es kommt meist zu Herpes genitalis.
  Nur 10% der Bevölkerung sind mit dem Virus in Kontakt gekommen und haben deshalb entsprechende Antikörper im Blut.

Inkubationszeit

Meist zwei bis sieben (auch bis neun) Tage.

Übertragung

HSV I wird meist durch *Tröpfcheninfektion*, aber auch durch Kontaktinfektion, selten auch durch Schmierinfektion (Virus konnte im Stuhl nachgewiesen werden) übertragen.
  HSV 2 wird meist durch *Geschlechtsverkehr* übertragen.

Nachweis

Im Bläscheninhalt, bei Prozessen in der Mundhöhle im Speichel, bei Virämie im Blut, bei Meningitis im Liquor.

Vorkommen

Weltweit.

Krankheitsverlauf

Die Ansteckung erfolgt nach Abklingen des mütterlichen Antikörperschutzes fast immer im Säuglings- oder Kleinkindalter. Allerdings verlaufen 99% der Fälle symptomlos. Nur bei 1% kommt es zu Krankheitserscheinungen:
  Dabei kann *Fieber* auftreten, das sechs bis zehn Tage andauern kann. Des weiteren kann es zu *Hauterscheinungen* kommen, gelegentlich auch zu *Stomatitis* (Mundschleimhautentzündung), *Vulvovaginitis* (Entzündung von Vulva und Scheide), *Keratokonjunktivitis* (Entzündung der Hornhaut des Auges und der Augenbindehaut), sehr selten auch zu *Meningoenzephalitis* oder zum *generalisierten Herpes*.
  Bei Neugeborenen, die durch einen mütterlichen Herpes genitalis infiziert wurden, kann es zu einem schweren generalisierten Herpes mit hohem intermittierendem Fieber, zu Ikterus, Lebervergrößerung und Hautblutungen kommen.

> Die *Erstinfektion* mit dem Herpes-simplex-Virus (HSV 1) verläuft fast immer symptomlos.

Hauterscheinungen

Herpes simplex tritt bevorzugt an den *Umschlagstellen* von *Haut* und *Schleimhaut* auf (Herpes labialis, Herpes genitalis, Herpes nasalis, Herpes perianalis). In dem betroffenen Bezirk kommt es zunächst zu *Spannungsgefühl*, *Juckreiz*, *Brennen* und *Rötung*. Innerhalb von ein bis zwei Tagen schießen stecknadelkopfgroße, gruppiert stehende Bläschen auf gerötetem Grund auf. Bald darauf brechen die *Bläschen* auf und entleeren einen wäßrigen, infektiösen Inhalt. Danach entwickeln sich *Krusten*. Diese fallen innerhalb von acht bis zwölf Tagen ab, ohne Narben zu hinterlassen.

Rezidive

Während der Primärinfektion wandert das Virus entlang der Nervenbahnen in die Spinalganglien ein, wo es lebenslang in latenter Form persistiert. Dabei wird es durch Zellnukleasen an seiner Ausbreitung gehemmt. Durch eine gestörte Abwehrlage kann es jedoch zu einer Reaktivierung des Virus kommen. Das Virus wandert die Ner-

26.4 Erkrankungen durch Herpesviren

Tabelle 26-3 Herpesrezidive

Rezidiv	Tritt im Zusammenhang auf mit
Herpes febrilis	Fieber und Erkältungskrankheiten
Herpes solaris	Sonnenbestrahlung (Gletscherbrand)
Herpes menstrualis	Monatsblutung
Herpes traumatica	Verletzungen (oft im Mundbereich)

venbahn entlang und löst am Ort des Auftretens Krankheitserscheinungen aus.

Die häufigste Lokalisation der Rezidive sind die Lippen. Aber es kann auch zu Krankheitserscheinungen am Naseneingang und in der Anal- und Genitalregion kommen.

Bei der Reaktivierung spielen Fieber, Erkältungskrankheiten, intensive Sonnenbestrahlung, Monatsblutung, Verletzungen, aber auch Magen-Darm-Störungen, Streß und Ekelgefühl eine Rolle (Tab. 26-3)

Therapie

Bei *Herpes genitalis* besteht aufgrund des Gesetzes zur Bekämpfung der Geschlechtskrankheiten für den Heilpraktiker *Behandlungsverbot*. Für die übrigen Herpeserkrankungen gilt, daß schwere Erkrankungsfälle in die Hand des Arztes gehören (z.B. Behandlung mit Aciclovir, einem Virostatika). Ansonsten hängt die Therapie von der zugrundeliegenden Ursache ab. Bei Herpes labialis hat sich Melisse in Salbenform bewährt.

▶ 26.4.2 Gürtelrose
(Herpes zoster, Zoster)

Bei der Gürtelrose handelt es sich um eine Virusinfektion, die mit einem *charakteristischen Bläschenausschlag* einhergeht, und bei der es zu *segmentalen Schmerzen* im *Ausbreitungsgebiet* von *einem* oder von *zwei* (selten auch von mehreren) *Rückenmark-* oder *Hirnnerven* kommt.

Erreger

Der Erreger ist das *Varicella-Zoster-Virus*, das zur Herpesgruppe gehört. Das Virus kann Windpocken (Varizellen) oder Gürtelrose (Zoster) hervorrufen.

Übertragung

Bei einer *Erstinfektion* mit dem Virus durch *Tröpfcheninfektion* (evtl. auch durch Kontaktinfektion oder durch Staubinhalation) kommt es zur *Windpockenerkrankung*. Nach Überstehen der Erkrankung kann das Virus in den Gliazellen der Spinalganglien verbleiben. Zur Gürtelrose kann es nun auf zwei Wegen kommen:

1. Durch *Reaktivierung* des Virus aufgrund einer Störung der Immunität (häufig).
   Dies ist vor allem bei Patienten mit Leukämie, AIDS, Tumoren, Vergiftungen und Diabetes mellitus der Fall. Hiervon können aber auch ältere Menschen betroffen sein, bei denen die natürliche Immunität nachläßt.
2. Durch *Reinfektion* bei *Teilimmunität* (selten). Hier erfolgt eine Ansteckung von einem an Windpocken oder an Gürtelrose Erkrankten. Durch die erneute Infektion kommt es zu einer Reaktivierung der körpereigenen Viren. In diesem Fall beträgt die Inkubationszeit sieben bis 14 Tage.

Zu beachten ist, daß nicht nur der an Windpocken erkrankte Mensch infektiös ist, sondern auch der an Gürtelrose Erkrankte. Letzterer allerdings in einem *geringeren* Maße. Trotzdem ist es grundsätzlich möglich, daß es bei empfänglichen Personen nach Kontakt mit einem an Herpes-zoster-Erkrankten zu Windpocken kommt.

Nachweis

Im Bläscheninhalt und im Blut.

Vorkommen

Weltweit.

Krankheitsverlauf

Es *kann* zu einem drei bis vier Tage dauernden Prodromalstadium mit subfebrilen Temperaturen, Frösteln und Unwohlsein kommen. Typischerweise kommt es in diesem Stadium der Erkrankung in *dem* Hautbezirk, in dem es später zu Hauterscheinungen kommen wird, zu Kribbeln oder zu Schmerzen.

Nach wenigen Tagen bricht der typische *Hautausschlag* (siehe nachstehend) hervor. Es treten im betroffenen Gebiet *Schmerzen* auf. Bei einem komplikationslosen Verlauf heilen die Hauterscheinungen nach zwei bis drei Wochen ab. Vor allem bei älteren Patienten können die Nervenschmerzen jedoch noch für Wochen, Monate oder sogar Jahre in unterschiedlicher Stärke bestehen bleiben.

Beschaffenheit des Hautausschlages

Typisch ist das Auftreten der Hauterscheinungen im *Ausbreitungsgebiet* von *einem* oder *zwei*, gelegentlich auch von *mehreren Rückenmark-* oder *Hirnnerven*. Das befallene Gebiet ist überempfindlich.

Auf gerötetem Grund bilden sich *stecknadelkopfgroße Bläschen*. Die Bläschen haben zunächst einen klaren Inhalt, der sich später aber trübt. Nach etwa fünf Tagen werden die Bläschen trocken, und es kommt zur *Krustenbildung*. Die Ausheilung erfolgt im allgemeinen ohne Narbenbildung.

Komplikationen

Es kann zur Generalisierung der Erkrankung kommen. Das ist vor allem bei Patienten mit AIDS, Morbus Hodgkin und anderen malignen Erkrankungen der Fall. Hier kommt es typischerweise zuerst zu einem segmentalen Zoster, der dann die gesamte Haut und die inneren Organe, einschließlich des Gehirns, erfassen kann. Hier tritt ein Hautausschlag auf, der dem bei Windpocken verblüffend ähnlich sieht.

Sonderformen

Es können nicht nur Rückenmark-, sondern auch Hirnnerven betroffen sein. Man kennt hier vor allem Zoster ophthalmicus und Zoster oticus.

- **Zoster ophthalmicus.** Es handelt sich um Zoster des ersten Trigeminusastes. Es kommt zu heftigen, halbseitigen Kopfschmerzen und zu einem prallen Lidödem. Danach tritt an Stirn, Nasenwurzel und behaarter Kopfhaut der typische Bläschenausschlag auf. Es kann zur Beteiligung der Augenbindehaut und der Hornhaut kommen. In diesem Fall kann die Erkrankung zur Erblindung führen.
- **Zoster oticus.** Darunter versteht man eine Zostererkrankung im Ausbreitungsgebiet des Nervus facialis (VII. Hirnnerv) und des N. vestibulocochlearis (VIII. Hirnnerv) mit Beteiligung des äußeren Gehörganges und der Ohrmuschel. Es kommt zu Ohrenschmerzen und im betroffenen Bereich zu dem typischen Bläschenausschlag. Es kann zur Fazialislähmung mit oft nur unvollständiger Rückbildung, zu Schwerhörigkeit, manchmal auch zur Taubheit kommen.

Therapie

Schwere Erkrankungsfälle werden vom Arzt behandelt (z.B. durch Aciclovir). Bei leichteren Fällen kann eine Behandlung durch den Heilpraktiker nach allgemeinen naturheilkundlichen Grundsätzen erfolgen. Allgemeine abwehrsteigernde Maßnahmen spielen eine wichtige Rolle.

▶ 26.4.3 Infektiöse Mononukleose (Pfeiffer-Drüsenfieber, Mononucleosis infectiosa)

Bei der infektiösen Mononukleose handelt es sich um eine akut auftretende fieberhafte Infektionskrankheit des lymphatischen Gewebes, die typischerweise mit einer *Angina* und mit *generalisierter Lymphknotenschwellung* einhergeht.

Erreger

Epstein-Barr-Virus, gehört zu den Herpesviren.

Übertragung

Die Übertragung erfolgt durch *Tröpfcheninfektion*. Die Kontagiosität der Erkrankung ist nicht sehr hoch. Zur Übertragung ist i.d.R. ein *enger Kontakt* notwendig, beispielsweise Küssen.

Unter schlechten hygienischen Verhältnissen kann die Erkrankung schon im Säuglings- und Kleinkindalter auftreten. In diesem Lebensalter sind inapparente und leichte Verläufe häufig.

Bei besseren hygienischen Verhältnissen verzögert sich die Infektion meist bis ins jugendliche Alter oder noch später. In dieser Lebensphase kann es dann zum typischen Krankheitsverlauf der infektiösen Mononukleose kommen. Erkrankungsfälle jenseits des 30. Lebensjahres sind selten, kommen aber vor. Ungefähr 85% der Erwachsenen besitzen Antikörper gegen das Virus.

Inkubationszeit

Meist *fünf* bis *12* Tage, auch bis 21 Tage.

Vorkommen

Weltweit.

Verlaufsformen

1. Febrile Verlaufsform

Tritt typischerweise bei Kindern auf. Im Vordergrund stehen Fieber und Lymphknotenschwellungen.

2. Anginöse Verlaufsform (Monozytenangina) Tritt typischerweise bei jungen Erwachsenen („Studentenkrankheit") auf. Im Vordergrund steht die Tonsillitis.

Symptome

Die Erkrankung kann mit einem verlängerten Vorläuferstadium beginnen. Dabei kann es über einen Zeitraum von einigen Tagen bis hin zu ein oder sogar zwei Wochen zu Müdigkeit, Abgeschlagenheit und Leistungsminderung kommen.

Erst danach bricht der eigentliche akute fieberhafte Infekt aus, für den die folgende Trias charakteristisch ist: *Fieber* von 38 bis 40 °C, *Tonsillitis* (s.u.) und generalisierte *Lymphknotenschwellung*. Die Lymphknotenschwellung ist wenig schmerzhaft und beginnt meist hinter den Ohren und im Nacken, wo sie auch am ausgeprägtesten ist.

Des weiteren kann es zu Konjunktivitis, Rhinitis, Petechien am harten Gaumen, Exanthem, Mundgeruch, Milz-, manchmal auch zur Leberschwellung kommen. Die Nasenatmung ist durch die Schwellung der Rachenmandel und durch die Rhinitis behindert, so daß der Patient charakteristischerweise durch den Mund atmet.

> Die infektiöse Mononukleose ist nur *eine mögliche Variante* einer Epstein-Barr-Virusinfektion, die charakteristische Symptome aufweist. Grundsätzlich können die einzelnen Symptome aber auch als eigenständige Erkrankung auftreten.

Rachenveränderungen

Die Tonsillen sind stark geschwollen, gerötet und mit einem schmutzig-grauen oder gelblichen Belag versehen. Es kommen auch geschwürige und diphtherieähnliche Bilder vor, so daß der Befund gegen Agranulozytose, Diphtherie und Plaut-Vincent-Angina differentialdiagnostisch abgegrenzt werden muß.

Die Beläge konfluieren, sind leicht abwischbar, hinterlassen dabei keine Blutungen und greifen *nicht* auf die Umgebung der Tonsillen über.

Komplikationen

Da der Erreger im RES/RHS zu einer Zellwucherung führt, kann es in seltenen Fällen zur *Milzruptur* kommen. Deshalb darf bei Untersuchungen keine heftige Milzpalpation durchgeführt werden.

Bakterielle Sekundärinfektionen sind möglich: Tonsillitis, Rhinitis, Sinusitis, Laryngitis, Bronchitis und Pneumonie. Sehr selten kommt es zum Ikterus, zur Myokarditis, zur Nephritis, zur Polyneuritis, zur Meningitis, zur Enzephalitis, zur Agranulozytose oder zur hämolytischen Anämie.

Prognose

In fast allen Fällen verläuft die Erkrankung *gutartig* und heilt komplikationslos aus. Es können *gelegentlich chronisch-rezidivierende* Fälle auftreten, die sich über Monate hinziehen. *Todesfälle* sind sehr selten.

Nachweis

Während der akuten Phase der Erkrankung kommt es zu typischen Blutbildveränderungen. Charakteristisch ist eine Vermehrung der Lymphozyten und Monozyten mit dem Auftreten von pathologischen mononukleären (einen einfachen, nicht gelappten oder geteilten Zellkern besitzend) Zellen. Ab der zweiten und dritten Woche kommt es zur Leukozytose (10000 bis 20000/mm^3).

Therapie

Es muß Bettruhe eingehalten werden, mindestens drei Tage über die Entfieberung hinaus. Bei ausgeprägter Milzschwellung muß dem Patienten Schonung bis zum Rückgang der Schwellung empfohlen werden, um einer Milzruptur vorzubeugen.

Eine kausale Therapie steht in der Schulmedizin nicht zur Verfügung. Antibiotika werden nur bei Sekundärinfektionen gegeben. Allerdings ist die Gabe von Ampicillin (Breitbandantibiotika) kontraindiziert, da bei Einnahme häufig allergische Exantheme auftreten.

▶ 26.4.4 Zytomegalie (Speicheldrüsenvirenkrankheit)

Es handelt sich um eine weit verbreitete Infektionskrankheit, die in den meisten Fällen *inapparent* verläuft. Sie kann aber auch lokalisiert mit leichten Symptomen auftreten oder bei Abwehrgeschwächten und Neugeborenen generalisiert als schweres Krankheitsbild. Infiziert sich eine

Schwangere mit dem Virus, kann es zu schweren angeborenen Schäden beim Kind kommen.

Erreger

Zytomegalievirus. Es gehört zu den Herpesviren und kommt ubiquitär (überall verbreitet) vor.

Übertragung

Schmierinfektion, Tröpfcheninfektion, diaplazentar und durch Bluttransfusionen.

Diaplazentare Übertragung

Bei Schwangeren kann die Erkrankung während der ersten sechs Schwangerschaftsmonate schwere *Embryonalschäden* verursachen. Es handelt sich um eine häufige vorgeburtliche Infektion. Bei den Müttern treten dabei meist asymptomatische Krankheitsverläufe auf, manchmal kommt es auch zu leichten, uncharakteristischen Krankheitserscheinungen. Trotzdem liegt bei der Mutter eine Virämie vor, wodurch es zur diaplazentaren Übertragung des Virus kommt.

Inkubationszeit

Bei der Primärinfektion zwei bis zehn Wochen. Das Virus verbleibt in den Zellen des Monozyten-Makrophagen-Systems und kann bei einer Abwehrschwäche reaktiviert werden.

Vorkommen

Weltweit.

Symptome

Es kommen *inapparente, leichte,* aber bei Abwehrgeschwächten auch *schwere* Verläufe vor. Bei den Abwehrgeschwächten liegen meist noch andere schwere Allgemeinerkrankungen wie Lymphogranulomatose oder AIDS vor, oder es handelt es sich um Personen, die unter einer immunsuppressiven Therapie stehen.

Von der Infektion kann nahezu *jedes Organ* befallen sein. Besonders häufig sind die *Speicheldrüsen,* die Nieren, die Lungen, das Gehirn, das Herz, die Nebennieren und die Augen betroffen. Die auftretenden Symptome hängen davon ab, welches Organ bzw. welche Organe befallen sind. Bei leichteren Verläufen kommt es meist zu einem Krankheitsbild, das dem der infektiösen Mononukleose ähnelt.

Symptome beim Neugeborenen. Die meisten (90%) der infizierten Neugeborenen haben *keine* Beschwerden. Der Rest zeigt unterschiedliche Verläufe von sehr *leichten* bis hin zu *tödlichen.* Es kann zu Ikterus, Leber- und Milzschwellung, Pneumonie, Petechien, Taubheit, Mikrozephalie, zerebralen Verkalkungen und zur geistiger Retardierung kommen.

Nachweis

Urin, Speichel, Virusanzüchtung in Gewebekulturen, Antikörpernachweis im Blut.

Meldepflicht

Es besteht nur für die *angeborene* Zytomegalie Meldepflicht, und zwar im Erkrankungs- und Todesfalle.

▶ 26.5 AIDS

Aids ist eine Abkürzung, die aus dem Englischen stammt und *a*cquired *i*mmune *d*eficiency *s*yndrome (erworbene Abwehrschwäche) bedeutet. Bei Aids besteht ein Immundefekt, d.h. genauer: ein Defekt des zellulären Abwehrsystems. Deshalb ist Aids durch bleibende oder wiederkehrende Infekte gekennzeichnet, die therapeutisch nur schwer oder überhaupt nicht beherrscht werden können. Daneben kommt es häufig zu Krebsbefall.

Erreger

HI-Virus (Retrovirus).

Inkubationszeit

Meist *sechs Monate* bis *drei Jahre,* aber auch bis *zehn* Jahre oder länger. Man nimmt an, daß nicht alle Infektionen zum Vollbild einer Aids-Erkrankung (s. 4. Stadium) führen.

Übertragung

Die Übertragung des Virus erfolgt durch den *Austausch* von *Körpersäften,* da das Virus außerhalb eines Organismus nicht lebensfähig ist. Die Ansteckung erfolgt in erster Linie beim *Geschlechtsverkehr* und beim *intensiven Küssen,* wenn *Schleimhautverletzungen* bestehen, auch durch *Injektionen* und *Transfusionen.* Aidskranke Mütter können ihre Kinder bereits während der Schwangerschaft oder während der Geburt infizieren.

Nachweis

In Blut, Samenflüssigkeit, Speichel und Scheidenflüssigkeit.

Der Nachweis der Infektion kann frühestens vier bis sieben Wochen nach der Ansteckung durch einen Antikörpernachweis erfolgen. Diese Antikörper richten sich gegen Substanzen aus dem Inneren des Virus; ein infektiöses Virus können sie nicht hemmen.

Vorkommen

Vor allem sind homosexuelle Männer mit häufig wechselnden Sexualpartnern, Drogenabhängige, Bluter sowie Bevölkerungsgruppen der Entwicklungsländer betroffen.

Krankheitsverlauf

Es werden vier Stadien unterschieden:
- Manchmal kommt es zuerst zu Erscheinungen ähnlich dem Pfeiffer-Drüsenfieber (infektiöse Mononukleose), die einige Tage bis mehrere Wochen andauern.
- Es folgt nun eine Monate bis Jahre andauernde Latenzphase, in welcher jedoch die HIV-spezifischen Antikörper nachweisbar bleiben.
- Die dritte Phase hat als wichtigste Kennzeichen die dauernde *Zerstörung* der *T-Helferzellen* und die *Lymphknotenschwellung*. Als verdächtig gelten Lymphknotenschwellungen, die länger als drei Monate in mindestens zwei verschiedenen Körperabschnitten bestehen. Häufig ist hiervon der Hals-Nacken-Bereich betroffen. Die Lymphknotenschwellung kann aber auch generalisiert auftreten. Dieses Stadium wird auch als Prä-Aids bezeichnet.
- Bei der Mehrzahl der mit dem HI-Virus infizierten Menschen entwickelt sich in der vierten Phase das volle Krankheitsbild Aids. Es kommt hier zu *Allgemeinsymptomen* wie Fieber, Nachtschweiß, Durchfall, Gewichtsverlust, Appetitlosigkeit und Hautveränderungen. Des weiteren kann es zu *neurologischen Erscheinungen* (Hirnveränderungen) kommen. Wichtig sind in diesem Stadium die *sekundären Infektionskrankheiten*, die sich aufgrund der Abwehrschwäche einstellen. Häufige Erscheinungen sind Pilzbefall (Candida albicans), Lungenentzündung (Pneumocystis carinii), Tuberkulose, Toxoplasmose und Gürtelrose (Herpes zoster). Als weitere Komplikation kann es zu *malignen Entartungen* kommen. Bekannt sind das Kaposi-Sarkom, eine bösartige Wucherung, die von den Blutgefäßen ausgeht. Es beginnt mit schmerzhaften, rot-violetten Knötchen und Knoten in der Haut und Schleimhaut, die von Blutungen durchsetzt sind. Die Knoten wachsen, und durch Ausbildung neuer Knoten erfolgt die Ausbreitung. Andere maligne Entartungen, die in diesem Stadium vorkommen können, sind das Non-Hodgkin-Lymphom und das ZNS-Lymphom.

Prophylaxe

Den Kontakt mit Körperflüssigkeiten, vor allem mit Blut und Sperma, von erkrankten Personen absolut vermeiden. In bezug auf das Sexualverhalten müssen risikoarme Sexualpraktiken und die Verwendung von Präservativen empfohlen werden.

Meldepflicht

Keine.

26.6 Fragen

Beantworten Sie die Fragen möglichst knapp! Die richtigen Antworten finden Sie auf der angegebenen Seite entweder **halbfett** oder *kursiv* gedruckt.

- Wie heißt der Erreger der Lyme-Krankheit? (S. 549)
  Zählen Sie wichtige Symptome der Erkrankung auf! (S. 549)
  Wie wird therapiert? (S. 550)
- Nennen Sie den Erreger der FSME! (S. 550)
  Wie erfolgt die Übertragung der Erkrankung? (S. 550)
  Schildern Sie das Krankheitsbild! (S. 551)
  Wo erfolgt der Nachweis? (S. 551)
  Existiert für FSME ein Impfstoff? (S. 551)
- Was sind Echinokokken? (S. 551)
  Wie erfolgt die Übertragung der Echinokokkose? (S. 551)
  Welches Organ ist am häufigsten von der Erkrankung betroffen? (S. 552)
  Wie erfolgt der Nachweis? (S. 552)
  Nennen Sie wichtige prophylaktische Maßnahmen! (S. 553, s.a. Kasten)
- Nennen Sie wichtige Krankheitserreger, die zur Familie der Herpesviren gehören, und geben Sie an, welche typischen Erkrankungen diese jeweils hervorrufen können! (S. 554, Kasten)
- Wie ist der Krankheitsverlauf bei Herpes simplex? (S. 554)
  Wie wird die Erkrankung übertragen? (S. 554)
  Beschreiben Sie die auftretenden Hauterscheinungen! (S. 554)
  Zählen Sie Faktoren auf, die zu Rezidiven führen können! (S. 555, Kasten)
  Wie würden Sie Herpes genitalis behandeln? (S. 555)
- Wie heißt der Erreger der Gürtelrose? (S. 555)
  Wie wird die Erkrankung übertragen? (S. 555)
  Schildern Sie kurz den Krankheitsverlauf der Gürtelrose! (S. 555)
  Wie ist der Hautausschlag beschaffen? (S. 556)
  Welche wichtigen Sonderformen der Gürtelrose gibt es? (S. 556)
- Wie erfolgt die Übertragung der infektiösen Mononukleose? (S. 556)
  Nennen Sie die Inkubationszeit! (S. 556)
  Geben Sie typische Verlaufsformen an! (S. 556f.)
  Zählen Sie die wichtigsten Symptome auf! (S. 557)
  Greifen die Tonsillenbeläge auf die Umgebung über? (S. 557)
  Was sind wichtige Komplikationen der Erkrankung? (S. 557)
  Wie ist die Prognose? (S. 557)
- Was wissen Sie über den Krankheitsverlauf der Zytomegalie? (S. 557)
  Wie heißt der Erreger? (S. 558)
  Welche Beschwerden können beim infizierten Neugeborenen auftreten? (S. 558)
  Wie ist die Meldepflicht bei Zytomegalie geregelt? (S. 558)
- Geben Sie die Inkubationszeit von AIDS an! (S. 558)
  Wie erfolgt die Übertragung des HI-Virus? (S. 558)
  Geben Sie die wichtigsten Kennzeichen des dritten Stadiums von AIDS (Prä-AIDS) an! (S. 559)
  Nennen Sie die wichtigsten Symptome des vierten Stadiums! (S. 559)

27 Allergie

Das Wort „Allergie" leitet sich vom griechischen allos = anders, fremd und von ergon = Werk, Verrichtung, Arbeit ab. Man bezeichnet damit die Eigenschaft des Körpers, auf bestimmte Substanzen bei wiederholtem Kontakt anders zu reagieren als beim ersten Mal. Das „anders" bezieht sich auf einen qualitativen Unterschied in der Reaktion.

Mit Allergien bezeichnet man eine angeborene oder erworbene Änderung der Reaktionsfähigkeit des Immunsystems gegenüber körperfremden Substanzen. Diese Substanzen werden als Antigene bezeichnet und sind normalerweise harmlos. Es handelt sich dabei häufig um *Blütenpollen, körperfremde Eiweiße, Hausstaub* oder *Medikamente*.

Bei einer Allergie kommt es nach einer *Sensibilisierungsphase* zu einer *übersteigerten Reaktion* zwischen dem *körperfremden Antigen* und einem *Antikörper* oder zwischen dem körperfremden Antigen und den T-Lymphozyten.

Sensibilisierung

Mit Sensibilisierung meint man, daß der Körper bei einem früheren Kontakt, der zwischen fünf Tagen und mehreren Jahren betragen kann, begonnen hat, gegen ein bestimmtes Antigen Antikörper zu produzieren. Charakteristischerweise kommt es, nach einer erfolgten Sensibilisierung, bei *erneutem* Kontakt mit dem Antigen zu einer *verstärkten* Antikörperbildung (Immunantwort). Dadurch wird der Körper gegen einen bestimmten Stoff überempfindlich (allergisch).

Histamin

Histamin spielt bei Allergien eine zentrale Rolle. Es ist vor allem in Mastzellen, aber auch in basophilen Granulozyten und in Thrombozyten enthalten. Freigesetzt werden kann es, indem sich IgE-Antikörper auf die Mastzellen setzen, was diese zur Histaminabgabe veranlaßt (s. Abb. 27-1).

Eine Histaminausschüttung bewirkt eine *Erweiterung* der *kleinen Gefäße* (Vasodilatation), eine *gesteigerte Gefäßdurchlässigkeit* (Kapillarpermeabilitätserhöhung), eine Kontraktion der glatten Muskulatur *(Asthma bronchiale!)* und eine *Eosinophilie*.

27.1 Einteilungen der Allergien

Im Hinblick auf die Zeit, die zwischen dem Kontakt mit dem Antigen und dem Auftreten von Symptomen vergeht, unterscheidet man Überempfindlichkeitsreaktionen vom Früh- und vom Spät-Typ.

1. Überempfindlichkeitsreaktion vom Früh-Typ (humorale Allergien)
   Es handelt sich um die Allergietypen I, II und III. Die Reaktionszeit liegt zwischen Sekunden, Minuten, Stunden bis Tagen.
2. Überempfindlichkeitsreaktionen vom Spät-Typ (zellvermittelte Allergie)
   Es handelt sich um den Allergietyp IV. Die Reaktionszeit liegt über zwölf Stunden.

Die einzelnen Allergietypen werden nun im einzelnen beschrieben. Es ist allerdings zu beachten, daß bei manchen Allergien mehrere Typen gleichzeitig ablaufen oder ineinander übergehen können.

Typ-I-Allergie (anaphylaktischer Typ, Sofort-Typ)

Die *Reaktionszeit* liegt zwischen *Sekunden* bis *Minuten*. Hier spielen die *IgE*-Antikörper eine entscheidende Rolle. Sie setzen sich auf die Oberfläche von Mastzellen (s. Abb. 27-1) und basophilen Granulozyten und veranlassen diese, Histamin und andere Gewebsmediatoren freizusetzen. Dadurch kommt es zur Weitstellung von Gefäßen. Dies kann zu *anaphylaktoiden Reaktionen* bis hin zum *anaphylaktischen Schock* (s. S. 473ff.) führen. Andere mögliche allergische Erkrankungen vom Sofort-Typ sind die allergische Rhinitis, das allergische Asthma, die Urtikaria und das Quincke-Ödem.

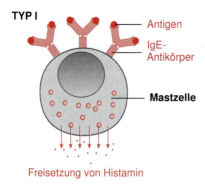

Abb. 27-1 Allergie Typ I, anaphylaktischer Typ, Soforttyp

Typische Substanzen, die eine Typ-I-Allergie verursachen können, sind *Blütenpollen*, *Hausstaubmilben*, *Medikamente*, *Insektenstiche* und *Erdbeeren*.

Typ-II-Allergie *(zytotoxischer Typ)*

Die Reaktionszeit liegt zwischen *sechs* bis *zwölf Stunden*, manchmal kann sie auch Tage betragen.

Hier spielen die Immunglobuline *IgG*, evtl. auch IgM, die entscheidende Rolle. Die Antikörper setzen sich auf bestimmte Antigene von Zellwänden (beispielsweise Blutgruppenantigene der roten Blutkörperchen). Sind nun Zellen mit diesen Antikörpern markiert, so werden dadurch zytotoxische T-Lymphozyten (Killerzellen) und das Komplementsystem aktiviert. Beides führt zur *Zellauflösung* von körpereigenen Zellen (s. Abb. 27-2).

Diese Typ-II-Allergie kann somit beispielsweise zum Typ-I-Diabetes, zu Zwischenfällen bei Bluttransfusionen, zur allergisch bedingten hämolytischen Anämie, zur Agranulozytose und zur Thrombozytopenie führen. Darüber hinaus ist die Typ-II-Allergie auch für Transplantat-Abstoßungen verantwortlich.

Typ-III-Allergie *(Arthus-Typ, Immunkomplextyp)*

Die Reaktionszeit liegt meist zwischen *sechs* bis *zwölf Stunden*. Die vermittelnden Antikörper sind IgG und IgM.

Immunkomplexe (also Verbindungen von Antigen und Antikörper) werden in *Gefäßen* und *Geweben abgelagert*. Diese Ablagerungen führen zur Anlockung von Leukozyten, die lysosomale Enzyme freisetzen, die zu Gewebeschädigungen führen. Außerdem aktivieren sie das Komplementsystem. Beides zusammen, die Komplementaktivierung und die Leukozytenanlockung können zur *Gewebezerstörung* führen (s. Abb. 27-3). Unklar ist zur Zeit noch, warum manche Immunkomplexe solche Reaktionen auslösen, andere jedoch nicht.

Die geschilderten entzündlichen Reaktionen können zu *Vaskulitis* (Entzündungen im Bereich kleinster arterieller und venöser Blutgefäße), *LED*, *PCP*, akuter *Glomerulonephritis*, allergischer *Alveolitis* oder zur *Serumkrankheit* (s.u.) führen.

Es hängt nun wesentlich davon ab, ob die Antigene oder die Antikörper im Überschuß vorhanden sind. Sind zuviele Antikörper vorhanden, so treten die Symptome lediglich lokal auf, beispielsweise als asthmaartige Anfälle bei Kontakt mit Taubenkot (Vogelzüchterlunge). Ist dagegen das Antigen im Überschuß vorhanden, so kommt es zu generalisierten Reaktionen. In diesem Fall werden die Im-

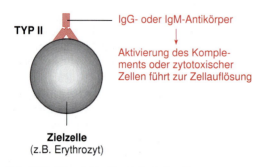

Abb. 27-2 Allergie Typ II, zytotoxischer Typ

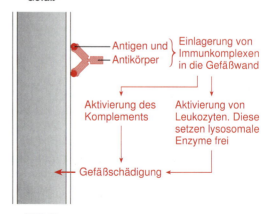

Abb. 27-3 Allergie Typ III, Arthus-Typ, Immunkomplextyp

munkomplexe in die Gefäßwände von gut durchbluteten Organen eingelagert. Die Folge sind schwere Gefäßentzündungen, wie sie beispielsweise bei der akuten Glomerulonephritis mit begleitender Vaskulitis auftreten können.

Typ-IV-Allergie *(verzögerter Typ)*

Hier beträgt die Reaktionszeit *12 Stunden* bis *sechs Tage*. Überempfindlichkeitsreaktionen vom Spät-Typ unterscheiden sich von den anderen Überempfindlichkeitsreaktionen dadurch, daß sie nicht von Antikörpern, sondern von *sensibilisierten T-Lymphozyten* ausgehen. Sensibilisierte T-Lymphozyten wandern in den Antigenbereich ein und können dort die Zielzellen beschädigen. Außerdem setzen sie Lymphokine frei, die die Aktivität der Freßzellen beeinflussen. Alle diese Faktoren zusammen führen zu Infiltrationen (Eindringen fremdartiger Substanzen in gesundes Gewebe) und zu *entzündlichen Reaktionen*. Letztere werden vor allen Dingen durch das Freisetzen von lysosomalen Enzymen der Freßzellen ausgelöst.

Solche Überempfindlichkeitsreaktionen vom verzögerten Typ sind das *allergische Kontaktekzem*, bestimmte *Medikamentenallergien*, manche *granulomatösen Reaktionen* und einige *Schilddrüsenentzündungen* (z.B. Hashimoto-Thyreoiditis).

27.2 Erscheinungsformen von Allergien

Atopien

Man faßt unter dem Begriff Atopien Überempfindlichkeitsreaktionen vom *Sofort-Typ* zusammen, die auf einer *genetischen Disposition* beru-

Tabelle 27-1 Übersicht über Allergietypen, Reaktionszeit, Vermittler, Krankheiten, Mechanismen und mögliche Testungen. Manche Allergien laufen parallel ab oder gehen ineinander über. Der Typ I, der sogenannte Soforttyp, stellt die häufigste Allergieform dar.

Einstellung	Reaktionszeit	Vermittler	Krankheiten	Mechanismen	Tests
Typ I, anaphylaktischer Typ, Soforttyp	Sekunden bis 20–30 Minuten	IgE	anaphylaktoide Reaktionen bis hin zum anaphylaktischen Schock, allergische Rhinitis, allergisches Asthma, Urtikaria, Quincke-Ödem	**Mastzellen** setzen Histamin und andere Mediatoren frei, z.B. durch Kontakt mit Blütenpollen, Medikamenten, Hausstaub oder Erdbeeren	Haut-Test
Typ II, zytotoxischer Typ	Meist sechs bis zwölf Stunden, evtl. Tage	IgG evtl. IgM	Agranulozytose, Typ-I-Diabetes, allergische hämolytische Anämie, allergische Thrombozytopenie, Bluttransfusionszwischenfälle Transplantatabstoßung	Antigene sitzen auf Zellmembranen (z.B. auf Erythrozyten als Blutgruppenantigenen), **zytotoxische T-Lymphozyten** (Killerzellen) oder das **Komplement** bekämpfen die betroffenen Zellen durch **Zellauflösung** (Zytolyse).	Antiglobulin-Test, Coombs-Test
Typ III, Arthus-Typ Immunkomplex-Typ	sechs bis acht Stunden	IgG IgM	Vaskulitis, LED, PCP, akute Glomerulonephritis, allergische Alveolitis, Serumkrankheit	Ablagerung von **Immunkomplexen** in Gefäßen und Gewebe führt zu entzündlichen Reaktionen.	Immunfluoreszenztest, Elektronenmikroskopie, Arthus-Test
Typ IV, verzögerter Typ	zwölf Stunden bis sechs Tage	T-Lymphozyten (keine Antikörper)	Kontaktdermatitis, einige Medikamentenallergien, Thyroiditis, Granulome	antigenspezifische **T-Lymphozyten** setzen Lymphokine frei, die zur Aktivierung von Makrophagen führen und zu Infiltrationen und Entzündungsreaktionen	Hauttest, Läppchentest Pflastertest

hen. Der Begriff wird in erster Linie verwendet für das *atopische Ekzem* (beim Säugling als *Milchschorf*, beim Schulkind und Erwachsenen als *Neurodermitis* oder Prurigo), allergische *Konjunktivitis*, allergische *Rhinitis*, Extrinsic-*Asthma* und *Urtikaria*.

Anaphylaxie

Unter einer Anaphylaxie versteht man eine – evtl. schockartige – *allergische*, allgemeine Reaktion vom *Soforttyp* (Typ I der Allergie) auf ein bestimmtes Antigen. Vorausgegangen ist eine *Sensibilisierung* gegen das Antigen.

Bei einer Anaphylaxie kommen milde, schwere und schwerste (anaphylaktischer Schock) auch tödliche Verläufe vor (s. S. 473ff.). Bei einer Anaphylaxie verursacht die Freisetzung von Gewebsmediatoren (v.a. Histamin) zweierlei:

a) **Kontraktion der glatten Muskulatur:**
   keuchende Atmung, gastrointestinale Symptome
b) **Gefäßerweiterung und Austreten von Plasma ins Gewebe:**
   Urtikaria, Quincke-Ödem, Schock

Nahrungsmittelallergie

Bei einer Nahrungsmittelallergie kommt es nach Aufnahme eines bestimmten Nahrungsmittels zu Beschwerden, für die man eine immunologische Grundlage nachweisen kann.

Der Begriff muß klar von der **Nahrungsmittelintoleranz** abgegrenzt werden, bei der die Beschwerden des Magen-Darm-Traktes keine immunologischen Grundlagen haben, sondern auf *Defekten* der *Verdauungsenzyme* (z.B. bei Sprue) beruhen.

Nahrungsmittelallergien entwickeln sich meist schon im Säuglingsalter. Es kann zuerst zu Milchschorf kommen, wobei die Beschwerden auf die Haut begrenzt sein können, oder wobei es zusätzlich zu gastrointestinalen Symptomen kommen kann. Gegen Ende des ersten Lebensjahres können sich Asthma bronchiale und eine allergische Rhinitis einstellen.

Wird das Kind älter, verlieren Nahrungsmittelallergien an Bedeutung und das Kind reagiert mehr auf inhalierte Allergene. Bei einem zehnjährigen Kind kann ein Nahrungsmittel kaum noch Atemwegsymptome hervorrufen, selbst wenn noch ein positiver Hauttest besteht.

Arzneimittelallergien

Eine Arzneimittelallergie kann sich an zahlreichen Geweben und Organen zeigen. In ungefähr 80% der Fälle kommt es allerdings zu Veränderungen an *Haut* und Schleimhaut. Grundsätzlich sind auf Arzneimittelgabe alle Überempfindlichkeitsreaktionen von Typ I bis IV möglich.

Häufige Erscheinungsformen von Arzneimittelallergien

1. **Arzneimittelexantheme.** Arzneimittelexantheme können als leichter Ausschlag bis hin zur Brühhaut auftreten. Der Ausbruch kann plötzlich erfolgen (z.B. als Urtikaria) oder erst nach Stunden oder Tagen. Die Erscheinungen können generalisiert oder lokalisiert sein.

Einige Medikamente lösen charakteristische Hautausschläge aus, andere können praktisch jeder anderen Hauterkrankung ähneln. Einige wichtige Arzneimittelexantheme sind:

– **Schleimhautbefall**
  Es können wenige, kleine Bläschen auftreten, bis hin zu ausgedehnten, schmerzhaften Geschwüren. Häufige Auslöser sind Antibiotika, Barbiturate und Sulfonamide.
– **Quaddelbildung (bei Urtikaria)**
  Auslöser können fast alle Medikamente sein, besonders aber Barbiturate, Sulfonamide und Antibiotika.
– **Akneähnlicher Hautausschlag**
  Die Hauterscheinungen ähneln der Akne beim Jugendlichen. Er tritt bevorzugt nach der Einnahme von Kortison („Kortisonakne"), Jod und Brom auf.
– **Brühhaut**
  Es kommt zu einer flächenhaften Ablösung der Haut mit oft tödlichem Ausgang. Sie kann nach Einnahme von Barbituraten, Antibiotika und Sulfonamiden auftreten.
– **Dermatitis exfoliativa allergica** (Schälrötelsucht)
  Es kommt zu einer großflächigen Entzündung mit flächenhafter Schuppung, oft mit Verlust der Haare und Nägel.
– **Photoallergische Dermatosen**
  Es kommt zu Ekzemen und Hyperpigmentierungen. Sie kann nach Einnahme von Sulfonamiden, Tetrazyklinen und Phenothiazinen auftreten.

- **Fixe Arzneimittelexantheme**
  Es kommt zu umschriebenen, dunkelroten Herden auf Haut und Schleimhaut, vor allem an den Genitalien. Typischerweise erscheinen sie bei jedem Kontakt mit dem unverträglichen Medikament an der gleichen Stelle.
- **Flechtenähnliche Hautausschläge** (Lichen ruber planus)
  Papulöse Hauterscheinungen mit stecknadelkopfgroßen, abgeschliffenen Papeln von hell- bis dunkelroter Farbe. Tritt vor allem nach Einnahme von Antimalariamittel und goldhaltigen Präparaten auf.
- **Erythema nodosum**
  Es kommt zur Hautrötung mit Bildung schmerzhafter, roter Knoten in Haut und Unterhaut, vor allem an den Unterschenkeln. Tritt bevorzugt nach Gabe von Sulfonamiden, oralen Kontrazeptiva, Jod und Brom auf.
2. **Agranulozytose** (s. S. 195f., S. 567)
3. **Arzneimittelfieber.** Es kommt zu Fieber, manchmal mit Urtikaria. Bevorzugt nach Allopurinol, Antibiotika, Sulfonamiden, Barbituraten und Chiniden.
4. **Urtikaria** (s. S. 466, S. 474)
5. **Quincke-Ödem** (s. S. 466)
6. **Allergische Lungenerkrankung** (Alveolitis)
7. **LE** (Lupus erythematodes, s. S. 103, S. 567)
8. **Anaphylaxie und anaphylaktischer Schock** (s. S. 473ff.)
9. **Extrinsic-Asthma** (s. S. 374)
10. **Thrombozytopenie.** Abnahme der Blutplättchen auf weniger als 150.000 pro mm^3. Auslösende Medikamente können Barbiturate, Chinin und Sedativa sein.
11. **Hämolytische Anämie** (s. S. 193, S. 567)
12. **Serumkrankheit.** Es kommt nach sieben bis zwölf Tagen an der Injektionsstelle zu Hautveränderungen. Nach weiteren zwei bis drei Tagen treten dann Fieber, Urtikaria, Erbrechen, Durchfälle, Gelenkschmerzen, evtl. auch Glomerulonephritis, Vaskulitis und Lymphknotenschwellungen auf. Auslösende Medikamente sind vor allem Fremdeiweiße (Impfungen!) und Antibiotika, gelegentlich auch Sulfonamide.

27.3 Provokationstests und Hauttestverfahren

Provokationstest

Bei einem Provokationstest versucht man, Krankheitsbeschwerden auszulösen, die unter Normalbedingungen nicht, nur selten oder in untypischer Weise auftreten. So können beispielsweise Hauttests oder Suchdiäten zum Auffinden eines Allergens durchgeführt werden. Es können auch Allergenlösungen in den Augenbindehautsack geträufelt werden oder der Patient atmet winzige Mengen eines Allergens ein. Allerdings besteht bei einem Provokationstest immer die Gefahr einer überschießenden Reaktion bis hin zum anaphylaktischen Schock.

Achtung:
Bei allen Provokationstests kann es zu Unverträglichkeiten bis hin zum anaphylaktischen Schock kommen!

Bekannte Hauttestverfahren

1. **Reibtest.** Die zu prüfende Substanz wird in die Beugeseite der Unterarmhaut eingerieben. Dieser Test eignet sich bei Kontaktekzemen und bei Nesselsucht aufgrund von Blütenpollen oder Tierhaaren. Der Reibtest hat den Nachteil, daß er nur bei hohem Sensibilitätsgrad positiv ausfällt.
2. **Stichtest (Pricktest).** Ein Tropfen der zu testenden Lösung wird auf die Haut aufgebracht. Dann sticht man mit einer kleinen Nadel (Pricknadel) im Tropfenfeld ein, wobei höchstens eine minimale Blutung auftreten darf. Die Allergenlösung wird nach fünf Minuten abgewischt. Beim Pricktest besteht der Nachteil, daß die Dosierung ungenau ist.
3. **Kratztest (Scratchtest, Skarifiatitonstest).** Die Epidermis wird mit einer Lanzette unblutig etwa fünf Millimeter lang angeritzt. Hierauf wird die Allergenlösung aufgetropft.
4. **Intrakutantest.** Es werden 0,05 ml einer Allergenlösung in den oberen Anteil der Lederhaut (Corium) gespritzt.
5. **Epikutantest (Läppchenprobe).** Die zu prüfende Substanz wird auf ein Spezial-Testpflaster (erhältlich in der Apotheke, aber ver-

schreibungspflichtig) aufgebracht. Dieses wird auf dem Rücken des Patienten befestigt und dann nach zwei Tagen entfernt. Der Test soll am ersten, zweiten und dritten Tag abgelesen werden. Es ist zu beachten, daß die zur Testung herangezogenen Hautpartien erscheinungsfrei sein müssen und daß das Allergen in *subtoxischer Konzentration* aufgebracht wird.

Auswertung der Hauttests

Beim Reibtest, Stichtest, Kratztest und Intrakutantest wird das Ergebnis nach fünf und nach zwanzig Minuten abgelesen. Als positiver Befund kann es zu Juckreiz, zur Hautrötung, zur Quaddelbildung, zur Schwellung und Fleckenbildung kommen. In seltenen Fällen kann es zu Unverträglichkeitsreaktionen bis hin zur Nekrosebildung und zum anaphylaktischen Schock kommen.

Um die Reaktionen beim Patienten möglichst gering zu halten, vor allem aber, um der Gefahr eines anaphylaktischen Schocks vorzubeugen, geht man nach der Reihenfolge vor: Reibtest, Stichtest, Kratztest, Intrakutantest.

27.4 Autoimmunkrankheiten (Autoaggressionskrankheiten)

Bei einer Autoimmunkrankheit (Autoaggressionskrankheit) wird aufgrund einer Störung im Abwehrsystem körpereigenes Gewebe („Autoantigene") angegriffen und zerstört. Hiervon können bestimmte Organe, Organsysteme oder der Gesamtorganismus betroffen sein.

Dabei kann die Schädigung von körpereigenem Gewebe vor allem auf zwei Arten geschehen:

– **Zytotoxische T-Lymphozyten (Killerzellen).** Gewebestrukturen werden von zytotoxischen T-Lymphozyten (Killerzellen) und vom Komplement angegriffen und zerstört. (Immunreaktion vom Typ II).
– **Einlagerung von Immunkomplexen.** Antigene werden mit Antikörpern verbunden und bilden Immunkomplexe. Diese Immunkomplexe werden in bestimmten Gefäßen oder Organen eingelagert. Hier kommt es durch eine Aktivierung des Komplements und durch Aktivierung von Leukozyten zur Zerstörung und Entzündung des betroffenen Gebietes. (Immunreaktion III, Immunkomplextyp).

Normalerweise besteht gegenüber körpereigenem Gewebe eine Immuntoleranz. Bei den Autoimmunkrankheiten kann das Abwehrsystem nicht mehr klar zwischen Selbst und Nicht-Selbst unterscheiden. Außerdem können bestimmte Kontroll- und Regulationsmechanismen des Abwehrsystems außer Kraft gesetzt sein. Hier spielen vor allem die Unterdrückerzellen (Suppressorzellen) eine wichtige Rolle, die dafür sorgen, daß zu heftige Reaktionen des Abwehrsystems verhindert werden. Manchmal besteht jedoch auch ein Übergewicht der T-Helferzellen (Lymphozytenmarker T4) über die Unterdrückerzellen.

Mögliche andere Auslöser für Autoimmunerkrankungen können Medikamente oder Mikroorganismen sein, die die körpereigene Substanz derart verändern, daß sie nicht mehr als „Selbst" erkannt wird. Oder die Autoaggression kann durch die Bildung neuer Eiweiße im Rahmen einer Neoplasie entstehen.

Einteilung der Autoimmunkrankheiten

1. **Organspezifische Autoimmunkrankheiten.**
   Hier richtet sich die Autoimmunkrankheit gegen ein bestimmtes Organ oder gegen ein bestimmtes Organsystem.
2. **Nicht-organspezifische Autoimmunkrankheiten.**
   Hierzu gehören die Erkrankungen des rheumatischen Formenkreises. Hier richtet sich das Abwehrsystem gegen verschiedene Körpergewebe, und es kann zu Ablagerungen von Immunkomplexen in unterschiedlichen Organen kommen.
3. **Misch- und Übergangsformen.**
   Hierzu gehören die Erkrankungsformen, die den Gruppen eins und zwei nicht eindeutig zugeordnet werden können.

Beispiele für Autoimmunkrankheiten

Bei den nachfolgenden Beispielen muß den Erkrankungen aber *nicht* in jedem Fall als *alleinige* Ursache ein Autoimmungeschehen zugrunde liegen.

Hashimoto-Thyroiditis (Hashimoto-Thyreoiditis)

Im Blut können Autoantikörper gegen Thyreoglobine (TAK) evtl. auch Mikrosomalantikörper (MAK) gefunden werden.

Morbus Basedow (Hyperthyreose)

Es können Thyroidia-stimulierende Antikörper (TSI) gefunden werden, die die Schilddrüse anregen, evtl. können auch die Antikörper TAK und MAK nachgewiesen werden.

Myxödem

Ursache können Antikörper gegen das Schilddrüsenparenchym sein.

Chronische Gastritis

Ursache können Antikörper gegen die Belegzellen sein.

Perniziöse Anämie

Die Autoantikörper können sich gegen den Intrinsic-Faktor oder gegen die Belegzellen des Magens richten, die den Intrinsic-Faktor herstellen.

Hämolytische Anämie

Die Ursache kann in einer Schädigung der Erythrozyten durch Autoantikörper liegen.

Morbus Addison (Bronzehautkrankheit)

Hier können Antikörper die Zellen der Nebennierenrinde angreifen und evtl. zerstören.

Thrombozytopenie

Autoantikörper zerstören die Thrombozyten.

Agranulozytose

In diesen Fällen tragen die neutrophilen Granulozyten bestimmte Zelloberflächenantigene, die mit Autoantikörpern reagieren, was zur Zellzerstörung führt.

Typ-I-Diabetes (juveniler Diabetes)

Ursache können zum einen Antikörper sein, die die Insulinwirkung blockieren, zum anderen können Autoantikörper die Inselzellen direkt zerstören.

Chronisch-aggressive Hepatitis

Autoantikörper richten sich gegen Leberzellen.

Biliäre Leberzirrhose

Ursache können Antikörper gegen Mitochondrien sein. Diese mitochondrialen Antikörper treten in 90% der Fälle von biliärer Leberzirrhose auf.

Colitis ulcerosa

Hier vermutet man als Ursache Autoantikörper, die sich gegen die Epithelzellen der Dickdarmwand richten.

Morbus Crohn (Enteritis regionalis Crohn)

Neben anderem vermutet man hier Autoantikörper gegen Retikulinfasern.

Progressive Sklerodermie

Im Blut können Antikörper nachgewiesen werden, die sich gegen Zellkernbestandteile (antinukleäre Antikörper) richten. Darüber hinaus ist bei einem Drittel der Patienten der Rheumafaktor nachweisbar.

Chronische Polyarthritis (rheumatiode Arthritis)

In 80% der Fälle kann der Rheumafaktor (RF) nachgewiesen werden.

Lupus erythematodes (LE)

In den meisten Fällen kann im Blut ein Antikörper gegen Zellkernbestandteile (antinukleäre Antikörper) nachgewiesen werden.

27.5 Fragen

Beantworten Sie die Fragen möglichst knapp! Die richtigen Antworten finden Sie auf der angegebenen Seite entweder **halbfett** oder *kursiv* gedruckt.

- Was sind typische Antigene? (S. 561)
- Was versteht man unter „Allergie"? (S. 561)
- Was ist eine Sensibilisierung? (S. 561)
- Was bewirkt Histamin? (S. 561)
- Was versteht man unter der Typ-I-Allergie? (S. 561)
  Was sind typische Substanzen, die eine solche Allergie auslösen können? (S. 562)
- Was ist eine Typ-III-Allergie? (S. 562)
  Nennen Sie einige Beispiele! (S. 562)
- Was ist eine Typ-IV-Allergie? (S. 563)
  Nennen Sie einige Beispiele! (S. 563)
- Was ist eine Atopie? (S. 563f.)
  Bei wem und wie kann sie sich zeigen? (S. 564)
- Was ist eine Anaphylaxie, und welche Erscheinungsformen kann sie haben? (S. 564)
- Was ist der Unterschied zwischen einer Nahrungsmittelallergie und einer Nahrungsmittelintoleranz? (S. 564)
- Geben Sie Erscheinungsformen von Arzneimittelallergien an! (S. 564f.)
- Zählen Sie bekannte Hauttestverfahren auf! (S. 565)
- Welche Autoimmunerkrankungen kennen Sie? (S. 567)

28 Psychische Erkrankung

Einleitung und Definition wichtiger Begriffe

Nach den Leitlinienempfehlungen zur Heilpraktiker-Überprüfung (s. S. 6) gehören „Grundkenntnisse in der Erkennung und Unterscheidung ... schwerwiegender seelischer Krankheiten" zum Gegenstand der Überprüfung. Deshalb werden im folgenden Kapitel wichtige seelische Störungen und Erkrankungen vorgestellt.

Bei jeder Erkrankung ist zu beachten, daß diese einen körperlichen und einen geistig-seelischen Aspekt hat. Bei manchen Erkrankungen ist es vorrangig, das körperliche Erkrankungsbild zu behandeln, beispielsweise einen Beinbruch zu schienen oder einen Schock adäquat zu behandeln. In der Folge der weiteren Therapie sollte jedoch die Bedeutung der Erkrankung für die Lebensgestaltung des Betroffenen mit beachtet werden – natürlich nur, wenn der Patient dies wünscht.

Erfahrungsgemäß suchen nicht nur seelisch mehr oder weniger belastete Personen einen Heilpraktiker auf, sondern auch neurotisch, psychosomatisch oder psychotisch erkrankte Menschen. Deshalb muß ein Heilpraktiker in der Lage sein, von der Norm abweichendes Verhalten zu erkennen und bestimmten Krankheitsbildern zuzuordnen. Dies ist die Grundlage für die Beurteilung der Schwere der psychischen Störung. Hiervon hängt dann die Entscheidung ab, ob die Krankheit vom Heilpraktiker behandelt werden kann oder ob der Patient einer fachspezifischen, psychiatrischen, psychologischen oder psychotherapeutischen Betreuung bedarf. Dies ist insbesondere im Hinblick auf die medikamentöse Behandlung wichtig, da diese bei bestimmten Krankheitsbildern unverzichtbar ist. Dies gilt besonders für alle Psychosen (s. S. 575ff.) in der akuten Phase. Jedoch auch für andere Krankheitsbilder ab einem bestimmten Schweregrad, weil hier eine unmittelbare Gefährdung (z.B. Selbsttötung) für den Betroffenen selbst und manchmal auch für seine Umgebung besteht. Die medikamentöse Behandlung dient dabei dem Abmildern der akuten Beschwerden, beispielsweise der Reduzierung der oft existentiell bedrohlich empfundenen Angst oder der Herabsetzung von unerträglichen Spannungszuständen, die sich unter Umständen in aggressiven Durchbrüchen äußern können. Andererseits ist es aber nach neueren Erkenntnissen auch Ziel einer medikamentösen Behandlung, einer (weiteren) zerebralen Schädigung (Absterben von Hirnzellen) vorzubeugen oder diese zumindest zu mildern.

Für die konkrete Behandlung muß der Heilpraktiker in einer Gesamtschau des Patienten sowohl die gesunden als auch die kranken Anteile erkennen und bewerten. Für eine solche Bewertung ist es wichtig zu sehen: in welchen Lebensbereichen ist dieser Mensch intakt, d.h., in welchen Bereichen sind befriedigende soziale Bezüge vorhanden (Beruf, Familie, Freunde) und in welchen besteht eine zufriedenstellende Eigenbeziehung. Vielleicht hat aber bereits ein sozialer Rückzug mit Isolierung begonnen, oder zeigt der Patient sogar schon wahnhafte Tendenzen oder ein Suchtverhalten?

Psychopathologie

Die Psychopathologie, die Lehre von den krankhaften, psychischen Störungen und Veränderungen, bildet die wissenschaftliche Grundlage der Psychiatrie (Wissenschaft von den Seelenstörungen und Geisteskrankheiten). Sie beschäftigt sich einerseits mit von der Norm abweichendem Verhalten und andererseits mit speziellen Krankheitsbildern (z.B. Neurosen und Psychosen). Dazu beschreibt sie einzelne Vorgänge, Symptome und Syndrome in ihren qualitativen und quantitativen Veränderungen.

> Psychopathologie
> Lehre von den krankhaften, psychischen Störungen und Veränderungen.

Der psychopathologische Bereich wird gegliedert in:
– Wachbewußtsein und seine Veränderungen
– Störungen des Gefühlslebens (Affektivität)

- Intelligenzstörungen
- Störungen der Aktivität und des Antriebs
- Triebstörungen
- Denkstörungen
- Störungen des Wahrnehmens und Erkennens
- Gedächtnisstörungen
- Ich-Störungen
- Störungen des Wollens
- Psychopathologische Syndrome

Die hier allgemein dargelegten Vorgänge werden weiter unten genauer in ihrer Erscheinungsform, wie z.B. neurotischer, psychosomatischer und psychotischer Ausprägung, beschrieben. Vorher werden jedoch noch einige wichtige Begriffe geklärt.

Begriffserklärungen

Affekt (Stimmung, Gefühl, Leidenschaft)

Der Begriff wird unterschiedlich definiert. In einem weiteren Sinne bezeichnet man mit Affekt jede gefühlsmäßige Regung wie Lust und Unlustgefühle. In einem engeren Sinn bezeichnet man damit jedoch nur starke und kurze Gefühlsregungen, die bei krankhafter Steigerung zum Fortfall von Hemmungen und/oder zur Bewußtseinseinengung führen können. Fast immer ist das vegetative Nervensystem mit betroffen, was sich beispielsweise in einer Blutdrucksteigerung, durch Herzrasen oder durch einen Schweißausbruch zeigen kann.

Ein Affekt kann zu einer *Affekthandlung* führen, also zu einer sogenannten Kurzschluß- oder Explosivhandlung, die sich als Folge einer heftigen Gemütsbewegung einstellt. Dabei kommt es zu einer weitgehenden Ausschaltung der Bewußtseinskontrolle, und es besteht eine gesteigerte Handlungsbereitschaft mit häufig aggressiv-destruktivem Inhalt. Dabei kann es auch zu strafbaren Handlungen (Affektdelikte) kommen. Ist die Affekthandlung ausgeführt und der Affekt abgeklungen, wird die Handlung einer kritischen Einsicht zugänglich.

Depression

Depression ist eine *traurige Verstimmtheit*, eine bedrückte Stimmungslage mit Antriebsminderung und leichter Ermüdbarkeit. Sie geht manchmal mit Angst und Selbsttötungstendenzen einher. Die Ursachen dieser Störung können außerordentlich verschieden sein. Sie reichen vom Durchleben schwieriger persönlicher Lebensphasen über organische Beeinträchtigungen wie beispielsweise Hirnverkalkungen, Hirnverletzung und Schilddrüsenerkrankungen bis hin zu Psychosen.

Grundsätzlich ist im Hinblick auf den Schweregrad zwischen Depressionen des neurotischen und des psychotischen Formenkreises zu unterscheiden. Treten Depressionen im Zusammenhang mit psychotischen Erkrankungen auf, so spielen in ungefähr einem Drittel der Fälle zusätzlich manische Phänomene eine Rolle (s. auch S. 576).

Manie

Manie ist eine *heitere Verstimmtheit*, bei der ein unbegründeter, strahlender Optimismus vorliegt. Es kommt zu Antriebsüberschuß, zur Enthemmung, zur Selbstüberschätzung, zu gesteigertem körperlichem Wohlbefinden, zu vermehrter Ablenkbarkeit und zur Ideenflucht (Beschleunigung mit Oberflächlichkeit des Denkens). Der Antriebsüberschuß kann sich in Bewegungs-, Bestätigungs- und Rededrang zeigen, aber auch in einer Triebsteigerung, vor allem in einer Steigerung der Sexualität und der Aggressivität.

Allerdings treten Manien selten alleine auf. Häufig sind sie kombiniert mit depressiven Phasen. Man bezeichnet sie dann als manisch-depressive Störungen.

Zu den Erkrankungen des monomanischen Formenkreises zählen beispielsweise auch die Kleptomanie (Stehlsucht) und die Pyromanie (krankhafter Trieb, Brände zu legen und anzusehen).

Depression	*traurige* Verstimmtheit
Manie	*heitere* Verstimmtheit

Psychosyndrom

Psychosyndrom ist eine Sammelbezeichnung für psychische Veränderungen, die sich aufgrund von organischen Ursachen entwickelt haben. Es gibt viele mögliche körperliche Krankheitsursachen, aber vergleichsweise nur wenige psychische Veränderungen. Deshalb ist eine Zuordnung der organischen Krankheitsursachen zu den psychischen Krankheitsbildern nur sehr eingeschränkt möglich und bedarf größter Sorgfalt.

> **Psychosyndrom**
> Eine *organische* Ursache ruft eine psychische Veränderung hervor.

Nach der Ursache unterscheidet man ein endokrines, ein hirnlokales und ein (hirn-)organisches Psychosyndrom.

- **Endokrines Psychosyndrom.** Hier kommt es aufgrund von Hormonstörungen, in erster Linie aufgrund von Erkrankungen der Schilddrüse, aber auch der Nebenschilddrüse, der Nebenniere oder der Hypophyse, zu leichteren psychischen Wesensveränderungen. Dies kann sich beispielsweise in einer Steigerung oder einer Verminderung des Antriebs, des Durstes, des Hungers, des Schlafes zeigen, aber auch in einer Veränderung der Stimmungslage (z.B. Depression bei Schilddrüsenunterfunktion) oder in einer Verminderung der Merkfähigkeit oder des Intellekts.
- **Hirnlokales Psychosyndrom.** Beim hirnlokalen Psychosyndrom kommt es durch örtlich begrenzte Hirnschädigungen (Traumata) zu psychischen Veränderungen. Von diesen psychischen Veränderungen sind in erster Linie der Antrieb und das Gefühlsleben betroffen. Bei älteren Patienten kommt es typischerweise zu einer Verminderung, bei jüngeren zu einer Steigerung des Antriebs. Charakteristisch ist bei letzteren auch eine Zunahme der Aggressivität, die der Situation nicht angemessen ist und ohne äußeren Anlaß ausbricht. Die intellektuellen Funktionen bleiben im allgemeinen erhalten. Jedoch kann es je nach Ort der Schädigung auch zu schweren Gedächtnisstörungen kommen.
- **Organisches Psychosyndrom** (synonym: hirndiffuses Psychosyndrom, hirnorganisches Psychosyndrom, HOPS, psychoorganisches Syndrom). Hier ist das Gehirn als Ganzes betroffen. Es kommen als auslösende Ursachen Stoffwechselstörungen, schwerer akuter Sauerstoffmangel, Schädigung durch Toxine (z.B. durch Rauschgifte), Hirnentzündungen (Enzephalitis) und Gefäßprozesse (Arteriosklerose!), altersabhängige Gehirnveränderungen (Alzheimer-Krankheit) und Nachwirkungen einer Gehirnerschütterung in Betracht.
Bei einem hirnorganischen Psychosyndrom kommt es typischerweise zu der folgenden Symptomentrias: *Orientierungsstörungen* im Hinblick auf Ort und Zeit, *Merkfähigkeitsstörungen* bei erhaltenem Altgedächtnis und *Denkstörungen*, besonders Störungen der Kritik- und Urteilsfähigkeit.

> **Hirnorganisches Psychosyndrom**
> - *Orientierungsstörungen* (Ort und Zeit)
> - *Merkfähigkeitsstörungen* (Altgedächtnis erhalten)
> - *Denkstörungen* (v.a. der Kritik- und Urteilsfähigkeit)

Außerdem kann es zu Stimmungslabilität, erhöhter Suggestibilität und Demenz kommen. Bei starker Ausprägung und hoher Intensität der Schädigung können psychotische Erscheinungen auftreten.

Manchmal werden das organische Psychosyndrom und die chronisch-organische Psychose gleichgesetzt. Dies läuft allerdings einer exakten Begriffsbestimmung zuwider, da ein Psychosyndrom (s.o.) *nicht notwendigerweise* ein psychotisches Erscheinungsbild hat.

Nachdem nun wichtige Begriffe vorgestellt wurden, soll der Versuch unternommen werden, das Feld psychischer Erkrankungen zu beschreiben.

▶ 28.1 Leichtere Persönlichkeitsstörungen

Kennzeichen einer leichteren Persönlichkeitsstörung ist es, daß die Persönlichkeit in der Breite ihrer Verhaltensmöglichkeit beeinträchtigt oder eingeschränkt ist. Diese Persönlichkeitsstörungen werden von der betroffenen Person und von ihrer Umgebung oft nicht als ein Symptom gewertet, sondern die Störung wird als Charaktereigenschaft der Person empfunden. Als Ursache einer solchen Persönlichkeitsstörung nimmt man an, daß in der Lebensgeschichte bestimmte Verhaltensmuster erworben wurden, die sich von frühester Kindheit an entwickeln können.

Beispiel. Diese Verhaltensmuster können sich beispielsweise in der Auseinandersetzung zwischen dem Wunsch, geliebt zu werden, und Selbständigkeitsbestrebungen herausgebildet haben. So könnte es sein, daß ein Kind sein Zuwendungs- und Zärtlichkeitsbedürfnis von den Eltern nur dann erfüllt bekam, nachdem es bestimmte Ordnungstätigkeiten verrichtet hatte (z.B. sein Zimmer aufgeräumt hatte).

Persönlichkeitsstörungen können als innere Konflikte weiterbestehen und/oder im sozialen

Bereich zu Störungen führen, was bei den Betroffenen wiederum körperliche Beeinträchtigungen wie Kopfschmerzen, chronische Sinusitis, Verdauungsbeschwerden, ständige Abwehrschwäche oder vegetative Dystonie auslösen kann. Bei diesen Patienten darf nicht nur der körperliche Aspekt therapiert werden, sondern es muß gleichzeitig die dahinterstehende seelisch-geistige Störung erkannt und mitbehandelt werden (z.B. durch psychotherapeutische Beratung, durch Bach-Blüten oder durch Homöopathie). Manchmal haben Patienten mit solchen Beschwerden keine oder nur eine geringe Einsicht in die mitauslösenden psychischen Hintergründe. Es kann jedoch auch vorkommen, daß Betroffene verstandesmäßig um den Zusammenhang zwischen ihren Symptomen und der zugrundeliegenden psychischen Problematik wissen („Ich weiß, ich nehme mir alles zu sehr zu Herzen!"). Trotzdem sind sie nicht in der Lage, ihr Denken, Handeln und Verhalten dementsprechend zu gestalten.

Beispiel. Ein Beamter oder Lehrer mit einer Persönlichkeitsstörung hält seinen Schreibtisch in strikter Ordnung, bei der die Schreibutensilien nach einem bestimmten, unverrückbaren Schema angeordnet sein müssen. Hat die Putzfrau diese Ordnung gestört, so wird diese von ihm unverzüglich und mit einem deutlichen Gefühl des Ärgers wiederhergestellt. Die gestörte Ordnung ruft jedoch nicht nur Ärger hervor, sondern auch Angst. Diese Angst ist dem Betroffenen allerdings nicht bewußt.

Läge dagegen eine schwerere Persönlichkeitsstörung vor, z.B. eine neurotische, wie sie im nächsten Kapitel beschrieben wird, so würde in diesem Fall der Beamte/Lehrer mit einem in Relation zum Anlaß deutlich übersteigerten Wutgefühl reagieren und von seiner Umgebung in sturer, unnachgiebiger Art und Weise verlangen, daß sie die von ihm vorgegebene Ordnung einhält. Geschieht dies nicht, so sind Schwierigkeiten und Konflikte im sozialen Umfeld unvermeidbar.

28.2 Neurosen

Neurosen sind ein Sammelbegriff für psychische Störungen, die keine organische Ursache haben. Typischerweise besteht ein verdrängter Entwicklungskonflikt zwischen einem menschlichen Grundbedürfnis (z.B. Sexualität, Hunger) und einem krankmachenden Umwelteinfluß. Dieser biografische Entwicklungskonflikt führt zu Einschränkungen bis hin zu Unfähigkeiten, bestimmte Lebensaufgaben zu bewältigen und/oder Zugang zu bestimmten Erlebnisweisen zu gewinnen. Allerdings gibt es fließende Übergänge zwischen neurotischen Merkmalen bei gesunden Menschen und neurotischen Symptomen, die Krankheitswert haben und damit behandlungsbedürftig sind.

> **Neurose**
> Eine psychische Störung hat sich *ohne* organische Ursache entwickelt.

Neurotische Grundstörungen werden sichtbar:
– in schwierigen Lebenssituationen, z.B. nach Verlust eines engen Angehörigen,
– durch eine Häufung belastender Faktoren, z.B. durch ein Zusammentreffen von Arbeitsplatzwechsel, Geburt eines Kindes und Verkehrsunfall,
– durch unzureichende Möglichkeiten der Informationsverarbeitung. In bestimmten, belastenden Situationen können äußere, naturgesetzliche Gegebenheiten als Bestrafung erlebt werden, beispielsweise könnte ein Donnerschlag als Strafe Gottes für schlechte Gedanken interpretiert werden.

Eine wichtige Unterteilung bei Neurosen besteht in Charakter- und Symptomneurosen.

▶ 28.2.1 Charakterneurosen

Die Charakterneurose steht in ihrer Erscheinungsweise der Persönlichkeitsstörung nahe. Ein wichtiger Unterschied hierzu ist jedoch, daß sie in der Gesamtpersönlichkeit tiefer verankert und weiter verzweigt ist. Grundsätzlich sind Charakterneurosen weniger leicht erkennbar als die nachstehend geschilderten Symptomneurosen.

Die Charakterneurose läßt sich als Bewältigungsform frühkindlicher oder später erfahrener Belastungssituationen verstehen, und auch hier spielen anlagebedingte Faktoren sowie Überbehütung und/oder Vernachlässigung eine Rolle.

Beispiel. Ein Kind hat eine überfürsorgliche Mutter. Diese Mutter vermittelt dem Kind durch häufige überbehütende, ängstliche Äußerungen („Vorsicht, das ist zu gefährlich!"), daß es alleine – ohne sie – in der Außenwelt nicht bestehen kann. Das Kind bindet sich stark an die Mutter, da es die Außenwelt nun selbst als gefährlich und feindlich erlebt. Es entwickelt ein hilfloses Abhängigkeitsverhalten und braucht die Mutter in immer stärkerem Maße. Dadurch kann diese ihr niedriges, labiles Selbstwertgefühl heraufsetzen und festigen. Das Kind jedoch unterdrückt seine Selbständigkeitsbestrebungen und paßt sich an, die Folge sind allerdings unbewußte Aggressionen gegen die Mutter.

Im Erwachsenenalter wird sich eine solche Person immer wieder Situationen schaffen, wo sie einerseits ihre angelernte Hilflosigkeit lebt, da sie erfahren hat, nur wenn ich hilflos bin, werde ich geliebt, andererseits bäumt sie sich gegen diese Hilfeleistungen auf, da sie hierdurch (wieder) die eigenen Selbständigkeitsbestrebungen unterdrücken muß. Dieser Konflikt kann solange symptomfrei gelebt werden, wie die äußeren Bedingungen entsprechend gestaltet sind. Dies ist i.d.R. nicht mehr der Fall, wenn außergewöhnliche Belastungen hinzutreten.

Kommt es beispielsweise zum Tod des stützenden Ehepartners, so bricht das System: „Ich bleibe hilflos und verzichte auf meine Selbständigkeit, dafür liebst du mich," zusammen. Nun nützt ihr ihre Hilflosigkeit nichts mehr, da keiner mehr da ist, der sie dafür liebt. Dies könnte zur Spontanheilung führen, da dieser Mensch nun seine Selbständigkeit leben muß/darf. In diesem Fall könnte man von der Heilung einer bis dahin neurotischen Fehlentwicklung sprechen. Die Persönlichkeitsstruktur könnte aber auch bereits so weit beschädigt sein, daß sich die Person nach einer längeren Phase des erfolglosen Suchens nach anderweitiger Unterstützung aufgibt. Dies könnte daran erkennbar sein, daß ein solchermaßen neurotisch erkrankter Mensch sich nicht mehr selbst versorgt und auf die Pflege und Betreuung durch andere Personen, beispielsweise durch die Kinder (oder andere Dienste), angewiesen ist.

Eine weitere Möglichkeit der Konfliktlösung wäre eine *psychosomatische Reaktion* (s.u.). Dabei wird die Wut, die sich bei der Verdrängung der Selbständigkeitsbestrebung gebildet hat, gegen den eigenen Körper gerichtet, was zu funktionellen oder zu organischen Schäden führen kann.

▶ 28.2.2 Symptomneurosen

Die Symptomneurose ist charakterisiert durch einzelne, eindeutig erkennbare und zur Gesamtpersönlichkeit abgegrenzte Symptome. Hierdurch entsteht entweder für den Betroffenen selbst oder für seine Umgebung ein Leidensempfinden. Zu den Symptomneurosen zählen beispielsweise Phobien und Zwangshandlungen.

Beispiel. Ein krankmachender Umwelteinfluß könnte beispielsweise eine in ihren Lebenserwartungen enttäuschte Mutter sein, die alle sexuellen und körperbezogenen Äußerungen ihrer Tochter von frühester Jugend an negativ belegt. So könnte die Mutter der Tochter schon im Kleinkindalter vermitteln, daß der Körper etwas Schmutziges sei, dann im Kindergartenalter, daß es etwas Schmutziges und Schlechtes sei, mit einem Jungen zu spielen. In der Pubertät, sollte die Tochter sich schminken möchte, könnte die Mutter sie als Flittchen beschimpfen. Die Tochter gerät nun in einen immer stärker werdenden Konflikt zwischen dem Wunsch mit ihrer Mutter im Einklang zu sein und von ihr geliebt zu werden und ihrer auflebenden Sexualität. Sie hat nun das Gefühl, etwas Verbotenes und Schmutziges zu wollen und zu tun, und sie verspürt den Zwang, sich mehrmals am Tage zu duschen, um das Schmutzige von sich abzuwaschen und so wieder einen reinen Körper zu haben und dadurch auch wieder reine Gedanken. Auf der anderen Seite stellt das nackte Duschen aber auch eine verborgene Triebbefriedigung dar und wird durch das allgemeine gesellschaftliche Ideal von Sauberkeit und Schönheit weiter unterhalten.

> Neurosen
> - *Charakterneurosen* sind in der Gesamtpersönlichkeit weit verzweigt.
> - *Symptomneurosen* sind zur Gesamtpersönlichkeit klar abgegrenzt (z.B. Phobien und Zwangshandlungen).

▶ 28.3 Psychosomatische Erkrankungen

Wie eingangs erwähnt, kann man bei jeder körperlichen Erkrankung einen psychischen Faktor als mitbedingend in die Überlegungen mit einbeziehen. Vor diesem Hintergrund kann auch ein einfacher Schnupfen ein Hinweis darauf sein, daß dieser Mensch auch in anderen Lebensbereichen „die Nase voll hat" (DETHLEFSEN).

Von psychosomatischen Erkrankungen im *engeren* Sinne spricht man aber *nur*, wenn bei der Entstehung einer körperlichen Erkrankung eine *psychische Störung krankheitsverursachend* war.

> Psychosomatische Erkrankung
> Eine *psychische* Störung hat eine organische Erkrankung verursacht.

Ähnlich dem Grundmuster der Neurose kann auch bei psychosomatischen Erkrankungen ein frühkindlicher Konflikt bestehen. Häufig sind hier Widersprüche zwischen Abhängigkeits- und Selbständigkeitsbestrebungen vorhanden. Da die frühkindliche *Konfliktentstehung* häufig in der *vorsprachlichen Phase* liegt, sind die auslösenden Ursachen sprachlich kaum zugängig und deshalb sehr viel schwerer zu behandeln als Neurosen. Die Sprache spielt in diesem Zusammenhang eine so entscheidende Rolle, da erst durch sie tief verletzende Erfahrungen gedanklich verarbeitet werden können und so mitteilbar werden. Zum Zeitpunkt der Kränkung mußte das Kleinkind die Verletzung in all ihrer Tiefe erfühlen und erleiden, ohne daß ihm gedankliche Verarbeitungsmöglichkeiten zur Verfügung standen.

Charakteristisch für psychosomatisch erkrankte Personen ist die stark eingeschränkte Möglichkeit/Unfähigkeit, Gefühle wahrzunehmen und auszudrücken.

> Psychosomatische Erkrankungen bedürfen grundsätzlich einer *körperlichen* und einer *psychotherapeutischen* Behandlung.

Bei den psychosomatisch erkrankten Menschen unterscheidet man pseudounabhängige und abhängige Reaktionstypen.

Reaktionstypen
a) **Pseudounabhängiger Reaktionstyp.** Das sind Menschen, die, nach außen hin gesehen, keine anderen Personen brauchen. Sie können ihren Wunsch nach Schutz und Zuwendung selbst nicht wahrnehmen und deshalb auch nicht oder nur schwer äußern. Ihre Behandlung gestaltet sich deshalb so schwierig, weil bei ihnen das Zulassen von Abhängigkeit und Schwachheitsgefühlen so stark angstbesetzt ist, daß sie in der Therapie, die sie damit konfrontieren könnte, darüber nicht sprechen können.
b) **Abhängiger Reaktionstyp.** Diese Menschen sind der festen Überzeugung, daß sie ihr Leben nicht aus eigener Kraft bewältigen können und signalisieren deshalb ihrer Umwelt, daß sie Hilfe benötigen. Aus diesem Denken heraus unterschätzen sie ihre vorhandenen Fähigkeiten und stellen massive Unterstützungsanforderungen an ihre Umwelt, wodurch sie diese über die Maßen belasten können.

Nach dem Ausprägungs- und Schweregrad der psychosomatischen Erkrankung unterscheidet man funktionelle Syndrome, Psychosomatosen, Ausdruckskrankheiten und sekundäre Ausdruckskrankheiten.

▶ 28.3.1 Funktionelle Syndrome

Hier kommt es, trotz jahrelanger funktioneller Beschwerden eines bestimmten Organs, zu keinen Organveränderungen. Man nimmt in diesen Fällen an, daß die frühkindliche Störung weniger schwerwiegend ist und daß anderweitige Bewältigungsmöglichkeiten in eingeschränktem Maße zur Verfügung stehen. Diese Bewältigungsmöglichkeiten sind jedoch insoweit unzureichend, als das Symptom als Vehikel benötigt wird, um den Ausgleich zwischen äußeren Anforderungen und inneren Bedürfnissen herzustellen. Damit dient ein funktionelles Syndrom dazu, im Ich eine individuell angemessene und befriedigende Integration von Es-Wünschen und Über-Ich-Normen zu finden.

Zu den funktionellen Syndromen gehören beispielsweise Herz-Kreislauf-Störungen, Störungen im Verdauungstrakt oder der Atmungsorgane, Kopfschmerzen oder wechselnde uneindeutige Organbeschwerden.

▶ 28.3.2 Psychosomatosen

Bei Psychosomatosen sind Organveränderungen vorhanden. Deshalb gehören in diese Rubrik beispielsweise Magen-Darm-Geschwüre, Colitis ulcerosa und Morbus Crohn.

Psychosomatosen sind im Gegensatz zu den Neurosen nicht in erster Linie Folge von Konflikten, sondern Ausdruck und Konsequenz anhaltender oder stetig wiederkehrender, gefühlsmäßiger Spannungs- und Angstzustände.

Beispiel. In einer Zweier-Beziehung kommt es über lange Zeit immer wieder zu Streitereien, bei denen eine Trennung angedroht wird. Bei dem dafür disponierten Partner könnte sich nun ein Magengeschwür entwickeln.

Die mangelnde Fähigkeit, die andauernden Konflikte und Aggressionen verstandes- und gefühlsmäßig angemessen zu verarbeiten, läßt sich in der Tiefe der Persönlichkeit auf ungelöste frühkindliche Konflikte zurückführen, die ihrerseits wiederum zu anhaltenden Spannungs- und Angstzuständen führen und schließlich zu einer „Schein"-Lösung, beispielsweise einem Magengeschwür.

▶ 28.3.3 Ausdruckskrankheiten

Ausdruckskrankheiten liegen neurotisch verlagerte Konfliktelemente zugrunde. Sie sind monosymptomatisch, d.h., bei ihnen tritt nur *ein* bestimmtes Symptom auf. Zu den Ausdruckskrankheiten gehören psychogen bedingte Lähmungen, Sensibilitätsstörungen, Ertaubungen, Erblindungen und Luftschlucken.

▶ 28.3.4 Sekundäre Ausdruckskrankheiten

Bei sekundären Ausdruckskrankheiten liegt zuerst eine körperliche Erkrankung vor, die zum Auslöser einer psychischen Symptomatik wird.

Beispiel. So könnte beispielsweise ein herzoperierter Mann nach seiner Krankenhausentlassung von seiner Frau/Familie viel Zuwendung erfahren. Die Frau bemuttert ihn, wodurch der Mann erfährt: „Begebe ich mich in Abhängigkeit und lasse mich bedienen, so gibt mir dies wiederum die Möglichkeit, Macht auszuüben". Diese Machtausübung durch scheinbare Hilfsbedürftigkeit stellt für ihn einen sekundären Krankheitsgewinn dar und gleicht vorhandene geringe Selbstwertgefühle aus.

▶ 28.4 Psychosen

Bei einer Psychose ist eine schwere und tiefe Störung im Eigen- und Realitätsbezug erkennbar. Es kommt zu einem veränderten Erleben von der Welt und von sich selbst, und damit auch zu einem deutlich veränderten, manchmal bizarren, karikaturhaften und zumindest zuerst einmal für einen anderen unverständlichen Verhalten. Dies geht soweit, daß psychotisch erkrankte Menschen für sich selbst keine oder nur noch eingeschränkt Verantwortung übernehmen können.

Bei einer Psychose können unbewußte Anteile die Lebensführung entscheidend mitsteuern. Dies kann sich in Denkstörungen, Halluzinationen und Wahn (s. S. 576) zeigen.

Psychotische Reaktionen stellen eine grundsätzliche Möglichkeit der Informationsverarbeitung des menschlichen Gehirns dar. Damit besteht aber für jeden Menschen die Möglichkeit, psychotische Zustände zu erleiden. Eine Psychose ist eine viel schwerere Störung als die Neurose. Ihre Behandlung gehört auf *jeden* Fall in die Hand eines *Psychiaters*.

> Eine Psychose ist eine viel schwerwiegendere und tiefgreifendere Störung als eine Neurose. Ihre Behandlung gehört auf *jeden* Fall in die Hand eines *Psychiaters*.

Als Faktoren, die zu psychotischen Zuständen oder zu Psychosen führen können, vermutet man genetische Einflüsse, hirnorganische Veränderungen, schwere frühkindliche psychische Traumata, anhaltende familiäre Spannungen und belastende Kommunikationsmuster und -stile, Störungen in der Informationsverarbeitung und Streß. Letztlich sind die Ursachen jedoch unbekannt. Man unterteilt in exogene und endogene Psychosen, die allerdings von ihrem Erscheinungsbild her nur sehr schwer unterscheidbar sind.

▶ 28.4.1 Exogene (symptomatologische, organische) Psychosen

Bei den exogenen Psychosen hat eine *organische* Störung im Gehirn zu einer schweren psychischen Beeinträchtigung geführt. Die Hirnschädigung kann beispielsweise durch Toxine (Rauschgift), Stoffwechselstörungen, Hirnverletzungen (Unfall) oder schweren Sauerstoffmangel erfolgen. Deshalb wird die exogene Psychose auch als symptomatologisch bezeichnet, weil sie die Folge (das Symptom) einer anderen Erkrankung (Schädigung) ist.

Bei den exogenen Psychosen kann man nach dem Verlauf in akute und chronische Psychosen und nach dem Ort der organischen Schädigung in hirnlokal- und hirndiffusbedingte Psychosen unterscheiden.

Bei der akuten exogenen Psychose besteht ein enger zeitlicher Zusammenhang zwischen der schädigenden Einwirkung auf das Gehirn und der darauf folgenden psychischen Veränderung. Nach Beendigung der schädigenden Einwirkung kann es zum Verschwinden der psychotischen Erscheinungen kommen, oder diese können in eine chronische Verlaufsform übergehen. Eine chronische exogene Psychose kann sich aber nicht nur aus einer akuten heraus entwickeln, sondern grundsätzlich auch aufgrund einer dauerhaft anhaltenden Schädigung des Gehirns.

Bei exogenen hirnlokalen und hirndiffusen Störungen kommen als auslösende Ursachen beispielsweise Hirntumoren, Hirnverletzungen, frühkindliche Hirnschäden, Vergiftungen (Alkohol!), Enzephalitiden, Meningitiden, Hirnatrophien (Alzheimer-Krankheit), Hirngefäßerkrankungen (Hirnarteriosklerosen) und Epilepsien in Betracht.

Bei exogenen Psychosen ist manchmal eine Störung des Wachbewußtseins festzustellen, was bei endogenen Psychosen nicht der Fall ist. Die Störung des Wachbewußtseins ist abhängig von dem schädigenden Reiz und kann als Benommenheit, Somnolenz (Bewußtseinstrübung), Sopor (völlige Reaktionslosigkeit) oder als Koma (tiefste Bewußtlosigkeit) auftreten.

Auch das *apallische Syndrom* gehört zu den Psychosen. Dabei handelt es sich um eine Enthirnungsstarre bzw. das sogenannte *Mittelhirnsyndrom*. Durch einen Funktionsausfall der Großhirnrinde, z.B. nach Reanimation, durch ein

Schädelhirntrauma, durch Intoxikation oder durch einen Schock, kommt es zum schlafähnlichen Zustand mit offenen Augen (Coma vigile). Der Betroffene ist zwar wach, zeigt jedoch keine sinnvollen Reaktionen mehr auf Umweltreize. Er äußert sich nicht mehr spontan.

▶ 28.4.2 Endogene Psychosen

Endogene Psychosen entwickeln sich ohne erkennbare organische Ursache. Grundsätzlich vermutet man jedoch ein Zusammenwirken von erblichen Belastungen mit somatischen und psychosozialen Einflüssen sowie Störungen in der Informationsverarbeitung und eine geringe Streßtoleranz. Hinzu kommt eine vorbestehende, erhöhte Empfänglichkeit für emotionale Verletzungen. Die endogenen Psychosen werden in die beiden Hauptgruppen affektive und schizophrene Psychosen unterteilt.

Verlaufsformen

Bei den endogenen Psychosen unterscheidet man grob zwei Verlaufsformen. Allerdings treten oft Mischformen auf.
1. **Akuter Verlauf mit Plus-Symptomatik.** Akute, floride (blühende) Symptomatik. Hier ist der Krankheitsverlauf besonders dramatisch und läuft mit einer starken und auffälligen Symptomatik ab. Die Heilungsaussichten sind aber vergleichsweise gut. Als Erscheinungsform tritt hier häufig die paranoid-halluzinatorische Psychose auf.
2. **Chronischer Verlauf mit Minus-Symptomatik.** Schleichend beginnende, wenig ausgeprägte Symptomatik. Es kommt zu einer Chronifizierung der Erkrankung mit einer Verflachung und Versandung der Persönlichkeit. Demzufolge sind hier die Heilungsaussichten schlechter. Mit einer Minus-Symptomatik tritt typischerweise die Schizophrenia simplex auf.

Prognose

Grundsätzlich kann man bei einer Psychose Verlauf und Prognose ungefähr in drei Bereiche unterteilen:
  Bei einem Drittel erfolgt nach einer stärker oder schwächer ausgeprägten produktiven Krise (oder wenigen Krisen) eine Gesundung. Es besteht oft eine Plus-Symptomatik.
  Bei einem Drittel kommt es zu immer wieder aufflackernden schizophrenen Zuständen mit Einschränkungen der allgemeinen Lebensführung.
  Bei einem Drittel erfolgt eine schwere Chronifizierung. Meist kann der Betroffene seine Lebensführung nicht mehr selbstverantwortlich gestalten und muß sich in sozialtherapeutisch betreuten Einrichtungen (therapeutische Wohngemeinschaften, Heimen) aufhalten.

▶ *Affektive und schizophrene Psychosen*

a) **Affektive Psychosen.** Affektive Psychosen sind durch Veränderung des Affekts (s. S. 570) im Hinblick auf Stimmungen, Antrieb und Willen gekennzeichnet. Die hervorragenden Stimmungszustände sind Depression und Manie. Affektive Psychosen treten phasisch auf, und zwar uni- oder bipolar. Ein unipolarer Verlauf ist durch das Auftreten von ausschließlich depressiven bzw. manischen Phasen gekennzeichnet. Ein bipolarer Verlauf wechselt zwischen kürzeren oder längeren depressiven und manischen Phasen. Die häufigste Verlaufsform ist die unipolare Depression, was in ungefähr 65% der affektiven Psychosen der Fall ist. Hier besteht – insbesondere gegen Ende der depressiven Phase (Bewußtwerdung der Erkrankung, Beeinträchtigen der Lebenssituation) – eine große Suizidgefahr! Die zweite große Gruppe der Erkrankungen sind bipolare Formen mit manisch-depressiven Erscheinungen (ungefähr 30% der Fälle). In nur 5% der Fälle liegen unipolare Manien vor.

> Bei unipolaren Depressionen besteht große *Suizidgefahr*!

b) **Schizophrene Psychosen** (veraltet: Spaltungsirresein). Hauptkennzeichen der schizophrenen Psychosen sind *Denkstörungen*, *Halluzinationen* und *Wahn*.

> Schizophrene Psychosen
> • Denkstörungen
> • Halluzinationen
> • Wahn

Die **Denkstörungen** können sich als Ideenflucht, Zerfahrenheit oder Verwirrtheit zeigen. Es kann aber auch zu einer Aufeinanderfolge von Bewußtseinsinhalten ohne sachlich logischen Zusammenhang kommen oder zu losen Assoziationen. Außerdem kann es zu Wortneubildungen durch ungewöhnliche Kombinationen von Silben oder Worten kommen (z.B. tischerstift). Gedanken können abreißen oder als von außen entzogen erlebt werden. Neben diesen *formalen Denkstörungen* können als schizophrene *Ich-Störungen* Entfremdungserlebnisse auftreten, bei denen man sich selbst als von außen beeinflußt erlebt, ohne Grenzen gegen die Außenwelt. Des weiteren sind Störungen des *Fühlens* (Affektivität) vorzufinden. Hier können verschiedene Gefühle nebeneinander stehen, ohne daß einem Gefühl der Vorrang gegeben werden kann. Typisch sind auch die instabilen und depressiven Stimmungslagen. Neben diesen Leitsymptomen können noch motorische Störungen, wie bizarres Verhalten, Starre (Katatonie) oder Überaktivität auftreten. Häufig liegen auch soziale Isolation und Kontaktscheu vor.

Beispiel. Ein psychotisch gestörter Mensch muß die Gegenstände auf seinem Schreibtisch in stereotyper Weise anordnen. Wird diese Ordnung gestört, löst dies in ihm tiefe Verwirrung und Angst aus. So könnte ein Verrücken eines Bleistifts um nur wenige Zentimeter durch die Putzfrau bei ihm die Idee auslösen, daß sie ihm damit zu verstehen geben will, daß er ein völlig regelloser, schlampiger und verkommener Mensch sei (wahnhafte Eigenbeziehung). Hinzu kommt, daß die gedankliche Beschäftigung mit diesem Ereignis seinen ganzen Tagesablauf bestimmt, ohne daß er dies steuern könnte (Gedankenausbreitung). Verstärkt werden kann dies durch ein Hören von inneren Stimmen (akustische Halluzinationen), die ihn zusätzlich beschimpfen. Mit diesen Stimmen führt er eine Unterhaltung in einer bizarren Sprache. So ist er nicht mehr in der Lage, seiner beruflichen Aufgabe nachzukommen (soziale Beeinträchtigung).

Bei den **Halluzinationen** kann man unterscheiden:
- akustische Halluzinationen (Stimmen hören, Gedanken laut werden)
- Leibhalluzinationen (gravierende Störungen des Körperempfindens)
- Halluzinationen anderer Sinne (Optik, Geschmack, Geruch)

Beim **Wahn** kommt es zum Verlust der allgemein akzeptierten Realität. Es kann zu Wahnwahrnehmungen, Wahnvorstellungen, Wahnerinnerungen und Wahnbewußtsein kommen.

Beispiel. So können Wahnwahrnehmungen dazu führen, daß beispielsweise ein roter Teppich als bedrohlich loderndes, verschlingendes Flammenmeer wahrgenommen wird. Da diese Wahrnehmung als Realität erlebt wird, ist sie keiner Korrektur zugänglich.

28.5 Sucht

Sucht ist die zwanghafte Befriedigung eines Bedürfnisses mit physischer und psychischer Abhängigkeit. Grundsätzlich kann jedes Bedürfnis zur Sucht entarten. Man unterscheidet eine Sucht, die auf dem Einsatz von *psychotrop* (auf den psychischen Bereich) *wirkenden Substanzen* beruht, von einer Sucht, die auf *substanzunabhängigem* Verhalten beruht. Psychotrop wirkende Substanzen sind Alkohol, Medikamente, Nikotin, Kaffee, aber auch illegale Drogen. Substanzunabhängige Sucht kann sich aus allen Lebensbereichen heraus entwickeln und so zu Spiel-, Risiko- oder Arbeitssucht werden oder zu übersteigertem Sexualverhalten führen.

Kriterien für Suchtverhalten

Suchtverhalten läßt sich nach KISKER an folgenden Symptomen erkennen (leicht gekürzt), wenn mindestens *drei* der folgenden Kriterien erfüllt sind und einige davon mindestens einen Monat bestehen oder über längere Zeit hinweg wiederholt aufgetreten sind:
- Der Konsum der Substanz übertrifft hinsichtlich Menge und Dauer das geplante Maß.
- Es gibt erfolglose Versuche oder den bleibenden Wunsch, den Substanzgebrauch zu regulieren oder zu reduzieren.
- Für die Beschaffung (z.B. Rezeptfälschung), die Einnahme oder die notwendige Erholung nach Gebrauch der Substanz wird viel Zeit aufgewendet.
- Intoxikations- oder Entzugssymptome sind häufig, auch bei der Ausübung der täglichen Arbeit/Aufgaben. Der Gebrauch der Substanz führt zur körperlichen Gefährdung (z.B. beim Autofahren).
- Wichtige Aktivitäten in Beruf und Freizeit und soziales Engagement verlieren aufgrund des Substanzgebrauchs ihre Bedeutung und werden zurückgestellt oder ganz aufgegeben.
- Die Substanz wird weiter zugeführt, obwohl

28 Psychische Erkrankung

Tabelle 28-1 Übersicht über wichtige psychische Störungen

Leichte Persönlichkeitsstörung	Neurose	Psychosomatische Erkrankung	Psychose	Sucht
Die gestörten Verhaltensbereiche sind weitgehend in die Persönlichkeit integriert und als Störung nicht so leicht zu erkennen. Nur schwer zur Charakterneurose abgrenzbar.	Die gestörten Verhaltensbereiche treten eher als einzelne Symptomgruppen auf. Es kommt zu symptomfreien Intervallen.	Eine psychische Störung verursacht eine körperliche Erkrankung.	Beeinträchtigung bis Aufhebung des normalen und zweckmäßigen Seelenlebens mit gravierenden Auswirkungen auf Alltag, Beruf und Familie.	Zwanghafte Befriedigung eines Bedürfnisses mit psychischer und physischer Abhängigkeit mittels psychotrop wirkender Substanzen oder durch substanzunabhängiges Verhalten.

dem Betroffenen bekannt ist, daß soziale, psychische oder körperliche Probleme entstehen oder bereits bestehende verstärkt werden.
- Es findet sich eine deutliche Toleranzentwicklung. Davon ist auszugehen, wenn der gewünschte Effekt der Substanz (z.B. auch der Intoxikationszustand) erst nach einer Dosissteigerung von ungefähr 50% gegenüber der ursprünglich benötigten Menge eintritt bzw. die Wirkung bei fortgesetzter Einnahme derselben Dosis als erheblich vermindert beschrieben wird. (Ein objektiver Hinweis für Toleranz ist schwer zu erbringen, brauchbare Hinweise können sich aus der Befragung des Betroffenen ergeben.)
- Spezifische Entzugssymptome wie körperliche und/oder psychische Mißbefindlichkeiten treten auf (z.B. Übelkeit, Schwitzen, Tremor, Ängstlichkeit, Tachykardie).
- Die Substanz wird häufig eingenommen, um Entzugserscheinungen zu mildern oder zu vermeiden (z.B. das morgendliche Alkoholtrinken).

29 Phytotherapie (Pflanzenheilkunde)
Ein typisches Heilverfahren des Heilpraktikers

Die Pflanzenheilkunde beschäftigt sich mit der Anwendung pflanzlicher Heilmittel beim kranken Menschen. Damit befaßt sie sich sowohl mit den „stark wirkenden" Pflanzen, wie beispielsweise dem Fingerhut, als auch den „schwach wirkenden", wie beispielsweise der Melisse. Schwach wirkend bedeutet aber nicht weitgehende Unwirksamkeit, sondern man versteht darunter, daß die Pflanze nicht so *unmittelbar* wirkt wie etwa eine Fingerhutinjektion und daß sie unbedenklich über längere Zeit eingenommen werden kann, da sie keine unmittelbare Giftigkeit besitzt. Der Übergang zwischen stark und schwach wirkenden Heilpflanzen ist fließend.

Von diesem Gesichtspunkt aus ist es auch einsichtig, daß es nicht generell zutrifft, daß pflanzliche Heilmittel „schadlos" seien, d.h. frei von Nebenwirkungen. Dieses Fehlen von Nebenwirkungen trifft noch nicht einmal generell für die „schwach wirkenden" Heilpflanzen zu. So kann roher Kartoffelsaft, über längere Zeit eingesetzt, atropinartige Nebenwirkungen (trockene Schleimhäute, weite starre Pupillen, trockene gerötete Haut, Tachykardie, Ruhelosigkeit) hervorrufen. In diesem Zusammenhang sei auch kurz auf den Mißbrauch hingewiesen, der oft mit pflanzlichen Abführmitteln betrieben wird.

29.1 Drogenteile

Das Wort Droge ist die ursprüngliche Bezeichnung für getrocknete Heilpflanzen. In diesem Sinn hat sie also nichts mit Suchtdrogen (Morphium, Kokain, LSD) zu tun.

Die getrocknete Heilpflanze wird nun, entsprechend den Pflanzenteilen, aus denen sie stammt, mit lateinischen Fachausdrücken bezeichnet. In Tabelle 29-1 wird dazu noch die übliche Abkürzung für das Rezeptieren angegeben.

Die pharmazeutische Drogenangabe steht im lateinischen Genitiv: z.B. fruct*us* card*ui* mari*ae* oder card*ui* mari*ae* fruct*us*, d.h. die Früchte der Mariendistel.

29.2 Anwendung

Grundsätzlich können Drogen innerlich und äußerlich angewandt werden.

Innerliche Anwendung

Unter der innerlichen Anwendung versteht man in erster Linie das Trinken des Heiltees. Aber pflanzliche Mittel können auch aufbereitet wer-

Tabelle 29-1 Fachbezeichnungen und Abkürzungen von Pflanzenteilen

Deutsche Bezeichnung	Lateinische Bezeichnung	Abkürzung
Beere, Beeren	bacca, baccae	Bacc.
Blatt, Blätter	folium, folia	Fol.
Blüte, Blüten	flos, flores	Flor.
Fruchtschale, Fruchtschalen	pericarpium, pericarpia	Pericarp.
Frucht, Früchte	fructus, fructus	Fruct.
Knolle, Knollen	tuber, tubera	Tub.
Kraut, Kräuter	herba, herbae	Hb., Herb.
Rinde	cortex	Cort.
Samen	semen, semina	Sem.
Stengel, Stiele	stipes, stipites	Stip.
Wurzel, Wurzeln	radix, radices	Rad.
Wurzelstock, Wurzelstöcke	rhizoma, rhizomae	Rhiz.
Zwiebel, Zwiebeln	bulbus, bulbi	Bulb.

den und als Tropfen, Sirup o.ä. eingenommen werden (Zubereitung, s.u.).

Äußerliche Anwendung

Als äußerliche Anwendung kommen in Betracht:

Gurgeln und Mundspülungen

Dazu kann normaler Kräutertee verwendet werden. Die reine Gurgelzeit soll mindestens eine Minute betragen. Die Mundspülung soll etwa fünf Minuten lang durchgeführt werden.

Waschungen

Waschungen werden vor allem bei Hautunreinheiten empfohlen. Dazu wird ein sauberes Tuch in lauwarmen Tee getaucht und die betreffende Hautstelle unter kreisenden Bewegungen gewaschen. Müssen erst Krusten aufgeweicht werden, so wird das *gut durchtränkte Tuch* mehrmals, und zwar so *warm* es noch vertragen wird, *aufgelegt*. Erst danach, wenn die Krusten aufgeweicht sind, also nach etwa zehn Minuten, beginnt man mit der Reinigung.

Teilbäder

Teilbäder werden bevorzugt bei Schäden an Händen, Armen und Füßen durchgeführt. Dazu bereitet man einen Tee und badet darin das verletzte Glied ca. zehn Minuten lang. Die Badetemperatur soll 35 bis 40 °C betragen. Für einen Liter Badeflüssigkeit nimmt man einen Eßlöffel der betreffenden Droge, übergießt sie mit kaltem Wasser und läßt sie aufkochen. Danach läßt man den Tee zehn Minuten ziehen, seiht ab und kühlt ihn auf die entsprechende Temperatur ab.

Vollbäder

Auch für Vollbäder kann man die entsprechenden Zusätze selbst herstellen, aber man kann auch Fertigpräparate aus der Apotheke verwenden. Die Badetemperatur liegt zwischen *35 und 39 °C*, die Badedauer beträgt ungefähr *zehn Minuten*. Empfehlenswert ist es, anschließend eine angemessene Ruhepause einzulegen.

Wundumschlag

Ein Leinenläppchen wird mit dem entsprechenden Tee getränkt und bleibt einige Stunden liegen.

Feuchte Umschläge

In diesem Fall bleibt der Umschlag liegen, bis er trocken ist. Er kann mit dem verwendeten Tee nachgefeuchtet werden, damit er nicht laufend erneuert werden muß.

Augenwaschungen

Bei der Augenwaschung werden die Augen mit einem in dem entsprechenden Tee getränkten Mulläppchen *von außen nach innen* etwa zwei bis drei Minuten lang ausgewaschen.

Augenspülungen

Die Augenspülung wird am einfachsten mit einer *Augenbadewanne* aus der Apotheke durchgeführt. Dazu füllt man diese mit Tee, drückt sie ans Auge, legt den Kopf in den Nacken und bewegt das geöffnete Auge hin und her. Die Anwendung wird drei Minuten lang durchgeführt.

Inhalationen

Inhalationen werden vor allem bei *Erkrankungen* des *Atmungstraktes* eingesetzt. Man gibt zwei bis drei Eßlöffel Kräuter in ein Gefäß und übergießt diese mit einem Liter siedendheißem Wasser. Nun wird das Gesicht, so nah es geht, über das Gefäß gebracht und Kopf sowie Gefäß mit einem Tuch abgedeckt. Nun wird, je nachdem, wo die Dämpfe wirken sollen, durch die Nase oder durch den Mund ein- und ausgeatmet.

29.3 Zubereitung

Aufguß (Infus)

Der Aufguß ist die häufigste Art der Zubereitung von Tees. Die Droge wird in einem Gefäß mit *kochendem Wasser* übergossen. Dann deckt man das Gefäß ab und läßt das Ganze acht Minuten *ziehen* und *seiht ab*.

Abkochung (Absud)

Die zerkleinerten Pflanzenteile werden mit *kaltem Wasser* übergossen. Diesen Ansatz läßt man eine *halbe Stunde kochen* und *seiht ab*.

Kaltauszug (Mazeration)

Die Pflanzenteile werden mit einer *kalten Flüssigkeit* (Wasser, Alkohol, Öl) *übergossen*. Sie bleiben dann meist *über Stunden*, bei alkoholischen Flüssigkeiten *auch einige Tage*, in dieser Flüssigkeit stehen. Anschließend abseihen.

Pflanzenauszug (Extrakt)

Ein Extrakt ist eine konzentrierte, evtl. auf einen bestimmten Wirkungswert eingestellte Zubereitung aus Drogen. Es werden Trockenextrakte, Fluidextrakte, zäh- und dickflüssige Extrakte unterschieden. Er kann mit wäßrigen, alkoholischen oder ätherischen Lösungsmitteln hergestellt werden.

Tinktur

Die pulverisierten Pflanzenteile werden mehrere Tage in Alkohol eingeweicht. Eine Tinktur entspricht einer längerdauernden Mazeration.

Elixier

Elixiere sind weingeistige Tinkturen, denen Zucker, Extrakte, ätherische Öle o.ä. zugesetzt wurden.

Sirup

Ein Sirup ist eine *Zuckerlösung,* der *Drogenauszüge* beigefügt wurden. Sirupe werden bevorzugt in der Kinderheilkunde eingesetzt.

Einreibungsmittel (Linimentum)

Es handelt sich um ein zum äußeren Gebrauch bestimmtes, fast flüssiges oder dickflüssiges Gemisch, das aus fetten Ölen, Seifen oder anderen emulgierbaren Stoffen besteht.

Salbe (Unguentum)

Salben, die zur äußerlichen Anwendung bestimmt sind, werden auf einer Grundlage von Fetten, Ölen, Vaseline, Glyzerin oder Wachsen hergestellt.

Creme

Eine Creme ist eine Salbe von besonders weicher Konsistenz, die eine größere Menge Wasser enthält.

Paste

Als Pasten werden Salben bezeichnet, in denen pulverförmige Bestandteile suspendiert (aufgeschwemmt) sind.

29.4 Wirkstoffe

Die Wirkstoffe hat die Heilpflanze während ihres Wachstums gebildet und gespeichert. Neben diesen Wirkstoffen besitzt die Pflanze aber auch noch Ballaststoffe. Diese indifferenten Stoffe steuern die Wirksamkeit der Pflanze. Sie können die Aufnahme der Wirkstoffe in den Organismus beschleunigen oder verzögern.

In einer Heilpflanze sind immer mehrere wirksame Stoffe vorhanden, wobei der Hauptwirkstoff bestimmt, wie die Pflanze eingesetzt wird. Die wichtige Rolle der Nebenwirkstoffe wird deutlich, wenn man den Hauptwirkstoff aus der Pflanze extrahiert: er wirkt dann oftmals völlig anders. Eine Heilpflanze ist durch das charakteristische Zusammenspiel *aller* ihrer Wirk- und Ballaststoffe gekennzeichnet.

Die Wirkstoffe sind nicht gleichmäßig über die ganze Droge verbreitet. Sie können bevorzugt in den Blüten, den Blättern, den Samen oder der Wurzel gespeichert werden. Auch ist der Wirkstoffgehalt Schwankungen unterworfen. Standort, Ernte und die Art der Behandlung haben hier einen großen Einfluß.

Es werden nun die wichtigsten Wirkstoffe vorgestellt.

Ätherische Öle

Ätherische Öle sind leicht flüchtige, ölartige Pflanzeninhaltsstoffe. Sie riechen stark und sind im Pflanzenreich weit verbreitet; es gibt kaum eine Pflanze, die völlig frei von ätherischen Ölen ist. Die ätherischen Öle setzen sich aus sehr vielen verschiedenen Substanzen zusammen.

Ätherische Öle wirken *entzündungshemmend, erleichtern* das *Abhusten,* sind *krampflösend, harntreibend,* und sie wirken stärkend auf Magen, Darm, Galle und Leber.

Alkaloide

Alkaloide sind komplizierte Stickstoffverbindungen, die starken alkalischen Charakter haben. Sie sind *oft sehr giftig*. Der bekannteste Vertreter ist die Tollkirsche (Atropa Belladonna).

Bitterstoffe

Es handelt sich bei den Bitterstoffen um chemisch verschieden zusammengesetzte Substanzen, die alle das Geschmacksmerkmal „bitter" haben. Sie reizen die Geschmacksrezeptoren und wirken *anregend* auf die *Speichel-, Magensaft-* und *Galleproduktion.* Sie *fördern* den *Appetit.*

Flavonoide (Flavone)

Die Bezeichnung rührt vom lateinischen flavus (gelb) her. Flavonoide sind als *Farbstoffe* für die Färbung vieler Pflanzenteile (z.B. Blüten und Früchte) verantwortlich. Sie sind im Pflanzenreich weit verbreitet. Sie haben sehr unterschiedliche chemische und physikalische Eigenschaften. Ihre wichtigsten Einsatzmöglichkeiten sind die Brüchigkeit feiner und feinster Blutgefäße, da sie eine *gefäßabdichtende* Wirkung haben. Außerdem werden sie bei bestimmten *Herz/Kreislaufstörungen* und bei *Verkrampfungen* im Verdauungstrakt gegeben.

Gerbstoffe

Gerbstoffe haben die Fähigkeit zu „gerben", d.h., sie wandeln tierische Haut in Leder um. Im pharmazeutischen Sinn sind sie in der Lage, Eiweißstoffe der Haut und der Schleimhaut zu binden und in widerstandsfähige, unlösliche Stoffe zu überführen. Damit entziehen sie den auf der verletzten Haut angesiedelten Bakterien den Nährboden.

Gerbstoffe werden vor allem äußerlich eingesetzt als *Gurgelmittel* bei *Angina*, als *Mundspülung* bei *Zahnfleischentzündung* und mittels *Umschlägen* in der *Wundbehandlung.* Man kann mit ihnen gut *Teilbäder* bei *Entzündungen, Frostbeulen* und *Hämorrhoiden* durchführen.

Wichtige Heilpflanzen, die Gerbstoffe als Hauptwirkstoff enthalten, sind Blutwurz und Heidelbeere. Gerbstoffe können aber auch störend wirken, da sie die Magenschleimhaut reizen (z.B. Bärentraubenblätter). Diese Nebenwirkung kann man durch Kaltansatz vermeiden, da dann weniger Gerbstoffe in Lösung gehen.

Glykoside

Die Glykoside haben das gemeinsame Merkmal, daß sie durch Hydrolyse (Aufspaltung unter Wasseraufnahme) in einen Zuckeranteil und einen Nicht-Zuckeranteil gespalten werden. Der Nicht-Zucker bestimmt weitgehend die Wirkung. Die Wirkungsvielfalt ist sehr groß, so daß der Begriff Glykosid therapeutisch nicht viel aussagt. Beispielhaft werden hier nur genannt: die *herzwirksame* und *schleimlösende* Wirkung einiger Pflanzen, die *antientzündlichen* Wirkstoffe der Bärentraubenblätter, die *abführende* Wirkung der Faulbaumrinde und die *schweißtreibende* Wirkung der Lindenblüten.

Unter *Herzglykosiden* (Digitalisglykosiden) faßt man Substanzen zur *Förderung* der *Kontraktionskraft* der *Herzmuskulatur* zusammen. Sie kommen in erster Linie im Fingerhut, dem Maiglöckchen und der Meerzwiebel vor.

Saponine

Auch Saponine sind chemisch durch einen Zucker- und einen Nicht-Zuckeranteil charakterisiert. Im Wasser schäumen sie wie Seife. Saponine haben eine hämolytische Wirkung, d.h., sie setzen aus den roten Blutkörperchen das Hämoglobin frei.

Sie werden oft als *schleimlösendes Mittel* bei festsitzendem Husten eingesetzt. Manche saponinhaltigen Drogen haben auch eine *wassertreibende* Wirkung und werden zum Ausschwemmen von Ödemen eingesetzt. Sie werden auch für „*Blutreinigungskuren*" verwendet. Manche sind entzündungswidrig und haben gute Einsatzmöglichkeiten bei Rheuma und Hautunreinheiten. Saponine sind nicht ungefährlich, in zu hohen Dosen können sie die Darmschleimhaut reizen.

Schleimstoffe

Unter Schleim versteht man im pharmakologischen Sinn Stoffe, die im Wasser aufquellen und eine fadenziehende Substanz bilden. Sie wirken *reizmildernd,* da sich der Schleim als feine Schutzschicht auf die Schleimhaut legt, und sie so vor reizenden Stoffen schützt. So können Entzündungen abklingen. Da der Schleim nicht resorbiert wird, haben Schleimdrogen eine *rein lokale Wirkung.* Sie werden als *hustenstillendes* Mittel eingesetzt, wenn der Husten durch Reizzustände im Rachen und am Kehldeckel ausgelöst wird. Daneben haben sie noch eine leicht abführende Wirkung.

29.5 Einteilung der Heilpflanzen nach ihrer Wirkung

Die Heilpflanzen werden, ebenso wie die anderen Medikamente in der Medizin, in ein System eingeteilt, das ihre Wirkungsbereiche bei der

Heilung bestimmt. Man muß sich bei dieser Einteilung jedoch darüber im klaren sein, daß die pharmakologische Wirkung der Heilpflanzen nicht immer eindeutig ist. Oftmals kann man ein und dieselbe Pflanze gegen verschiedene Krankheiten einsetzen. Andererseits kann man zur Steigerung des Heileffektes ein Pflanzengemisch aus Drogen mit ähnlicher Wirkung zusammenstellen. Durch solch eine gezielte Kombination kann man die Wirkung steigern.

Die Nennung der Pflanzen bei der folgenden Einteilung erhebt natürlich keinen Anspruch auf Vollständigkeit. Vielmehr ist sie als Ansporn gedacht, daß der Heilpraktiker diese aus der eigenen Erfahrung heraus ergänzt. In der folgenden Aufstellung werden keine Hinweise auf die Zubereitungsart gegeben. Auch fehlen Angaben über die Giftigkeit! Da es sich bei der Nennung der folgenden Heilpflanzen teilweise um *sehr giftige Pflanzen* handelt, stehen diese dem Heilpraktiker nur in homöopathischer Aufbereitung zur Verfügung.

Adstringenzien

Adstringenzien wirken auf die Oberfläche von Haut und Schleimhaut ein. Sie haben eine *zusammenziehende Wirkung* und führen zur Bildung einer schützenden Membran. Dadurch begünstigen sie die Wundheilung und stillen Kapillarblutungen. Wichtige Vertreter sind Bärentraube, Beinwell, Blutwurz, Eichenrinde, Ehrenpreis, Gänseblümchen, Gänsefingerkraut, Heidelbeere, Leberblümchen, Lungenkraut und Salbei.

Amara

Amara sind Bittermittel, die reflektorisch eine *vermehrte Magensaftproduktion* in Gang bringen. Sie werden vor dem Essen eingenommen.

Reine Bitterstoffe enthalten *Kalmus, Enzian* und das *Tausendgüldenkraut*. Gleichzeitig Bitterstoffe und Schleim enthalten, Huflattich und Hanf. Ein Bitterstoff, der gleichzeitig zusammenziehend wirkt, ist in der Rinde des Schwalbenwurz enthalten, weshalb er gerne bei leichten Magenentzündungen eingesetzt wird.

Anthelmintika (Wurmmittel)

Anthelmintika sind Mittel, die eine gute Wirkung gegen *Darmparasiten* haben: *Wurmfarn, Möhre* und *Knoblauch*.

Antiasthmatika

Antiasthmatika werden bei Asthma gegen die *Krämpfe* der *Bronchiolen* eingesetzt. Bewährt haben sich die Tollkirsche, Bilsenkraut und Stechapfel.

Antidiabetika

Antidiabetika haben eine *blutzuckersenkende Wirkung* und werden deshalb *unterstützend* bei Diabetes mellitus eingesetzt. Sie sind in Bohnenschalen, Topinambur, Klette, Habichtskraut, Preiselbeeren und Heidelbeeren enthalten. Aber auch die Bitterstoffe des Enzians und des Tausendgüldenkrautes können die Krankheit günstig beeinflussen.

Antihypertonika

Antihypertonika sind Mittel, die *gegen hohen Blutdruck* wirken: *Mistel, Knoblauch*, Baldrian, Hopfen, Hafer und Weißdorn.

Antiphlogistika

Antiphlogistika werden zur *Behandlung örtlicher Entzündungen* eingesetzt, da sie einerseits eine entzündungshemmende Wirkung haben und andererseits die Neubildung von Gewebe fördern. Hierzu gehören die *Kamille*, die Ringelblume und der Steinklee.

Antitussiva

Antitussiva haben eine *hustenstillende Wirkung*. Hierzu gehören wilde Malve, Thymian, Eibisch, Islandmoos und Spitzwegerich.

Antisklerotika

Antisklerotika wirken günstig auf die sklerotischen Gefäßveränderungen. Hier ist besonders der *Knoblauch* zu nennen.

Aromatika

Aromatika werden Teegemischen in erster Linie zugesetzt, um sie geschmacklich zu verbessern: Hundskamille, Pfefferminz, Fenchel, Anis, Lavendel und Rosmarin.

Cholagoga

Cholagoga *fördern* in der Leber die Bildung von *Gallensaft* und veranlassen die Gallenblase durch Kontraktion zur Entleerung: Odermennig, Artischocke, Mariendistel, Rettich, Rhabarber und Enzian.

Diaphoretika

Diaphoretika sind schweißtreibende Mittel: *Lindenblüte, Kamille, Königskerze,* schwarzer Holunder.

Expektoranzien

Expektoranzien sind *auswurffördernde Mittel,* die das Abhusten erleichtern. Dabei unterscheidet man einerseits Stoffe, die Schleim enthalten, und andererseits Stoffe, die schleimverdünnend wirken. Zu ersteren gehören: wilde Malve, Blüten der Königskerze, Spitzwegerich und Islandmoos. Schleimverdünnend wirken Anis, Fenchel und Thymian.

Kardiotonika

Kardiotonika wirken *herzkraftsteigernd.* Häufig beeinflussen sie auch die Wasserausscheidung des Körpers günstig: Fingerhut, Weißdorn, Maiglöckchen, Meerzwiebel und Strophanthus.

Karminativa

Karminativa sind Mittel *gegen Blähungen: Kümmel, Anis, Fenchel,* Kamille, Pfefferminz und Melisse.

Laxanzien

Laxanzien *beschleunigen* die *Darmentleerung.* Von der Vielzahl der Mittel sollen hier nur *Aloe, Senna,* Faulbaumrinde und die Rhabarberwurzel genannt werden.

Obstipanzien

Obstipanzien wirken *gegen* zu häufige Darmentleerung, indem sie die erhöhte Darmperistaltik beruhigen: *Blutwurz, schwarze Johannisbeeren* und *getrocknete Heidelbeeren.*

29.6 Fragen

Beantworten Sie die Fragen möglichst knapp! Die richtigen Antworten finden Sie auf der angegebenen Seite entweder **halbfett** oder *kursiv* gedruckt.

Drogenteile

- Welche Pflanzenteile können grundsätzlich verwendet werden, um eine Droge herzustellen? Kennen Sie dafür die jeweilige Fachbezeichnung? Wie muß rezeptiert werden? (S. 579, Tabelle 29-1)

Anwendung

- Welche äußerlichen Anwendungsarten von Drogen kennen Sie? (S. 580)
  Wie würden Sie vorgehen, wenn Sie eine Wunde von Krusten befreien müßten? (S. 580)
  Bei welcher Badetemperatur werden Vollbäder durchgeführt, und wie lange ist die Badedauer? (S. 580)
  In welche Richtung werden Augenwaschungen durchgeführt? (S. 580)
  Welches Hilfsmittel kann man zur Augenspülung benutzen? (S. 580)
  Bei welchen Erkrankungen werden Inhalationen eingesetzt? (S. 580)

Zubereitung

- Welche Zubereitungsarten von Drogen kennen Sie? (S. 580f.)
  Wie wird ein Aufguß (Infus) gemacht? (S. 580)
  Wie führen Sie eine Abkochung (Absud) durch? (S. 580)
  Wie würden Sie einen Kaltwasserauszug (Mazeration) durchführen? (S. 580f.)
  Was ist ein Sirup? (S. 581)

Wirkstoffe

- Wie wirken ätherische Öle? (S. 581)
  Woran muß man bei Alkaloiden denken? (S. 581)
  Worauf wirken Bitterstoffe stimulierend? (S. 582)
  Woher haben die Flavonoide ihren Namen? (S. 582)
  Bei welchen Erkrankungen werden bevorzugt Gerbstoffe eingesetzt? (S. 582)
  Wie wirken Glykoside? (S. 582)

Wie wirken die Herzglykoside? (S. 582)
Wie wirken Schleimstoffe? (S. 582)

Einteilung der Heilpflanzen nach ihrer Wirkung

- Warum begünstigen Adstringenzien die Wundheilung und stillen Kapillarblutungen? (S. 583)
Wie wirken Amara? (S. 583)
Kennen Sie Drogen, die Bittermittel enthalten? (S. 583)
Kennen Sie ein pflanzliches Wurmmittel? (S. 583)
Wozu werden Antiphlogistika eingesetzt? (S. 583)
Wie wirken Antitussiva? (S. 583)
Nennen Sie das bekannteste pflanzliche Antisklerotikum! (S. 583)
Wie wirken Cholagoga? (S. 583)
Kennen Sie schweißtreibende Teesorten? (S. 584)
Was sind Expektoranzien? (S. 584)
In welchen Fällen werden Karminativa eingesetzt? (S. 584)
Kennen Sie Mittel gegen Blähungen? (S. 584)
Welche Teesorten könnten Sie verordnen, um eine beschleunigte Darmentleerung zu erreichen? (S. 584)
Welche Teesorten können helfen, einen Durchfall zu bekämpfen? (S. 584)

30 Untersuchungsgang

30.1 Anamneseerhebung

Will man eine richtige Diagnose stellen, so ist es notwendig, eine sorgfältige *Anamneseerhebung* durchzuführen. Der Heilpraktiker darf sich aber nicht ausschließlich der alternativen Untersuchungsmethoden, wie Irisdiagnose, Segmentdiagnose, Zungendiagnose u.ä. bedienen, sondern muß auch die klinischen Untersuchungsmethoden am Patienten anwenden und z.B. Laboruntersuchungen anordnen. Er wird sich aber auch der allgemeinen Untersuchungsmethoden *Inspektion* (äußerliche Untersuchung eines Patienten durch Augenschein), *Palpation* (Untersuchung durch Betasten), *Perkussion* (Untersuchung durch Beklopfen der Körperoberfläche) und *Auskultation* (Abhorchen) bedienen.

Anhiebsdiagnosen (Prima-vista-Diagnosen)

Gefährlich ist es, „Anhiebsdiagnosen" zu stellen, d. h., daß schon ziemlich am Anfang der Untersuchung „eingebungsartig" eine Diagnose gestellt wird. Die weitere Untersuchung dient dann nur noch dazu, diese Vorentscheidung zu erhärten. Sinn einer Untersuchung darf es nicht sein, nach Beweisen für seine eigene Meinung zu suchen, sondern vielmehr sollte man darangehen, die eigene Verdachtsdiagnose versuchen zu *widerlegen*. Sicher gab und gibt es große Heiler, die intuitiv richtige Diagnosen stellen konnten. Für den Anfänger ist es aber keine brauchbare Methode. Unsicherheit und mangelnde Erfahrung werden ihn zu oft verleiten, sich an einem ihm gut bekannten Krankheitsbild festzuhalten.

Zur richtigen Diagnosestellung gehört auch, daß man keine Diagnose von Voruntersuchern unkritisch übernimmt. Das gilt sowohl für Diagnosen von Berufskollegen als auch von Ärzten. In keinem Fall ist man von der Verpflichtung zur eigenen Untersuchung befreit. Das gleiche gilt für Diagnosen, die sich der Patient selbst gestellt hat.

Um eine gute Anamneseerhebung durchzuführen, müssen solide Grundkenntnisse vorhanden sein. Man sieht nur das, was man kennt! Wenn man nicht weiß, wie „Mitralbäckchen" aussehen, kann man sie auch nicht am Patienten wahrnehmen. Wenn man nicht weiß, daß es bei Psoriasis zu „Ölflecken" auf dem Nagelbett kommen kann, nützt einem diese Entdeckung am Patienten nicht viel, da man sie nicht zuordnen kann.

Zu einer umfassenden Untersuchung gehören:
– das Gespräch
– Blutdruckmessung
– Pulszählung
– Einfache Untersuchungen, z.B. Harnuntersuchung mittels Teststreifen
– Blutzuckerbestimmung
– Inspektion
– Palpation
– Perkussion
– Auskultation
– Funktionsprüfung (Reflexprüfung)

Nur wenn man sich einen festen Untersuchungsplan zurechtlegt und diesen auch einhält, hat man eine gewisse Gewähr, daß man keine wichtigen Symptome übersieht. Der Plan, den man sich erarbeitet, hängt natürlich von den eigenen Fähigkeiten und Kenntnissen ab, die man sich erworben hat. Ein Heilpraktiker, der klassische Homöopathie betreibt, wird eine andere Technik der Anamneseerhebung durchführen als ein Heilpraktiker, der mit Akupunktur arbeitet.

Im folgenden werden nun die allgemeinen klinischen Untersuchungsmethoden vorgestellt.

30.1.1 Gesprächsführung

Das Gespräch zwischen Heilpraktiker und Patient muß in einer Atmosphäre des Vertrauens und der Offenheit ablaufen. Der Patient muß das Gefühl haben, daß der Heilpraktiker für ihn Zeit hat und daß er frei sprechen kann. Dazu ist es günstig, wenn sich außer Heilpraktiker und Patient sonst niemand im Raum befindet. Das gilt auch für Familienangehörige des Patienten. Eine

Ausnahme bilden kleine Kinder oder wenn der Patient die Anwesenheit einer bestimmten anderen Person ausdrücklich wünscht. Störungen von außen (Telefon!) sollten möglichst vermieden werden.

Frei reden lassen und gezielt fragen

Am Anfang der Anamneseerhebung läßt man den Patienten frei sprechen, damit er erst einmal darlegen kann, was ihn im Moment am meisten bedrückt. Stockt das Gespräch, muß man von dieser offenen Form zu einer gezielten Fragestellung wechseln.

Bei einer großen Anzahl von Patienten wird man nicht umhinkönnen, das freie „Sich-aussprechen-Können" durch gezielte Fragen in entsprechende Bahnen zu lenken, da sonst zuviel Unwichtiges berichtet wird.

Suggestivfragen

Bei den Fragestellungen muß man behutsam und taktvoll vorgehen. Sie müssen dem Bildungsniveau des Patienten angepaßt sein. Suggestivfragen müssen vermieden werden: „Sie müssen nachts doch sicher manchmal raus und Wasser lassen?", nachdem der Patient über abendlich anschwellende Knöchel berichtet hat.

Abwertende Äußerungen

Eigentlich erscheint es überflüssig, darauf hinzuweisen, daß abwertende Äußerungen zu unterbleiben haben. Aber leider halten sich viele Behandler nicht an diese Regel. Denken wir nur an Patienten, die rauchen, zuviel Alkohol trinken, die schwerwiegende Ernährungsfehler begehen trotz bestehendem Übergewicht. Wir können diesen Patienten nur Empfehlungen geben. Die letztendliche Entscheidung, wie sie sich verhalten wollen, liegt ausschließlich bei ihnen.

Auch abwertende Bemerkungen über Vorbehandler, egal ob Arzt oder Berufskollege, müssen unterbleiben. Das gilt auch für offensichtliche Fehldiagnosen von Vorbehandlern. Man muß in diesen Fällen immer bedenken, daß der Patient in einem *früheren* Stadium der Erkrankung beim Vorbehandler war, wo die Krankheit vielleicht noch nicht so einfach zu diagnostizieren war. Macht ein Heilpraktiker abwertende Bemerkungen über Vorbehandler, dienen diese nur dazu, das Vertrauen des Patienten gegenüber der Medizin, und zwar sowohl der Schulmedizin als auch den alternativen Heilweisen, überhaupt zu erschüttern.

Hauptbeschwerden und Nebenbeschwerden

Die vom Patienten geschilderte Hauptbeschwerde muß nicht immer den für die Diagnosestellung wichtigsten Hinweis liefern. Oft sind es gerade die Nebenbeschwerden, die wertvolle diagnostische Hinweise geben können. So kann ein Patient wegen Magenproblemen die Praxis aufsuchen, aber erst die beiläufig geklagte abendliche Schwellung der Fußknöchelgegend kann zur differenzierten Diagnose „Stauungsgastritis" verhelfen.

30.1.2 Pflichtfragen bei der Anamneseerhebung

Am Anfang der Anamneseerhebung halten wir das Datum fest und fragen dann nach Name, Alter und Beruf.

– **Name**
 Wir eröffnen das Gespräch mit „neutralen Themen". Dazu gehört unabdingbar die Frage nach dem Namen. Damit haben wir einen ersten persönlichen Bezug hergestellt.
– **Alter**
 Manche Erkrankungen treten in Abhängigkeit vom Lebensalter gehäuft auf, z.B. Multiple Sklerose zwischen dem 20. und 40. Lebensjahr, Morbus Parkinson jenseits des 50. und die Alzheimer-Krankheit zwischen dem 50. und dem 60. Lebensjahr. Zudem läßt sich feststellen, ob der Patient z.B. durch schwere Erkrankungen frühzeitig gealtert wirkt.
– **Beruf**
 Der Beruf kann wertvolle diagnostische Hinweise geben, wie z.B. Allergien bei Friseusen, HWS-Syndrom bei Stenotypistinnen. Er kann aber auch auf eine typische Berufskrankheit hinweisen, wie Steinstaublunge (Silikose) bei Sandstrahlbläsern und Bergleuten, oder Lärmschwerhörigkeit.

Als nächstes fragen wir den Patienten, was ihn in die Praxis geführt hat.
– **Derzeitige Hauptbeschwerden**
 Beim Beschreiben der Hauptsymptome muß gezielt gefragt werden:
 Was?   Was klagt der Patient?
 Wo?   Wo genau spielt sich das ab?

Wie? Genaue Beschreibung des Symptoms! Bei Schmerzen muß nach der Beschaffenheit gefragt werden, und zwar ob sie ziehend, stechend, bohrend, hell, dumpf oder drückend sind.

Wodurch? Wodurch werden die Beschwerden ausgelöst (z.B. durch bestimmte Speisen)?

Wann? Seit wann besteht das Symptom? Wie lange dauert es an? Wie häufig tritt es auf? Hat es an Intensität im Laufe der Zeit zugenommen, wird es immer besser oder besteht es unverändert? Verschlechtert oder verbessert es sich zu bestimmten Jahreszeiten, Tageszeiten, in Abhängigkeit von der Monatsregel, vom Wetter u.ä.

– **Nebenbeschwerden**
Welche Beschwerden, Störungen oder Auffälligkeiten hat der Patient noch an sich wahrgenommen? Hier müssen dann die gleichen Fragen wie vorstehend gestellt werden.

– **Vorbehandlungen**
Welche Vorbehandler wurden wegen dieser Beschwerden aufgesucht, welche Untersuchungen durchgeführt, und wie wurde bisher behandelt?

– **Welche Medikamente werden eingenommen?**
Der Patient muß genau befragt werden, welche Medikamente er zur Zeit einnimmt, da das für die Therapie wichtig sein kann. Denken Sie nur an Patienten, die Cumarine einnehmen und deshalb kein Vitamin K gespritzt bekommen dürfen.

> Der Heilpraktiker darf auf *keinen* Fall ein vom Arzt verordnetes Medikament absetzen oder die Dosierung verändern!

Stellt der Heilpraktiker beim Patienten Zeichen der Über- oder Unterdosierung eines verschreibungspflichtigen Medikamentes fest, so muß er den Patienten an den Arzt zurückverweisen, damit dieser die Medikamenteneinnahme neu überprüft.

– **Welche Operationen wurden bisher durchgeführt?**
Dieser Hinweis ist nicht nur für vorausgegangene Organerkrankungen wichtig, sondern es muß auch daran gedacht werden, daß Operationsnarben Störfelder setzen können, die entsprechend behandelt werden müssen.

– **Welche Krankheiten wurden früher durchgemacht?**
Hier sollen alle Krankheiten genannt werden, d.h. sowohl die im Kindesalter als auch die im Erwachsenenalter durchlaufenen.

– **Welche Impfungen wurden durchgeführt?**
Es muß an Impfschäden gedacht werden.

– **Familienanamnese**
Welche wichtigen Erkrankungen der Eltern, Großeltern und Geschwister kommen vor (Diabetes, Bluthochdruck, Herzkrankheiten, Nervenkrankheiten, Krebs, Allergien)?

– **Liegen Allergien vor?**
Diese Frage ist besonders wichtig, um mögliche Unverträglichkeiten mit Medikamenten, die gespritzt werden sollen, zu vermeiden. Wird ein Medikament verwendet, das Unverträglichkeitsreaktionen hervorrufen kann, wie z.B. Neuraltherapeutika wie Procain, Impletol, Novocain, so muß in jedem Fall *vor* Anwendung des Präparates ein Verträglichkeitstest durchgeführt werden. Bei Verwendung von Procain kann der *Procain-Bindehaut-Test* nach DOSCH durchgeführt werden: Der Patient erhält einen Tropfen Procain in den Bindehautsack. Kommt es innerhalb der nächsten Minuten zu einer intensiven Rötung der Augenbindehaut, so deutet das auf eine Überempfindlichkeit hin, und das getestete Medikament darf auf keinen Fall verwendet werden.

Es kann zum Testen eines Medikamentes auch ein *Intrakutan-Test* gemacht werden: Dazu setzen wir auf der Beugeseite des Unterarmes je eine intrakutane Quaddel mit dem zu untersuchenden Neuraltherapeutikum, und zum Vergleich eine subkutane Quaddel mit physiologischer Kochsalzlösung. Kommt es nach zehn bis 15 Minuten zur Rötung und zum Jucken der Testquaddel oder der Umgebung, muß eine Allergie angenommen werden, und das betreffende Mittel darf an diesem Patienten nicht angewendet werden.

Die Frage nach bekannten Allergien ist aber nicht nur in der oben beschriebenen Hinsicht wichtig, sondern auch zum Aufdecken der Ursache bei bestimmten Krankheitsbildern.

30 Untersuchungsgang

- **Wie ist das Allgemeinbefinden, der Kräfte- und Ernährungszustand?**
  Abgeschlagenheit und Gewichtsverlust können Alarmzeichen für eine konsumierende Krankheit (z.B. Krebs) sein.
- **Wie ernährt sich der Patient?**
  Hierzu gehört die Frage nach einseitiger Ernährung und nach dem Süßigkeiten- und Fleischverzehr. Aber auch der Appetit bzw. Appetitstörungen müssen erfragt werden.
- **Fragen zum Durst**
  Wird ausreichend getrunken? Besteht übermäßiges oder fast kein Durstgefühl? Übermäßiger Durst kann ein Frühhinweis auf Diabetes mellitus sein. Besteht nachts Trinkzwang? Das kann in einer schweren Störung des Flüssigkeitshaushaltes begründet sein.
- **Fragen zum Stuhlgang**
  Wie häufig erfolgt die Entleerung? Besteht eine Neigung zu Verstopfung oder zu Durchfällen? Wie ist die Konsistenz des Stuhles: geformt, breiig? Sind die Stühle voluminös? Wie ist der Geruch: stechend? Wie die Farbe? Sind im Stuhl Auflagerungen von Schleim oder Blut festgestellt worden?
- **Fragen zum Wasserlassen**
  Es muß nach der Häufigkeit des Wasserlassens gefragt werden, ob eine vermehrte/verminderte Harnmenge vorliegt, nach häufigem nächtlichen Wasserlassen, nach Schmerzen und Mißempfindungen während des Wasserlassens, nach abgeschwächtem Strahl oder Blasenentleerungsstörungen.
- **Fragen nach Husten und Auswurf**
  Besteht Husten? Wie lange? Kommt es zu Auswurf? Welche Menge, welche Beschaffenheit, welche Farbe, welcher Geruch?

30.2 Die körperliche Untersuchung

Der Patient muß gründlich von „Kopf bis Fuß" untersucht werden. Dazu ist es notwendig, daß sich der Patient weitgehend entkleidet. In dieser Situation wird vom Untersucher Takt gefordert, damit das Schamgefühl des Patienten nicht verletzt wird.

Die Untersuchung erfolgt in einem warmen Raum auf einer Untersuchungsliege mit verstellbarem Kopfteil, da manche Patienten nicht längere Zeit flach liegen können. Während der eigentlichen Untersuchung kann ein Untersuchungstuch gute Dienste leisten.

Zum Handwerkszeug des Untersuchers gehören ein Bandmaß, Blutdruckmeßgerät, Stethoskop, Untersuchungsleuchte, Einmalspatel, Reflexhammer, Lupe mit Beleuchtung, Waage, Blutlanzetten, Einmalhandschuhe, Verbandmaterial, Alkoholtupfer und Desinfektionsmittel. Hilfreich können Augenspiegel (Ophthalmoskop), Ohrenspiegel (Otoskop) und Stimmgabel sein.

30.2.1 Verschiedene körperliche Untersuchungsmethoden

Inspektion

Mittels der Inspektion gewinnt man einen ersten Eindruck vom Patienten über Konstitution, Körperhaltung, Gestik und Mimik. Wer sich mit visueller Diagnostik, also mit den äußeren sichtbaren Zeichen innerer Erkrankungen beschäftigt, kann bereits in diesem Stadium der Untersuchung wertvolle Hinweise auf evtl. zugrundeliegende Krankheiten erhalten, z.B. Mitralbäckchen bei Mitralklappenfehlern, Gefäßsternchen (Spinnennaevi bei Leberzirrhose und ausgeprägte Nasolabialfalten bei Patienten, die zu Magenleiden neigen.

Palpation

Die Palpation ist die Untersuchung durch Betasten. Sie kann mit einem oder mehreren Fingern erfolgen, auch mit beiden Händen. Palpiert wird, um die Konsistenz, die Elastizität, die Beweglichkeit und die Schmerzempfindlichkeit einer Körpergegend zu untersuchen. Die Haut kann palpiert werden auf Struktur, Temperatur und Feuchtigkeit. An den Augen kann der Augeninnendruck getastet werden, am Herzen der Herzspitzenstoß, am Thorax die Dehnbarkeit, und bei Leberverhärtung kann der untere Leberrand palpiert werden. Eine vergrößerte und verhärtete Gallenblase kann manchmal am unteren Leberrand getastet werden.

Die Palpation der einzelnen Organe wird bei den Hinweisen auf Untersuchungsmethoden der betreffenden Organe näher beschrieben.

Bei der Palpation muß der Untersucher auf warme Hände achten. Fingerbeeren und Fingerspitzen sind besonders sensibel für Tastempfindungen. Der Temperatursinn ist vor allem am Handrücken gut ausgeprägt, der Vibrationssinn an den Handflächen über den Fingergrundgelenken.

Perkussion

Bei der Perkussion wird die Körperoberfläche beklopft, um aus der Schallqualität auf die Ausdehnung und Beschaffenheit der darunterliegenden Organe zu schließen. Die Perkussion kann unmittelbar oder mittelbar durchgeführt werden. Bei der unmittelbaren Perkussion wird direkt mit dem Perkussionshammer oder den Fingern abgeklopft. Bei der mittelbaren Perkussion wird zwischen den abklopfenden Hammer oder Finger und Körperfläche ein „Plessimeter" gelegt. Ein Plessimeter ist ein spatelförmiges Klopfplättchen aus Kunststoff. Als Plessimeter kann auch ein Finger der anderen Hand benutzt werden. Man spricht dann vom „Plessimeterfinger". Es handelt sich in diesem Fall um eine Finger-Finger-Perkussion.

Qualitäten des Perkussionsschalles

- **Schenkelschall** (Dämpfung)
  Schenkelschall tritt über luftleerem Gewebe auf. Er hört sich gedämpft, hoch und leise an.
- **Lungenschall** (sonorer Klopfschall)
  Lungenschall tritt über gesundem Lungengewebe auf. Er ist tief, laut und anhaltend.
- **Tympanitischer Klopfschall**
  Zum tympanitischen Klopfschall kommt es über großen Luftblasen, also über der Magenkuppel und über gasgefüllten Darmabschnitten.
- **Herzdämpfung**
  Die Herzdämpfung ist ein gedämpfter Perkussionsschall über dem Herzen. Die absolute Herzdämpfung tritt an Stellen auf, wo das Herz unmittelbar an der Brustwand liegt. Sie wird durch leise Perkussion ermittelt. Die relative Herzdämpfung tritt an den Stellen auf, wo das Herz von Lungengewebe überlagert wird. Sie wird durch stärkere Perkussion festgestellt.
- **Leberdämpfung**
  Die Leberdämpfung tritt im rechten Oberbauch über der Leber auf. Wird die Leber-Lungen-Grenze perkutiert, so muß man *laut* perkutieren, wenn man die *Lebergrenze* ermitteln will, da dann die überlagernden Lungen- und Pleuraanteile „durchgeschlagen" werden müssen. Will man dagegen die *Lungengrenze* feststellen, muß *leise* perkutiert werden. Schwieriger ist es, den unteren Leberrand zu perkutieren. Hier darf nur leise geklopft werden, da sonst der gasgefüllte Dickdarm mit seinem tympanitischen Klopfschall durchschlägt. Bitte beachten Sie zur Perkussion auch Tabelle 30-1.

Auskultation

Zur Auskultation verwenden wir ein Stethoskop. Neben der einfachen Ausführung mit einem Membranteil gibt es Ausführungen, die neben diesem Membranteil für hohe Frequenzen noch einen Aufnahmetrichter für tiefe Frequenzen besitzen.

Tabelle 30-1 Perkussionstechniken

Feststellung der	Perkussionstechnik
oberen Lebergrenze	**starke Perkussion** (um Lungengewebe zu durchschlagen)
unteren Lebergrenze	**leichte Perkussion** (Darm darf nicht durchschlagen)
unteren Lungengrenze	**leichte Perkussion** (Leberdämpfung soll nicht durchschlagen)
Lungengrenze gegen das Herz	**leichte Perkussion** (Herz darf nicht durchschlagen)
Herzgröße	**laute Perkussion** (Lungengewebe muß durchschlagen werden)

Bei der Auskultation muß darauf geachtet werden, daß die Ohrstücke genau passen, da sonst Geräusche auftreten, ähnlich wie bei einer großen Muschel, die man sich an das Ohr hält, um das „Meeresrauschen" zu hören. Weiterhin muß man darauf achten, daß der Membranteil des Stethoskops vollständig der Körperwand anliegt, da sonst auch störende Geräusche entstehen können.

Die Auskultation wird über Bronchien und Lungen angewandt, um krankhafte Geräusche festzustellen. Über der Herzgegend kann man sie zum Abhören der Herzklappen und zum Feststellen krankhafter Herzgeräusche benutzen. Über den großen Arterien kann man bei vorliegender Arteriosklerose krankhafte Strömungsgeräusche hören. Durch die sogenannte „Kratzauskultation" kann der untere Leberrand bestimmt werden. Weiterhin kann die Auskultation eingesetzt werden, um die Darmtätigkeit zu beurteilen. In diesem Fall muß allerdings die Auskultation vor der Perkussion und der Palpation durchgeführt werden, weil diese Untersuchungstechniken sonst die Darmgeräusche verändern. Über degenerativ veränderten Gelenken sind bei Bewegungen Geräusche wahrnehmbar. Diese können allerdings so laut sein, daß man sie schon mit bloßem Ohr hören kann. Weitere Hinweise zur Auskultation befinden sich bei den Untersuchungsmethoden zu Herz, Leber und Atmung.

Funktionsprüfung

Die Funktionsprüfung der einzelnen Organe wurde bereits bei den Untersuchungsmethoden der einzelnen Organsysteme näher besprochen. Unter Funktionsprüfung versteht man die Prüfung der Fähigkeit eines Organes, seine Aufgabe zu erfüllen, z.B. eine Sehprüfung der Augen.

30.2.2 Vorgehen bei der körperlichen Untersuchung

Zunächst werden die Grundmeßgrößen Körpergröße und Gewicht bestimmt. Daran schließt sich die Blutdruckmessung und die Pulszählung an. Falls notwendig, kann auch die Körpertemperatur gemessen werden. Schon während dieser Phase der Untersuchung gewinnt man „nebenbei" einen vorläufigen Eindruck über den Patienten, über Körperbautyp und über Kälte- und Wärmeempfindlichkeit, indem man beobachtet, ob er der Jahreszeit entsprechend gekleidet ist. Wirkt der Patient auffallend ungepflegt, kann dies ein Hinweis auf Depressionen oder Hirnleiden sein. Dabei muß man das äußere Erscheinungsbild mit der für ihn geltenden Norm vergleichen. Weiterhin prüfen wir, ob man einen auffallenden Körper- oder Mundgeruch wahrnehmen kann, z.B. Alkohol oder Azeton (obstähnlicher Geruch, z.B. bei Diabetes mellitus).

Beurteilung von Haut und Hautanhangsgebilden

Ist die Haut übermäßig trocken oder feucht? Besteht Juckreiz? Wie ist die Hautfarbe? Ist sie auffallend blaß, so daß man an niedrigen Blutdruck und Anämie denken muß? Ist sie rot oder zyanotisch, besteht evtl. Bluthochdruck, ein Lungenleiden oder ein Herzfehler. Ist die Hautfarbe gelblich, kann eine perniziöse Anämie oder ein Leberleiden vorliegen. Im letzteren Fall untersuchen wir die Skleren auf Gelbfärbung. Liegen sonstige Auffälligkeiten vor, wie Gefäßsternchen, Pigmentierungen, auffallend dicke oder dünne Haut? Wie ist die Körperbehaarung (Hormonstörungen!)? Liegen Hauterkrankungen vor? Wie ist die Beschaffenheit der Nägel und der Haare?

Kopf- bis Fußschema

Die körperliche Untersuchung sollte möglichst immer in der gleichen Reihenfolge durchgeführt werden, also z.B. vom Kopf über Hals-, Brust- und Bauchregion bis zu den Extremitäten. Auf diese Weise übersieht man wichtige Symptome weniger leicht. Die jeweils gerade nicht untersuchten Körperteile sollten mit einem Tuch abgedeckt werden.

Untersuchung des Kopfes

Besteht Haarausfall, der nicht mehr als normale Alterserscheinung zu werten ist? Ist er fleckförmig oder unregelmäßig begrenzt? Klagt der Patient über Beschwerden im Kopfbereich, z.B. Kopfschmerzen, Migräne, Nervenschmerzen? Wir untersuchen die Nervenaustrittspunkte der Trigeminusäste mit leichtem Daumendruck und klopfen den ganzen Schädel, v.a. die Nasennebenhöhlen, auf Schmerzhaftigkeit ab.

30.2 Die körperliche Untersuchung

Untersuchung der Augen und der Augenumgebung

Liegt Ex- oder Enophthalmus vor? Sind die Pupillen auffallend klein oder groß, sind sie ungleich oder entrundet? Besteht ein Arcus senilis oder liegt Nystagmus (Augenzittern) vor? Wie sind die Augenbrauen beschaffen? Stark ausgeprägte Augenbrauen bei Frauen lassen an Virilismus denken, das Ausfallen der seitlichen Augenbrauen an eine Thalliumvergiftung oder Myxödem. Sind Augenlider und Augenumgebung auffallend geschwollen, so muß an Nierenerkrankungen gedacht werden. Ist der Lidschluß auffallend verändert? Besteht vermehrte oder verminderte Tränensekretion? Sind die Augenbindehäute verändert, besteht ein Sklerenikterus?

Wir prüfen die Augen auf Pupillenreflexe, und zwar auf Lichtreflexe und Konvergenzreaktion, d.h. Naheinstellungsreaktion.

Routinemäßig beurteilen wir den Augeninnendruck, indem wir mit beiden Zeigefingern das geschlossene Auge palpieren. Bei Verdacht auf Glaukom ist der Patient sofort an einen Facharzt zu verweisen, da die Gefahr der Erblindung besteht.

Untersuchung von Hals, Nase, Ohren

Die Feststellung und Behandlung von Zahn-, Mund- und Kieferkrankheiten ist dem Zahnarzt vorbehalten (s. Gesetzeskunde, S. 14f.).

Die Untersuchung der Nase richtet sich zuerst auf äußere Farb- und Formbesonderheiten, wie z.B. Sattelnase oder auffallende Blässe und Rötung. Ödematöse Schwellungen und Rötungen in der Nasenumgebung weisen auf Prozesse der Nasennebenhöhle hin. Besteht Mundatmung, weil die Durchlässigkeit der Nase beeinträchtigt ist?

Am Hals palpieren wir die Schilddrüse und untersuchen, ob eine Struma vorliegt. Wir palpieren die Halslymphknoten auf Vergrößerung und Verhärtung.

Klagen des Patienten, die unseren Verdacht auf die Ohren lenken, sind Schmerzen in der Ohrengegend, Schwindel, Ohrgeräusche, Schwerhörigkeit und Hörsturz. Wir können die Ohrumgebung auf Druckschmerzhaftigkeit untersuchen und so einen Hinweis auf eine eventuell vorliegende Mastoiditis oder ein Gehörgangfurunkel erhalten. Schon bei geringsten Unklarheiten muß der Patient an den Facharzt zur Abklärung überwiesen werden! Die Inspektion des äußeren Ohres kann einen Hinweis auf Allgemeinerkrankungen geben, z.B. Tophi bei Gicht.

Die Muskulatur von Nacken und oberem Rücken wird auf Verspannungen und Myogelosen (Muskelverhärtungen) untersucht.

Untersuchung von Atmung, Herz, Kreislauf, Abdomen und Harnapparat

Bei der weiteren Untersuchung gehen wir so vor, wie unter dem jeweiligen Organsystem im Abschnitt „Körperliche Untersuchungsmethoden" der Organkapitel beschrieben. Dabei untersuchen wir Thorax, Herz, Kreislauf, Bauch- und Harnorgane. Der Patient sollte unbedingt Urin abgeben, der mittels Teststreifen untersucht wird.

Untersuchung der Extremitäten

Wir untersuchen Arme, Hände, Beine und Füße auf Beweglichkeit in den Gelenken sowie auf den Kraftzustand der Muskulatur, z.B. durch festen Händedruck des Patienten. Daran sollte sich die Palpation der Extremitätenpulse (s. S. 121f.) sowie eine Prüfung der wichtigsten Reflexe anschließen (s. S. 413ff.).

31 Blutentnahme und Injektionstechniken

Unter einer Injektion versteht man eine Einspritzung, d.h., eine Einbringung von Arzneimitteln in den Körper unter Umgehung des Verdauungskanals (parenteral). Je nachdem wohin gespritzt wird, unterscheidet man:

Injektionstechniken
i.v. *intravenöse Verabreichung*,
   d.h. in eine Vene
i.m. *intramuskuläre Verabreichung*,
   d.h. in einen Muskel
i.c. *intrakutane Verabreichung*,
   d.h. in die Haut
s.c. *subkutane Verabreichung*,
   d.h. unter die Haut

Diese Techniken werden von vielen Heilpraktikern angewendet und müssen deshalb auch bei der Überprüfung sicher beherrscht werden.

Des weiteren gibt es noch die folgenden Injektionen:

- intraarterielle Verabreichung,
   d.h. in eine Arterie
- intraartikuläre Verabreichung,
   d.h. in ein Gelenk
- intrakardiale Verabreichung,
   d.h. in das Herz
- intrathekale Verabreichung,
   d.h. in den Liquorraum

Es ist dem Heilpraktiker zwar gesetzlich nicht verboten diese risikoreichen Techniken auszuführen, aber aufgrund seiner Sorgfaltspflicht sollten diese Injektionen im allgemeinen dem Facharzt vorbehalten bleiben. Sie werden deshalb hier auch nicht näher besprochen.

Für die Injektionstechniken gilt ganz allgemein, daß eine nur theoretische Erarbeitung des Stoffes mit Sicherheit nicht ausreichend ist. Sie muß unbedingt durch die praktische Anschauung eines entsprechend geschulten Lehrers ergänzt werden.

Für alle Blutentnahmen und Injektionen gilt, wie für alle anderen Hautverletzungen auch, daß auf ausreichende Desinfektion des zu punktierenden Hautareals geachtet wird. Außerdem muß sich der Behandler die Hände in der vorgeschriebenen Weise vor und bei Kontamination auch nach der Injektion oder Blutentnahme desinfizieren. Auf die Sterilität des verwendeten Instrumentariums ist auf das sorgfältigste zu achten. Damit diesen Anforderungen genügt wird, geht man vor, wie es im Kapitel Gesetzeskunde auf der Seite 20ff., *Allgemeine Richtlinien zur Hygiene, Desinfektion und Sterilisation* beschrieben wird. In den folgenden Ausführungen wird bis auf wenige Ausnahmen darauf nicht mehr gesondert hingewiesen, sondern diese Grundsätze werden als selbstverständlich vorausgesetzt.

31.1 Blutentnahme

Bei der Blutentnahme geht man zweckmäßigerweise nach dem folgenden Schema vor.

Der Patient *legt sich* am besten auf die Liege. Das hat den Vorteil, daß kreislauflabile Patienten, falls sie kollabieren, nicht zu Boden fallen und sich dabei evtl. verletzen können.

Der Behandler *wäscht* sich gründlich die *Hände* mit Wasser, Seife und Bürste und *desinfiziert* sie mit einem Präparat erwiesener Wirksamkeit.

Nun wird die *Staubinde* am Oberarm knapp über dem Ellenbogen angelegt. Danach wird die Haut im Bereich des *Punktionsgebietes* mit einem sterilen Tupfer *desinfiziert*. Dazu wird ebenfalls ein Präparat erwiesener Wirksamkeit benutzt. Das Desinfektionsmittel soll *mindestens eine Minute* auf die Haut einwirken. Die so desinfizierte Punktionsstelle darf nun nicht mehr mit einem unsterilen Tupfer oder mit der Hand berührt werden.

Die Kanüle wird der Spritze so aufgesetzt, daß ihre *Schlifffläche* mit der *Skaleneinteilung* der Spritze eine Linie bildet. Das ist wichtig, damit die entnommene Blutmenge genau bemessen werden kann. Es ist darauf zu achten, daß die Spritze fest auf der Kanüle aufsitzt, damit beim Ansaugen am Nadelansatz keine Luft in den Spritzenkolben eintritt und das Blut dadurch unnötig schaumig wird.

Der Einstich in die Vene erfolgt so, daß die Schlifffläche und damit auch die Skaleneinteilung für den Behandler gut sichtbar sind. Dabei umfaßt der Behandler mit den vier Fingern der linken Hand den Arm des Patienten und mit dem Daumen strafft er leicht die Haut unterhalb der Punktionsstelle entgegen dem Venenverlauf. Dieser feste Kontakt ist wichtig, falls der Patient beim Einstich eine unwillkürliche Fluchtbewegung mit dem Arm ausführt.

Die Punktion erfolgt in einem *flachen Winkel* direkt über der Vene durch die Haut. Nach Durchstechen der Haut wird der Winkel noch weiter abgeflacht und die Venenwand durchstochen, damit die Kanüle *parallel* zu den *Venenwänden* zu liegen kommt.

Zur *Blutentnahme* wird der Spritzenstempel mit Zeigefinger und Daumen erfaßt und langsam nach hinten gezogen.

Hat man die benötigte Menge Blut entnommen, wird die *Staubinde geöffnet*. Wird die Kanüle *vor* Öffnen der Staubinde herausgezogen, bildet sich oft ein *Hämatom*.

Danach wird die Kanüle *zügig* aus dem Einstichkanal herausgezogen. Dabei ist unbedingt darauf zu achten, daß die Kanülenspitze *keine strichförmige Verletzung* der Venenwand hinterläßt. Eine solche Verletzung kann zur Thrombenbildung führen. Nach dem Entfernen der Kanüle wird ein Zellstofftupfer fest auf die Punktionsstelle gedrückt, bis die Blutung zum Stillstand kommt. Danach wird ein Pflaster aufgebracht.

Anlegen der Staubinde

Beim Anlegen der Staubinde achtet man darauf, daß die Schnalle vom Körper des Patienten wegzeigt, damit sie später leicht geöffnet werden kann.

Der *Staudruck* ist so zu wählen, daß der *Radialispuls* noch gut zu *tasten* ist. Bei zu fester Stauung kann der Puls nicht mehr getastet werden. In diesem Fall ist der arterielle Blutzustrom unterbrochen und häufig kann dann nicht die gewünschte Blutmenge entnommen werden. In diesem Fall ist die Staubinde zu lockern. Wird allerdings zu gering gestaut, kann das venöse Blut ungehindert abfließen. Auch in diesem Fall kann die Blutentnahme mißlingen. Um den richtigen Staudruck zu ermitteln, kann man eine Blutdruckmanschette zu Hilfe nehmen.

Dazu wird zuerst der *Blutdruck gemessen*. Dann errechnet man die *Differenz* zwischen dem *systolischen* und *diastolischen* Wert. Die *Hälfte* dieses Differenzwertes zählt man zum *diastolischen* Wert und hat damit den genauen Staudruck errechnet.

> Beispiel: Blutdruck 120/80
> Differenz zwischen systolischem und diastolischem Wert: 40
> Hälfte dieses Differenzwertes: 20
>
> Staudruck: 80 + 20 = 100

Vor einer Blutentnahme oder einer intravenösen Injektion wird die Blutdruckmanschette um den Oberarm gelegt und im vorliegenden Beispiel bis zu einem Wert von 100 mmHg aufgepumpt. Während der Blutentnahme wird dieser Staudruck beibehalten. Bei einer intravenösen Injektion wird der Staudruck nach der Aspiration und *vor* der Injektion abgelassen.

Kanülengröße

Zur Blutentnahme wird mit der größtmöglichen Kanüle gearbeitet, also Größe 1, 2 oder 12. Je größer der Kanülenquerschnitt, um so besser ist die Qualität des gewonnenen Blutes für die darauffolgende Laboruntersuchung.

Des weiteren spricht für eine dickere Kanüle, daß sie besser im Venenlumen liegt und damit die Gefahr geringer ist, die Venenhinterwand zu durchstechen.

Heutzutage haben alle Kanülen einen sehr guten Spitzenschliff, so daß eine dickere Kanüle kaum einen schmerzhaften Einstich bereitet als eine dünnere.

Aufsuchen der Vene in der Ellenbeuge

Im günstigen Falle sieht man bereits vor der Stauung eine oder mehrere Venen durch die

Haut schimmern. Sieht man mehrere Venen, so wählt man die *am weitesten radial* gelegene Vene, da hier die Möglichkeit einer Nerven- oder Arterienverletzung am geringsten ist.

Sieht man keine Venen durch die Haut schimmern, so fordert man den Patienten nach der Stauung auf, durch mehrmaliges Bilden einer Faust aktiv als Pumpe mitzuwirken.

Aufsuchen einer tieferliegenden Vene

Wird auch durch das „Pumpen" keine Vene sichtbar, so versucht man durch vorsichtiges Betasten der gestreckten Ellenbeuge mit zwei bis drei Fingerspitzen eine tiefliegende Vene zu erspüren.

Hat man eine solche von Unterhautfettgewebe umgebene Vene ertastet, so muß man sich unbedingt vergewissern, daß es sich auch um eine Vene und nicht um eine Arterie oder um eine Sehne handelt! Pulsiert das Gefäß, so handelt es sich um eine Arterie. Ob es sich um eine Sehne handelt kontrolliert man, indem man die Stauung abläßt. Die Vene verschwindet nun. Eine Sehne ist weiterhin als derber Strang zu fühlen.

Danach wird erneut gestaut und die Punktionsstelle erneut vorschriftsmäßig desinfiziert. Diese Stelle darf nunmehr weder mit den Fingern noch mit einem unsterilen Tupfer in Kontakt kommen.

Zum besseren Auffinden der Vene werden Daumen und Zeigefinger rechts und links der ertasteten Vene gelegt (nicht die Punktionsstelle berühren!) und durch Spreizen der Finger die darüberliegende Haut gespannt. Bei einer tieferliegenden Vene, muß der Einstichwinkel steiler gewählt werden als bei der direkt unter der Haut liegenden Vene.

Nach Durchstechen der Haut wird die Kanüle mit unverändertem Winkel vorgeschoben und noch während des Vorschiebens werden ständig Aspirationsversuche gemacht.

31.2 Intravenöse Injektion

Bei der intravenösen Injektion geht man sinngemäß so vor, wie vorstehend bei der Blutentnahme geschildert. Allerdings muß nach der Punktion *aspiriert* und *vor* der Injektion die *Staubinde gelöst* werden, damit das zu injizierende Mittel ungehindert in die Vene fließen kann.

> Intravenöse Injektion
> - vorschriftsmäßige Desinfektion!
> - unbedingt aspirieren!
> - *vor* der Injektion Staubinde lösen!

Aspirieren

Nach der Punktion und vor dem Einbringen des Medikamentes muß unbedingt *aspiriert* werden, um die richtige Lage der Kanülenspitze zu überprüfen. Dazu wird der Spritzenstempel etwas zurückgezogen. Mischt sich daraufhin venöses Blut mit dem Medikament, so liegt die Kanüle vorschriftsmäßig in der Vene.

Läuft das Blut *pulsierend* in die Spritze, wurde irrtümlich eine *Arterie punktiert*. In diesem Fall darf keinesfalls gespritzt werden!

Hat man sich durch Aspirieren vergewissert, daß die Kanülenspitze ordnungsgemäß in der Vene liegt, so wird *vor* dem Einspritzen des Medikamentes die *Staubinde geöffnet*.

Aufziehen des zu injizierenden Mittels

Häufig wird das zu injizierende Mittel entweder *mit der Spritze selbst* aus der Ampulle aufgezogen, oder es wird mit Hilfe der auf die Spritze *aufgesetzten Kanüle* entnommen. Diese Techniken haben jedoch Nachteile.

Wird das Mittel mit der Spritze entnommen, so kann es am Rand der Ampulle zur Kontamination der Spritze kommen.

Wird das Mittel mit der aufgesetzten Kanüle entnommen, so ist peinlichst darauf zu achten, daß man mit der Kanülenspitze nicht den Ampullenboden berührt, da sich dadurch an der Kanülenspitze ein *Widerhaken* bilden kann, der die Venenwand unnötig verletzt und darüber hinaus unnötige Schmerzen verursacht.

Besser ist es, wenn man das Medikament mit einer Kanüle aufzieht und für die Injektion am Patienten eine neue benutzt.

Um die *Sterilität* des zu spritzenden *Mittels* zu gewährleisten, dürfen Spritzenkonus und Kanüle nicht mit den Fingern oder mit anderen nicht-sterilen Gegenständen in Kontakt kommen.

Das zu spritzende Mittel muß *klar* sein, d.h., es dürfen keine sichtbaren, festen oder trüben Teilchen darin schwimmen.

Vor der Injektion muß die gesamte *Luft* genauestens aus der Spritze *entfernt* werden.

Nachdem man die Spritze aufgezogen hat, verbleibt die *leere Ampulle* auf dem *Spritzentablett,* damit man sich jederzeit vergewissern kann, daß das Medikament, das gespritzt werden soll, auch tatsächlich in der Spritze ist und daß es intravenös gespritzt werden darf. Dies gilt um so mehr, wenn das zu injizierende Mittel nicht von einem selbst, sondern von einer entsprechend angelernten Hilfskraft vorbereitet wurde.

31.3 Intramuskuläre Injektion

Injektionen unter 1 ccm können in den *Deltamuskel* des Oberarmes gespritzt werden, Mengen über 1 ccm werden in den *Gesäßmuskel* verabreicht.

Intramuskuläre Injektion in den Deltamuskel

Der Einstich in den Deltamuskel erfolgt *senkrecht* zur Hautoberfläche in die *größte Vorwölbung* des Muskels.

Eine andere Möglichkeit ist, die Haut etwas unterhalb der dicksten Vorwölbung im Bereich der Mulde mit dem linken Daumen zu spannen. Dann wird die Kanüle in leicht schräger Richtung nach oben in die Mitte des Deltamuskels gestochen.

Die intramuskuläre Injektion in den Deltamuskel darf nur mit Stichrichtung von der *Seite* des *Patienten* aus, senkrecht zur Hautoberfläche erfolgen, da sonst Nerven oder Gefäße des Armes verletzt werden können.

Intramuskuläre Injektion in den Gesäßmuskel

(Methode nach von Hochstetter)

Bei erwachsenen, normalgewichtigen Patienten wird der Injektionsort nach der Methode von Hochstetter ermittelt (ventrogluteale Injektion).

Erfolgt die Injektion in die rechte Gesäßseite, legt man die linke Handfläche auf den großen Rollhügel (Trochanter major). Die Spitze des Zeigefingers der linken Hand berührt den rechten vorderen oberen Darmbeinstachel (Spina iliaca anterior superior) des Patienten. Der linke Mittelfinger tastet sich nun auf dem Darmbeinkamm (Crista iliaca) entlang, bis er weit abgespreizt ist. Der richtige Injektionsort liegt nun im unteren Drittel zwischen dem gespreizten Mittel- und Zeigefinger. Der Einstich erfolgt *senkrecht* zur Hautoberfläche.

Ausnahmen

Die Methode nach von Hochstetter ist nicht geeignet, wenn die *Hand* des Behandlers zu *groß* oder zu *klein* ist. Die Hand des Behandlers hat für normalgewichtige, erwachsene Patienten die richtige Größe, wenn eine Handschuhgröße von sechs bis acht vorliegt.

Bei sehr *übergewichtigen Patienten* kann der Injektionsort nach der Methode nach von Hochstetter versehentlich zu hoch und auch zu seitlich nach vorne festgelegt werden, also in einem Bereich, wo keine Muskelmasse mehr vorhanden ist. Auch bei *Kindern* kann sie nicht angewendet werden.

In diesen Fällen erfolgt die Bestimmung des richtigen Injektionsortes durch die Wahl der geeigneten Stelle im oberen äußeren Quadranten.

Bestimmung des Injektionsortes im oberen äußeren Quadranten

Um den oberen äußeren Quadranten zu bestimmen, denkt man sich die eine Gesäßhälfte durch ein Achsenkreuz in vier gleich große Teile zerlegt. Die obere Begrenzung bildet der Darmbeinkamm, die untere der Gesäßknochen. Die senkrechten Linien werden erstens durch eine Linie über den vorderen oberen Darmbeinstachel, zweitens, der Fortsetzung der Gesäßfalte und drittens einer Linie, die in der Mitte zwischen diesen beiden Linien verläuft, gebildet.

Um nun noch den genauen Injektionsort in die rechte Seite des Patienten zu ermitteln, empfiehlt sich folgendes Vorgehen: Der Behandler legt den Zeige- und Mittelfinger seiner linken Hand auf den rechten vorderen oberen Darmbeinstachel des Patienten. Nun wird der Daumen in Richtung Sitzbeinhöcker ganz abgespreizt. So ist eine Linie im oberen äußeren Quadranten vom Daumen zu den beiden anderen Fingern festgelegt, auf deren unterem Drittel injiziert werden darf.

Stichrichtung bei der Injektion in den oberen äußeren Quadranten

Die Stichrichtung in den Injektionsort des oberen äußeren Quadranten verläuft *seitlich* nach oben in *Richtung* des nach vorne *hervorstehenden Hüftknochens* (vorderer oberer Darmbeinstachel).

> *Intramuskuläre Injektion*
> - vorschriftsmäßige *Desinfektion*
> - Wahl des *richtigen Punktionsortes* (nach VON HOCHSTETTER)
> - *Aspiration*

Kontraindikationen der intramuskulären Injektion

- **Erhöhte Blutungsneigung,** bei Blutern oder bei Einnahme von blutverdünnenden Medikamenten (Antikoagulanzien).
- **Hautveränderungen im Injektionsgebiet** wie Exantheme oder narbige Veränderungen.
- **Darniederliegender Kreislauf.** Im Schock darf nicht intramuskulär injiziert werden, sondern nur noch intravenös, da das Mittel sonst nicht mehr in den Kreislauf aufgenommen wird und deshalb keine Wirkung zeigen kann.

Fehler bei der intramuskulären Injektion

1. Irrtümliche Verabreichung eines intramuskulär zu spritzenden Mittels ins Unterhautfettgewebe

Im Unterhautfettgewebe sind die Resorptionsbedingungen schlechter als in der Muskulatur. Deshalb bleibt ein gespritztes Medikament hier länger liegen und kann vor allem bei öligen Substanzen zu der gefürchteten *Fettgewebsnekrose* führen. In diesem Fall wird eine *chirurgische Behandlung* notwendig.

2. Die Nadelspitze gelangt auf den Beckenknochen

Trifft man mit der Kanülenspitze versehentlich den Beckenknochen, wird das vom Patienten als schmerzhaft empfunden. In diesem Fall muß unbedingt vor Absetzen des Mittels die Kanüle ein Stück ins *Muskelgewebe zurückgezogen* werden. Setzt man das Medikament nämlich am Beckenknochen ab, kann das zu einer langwierigen und sehr schmerzhaften Knochenhautreizung führen.

3. Auftreten eines ziehenden, starken Schmerzes, der bis ins Bein hineinstrahlt

In diesem Fall ist die Injektion *sofort* zu *unterbrechen*. Durch die Wahl eines *falschen* Injektionsortes ist es zu einer Reizung des Nervus ischiadicus gekommen, was unter Umständen schwere Dauerschäden am Ischiasnerv verursachen kann.

Diese Beschwerden können aber auch auftreten, wenn der Injektionsort *richtig* gewählt wurde. Vermutlich handelt es sich in diesem Fall um eine Reaktion des N. ischiadicus auf den Umgebungsdruck.

4. Unsauberes Arbeiten

Durch unsauberes Arbeiten kann es zu einem *Spritzenabszeß* kommen.

5. Versehentliche Injektion in ein Gefäß

Wenn vergessen wird zu aspirieren oder wenn aspiriert wurde, aber während der Injektion der Injektionsort unbemerkt verändert wurde, so kann es passieren, daß das Medikament versehentlich in ein Gefäß gespritzt wird. In diesem Fall kann es bei entsprechenden Mitteln zu einem *Gefäßkrampf* kommen. Handelt es sich um eine Arterie, so wird das Gewebe nicht mehr durchblutet und stirbt ab. Eine umgehende chirurgische Behandlung im Krankenhaus ist unumgänglich.

6. Verwendung eines unverträglichen Mittels

Aufgrund einer Unverträglichkeit des gespritzten Mittels kann es zu einem *anaphylaktischen Schock* kommen.

31.4 Subkutane Injektion

Bei der subkutanen Injektion wird das Mittel in das *unter der Oberhaut* liegende *Bindegewebe* gespritzt. Es ist streng darauf zu achten, daß das Mittel *nicht* in das anliegende *Unterhautfettgewebe* gelangt, da es bei entsprechenden Mitteln sonst zu einer heftigen Entzündung im Injektionsgebiet kommen kann.

Injektionsort

Ein häufig gewählter Injektionsort für die subkutane Verabreichung eines Mittels ist die *Mulde* unterhalb des *Deltamuskels* am Oberarm. Um eine unnötige Reizung durch die normale Muskelarbeit zu vermeiden, spritzt man bei Rechtshändern in den linken Arm, bei Linkshändern in den rechten Arm.

Selbstverständlich sind aber auch andere Injektionsorte geeignet, je nach der beabsichtigten therapeutischen Wirkung, die erzielt werden soll. So kann ein Mittel beispielsweise paravertebral nach den Grundsätzen der Segmenttherapie gespritzt werden.

Desinfektion

Wie bei jeder anderen Hautverletzung auch ist vor der subkutanen Injektion auf ausreichende Desinfektion der Punktionsstelle und der Hände des Untersuchers zu achten.

Einstichtiefe

Um die erforderliche Einstichtiefe zu bestimmen, hebt man im Injektionsgebiet mit Daumen und Zeigefinger eine Hautfalte ab. Dabei muß allerdings darauf geachtet werden, daß das Unterhautfettgewebe nicht mit in diese Falte einbezogen wird.

Wird als Punktionsort der vorstehend geschilderte Bereich unter dem Deltamuskel gewählt, so umfaßt der Behandler vor dem Einstich mit seiner linken Hand den Arm des Patienten und spannt dabei mit seinem linken Daumen die Haut in der Nähe des Punktionsgebietes entgegen der Einstichrichtung.

Die Haut soll auf kurzem Wege möglichst schnell durchstochen werden, damit der Einstich nicht zu schmerzhaft ist.

Einstichlänge

Um zu verhindern, daß das gespritzte Medikament wieder aus der Haut herausfließt, legt man einen längeren Einstichkanal an. Deshalb wird der Einstich nicht senkrecht zur Hautoberfläche ausgeführt, sondern man sticht in einem schrägen, flachen Winkel durch die Haut, flacht dann den Winkel nochmals etwas ab und schiebt die Nadel parallel zur Hautoberfläche im subkutanen Bindegewebe ein Stück vor.

Aspiration

Liegt die Kanüle in der gewünschten Position, so muß auf jeden Fall *aspiriert* werden, um sich zu versichern, daß die Nadelspitze nicht in ein Gefäß gelangt ist. Erst dann darf injiziert werden.

> Subkutane Injektion
> Auch hier muß *desinfiziert* und *aspiriert* werden!

Fehler der subkutanen Injektion

Wird der Einstichwinkel zu flach gewählt und damit das Mittel in die Haut statt unter die Haut gebracht, so verursachen manche Medikamente einen heftigen Brennschmerz.

Wurde der Einstichwinkel zu steil gewählt und das Mittel deshalb zu tief gespritzt, so kommt es im allgemeinen nicht sofort zu Schmerzen. Je nach verwendetem Mittel ist es aber möglich, daß es Stunden später zu stärkeren lokalen Schmerzen kommt. In diesen Fällen kann man versuchen, mit kühlenden Umschlägen die Beschwerden etwas zu mildern.

Auch bei subkutaner Applikation eines Mittels, kann es bei entsprechender Disposition des Betroffenen zur anaphylaktischen Reaktion kommen.

31.5 Intrakutane Injektion

Bei der intrakutanen Injektion wird das Medikament direkt *in* die Haut gespritzt. Auch in diesem Fall müssen selbstverständlich die allgemeinen Anforderungen an die Hygiene erfüllt sein, insbesondere ist auf eine ausreichende Desinfektion der Punktionsstelle zu achten.

Der Einstichwinkel wird bei der intrakutanen Injektion noch flacher gewählt als bei der subkutanen. Die richtige Ausführung der intrakutanen Spritzung sieht man daran, daß die Haut an der Stelle, wo das Mittel gespritzt wurde vom Aussehen her an eine Apfelsine erinnert.

Ansonsten gilt das bei der subkutanen Injektion beschriebene Vorgehen sinngemäß auch für die intrakutane.

> Intrakutane Injektion
> Es kommt zur „Apfelsinenhaut".

31.6 Entnahme von Kapillarblut

Um Kapillarblut zu entnehmen, verwendet man sterile Einmal-Lanzetten. Damit sticht man ungefähr ein bis zwei Millimeter tief durch die Haut. Auch hier ist vor dem Einstechen auf die vorgeschriebene Desinfektion zu achten.

Wahl des Stichortes

Vor allem geeignet ist die Fingerbeere des Ringfingers, und zwar wählt man beim Rechtshänder die linke und beim Linkshänder die rechte Fingerbeere. Das Kapillarblut kann auch aus den Fingerbeeren des Mittel- oder Kleinfingers gewählt werden. Die Zeigefingerbeere sollte man nicht benutzen, da diese besonders empfindlich ist.

Befinden sich an den Fingern Schwielen oder werden die Finger von Berufs wegen viel benutzt, beispielsweise bei Masseuren, so wählt man als Stichort das Ohrläppchen.

Durchführung

Der Behandler umfaßt fest die Hand des Patienten und sticht zügig und ausreichend tief ein. Danach sollte ein Blutstropfen auf die Hautoberfläche hervortreten.

Tritt spontan kein Blut aus, so darf nicht versucht werden, durch Drücken und Quetschen doch noch einen Blutstropfen herauszubringen. Durch dieses Vorgehen kommt es zum Austritt von Lymphflüssigkeit aus dem Gewebe, das sich dem Blut zumischt. Will man aus solch einem gewonnenen Blut bestimmte Laborwerte, beispielsweise Glukose bestimmen, so muß man damit rechnen, daß der Wert verfälscht ist. Um einwandfreie Werte zu erreichen, muß das Blut vorschriftsmäßig gewonnen werden. Deshalb muß man beim Mißlingen den Vorgang an einer anderen Fingerbeere wiederholen.

31.7 Beseitigung der gebrauchten Kanülen und Lanzetten

Gebrauchte Kanülen werden in einen *Kanülensammler* gegeben, damit sich niemand verletzen kann. Gefüllte Kanülensammler können gut verschlossen zu dem normalen Hausmüll gegeben werden. *Material*, das mit Keimen meldepflichtiger Krankheiten verseucht ist, darf den Entstehungsort allerdings *nicht* verlassen. Eine Einleitung in den Hausmüll darf erst nach vollständiger Abtötung der infektionstüchtigen Keime erfolgen. Bitte beachten Sie hierzu auch das Abfallbeseitigungsgesetz (s. S. 27 f.) und das Bundesseuchengesetz § 10a.

Literatur

Alexander, M., H. Raettig: Infektionskrankheiten. Thieme, Stuttgart 1987.
Anschütz, F.: Die körperliche Untersuchung. Springer, Berlin 1978.
Bach, H.-D.: Äußere Kennzeichen innerer Erkrankungen. T. Marczell, München 1983.
Bartels, H., Bartels, R.: Physiologie. Lehrbuch und Atlas. Urban & Schwarzenberg, München–Wien–Baltimore 1995.
Bates, B.: Klinische Untersuchung des Patienten. Schattauer, Stuttgart 1989.
Benninghoff, A.: Anatomie, Bd. 1 u. 2. Urban & Schwarzenberg, München–Wien–Baltimore 1994.
Blumenschein, W.: Biologische Heilweisen bei Krebs. Ennsthaler, Steyr 1986.
Bronisch, F. W.: Die Reflexe. Thieme, Stuttgart 1979.
Burger, A., Wachter, H.: Hunius, Pharmazeutisches Wörterbuch. de Gruyter, Berlin–New York 1986.
Ciompi, L.: Affektlogik. Klett-Cotta, Stuttgart 1982.
Classen, M., Diehl, V., Kochsiek, K.: Innere Medizin. Urban & Schwarzenberg, München–Wien–Baltimore 1991.
Dahmer, J.: Anamnese und Befund. Thieme, Stuttgart 1981.
Degkwitz, R., Hoffmann, S. O., Kindt, H.: Psychisch krank. Urban & Schwarzenberg, München–Wien 1982.
Dethlefsen, Th., Dahlke, R.: Krankheit als Weg. Bertelsmann, München 1983.
Dörner, K., Plog, U.: Irren ist menschlich. Psychiatrie-Verlag, Wunstorf 1980.
Dorsch, F.: Psychologisches Wörterbuch. Huber, Bern 1994.
Dosch, P.: Lehrbuch der Neuraltherapie nach Huneke. Haug, Heidelberg 1986.
Duden, Das Wörterbuch medizinischer Fachausdrücke. Dudenverlag, Mannheim–Leipzig–Wien–Zürich 1992.
Epstein, O., Perkin, G. D. et al.: Bild-Lehrbuch der klinischen Untersuchung (dt. Übersetzung von H. J. Deuber). Thieme, Stuttgart–New York 1994.
Faller, A.: Der Körper des Menschen. Thieme, Stuttgart 1980.
Gerlach, U.: Innere Medizin für Krankenpflegeberufe. Thieme, Stuttgart 1985.
Gröbner, W., Zöllner, N.: Die körperliche Untersuchung. Urban & Schwarzenberg, München–Wien–Baltimore 1989.
Hall-Craggs, E. C. B.: Anatomy as a Basis for Clinical Medicine. Urban & Schwarzenberg, Baltimore–Munich 1985.
Kahle, W.: Nervensystem und Sinnesorgane. Thieme, Stuttgart 1986.

Kisker, K. P., Freyberger, H. et al. (Hrsg.): Psychiatrie, Psychosomatik, Psychotherapie. Thieme, Stuttgart 1991.
Köhnlein, H.-E.: Erste Hilfe. Thieme, Stuttgart 1985.
Kühn, H. A., J. Schirmeister: Innere Medizin. Springer, Berlin 1982.
Lampl, L. A.: Dermatologie. Mediscript, München 1983.
Laplanche, J., Pontalis, J. B.: Das Vokabular der Psychoanalyse. Suhrkamp, Frankfurt am Main 1992.
Leonhardt, H.: Innere Organe. Thieme, Stuttgart 1986.
Lippert, H.: Anatomie, Text und Atlas. Urban & Schwarzenberg, München–Wien–Baltimore 1983.
Miksits, K., Großgebauer, K. et al.: Medizinische Mikrobiologie und Infektiologie. Springer, Berlin–Heidelberg–New York 1992.
MSD – Manual der Diagnostik und Therapie. MSD Sharp/Dohme GmbH München (Hrsg.). Urban & Schwarzenberg, München–Wien–Baltimore 1993.
Netolitzky, J.: Innere Medizin in Frage und Antwort. Thieme, Stuttgart 1975.
Platzer, W.: Bewegungsapparat. Thieme, Stuttgart 1986.
Poeck, K.: Neurologie. Springer, Berlin–Heidelberg–New York 1992.
Pschyrembel, W.: Klinisches Wörterbuch. de Gruyter, Berlin 1994.
Rassner, G.: Atlas der Dermatologie und Venerologie. Urban & Schwarzenberg, München 1983.
Riede, U.-N., Schaefer, H.-E.: Allgemeine und spezielle Pathologie. Thieme, Stuttgart 1995.
Roche Lexikon Medizin. Urban & Schwarzenberg, München 1993.
Schettler, G.: Innere Medizin, Bd. 1 und 2. Thieme, Stuttgart 1984.
Schirmeister, J., H. A. Kühn: Innere Medizin. Springer, Berlin 1982.
Schmidt, R. F.: Grundriß der Neurophysiologie. Springer, Berlin 1974.
Schmidt, R. F.: Grundriß der Sinnesphysiologie. Springer, Berlin 1973.
Schütz, E., K. E. Rothschuh: Bau und Funktionen des menschlichen Körpers. Urban & Schwarzenberg, München 1982.
Siegenthaler, W., Kaufmann, W. et al.: Lehrbuch der inneren Medizin. Thieme, Stuttgart 1992.
Silbernagl, S.: Taschenatlas der Physiologie. Thieme, Stuttgart 1979.
Sobotta, J.: Atlas der Anatomie des Menschen, Bd. 1 und 2. Urban & Schwarzenberg, München 1988.
Tischendorf, F. W.: Der diagnostische Blick. Schattauer, Stuttgart 1987.

Sachregister

Fette Ziffern kennzeichnen die Hauptfundstelle, *kursive* Ziffern verweisen auf Abbildungen.

A

AAR *514*
AB0-Blutgruppensystem 178
Abbaustoffwechsel 251
ABC-Schema 476
Abdomenübersichtsaufnahme 225
abdominelle Notfälle, Lagerung 482, *482*
Abfall, infektiöser 28
Abfallbeseitigung 23, **27–28**
Abfallentsorgung 25
Abfallgruppen **27**
abhängiger Reaktionstyp 574
Abhören 118
Abhörstellen des Herzens 118
Abklopfen 117
Abkochung 580
Ablatio retinae 441
Abscherung 448
Absence 426
Absud 580
Abszeß 467
– heißer 467
– kalter 467
Abtastung 117
Abwehrring, lymphatischer 206
Abwehrspannung 239
Abwehrstoffe 511
Abwehrsystem **510**
– spezifisches **512**, 513
– unspezifisches **510**, 513
– Zusammenarbeit **512**
Abwehrzellen, Stammreihe *513*
ACE-Hemmer **146**
Acetabulum 81, *81*
Acetyldigoxin 143
Achalasie **228**
Achillessehnenreflex (ASR) 416, *416*
Achselschlagader 156
Achsenzylinder 66
Acromion *78, 79*
ACTH (adrenokortikotropes Hormon) 295
Adamsapfel 355, *355*
Addison-Syndrom 306, 567
Adenin 50
Adenohypophyse 294
Adenom 485
Adenosindiphosphat (ADP) 65
Adenosintriphosphat (ATP) 48, 65
Aderhaut 432–433, **434**
ADH (antidiuretisches Hormon) 255, 295, 322
Adipositas **257**
Adiuretin 294–295, 322
Adoleszentenkyphose **96**
ADP (Adenosindiphosphat) 65
Adrenalin 305
adrenogenitales Syndrom 306

adrenokortikotropes Hormon (ACTH) 295
Adstringenzien 583
Adventitia, Gefäße 154, *154*
Adventitis, Speiseröhre 218
Aerobier 506
ätherische Öle 581
Affekt 570
Affenfurche 53
afferente Fasern 407
Afferenzen **67**
Aflatoxine 508
Afterhebermuskel *336*
Agenesie 331
Agonisten 88
Agranulozytose **195**, 567
AGS s. adrenogenitales Syndrom
AIDS **558**
– Meldepflicht 11
AK *514*
Akinese 422
Akkommodation **434**
Akromegalie 296
Aktinfilamente 64, *64*
Aktionspotential **66**, 68
aktiver Transport, Nahrungsstoffe 256
Aktivierungsphase, Blutgerinnung 184
Akute-Phase-Proteine 511
Akzelerin 184
Albinismus 463
Albumine 176
Albuminurie 322
Aldosteron 305, 323
Alkaloide 581
Alkoholmißbrauch, Leberschädigung **277**
Allergie **561**
– Typ I **561**, 563
– Typ II 561, **562**, 563
– Typ III 561, **562**, 563
– Typ IV 561, **563**
– zellvermittelte 561
Allergien, humorale 561
Alles-oder-nichts-Gesetz 68, 117
Alpha-Amylase 255
– s.a. Amylase
ALT (Alaninaminotransferase) 271
Altersstar 440
Alveolargang 357, *358*
Alveolarmakrophagen 517
Alveolarsäckchen 357
Alveolen *358, 359*
Alveoli pulmonis *358, 359*
Alzheimer-Krankheit **424**
Amara 583
Amboß 446, *446*
Amenorrhö 350
AMG s. Arzneimittelgesetz

Ampulla ductus deferentis *338*
Ampulle *347*
Amylase 288
– s.a. Alpha-Amylase
Anabolismus 45, 251
Anämie **190**
– akute **191**
– aplastische 190, **193**
– Blutungsanämie 190
– chronische **191**
– Eisenmangelanämie **191**
– Eiweißmangelanämie 190
– Folsäuremangelanämie **193**
– hämolytische 190, **193**, 567
– hyperchrome 191
– hypochrome 191
– Kugelzellanämie 190
– makrozytäre 190
– Mangelanämie 190
– mikrozytäre 190
– normochrome 191
– perniziöse 190, **192**, 567
– renale 190
– Sichelzellanämie 190
– symptomatische 190
Anaerobier 506
Analgetikaniere **329**
Analkanal *213, 336, 341*
Anamneseerhebung **587**, 588
Anaphase **51**, *51*
anaphylaktische Reaktion 473
anaphylaktischer Typ **561**, 563
anaphylaktischer Schock 473
Anaphylaxie **474**, 564
Anastomosen, portokavale **267**
Androgene 305
Anfälligkeit 492
Anfärbbarkeit 506
Anfallsleiden **426**
Angiitis **167**
Angina 207
– pectoris **139**
– – instabile 140
– pectoris, stabile 140
– Plaut-Vincent 208
– Streptokokken 208
Angiographie 160, 368
Angiom 486
Angiotensin 323
Angiotensin converting enzyme **146**
Angitis **167**
Angulus infectiosus oris 227
Anhiebsdiagnose 587
Anisokorie 414
Anorexia nervosa **257**
Anpassungsfähigkeit 45
Ansatz, Muskel 88
Anspannungston 115, 118
Anspannungszeit, Herzperiode 115

Sachregister

Ansteckung
– aerogene 502
– perinatale 502
– postnatale 502
– pränatale 502
Ansteckungsquellen **501**
ansteckungsverdächtig, BSG 9
Anstrengungsasthma 374
Antagonisten 88
Anthelmintika 583
Anthelix *445*
Anthroponosen 494
Anthropozoonose 494
Antiasthmatika 583
Antidiabetika 583
antidiuretisches Hormon (ADH) 255, 295, 322
Antigen **513**, 561
Antigen-Antikörper-Reaktion 514, *514*
Antigendeterminanten, epitope 514
Antigen-Präsentation 516
antihämophiler Faktor A 184
Antihypertonika 583
Antikoagulanzien **145**
Antikörper **514**, 561
– Aufgaben 514
– Bildung 515
– mikrosomale 300, 567
– sekretorische 515
antimikrobielle Substanzen 511
Antiphlogistika 583
Anti-Pilz-Diät 509
Antisklerotika 583
Antitragus *445*
Antitussiva 583
Antrum pyloricum 218, *218*
Anulus fibrosus 73, *73–74*
Aorta 113, *156*
– abdominalis 155, *288*, 315
– ascendens (aufsteigende) *114*, 155, *155*
– descendens (absteigende) 155, *155*
– thoracica 155
Aortenbogen 155, *155*
– doppelter 157
Aortenanomalien 136
Aorteninsuffizienz **132**
Aortenisthmusstenose **136**
Aortenklappe **113**
Aortenklappeninsuffizienz **132**
Aortenklappenstenose **132**
AP (alkalische Phosphatase) 271
apallisches Syndrom 575
Apex pulmonis 358
Aphonie 371
Aphthen **227**
aplastische Anämie 190, **193**
Aponeurose 88
apoplektischer Insult **422**
Apoplexie **422**
apothekenpflichtige Arzneimittel s. unter Arzneimittel
Appendix vermiformis 223, *223*
Arachnoidea 404, *405*
Arbeitsschutzmaßnahmen 26
Arbeitsschutzvorschriften s. unter Hygiene- und Arbeitsschutzvorschriften
Arcus
– aortae 155
– palatoglossus *214*
– vertebrae 74, *74*

ARDF 472
Arm, Muskeln 92
Arm-Kopf-Schlagaderstamm 155
Arm-Kopf-Vene *206*
Armstrecker *92*, *93*
Aromatika 583
Arrhythmien **137–138**
Arteria(-ae)
– axillaris 156
– brachialis 156, *156*
– carotis 155, *155–156*, 158
– centralis retinae 436
– coronariae *114*, 155, *155*
– dorsalis pedis *156*, 158
– facialis *156*
– femoralis 156, *156*, 158
– fibularis *156*
– gastrica *156*
– hepatica 267
– hepatis *156*
– iliaca 155, 156, *156*
– intercostales *155*, 156
– interlobaris 317
– interlobularis 317
– lienalis 156, *288*
– lusoria 137
– mesenterica *155*, 156
– ophthalmica 436
– ovarica 155
– peronea *156*
– poplitea 156
– radialis 156, *156*, 158
– renalis *155*, 156, *156*, 316
– sacralis 155
– subclavia 155, *155–156*
– temporalis *156*
– testicularis 155
– tibialis *156*, 157–158
– ulnaris 156, *156*
– vertebralis 75, *156*
arterielle Embolie **166**
arterielle Klappen 118
arterielle Verschlußkrankheiten **166**
Arterie(n) *156*
– interlobäre 317
– zuführende 317
Arterienauskultation 159
Arterienverkalkung **164**
Arterienwand *154*
– Aufbau 153
Arteriole
– wegführende 317
– zuführende 321
Arteriosklerose **164**
arteriovenöse Fistel 168
Arthritis
– rheumatoide **101**, 567
– urica **258**
Arthrosen **104**
Arthus-Typ 562, 563
Articulatio
– acromioclavicularis 78, 79
– atlanto-occipitalis 76
– coxae 86
– cubiti 86
– genus 86
– humeri 78, 86
– sternoclavicularis 78
– synovialis 84
Aryknorpel 355, *355*
Arzneimittel
– apothekenpflichtige 12

Arzneimittel
– BOH 39
– freiverkäufliche **12**
– homöopathische, Verschreibungspflicht **13**
– verschreibungspflichtige **12–13**
Arzneimittelallergien 564
arzneimittelbedingte Leberschäden **277**
Arzneimittelbegriff, AMG **12**
Arzneimittelexantheme 564
– fixe 565
Arzneimittelfieber 565
Arzneimittelgesetz **12–13**
Arzneimittelherstellung, BOH 39
Asbestose **382**
Ascorbinsäure **254**
Askariden **244**
Aspergillus flavus toxine 508
Aspiration 600
Aspirieren 597
ASR (Achillessehnenreflex) 416, *416*
ASS (Azetylsalizylsäure) 186
Astbeststaublunge **382**
Asthma, allergisches 374
– berufsbedingtes 374
– bronchiale 369, **374**
– cardiale **124**, 369
– endogenes 374
– psychogenes 374
Astigmatismus **438**
Astrozyten 517
Aszites 275
Atelektase 366, **385**
– fetale 385
Atembewegung 358, **359**
– Steuerung 359
Atemgeräusch 363
– diskontinuierliches 366
– normales **363**, 367
– vermindertes 366
Atemgrößen **360**
Atemminutenvolumen 361
Atemnot, Lagerung 482
Atemspende **476**
– beim Säugling 477
Atemvolumen 360
Atemwege
– freie **476**
– obere 353
– untere 353
Atemzentrum 360
Atemzugvolumen 360
– maximales 361
Atherome 467
Atlas 75, *76*
Atmung
– äußere 353, 359
– innere 353
Atmungskette 48
Atmungssystem **353**
Atopien 563
ATP (Adenosintriphosphat) 48, 65
Atrioventrikularklappen **113**
Atrioventrikularknoten **116**, 117
Atrium 112, *113–114*
Aufbaustoffwechsel 251
Aufgedunsener, blauer s. Blue bloater
Aufguß 580
Aufklärungspflicht 29
– BOH 37
Augapfel, Aufbau 432

Sachregister

Auge **431–441**
- äußeres **431**, *431*
- Blutversorgung **436**
- Querschnitt *432*
- Ringmuskel *90*
Augenabschnitt, vorderer *433*
Augenabziehnerv *408*
Augenbewegungsnerv *408*
Augenbindehaut **431**, *432–433*
Augenbrauenrunzler *90*
Augenhaut (Augenhäute) **433**
- äußere **433**
- innere **434**
- mittlere **434**
Augenhintergrundspiegelung **437**
Augenhöhlen *431*
Augeninnendruck, erhöhter **440**
Augenkammer *432–433*
Augenkrankheit, ägyptische **441**
Augenlidschutzreflex *414*
Augenmuskeln **436**
Augenrollnerv *408*
Augenschlagader **436**
Augenspiegel **436–437**
Augenspülungen *580*
Augentonometrie *437*
Augenwaschungen *580*
Augenzittern *438*
Auricula **445**, *445–446*
Auris
- externa **445**
- interna **447**
- media **446**
Ausatmung *359*
Ausbuckelungen *223*
Ausdruckskrankheiten *574*
- sekundäre *574*
Ausführungsgänge, ableitende *336*
Auskultation *118*, *587*, **591**
Auspitz-Phänomen *464*
Aussatz **522**
Ausschabung *345*
Ausscheider **503**
- BSG *9*
Ausscheidungsgifte *507*
ausscheidungsverdächtig, BSG *9*
Außenkrümmung, große *218*
Außenseitermethoden *32*
Ausspritzgang *336*, **338**
Austreibungszeit, Herzperiode *115*
Ausübung der Zahnheilkunde, Gesetz **14**
Ausweis, BOH *39*
Autoaggressionskrankheiten *566*
Autoimmunkrankheiten *566*
Autoklaven *21*
autonome Steuerung des Herzens **116**
Autosomen *49*
Autotransfusion *480*
AV-Knoten **116**, *116*, *117*
Axis *75*, *76*
Axon *55*, *66*, *66*
A-Zellen, Inselapparat *307*
Azetylsalizylsäure (ASS) *186*

B

Babinski-Zeichen **416**, *416*
Bälkchenknochen *62*
Bänder, Wirbelsäule *77*
Bakteriämie *495*
bakterielle Dysenterie *240*
bakterielle Ruhr *240*
Bakterien **505**, *506*
- gramnegative *506*
- grampositive *506*
- kugelförmige *506*
- schraubenförmige *506*
- stäbchenförmige *506*
Bakteriengifte **507**
Bakterienklassifizierung *505*
Bakterienruhr *240*
Bakteriurie, asymptomatische *326*
Balkangrippe **536**
Ballonsonde *229*
Band *88*
Bandhaft **84**
Bandscheibe *73*
Bandscheibenprolaps (Bandscheibenvorfall) *96*
Bandwürmer *246*
Bartholin-Drüsen *347*
Basaliom **467**
Basalmembran *57*
Basalzellschicht *457*
Basedow-Syndrom **300**, *567*
Basilarmembran *448*
Basophile *180*
bathmotrop *142*
Bauch
- brettharter *232*, *237*, *239*
- Quadrantenaufteilung *224*
Bauchaorta *155*, *155*, *288*, *315*
Bauchatmung *359*
Bauchbereich, Muskeln *92*
Bauchdeckenreflex (BDR) *415*
Bauchfell *219*, *221*
Bauchfellentzündung *239*
Bauchhautreflex (BHR) *415*
Bauchhöhlenschwangerschaft *343*
Bauchmuskel
- gerader *91*, **92**
- querer *94*
- schräger, äußerer *91*, **94**
-- innerer *94*
Bauchspeichel *287*
Bauchspeicheldrüse *213*
Bauchwassersucht *275*
Baufett *59*
Bauhin-Klappe *223*, *223*
BDR (Bauchdeckenreflex) *415*
Becher-Zahl *324*
Becherzellen *222*
Bechterew-Haltung *103*
Bechterew-Syndrom **102**
Becken, großes *81*
Beckengürtel **80**, *81*
Beckenhauptlymphgefäß *202*
Beckenschlagader *155*, *156*, *156*
Behaarungsanomalie *276*
Behandlungspflicht *28*, *30*
Behandlungsverbot **11**, *335*
- nach § 30 BSG **10**
Behandlungsvertrag *28*
Beihilfefähigkeit *31*
Beihilfevorschriften (BhV) **31**
Beinnerv *409*
Bekämpfung der Geschlechtskrankheiten, Gesetz **15**
Belegzellen *219*
Benommenheit *480*
Beri-Beri *261*
Berufsaufsicht, BOH *39*
Berufsausübung, freie *1*
Berufsausweis, BOH *39*
Berufsbezeichnung s. Bezeichnung
Berufsgrundsätze, BOH *37*
Berufshaftpflichtversicherung *39*
Berufsinsignien, BOH *39*
Berufsordnung, Verstöße *40*
Berufsordnung für Heilpraktiker (BOH) *37*
Berufspflichten, BOH *37*
Berufswahl, freie *1*
Beschäftigung von medizinischem Hilfspersonal *25*
Beschleunigung, geradlinige *449*
Beschneidung *340*
Beseitigung, Abfälle *23*, **27–28**
Besnier-Boeck-Schaumann-Krankheit *383*
Bestandsverzeichnis *33*
Betablocker **143**
- Wirkungen *143*
Betäubungsmittel *14*
Betäubungsmittelgesetz (BtMG) **14**
Betarezeptorenblocker **143**
Betrachtung *117*
Betriebsarzt *27*
Bewußtseinsstörungen *480*
- Schweregrade *480*
Bezeichnungen, BOH *39*
BhV (Beihilfevorschriften) **31**
Bifurcatio tracheae *356*
Bigeminie *137*
Bilirubin *282*
Bindegewbe
- lockeres *59*
- straffes *59*
Bindegewebe *55–56*, **58–63**, *64*
- Aufbau *58*
- Formen *59*
- lockeres *55*
- retikuläres *55*, *59*
Bindehaut **431**, *431–433*
Bindehautentzündung *440*
Bio-Indikatoren *21*
Biot-Atmung *361*
Bitterstoffe *581*
Bizepsreflex **414**, *415*
BKS (Blutkörperchensenkungsgeschwindigkeit) *189*
Bläschen *462*
Bläschenatmen **363**, *367*
Bläschendrüse **338**, *341*
Bläschenfollikel *342*
Blase *319*, *341*, *457*
Blasendreieck *319*
Blasengalle *281*
Blasenkrebs **330**, *488*
Blasenspiegelung *325*
Blattern *525*
blauer Aufgedunsener s. Blue bloater
Blinddarm **223**, *223*
blinder Fleck *432*, **436**
Blinzelreflex *414*
Blue bloater *376*
Blumberg-Zeichen *225*
Blut *59*, **175–194**, *195*, **196**
- Aufgaben *183*
- Pufferfunktion *183*
- Zusammensetzung *175*
Blutarmut **190**
Blutbild *188*
Blutdruckerhöhung *328*

Sachregister

Blutdruckmessung 121
Blutdruckwerte 121
Bluteiweiße 176
Blutentnahme 595
Blutergelenke 196
Bluterkrankheit 196
Blutgasanalyse 189, 367
Blutgerinnung 176, 184
- Aktivierungsphase 184
- Extrinsic-System 184
- Hemmstoffe 185
- Intrinsic-System 185
Blutgerinnungsfaktoren 184
Blutgruppen 177
Blutgruppenunverträglichkeiten 177
Blut-Hirn-Schranke 404
blutiger Stuhl 237
Blutkörperchen
- rote 177
- weiße 179
Blutkörperchensenkungsgeschwindigkeit (BKS) 189
Blutmastzellen 180
Blutplättchen 182
Blutplasma 175
Blutproben bei strafbaren Handlungen 16
Blutsenkungsgeschwindigkeit (BSG) 189
Blutserum 176
Blutspeicherung 270
Blutstillung 183
Blutungsanämie 190
Blutungszeit 184
- primäre 184
Blutuntersuchung auf Diabetes 307
Blutvergiftung 495
Blutverlust 175
Blutvolumen 175
Blutzellen 177
- Bildungsstätten 175
Blutzuckerbestimmung, postprandiale 307
Blutzuckertagesprofil 308
B-Lymphozyten 181
Body-Maß-Index 257
Boeck-Krankheit 382
Bogengänge 446, 447, 447, 449
BOH (Berufsordnung für Heilpraktiker) 37
Booster-Effekt 513
Borderline-Typ 523
Borkenflechte 466
Botulismus 521
Bouchard-Knoten 105
Bowman-Kapsel 320, 321
Brachioradialisreflex 414
Bradykardie 137, 138
- relative 138, 493
B-Region, Lymphknoten 203
Brenztraubensäure 65
brettharter Bauch 232, 237, 239
Bries 206
Brill-Zinsser-Krankheit 522
Broca-Formel 257
Bronchialasthma 374
Bronchialatmen 363, 364, 367
Bronchialkarzinom 388
Bronchialkrebs 487
Bronchiektasen 369, 376
Bronchien 357
Bronchiolen 357, 358

Bronchiolen
- Endaufzweigung 358
Bronchiolus 358
- respiratorius
Bronchitis
- akute 369, 371
- asthmatoide 373
- chronische 369, 372
- nicht-obstruktive 373
- obstruktive 373
Bronchographie 368
Bronchopneumonie 379
- atypische 380
Bronchoskopie 367
Bronzehautkrankheit 567
Brudzinski-Zeichen 425
Brüche 97
- geschlossene 97
- offene 97
Brücke 400, 400
Brühhaut 564
Brunner-Drüsen 222
Brustaorta 155, 155
Brustatmung 359
Brustbein 77, 78
Brustbein-Schlüsselbein-Gelenk 78, 78
Brustdrüse 347
- Untersuchung 348
- weibliche 347
Brustfell 359
Brustfellentzündung 390
- feuchte 391
- trockene 366, 391
Brustkorb 78
Brustkrebs 348, 488
Brustmuskel
- großer 91, 92, 347
- kleiner 92
Brustwirbel 75
Brustwirbelsäule 75
Bruzellose 531
BSG (Blutsenkungsgeschwindigkeit) 189
BSG (Bundesseuchengesetz) 8
BtMG (Betäubungsmittelgesetz) 14
Bürstensaum 221
Bulbus oculi 432
Bulimia nervosa 257
Bundesseuchengesetz (BSG) 8
Bursa 87
- olecrani 98
- praepatellaris 98
- subacromialis 98
Bursa-fabricii-Äquivalente 180
Bursitis 98
Bypass-Operation 140
B-Zellen 181
- Inselapparat 307

C

C3b 512
Caecum 223, 223
Calcaneus 82, 83, 83
Calciferole 254
Calcitonin 298, 303
Calices renales 316
Canaliculus lacrimalis 431
Canalis(-es)
- analis 213, 336, 341
- carpi 80

Canalis
- semicirculares 447, 449
- – ossei 448
- vertebralis 74, 216
Candida albicans 508
Candida-Mykose 508
Canicola-Fieber 535
Capitulum humeri 79
Caput
- femoris 81, 81–82
- fibulae 82
- humeri 79
- medusae 275
- pancreatis 288
Cardia 217–218, 218
Carpalia 78, 79, 79
Cartilago(-ines)
- cricoidea 355, 355–356
- thyroidea 355, 355–356
- tracheales 355, 356, 356
Cauda pancreatis 288
Cavitas nasi 354
Cavum
- nasi 216
- oris 213, 214, 216
- tympani 446
- uteri 342
CE-Kennzeichnung 34
Cellulae ethmoidales 354, 354
Cerebellum 400, 401
Cerebrum 400, 402
Cerumen obturans 452
Cervix 342
Chalazion 439
Charakterneurosen 572
Charcot-Trias 420
chemische Reizleitung 67
Chemorezeptoren
- arterielle, periphere 360
- zentrale 360
Chemotaxis 512
Cheyne-Stokes-Atmung 361
Chiasma opticum 436
Chlamydien 506
Chloasma 464
Cholagoga 583
Cholangitis 284
Choledocholithiasis 283
Cholelithiasis 283
Cholera 239
Cholesterin 252
Cholezystokinin 282, 288
Cholezystolithiasis 283
Chondrom 486
Choroidea 432–433, 434
Chrom 253
Chromatin 48, 51, 51
Chromosomen 48, 49, 51
Chromosomenabweichungen 53, 54
chronisch-venöse Insuffizienz (CVI) 171
chronotrop 142
Chvostek-Zeichen 304
Chylus 201
Chymotrypsin 288
Chymotrypsinogen 256, 288
Chymotrypsintest 289
Chymus 220
Cisterna chyli 202, 202
CK (Creatinkinase), Herzinfarkt 141

Sachregister

Claudicatio intermittens 160, **166**
Clavicula 78, *78*, *79*, *91*, *93*
Clearance-Untersuchung 325
Cochlea *447*, **448**
Colitis ulcerosa **237**, 567
Collum femoris *82*
Colon *213*, **224**
– irritabile **237**
Columna(-ae)
– anterior *405*
– lateralis *405*
– posterior *405*
– renales
– vertebralis **73**
Coma 480
– diabeticum **311**
– vigile 576
Commotio cerebri 403
Computertomographie (CT) 417
Conchae 353
Condylus
– lateralis *82*
– medialis *82*
Conjunctiva *432–433*
Conn-Syndrom 306
Contergan® 133
Cor pulmonale **123**, 369
Corium **458**, *458*
Cornea 431, *432*, **433**, *433*
Cornu
– majus 355
– minus 355
– superius 355
Corpus
– callosum 403
– luteum **343**
– pancreatis *288*
– pineale **297**
– sterni *78*
– uteri *342*
– ventriculi 218, *218*
– vertebrae *73*, *74*, **74**, *405*
Cortex renalis *316*
Corti-Organ *446*, **448**, *448*
Corynebakterien 506
Costae **77**
Cowper-Drüse **339**, 341
Coxarthrose 104
C-reaktives Protein (CRP) 511–512
Creme 581
Creutzfeldt-Jakob-Krankheit, Meldepflicht 9
Crista iliaca 81, *81–82*
Crohn-Krankheit **233**, 567
CRP (C-reaktives Protein) 511–512
CT (Computertomographie) 417
Cumarin 186
Cumarinverbindungen 146
Curvatura
– major *218*
– minor *218*
Cushing-Syndrom **306**
CVI (chronisch-venöse Insuffizienz) **171**
Cystitis **326**, 506
Cytosin 50

D

Dämmerungssehen 435
Dämpfung, relative 118
Dakryozystitis 439
Damm 347
Dampfsterilisation 21
Darmbein 80–81, *81–82*
Darmbeingruben 81
Darmbeinkamm 81, *81–82*
Darmbeinmuskel 95
Darmbeinstachel 81
– vorderer, oberer *82*, *95*
– – unterer *82*
Darmflora 222
Darmgangrän 234
Darmkrebs 487
Darmlähmung 239
Darmpilze 509
Darmspiegelung 226
Darmtrichinose 246
Darmtumoren 238
Darmverschluß **235**
Darmzotten *221*
Darrsucht 103
Dauerausscheider 242, **503**
Daumen 80
Daumenabzieher, kurzer *93*
Daumenbeuger
– kurzer *93*
– langer *93*
Daumenwurzelgelenk, Arthrose 105
Deckgewebe 55
Deckplatte *448*
Defäkation 235
dekompensierte Phase, Schock 471
Deltamuskel 90–91, **92**, *93*
Dendrit *55*, 66, *66*
Denkstörungen 576
Dens (Axis) *75*, 76
Dentes **215**
Depolarisation 68
Depression 570
– unipolare 576
Dermatitis exfoliativa allergica 564
Dermatome **407**, *407*
Dermatophyten 507
Dermatose, photoallergische 564
Dermis **458**
Desinfektion 20–24, **498**
Desinfektionsgeräte 33
Desinfektionsmittel, chemische 22
Dextrine 255
Diabetes insipidus 297, 402
Diabetes mellitus **308**
– juveniler 567
– Koma 311
– Makroangiopathie 310
– Mikroangiopathie 310
– Stadieneinteilung 308
Diagnosestellung 29
Diapedese 154
Diaphoretika 584
Diaphyse *61*
Diarrhö **234**
Diarthrosen **84**
Diastole 114
Dickdarm *213*, **223**, *223*
– Erkrankungen **234–239**
Dickdarmkrümmung *223*
Diencephalon *400*, 401
Dienstleistungsvertrag 28
Dienstvertrag 28

Differentialblutbild 188
– weißes 188
Digestion 251
Digitalisglykoside **142**, 582
Digitalisüberdosierung 143
Digitoxin 143
Digoxin 143
Diphtherie **532**
Diplokokken 506
Disaccharidase 255
Disaccharide 251
Discus(-i) 84
– intervertebralis **73**, *73*
Diskusprolaps **96**
Distorsion 97
Diuretika **145**
Divertikel, Dünndarm 234
Divertikulitis **238**
Divertikulose **238**
DNS **49**
Dokumentationspflicht, BOH 37
Doppelbilder 438
Doppelhelix-Modell **49**
Doppeltsehen 436
Dornfortsatz 74, *74*, *405*
Down-Syndrom **53**
Dreher 75
Drehgeschwindigkeit, Änderung 449
Drehschwindel 454
Dreieckbein *79*, 80
Dreieckgrube 445
Drillingsnerv 408
Droge 579
Dromedarfieberkurve 493
dromotrop 142
Drosselvene 157
Druck
– kapsulärer 322
– kolloidosmotischer 321
Drüsen *58*, 215
– Dünndarm 222
– endokrine 57, 293
– exokrine 57, 293
– muköse 57
– seröse 57
Drüsengewebe **57**
Duchführungsverordnung, erste, Heilpraktikergesetz 4
Ductus
– alveolaris *358*
– arteriosus, persistierender **135**
– Botalli, offener **135**
– choledochus *281*, *282*, *288*
– cysticus *281*, *281*
– deferens *336*, **337**, *338*
– ejaculatorius **338**
– hepaticus 267, *281*, *281*
– lactiferi *347*
– nasolacrimalis *354*, *431*
– pancreaticus 287
– thoracicus 202, *202*
Dünndarm *213*, **220**
– Drüsen 222
– Erkrankungen 232–234
– Tumoren 234
Dünndarmwand **220**
Duodenum **220**, *223*, *288*
Dura mater 404, *405*
Durchfall **234**
Durstgefühl 402
Dysenterie, bakterielle **240**
Dyskinesie, Gallenwege **285**

607

Sachregister

Dysmenorrhö 350
Dysurie 326

E

Ebola-Fieber 529
Echinokokken 551
Echinokokkose **551**, 553
- alveoläre 551, 553
- zystische 551, 553
Echokardiographie 123
EDTA (Ethylen-Diamin-Tetra-Acid) 186
EEG (Elektroenzephalogramm) 417
EEG-Nullinie 482
Effektor 69, 413, *413*
efferente Fasern 407
Efferenzen 67
Effloreszenzen *462*
Eichgesetz 35
Eichordnung 35
Eierstock *342*
Eierstockentzündung 343
Eierstocksschlagader *155*
Eierstockzyste 343
Eierstöcke **342**
Eigelenk **85**, *85*
Eigenreflexe 412, *413*
Eignung zum Heilpraktikerberuf 5
Eileiter *342*, **343**
Eileiterentzündung 344
Eileiterschwangerschaft 344
Einatmung 359
Eingeweidelymphgefäß *202*
Einreibungsmittel 581
Eisen 253
Eisenmangelanämie **191**
Eisenmenger-Reaktion 134
Eisenspiegel 272
Eisprung **343**
Eiweißaufbau **256**
Eiweiße **252**
Eiweißfäulnis 483
Eiweißherstellung **50**
Eiweißmangelanämie 190
Eiweißverlustniere **329**
Eizelle 342, **343**
EKG (Elektrokardiogramm) 122
Ektotoxine 507
Ekzem **465**
- atopisches 564
- mikrobielles 465
elastische Fasern 58
elastischer Knorpel 60, *60*
Eleidin 457
elektrische Reizleitung 68
Elektroenzephalogramm (EEG) 417
Elektrokardiogramm (EKG) 122
Elektrolytstörungen 262
Elektroneurographie (ENG) 417
Elixier 581
Elle 78, *79*, *79*
Ellenarterie *156*
Ellenbogen 86, *93*
Ellenbogengelenk *78*, **86**
Ellenhandbeuger *93*
Ellenschlagader *156*
Ellen-Speichen-Gelenk 86
Embolie, arterielle **166**
Embolus 167
Embryonenschutzgesetz **17**
Empfänglichkeit 492

Emphysematiker 366
Encephalon 399
Endangitis obliterans **167**
Endbronchiole *358*
Endemie 496
Endocarditis lenta 127
Endokard **111**
Endokarditis **126**
- akute 126
- bakterielle 125
- subakute 127
endokrine Drüsen 57, 293
Endokrinium 293
Endokrinologie **293**
Endolymphe *446*, 448
Endolymphsack *447*
Endometriose 345
Endometrium *342*, 344
endoplasmatisches Retikulum 47, *48*
Endost(eum) 61–62
Endothel 154
Endotoxine 507
Endphase **51**, *51*
Endplatte, motorische *413*
Energiegewinnung 47, *65*
ENG (Elektroneurographie) 417
Enophthalmus 439
Enteritis
- infectiosa 241
- regionalis Crohn **233**, 567
Enterobius vermicularis **245**
Enterogastron 220
enterohepatischer Kreislauf **282**
Enterokinase 256, 288
Enteropeptidase 256, 288
Enthirnungsstarre 575
Entkeimungsverfahren 23
Entseuchung **498**
Entspannungszeit, Herzperiode 115
Entzündung **187**
Entzugssymptome 578
Enzephalitis 506
Enzephalopathie, humane, spongiforme, Meldepflicht 9
Enzymdiagnostik, Herzinfarkt 141
Enzyme 214
Eosinophile 180
Epicondylitis 98
Epicondylus
- humeri *79*
- medialis *82*
Epidemie 496
Epidermis **457**, *458*
Epidermissternzellen 517
Epididymis *336*, **337**
Epiduralraum *405*
epigastrischer Reflex 415
Epiglottis 355, *355*
Epikard **112**
Epikutantest 465, 565
Epilepsie **426**
Epipharynx 216–217, *354*
Epiphyse *61*, **297**
Epiphysenfuge *61*
Episomen 486
Epithelgewebe **55**, *55–57*
- Anzahl der Schichten **56**
- Aufgabe **56**
- einschichtiges 56
- Formen **56**
- kubisches 55, **56**

Epithelgewebe
- mehrschichtiges 56
- Oberflächenbildung 57
- Übergangsepithel 57
- verhornendes 57
- zilientragendes 57
- zylindrisches 55, **56**
Epithelödem 441
Epitope 514
Epstein-Barr-Virus 556
Erbanlage **49**
Erbfaktor **49**
Erbkörperchen 49
Erb-Punkt 118
Erbsenbein *79*, 80
Erlaubniserteilung 3
Erosion *462*
Erregbarkeit 45
Erregungsleitungssystem **116**, *116*
erstattungsfähig 31
Erste Hilfe, Herzinfarkt 141
Erythem *463*
Erythema
- chronicum migrans 549
- nodosum 565
Erythropoetin 320
Erythrozyten **177**
Eß-Brechsucht 257
Eßzentrum 402
Eukaryonten 505
Eustachi-Röhre **446**
Exkoriation *462*
exokrine Drüsen 57, 293
Exophthalmus 439
Exotoxine 507
Expektoranzien 584
Expektorationen, maulvolle, morgendliche 377
Exspiration 359
Exsudat 389
exsudative Phase, Wundheilung 463
Extrakt 581
Extrasystolen 137
Extremität, untere *82*
Extrinsic-System, Blutgerinnung 184
Extrinsic-Asthma 374
Extrinsic-mixed-Asthma 374

F

Fab-Teil *514*
Fadenpapillen 214
Färbekoeffizient, Erythrozyten 190
Fäulnis 483
Fallot-Tetralogie **135**
Farbenblindheit 438
Farbenfehlsichtigkeit 438
Farbensehen 435
Faserknorpel 60, *60*
Fasern 58
- elastische 58
- kollagene 58, 103
Faulecken 227
Faustschlußprobe 160
Fc-Teil *514*
Febris
- s.a. Fieber
- recurrens **526**
Feldfieber 535
Femur **81**, *81–82*, 87
Fenster, ovales/rundes s. unter ovales/rundes Fenster

Sachregister

Fernanpassung 434
Fernbehandlung 19
– Geschlechtskrankheit 15
Fersenbein 82, 83, *83*
Fersenschmerz 103
Fertigarzneimittel
– AMG 13
– Kennzeichnung 13
Fettabbau **256**
Fettanhängsel *223*, 224
Fette **252**
Fettgewebe 55, **59**
Fettleber **276**
Fettsäuren 252
Fettsucht **257**
Feuermal 463
Fibrinogen 176, 184
Fibrinolyse 186
fibrinstabilisierender Faktor 184
Fibrom 485
Fibrose, zystische **386**
Fibula *81–82*, **83**, *87*
Fieber **499**
– s.a. Febris
– Arzneimittelfieber 565
– Canicola-Fieber 531
– Ebola-Fieber 529
– Feldfieber 535
– Fleckfieber 522
– hohes 500
– intermittierendes 500, *501*
– klassisches **522**
– Kontinua-Fieber *501*
– kontinuierliches 500
– Lassa-Fieber 529
– mäßiges 500
– Marburg-Fieber 529
– Pfeiffer-Drüsenfieber 556
– Q-Fieber 536
– remittierendes 500, *501*
– Resorptionsfieber 141
– rheumatisches **100**, 126
– septisches 501
– Sinn und Gefahr 500
– undulierendes 501, *501*
– virusbedingtes, hämorrhagisches **528**
– zentrales 499
Fieberabfall 500
Fieberarten **500**
Fieberkrämpfe 500
Fieberkurven **500**, *501*
Fieberverlauf
– Typhus abdominalis *242*
– zweigipfliger 493
Filtration, glomeruläre **321**
Filzläuse 468
Fingerknochen *78*, 80
– Hand *79*
Fingerpolyarthrose 105
Fingerstrecker *93*
Finnen 247
Fischhaut 464
Fissura longitudinalis cerebri 403
Fistel 467
– arteriovenöse 168
Flachlagerung 482
Flavonoide (Flavone) 582
Fleck *462*
– blinder/gelber s. unter blinder/gelber Fleck

Fleckfieber **522**
– klassisches **522**
Flecktyphus **522**
Flexura coli *223*, 224
Flimmerhärchen 55, 57, *57*, 511
Flöhe 510
Flügelmuskel
– äußerer 89, *89*
– innerer 89, *89*
Flush 474
Förderleistung des Herzens **117**
Follikelhormon 349
follikelstimulierendes Hormon (FSH) 295, **350**
Follikelzellen 342
Follikelzyste **343**
Folsäuremangelanämie **193**
Foramen(-ina)
– intervertebrale 74
– obturatum 81, *81*, 82
– sacralia 76
– transversarium 75, 76
– vertebrale 73–74, *74*
Formatio reticularis 400
Formenkreise, monomanische 570
Fortbildungspflicht, BOH 38
Fortpflanzungsorgane **335**
Fossa triangularis *445*
Fransentrichter 342
Freisetzungshormone 294
freiverkäufliche Arzneimittel s. unter Arzneimittel
Fremdreflexe 412, *413*
Frenulum labii *214*
Freßzellen 510
Frömmer-Fingerzeichen 412
Fruchtzucker 251
Frühantikörper 515
Früh-(jahr-)Sommer-Meningoenzephalitis (FSME) 550
Frühschmerz, Gastritis 232
Fruktose 251
FSH (follikelstimulierendes Hormon) 295, **350**
FSME (Früh-[jahr-]Sommer-Meningoenzephalitis) 550
Fuchsbandwurm **551**
Füllungszeit, Herzperiode 115
Fundus 218, *218*
– uteri 342
funktionelle Syndrome 574
Fuß
– Muskeln 94
– Skelett *83*
Fußmittelknochen *83*
Fußrückenschlagader *156*, 158
Fußsohlenreflex 416, *416*
Fußwurzelknochen *82–83*

G

Galaktose 251
Galaktosetest 272
Galle **282**
Gallenblase *213, 268*, **281**, *281*
Gallenblasenentzündung **284**
Gallenblasengang 281, *281*
Gallengang(-gänge) *281–282*, 288
– Tumoren 488
Gallensäuren 282
Gallensaft 270
Gallensteine **283**

Gallenwege 281
– Dyskinese **285**
– Entzündungen **284**
– Tumoren **285**
Gallertkern 73
– innerer 73, *73–74*
Galoppton 120
Gamma-GT 271
Ganglien *410*
Ganglion 98
– spinale *405*, 406
Gasaustausch 353
Gasbrand **537**
Gasödem **537**
Gaster **218**
– s.a. Magen/Ventriculus
Gastransport 359
Gastrin 220
Gastritis **230**
– akute 230
– chronische 230, 567
Gastroenteritis 506
gastrokardialer Symptomenkomplex **140**
Gastroskopie 225
Gaumen **214**, **215**, *216*
Gaumenbögen *214*, 215
Gaumenmandel 206, **207**, *214*
Gebärmutter *341*, **344**
Gebärmutterentfernung 346
Gebärmuttergrund *342*
Gebärmutterhals 342
Gebärmutterhöhle *342*
Gebärmutterkörper *342*
Gebärmutterkrebs **345**, 488
Gebärmuttermund *342*
Gebärmuttermyom **344**
Gebärmuttersenkung **344**
Gebilde 340
Geburtshilfe 15
Gedächtniszellen 182
Gefäßapparat **154–171**
Gefäßentzündung **167**
Gefäßmißbildungen, angeborene **168**
Gefäßreaktion **183**
Gefäßsternchen 276
Gegenleiste *445*
Gehirn **399**, *400*
Gehirnerschütterung 403
Gehirnschlag **422**
Gehörgang *445*, *446*
– äußerer *445*
Gehörgangfurunkel 452
Gehörknöchelchen 446
Gehtest 160
Gekröseschlagader *155*, 156
Gelbe Liste Pharmaindex **12**
gelber Fleck *432*, **435**
Gelbfieber **534**
Gelbkörper *342*, *343*
Gelbkörperhormon 349
Gelbsucht **282**
Gelenkarten **84**, *85*
Gelenkbänder 84
Gelenke *83*, **84**
– Aufbau 84, *84*
Gelenkende *61*
Gelenkfortsatz *74*
– oberer *74*
– unterer *74*
Gelenkhöhle 84

Sachregister

Gelenkkapsel 84
Gelenkknorren
- innerer 82
- seitlicher 82
Gelenkkopf 84
Gelenkpfanne 84
Gelenkrheumatismus, entzündlicher 101
Gelenkschmiere 84
Gelenkspalt 84, *84*
Gelenkverrenkung 97
Gelenkzerrung 97
Gen 49
Generalisationsstadium 493
Generalsstreifen 96
Gerätebuch 33
Gerätegruppe **33**
Gerbstoffe 582
Gerinnselauflösung 186
Gerinnungsstörungen 186
Gerstenkorn **439**
Gerstmann-Sträußler-Scheinker-Syndrom, Meldepflicht 9
Geruchsnerv 408
Gesäß, Muskeln 94
Gesäßmuskel, großer 95
Geschlechtsbestimmung *51*, **52**
Geschlechtschromosomen 49
Geschlechtsdrüsen, männliche 336
Geschlechtskrankheiten 15
- Fernbehandlung 15
- Gesetz zur Bekämpfung **15**
- Meldepflicht 16
Geschlechtsmerkmale
- primäre 335
- sekundäre 16, 335
Geschlechtsorgane **16**
- männliche 336, *336*
-- äußere 336
- weibliche **341**, *341*
-- äußere 341, **346**
-- innere 341, *342*
Geschlechtszyklus **348**, *349*
- Störungen 350
Geschmacksempfindung 215
Geschwür *462*
Geschwulst **485**
Gesetz(e) 1
- über die Ausübung der Zahnheilkunde **14**
- zur Bekämpfung der Geschlechtskrankheiten **15**
- über Medizinprodukte **34**
- über das Meß- und Eichwesen **35**
- über den öffentlichen Gesundheitsdienst **35**
- gegen den unlauteren Wettbewerb (UWG) **20**
Gesetzeskunde **1**
Gesichtsnerv 408
Gesichtsschlagader *156*
Gesprächsführung 587
Gesundheitsamt 35
Gewebe, Definition 55
Gewebearten **55**, *55–56*
Gewebethrombokinase 184
Gewebethromboplastin 184
Gewebsmakrophagen 516
Gewicht, spezifisches 324
Gicht **258**
Gichtperlen 259
Gigantismus 296

Gingiva *214*
Glandula(-ae)
- bulbourethralis **339**
- duodenales 222
- intestinales 222
- parotis 215
- pituitaria 294
- salivariae *213*, **215**
- seminalis 336
- sublingualis 216
- submandibularis 216
- sudoriferae 460
- suprarenalis 288, **304**, *315*
- thyroidea 216, **297**
- vesiculosa **338**
Glanzschicht 457
Glanzstreifen **55**, 65
Glaskörper **432**, *432*
Glaukom **440**
- akutes 441
- chronisches 441
Gleichgewichtsnerv 408, 450
Gleichgewichtsorgan *446*, 447, **449**, 450
Gleichgewichtssystem 450
Glia 517
Gliazellen **67**
Glied, männliches **340**
- Schwellkörper 340
Globuline 177
glomeruläre Filtration 321
Glomerulonephritis **327**
- chronische 328
Glomerulus 320, *321*
Glukagon 288, 307
Glukokortikoide 305
Glukose 65, 251
Glukosetoleranztest 308
Glukosidase 255
Glukuronsäure 282
Glyceroltrinitrat **144**
Glyceryltrinitrat **144**
Glykogen 65, 251
Glykoside 143, 582
Glyzeride 252
Golgi-Apparat *47*, **48**
Gonarthrose 105
Gonorrhö **546**
Graaf-Follikel **342**, *342*, 343
Grand mal 426
Granulationsgewebe 463
Granulomatosis infantiseptica **530**
Granulozyten **179**
graue Substanz 400, 406
grauer Star **440**
Grenzstrang *410*
Griffelfortsatz des Schläfenbeins *72*
Grimmdarm 224
Grindblasen **466**
Grindflechte **466**
grippaler Infekt 506
großes Netz 223
Großhirn **400**, 402
grüner Star **440**
Grünholzfraktur 61
Grützbeutel 467
Grundsubstanz 58
Grundumsatz 298
Guanin 50
Gürtelrose **555**
Gurgeln 580

H

Haare 460
Haarfollikelrezeptoren 461
Haargefäße 154
Haarmuskel *458*
Haarpapille *458*
Haarschaft *458*
Haarzwiebel *458*
Häkchenmethode, Krampfadern 170
Hämatokrit **175**
Hämaturie 330
- absolute 324
- initiale 324
Hämoglobin (Hb) 190, 359
Hämogramm 188
Hämophilie **196**
Hämostase **183**
- primäre **184**
Händedesinfektion
- chirurgische 22
- hygienische 22
Haften **83**
Haftpflicht, BOH 39
Hagelkorn **439**
Hagemann-Faktor 184
Hakenbein 79, 80
halbmembranöser Muskel 95
halbsehniger Muskel 95
Halluzinationen 577
Hals
- Hautmuskel 90–91
- Muskeln 91
Halslymphstamm *202*
Halsschlagader 155, *155–156*, 158
Halswirbel 75
Halswirbelsäule **75**
Hammer 446, *446*
Hand
- Muskeln 92
- Skelett 79
Handgelenk 78
Handgriff 77, *78*
Handwurzelband *93*
Handwurzelkanal 80
Handwurzelknochen 78, 79, *79*
Harnapparat **315**
- Abschnitte *315*
Harnbereitung 321
Harnblase **315**, **318**, *319*, 336, *338*
- Wandaufbau 318
Harnblasenentzündung **326**
Harnkanälchen *321*
Harnleiter 288, 315–316, **317**, *338*
- Engpässe 318
Harnröhre **315**, **319**, *336*, *341*
Harnsäure 258, 320
Harn-Samen-Röhre *336*, 338
Harnstoff 320
Harnuntersuchung **324**
- auf Diabetes 307
Harnvergiftung **331**
Hasenpest **528**
Hashimoto-Thyreoiditis **302**, 567
Hassall-Körperchen 206
Hauptlymphgefäß *202*
Hauptzellen 219
Hausbesuche s. Krankenbesuche
Haustren *223*, 224
Haut **457–458**, *458*, **459–468**
Hautausschläge, flechtenähnliche 565
Hautdesinfektion 22
Hauterscheinungen 506

Sachregister

Hautkrebs **466**, 488
Hautmuskel, Hals *90–91*
Hautpilze 507
Hautsegmente **407**, *407*
Hauttestverfahren **565**
Hautveränderungen *462*
Havers-Kanäle *55*, *62*, *62*
Havers-System *62*
Hb (Hämoglobin) 190, 359
Hb$_E$ 190
Hebammengesetz **15**
Heberden-Knötchen 105
Hefepilze 508
Heilmittelwerbegesetz (HWG) **17–18**
Heilpraktiker, Berufsbezeichnung **3**
Heilpraktiker-Berufsordnung **36–40**
Heilpraktikergesetz (HPG) **2**
– Durchführungsverordnung 5
– erste **4**
Heilpraktikerüberprüfung 36
Heilverfahren **3**
Heiserkeit 371
Heißluftsterilisation 22
Helfer-Zellen 182
Helix *445*
Hemisphären 403
Hemmhormone 294
Henle-Schleife *321*
Hepar 213, **267**
Heparin 145, 186
Hepatitis 506
– akute s. Virushepatitis
– chronisch-aggressive 567
– chronische **274**
Hepatitis A **273–274**
Hepatitis-A-Virus 273
Hepatitis B **273–274**
Hepatitis-B-Virus 273
Hepatitis C **273–274**
Hepatitis-C-Virus 273
Hepatitis D **273–274**
Hepatitis-D-Virus 273
Hepatitis E **273–274**
Hepatitis-E-Virus 273
Herdpneumonie 379
– atypische 379
Herpes
– genitalis 554
– labialis 554
– simplex **553**
– zoster **555**
Herpes-Rezidive 555
Herpesviren 553, **554**
Herz **111**, *113*
– Abhörstellen 118
– autonome Steuerung 116
– Förderleistung **117**
– Lage 111
– nervale Steuerung 116
– Steuerungssysteme 115
– Untersuchungsmethoden **117–123**
Herzasthma 124
Herzbasis 111
Herzbeutel **112**, *206*
– parietales Blatt 112
– viszerales Blatt 112
Herzbeutelentzündung **128**
– feuchte 129
– trockene 129
Herzdämpfung 591
Herzerweiterung (Herzdilatation) 112

Herzfehler, angeborene 133, **133–137**
Herzgeräusche 115, **120–121**
Herzglykoside **142**, 582
– Wirkmechanismen 142
– Wirkspiegel 142
Herzhöhlen 112
Herzhyperplasie 112
Herzinfarkt **140–142**, 385
– Enzymdiagnostik 141
– Erste Hilfe 141
– stummer 141
Herzinnenhaut 111
Herzinnenhautentzündung **126**
Herzinsuffizienz **123–126**
– Stufeneinteilung 123
Herzjagen **137**
Herzkammer *113*
Herzkatheter 122
Herzkatheteruntersuchung 122
Herzklappen 112
Herzklappenfehler **129–133**
Herzkrankheiten, koronare **138–142**
Herzkranzgefäße **114**, *114*, 155, *155*
Herzkranzschlagader 114, *114*
Herz-Lungen-Wiederbelebung **475**
– mit einem Helfer 478
– mit zwei Helfern 479
Herzmassage **477**
Herzmuskelentzündung **127**
Herzmuskelfasern *55*
Herzmuskelgewebe 111
Herzmuskulatur *64*, **65**
Herzperiode **115**
– Anspannungszeit 115
– Austreibungszeit 115
– Entspannungszeit 115
– Füllungszeit 115
Herzrhythmusstörungen **137–138**
Herzscheidewand *116*
Herzschlag 114
Herzspitze 111
Herzspitzenstoß 117
Herzstolpern 137
Herztherapie, medikamentöse **142–146**
Herzton 115, **118–120**
– gespaltene 119
– Veränderungen 119
Herzton
– dritter 119
– erster 115, 118
– – paukender 130
– vierter 120
– zweiter 115, 118
Herzzyklus **115**
Heterosomen *49*
Hexenschuß **96**
HHL (Hypophysenhinterlappen) 294
– Hormone 295
Hiatus oesophagus 217
Hiatushernie **229**
Hilfeleistung, unterlassene **30**
Hilfskräfte, BOH 39
Hilfspersonal, medizinisches, Beschäftigung **25**
Hilfspflicht 28
– s. unter Behandlungs- und Hilfspflicht
Hinken, intermittierendes **166**
Hinterhauptbein *72*
Hinterhauptlappen 403
Hinterhorn *405*, *413*
Hinterwandinfarkt 141

Hirnanhangsdrüse **294**
Hirnblutung **423**
Hirnerweichung **423**
Hirngeschwulst **427**
Hirnhaut
– harte 404
– weiche 404
Hirninfarkt **167**, **423**
Hirnlappen **403**
Hirnmarkshäute 403
Hirnnerven 406, **408**
Hirnnetz 400
Hirn-Rückenmark-Flüssigkeit 403
Hirntumor **427**, 488
– Frühsymptome 427
His-Bündel **116**, 117
Histamin 180, 561, 563
Histiozyten 516
H-Kette *514*
HLA-B27 103
Hockstellung 136
Hoden **336**, *336*
Hodenkanälchen 337
Hodensack *336*, **339**
Hodenschlagader *155*
Hodgkin-Lymphom **209**, 501
Höhenglobulie 194
Hörnerv 408, *448*
Hörorgan **446**, **447**, **448**
Hörregion 449
Hörrinde 403
Hörsturz **454**
Hörvermögen, Prüfung **450**
Hörvorgang 448
Hörzelle 448
Hohlhandmuskel, langer *93*
Hohlnägel 460
Hohlvene *113*, *116*
– obere 157
– untere 157, *268*, *288*, *315*
Homans-Zeichen 171
homöopathische Arzneimittel s. unter Arzneimittel
Homöostase 320
HOPS (hirnorganisches Psychosyndrom) 571
Hordeolum **439**
Hormondrüsen 293
Hormon(e) 293
– adrenokortikotropes 295
– antidiuretisches 295, 322
– follikelstimulierendes 350
– HHL 295
– HVL 296
– luteinisierendes 350
Hormone
– Nebennierenmark 305
– Nebennierenrinde 305
Hormon(e)
– Schilddrüse 298
– somatotropes 295
– thyreotropes 295
Horn 457
– großes *72*, *355*
– kleines *72*, *355*
– oberes *355*
Horner-Symptomenkomplex 418, 440
Hornhaut 431, *432*, **433**, *433*
Hornhautödem 441
Hornschicht 457
Hornstoff 460

Sachregister

Hortega-Zellen 517
HPG s. Heilpraktikergesetz
Hüftarthrose 104
Hüftbein **80**, *81*
Hüftgelenk **86**
Hüftgelenkpfanne *81*
Hühnerbrust 361
Hüllzellen 342
Hufeisenniere 331
Humerus *78*, *79*
humorales System 513
Hunde- und Fuchsbandwurm **551**
Hungerödeme 176
HVL (Hypophysenvorderlappen) 294
– Hormone 296
HVL-Überfunktion 296
HVL-Unterfunktion 296
HWG (Heilmittelwerbegesetz) **17–18**
hyaliner Knorpel 60, *60*, **61**
Hydrocephalus 403
Hydrogencarbonat 359
Hydrophobie **527**
Hygiene **20–24**
Hygiene- und Arbeitsschutzvorschriften **25**
Hygieneanforderungen, Praxis **25**
Hygienemaßnahmen, allgemeine s. unter Unfallverhütungs- und Hygienemaßnahmen, allgemeine
Hygieneverordnungen
– der Länder **23**
– Mecklenburg-Vorpommern 23
Hymen 346
Hyperästhesie 425
Hyperkaliämie 264
Hyperkalz(i)ämie 263
Hyperlipidämie **258**
Hyperlipoproteinämie **258**
Hypermagnesiämie 263
Hypernatriämie 263
Hyperparathyroidismus **303**
Hypersekretion 230
Hyperthermie **499**
Hyperthyreose **299**, 567
Hypertonie **161–163**
– pulmonale 123, 130
Hypervitaminosen **261–262**
Hypervolämie 175
hypoglykämischer Schock **310**
Hypokaliämie 212, 263
Hypokalz(i)ämie 263
Hypokinese 422
Hypolipidämie 258
Hypolipoproteinämie 258
Hypomagnesiämie 263
Hyponatriämie 262
Hypoparathyroidismus **304**
Hypopharynx *216*, 217, 355
hypophysärer Zwergwuchs 296
Hypophyse **294**, 296
– Erkrankungen 296
Hypophysenhinterlappen (HHL) 294
– Hormone 295
Hypophysenvorderlappen (HVL) 294
– Hormone 295
– Überfunktion 296
– Unterfunktion 296
Hypopituitarismus 296
Hypothalamus **294**, 402
Hypothyreose **301**
– angeborene 301
– erworbene 301

Hypotonie **161**
Hypovitaminosen **261–262**
Hypovolämie 175
hypovolämischer Schock **472**
Hypoxie **471**
Hysterektomie 346

I

i.c. s. intrakutan
Ichthyosis vulgaris 464
Ig **514**
IgA 515
IgD 515
IgE 473, 515, 563
IgG 515, 563
IgM 515, 563
Ikterus **282**
Ileozäkalklappe 223, *223*
Ileum **220**, *223*
Ileus **235**, 236
– mechanischer 235–236
– Obstruktion 235–236
– paralytischer 235–236
– Strangulation 235–236
Iliosakralgelenk 81, *81*
i.m. 595
Immunantwort
– primäre 515
– sekundäre 515
Immunbotenstoffe 511
Immunglobuline **514**
Immunglobulinklassen 514
Immunisierung
– aktive **497**
– passive **497**
Immunität 492, **496**
– angeborene 497
– erworbene 497
– künstliche 497
– natürliche 497
– spezifische 496
– unspezifische 496
Immunkomplexe 515, 563, 566
Immunkomplextyp **562**, 563, 566
immunologische Lücke 513
Immunreaktion, Typ III 566
Impetigo
– contagiosa **466**
– vulgaris **466**
Impfen durch Heilpraktiker **11**
Impfreaktionen 498
Impfschaden 11, 498
Impfstoffe **497**
Impfung 11
– aktive **497**
– passive **497**
– mit vermehrungsfähigen Erregern 11
Incus 446
Infektion 491
– abortive 503
– fäkal-orale 502
– manifeste 503
– stumme 503
Infektionskrankheiten
– akuter Verlauf 503
– chronischer Verlauf 503
– foudroyanter Verlauf 503
– latenter Verlauf 503
– rezidivierender Verlauf 503
– subakuter Verlauf 503

Infektionskrankheiten
– zeitliche Abläufe **503**
– zyklische 493–494
Infektionslehre, allgemeine **491**
Infektionsschutz 26
Influenza **539**
Infus 580
Inhalationen 580
Injektion 20
– intrakutane **600**
– intramuskuläre **598**
– – Fehler 599
– – nach Hochstetter **598**
– – Kontraindikationen 599
– intravenöse **597**
– subkutane **599**
Injektionstechniken **595**
Inkubationszeit 493
Innenkrümmung, kleine *218*
Innenohr *446*, **447**
inotrop 142
Inselapparat **307**
– Erkrankungen 308
Inserate, BOH 38
Inspektion 117, 587, **590**
Inspiration 359
Insulin 288, 307
Insulin-Antagonisten 309
Insulinantikörper 309
Insulinmangel 309
Intentionstremor 420
Interferon 504, 511
Interkostalarterien 156
Interleukine 511
Intermediärsinus 204
Interphase **51**, *51*
Intestinum
– crassum **223**
– tenue **213**, **220**
Intima 153–154, *154*
intrakutan 595, 599–600
Intrakutantest 565, 589
intramurales System **411**
intramuskulär 595, 598
intravenös 595, 597
Intrinsic-System, Blutgerinnung 185
Intrinsic-Asthma 374
Intrinsic-Faktor 219
Iris *431–433*, **434**
Ischiassyndrom 96, **418**
Isotopennephrogramm 325
Isthmus faucium *214*
i.v. s. intravenös

J

Jejunum **220**
Jochbein *72–73*
Jochbeinmuskel *90*
Jod 253
Juckflechte **465**
Jungfernhäutchen 346
Junkturen **83**

K

Kälteagglutininkrankheit **164**
Kälterezeptor 461
Kahnbein *79*, *80*, *82*, *83*
Kalium **253**
Kalium-Abgabe 305
Kaltauszug 580

Sachregister

Kalzium **185**, **252**
Kalziumantagonisten **145**
Kalziumblocker **145**
Kalziumhaushalt, Störungen 263
Kalzium-Kanalblocker **145**
Kalziumstoffwechsel **303**
Kammer 112, *114*
Kammerflattern 138
Kammerflimmern 138
Kammerschenkel *116*, 117
Kammerseptumdefekt **135**
Kammerwasser **434**
Kammuskel 95
Kanälchennetz *336*
Kanülengröße 596
Kanülensammler 601
Kanzerogene 388, **486**
Kapillarblut, Entnahme 601
Kapillaren 154
Kapillarpuls 133
Kapuzenmuskel *90*, 91
kardiogener Schock 141, **473**
Kardiospasmus 228
Kardiotonika 584
Karminativa 584
Karpaltunnel 80
Karpaltunnelsyndrom 80, 98
Karyolymphe 48
Karzinome 486
Kastrationsgesetz **17**
Katabolismus 45, 251
Katarakt **440**
Kaumuskel 89, *89*
Kaumuskulatur 88, *89*
Kehldeckel 216, 355, *355*
Kehlkopf 355, *355–356*
Kehlkopfentzündung **371**
Kehlkopfkrebs 487
Kehlkopfrachenraum 355
Keilbein 72–73, *82*
– äußeres 83, *83*
– inneres 83, *83*
– mittleres 83, *83*
Keilbeinhöhlen 354
Keilbeinhöhlenentzündung 370
Keimschicht 458
Keimträger **503**
Keith-Flack-Knoten 116, *116*
Kenntnisüberprüfung **5**
– eingeschränkte **3**
Kennzeichnung der Fertigarzneimittel, AMG 13
Keratin 457, 460
Keratitis 554
Keratohyalin 457
Keratohyalinkörnchen 457
Kerckring-Falten 221
Kernig-Zeichen 425
Kernkörperchen 48, *66*
Kernmembran 48, *51*
Kernsaft 48
Kerntemperatur 499
Keuchhusten **540**
KHK (koronare Herzkrankheiten) **138–142**
Kieferhöhlen 354, *354*
Kieferhöhlenentzündung 370
Killerzellen 182, 561, 563
– natürliche 182
Kimmelstiel-Wilson-Syndrom 329
Kindbettfieber **542**
Kinderlähmung, spinale **419**

Kinnmuskel 90
Kitzler *341*, 346
Klappe(n)
– arterielle 118
– dreizipfelige 113
– zweizipfelige 113
Klappeninsuffizienz 129
Klappenschlußton 115, 118
Klappenstenose 129
Kleiderläuse 468
Kleienflechte 465
Kleinhirn **400**, 401
Kleinzotten 221
Kleptomanie 570
Klinefelter-Syndrom **53**
Klitoris *341*, 346
Klopfschall
– hypersonorer 362
– sonorer 362
– tympanitischer 362, 591
Kniearthrose 105
Kniegelenk 86, *87*
Kniekehlenschlagader 156
Kniescheibe *82*, 86, *87*, 95
Kniescheibenband 87, *95*
Knochen **60–63**
– Aufbau 60
– Dickenwachstum 61
– Ernährung 62
– Tumoren **260**
– Wachstumszone *61*
Knochenbruch 97
Knochenfreßzellen 517
Knochengewebe 55, *63*
– Bildung 63
Knochenhaft 84
Knochenhaut 61, *61–62*, 84
Knocheninnenhaut 61–62
Knochenmark 61
– rotes 175
Knochenmarkbiopsie 189
Knochenmarkpunktion 189
Knochenschaft *61*
Knochenstoffwechsel **259**
Knochenverbindungen **83**
Knochenzellen 61, *62*
Knöchel
– äußerer 95
– Schienbein *82*
– Wadenbein *82*
Knötchen 462
Knorpel **59**
– elastischer 60, *60*
– Faserknorpel 60, *60*
– hyaliner 60, *60*, **61**
Knorpelarten *60*
Knorpelgewebe 55
Knorpelhaft 84
Knorpelspangen 356
Kobalt 253
Köpfchen *47*
– Wadenbein *82*
Körnerkrankheit **441**
Körnerzellschicht 457
Körper
– Brustbein *78*
– Sternum *77*
Körperkreislauf 114, 157
Körpersäfte, Austausch 502
Körperschlagader *113*, *156*
Körpertemperatur 402, **499**
– normale 500

Kohlenhydratabbau **255**
Kohlenhydrate **251**
Koilonychie 460
Kolla 103
Kollagen 103
kollagene Fasern 58, 103
Kollagenkrankheiten 103
Kollagenosen 103
Kollateralkreislauf 165
Koma s. Coma
Kompakta 61, *61–62*
kompensierte Phase, Schock 471
Komplement 563
Komplementärluft 360
Komplementsystem 512
Konisation 346
Konjunktiva 431
Konjunktivitis 432, **440**, 506, 564
Kontaktekzem
– allergisches 465
– nicht-allergisches 465
Kontaktinfektion **502**
– direkte 502
– indirekte 502
Kontinua-Fieber *501*
Kontraktion 63
Kontrastmittelaufnahme 225
Kontrastmittelstase 482
Konvergenzreaktion 414
Kopf, Muskeln 88
Kopf- bis Fußschema 592
Kopfbein 79, 80
Kopfgelenk 76
Kopfläuse 468
Kopfwender *90*, **91**, *91*
Kornea s. Cornea
Koronarangiographie 122
Koronararterien **114**
koronare Herzkrankheiten (KHK) **138–142**
Kortikotropin 295
Kortisol 305
Kortison 305
Kortisonakne 564
Kostenerstattung des Heilpraktikers 32
Krätze **467**
Krampfadern **169**
– Häkchenmethode 170
– Stripping 169
– Verödung 169
krank, BSG 8
Krankenbesuche, BOH 39
Krankenhaushygiene 20
Krankheitserreger
– Infektionswege 502
– Nachweis 503
Krankheitshäufigkeit 496
krankheitsverdächtig, BSG 8
Kranzbucht 114, *116*
Kranznaht 72–73
Kratz-Auskultation, Leber 271
Kratztest 565
Krause-Endkolben 461
Kreatin 65
Kreatinin 320
Kreatinphosphat 65
krebsauslösende Stoffe **486**
Krebsentstehung **486**
Krebsregister 11

613

Sachregister

Krebsregistergesetz 17
Krebszelle **486**
Kreislauf *153*
Kreislaufregulationsstörungen, hypotone 159
Kreislaufstillstand **477**, 482
Kreislaufsystem **154–171**
Kreislaufversagen 471
Kreislaufzentrum 402
Kretinismus **301**
Kreuzband *95*
Kreuzbein **75**, *76*
Kreuzbein-Darmbein-Gelenk 81, *81*
Kreuzbeinkanal *76*
Kreuzbeinlöcher *76*
Kreuzbeinschlagader *155*
Kriminalitäts Chromosom 54
Kropf 301
Krummdarm **220**, *223*
Krummdarm-Blinddarm-Klappe 223
Krypten 207
Kürettage 345
Kugelgelenk **85**, *85*
Kugelzellanämie 190
Kupfer 253
Kupffer-Sternzellen 268, 517
Kuppel *342*
Kurzsichtigkeit **437**
Kussmaul-Atmung 362
Kyphose 74

L

Labia majora/minora pudendi 346
Laborberichtsverordnung 11
Labyrinth **448**
 – häutiges *447*
 – knöchernes *447*
Lachmuskel *90*
Lacklippen 276
Lackzunge 276
Lähmung(en) 419
 – s.a. Schüttellähmung
 – periphere 419
 – schlaffe 419
 – spastische 419
 – zentrale 419
Ländergesetze über den öffentlichen Gesundheitsdienst 36
Länderverordnungen 23
Längsband
 – hinteres *74*
 – vorderes *74*
Längsrillen 460
Läppchenprobe 565
Läuse **468**, 510
Läusefleckfieber **522**
Lagerung
 – bei abdominellen Notfällen 482, *482*
 – bei Atemnot 482
 – beim hypovolämischen Schock 480, *480*
 – von Notfallpatienten **480**
Laktose 251
Lambdanaht *72*
Langerhans-Inseln 287, 307
Langerhans-Zellen 517
Lanz-Punkt 225
Laparoskopie 272
Lappen 357
Lappenbronchien 357
Lappenpneumonie 379

Laryngitis **371**
Laryngoskopie 371
Larynx *216*, **355**
Lasègue-Zeichen 425
Lassa-Fieber 529
Latenzphase 463
Laxanzien 584
LDH (Lactat-dehydrogenase), Herzinfarkt 141
LE (Lupus erythematodes) 103, 567
Lebendig, Kennzeichen **45**
Lebendimpfstoffe 497
 – s.a. Impfung mit vermehrungsfähigen Erregern
Lebensalter 80
Leber *213*, **267**, *268*
 – Aufgaben 269
 – Feinbau 269
 – Kratz-Auskultation 271
 – Lage 267
Leberarterie 267
Leberband 267, *268*
Leberblindpunktion 272
Leberdämpfung 591
Lebergalle 281
Lebergallengang 267, *281*, *282*
Lebergrenze 271
Leberläppchen 268, *269*
Leberlappen 267, *268*
Lebermetastasen 277
Leber-Milz-Magen-Schlagaderstamm *155*
Leberpforte 267, *268*, 281
Leberschäden
 – Alkoholmißbrauch 277
 – arzneimittelbedingte 277
 – schwangerschaftsbedingte 277
Leberschlagader *156*
Lebersinusoide 268, *269*
Lebersonographie 271
Lebertumoren 277
Lebervenen 269
Leberwerte 271
Leberzellbalken *269*
Leberzellen 268
Leberzellkarzinom, primäres 277
Leberzirrhose **275**
 – biliäre 567
Lederhaut *432*, **433**, *433*, 457, **458**, *458*
Leerdarm **220**
Leichen- und Bestattungswesen **16**
Leichenerscheinungen 483
Leichenflecken 483
Leichengifte 483
Leichenschau 16, 36
leichte Kette *514*
Leihimmunität 496
Leistenbruch 339
Leistenhoden 339
Leitfähigkeit 45
Leitlinienempfehlung zur Heilpraktiker-Prüfung 5
Leitung, Privatkrankenanstalten 32
Lendenmuskel *95*
Lendenwirbel *75*
Lendenwirbelsäule *81*
Lens *432*, *432–433*
Lepra **522**
Lepromin-Test 523
Leptospirose **534**
Letalität 496
Leukämie **194–196**, 487

Leukämie
 – akute **194**
 – chronisch-lymphatische **195**
 – chronisch-myeloische **195**
Leukopenie 493
Leukotriene 473
Leukozyten *179*
Levine *120*
Leydig-Zwischenzellen 336
LH (luteinisierendes Hormon) 295, 350
Lichen ruber planus 565
Lidentzündung 438
Lider 431
Lieberkühn-Drüsen 222
Lien **204**, *288*
Ligamentum 88
 – collaterale fibulare *87*
 – – tibiale *87*
 – patellae *87*, *95*
 – teres hepatis *268*
 – vocale *355*
Limbus 431
Linea
 – alba *91*, *94*
 – nuchae *91*
Lingua *214*, *214*, *216*
Linie, weiße *91*
Linimentum 581
Linksherzinsuffizienz **123–124**, 369
Links-Rechts-Shunt 134
Linse **432**, *432–433*
Linsenaufhängefasern *433*
Linsentrübung **440**
Lipase 287
Lipide 252
Lipoide 252
Lipom 485
Lippenbändchen *214*
Listeriose, angeborene **530**
Livores 483
L-Kette *514*
Lobärpneumonie 379
 – bakterielle **379–380**
Lobulus 445
Lobus
 – frontalis 403
 – hepatis 268
 – inferior 358
 – medius 358
 – occipitalis 403
 – parietalis 403
 – pulmonis 359
 – superior 358
 – temporalis 403
Loch, verstopftes **81–82**
Löffelnägel 460
Löfgren-Syndrom 383
Löwengesicht 523
Lokalinfektionskrankheiten 492, 494
Lordose 74
LTH (luteotropes Hormon) 295
Lues **545**
Luftröhre *206*, *216*, **356**, *356*
 – Knorpelringe(-spangen) *355*, 356
 – Teilungsstelle *356*
Lumbago **96**
Lumen 139
Lungen *206*, **357**, *358*
Lungenabszeß **380**
Lungenauskultationsphänomene 363

Sachregister

Lungenbasis 357
Lungenblähung **375**
Lungenbläschen **358**, 359
Lungenembolie **384**, 385
– rezidivierende 385
– Risikofaktoren 384
Lungenemphysem 369, **375**
Lungenentzündung **377**
Lungenfell 359
Lungenfibrose **381**
Lungenhilum 358
Lungenkarzinom **388**
Lungenkrebs 487
Lungenkreislauf 114, 157
Lungenläppchen 359
Lungenlappen 357
Lungenödem 124, 369, **383**
Lungenschall 591
Lungenschlagader *113*
Lungenschlagaderstamm *116*
Lungenspitzen 357, *358*
Lungenstauung **383**
Lungentuberkulose, chronische 394
Lungenvene *113*
Lunula 460
– vergrößerte 460
Lupus erythematodes (LE) 103, 567
luteinisierendes Hormon (LH) 295, 350
luteotropes Hormon (LTH) 295
Luxation 97
Lyme-Borreliose **549**
Lyme-Krankheit **549**
Lymphadenose 195
Lymphangi(i)tis 209
lymphatischer Abwehrring 206
Lymphe **201**
Lymphfollikel *203*
Lymphgefäß(e) **201**, 202, *202*
– zentrales 221
Lymphknoten **202**–**203**, *203*, **204**
– regionäre 203
Lymphödem **209**
Lymphogranuloma inguinale **548**
Lymphogranulomatose **209**, 487
Lymphogranulomatosis
– benigna 383
– maligna 501
Lymphopathia venerea **548**
Lymphozyten **180**
– B-Lymphozyten 181
– T-Lymphozyten 181, 563
– zytotoxische 561
Lymphpumpe **201**
Lymphstämme 202
Lysosomen *47*, **48**, *511*, 512
Lysozym 511
Lyssa **527**

M

Macula *462*
– lutea **435**
Madenwürmer **245**
Magen *213*, **218**, *218*
– Bewegungen 220
– Erkrankungen 230–232
Magenausgang 218, *218*
Magendrüsen 219
Mageneingang 218, *218*
Magengeschwür **231**
Magenkarzinom **232**

Magenkörper 218, *218*
Magenkrebs **232**, 487
Magenkuppel 218, *218*
Magenmund 217
Magenschlagader *156*
Magenspiegelung 225
Magenwand **219**
Magersucht **257**
Magnesium 253
Magnesiumhaushalt, Störungen 263
MAK (mikrosomale Antikörper) 300, 567
Makroangiopathie, diabetische 310
Makrozirkulationsstörungen 471
Malabsorption **232**
Malaria **535**
Malleolus
– lateralis *81*–*82*, *83*, *95*
– medialis *82*
Malleus 446, **537**
Mallory-Körperchen 277
Malpighi-Körperchen *204*, *317*, 320
Maltose 251, 255
Malzzucker 251
Mammae **347**
Mammakarzinom **348**
Mandelentzündung 207
Mandibula *72*–*73*, *216*
Mangan 253
Mangelanämie 190
Mangelernährung 232
Manie 570
– unipolare 576
Manubrium sterni *77*, *78*
Marburg-Fieber 529
Mariendistel 275
Mark, verlängertes **399**, *400*
Markhöhle *61*
Masern **540**
Maßnahmen zur Linderung, BSG 10
Mastdarm *213*, *223*, **224**, *336*, *341*
Mastoiditis 452
Mastzellen 561, 563
Maxilla *72*–*73*
Mazeration 580
McBurney-Punkt 225
MCH (mean corpuscular haemoglobin) 190
MCL (Medioclavicularlinie) 117
Meatus acusticus externus 445, *445*–*446*
Mechanorezeptoren 461
Media 153–154, *154*
Medianuskompressionssyndrom 98
Medioclavicularlinie (MCL) 117
Medizingeräteverordnung (MGV) **32**
medizinisches Hilfspersonal, Beschäftigung **25**
Medizinprodukte **33**
Medizinproduktegesetz (MPG) 32, **33**
Medulla
– oblongata **399**, *400*
– renalis *316*
– spinalis *400*, **405**
Medusenhaupt 275
Mehrfach-Teststreifen 324
Meiose **52**
Meissner-Körperchen 461
Melanin 463
Melaninzellen 457

Melanom **467**
Melanotropin 295
melanozytenstimulierendes Hormon (MSH) 295
Melatonin **297**
Meldepflicht
– BOH 39
– BSG **9**
Meldung, BSG 9
Membrana tympani **445**, *446*
Membranpotential **66**
Ménière-Syndrom 454
Meningen 403, 406
Meningitis 506
– Viren 425
Meningokokken-Meningitis **425**
Meniskus 84, 86, *87*
Meniskusriß 86
Menorrhagie 350
Merkel-Tastscheiben 461
Merseburg-Trias 300
Mesangiumzellen 517
Mesencephalon 400, *400*
Mesenterialembolie 167
Mesopharynx *216*, 217, 354
messenger-RNS 50
Metabolismus 251
Metacarpalia *78*–*79*, 80
Metaphase **51**, *51*
Metatarsalia *82*, *83*, *83*
Metildigoxin 143
Metrorrhagie 350
MGV (Medizingeräteverordnung) **32**
Migräne **164**
Mikroangiopathie, diabetische 310
Mikroglia 512
Mikrosomalantikörper 567
Mikrotubuli *47*, **48**
Mikrovilli 221
Mikrozirkulationsstörungen 471
Milben 510
Milchbrustgang 202, *202*
Milchgang *347*
Milchsäckchen *347*
Milchsäure 65, *65*
Milchschorf 564
Milchzucker 251
Miliartuberkulose 394
Milz 204, *288*
– Schnittbild *204*
Milzarterie **288**
Milzbälkchen *204*
Milzbrand **523**
Milzerkrankungen **208**
Milzschlagader *156*
Milzsinusoid *204*
mimische Muskulatur 89, *90*
Mineralokortikoide 305
Mineralstoffe **252**
Mineralstoffwechselhormone 305
Minipille 350
Minus-Symptomatik 576
Miosis 413, 434
Mitochondrien **47**, *47*
Mitose **51**, *51*
Mitralgesicht 130
Mitralinsuffizienz **130**
Mitralklappe **113**, *113*
Mitralklappeninsuffizienz **130**
Mitralklappenprolaps **131**
Mitralklappenstenose **129**
Mitralöffnungston 130

Sachregister

Mittelarmnerv 80
Mittelfußknochen 82, **83**
Mittelhandknochen 78–79, 80
Mittelhirn 400, *400*
Mittelhirnsyndrom 575
Mittellappen *358*
Mittelohr 446, *446*
– Aufgaben 447
– Zugänge 446
Mittelohrentzündung, akute 452
Mittelphase **51**, *51*
Mizellen 282
Möndchen 460
Mondbein 79, 80
Mongolismus 53
Mononukleose, infektiöse (Mononucleosis infectiosa) **556**
Monosaccharide 251
Monozyten **182**, 516
Monozytenangina 557
Monozyten-Makrophagen-System **516**
Mons
– pubis 346
– veneris 346
Morbidität 496
Morbus
– Addison 306, 567
– Basedow 300, **300**, 567
– Bechterew **102**
– Boeck **382**
– Crohn **233**, 567
– Cushing **306**
– Hodgkin **209**, 501
– Ménière 454
– Osler **168**
– Raynaud **163**
– Scheuermann **96**
Morgensteifigkeit 103
Mortalität 496
Motoneurone 67
motorische Endplatte 66, 68, *413*
motorische Rinde 403
MPG (Medizinproduktegesetz) 33
MPS (Monozyten-Makrophagen-System) 516
mRNS (messenger-RNS) 50
MSH (melanozytenstimulierendes Hormon) 295
Mukosa **459**
– Dünndarm 220
– Magen 219
– Ösophagus 217
Mukoviszidose **386**
multiple Sklerose **420**
Mumps **544**
Mund 15
– Ringmuskel *90*
Mundhöhle 213, **214**, *214*, *216*
Mundrachenraum 217, 354
Mundsoor 508
Mundspülungen 580
Mundwinkelheber *90*
Mundwinkelrhagaden 227
Mund-zu-Mund-Beatmung 476
Mund-zu-Nase-Beatmung 476
Musculus(-i)
– abductor pollicis brevis *93*
– adductor magnus *95*
– arrector pili *458*
– biceps brachii **92**, *93*
– – femoris *95*
– brachialis *93*

Musculus
– brachioradialis *93*
– buccinator *90*, *91*
– ciliaris *433*
– corrugator supercilii *90*
– cricothyroideus *355*
– deltoideus *90–91*, **92**, *93*
– dilator pupillae *433*, *434*
– extensor carpi radialis longus *93*
– – digitorum *93*
– – – longus *95*
– flexor carpi radialis *93*
– – – ulnaris *93*
– – pollicis brevis *93*
– – longus *93*
– gastrocnemius *94*, *95*
– glutaeus maximus *95*
– gracilis *95*
– iliacus *95*
– intercostales **92**
– latissimus dorsi *90–91*, **92**, *93*
– levator anguli oris *90*
– – ani *336*
– – labii superioris *90*
– – – – alaeque nasi *90*
– – scapulae *90*
– masseter **89**, *89*
– mentalis *90*
– nasalis *90*
– obliquus externus abdominis *91*, **94**
– – internus abdominis **94**
– occipitofrontalis *90*
– orbicularis oculi *90*
– – oris *90*
– palmaris longus *93*
– pectineus *95*
– pectoralis major *91*, **92**, *347*
– – minor **92**
– peroneaus brevis *95*
– – longus *95*
– psoas major *95*
– pterygoideus lateralis **89**, *89*
– – medialis **89**, *89*
– quadriceps femoris *94*, *95*
– rectus abdominis *91*, **92**
– rhomboideus major *90*
– – minor *90*
– risorius *90*
– sartorius *95*
– semimembranosus *95*
– semitendinosus *95*
– serratus anterior *91*, **92**
– soleus *95*
– sphincter pupillae *433*, *434*
– – urethrae inferior *319*
– – – superior *319*
– sternocleidomastoideus *90*, **91**, *91*
– subscapularis *93*
– temporalis **88**, *89*
– teres major *93*
– tibialis anterior *95*
– transversus abdominis **94**
– trapezius *90*, **91**
– triceps brachii **92**, *93*
– – surae *94*
– zygomaticus major *90*
– – minor *90*
Muskelfasern 55, 66
Muskelgewebe 55–56, **63–65**
– Arten 63
Muskelkater 65
Muskelkontraktion 65

Muskeln
– Ansatz 88
– Arm 92
– Bauchbereich 92
– Fuß 94
– Gesäß 94
– Hals 91
– Kopf 88
– neutralisierende 88
– Oberschenkel 94
– Rumpf 91
– Schulter 92
– Unterarm 92
– Unterschenkel 94
– Ursprung 88
Muskelriß 97
Muskelsystem **88**
Muskeltrichinose 246
Muskelwand
– Dünndarm 221
– Magen 219
– Ösophagus 217
Muskelzerrung 97
Muskularis
– Dünndarm 221
– Magen 219
– Ösophagus 217
Muskulatur *64*
– glatte **63**, *64*
– mimische **89**, *90*
– quergestreifte **64**, *64*
– unwillkürliche **63**
– willkürliche **64**
Musset-Zeichen 133
Mutterbänder 344
Muttermund *341*, 344
Mycophyta **507**
Mydriasis 413, 434
Myelin 67
Mykosen **507**
Myofibrillen *64*, 65
Myokard **111**
Myokardinfarkt **140–142**
Myokardinsuffizienz 123
Myokarditis **127**
– allergische 128
– infektiöse 127
– rheumatische 127
Myom 485
Myoma uteri **344**
Myometrium *342*, 344
Myosinfilamente *64*, *64*
Myxödem 567
Myzel 507

N

Nachphase **51**, *51*
Nachtblindheit 435
Nägel 460
Nageldiagnose 460
Nagelflecken, weiße 460
Nahakkommodation 434
Nahanpassung 434
Naheinstellungsreaktion 414
Nahrungsmittelallergie 564
Nahrungsmittelintoleranz 564
Nahrungsstoffe
– aktiver Transport 256
– passiver Transport 256
Narbenbildung 463
Nase **353**

Sachregister

Nasenbein 72–73
Nasenflügelheber 90
Nasengang 353
Nasenhöhle 216, 353, 354
Nasenmuscheln 353
Nasenmuskel 90
Nasennebenhöhlen 354, 354
Nasennebenhöhlenentzündung 370
Nasenrachenraum 217, 354
Nasenscheidewand 353
Nasenschleimhaut 354
Nasolabialfalte 231
Nasus 353
Natrium 252
Natriumhaushalt, Störungen 262
Natrium-Retention 305
Natriumzitrat 185
Nebengeräusche
– diskontinuierliche 363, 365, 367
– kontinuierliche 363–364
– krankhafte 363–364, 367
Nebenhoden 336, 337
Nebenhöhlen 354
Nebennieren 288, 304, 315
Nebennierenmark (NNM), Hormone 305
Nebennierenrinde (NNR), Hormone 305
Nebenschilddrüsen 302
– Überfunktion 303
– Unterfunktion 304
Nebenzellen 219
Negri-Körperchen 527
Nephrolithiasis 329
Nephron 320, 321
Nephroptose 331
nephrotisches Syndrom 329
Nerv, umherschweifender 409
nervale Steuerung des Herzens 116
Nervenbahn
– afferente 69, 412, 413
– efferente 69, 413, 413
Nervenfasern 67
– markhaltige 67
– unmyelinisierte 67
Nervengewebe 55–56, 66–69
Nervenknoten 405, 410
Nervenschäden 417
Nervensystem 399–426, 427
– animales 399
– autonomes 399
– peripheres 399, 406–409
– somatisches 399
– unwillkürliches 399, 409
– vegetatives 399, 409
– willkürliches 399, 409
Nervenzelle 55, 66
– Aufbau 66
– Physiologie 68
Nervus(-i)
– abducens 408
– acessorius 409
– craniales 408
– facialis 408
– glossopharyngeus 409
– hypoglossus 409
– medianus 80
– oculomotorius 408
– olfactorius 408
– opticus 408, 432, 436
– statoacusticus 408

Nervus
– trigeminus 408
– trochlearis 408
– vagus 409
– vestibulocochlearis 408
Nesselsucht 466
Netz, großes 223
Netzhaut 432, 434, 435
Netzhautablösung 441
Netzhautschlagader 436
Netzschicht 459
Neurit 55, 66, 66
Neurodermitis 466, 564
Neuroglia 67, 517
Neurohypophyse 294
Neurone
– afferente 67
– efferente 67
Neurosen 572
Neurotransmitter 68
Neutrophile 179
Niere 288, 315, 315–316
– Längsschnitt 316
– Lageanomalien 331
Nierenarterien 156, 316, 316
Nierenbecken 316, 317
Nierenbiopsie 325
Nierenerkrankungen, angeborene 331
Nierenhilus 316
Nierenkanälchen 320
Nierenkelche 316, 317
Nierenkörperchen 317, 320
Nierenkrebs 488
Nierenmark 316, 316, 321
Nierenpapille 316
Nierenpyramide 316
Nierenrinde 316, 316, 321
Nierensäulen 316
Nierenschlagader 155–156
Nierensteine 329
Nierensteinkolik 330
Nierenszintigramm 325
Nierentumoren 330
Nierenvene 316
Nierenversagen
– akutes 331
– chronisches 331
Nissl-Schollen 66
Nitroglycerin 144
NNM (Nebennierenmark) 305
NNR (Nebennierenrinde) 305
Nodulus(-i) lymphatici 203, 207
Non-Hodgkin-Lymphome 210
Noradrenalin 305
Notfallpatient 479
Nucleus pulposus 73, 73
Nüchternblutzuckerbestimmung 307
Nüchternschmerz, Gastritis 232
Nukleolus 47, 48, 66
Nukleus 47, 48, 66
  s. a. Nucleus
Nykturie 125
Nystagmus 420, 438

O

Oberarmarterie 156
Oberarm-Ellen-Gelenk 86
Oberarmknochen 78, 79
Oberarmmuskel 93
– zweiköpfiger 92, 93
Oberarmschlagader 156

Oberarm-Speichen-Gelenk 86
Oberarmspeichenmuskel 93
Oberhaut 457, 458
Oberkiefer 72–73
Oberlippenheber 90
Oberschenkel, Muskeln 94
Oberschenkelhals 82
Oberschenkel-Kniescheibengelenk 86
Oberschenkelknochen 81, 81–82, 87
Oberschenkelknochen-Schienbein-Gelenk 86
Oberschenkelkopf 81, 81–82
Oberschenkelschlagader 156, 156, 158
Obstipanzien 584
Obstipation 234
Obstruktionsileus 235–236
Oddi-Sphinkter s. Sphincter Oddi
Ödem(e) 125, 324, 328
– angioneurotisches 466
Öle, ätherische 581
Ösophagitis 228
– akute 228
– chronische 228
– Reflux 228
Ösophagus 213, 216, 217
Ösophagusdivertikel 229
Ösophaguskarzinom 229
Ösophagusvarizen 229, 276
Östrogen 349
Ohnmacht 480
Ohr 445–446, 446, 447–455
– äußeres 445, 446
Ohrenfluß 452
Ohrenlaufen 452
Ohrenschmalz 445
Ohrenschmalzpfropf 452
Ohrgeräusche 453
– objektive 453
– subjektive 453
Ohrläppchen 445
Ohrleiste 445
Ohrmuschel 445, 445–446
Ohrrandgrube 445
Ohrspeicheldrüse 215
Ohrtrompete 446
– Mündung 216
Ohrverhärtung 454
Olecranon 86, 93
Oligomenorrhö 350
Omentum majus 223
Onkologie 485
Oophoritis 343
Ophthalmoskop 437
Ophthalmoskopie 437
Opisthotonus 425
Opportunisten 491
Opsonierung 511–512
Opsonin 511
Orbitae 431
Organmanifestation 493
Organtuberkulose 393
Ornithose 524
Orthopnoe 124
Os(-sa)
– capitatum 79, 80
– coccygis 75, 76, 77
– coxae 80, 81
– cuboideum 82, 83, 83
– cuneiforme 82
– – intermedium 83, 83
– – laterale 83, 83
– – mediale 83, 83

Sachregister

Os
- digitorum 80, **83**
- ethmoidale *72–73*
- frontale *72–73*
- hamatum *79*, 80
- hyoideum 72, *89, 91, 216, 355*
- ilium 80, *81–82*
- ischii 80, *81*
- lacrimale *72–73*
- lunatum *79*, 80
- metacarpi 80
- metatarsalia **83**
- nasale *72–73*
- naviculare *82*, 83, *83*
- occipitale *72*
- parietale *72–73*
- pisiforme *79*, 80
- pubis 80, *81*
- sacrum 75, **75**
- scaphoideum *79*, 80
- sphenoidale *72–73*
- temporale *72–73*
- trapezoideum *79*, 80
- triquetrum *79*, 80
- zygomaticum *72–73*

Osler-Krankheit **168**
Ossifikation 63
- chondrale 63
- desmale 63
Osteoblasten 61, 259
Osteochondrosis
- deformans juvenilis **96**
- intervertebralis 96
Osteodystrophie 259
Osteoklasten 61, 259, 517
Osteom 485
Osteomalazie **260**
Osteoporose **259**
Osteozyten 61–62, *62*, 259
Ostium uteri *341–342*
Oszillographie 160
Otitis
- externa 452
- media acuta 452
Otorrhö 452
Otosklerose **454**
Otoskopie **450**
ovales Fenster 446, *446–447*
Ovarien 342, *342*
Ovulation **343**
Ovulationhemmer **350**
Oxytocin 294–295
Oxyuris vermicularis **245**

P

PAF (plättchenaktivierender Faktor) **474**
Palatum *214*, **215**, *216*
Palmarerythem 276
Palpation 117, 587, **590**
Panarteritis nodosa **168**
Pandemie 496
Pankreas *213*, **287**, *288*
Pankreaskarzinom 290
Pankreaskörper *288*
Pankreaskopf *288*
Pankreaskrebs 487
Pankreasschwanz *288*
Pankreatitis
- akute **289**
- chronische **290**

Pankreozymin 282, 288
Pankressaft 287
Papageienkrankheit **524**
Papilla
- duodeni major *281*
- nervi optici **436**
- renalis *316*
Papillarkörper 459
Papillenarten 214
Papula *462*
Parästhesien 165
Parakortex *203*
Paralyse 419
- progressive **423**
paralytischer Ileus 235
Parasiten 491, **509**
Parasympathikus *410*, **411**
Parathormon **303**
Parathyr(e)oidea **302**
Paratyphus **243**
Parenchymikterus 282
Parese 419
Parkinson-Syndrom **421**
Parotitis epidemica **544**
Pars
- laryngea *216*, 217, *355*
- membranacea 320, *336*
- nasalis *216*, 217, *354*
- oralis *216*, 217, *354*
- prostatica 320, *336*
- spongiosa 320, *336*
passiver Transport, Nahrungsstoffe 256
Paste 581
Pasteurella 506
Pastoren-Knie 98
Patella *82*, *86*, *87*, *95*
Patellarsehne *87*
Patellarsehnenreflex (PSR) 415, *415*
Pathogenität 491
Patientendaten 30
Paukenhöhle 446
Payr-Zeichen 171
Peitschenwürmer **245**
Pellagra 261
Pelvis renalis *316*, 317
Penetration, Gastritis 232
Penis **340**
Pentagastrin-Test 226
Pepsin 219, 256
Pepsinogen 219, 256
Peptidase 288
Perforation, Gastritis 232
Periarteriitis nodosa **168**
Pericarditis
- constrictiva 128
- exsudativa 129
- sicca 129
Perikard **112**, *206*
Perikarditis **128**
- akute 128
- chronische 128
- chronisch-konstriktive 128
Perikardreiben 121
Perilymphe *446*, 448
Perimetrium *342*, 344
Perineum 347
Periost 61, *61–62*, *84*
periphere Lähmung 419
Peritoneum 219, 221
Peritonitis **239**
Perkussion 117, 587, **591**

Perkussionsschall 362
- sonorer 362
Perlèche 227
Pertussis **540**
Pest **525**
Petit mal 426
Pfanne 84
Pfeifen 363
Pfeiffer-Drüsenfieber **556**
Pfeilnaht 73
Pflanzenauszug 581
Pflanzenheilkunde **579**
Pförtner 218, *218*, 220
Pfortader **267**, *288*
Pfortaderhochdruck **275**
Pfortaderkreislauf 157, **267**
Phänomen des blutigen Taus 464
Phäochromozytom **306**
Phagolysosom *511*
Phagosomen 512
Phagozyten 510, *511*
Phagozytensystem, mononukleäres 516
Phagozytose *511*, **512**
Phalanges **82**
- Fuß 80, **83**, *83*
- Hand *78–79*
Pharyngitis **371**
Pharynx *213*, **216**, *354*
Phenazetinniere **329**
Phimose 340
Phlebitis 170
Phlebothrombose **170**
Phlegmone 492
Phosphatide 252
Phosphor 253
Phyllochinone **254**
Phytotherapie **579**
Pia mater 404, *405*
Pigmentepithel *435*
Pigmentzellen 457
Pille **350**
Pilze **507**
Pilzerkrankungen **507**
Pilzpapillen 215
Pink puffer 376
Pinozytose 256
Pityriasis 465
- rosea 465
- versicolor 465
Plättchenaggregation **184**
Plantarreflex 416
Plasmaproteine **176**
Plasmavakuole 512
Plasmide 486
Plattenepithel 55, **56**, 457
Plattenepithelkrebs **467**
Platysma *90–91*
Plaut-Vincent-Angina 208
Pleura **359**
- parietalis 359
- pulmonalis 359
- visceralis 359
Pleuraerguß **389**
Pleurareiben **366**
Pleuritis **390**
- exsudativa 391
- sicca 391
Plicae circulares 221
Plus-Symptomatik 576
Pneumonie 369, **377**, 506
- akute 378
- alveoläre 378

Sachregister

Pneumonie
– atypische 378
– chronische 378
– interstitielle 378
– nicht-nosokomiale 378
– nosokomiale 378
– primäre 377
– sekundäre 377
Pneumothorax **391**
– äußerer 391
– innerer 391
– traumatischer 391
Pocken **525**
Pockenschutzimpfung 11
Poliomyelitis **419**, 506
Polizeiliches Führungszeugnis 5
Polyarthritis, chronische **101**, 567
Polyglobulie **193**
Polyp 485
Polysaccharide 251
Polyzythämie **195**
Pons 400, *400*
Porta hepatis *268*
Portio *341–342*, 344
portokavale Anastomosen **267**
postthrombotisches Syndrom **171**
Praeputium 340
Praxis, Hygieneanforderungen **25**
Praxiseinrichtung **24–27**
Praxisort, BOH 38
Praxisräume, BOH 38
Praxisschilder, BOH 38
Praxissitz, fester 3
Pricktest 565
primäre Immunantwort 515
Primärfollikel 342, *342*
Primärtuberkulose 393
Prima-vista-Diagnosen 587
Privatkrankenanstalten, Leitung 32
Proakzelerin 184
Procain-Bindehaut-Test 589
Processus
– articularis inferior *74*
– – superior *74*
– condylaris mandibulae *72*
– coracoideus *78*, *79*, *93*
– mastoideus *72*, 91, 446
– spinosus 74, *74*, 405
– styloideus *72*
– transversi *74*
– transversus *74*, *76*
– xiphoideus *77*, *78*
Produktionsikterus **282**
Progesteron **349**
Prokaryozyten **505**
Prokonvertin 184
Prolaktin 295
proliferative Phase, Wundheilung 463
Prominens *75*
Prominentia laryngea *355*
Promontorium *76*
Prophase **51**, *51*
Prostata *336*, **338**, *338*, 341
Prostataabszeß **338**
Prostataadenom **339**
Prostatakarzinom **339**
Prostatakrebs 488
Prostatitis **338**
Proteine **252**
Proteinsynthese **50**
Prothrombin 176, 184
Prothrombinase 184

Prothrombinogen 184
Prothrombinzeit 187, 272
Protozoen **509**
Provokationstest **565**
Prüfung
– s. Kenntnisüberprüfung
– BOH 40
– eingeschränkte s. Kenntnisüberprüfung
Prurigo 564
Pseudokonjunktivitis 195
Pseudomembranen 533
Pseudopodien *511*, 512
Pseudopolyglobulie 194
pseudounabhängiger Reaktionstyp 574
Pseudozysten 467
Psittakose **524**
Psoriasis vulgaris 464
PSR (Patellarsehnenreflex) 415
Psychiatrie 569
psychische Erkrankungen **569**
psychoorganisches Syndrom 571
Psychopathologie **569**
Psychosen **575**
– affektive 576
– chronisch-organische 571
– endogene **576**
– exogene **575**
– schizophrene 576
– symptomatologische, organische **575**
psychosomatische Erkrankungen **573**
Psychosomatosen **574**
Psychosyndrom 570
– endokrines 571
– hirndiffuses 571
– hirnlokales 571
– hirnorganisches (HOPS) 571
– organisches 571
Psychotherapeut, Berufsbezeichnung **3**
Psychotherapie, heilkundliche **3**
Ptomaine 483
Ptyalin 255
Puerperalsepsis **542**
Pufferfunktion des Blutes 183
pulmonale Hypertonie 123, 130
Pulmonalklappe **113**
Pulmonalstenose **136**
Pulmones 206, **357**
Pulpa 215
– rote 205
– weiße 204, 205
Pulsbesonderheiten 159
Pulsmessung **121**
Pulspalpationsstellen *158*
Pulstastung **158**
Punktionen 20
Pupille *431–433*
Pupillenerweiterer *433*
Pupillenprüfung 478
Pupillenreflexe 413
Pupillenstarre 414
Pupillotonie 413
Purinstoffwechsel 258
Purkinje-Fasern *116*, 117
Pustel (Pustula) *462*
Pyämie 495
Pyelon 317
Pyelonephritis **326**
– chronische **327–328**
Pylorus 218, *218*, 220

Pyramiden 316
Pyramidenbahnkreuzung 400
Pyramides renales *316*
Pyrogene **499**
Pyromanie 570

Q

Q-Fieber 536
Quaddel **462**, 466
Quaddelsucht **466**
Quadrant, oberer, äußerer 595
Quadrantenaufteilung, Bauch 224, *224*
Quadrizepsreflex 415, *415*
Quarantäne, BSG, § 37 s. Absonderung 10
Querfortsätze 74, *74*, *75*, *76*
Querfortsatzloch *76*
de Quervain-Thyreoiditis **302**
Quick-Test 187, 272
Quincke-Ödem 466

R

Rabenschnabelfortsatz *78*, *79*, *93*
Rabies **527**
Rachen 213, **354**
Rachenenge *214*
Rachenentzündung **371**
Rachenmandel 206, **207**
Rachennerv 409
Rachenraum **216**
Rachitis 262
Radgelenk *85*, **86**
Radiärarterie *317*
Radiärvene *317*
Radiojodtherapie 300
Radius *78*, *79*, *79*
Radiusperiostreflex 414
Radiusreflex 414
Randsinus 203, 204
Ranvier-Schnürringe *66*, 67
Rasselgeräusche
– feuchte 363
– klingende (feinblasige) 365
– nicht-klingende (grobblasige) 365
– trockene 363
Rasseln 363
– feines 365, 367
– grobes 365, 367
Ratschow-Test 159
Raucherbronchitis 369
Rautenmuskel
– großer *90*
– kleiner *90*
Raynaud-Syndrom **163**
Reanimation **471**, **475**
Rechtsherzinsuffizienz **124–125**
Rechts-links-Shunt 134
Rechtsverordnung 1
Rectum s. Rektum
Reduktionsteilung **52**
Reflexbogen **68**, 412, *413*
Reflexe **411–417**
– im Armbereich 414
– im Bereich der unteren Extremitäten 415
– im Körperbereich 413
– im Bereich des Rumpfes 415
Reflux 228
Refluxösophagitis 228

Sachregister

Refraktärzeit 68, 117
- absolute 68
- relative 68
Regenbogenhaut 431–433, 434
Rehabilitation 31
Reibtest 565
Reichsversicherungsverordnung (RVO) 31
Reifeteilung 52
- erste 52
- zweite 52
Reinfektion 495
Reizbarkeit 45
Reizblase 326
Reizfähigkeit, Muskulatur 63
Reizkolon 237
Reizleitung
- chemische 68
- elektrische 68
Reizmagen 230
Rektoskopie 226
Rektum (Rectum) 213, 223, 224, 336, 341
Rektus 91
Rektusdiastase 92
Rektusscheide 92
Release-inhibiting-Hormone 294
Releasing-Hormone 294
Ren 288, 315, 315
renale Anämie 190
Renin 320, 323
Renin-Angiotensin-Aldosteron-System 255, 323
RES 516
Reserveluft 360
Reservevolumen, exspiratorisches 360
Reservevolumen, inspiratorisches 360
Residualluft 360
Resistenz 492
Resorptionsfieber 141, 499
resorptive Phase, Wundheilung 463
Respirationsluft 360
Restluft 360
Rete testis 336
retikuläres Bindegewebe 59
Retikulinfasern 58
Retikulumzellen 204, 517
Retina 432, 434
Retinaculum
- extensorum 93
- musculorum extensorum inferius 95
Retinol 253
Rezeptor(en) 69, 412, 413, 431
- exterozeptive 431
- interozeptive 431
RF (Rheumafaktoren) 101
Rhagade 462
Rhesusfaktor 178
Rheuma 99
Rheumafaktor (RF) 101, 101
rheumatische Endokarditis 126
rheumatische Erkrankungen 99
- degenerative 104
rheumatische Myokarditis 127
rheumatisches Fieber 100, 126
Rheumatismus
- degenerativer 100
- entzündlicher 99
rheumatoide Arthritis 101
Rhinitis 368
- acuta 368

Rhinitis
- allergica 368
- chronica 368
- vasomotorica 368
Rhinoviren 368, 371
Rhizarthrose 105
Rhodopsin 435
RHS (retikulohistiozytäres System) 516
Ribonukleinsäure (RNS) 50
ribosomale RNS 50
Ribosomen 48
Richtlinien
- zur Heilpraktiker-Prüfung 5
- zur Hygiene, Desinfektion und Sterilisation 20–24
Richtungswahrnehmung, akustische 449
Rickettsien 506
Riechfäden 353
Riesenwuchs 296
Rigor 422
- mortis 483
Ring, äußerer 73, 73–74
Ringfalten 221
Ringknorpel 355, 355–356
Ringmuskel
- Auge 90
- Mund 90
- oberer 319, 319
- unterer 319, 319
- zirkulärer 434
Ringmuskulatur, mimische 89
Rinne-Test 451, 451
Rippen 77, 78
- echte 77
- falsche 78
- freie 78
Rippenfell 359
Riva-Roci 121
RNS (Ribonukleinsäure) 50
Röhrenatmen 363, 364, 367
Röhrenknochen 61
- Dickenwachstum 62
- Längenwachstum 62
Roemheld-Syndrom 140
Röntgenverordnung 17
Röschenflechte 465
Röteln 543
Rötelnembryopathie 531
Rohrzucker 251
Rollhügel, großer 81, 81–82, 95
rosafarbener Schnaufer s. Pink puffer
Rosenthal-Faktor 184
Roseolen 243
Rote Liste 12
rote Pulpa 205
rotes Knochenmark 175
Rot-Grün-Blindheit 438
Rot-Grün-Schwäche 438
Rotz 537
Rovsing-Zeichen 225
rRNS (ribosomale RNS) 50
Rubella (Rubeola) 543
Rückmark 400, 405
- im Wirbelkanal 405
Rückenmarkhaut
- harte 405
- weiche 405
Rückenmarkschwindsucht 424
Rückenmarkshäute 403, 405, 406
Rückenmarksnerven 406

Rückenmarksubstanz, weiße 405
Rückenmuskel, breiter 90–91, 92, 93
Rückfallfieber 526
Rückresorption, tubuläre 321, 322
Rückwärtsversagen 123
Ruffini-Körperchen 461
Ruhr, bakterielle 240
Rumpf, Muskeln 91
rundes Fenster 446, 446–447
Rundmuskel, großer 93
RVO (Reichsversicherungsverordnung) 31

S

Saccharose 251
Sacculus 447, 449
Saccus lacrimalis 431
Sägemuskel, vorderer 91, 92
Säureschutzmantel 510
Salbe 581
Salbengesicht 422
Salmonellen 241
Salmonellose 241
Salpingitis 344
Salzsäure 219, 256
Samenbläschen 336, 338, 338
Samenfaden 337, 337
Samenflüssigkeit 340
Samenleiter 336, 337, 338
- Erweiterung 338
Samenstrang 337
Sammellymphknoten 203
Sammelvene 114, 116
Sandalenfurche 53
Saponine 582
Saprophyten 491
Sarkoidose 382
Sarkome 486
Sattelgelenk 80, 85, 85
s.c. s. subkutan
Scapha 445
Scapula 78–79
Scarlatina 542
Schädel 72–73
Schälrötelsucht 564
Schafblattern 544
Schalentemperatur 499
schalleitender Apparat 446
Schalleitungsstörungen 453
Schallempfindungsstörungen 453
Schallwellen 445
Schaltneurone 68
Schaltzelle 69, 413, 435
Schambein 80–81, 81
Schambeinfuge 81, 81–82
Schamberg 346
Schamlippen 346
Schanker
- harter 545
- weicher 547
Scharlach 542
Scharniergelenk 85, 85
Schaufensterkrankheit 166
Scheckhaut 464
Scheide 341–342, 346
Scheidenvorhof 346
Scheinfüßchen 511
Scheitelbein 72–73
Scheitellappen 403
Schellong-Test 159

Schenkelanzieher 95
Schenkelbeuger, zweiköpfiger 95
Schenkelschall 362, 591
Schenkelstrecker, vierköpfiger 94, 95
Scheuermann-Krankheit 96
Schick-Probe 533
Schielen 438
Schienbein 81–82, 83, 86, 87, 95
– Knöchel 82
Schienbeinmuskel, vorderer 95
Schienbeinschlagader 156, 157
– hintere 158
Schilddrüse 216, 297
Schilddrüsenentzündung 302
– chronische 302
Schilddrüsenhormone 298
Schilddrüsenhormonmessung 299
Schilddrüsenüberfunktion 299
Schilddrüsenunterfunktion 301
Schildknorpel 355, 355–356
Schilling-Test 232
Schimmelpilze 507
Schläfenbein 72–73
Schläfenlappen 403
Schläfenmuskel 88, 89
Schläfenschlagader 156
schlaffe Lähmung 419
Schlaganfall 167, 422
Schlagvolumen 117
schlanker Muskel 95
Schleim 511
Schleimbeutel 87
Schleimbeutelentzündung 87, 98
Schleimhaut 219, 459
– Dünndarm 220
– Magen 219
– Ösophagus 217
Schleimstoffe 582
Schlemm-Kanal 432–433, 434
Schließmuskel 319, 433
Schluckakt 217
Schluckauf 228
Schluckpneumonie 229
Schlüsselbein 78, 78, 79, 91, 93
Schlüsselbeinarterie 155, 155
Schlüsselbeinschlagader 156
Schlüsselbeinvene 157
Schlüssel-zu-Schloß-Prinzip 514
Schmarotzer 509
Schmerzrezeptoren 461
Schmierinfektion 502
Schnaufer, rosafarbener s. Pink puffer
Schnecke 446, 447, 447, 448
Schneckenbasis 449
Schneckenspitze 446, 449
Schneidermuskel 95
Schnupfen 368
– akuter 368
– allergischer 368
– chronischer 368
– medikamentöser 368
Schnupfenviren 368
Schock 471
– Ablauf 472
– anaphylaktischer 473
– hypoglykämischer 310
– hypovolämischer 472
– – Lagerung 480
– kardiogener 141, 473
– Schweregrade 471
– septischer 473
Schockarten 472–475

Schock-Index 471
– nach Allgöwer 471
Schocklunge 383, 472
Schockniere 331, 472
Schöllkraut 275
Schollenmuskel 94, 95
Schrittmacher 116
Schubladenphänomen 87
Schüttelfrost 500
Schüttellähmung 421
– s.a. Lähmung(en)
Schulter, Muskeln 92
Schulterbein-Schlüsselbein-Gelenk 78
Schulterblatt 78–79
Schulterblattgräte 79, 90
Schulterblattheber 90
Schultergelenk 78, 86
Schultergürtel 78, 78
Schulterhöhe 78, 79
Schulterhöhen-Schlüsselbein-Gelenk 78, 79
Schuppen 462
Schuppenflechte 464
Schuppennaht 72–73
Schuppenröschen 465
Schutzimpfung 497
schwangerschaftbedingte Leberschädigung 277
Schwankschwindel 454
Schwann-Zelle 66, 67
Schweigepflicht 30
– BOH (Berufsordnung für Heilpraktiker) 37
Schweiß 460
Schweißdrüsen 458, 460
Schwellenwert 68
Schwellkörper, Glied 340
Schwellkörpergewebe 340
Schwellkörperteil 320
schwere Kette 514
Schwerhörigkeit 453
Schwertfortsatz 77, 78
Schwielen 457
Schwindel 454
Sclera 432, 433, 433
Scratchtest 565
Scribas-Tabelle 12
Segelklappen 113
Segmentbronchien 357
Sehbahn 436
Sehhügel 401
Sehloch 431–432
Sehne 87
Sehnenriß 97
Sehnenscheide 88
Sehnenscheidenentzündung 97
Sehnerv 408, 432, 436
Sehnervenfasern 435
Sehnervenkreuzung 436
Sehnervenzellen 435
Sehrinde 403
Sehschärfe, Prüfung 437
Seitenband 87
Seitenhorn 405
Seitenlagerung, stabile 481, 481
Seitenstränge, lymphatische 206
Sekret 57
Sekretin 288
Sekretion, tubuläre 321, 322
sekretorische Antikörper 515
sekundäre Immunantwort 515

Sekundärinfektion 495
Selen 253
Semilunarklappen 113
Sensibilisierung 561
sensible Rinde 403
Sepsis 495
septischer Schock 473
Septum, Vorhof 116
Serumeiweiße 272
Serumkrankheit 565
Sexualität 402
SGOT (Serum-Glutamat-Oxalacetat-Transaminase) 271
– Herzinfarkt 141
SGPT (Serum-Glutamat-Pyruvat-Transaminase) 271
Sharpey-Fasern 62
Shigellenruhr 240
Shigellose 240
Shunt 134
Sichelzellanämie 190
Sicherheitsfachkraft 27
Siebbein 72–73
Siebbeinzellen 354, 354
Siebzellenentzündung 370
Sigmoid 223, 224
Silikose 381
Simmonds-Syndrom 296
Singultus 228
Sinneshaarzellen 448
Sinus
– coronarius 114, 116
– frontales 354, 354
– maxillares 354, 354
– sphenoidales 354
Sinusendothelzellen 204
Sinusitis 370
Sinusknoten 116, 116
Sinusrhythmus 116
Sirup 581
Sitzbein 80–81, 81
Sitzbeinhöcker 81, 81–82
Sitzbeinstachel 81, 82
Skabies 467
skandierende Sprache 420
Skarifikationstest 565
Skelett
– Fuß 83
– Hand 79
Skelettalter 80
Sklera s. Sclera
Sklerodermie 103, 567
Skorbut 262
Skrotum 336, 339
Sludge-Phänomen 471–472
Sodbrennen 227
Sofort-Typ 561, 563
somatotropes Hormon (STH) 295
Somatotropin 295
Somnolenz 480
Sonderverzeichnisse, BOH 38
Sonographie 225
Soorbefall 508
– Säugling 508
Soorbelag 508
Sopor 480
Sorgfaltspflicht 29
– BOH 37
Sozialgesetzbuch (SGB) 31
Spätschmerz, Gastritis 232
Spät-Typ 563
Spaltungsirrsein 576

Sachregister

Spannungspneumothorax 391
spastische Lähmung 419
Speiche *78,79,79*
Speichel **216**
Speicheldiastase 255
Speicheldrüsen *213*, **215**
Speicheldrüsenvirenkrankheit **557**
Speichenarterie 156
Speichenhandbeuger *93*
Speichenhandstrecker *93*
Speichenschlagader *156*, 158
Speicherfett 59
Speiseröhre *213, 216*, **217**
– Einengungen 217
– Erkrankungen **227–230**
Speiseröhrenentzündung s. Ösophagitis
Speiseröhrenkrebs 487
Sperma **340**
Spermien 336–337, *337*, 340
Sphincter
– externus
– externus 319
– internus 319, *319*
– Oddi 285
Spina
– iliaca anterior inferior 82
– – – superior 81, *82*, 95
– ischiadica 81, *82*
– scapulae 79, *90*
spinale Kinderlähmung 419
Spinaliom **467**
Spinalnerven *404*, 406, **406**
Spindelapparat 51
Spinnennävi 276
Spinnentiere 510
Spinnwebenhaut 404, *405*
Spirillen 506
Spirochäten 506
Spirometrie 367
Splen **204**
Spondylarthritis ankylopoetica **102**
Spondylolisthesis 96
Spondylose 96
Spondylosis deformans 96
Spongiosa 62
Spontanfrakturen 261
Spontanpneumothorax 391
Sprache, skandierende 420
Sprengöl **144**
Sprue **233**
Sprungbein *82, 83, 83*
Spulwürmer **244**
Spurenelemente **252**
Squamae **462**
Stabsichtigkeit **438**
Stachelzellkrebs **467**
Stachelzellschicht 457
Stäbchen 434, **435**, *435*
Stäbchenzelle *435*
Stärke 251
Stammbronchien *356*, 357
Stammhirn 401
Standesdisziplin, BOH 40
Stapes 446
Staphylokokken 506
Star, grauer/grüner s. unter
grüner/grauer Star
Stark-Sonde 229
Statolithen 449
Status
– asthmaticus 374
– epilepticus 426

Staubinde 596
Staubinhalation 502
Staublunge **381**
Staubzellen 517
Staudruck 596
Stauungsbronchitis 124
Stauungsleber 125
Stauungspapillen 427, 437, 488
Stauungszeichen, venöse 125
Steigbügel 446, *446*
Steine, stumme 283
Steinstaublunge **381**
Steißbein *76*, **77**
Steißbeinwirbel 75
Stellknorpel 355, *355*
Sterbeziffer 496
Sterblichkeit 496
Sterilisation **20–24**, **498**
Sterilisator 21
– mikrobiologische Kontrolle 21
Sterilisiergeräte 33
Sterilisierverfahren 21
Sterkobilin 282
Sternalpunktion 77
Sterno-Clavicular-Gelenk *78, 78*
Sternum **77**, *78*
Steuerung, nervale, Atmung 360
Steuerungssysteme, Herz **115**
STH (somatotropes Hormon) 295
Stichtest 565
stille Feiung 492
Stimmband 355
Stimmfremitus 366
Stimmlosigkeit 371
Stimmungslabilität 422
Stirnbein *72–73*
Stirnhöhlen 354, *354*
Stirnhöhlenentzündung 370
Stirnlappen 403
Stirnmuskel *90*
Stoffaustausch 154
Stoffbegriff, AMG 13
Stoffe, kanzerogene 388
Stoffwechsel 45, **251–264**
Stomatitis
– angularis **227**
– aphthosa **227**
– catarrhalis **226**
– mycotica **227**
Strabismus **438**
strafbare Handlungen, Blutproben 16
Strahlenkörper *432–433*, **434**
Strahlenkörpermuskel *433*
Strahlenschutzsachkundenachweis 17
Strangulationsileus 235–236
Stratum
– basale 457
– corneum 457
– germinativum 458
– granulosum 457
– lucidum 457
– papillare 459
– reticulare 459
– spinosum 457
Streptokokken 506
Streptokokken-Angina **208**
Streptokokkeninfekt 100
Stridor 137, **364**
– exspiratorischer 364
– inspiratorischer 364
Stripping, Krampfadern 169
Strophantin 143

Struma **301**
Stuart-Prower-Faktor 184
Studenten-Ellenbogen 98
Studentenkrankheit 557
Stützgewebe **58–63**
Stützzellen 448, *448*
Stuhl, blutiger **237**
stumme Steine 283
stummer Infarkt 141
Subarachnoidalraum 405
Subcutis 458, **459**
Subduralraum 405
subkutan 595, 599
Submukosa
– Dünndarm 221
– Magen 219, *221*
– Ösophagus 217
Substantia
– alba 405, 406
– grisea 406
Sucht **577**
Suchtverhalten, Kriterien **577**
Sudeck-Syndrom **99**
Suggestivfragen 588
Summation 68
Superinfektion 495
Sutura
– coronalis *72–73*
– lambdoidea *72*
– sagittalis *73*
– squamosa *72–73*
Symbionten 491
Sympathikus **410**, *410*
Symphyse 81, *81–82*
Symptomneurosen **573**
Synapse **66**, *67*
Synarthrosen **83**
Synchondrose **84**
Syndesmose **84**
Syngeristen 88
Synkope 480
Synostose **84**
Synovia 84, *84*
Synovialflüssigkeit 87
Synovialhaut 84, *84*
Syphilis **545**
Systole 114
Szintigramm 299, 368

T

T_3 (Trijodthyronin) 298
T_4 (Thyroxin) 298
Tabes dorsalis 424
Tachykardie **137**
– paroxysmale **138**
Tachypnoe 124
Tänien *223*, 224
TAK (Thyreoglobinantikörper) 300, 567
Talgdrüse *458*
Talgdrüsen 431
Talus *82, 83, 83*
Tarsalia *82–83*
Tarsus 431
Taschenklappen **113**
Tastempfindung 214
Tastkörperchen 461
Tawara-Schenkel *116*, 117
Tb (Tbc, Tuberkulose) 392
Teilbäder 580
Teleangiektasie 276

Sachregister

Teleangiektasie
– hereditäre **168**
Telophase **51**,*51*
Temperatur, subfebrile 500
Tendo 87
Tendovaginitis 97
Tennisellenbogen 98
Testis **336**,*336*
Testosteron 336
Tetanus **538**
TGA (Transposition der großen Gefäße) **136**
Thalamus 401
Thallidomid 133
T-Helferzellen 182
Therapiefehler 29
Thermoregulation 498
Thermorezeptoren 461
Thrombolyse 186
Thrombophlebitis **170**
– oberflächliche 171
– tiefe **170**
Thromboplastinzeit (TPZ) 187, 272
Thrombose 170
Thrombozyten **182**
Thrombozytenaggregation **184**
Thrombozytenpfropf **184**
Thrombozytopenie 565, 567
Thymin 50
Thymopoetin 206
Thymosin 206, 304
Thymus **205**,*206*,**304**
Thyr(e)oiditis **302**
– de Quervain **302**
Thyreostatika 300
thyreotropes Hormon (TSH) 295
Thyreotropin 295
Thyroxin (T$_4$) 298
Tibia *81–82*,**83**,*87*,*95*
Tiefensensibilität 461
Tinktur 581
Tinnitus aurium 453
Titerbestimmung 504
T-Lymphozyten 181, 563
– zytotoxische 563
T-Memoryzellen 182
Tod **482**
– biologischer 482
– klinischer 482
Todeszeichen **482–483**
– sichere 483
– unsichere 483
Todeszeitpunkt 482
Tödlichkeit 496
Tokopherole **254**
Tollwut **527**
Tonsilla
– lingualis 206
– palatina 206,**207**,*214*
– pharyngea 206, **207**
Tonsillarabszeß 208
Tonsillitis 207
Tophi 259
Totalkapazität 361
Totenflecken 483
Totenschein 36
– Ausstellung 16
Totenstarre 483
Totimpfstoffe 497
Toxine 507
Toxoide 497

Toxoplasmose, angeborene **531**
TPZ (Thromboplastinzeit) 187, 272
Trabecula splenica *204*
Trabekel 203,*203*
Trachea 206,*216*,**356**
Trachealatmen 363,**364**,367
Trachom **441**
Tränenapparat *431*
Tränenbein *72–73*
Tränendrüse *431*,432
Tränenflüssigkeit 432
Tränenkanälchen 432
Tränennasengang *354*,*431*,432
Tränensack *431*,432
Tränensackentzündung 439
Tränenträufeln 439
Tragus **445**
Transferrin 176
transfer-RNS 50
Transkriptase, reverse 504
Transport
– aktiver 322
– passiver 322
Transposition der großen Gefäße (TGA) **136**
Transsudat 389
Trapezius *90*,**91**
Trapezmuskel 91
Traubenzucker 251
Tremor 422
Triceps-surae-Reflex 416
Trichinen **246**
Trichterbrust 361
Trichuris trichiura **245**
Trigeminie 137
Trigonum vesicae 319
Trijodthyronin (T$_3$) 298
Trikuspidalklappe **113**
Tripper **546**
Trisomie 21 **53**
Trizeps 92
Trizepsreflex 415
tRNS 50
Trochanter major 81,*81–82*,*95*
Trochlea humeri 79
Tröpfcheninfektion 502
Trommelfell **445**,*446*
Trommelschlegelfinger 460
Trompetermuskel *90*
Truncus
– brachiocephalicus 155,*155*
– coeliacus *155*,156,*288*
– intestinalis *202*
– lumbalis *202*
– lymphaticus *202*
– pulmonalis *113*,*116*
Trypsinogen 256,*258*
TSH (thyreotropes Hormon) 295
TSI (long-acting thyroid stimulator) 300, 567
T-Suppressorzellen 182
Tuba
– auditiva **446**
– uterina *342*,**343**
Tuber ischiadicum 81,*81–82*
Tuberkulose, postprimäre 393
Tuberkulose (Tb) 392
tubuläre Rückresorption 321, **322**
Tubulus *321*
Tubulussystem 320
Tularämie **528**

Tumoren **485**
– benigne **485**
– bösartige **486**
– Einteilung **485**
– maligne **486**
– semimaligne **486**
Tumorviren 486
Tunica
– adventitia 218
– externa **433**
– mucosa 217,219–220,**459**
– muscularis 217,219,221
– serosa 219,221
– submucosa 217,219,221
Turner-Syndrom **54**
Typ-I-Allergie 473
Typ-I-Diabetes 567
Typhus
– abdominalis **241**
– – Fieberverlauf *242*
– exanthematicus **522**
T-Zellen 181

U

Überbein 98
Übergangsepithel **57**
Überprüfung
– s. Kenntnisüberprüfung
– eingeschränkte s. Kenntnisüberprüfung
Übertragung
– diaplazentare 502
– parenterale 502
– vektorielle 502
Übertragungswege **501**
Überwärmung **499**
Überwärmungstherapie 499
Uexküll-Gesetz 412
Uferzellen 204, 516
Uhrglasnägel 460
UKG (Ultraschall-Kardiographie) 123
Ulcus (Ulkus) **462**
– cruris 171
– duodeni **231**
– molle **547**
– ventriculi **231**
Ulkuspersönlichkeiten 231
Ulna *78*,*79*,*79*
Ultraschalldiagnostik 225
Ultraschall-Doppler-Versuch 160
Ultraschall-Kardiographie (UKG) 123
Umgehungskreislauf 165
Umschläge, feuchte 580
Unfallschutz 26
Unfallverhütung 26
Unfallverhütungs- und Hygienemaßnahmen, allgemeine 26
Unguentum 581
Ungues 460
Unterarm, Muskeln 92
Unterdrückerzellen 182
Unterhaut *458*
Unterhautgewebe **459**
Unterkiefer *72–73*,*216*
Unterkieferspeicheldrüse 216
Unterschenkel 83
– Muskeln 94
Unterschulterblattmuskel *93*
Untersuchung, körperliche 590
Untersuchungsgang **587**

Sachregister

Untersuchungsmethoden des Herzens 117–123
Unterzungennerv 409
Unterzungenspeicheldrüse 216
Urämie 331
Ureter 288, 315–316, 317, 338
Urethra 315, 319, 336, 338, 341
Urobilin 282
Urobilinogen 282
Urographie 325
Ursprung, Muskel 88
Urtierchen 509
Urtika (Urtica) 462
Urtikaria (Urticaria) 466, 564
Uterus 341, 344
Utriculus 447, 449
Uvea 434
Uvula 214, 214
UWG (Gesetz gegen den unlauteren Wettbewerb) 20

V

Vagina 341–342, 346
– musculi recti abdominis 91
– tendinis 88
Vakzine 497
Valva
– aortae 113
– atrioventricularis dextra 113
– – sinistra 113
– ileocaecalis 223
– mitralis 113, 113
– tricuspidalis 113
– trunci pulmonalis 113
Variola 525
Varizella-Zoster-Virus 555
Varizellen 544
Varizen 169
Vas
– afferens 317, 320, 321
– efferens 317
vaskulär-hypertone Form 328
Vasopressin 295, 322
Vater-Pacini-Lamellenkörperchen 461
Vater-Papille 281, 282
Vektor 502
Vena(-ae)
– brachiocephalica 206
– cava 113, 116
– – inferior 157, 268, 288, 315
– – superior 157
– centralis 269
– interlobularis 269, 317
– jugularis 157
– mesenterica inferior 288
– – superior 288
– ophthalmica superior 436
– portae 267, 288
– pulmonalis 113
– renalis 316
– subclavia 157
Venen, innere 405
Venenklappen 154
Venenwand 154
– Aufbau 154
venöse Insuffizienz, chronische (CVI) 171
venöse Stauungszeichen 125
Ventilationsstörungen 381
– obstruktive 381

Ventilationsstörungen
– restriktive 381
Ventilpneumothorax 391
Ventriculus
– (Herz) 113, 114
– (Magen) 213, 218
Ventrikel 112
Ventrikelseptumdefekt 135
Ventrikelsystem 403
Venusberg 346
Verdauung 251
Verdauungsdrüsen 213, 214
Verdauungsschlauch 213
Verdauungstrakt 213–247
– Schleimhaut 459
Verknöcherung
– bindegewebige 63
– knorpelige 63
Verödung, Krampfadern 169
Verrenkung 97
Verschiebeschicht
– Dünndarm 221
– Magen 219
– Ösophagus 217
Verschlußikterus 282, 285
Verschlußkrankheiten, arterielle s. arterielle Verschlußkrankheiten
Verschmelzungslinien 76, 77
Verschmelzungsniere 331
Verschreibungspflicht 13
– Arzneimittel s.a. unter Arzneimittel
– – homöopathische 13
Verstauchung 97
Verstöße gegen die Berufsordnung 40
verstopftes Loch 81, 82
Verstopfung 234
Vertebra(-ae)
– cervicales 75, 75
– lumbales 75
– thoracicae 75, 75
Vertigo 454
Vertretung, BOH 40
Verwesung 483
verzögerter Typ 563, 563
Vesica
– fellea 213, 268, 281
– urinaria 315, 318, 319, 338, 341
Vesicula 462
– seminalis 338, 338
– urinaria 336
Vesikuläratmen 363, 363, 367
Vestibularapparat 449
Vestibulum 447, 448
– labyrinthi 449
– vaginae 346
Vibrio cholerae 239
Vieleckbein
– großes 79, 80
– kleines 79, 80
Vigilanz 480
Villi intestinales 221, 221
Viren 504
– Klassifikation 505
– onkogene 486
Virulenz 491
Virusgrippe 506, 539
Virushepatitis 272
Virusklassifizierung 505
Virus-Meningoencephalitis 424
Visusprüfung 437

Vitalkapazität 361
Vitamin A 253
Vitamin-A-Hypervitaminose 261
Vitamin-A-Hypovitaminose 261
Vitamin B 253
Vitamin-B_{12}-Mangelanämie 190, 192
Vitamin-B-Hypervitaminose 26
Vitamin-B-Hypovitaminose 262
Vitamin C 254
Vitamin-C-Hypervitaminose 262
Vitamin-C-Hypovitaminose 262
Vitamin D 254, 303
Vitamin-D-Hypervitaminose 262
Vitamin-D-Hypovitaminose 262
Vitamin E 254
Vitamin-E-Hypervitaminose 262
Vitamin-E-Hypovitaminose 262
Vitamin K 254
Vitamin-K-Hypervitaminose 262
Vitamin-K-Hypovitaminose 262
Vitamine 253
Vitiligo 464
Volkmann-Kanäle 62, 62
Vollbäder 580
Vorderhorn 405, 413
Vorderhornzellen, motorische 67, 413
Vorderwandinfarkt 141
Vorhaut 340
Vorhautverengung 340
Vorhof 112, 113–114, 446, 447, 447, 449
Vorhofsäckchen
– großes 447, 449
– kleines 447, 449
Vorhofscheidewand 116
Vorhofseptumdefekt 134
Vorhofton 120
Vorphase 51, 51
Vorsteherdrüse 320, 336, 338, 338
Vorwärtsversagen 123
Vulva 346

W

Wachstumshormon 296
Wadenbein 81–82, 83, 86, 87
– Knöchel 81, 82
– Köpfchen 82
Wadenbeinarterie 157
Wadenbeinmuskel
– kurzer 95
– langer 95
Wadenbeinschlagader 156
Wadenmuskel, dreiköpfiger 94
Wärmeregulation 498
Wärmerezeptoren 461
Wahn 577
Waldeyer-Abwehrring 206
Wallpapillen 215
Wanderniere 331
Wanderpneumonie 380
Wanderröte 549
Wangenmuskel 90, 91
Warzenfortsatz 72, 446
Warzenhof 347
Waschplätze 25
Waschungen 580
Wasser 255
Wasserharnruhr 297, 402
Wasserhaushalt, Störungen 262
Wasserkopf 403
Watson-Crick-Modell 49, 49

Sachregister

Weber-Test **450**, *451*
Weichteilrheumatismus 100, **105**
Weil-Krankheit 535
Weinfleck 463
weiße Linie *91*
weiße Pulpa *204*, 205
weiße Substanz 400, 406
Weitsichtigkeit **437**
Werbeverbot 18
Werbung 17
– BOH 38
– irreführende 18
– strafbare 20
– unerlaubte 20
Wiederbelebung durch zwei Helfer *477*
Wiederbelebungszeit 475
Windelsoor 509
Windpocken **544**
Winiwarter-Buerger-Krankheit 167
Wirbel, Bau 74
Wirbelbogen *74*
Wirbelbogenbasis *74*
Wirbelgleiten 96
Wirbelkanal *73–74*
Wirbelkörper *73*, *74*, *74*, *405*
Wirbelloch *74*, *74*
Wirbelsäule
– Abschnitte *74*
– Bänder 77
– Erkrankungen 96
Wirbelsäulenarthrose 105
Wirbelsäulenkrümmungen *74*
Wirbelschlagader *75*, *156*
Wirbelkörper *74*
Wirkspiegel, Herzglykoside *142*
Wirkstoffe von Heilpflanzen **581**
Wochenbettfieber **542**
Wolfstrapp 300
Würfelbein *82*, *83*, *83*
Würgereflex 414
Würmer 510
Wundheilung **461**
Wundinfektion, anaerobe 537
– s.a. Gasbrand, Gasödem bzw. Tetanus
Wundstarrkrampf **538**
Wundumschlag 580
Wurmerkrankungen **244–247**
Wurmfortsatz **223**, *223*
Wurmmittel 583

X
X-Chromosom 53
Xylose-Test 232

Y
Y-Chromosom 53

Z
Zähne **215**
Zäpfchen 214, *214*
Zahn *75*, *76*
Zahnfleisch *214*
Zahnheilkunde, Gesetz über die Ausübung 14
Zapfen 434, *435*
Zapfenzellen **435**, *435*
Zecken 510
Zeckenenzephalitis 550
Zehen *82*, **83**
Zehenstrecker, langer *95*
Zellantigen 103
Zellauflösung 512
Zelleib 47
Zellen **45**, *47*
– Aufbau **46**
– nicht ortsbeständige 58
– ortsbeständige 58
– zilientragende 57
– zytotoxische 182
Zellfortsatz *62*
Zellkern **48**, *66*
Zellmembran **46**, *47*
Zellorganellen 47
Zellteilung 50, *51*
zelluläres System 513
Zellwand **46**
zentrale Lähmung 419
Zentralkörperchen *47*, **48**, *51*
Zentralnervensystem **399**
Zentralvene 269
Zentriol *47*, **48**, *51*
Zentromer 49
Zentrosom **48**
Zerfallsgifte 507
Zerrung 77
Zeugnisverweigerungsrecht 30
Ziliarkörper *432–433*, **434**
Zilien 57
Zink 253
Zirbeldrüse **297**
Zirkumzision 340
Zitronensäurezyklus 48
Zöliakie **233**
Zona ciliaris *433*
Zooanthroponose 494
Zoonose 494
Zoster 555

Zoster
– ophthalmicus 556
– oticus 556
Zotten 221, *221*
Zuckerkrankheit **308**
Zuckerstoffwechselhormone 305
Zulassung
– eingeschränkte **3**
– Heilpraktiker **1**
Zulassungsvoraussetzungen 3
Zunge **214**, *214*, *216*
Zungenbändchen 215
Zungenbein *72*, *89*, *91*, *91*, *216*, *355*
Zungenbelag, W-förmiger 242
Zungendiagnose 226
Zungenmandel 206
Zungennerv 409
Zusammenarbeit, Arzt und Heilpraktiker 32
Zuverlässigkeit, sittliche 5
Zweigläserprobe 324
Zwerchfellbruch **229**
Zwerchfellhochstand 140
Zwerchfellstand 362
Zwerchfellverschieblichkeit 362
Zwergwuchs, hypophysärer 296
Zwillingswadenmuskel *94*, *95*
Zwischenhirn *400*, 401
Zwischenläppchenschlagader *317*
Zwischenläppchenvene 269, *317*
Zwischenlappenschlagader *317*
Zwischenrippenmuskeln *92*
Zwischenrippenschlagader *155*
Zwischenscheiben 84
Zwischenwirbelloch *74*
Zwischenwirbelscheiben *73–74*
Zwölffingerdarm **220**, *223*, **288**
Zwölffingerdarmgeschwür **231**
zyanotische Verfärbung 463
Zylinderepithel *55*, **56**
Zyste 462, *467*
Zystenniere 331
zystische Fibrose **386**
Zystitis s. Cystitis
Zystoskopie 325
Zytokine 511
Zytolyse 512
Zytomegalie 557
– angeborene **529**
Zytoplasma 47
Zytoplasmaausläufer *62*
zytotoxische Zellen 182
zytotoxischer Typ **562**, 563

Atlas für Heilpraktiker
Anschaulich von Kopf bis Fuß!

Zum Lernen und Nachschlagen

Endlich gibt es den Bildatlas speziell für Heilpraktiker. Mit 640 meist vierfarbigen Abbildungen und den dazugehörigen Erläuterungen zur Anatomie und zu den Erkrankungen – fast wie ein Kurzlehrbuch. So kann man anschaulich lernen und nachschlagen: von Zelle, Gewebe und Organen bis zu den umfassenden Systemen des Menschen.

Anatomie, Physiologie, Krankheitsbilder, Untersuchungsmethoden

Neben zahlreichen vierfarbigen anatomischen Detail- und Schemazeichnungen zeigt dieser neuartige Bildatlas viele Farbfotos von normalen und pathologischen Befunden. Auch die Untersuchungsmethoden werden durch Farbfotos verdeutlicht. Angegeben werden sowohl die deutschen als auch die lateinischen Namen.
Die Gliederung entspricht dem bewährten „Lehrbuch für Heilpraktiker". So kann der Leser parallel zum Lehrbuchkapitel die dazugehörigen Abbildungen betrachten: eine tolle Ergänzung.

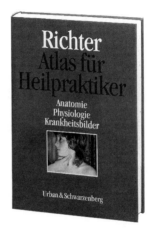

Richter, Atlas für Heilpraktiker.
Anatomie, Physiologie,
Krankheitsbilder.
1994. 576 Seiten,
640 meist vierfarbige Abbildungen.
Kunststoffeinband.

(Stand August 1996)

Urban & Schwarzenberg
Verlag für Medizin — München · Wien · Baltimore

Lernen leicht gemacht!

Richter, Prüfungsfragen für Heilpraktiker

Mit über 2.000 Fragen, thematisch nach den einzelnen Organsystemen geordnet, und einem kommentierten Antwortteil wiederholen Sie Ihr medizinisches Wissen. Die Anordnung der Kapitel entspricht dem „Lehrbuch für Heilpraktiker" und dem „Atlas für Heilpraktiker" von Isolde Richter und ermöglicht eine abschnittweise Kontrolle Ihres Wissens. So überprüfen Sie Ihren aktuellen Kenntnisstand oder können sich konkret auf Ihre Prüfung vorbereiten!

Richter, Prüfungsfragen für Heilpraktiker
1994. 448 Seiten, 60 Abbildungen und 2.000 Fragen, davon 612 Multiple-choice-Fragen. Broschur. ISBN 3-541-17211-8

Richter, Original-Amtsarztfragen für Heilpraktiker

Die gezielte Vorbereitung für die amtsärztliche Prüfung! Über 1.200 Amtsarztfragen zur Gesetzeskunde und Medizin sind hier zusammengetragen, die Fachgebiete bzw. Organsysteme wurden der Prüfung entsprechend gewichtet. Um die Prüfungssituation möglichst getreu zu simulieren, wurden die Multiple-choice-Fragen nicht fachlich angeordnet, sondern gemischt. Ihr Vorteil, den Sie in der Prüfung nicht haben: der Antwortteil mit den richtigen Lösungen, Anmerkungen und kurzen Erläuterungen. Wenn Sie mindestens 70% der Fragen richtig beantworten können, sind Sie: fit für die Prüfung!

Richter, Original-Amtsarztfragen für Heilpraktiker
1996. 224 Seiten, über 1.200 Amtsarztfragen und Antworten. Broschur.
ISBN 3-541-17231-2

Richter, Herz/Kreislaufsystem

Die Kassette zum orts- und zeitunabhängigen Lernen: vor dem Einschlafen im Bett, bei der Hausarbeit, im Auto ...! Durch die Kombination von angenehmer Musik und rationeller Wissensvermittlung werden beide Gehirnhälften gleichzeitig aktiviert, was erfahrungsgemäß den Lernerfolg hebt.
Die Kassette dient zum Überprüfen und Vertiefen des Lernstoffs, aber auch zur Vorbereitung auf eine neue Lerneinheit. Das Wichtigste zum Herz/Kreislaufsystem wird wiederholt, anschließend fordern Fragen zum aktiven Mitmachen auf. Eine Auswahl typischer Herztöne und Lungengeräusche ergänzt die Kassette.

Richter, Herz/Kreislaufsystem. Lernkassette für Heilpraktiker
1996. Audiokassette. Laufzeit 60 Minuten. ISBN 3-541-17241-X

(Stand August 1996)

Urban & Schwarzenberg
Verlag für Medizin — München · Wien · Baltimore